はじめに

季節と体質に合った食材を毎日の食事に取り入れて

ここ数年、「漢方」が大きく注目されています。
日々多くのストレスにさらされている現代の社会では、
はっきりとした病気とまではいかない体の不調を感じる人が多くなっています。
そこで、対処療法ではなく、根本的に体質を変える
漢方の力が求められているのではないでしょうか。

漢方には、「未病を治す」という独自の考え方があります。
未病とは、本格的な病気になる前の段階を指し、
「体内バランスが乱れている状態」のことです。
このバランスの偏《かたよ》りは「体質」ともいいかえられ、
生まれつきもっているものではありますが、
環境や気候、年齢などによって変化するものでもあります。
個人的な体質に加え、日々の体の変化に合わせて治療が行える漢方は、
いわば「オーダーメイド治療」であり、健やかな毎日を過ごすための、
強い味方になってくれるものなのです。

「漢方」と聞くとすぐに、漢方薬をイメージしがちですが、
漢方薬は漢方の治療手段のひとつでしかありません。
日本の漢方は、中国の伝統医学「中《ちゅう》医《い》学《がく》」を基礎としており、
主な治療法には、
生薬を組み合わせた薬を煎じて飲む「漢方薬（中薬《ちゅうやく》）」、
直接ツボに刺激を与える「鍼灸《しんきゅう》」、
手を使ってツボや経絡《けいらく》にアプローチする「整体」、
呼吸法と緩やかな運動で自然治癒力を高める「気功」、
毎日の食事で体の不調を改善する「薬膳」などがあります。
本書ではこのなかでも最も毎日の生活に取り入れやすい「薬膳」について、
食材がもつ効能に注目しながら紹介していきます。

私たちの体は食事からつくられますから、
〝何を食べるか〟は、体づくりや健康に直結する問題です。
季節の変化にともなって私たちの体内バランスは変化するので、
それに合わせて、季節に合った旬の野菜や果物を取り入れることが大切なのです。

とくに豊かな四季に恵まれた日本では、
季節に適応した旬の野菜や果物などが豊富に育てられています。
厳しい気候の変化に体を適応させるためには、新鮮な旬の食材は欠かせません。
食材の特性を理解して食事に生かし、健康的な体づくりにぜひ役立ててください。

早乙女孝子

もくじ

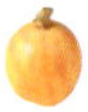
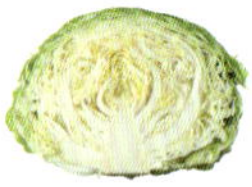
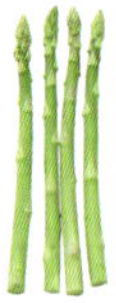
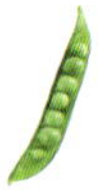

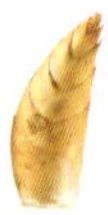

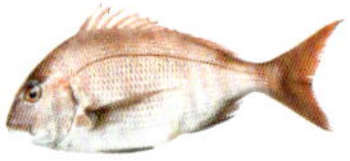

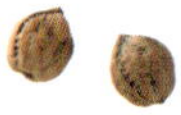
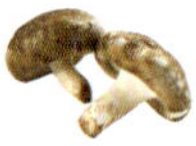
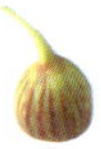
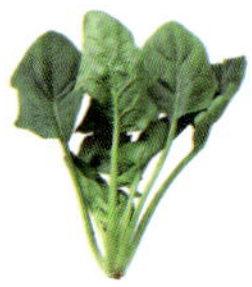
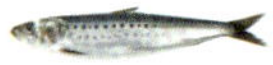
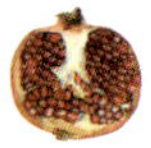

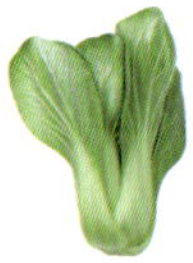
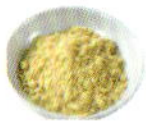
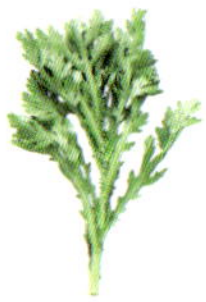

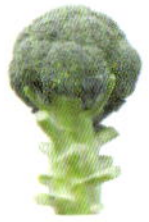
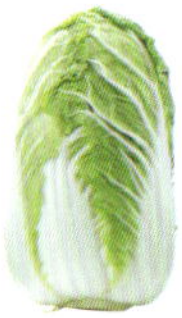
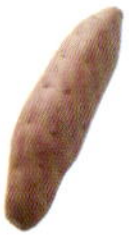

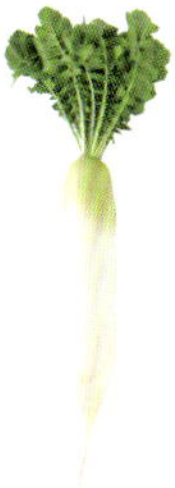
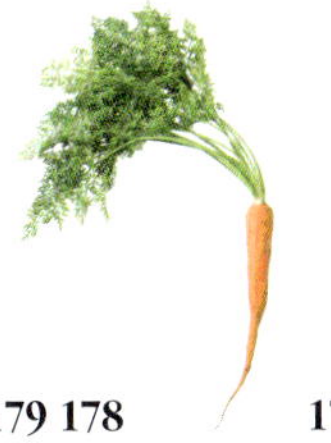
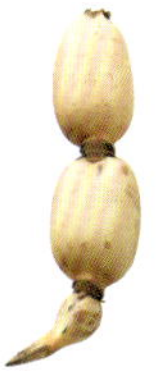
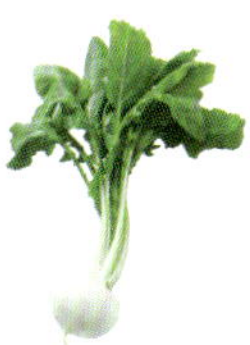
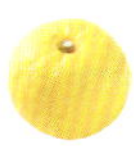
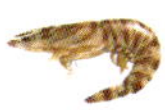

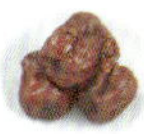
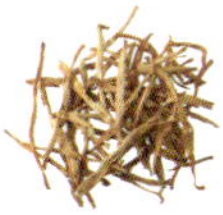
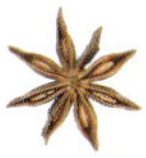
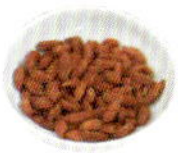

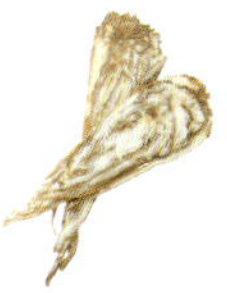
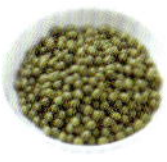
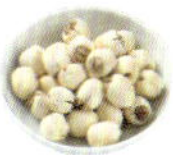

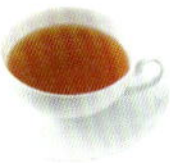
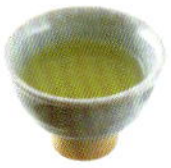

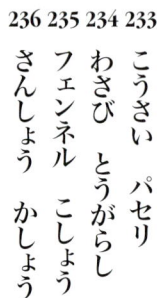

1章

漢方的食生活のススメ
漢方・薬膳の基礎知識

漢方の基本的な考え方から、薬膳に関する基礎的な知識を紹介。2章以降で登場する素材の効能を理解するためにも、ぜひ最初に読んでおきましょう。

陰陽《いんよう》五《ご》行《ぎょう》説《せつ》を理解しよう

陰陽と五行は漢方のベースとなる考え方です。古くから中国に伝わる自然哲学で、この知識を軸にして体調や病気を判断し、治療を行います。薬膳料理をつくる上で大切な知識ですので、ぜひはじめに読んでおいてください。

一 陰と陽

食材を含む自然界のすべてのものが、陰と陽に分けられます。静と動、日陰と日向、月と太陽など、対立する2つの要素が互いに作用しあってバランスを保つことで、自然界が成り立っているのです。

例えば1日を陰と陽で考えた場合、朝から昼は陽、夕方から夜は陰に属します。朝から徐々に陽の力が高まって昼となり、陽のピークを過ぎると陰の力が強まり出して夕方に。陰のピークをむかえて夜になった後、再び陽のパワーが増し、朝に至ります。

私たち人間のリズムも同様で、朝から昼にかけては学校、仕事、家事などの活動（陽）をし、夕方から夜は読書やテレビ鑑賞、睡眠で休息（陰）します。

この陰と陽が互いに対立しあいながら存在する関係を図式化したのが、「大極図」です。

太極図と陰陽

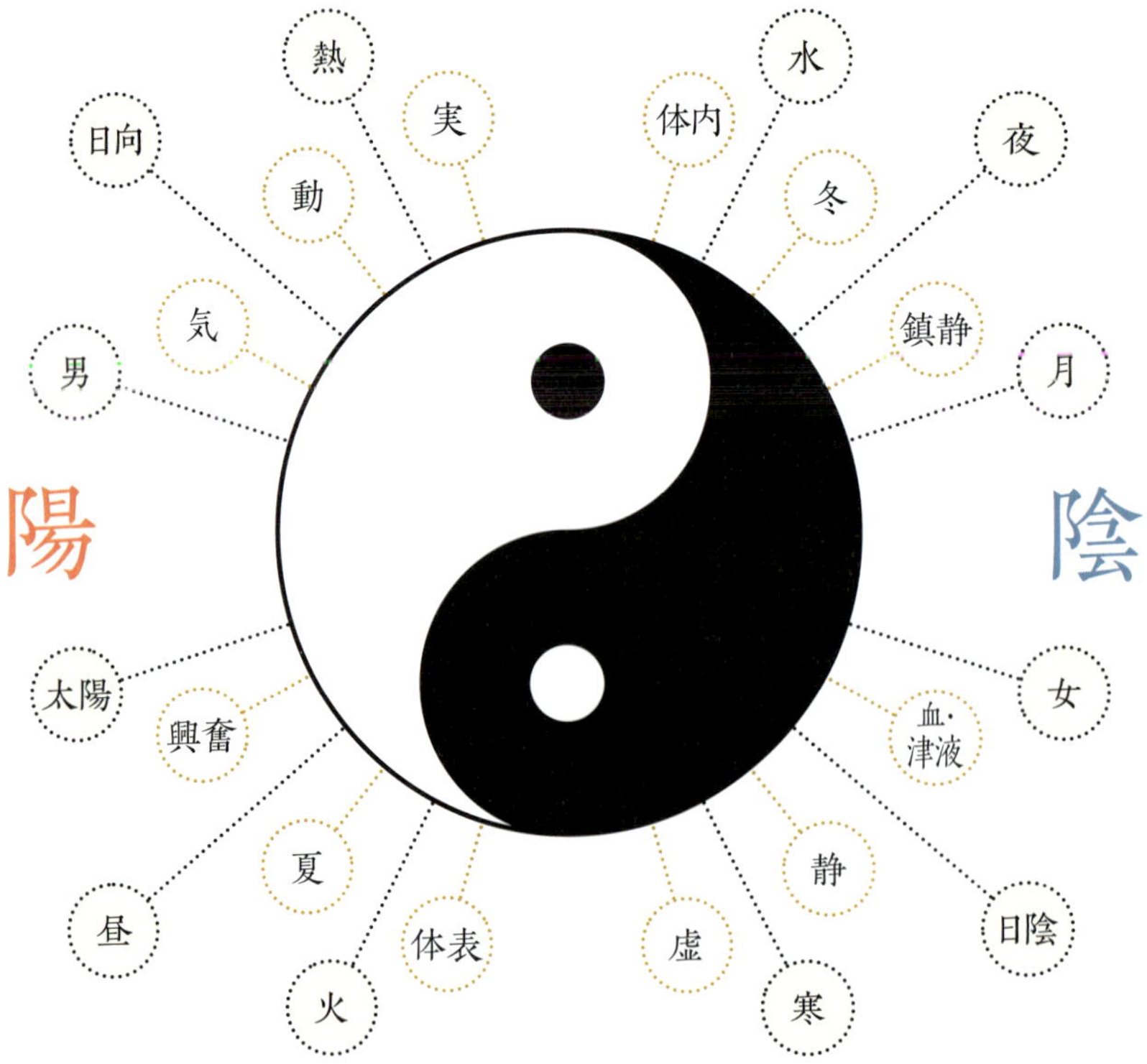

ほかにも、寒性・涼性（陰）と熱性・温性（陽）、休息（陰）と活動（陽）、お腹（陰）と背中（陽）、下半身（陰）と上半身（陽）などがあります。

◎薬膳への応用

薬膳では、気候や元来の体質によって偏った体内の陰陽バランスを、食材の性質を使ってととのえることができます。例えば、暑い夏には体を冷やす性質（陰）の食材を使って体内に熱がこもるのを防ぎ、寒い冬には体を温める性質（陽）の食材を使うことでバランスを取り、未病を防ぎます。体質改善の際も同様で、体が冷えている陽虚（ようきょ）体質には温める作用をもつ食材を使い、熱っぽさがある陰虚（いんきょ）体質には、津液（しんえき・P.12参照）をつくる食材を使います。

二　五行　ごぎょう

漢方では、下の五行色体表《ごぎょうしきたいひょう》にあるように、季節（五季《ごき》）や季節の現象（五気《ごき》）、人体の器官や機能（五臓《ごぞう》・五腑《ごふ》・五官《ごかん》）、味（五味《ごみ》）など、自然界の法則すべてを、5つの要素に分けて考えます。それらの根幹となるのが、木（もく）、火（か）、土（ど）、金（ごん）、水（すい）の五行です。

これら5つの要素は、互いを助けあい、調整しながらバランスを保っています。その中で基本となるのが、「相生（そうせい）」と「相克（そうこく）」です。

「相生」は、親子の関係に例えられます。木は燃えて火となり、火が燃え尽きると土となり、土の中から金属が採れ、鉱脈から水がわき、水が木を育てます。このような、ひとつの要素がもう一方の要素を生み出す存在になるということが相生です。

「相克」は、相手を抑える関係です。木は土から養分を奪い、火は金を溶かし、土は土手となり水の流れを止め、金は刃物となって木を切り、水は火を消します。

このように、各要素は一方を抑制しながらも、他方から制御されることで成り立っています。

相生と相克

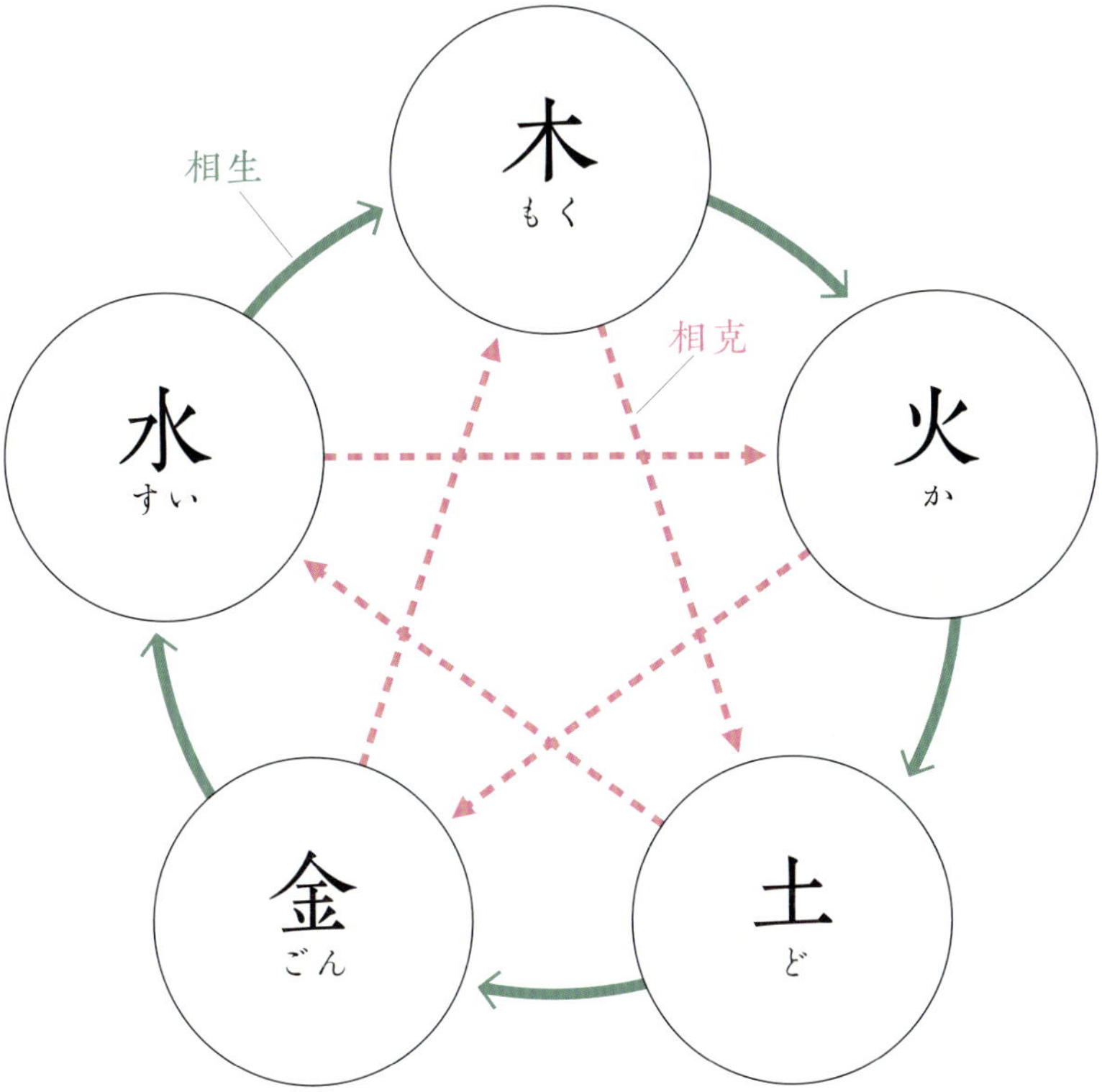

5つのバランスが保たれている状態が理想です。この関係性を利用して、五行色体表の各5要素の関係を説明することができます。

五行色体表

	木	火	土	金	水
五季	春	夏	長夏	秋	冬
五気	風	暑	湿	燥	寒
五臓	肝	心	脾	肺	腎
五腑	胆	小腸	胃	大腸	膀胱
五官	目	舌	口	鼻	耳
五志	怒	喜	思	悲(憂)	恐
五色	青	赤	黄	白	黒
五味	酸	苦	甘	辛	鹹

◎薬膳への応用

食材の効能や五色（ごしょく）、五味を使って、体調や感情を調節することができます。例えば、肝（木に属する）の働きが弱っている時は、相生で親の立場である腎（水に属する）に作用する食材を使って、肝を助けます。逆に興奮して肝の働きが過剰になると、相克の関係にある脾（土に属する）が弱まるので、甘味（かんみ）の食材を増やし酸味の食材を控えます。また、主食・主菜・副菜の中で五色の食材を組み合わせることで、五臓全体を補って健康を保つことができます。

中医学でみる体のしくみ

ここでは、中医学独自の体の考え方を解説します。「気《き》・血《けつ》・津液《しんえき》」は本書巻末や、2章以降で紹介していく各食材の下に記載した「体質」（下記参照）を分類する、基礎要素になります。

食材事典のここをチェック！

五味◉辛・甘
五性◉温
帰経◉心・脾・肝
体質◉気虚・陽虚・血虚

一 生きるための基礎要素「気・血・津液」

気（き）・血（けつ）・津液（しんえき）は、生きていくために欠かせない、3要素です。どれも主に食事からつくられ、体中を巡ることで生命活動を支えます。

過不足なく体を巡ることで健康が維持されますが、過剰になったり、流れが滞ったりすると、悪いものが体内に蓄積してしまい、不調の原因になります。この3つのバランスや状態をみれば、個人の体の特徴を知ることができ、巻末にあるような体質分類の基本要素になります。

目にはみえない生きるためのエネルギー源

気

気は、「両親から受け継いだ気」、「脾《ひ》が飲食物を消化して生成した気」、「呼吸で取り込んだ新鮮な気」の3つをもとにつくり出され、体内を巡ることで五臓などさまざまな機能をサポートします。大きく分けて、以下の5つの働きを担います。

1. 推動《すいどう》作用

体の成長発育を促し、内臓の働きを活発にします。血と津液を体中に巡らせる働きも担います。

2. 温煦《おんく》作用

体温を維持し、内臓を温めることで働きを活発にします。そのため、気が不足すると体の冷えにつながります。

3. 防衛作用

外界から悪いもの（邪気）が体に侵入するのを防ぎ、体の表面を守ります。同様に、気が充実していれば、病気にかかっても比較的早く回復することができます。

4. 固摂《こせつ》作用

血や津液が、体内を正しく流れるように制御します。経血や汗など、体内物質の排出量を調節する役目もあります。

5. 気化作用

食べ物から気・血・津液をつくり出したり、津液を汗や尿に変化させたりといった、体内の〝物質変化〟をつかさどります。

体に栄養を与える血液

血

飲食物から取り込んだ栄養分からつくられます。心の作用で全身へ送られ、体全体に栄養と潤いを与えて生命活動を支えます。主に次の2つの働きを担います。

1. 栄養・滋潤《じじゅん》作用

全身を巡って栄養と潤いを与え、内臓を養い、美しい髪や肌をつくり、目の乾きを防ぎます。

2. 精神を安定させる

心を満たして精神活動を支えます。意識をはっきりとさせ、情緒を安定させます。

リンパ液や汗。血以外の体の水分

津液

津液は、体に取り込んだ飲食物から脾がつくり出すものです。脾・肺・腎の3つの働きによって全身へと送り出されます。肌や髪といった体表や、体内を潤し、水（すい）と呼ばれることもあります。主に以下の作用があります。

滋潤作用

全身に潤いを与えます。血のように栄養分は含まず、体の中で不要になった老廃物を体外に排出します。

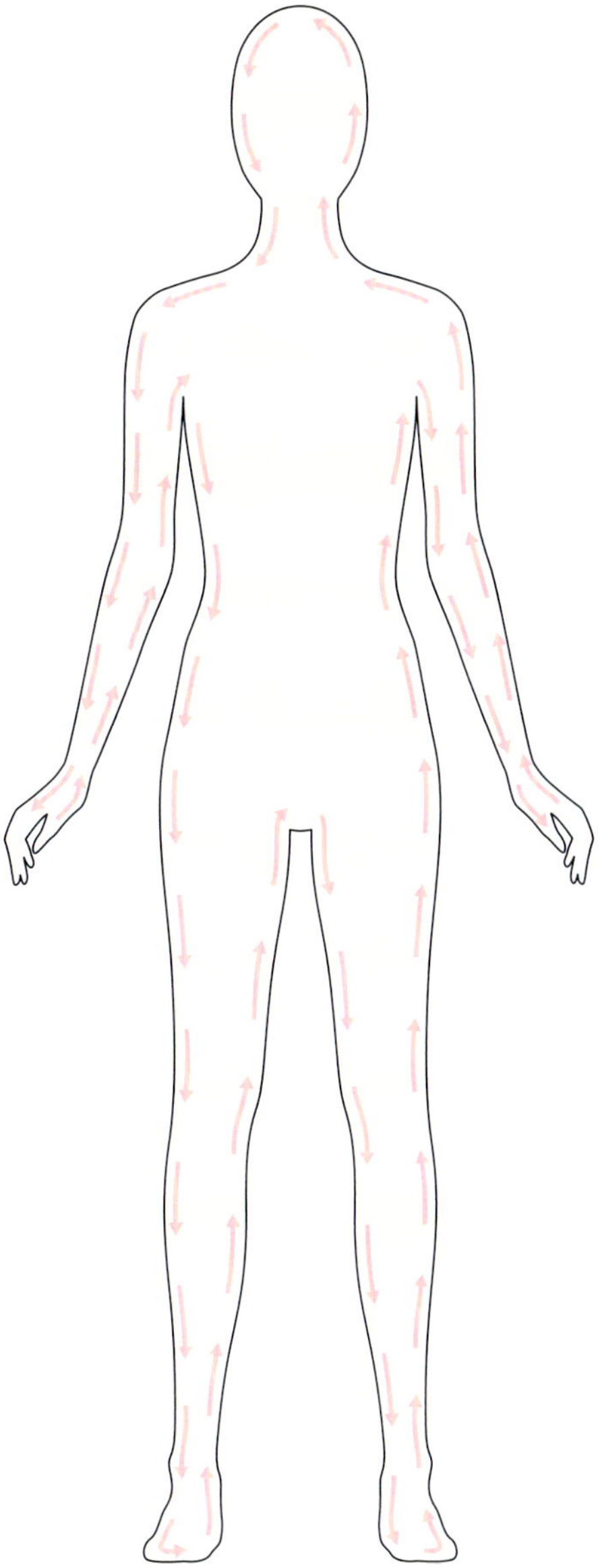

気は「陽」、血と津液は「陰」に属します。ともに全身を絶え間なく巡り、臓腑の働きを維持し、生命活動を支えています。

二 幅広い機能をもつ「五臓《ごぞう》」

五臓とは「肝・心・脾・肺・腎」のこと。解剖学的な臓器の意味も含め、体の機能や働きを5つに分けたものです。五臓のいずれかに不調が出た際、薬膳では食材の効能や五行の「木・火・土・金・水」の関係をもとに料理をつくり、症状を改善へと導きます。また、五腑《ごふ》は五臓と対をなす臓器類で、五臓が主、五腑が従という相互関係をもっています。

腎

腎は生命力を貯蔵する役割を担います。成長や発育、生殖活動をコントロールし、骨や歯、髪の毛の成長をつかさどります。腎の生命力が弱いと、腰痛、歯のもろさ、耳鳴り、不妊、脱毛、インポテンツ、老化が引き起こされ、子どもの発育が遅れることも。腎は水分代謝の調節も行うため、むくみ、頻尿、慢性の下痢などの症状も出やすくなります。

肝

主に気の流れを調節し、肝が正常であれば、体内の巡りがスムーズになります。また、血を蓄えて、血の量をコントロールし、必要な場所に適量の血を送ります。

肝は感情の影響を受けやすく、肝が安定すれば気持ちは穏やかになり、逆に肝の機能が異常をきたすと怒りやすい・落ち込むなど、感情が不安定になることがあります。

また、肝と目は密接な関係があるため、肝の不調が目のトラブルを引き起こすことも。

五臓と五腑

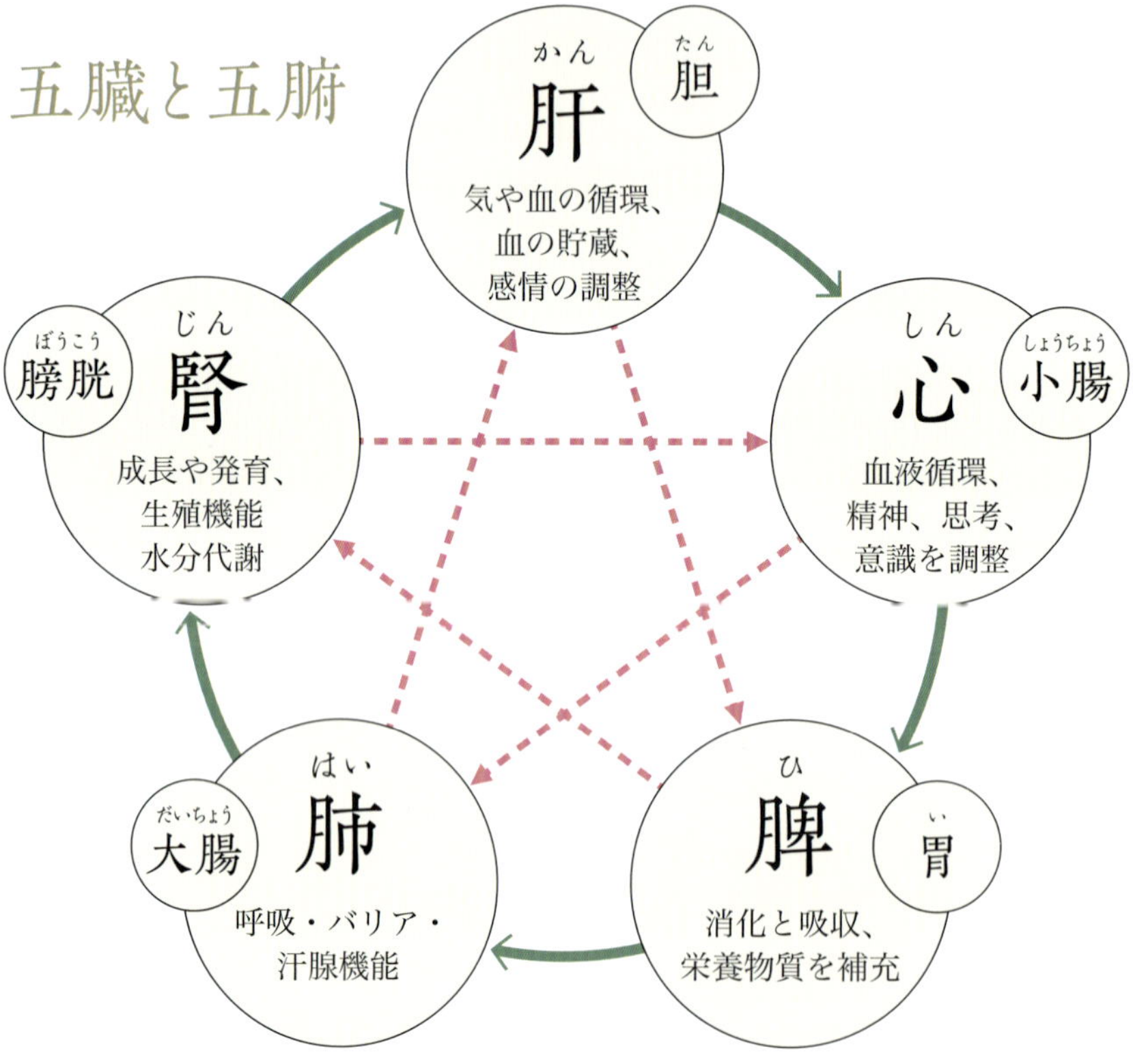
肝《かん》
胆《たん》
気や血の循環、
血の貯蔵、
感情の調整
心《しん》
小腸《しょうちょう》
血液循環、
精神、思考、
意識を調整
脾《ひ》
胃《い》
消化と吸収、
栄養物質を補充
肺《はい》
大腸《だいちょう》
呼吸・バリア・
汗腺機能
腎《じん》
膀胱《ぼうこう》
成長や発育、
生殖機能
水分代謝

肺

気と呼吸をコントロールするのが肺です。体外の〝きれいな気〟を原料とし、体内の気をつくり出すサポートを行います。さらに、肌を含む全身に津液を運び、汗や尿として排出します。肺の働きが低下すると、気と津液で守られていた皮膚が抵抗力を失うため、肌あれ、カゼを引き起こします。また、肺に潤いが不足すると、便秘がちになります。

脾

胃などの消化器をコントロールします。具体的には、胃で消化した栄養物質や津液(P13参照)を吸収し、全身へ送る働きです。脾の機能が衰えると、疲労、食欲不振、消化不良などの症状が表れます。同時に水分代謝も乱れるため、下痢、むくみ、だるさなどの症状が起こることも。冷たいものの取り過ぎや食べ過ぎは脾に負担をかけるので注意が必要です。

心

心臓のようにポンプとして血を送り出し、体の隅々まで栄養を届けます。同時に、体温もつかさどります。精神活動のコントロールといった、脳に相当する働きもあり、「精神」「思考」「意識」を調整します。心の機能が低下すると血が不足するため、顔色が白くなります。また、動悸や胸の痛み、息切れ、不眠、情緒不安、物忘れなどの症状も出てきます。

食材に備わる力

季節や体質に合った薬膳料理をつくるには、生薬や食材の効能や性質を理解することがポイント。その性質を示す、「五味《ごみ》」「五性《ごせい》」「帰経《きけい》」について解説します。これらの性質を理解し、毎日の食事づくりに役立てましょう。

食材事典のここをチェック！

五味◉辛・甘
五性◉温
帰経◉心・脾・肝
体質◉気虚・陽虚・血虚

一 五性　ごせい

生薬や食材には、「体を冷やす」「体を温める」といった作用があり、五性と呼びます。冷やしも温めもしない「平性《へいせい》」を中心に、体を冷やす「涼性《りょうせい》」「寒性《かんせい》」、体を温める「温性《おんせい》」「熱性《ねつせい》」の5つに分類され、「涼性」より「寒性」、「温性」より「熱性」の方が強い性質をもっています。薬膳ではこの性質を利用し、季節や体質に合った食材を組み合わせます。

五性をはじめ、食材の五味や効能は、長い歴史の中で、食材を実際に食べ、体に与える影響を検証するといった経験の積み重ねから生まれたものです。よって、漢方や薬膳の本の中でも、それぞれにデータが異なる場合があります。

また、効能は即効性が期待できるものではありません。続けることで体内のバランスがととのい、症状改善に役立つことを示しています。

五性

寒性	涼性	平性	温性	熱性
冷やす				温める
体を冷やし、熱を鎮めます。夏や初秋など暑い時季に適した食材です。体に余分な熱がこもりやすい陰虚《いんきょ》体質や湿熱《しつねつ》体質、イライラしやすい気滞《きたい》体質のクールダウンにむいています。また、寒性の食材は冷やす作用が強過ぎるので、使用する量には注意しましょう。温性や熱性の食材と組み合わせれば、冷やす作用を弱めることができます。		冷やさず、温めず。バランスのよい穏やかな性質です。季節や体質に影響しないため、日常的に使いたい食材です。	体を温め、冷えを取り除きます。冬や初春など寒い時季にむいている食材です。普段から体が冷えている陽虚《ようきょ》体質や気虚《ききょ》体質、血虚《けっきょ》体質、体内の巡りが悪い瘀血《おけつ》体質や湿痰《しったん》体質に適しています。熱性の食材は温める作用が強く、のどの渇きやイライラの原因になるため、食べ過ぎには注意しましょう。寒性や涼性の食材と組み合わせて、バランスを取る工夫を。	

二 五味　ごみ

生薬や食材の味のことで、酸・苦・甘・辛・鹹の5つが基本となり、他に淡・渋があります。ひとつの味を大量に摂取すると、体のバランスを崩し、病を引き起こす原因になります。薬膳料理を考える際は、気候や体質に加えて五味のバランスも考え、食材を組み合わせましょう。

五味と帰経

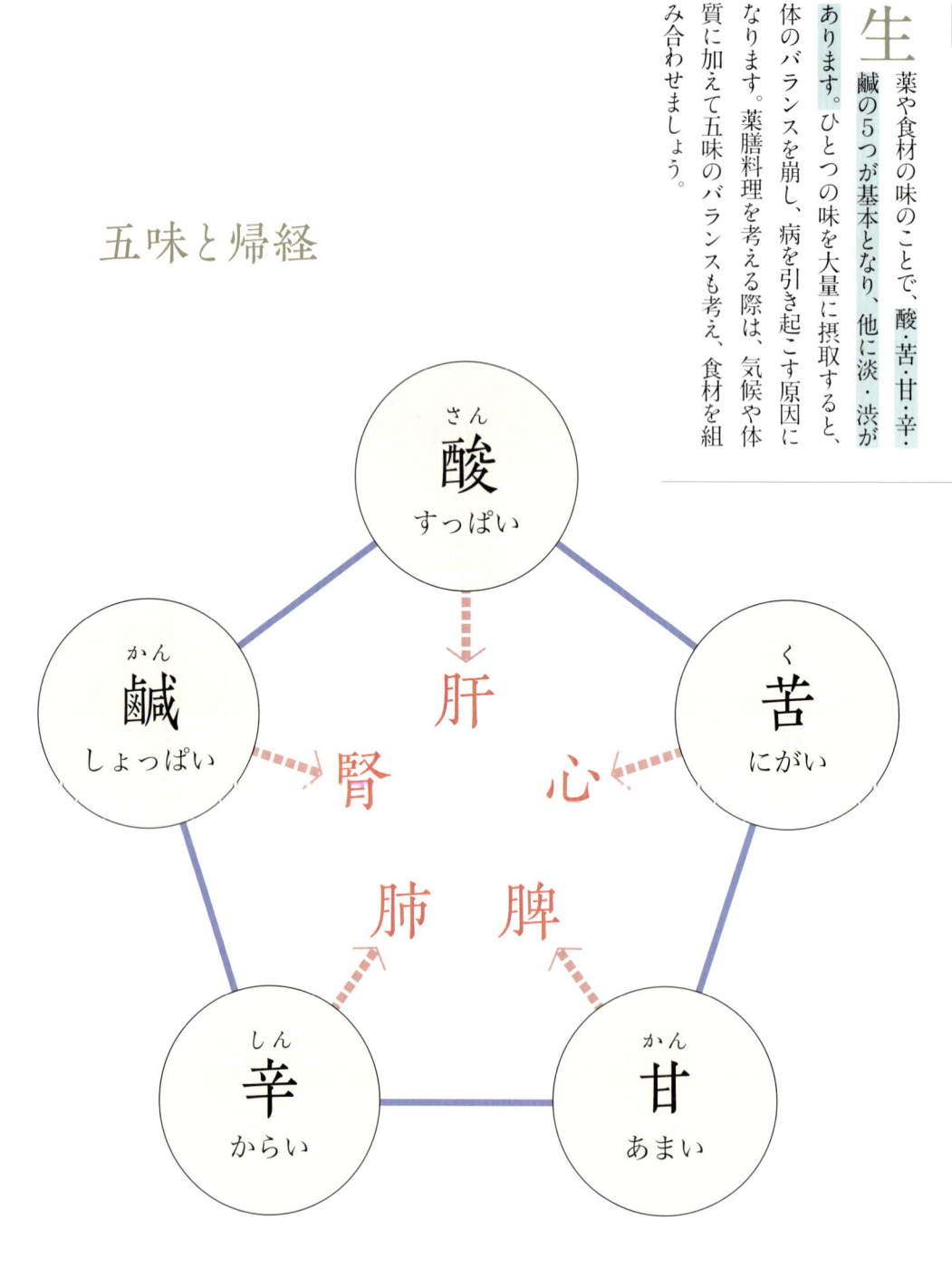

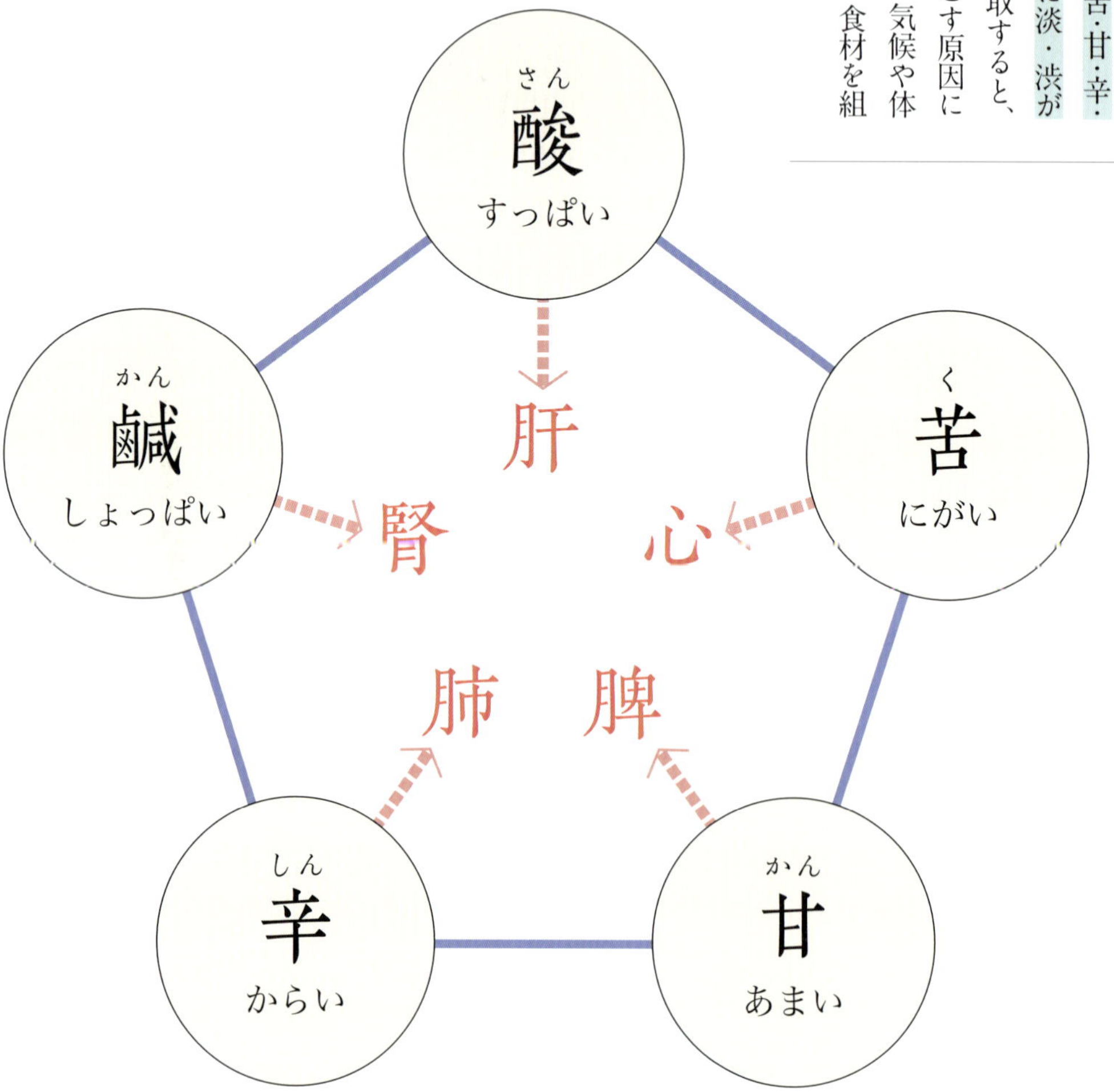
酸《さん》
すっぱい
苦《く》
にがい
甘《かん》
あまい
辛《しん》
からい
鹹《かん》
しょっぱい
肝
心
脾
肺
腎

各食材にはそれぞれに五味が備わっていますが、料理をすると、合わせる食材や味つけにより性質が変わります。食材がもつ効能を生かしたい時は、素材の味を生かして薄味にしましょう。

三 帰経 きけい

帰経は、生薬や食材が体のどの部分にとくに作用するかを表したものです。同じ五味・五性や効能をもった食材でも、帰経が異なれば影響を与える臓器が変わります。例えば、各食材には複数の帰経がありますが、トマトと梨はともに〝体を潤す〟効能をもっていて、トマトの帰経には脾、梨は肺があります。具体的な作用としては、トマトは〝脾を潤す〟ことで乾燥によって起こる便秘を改善へと導き、梨は〝のどを潤す〟ことで咳《せき》を抑えることができるのです。

また、五味と帰経は深く関連していて、主に酸味のものは肝、苦味は心、甘味は脾、辛味は肺、鹹味は腎の働きを活発にすると考えられています。逆に、食べ過ぎると帰経の臓器を疲れさせ、相克《そうこく》の関係にある臓器を痛めるので注意しましょう。

酸味（さんみ）

肝の働きを高める作用があります。筋肉や毛穴を引き締める収斂（しゅうれん）作用で、汗や尿などの水分が体外へ出過ぎるのを抑えます。多汗、下痢、頻尿、鼻水などの症状改善にむきますが、取り過ぎると引き締め作用が強まり、汗や尿が出にくくなることがあります。

苦味（くみ）

心の働きを高めます。体内の過剰な熱を鎮める作用と、余分な水分を乾燥させる作用をもつため、発熱、夏バテ、皮膚の腫れ、ジュクジュクした水虫、むくみの改善に有効です。苦味を取り過ぎると、体を必要以上に冷やしてしまいます。肺の働きも弱めるので注意しましょう。

甘味（かんみ）

脾の働きを高めます。滋養強壮作用があり、疲労を回復させ、虚弱体質を改善します。緊張をゆるめて痛みをやわらげるので、胃痛や頭痛などの症状改善に有効です。甘味を食べ過ぎると、だるさを引き起こし、肥満の原因にもなります。腎も痛めるので、量には気をつけて。

辛味（しんみ）

肺の働きを高める作用があります。体を温めることで滞りを発散し、気・血・津液の巡りを活発にします。カゼ、肩こり、冷え性の改善に効果的で、カゼの初期に取ると、悪いもの（邪気）を追い出してくれます。食べ過ぎると体内に余分な熱を生み出し、水分が失われ、肺を痛めます。

鹹味（かんみ）

腎の働きを高める作用があります。体内にできたしこりをやわらかくして、体外に排出する作用があり、便秘、リンパ腺の腫れ、イボ、結石の改善に有効です。食べ過ぎると、体内の水分バランスを崩し、腎の働きを弱めます。骨が弱くなることもあるので注意しましょう。

渋味（じゅうみ）

渋い味で、酸味と同じ働きがあり、筋肉などを引き締める収斂作用があります。

淡味（たんみ）

淡い味で、甘味の範囲に入ります。とくに余分な水分を排出する作用があります。

薬膳料理のつくり方

前ページでは、生薬や食材に備わる性質についてみてきましたが、各食材の力を発揮するためには、〝組み合わせ方〟が重要です。ここでは、組み合わせのルールや調理のポイントを解説します。本書で紹介するレシピも、このルールを基にしています。

食材の組み合わせルール図

良い組み合わせ

単行《たんこう》

ほかの生薬・食材を組み合わせず、単独で効果を発揮させます。

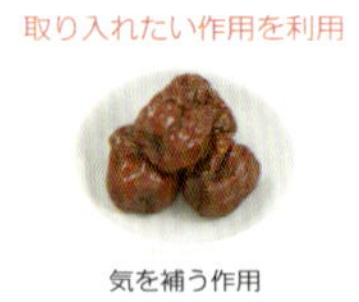
取り入れたい作用を利用
気を補う作用

例大棗茶
気を補う強い作用をもつ漢方・薬膳素材の大棗（たいそう）のみを使い、虚弱体質を回復へと導きます。

相須《そうす》

同じ効果をもつ生薬・食材を２種類以上組み合わせ、効果を高めます。

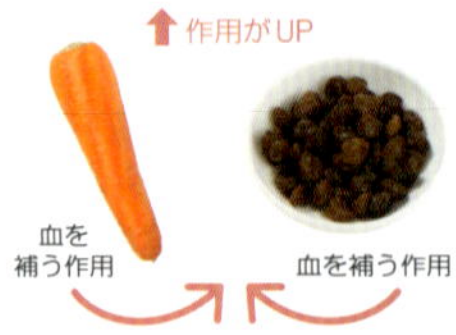

例ニンジン ＋ 干しブドウ
血を補う作用をもつ食材を組み合わせることで、より高い効果が期待できます。

相使《そうし》

〝最も効能を引き出したい食材＝メイン食材〟の効能を助けるためにサブ食材を組み合わせ、メイン食材の効果を高めます。

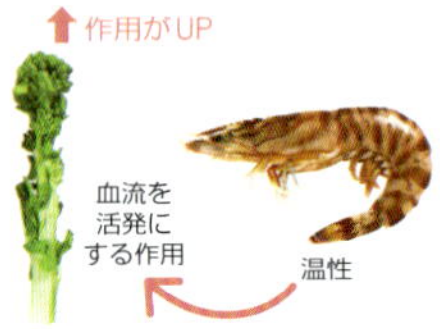
作用がUP
血流を活発にする作用
温性

例菜の花 ＋ エビ
菜の花の血の流れを活発にする作用を高めるために、温性のエビを組み合わせ、血が流れやすいようサポートします。

相畏《そうい》

メイン食材がもつ副作用や不要な作用を、サブ食材が解消します。

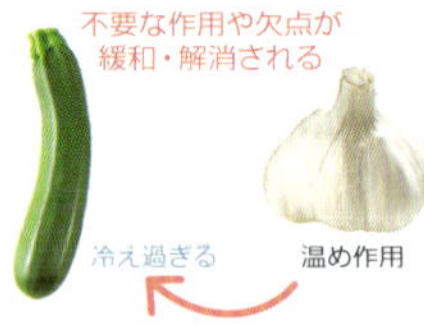
不要な作用や欠点が緩和・解消される
冷え過ぎる
温め作用

例ズッキーニ ＋ ニンニク
寒性で、冷やす作用が強いズッキーニに、温性のニンニクを組み合わせ、冷やす作用を緩和します。

相殺《そうさい》

相畏のメインとサブが入れ替わった状態。サブ食材の副作用や不要な作用を、メイン食材が解消します。

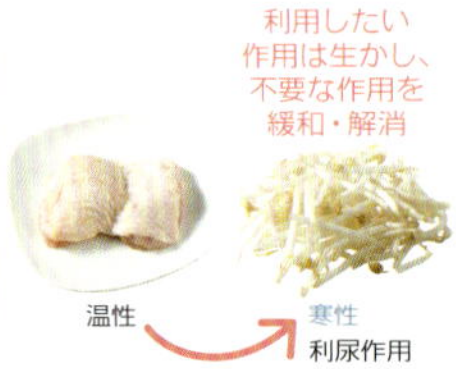
利用したい作用は生かし、不要な作用を緩和・解消
温性
寒性
利尿作用

例鶏肉 ＋ モヤシ
メイン食材には温性の鶏肉を。モヤシ（サブ食材）の寒性の性質をやわらげ、利尿作用を引き出します。冷えの改善にむく組み合わせ。

悪い組み合わせ

相悪《そうあく》

メイン食材の引き出したい効果を、サブ食材の作用が消してしまいます。

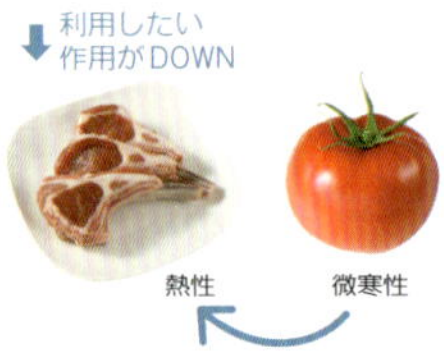
利用したい作用がDOWN
熱性
微寒性

例羊肉 ＋ トマト
冷えを改善する料理で、熱性の羊肉をメインにした場合、微寒性のトマトを組み合わせることで、羊肉の効果を弱めてしまいます。

相反《そうはん》

毒性や副作用を引き起こす、避けたい組み合わせです。

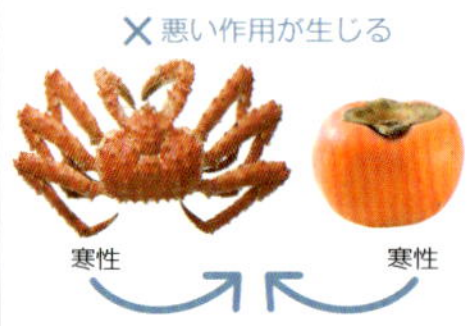
×悪い作用が生じる
寒性
寒性

例カニ ＋ 柿
両方が体を冷やす寒性に属するため、体が凍ってしまう組み合わせといわれます。下痢や腹痛を起こす原因にもなるので避けましょう。

1章◉漢方的食生活のススメ

一 食材の組み合わせルール

複数の生薬で構成される漢方薬には、組み合わせのルールがあり、薬膳も漢方薬の組み合わせルールをベースにしています。本書でも同様のルールに基づき、食材の組み合わせ例やレシピを紹介しています。

食材にはそれぞれ効能、五味、五性、帰経などの特性があり、それらを上手に組み合わせることで、効果を最大限に引き出すことができます。食材の力を無駄なく取り入れるためにも、右図の組み合わせルールを理解しましょう。

二 調理法の温性と寒性

薬膳では調理法によって、食材がもつ特性を変えられると考えます。主に加熱調理は温性の作用があり、サラダや刺身などの生食は寒性の作用があります。

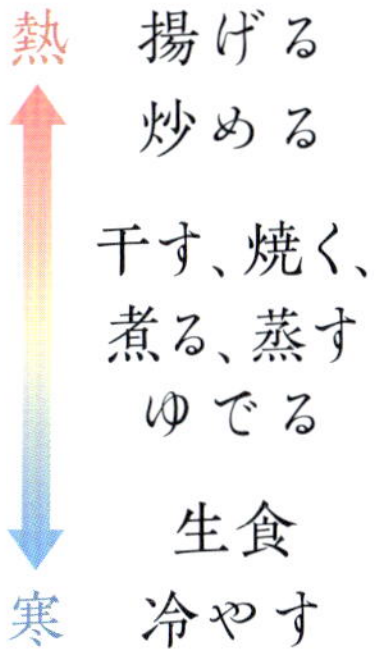
熱
揚げる
炒める
干す、焼く、
煮る、蒸す
ゆでる
生食
冷やす
寒

例えば、寒性のカニの場合、生の状態だと冷やす作用が強過ぎますが、炒めることで作用がやわらぎ、体が冷えている陽虚体質の人でも食べやすくなります。

三 食材を丸ごと食べる

ニンジンは、私たちがスーパーで目にする時には、すでに葉や茎が落とされています。さらに下ごしらえで皮をむいてしまうと、実際食べているのはニンジンの一部だけになります。しかし、葉や茎、皮はビタミンが豊富で、決して余分なものではありません。

古くから中国では、食材のあらゆる部分を使い、効能をもれなく取り入れています。例えば、カキは身だけでなく、殻を加工して生薬として使用しています。食材そのものがもつ効能を体に生かすために、食材はできるだけ丸ごと食べられるように調理を工夫しましょう。そのためにも、新鮮な食材の選び方、下ごしらえの知識が必要になります。調味料も同様で、添加物をあまり使わないシンプルなものがおすすめです。

四 下ごしらえと保存方法

本書では冷凍保存については触れていません。食材がイキイキと新鮮なうちに食べていただきたいということと、薬膳では、冷凍することで食材の作用が変わってしまうと考えるためです。

また、保存方法では、塩漬けなど調味料を使ったものは掲載していません。これは塩がもつ作用で、食材の効能を変えてしまう場合があるからです。

さらに、電子レンジでの下ごしらえや調理は、昔からある伝統的な調理方法ではないため、本書では利用していません。食材のおいしさを引き出すシンプルな調理方法を心がけてください。

五 体のバランスを取る食事づくり

薬膳料理をつくる時、一番ポイントになるのが「バランス」です。例えば、夏は体に余分な熱がこもりやすいので、寒性や涼性の食材を中心に料理をつくります。反対の作用をもつ食材を食べることで、体温が温・冷のどちらかに偏るのを防ぐことができるのです。また、肝の働きが弱っているからといって、五行で同じ「木」のグループに属する酸味の食材ばかり食べ過ぎると、肝が強くなり過ぎて体内バランスを崩してしまい、結果として肝を痛めることになります。気候、体質、五味、五性などを見極め、食材と調理法をうまく使って、バランスを取るようにしましょう。

本書の使い方

2〜3章「食材」ページ

この本では、「食材の効能」「選び方」「下ごしらえ・保存法」などがわかる〝食材事典〟の要素に加え、「効果アップの組み合わせ」「組み合わせレシピ」といった〝使う〟ための情報も盛り込んでいます。食材ごとに、それらが見開きページ内でわかるように編集しています。

食材の知識だけを得ても、どう使えばいいのかわからない……といった声に応えた、まさに〝使える〟食材便利帳です。

❶名称
一般的な呼び名です。引きやすいよう、ひらがなかカタカナで表記しています。左に漢字表記や別名を掲載しています。

❷豆知識
その食材が生薬として使われている場合の解説、また、その食材にまつわる豆知識を掲載しています。

❸データ
食材に備わる力を紹介しています。
五味…食材のもつ味と作用（P.16参照）
五性…食材のもつ性質（P.15参照）
帰経…その食材が作用する体の部分（P.17参照）
体質…その食材を取るとよい体質（巻末とじこみ）

❹選び方
新鮮な状態、食べごろの見分け方。

❺下ごしらえ・保存法
おいしく食べるための下ごしらえ、ムダにしないための保存方法などを解説しています。

❻効能の解説
その食材がもつ薬膳的な効能、作用する部位、有効に働くとされる症状などを解説しています。

❼効果アップの組み合わせ
P.18「食材の組み合わせルール」に基づいた、体への効果が期待できる食材の組み合わせアイデアを提案しています。

❽効果アップの組み合わせレシピ
❼の具体的かつすぐに実践できるレシピを紹介しています。

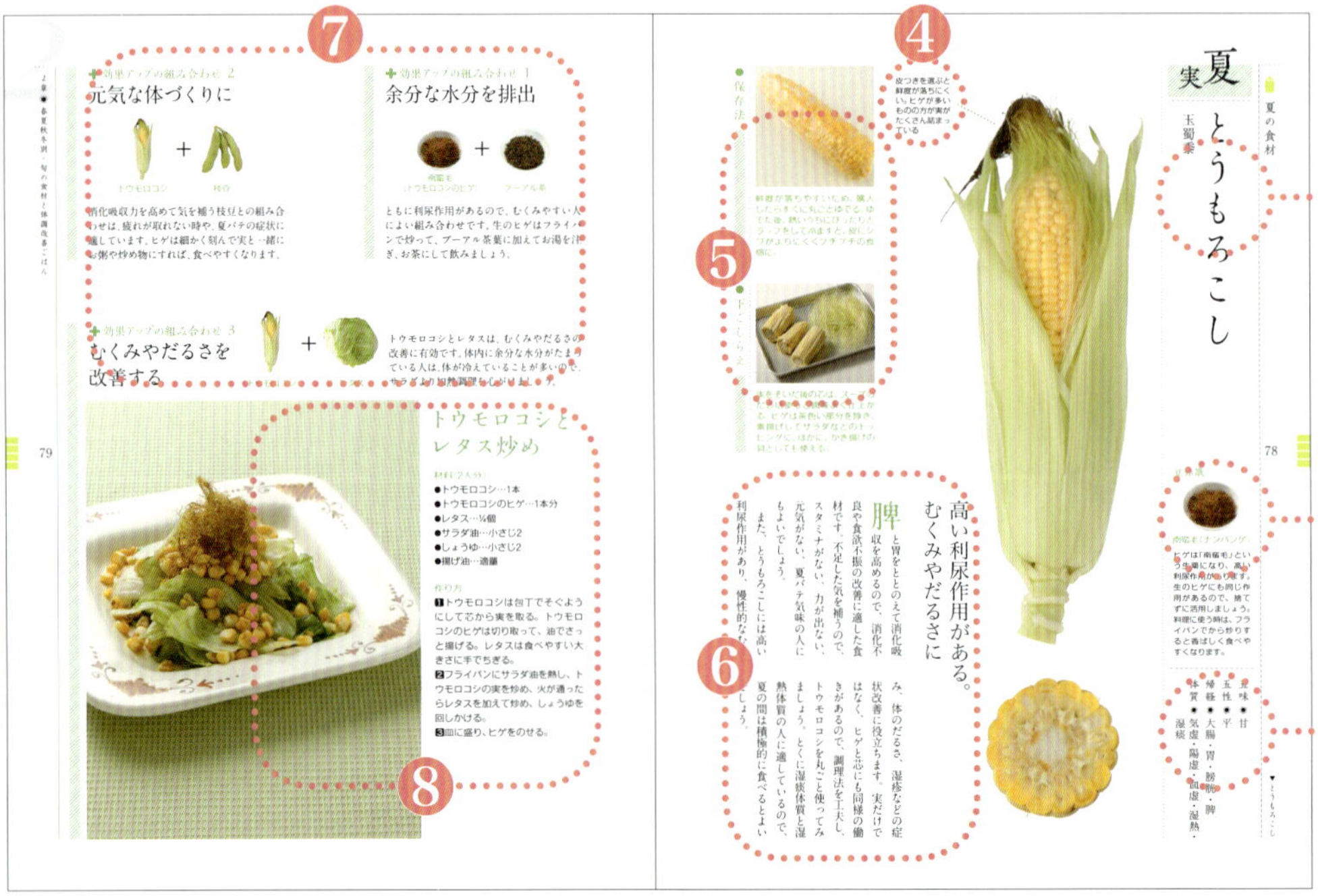

4章「体質改善ごはん」ページ

旬の食材を取り入れ、各季節に起きやすいプチ不調を予防できる2～3章の内容を使いつつ、4章は、長い目でみて「自分の体質とうまくつきあっていくためには？」、また、慢性的な不調がある人には、「体質改善するためには？」といった要望に応えたページです。

巻末とじこみの「体質チェックシート」で、体の状態をチェックしたら、該当するページから、食養生《しょくようじょう》のヒント、生活スタイルを見直すためのヒントを得て、健康維持にお役立てください。

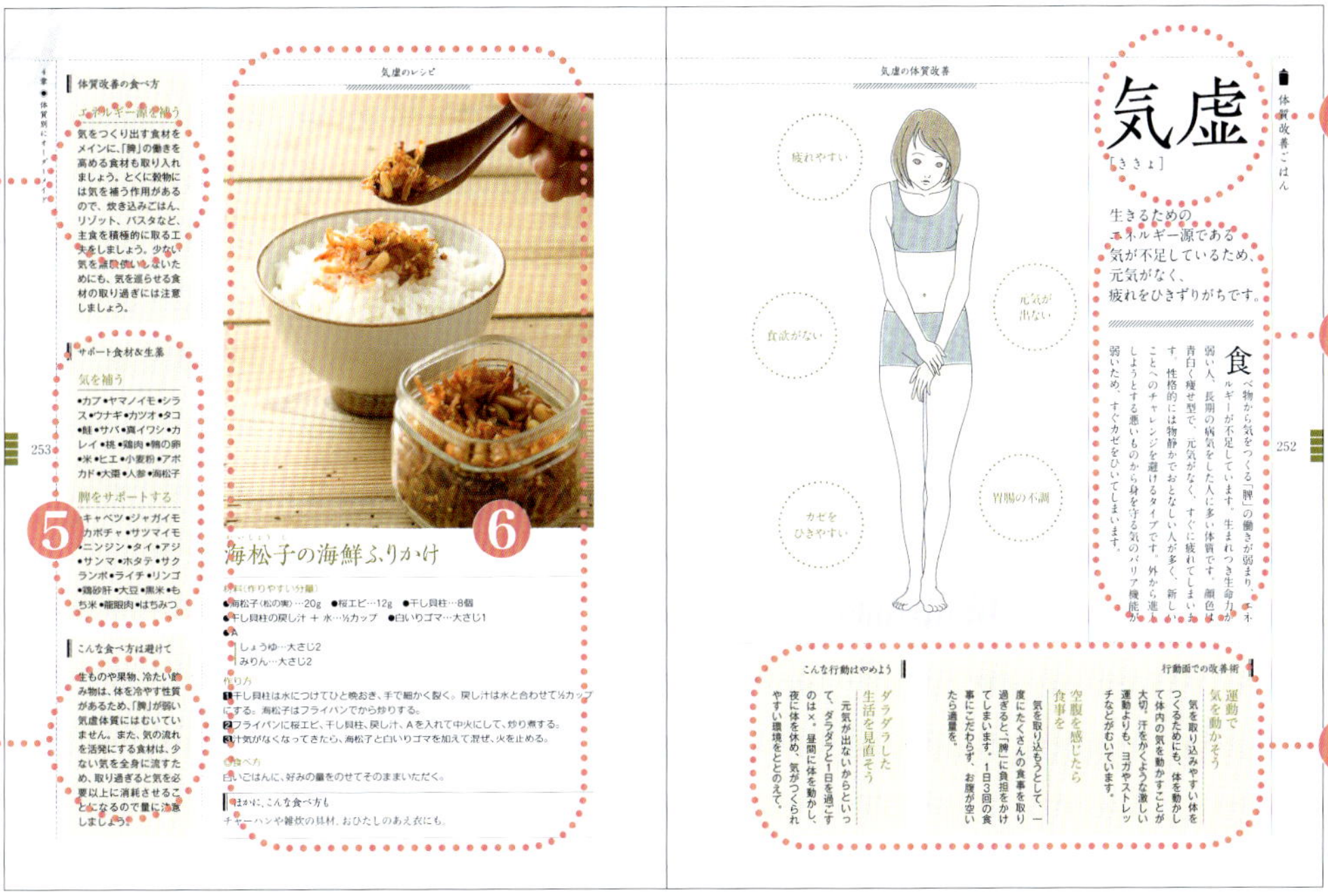
気虚のレシピ

体質改善の食べ方

エネルギー源を補う

気をつくり出す食材をメインに、「脾」の働きを高める食材も取り入れましょう。とくに穀物には気を補う作用があるので、炊き込みごはん、リゾット、パスタなど、主食を積極的に取る工夫をしましょう。少ない気を無駄使いしないためにも、気を巡らせる食材の取り過ぎには注意しましょう。

サポート食材&生薬

気を補う

•カブ•ヤマノイモ•シラス•ウナギ•カツオ•タコ•鮭•サバ•真イワシ•カレイ•桃•鶏肉•鴨の卵•米•ヒエ•小麦粉•アボカド•大棗•人参•海松子

脾をサポートする

•キャベツ•ジャガイモ•カボチャ•サツマイモ•ニンジン•タイ•アジ•サンマ•ホタテ•サクランボ•ライチ•リンゴ•鶏砂肝•大豆•黒米•もち米•龍眼肉•はちみつ

こんな食べ方は避けて

生ものや果物、冷たい飲み物は、体を冷やす性質があるため、「脾」が弱い気虚体質にはむいていません。また、気の流れを活発にする食材は、少ない気を全身に流すため、取り過ぎると気を必要以上に消耗させることになるので量に注意しましょう。

253

海松子《かいしょうし》の海鮮ふりかけ

材料(作りやすい分量)

●海松子(松の実)…20g ●桜エビ…12g ●干し貝柱…8個
●干し貝柱の戻し汁 + 水…½カップ ●白いりゴマ…大さじ1
●A
しょうゆ…大さじ2
みりん…大さじ2

作り方

1 干し貝柱は水につけてひと晩おき、手で細かく裂く。戻し汁は水と合わせて½カップにする。海松子はフライパンでから炒りする。
2 フライパンに桜エビ、干し貝柱、戻し汁、Aを入れて中火にして、炒り煮する。
3 汁気がなくなってきたら、海松子と白いりゴマを加えて混ぜ、火を止める。

食べ方

白いごはんに、好みの量をのせてそのままいただく。

ほかに、こんな食べ方も

チャーハンや雑炊の具材、おひたしのあえ衣にも。

気虚の体質改善

体質改善ごはん

気虚

[ききょ]

生きるためのエネルギー源である気が不足しているため、元気がなく、疲れをひきずりがちです。

食べ物から気をつくる「脾」の働きが弱まり、エネルギーが不足しています。生まれつき生命力が弱い人、長期の病気をした人に多い体質です。顔色は青白く痩せ型で、元気がなく、すぐに疲れてしまいます。性格的には物静かでおとなしい人が多く、新しいことへのチャレンジを避けるタイプです。外から進入しようとする悪いものから身を守る気のバリア機能が弱いため、すぐカゼをひいてしまいます。

252

行動面での改善術

運動で気を動かそう

気を取り込みやすい体をつくるためにも、体を動かして体内の気を動かすことが大切。汗をかくような激しい運動よりも、ヨガやストレッチなどがむいています。

空腹を感じたら食事を

気を取り込もうとして、一度にたくさんの食事を取り過ぎると、「脾」に負担をかけてしまいます。1日3回の食事にこだわらず、お腹が空いたら適量を。

こんな行動はやめよう

ダラダラした生活を見直そう

元気が出ないからといって、ダラダラと1日を過ごすのは×。昼間に体を動かし、夜に体を休め、気がつくられやすい環境をととのえて。

❶体質名

代表的な8つの体質にわかれています。

❷体質の解説

それぞれの体質の解説。どんな不調が起こりやすいかを紹介しています。

❸行動面での改善術・こんな行動はやめよう

「行動」の面からの体質改善法を提案しています。

❹体質改善の食べ方・こんな食べ方は避けて

「食事」の面からの体質改善法を提案しています。

❺サポート食材&生薬

その体質に適した食材や生薬を紹介。ここに記載された食材や生薬は、「食材ページ」に戻って、効能や作用を知ることができます。

❻体質改善レシピ

❺の具体的かつすぐに実践できるレシピを紹介しています。

巻末とじこみ「体質チェックシート」

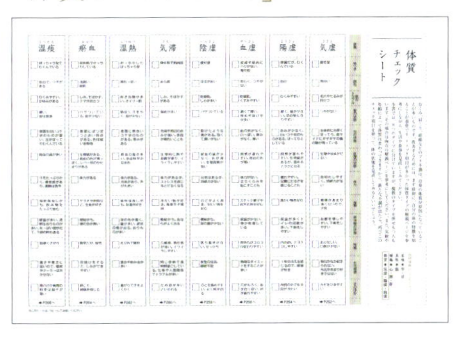

本書のなりたち

基礎知識

1章「漢方的食生活のススメ」

漢方のベースとなる「陰陽」と「五行」の考え方、五行を人間の体にあてはめた「五臓」、五臓をつなぐ「気・血・津液」、食材の効能や性質を示す「五性」「五味」「帰経」、食材の力を最大限に発揮する「食材の組み合わせ方」などをまとめました。

旬の食材を学び、食事で実践

2章「春夏秋冬別・旬の食材と体調改善ごはん」

1章で得た知識をベースに、2章からは〝実践編〟です。
この本のベースには、「食材の栄養価がもっとも高い時（旬の時季）に、積極的に体に取り入れることで、食材から高いパワーをいただこう」という考え方があります。
2章では、季節ごとに旬の食材がわかり、その食材のもつ効能と組み合わせアイデアがわかり、すぐにつくれるレシピを、食材ごとに紹介しています。
また、その季節に起こりがちな不調を予防するための「体調改善ごはん」もまとめました。

漢方・薬膳素材と一般的な食材を学ぶ

3章「漢方をもっと身近に」

■「漢方・薬膳素材」

一般的に入手しやすい生薬などの効能を紹介し、身近な食材と組み合わせてつくるレシピを掲載。生薬は、自然界にある植物、動物、鉱物を原料としてつくられる優れた効能をもつ薬で、複数の生薬を組み合わせたものが漢方薬です。食品として入手できるものも多数あり、この本では調理しやすく、薬効が期待できるものを紹介しました。

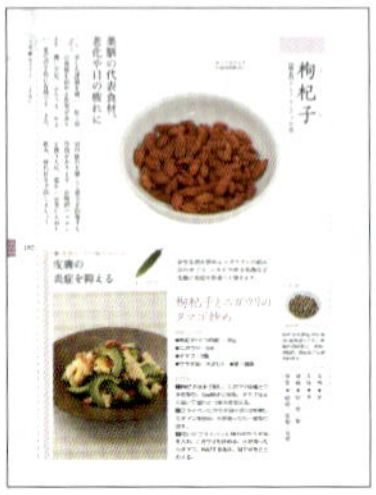

■「肉・タマゴ」「通年食材」「香辛料」「調味料」「飲み物」

私たちの身近にある食材も、「五性」「五味」「帰経」「体質」といった漢方的な効能を示すことができます。それらをジャンルごとに分類し、それぞれの効能、どんな時に摂取するとよいかなどのヒントをまとめました。

体質別に食事で実践

4章「体質別にオーダーメイド 体質改善ごはん」

体質は、もともとの両親から受け継いだものだけでなく、生活環境や社会環境、食べ物の嗜好などによって変わると考えられています。それぞれ個人のもっている体質には、「適した食材・不適な食材」があり、その体質の傾向がわかれば、足りない部分を補ったり、過剰な部分を抑えたりといった調整を、食材の力を借りて行うことができるのです。
また、体質ごとに起こりやすい不調も、ふだんの食事や行動で改善していくことができます。それらを〝実践〟できるようにまとめました。

自分の体質を知る

巻末とじこみ「体質チェックシート」

体質を調べるチェックシートを、とじこみに用意しました。まずは自分の体の特徴と傾向を把握しましょう。8つのタイプに分けていますが、複数タイプを併せもつ人も多いので、その場合は、複数の解説ページを参考にし、体質改善を試みてください。

【参考文献】

『癒食同源』早崎知幸・花輪壽彦・北里研究所東洋医学総合研究所 監修 ネイチャープロ・編集室 構成 角川書店
『内側から「キレイ」を引き出す 美肌・漢方塾』吉川千明・樫出恒代 著 小学館
『漢方のくすりの事典 —生薬・ハーブ・民間薬—』米田該典 監修 鈴木洋 著 医歯薬出版株式会社
『漢方養生法 完全ガイド』朝日新聞出版
『現代の食卓に生かす「食物性味表」』日本中医食養学会 編 国立北京中医薬大学日本校 監修 日本中医食養学会 燎原書店
『実用 中医薬膳学』辰巳洋 著 東洋学術出版社
『自分でできる 東洋医学の健康診断 読体術』仙頭正四郎 著 小学館
『新訂 本草綱目』李時珍 編 世一文化事業股份有限公司
『体質食療養生経』健康中国名家論壇編委会 編 吉林出版
『台所漢方』根本幸夫・金森養斎・古尾谷不二 著 エム・エー・シー
『中医営養学』山崎郁子 著 第一出版
『中医食療方 病気に効く薬膳』瀬尾港二・宗形明子・稲田恵子 著 東洋学術出版社
『中医薬膳学』陳静 主編 中国中医薬出版社
『東方栄養新書 体質別の食生活実践マニュアル』梁晨千鶴 著 メディカルユーコン
『東洋医学がやさしく教える食養生「体によい食事」』菅沼栄 著 PHP研究所
『本朝食鑑1〜5』人見必大 著 島田勇雄 訳 平凡社
『薬膳教本』岡本清孝・中村きよみ・森下武千代・勝本海詠・白川まさ子 編 柴田書店イータリンク
『薬膳素材辞典 健康に役立つ食薬の知識』辰巳洋 主編 源草社
『薬膳と中医学』徳井教孝・張再良・三成由美・郭忻 著 建帛社
『薬膳の基礎知識』中村信也 著 環健出版社

2章

春夏秋冬別・旬の食材と体調改善ごはん

春夏秋冬別に、旬の野菜や果物、魚などの漢方的な効能を解説。効能を効果的に引き出す組み合わせやレシピ、食材の選び方や保存法なども紹介します。

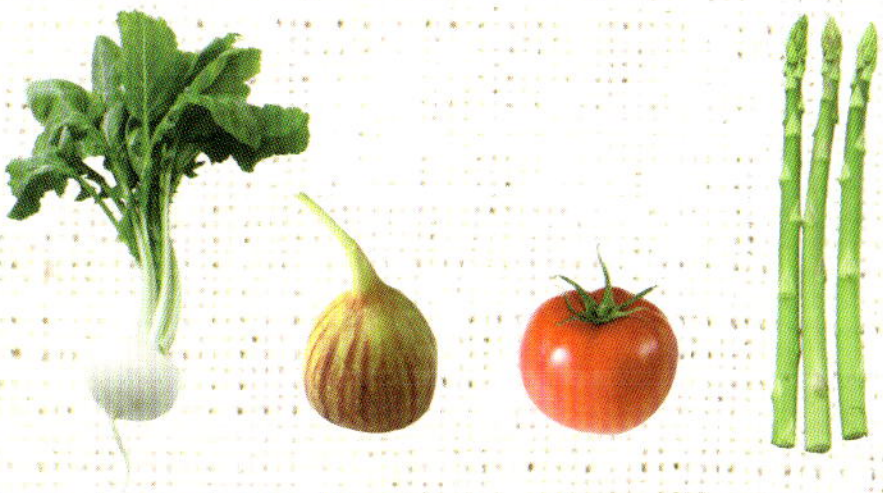

冬　秋　夏　春

旬の食材を「春」「夏」「秋」「冬」に分け、さらに、「実」「種」「葉」「蕾」「茎」「根」「茸」「海藻」「魚介」「果」に分けて掲載しています。

食材の漢字表記は『食品図鑑』（女子栄養大学出版部）に基づいています。

春

冬の寒さが徐々に暖かくなると、動物たちは冬眠から目覚め、植物が芽吹き始めます。春の陽気とともに、私たちの体と心ものびのびと動き出し、新陳代謝が活発になってきます。

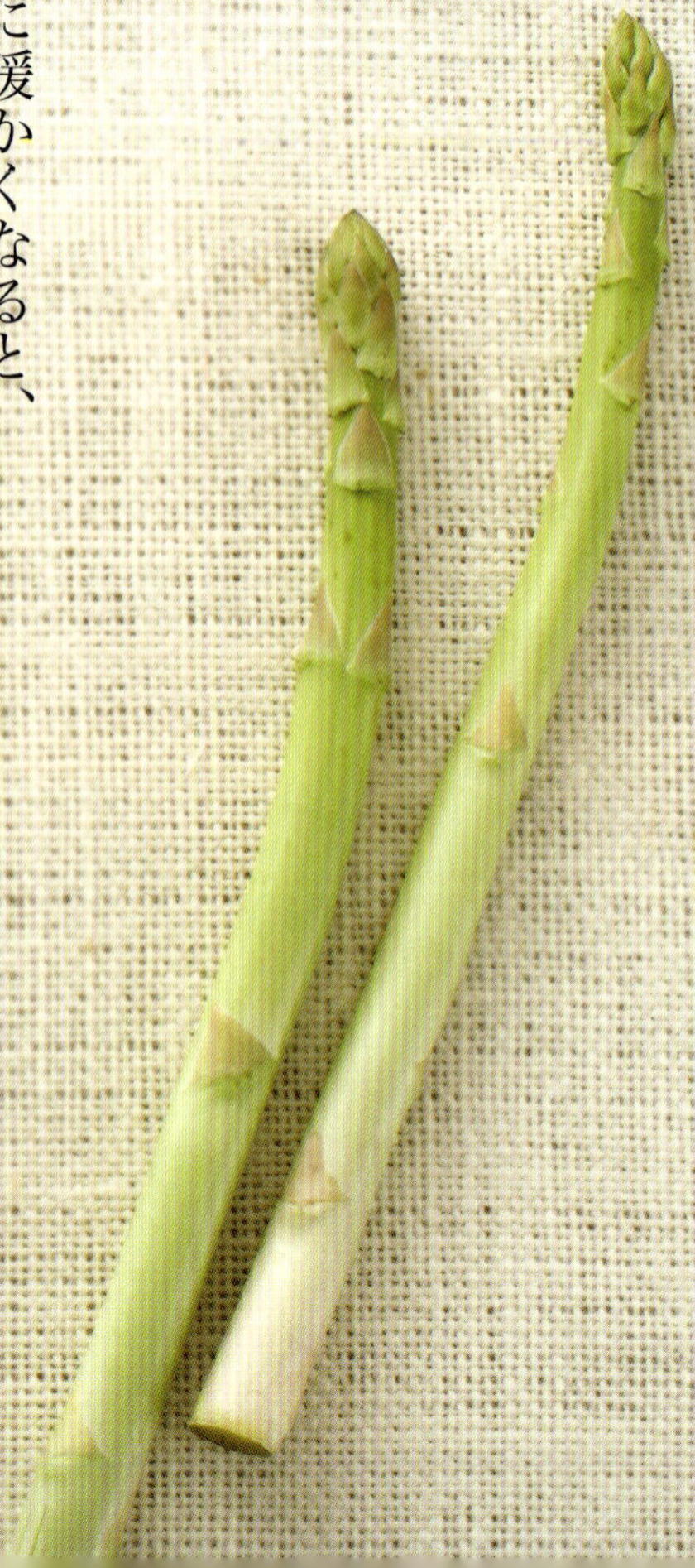

春の邪気「風邪《ふうじゃ》」を防ぐ

春は「春一番」などの強い風がひんぱんに吹きます。ほこりや砂をともなう強い風は、体に悪影響をおよぼす邪気とされ、「風邪」と呼ばれています。風邪は体内へ侵入して病気をつくり出し、カゼや花粉症の原因となります。風邪が体内に侵入するのを防ぐ〝辛味の食材〟を取り入れましょう。

「脾」の働きを高める

肝の働きが悪くなると、五行説で相克の関係にある「脾」を弱めてしまいます。〝消化吸収を高める食材〟や〝甘味の食材〟を上手に取り入れ、脾をサポートしましょう。また、揚げ物やこってりした料理を避けて〝消化のよい料理〟を食べるよう心がけましょう。

「肝」を安定させる食材を

環境の変化が激しい春は、落ち込んでしまったり、怒りっぽくなるなど、感情が不安定になりやすい季節です。ストレスは「肝」の働きを邪魔し、頭痛や生理不順といった症状を引き起こします。これらの症状を防ぐためにも、ストレス発散によい〝気の巡りを活発にする食材〟や、肝を安定させる〝血を補う食材〟〝津液を補う食材〟を食べましょう。

「酸味」食材を上手に使おう

〝酸味の食材〟には、肝の働きを高める性質があります。落ち込みやすい、生理不順といった、肝の働きが弱まって起きた症状がみられる時は、酸味の食材を食べましょう。逆に、イライラしやすい、頭痛の症状があるなど、肝の働きが過剰になっている時は、酸味の食材は避けましょう。

旬の食材 INDEX

春

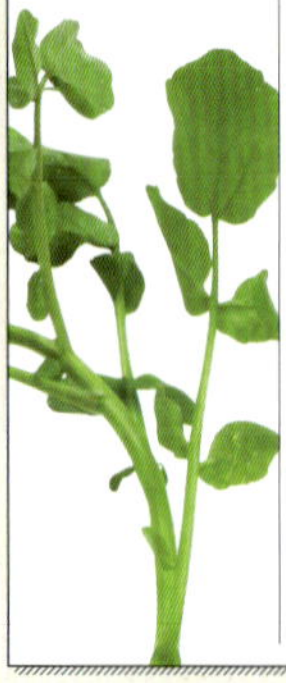
34 クレソン ▼イライラ ▼咳や痰 ▼むくみ

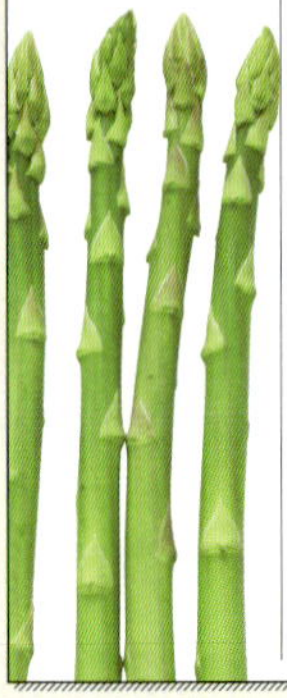
39 アスパラガス ▼口やのどの渇き ▼むくみ

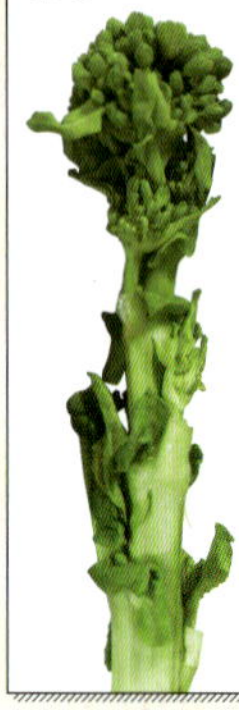
35 なのはな ▼冷え ▼肌トラブル

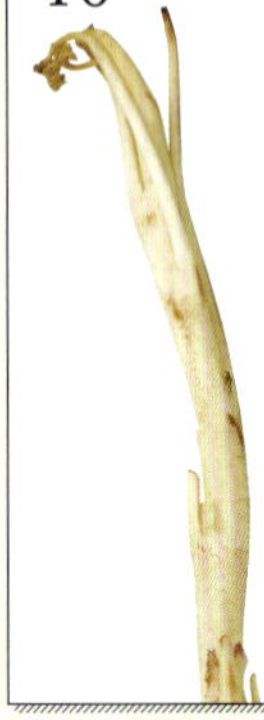
40 うど ▼むくみ ▼冷え

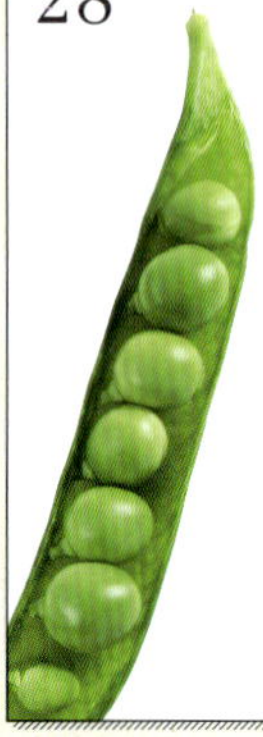
28 えんどう ▼むくみ ▼胃腸の不調

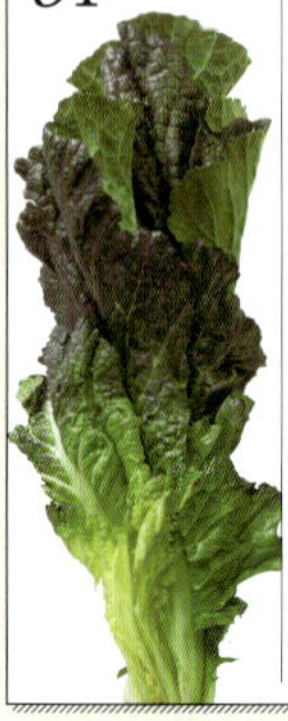
31 からしな ▼咳や痰 ▼冷え ▼カゼ

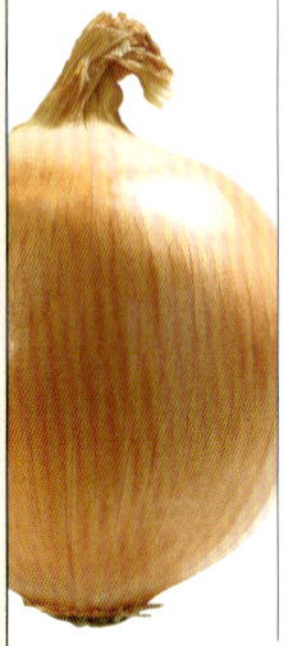
36 たまねぎ ▼頭痛 ▼肩こり

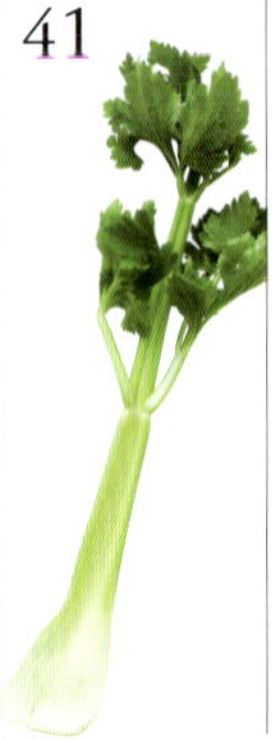
41 セロリ ▼イライラ ▼頭痛

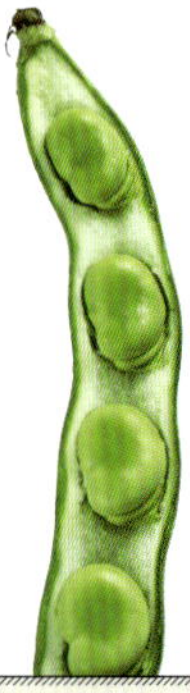
30 そらまめ ▼胃腸の不調 ▼むくみ

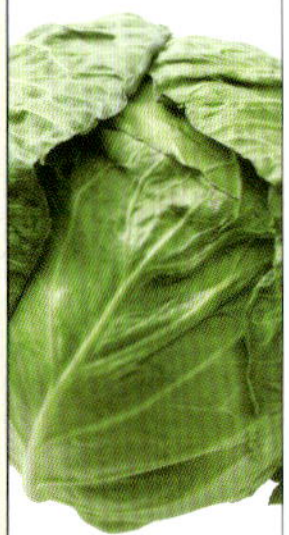
32 キャベツ ▼胃腸の不調 ▼老化

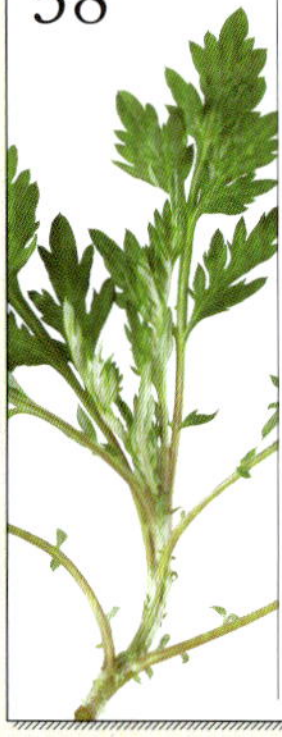
38 よもぎ ▼冷え ▼生理痛

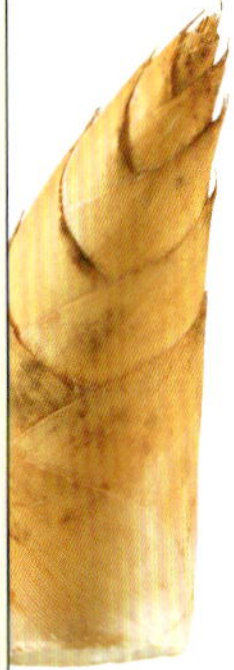
42 たけのこ ▼咳や痰 ▼便秘

43
ふき
▼咳や痰 ▼肩こり

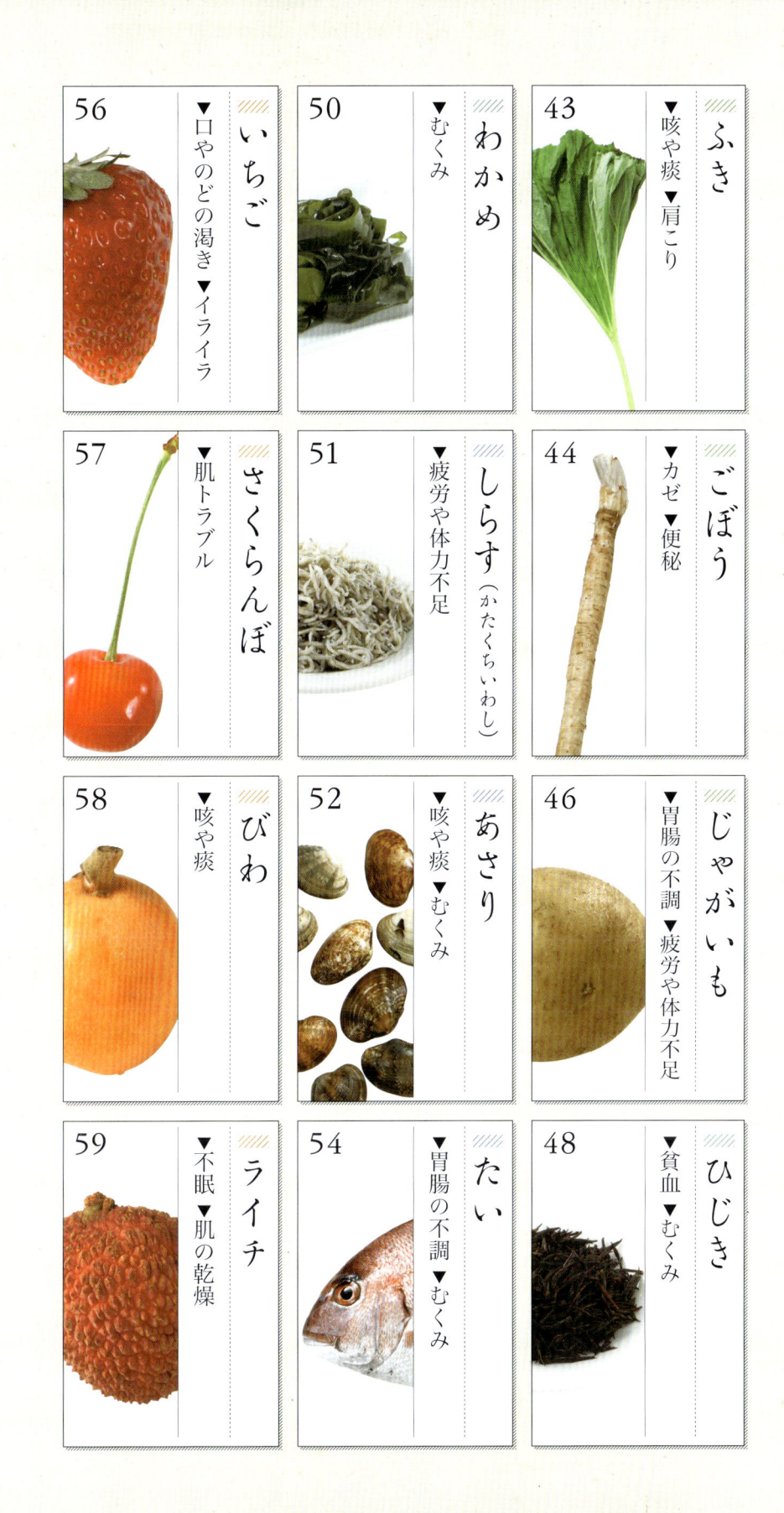

44
ごぼう
▼カゼ ▼便秘

46
じゃがいも
▼胃腸の不調 ▼疲労や体力不足
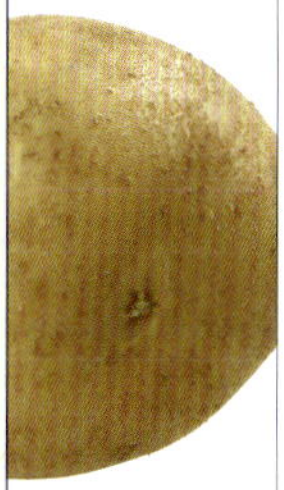

48
ひじき
▼貧血 ▼むくみ

50
わかめ
▼むくみ

51
しらす（かたくちいわし）
▼疲労や体力不足

52
あさり
▼咳や痰 ▼むくみ

54
たい
▼胃腸の不調 ▼むくみ

56
いちご
▼口やのどの渇き ▼イライラ

57
さくらんぼ
▼肌トラブル

58
びわ
▼咳や痰
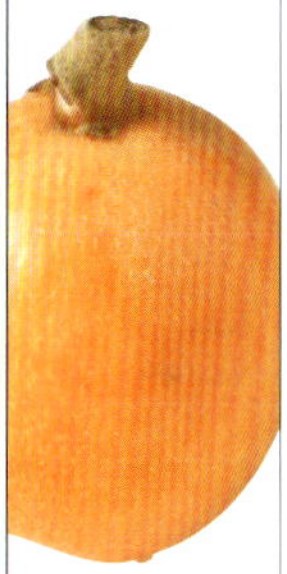

59
ライチ
▼不眠 ▼肌の乾燥

春 実

えんどう

豌豆

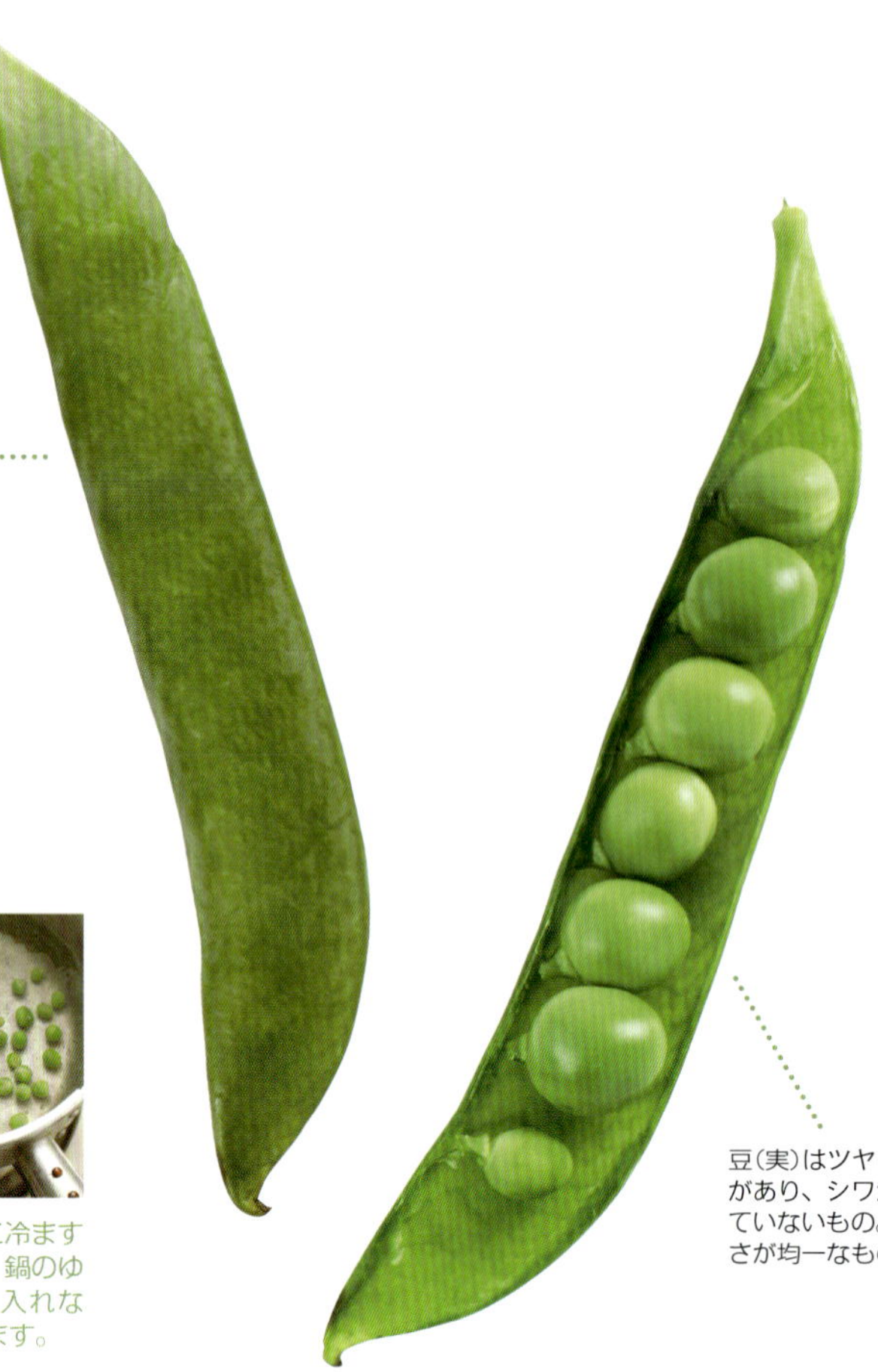

さやは鮮やかな緑色で、ハリとツヤがあるもの

豆(実)はツヤとハリがあり、シワがよっていないもの。大きさが均一なもの

下ごしらえ

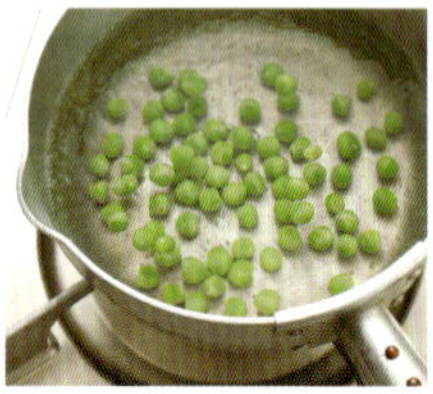

実をゆでた後、急に冷ますとシワがよるので、鍋のゆで湯に流水を細く入れながらゆっくりと冷ます。

余分な水分を排出し、むくみ、だるさを改善

消化吸収をつかさどる脾と胃の働きを活発にすることで、体内にたまった余分な水分を排出します。日頃からむくみやすい人、だるさを感じている人によいでしょう。とくに春先に多いダラダラと流れる水っぽい鼻水、涙、肌のかゆみなど、花粉症のなかでも水分代謝の悪い人に起きやすい症状をやわらげてくれます。炎症を抑えて解毒する働きもあり、吹き出物、湿疹、ジュクジュクした水虫の症状改善に役立ちます。また、津液を補う作用があります。とくに母乳の出をよくするので、産後はえんどう豆のスープを食べるとよいでしょう。

エンドウにはさまざまな種類があります

若いうちにさやごと食べるキヌサヤ、さやと実の両方を食べるスナップエンドウ、実だけを食べるグリーンピースなどがあります。中華料理などによく使われる豆苗は、エンドウマメの新芽(スプラウト)です。

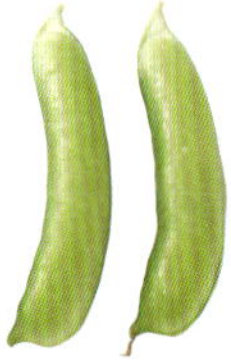

スナップエンドウ

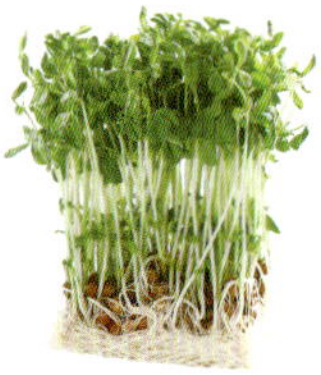

豆苗

五味●甘
五性●平
帰経●脾・胃
体質●気虚・陽虚・陰虚・気滞・湿熱・湿痰

✚効果アップの組み合わせ 1

水分排出力がアップ

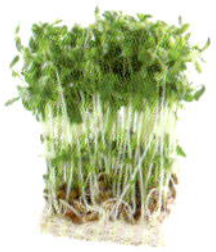

＋

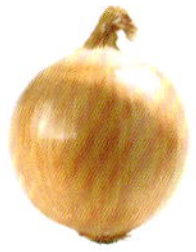

豆苗　タマネギ

体を温める作用をもつタマネギと組み合わせることで、水分の巡りが活発になり、余分な水分の排出がスムーズになります。むくみと冷えがある時は、炒め物やみそ汁がよいでしょう。

✚効果アップの組み合わせ 2

吹き出物やイライラに

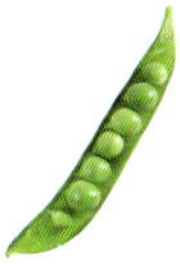

＋

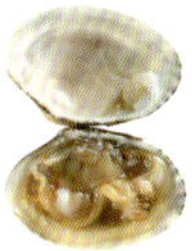

グリーンピース　アサリ

解毒作用をもつグリーンピースと体を冷やすアサリのコンビは、のどの痛み、吹き出物、イライラの解消に効果的。アサリのうまみを生かしたリゾットやスープがおすすめです。

✚効果アップの組み合わせ 3

疲れや元気不足を解消

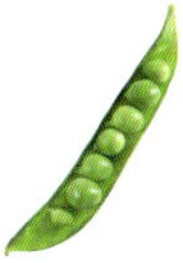

＋

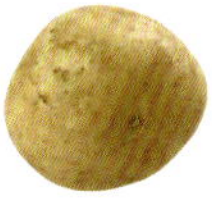

グリーンピース　ジャガイモ

グリーンピースとジャガイモには、胃腸の働きを助けながら気を補う作用があります。疲れた体に効率よくエネルギーを補給できる組み合わせです。

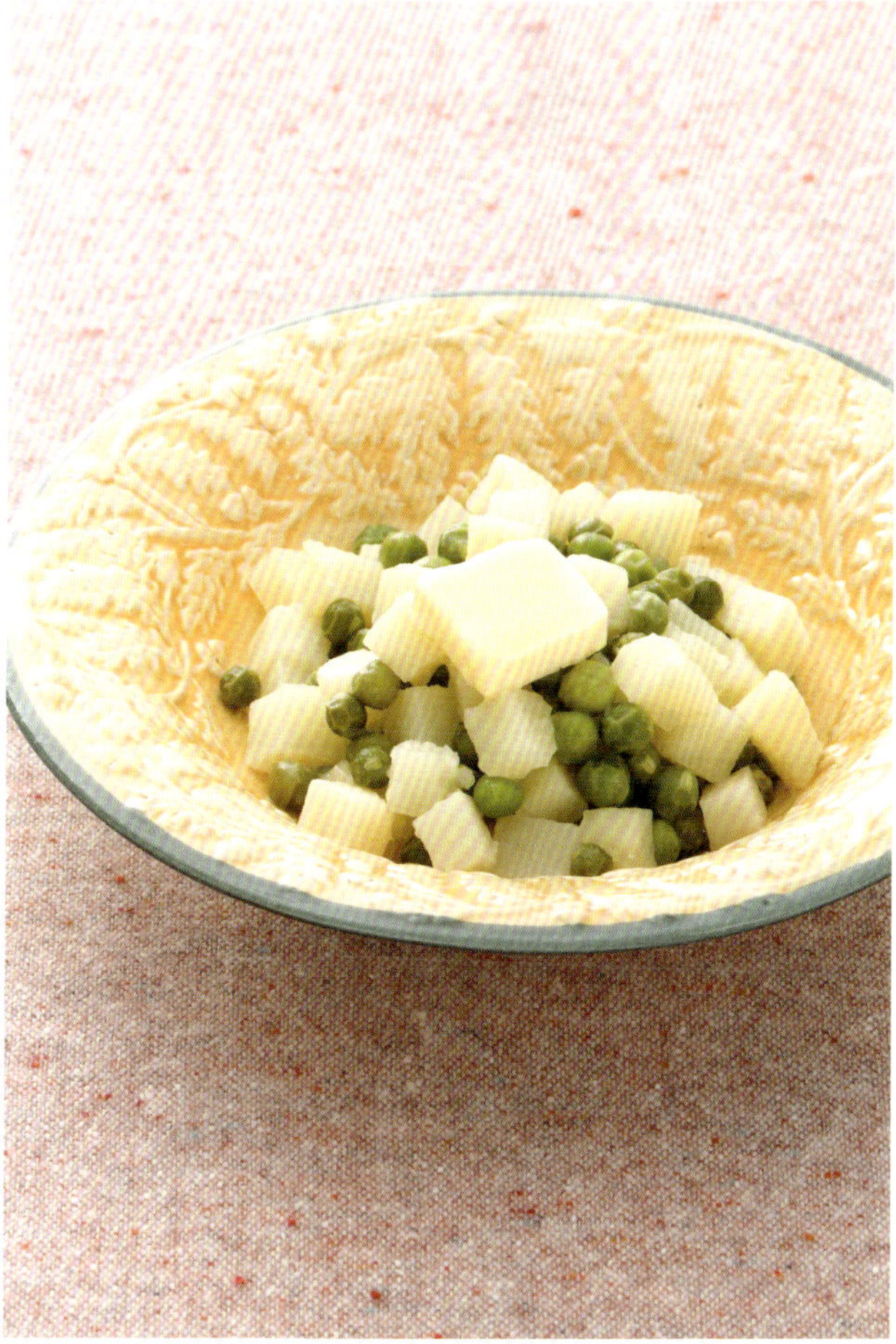

グリーンピースとジャガイモのバター煮

材料（2人分）

- グリーンピース（実）…70g
- ジャガイモ…2個
- 水…¾カップ
- A
  - 無塩バター…10g
  - 塩…小さじ⅓
  - 砂糖…小さじ1

作り方

❶ジャガイモは皮をむいて1㎝角に切り、水にさらしてザルに上げる。
❷鍋に水とジャガイモを入れて中火にかける。煮立ったら火を弱めてグリーンピースとAを入れ、フタをして13～15分ほど煮る。
❸フタを取り、汁気がなくなったら火を止める。好みでバター適量（分量外）をのせる。

葉 春キャベツ

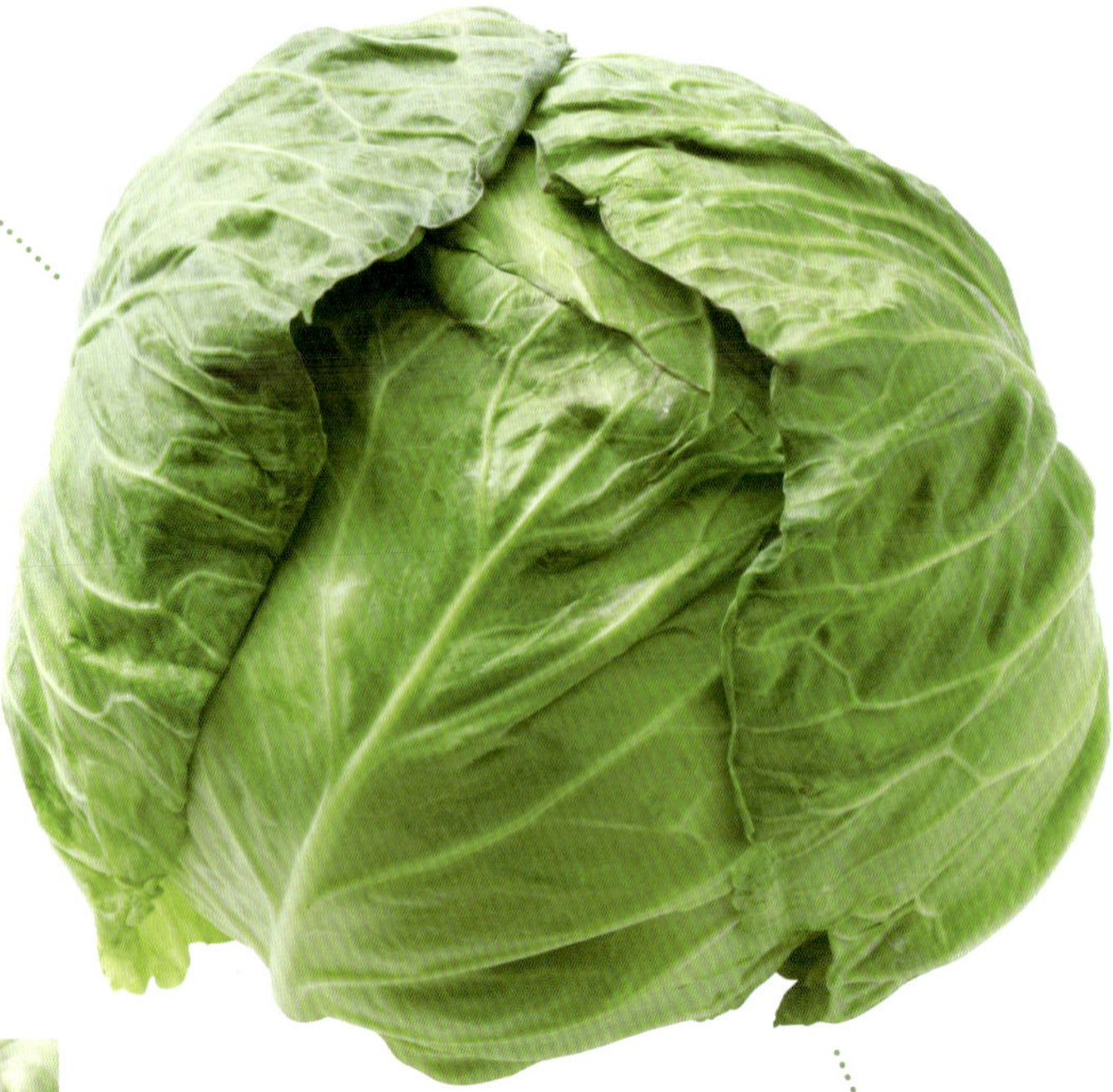

春キャベツはみずみずしく、きれいな薄緑色のものがよい

冬キャベツは、巻きがしっかりとして重みのあるものを選ぶ

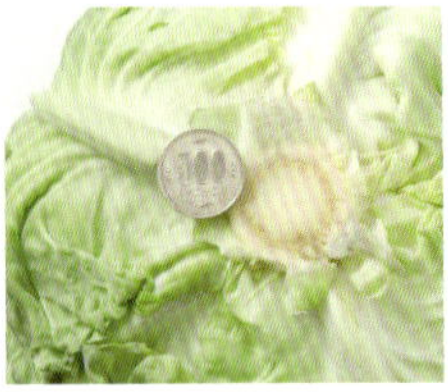

芯の大きさが500円玉くらいのものが一番甘みがあり食べ頃

胃もたれや消化不良に。アンチエイジング効果も

胃の働きをサポートする作用があり、胃もたれ、胃痛、ゲップ、消化不良など胃のトラブルを改善へと導きます。

また、五臓の機能を調節して回復させる作用があり、とくに腎への作用が強いといわれています。腎には成長や発育、老化のスピードを調節する働きがあり、子どもの成長促進、アンチエイジング、スタミナ不足の解消などに効果が期待できます。季節や体質を選ばない平性の食材なので、虚弱体質を改善するには、継続して食べることがおすすめです。

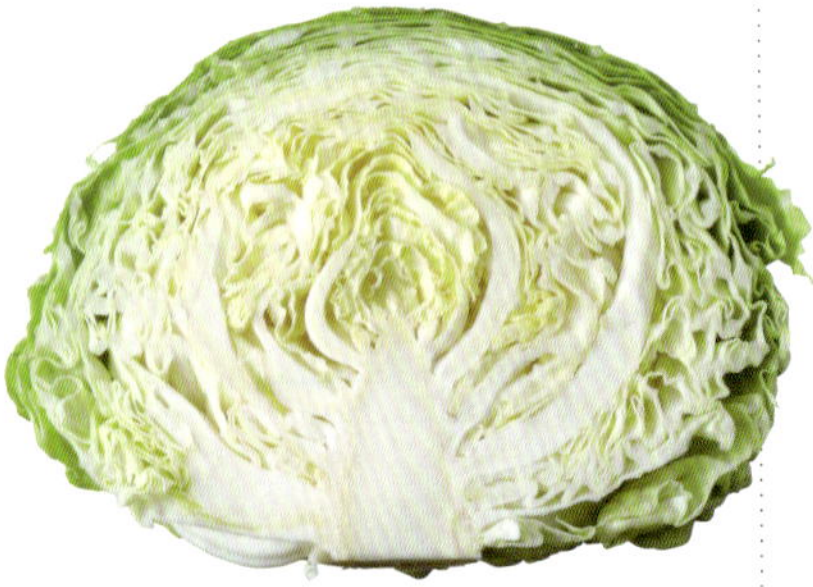

五味◉甘
五性◉平
帰経◉肝・胃・腎
体質◉気虚・陽虚・血虚・陰虚・気滞・湿熱・瘀血・湿痰

下ごしらえ

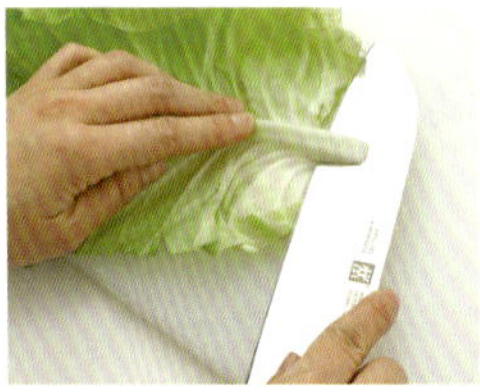

かたい芯の部分は包丁を寝かせてそぎ落とす。捨てずに細かく刻めば、ハンバーグや餃子の具として使える。

✚効果アップの組み合わせ 1

腎を補う作用を高める

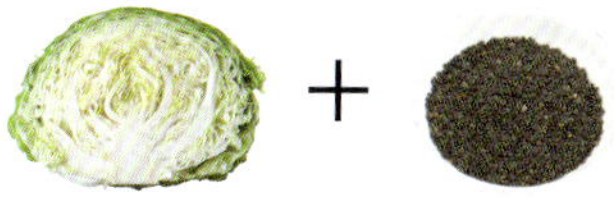

キャベツ　黒ゴマ

キャベツと黒ゴマには、ともに腎を補う作用があります。足腰のだるさやアンチエイジングによいでしょう。腎が弱い人は冷たい物は避けたいので、キャベツの黒ゴマ炒めにしましょう。

✚効果アップの組み合わせ 2

回復力アップ

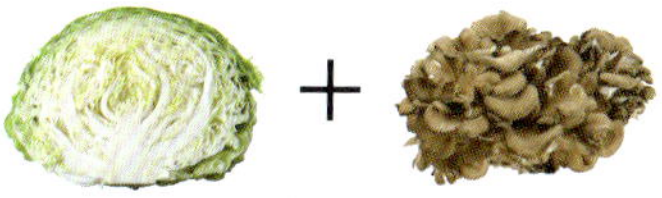

キャベツ　マイタケ

胃腸の働きを活発にするキャベツと、気を補うマイタケの組み合わせは、体力不足や元気不足の解消に効果的。冷えた胃を温める作用をもつニンニクを加えた炒め物がおすすめです。

✚効果アップの組み合わせ 3

虚弱体質や疲労の改善に

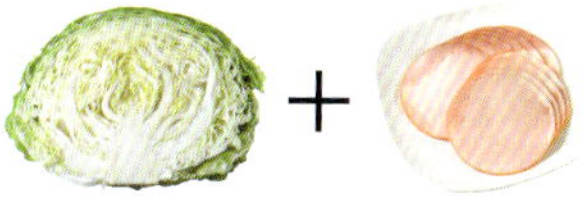

キャベツ　ハム

気を補う作用をもつハムと、キャベツを組み合わせることで、胃腸の働きをサポートする力が高まります。虚弱体質の改善や疲労回復に効果が期待できます。

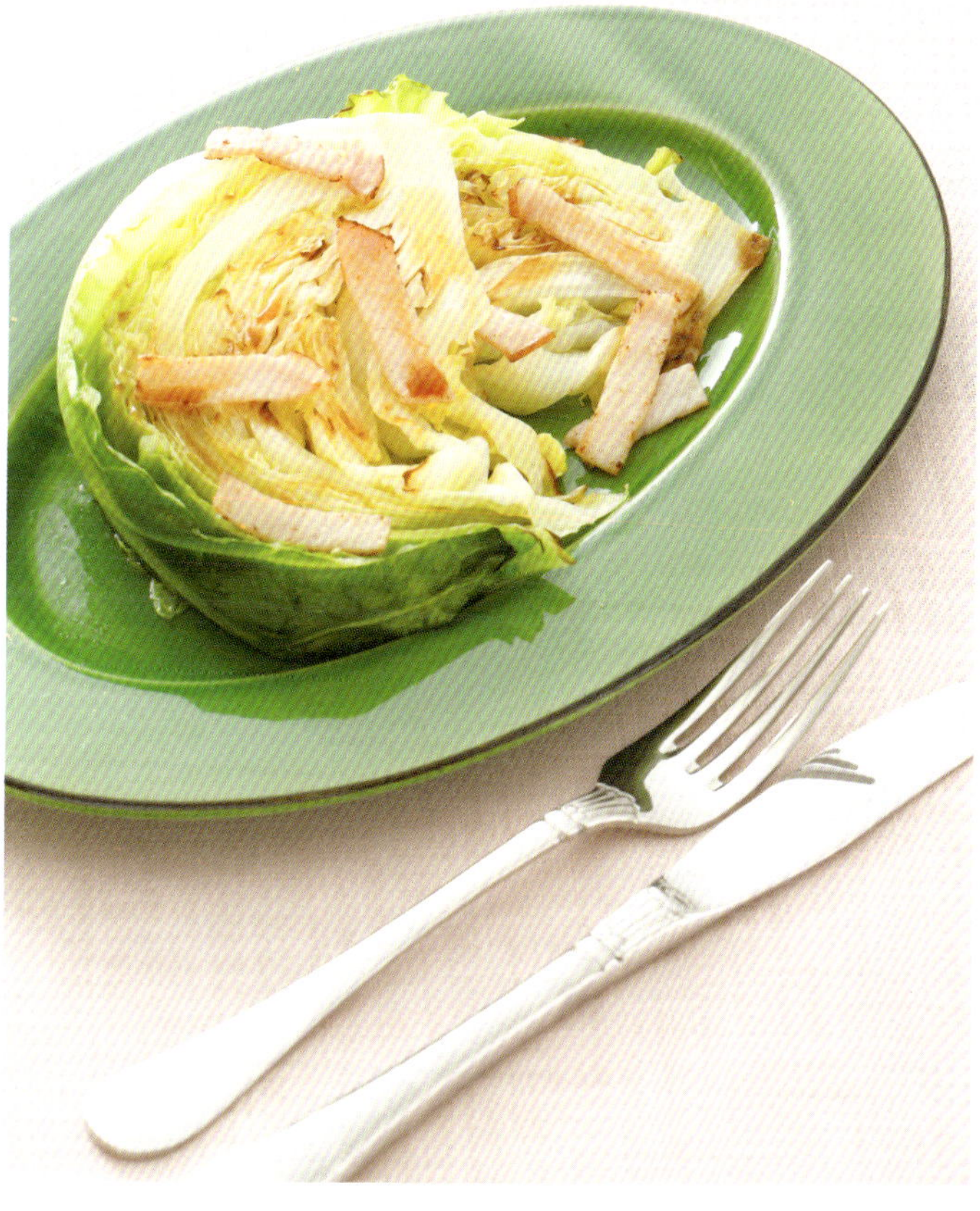

キャベツのステーキ

材料(2人分)

- ●キャベツ…¼個
- ●ハム…2枚
- ●サラダ油…小さじ1
- ●無塩バター…10g
- ●酒…大さじ1
- ●しょうゆ…少々

作り方

❶キャベツは芯をつけたまま4等分にし、ハムは半分に切ってから短冊切りにする。
❷フライパンにサラダ油を熱し、ハムを炒めて取り出す。
❸フライパンにバターを溶かし、キャベツを並べ入れる。色よく焼けたら裏返し、ハムと酒を加える。フタをして弱火で3分蒸す。皿に盛ってしょうゆをかける。

春 葉 クレソン

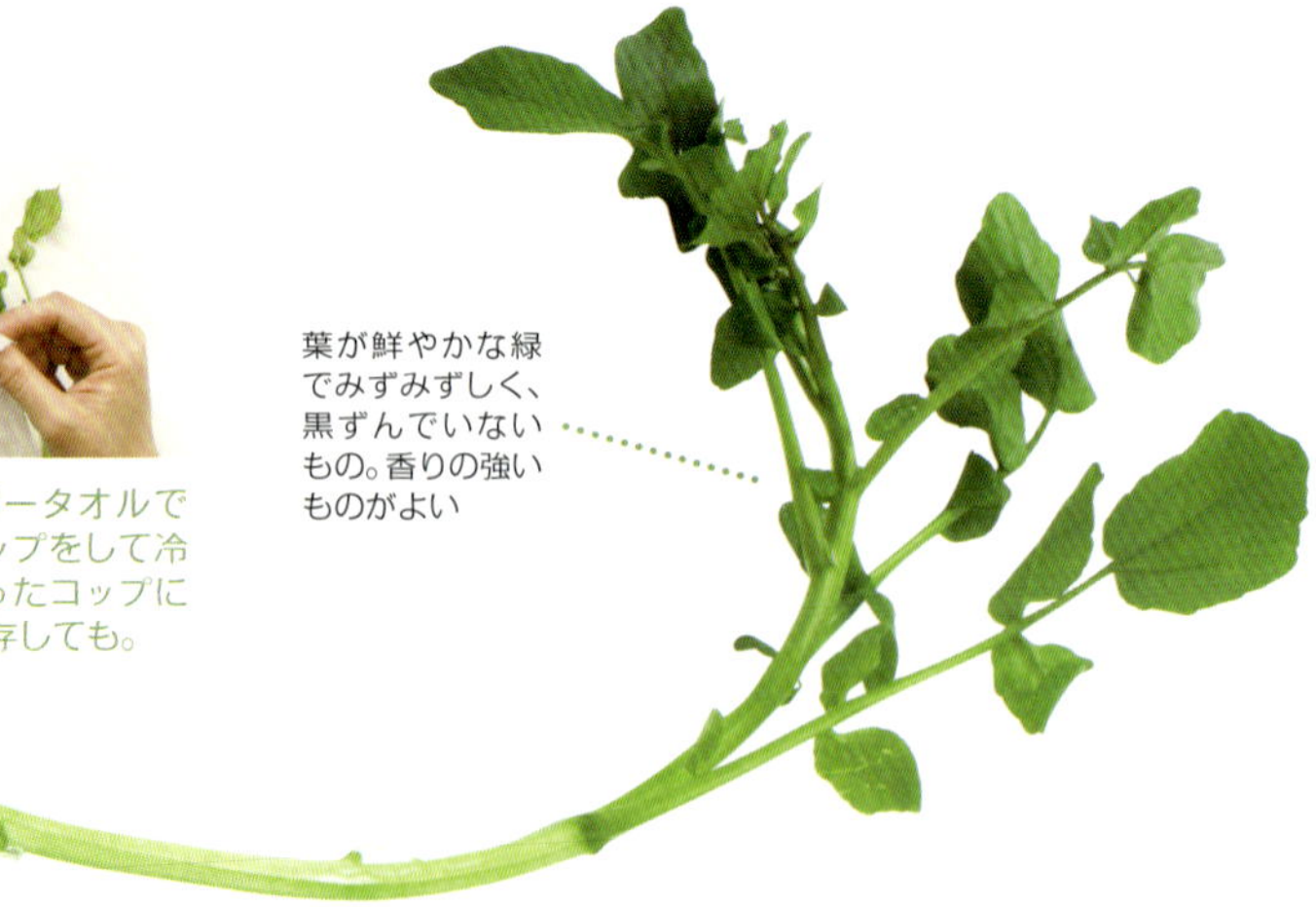

葉が鮮やかな緑でみずみずしく、黒ずんでいないもの。香りの強いものがよい

保存法

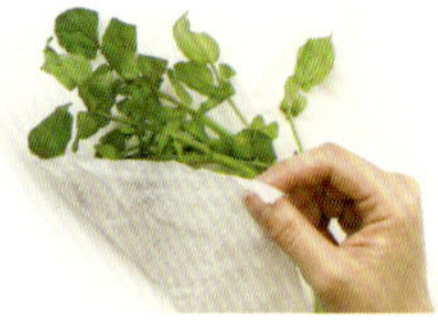

濡らしたペーパータオルで包み、全体にラップをして冷蔵庫へ。水をはったコップに根元を挿して保存しても。

熱を鎮め、イライラ、のどの痛みを緩和

体の余分な熱を取り、イライラやほてりをやわらげます。肺を潤す作用もあるため、のどの痛み、咳、肌の乾燥といった症状をやわらげます。香港では、乾燥する時季に同じ性質をもつ豚肉とクレソンのスープをよく飲みます。

利尿作用もあり、水分代謝の乱れを解消するのに有効です。とくに湿度が高くなるにつれ、体に余分な水分がたまりやすくなるので、サラダだけでなくスープや炒め物などにするとよいでしょう。

✚効果アップの組み合わせ

のどの痛みやかゆみを抑える

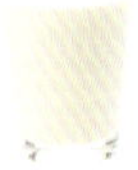

✚豆乳

クレソンと豆乳には、ともに熱を冷ます作用があります。春の花粉症に多い、のどの痛みやかゆみ、目の充血など、熱がつくり出した症状に効果が期待できます。

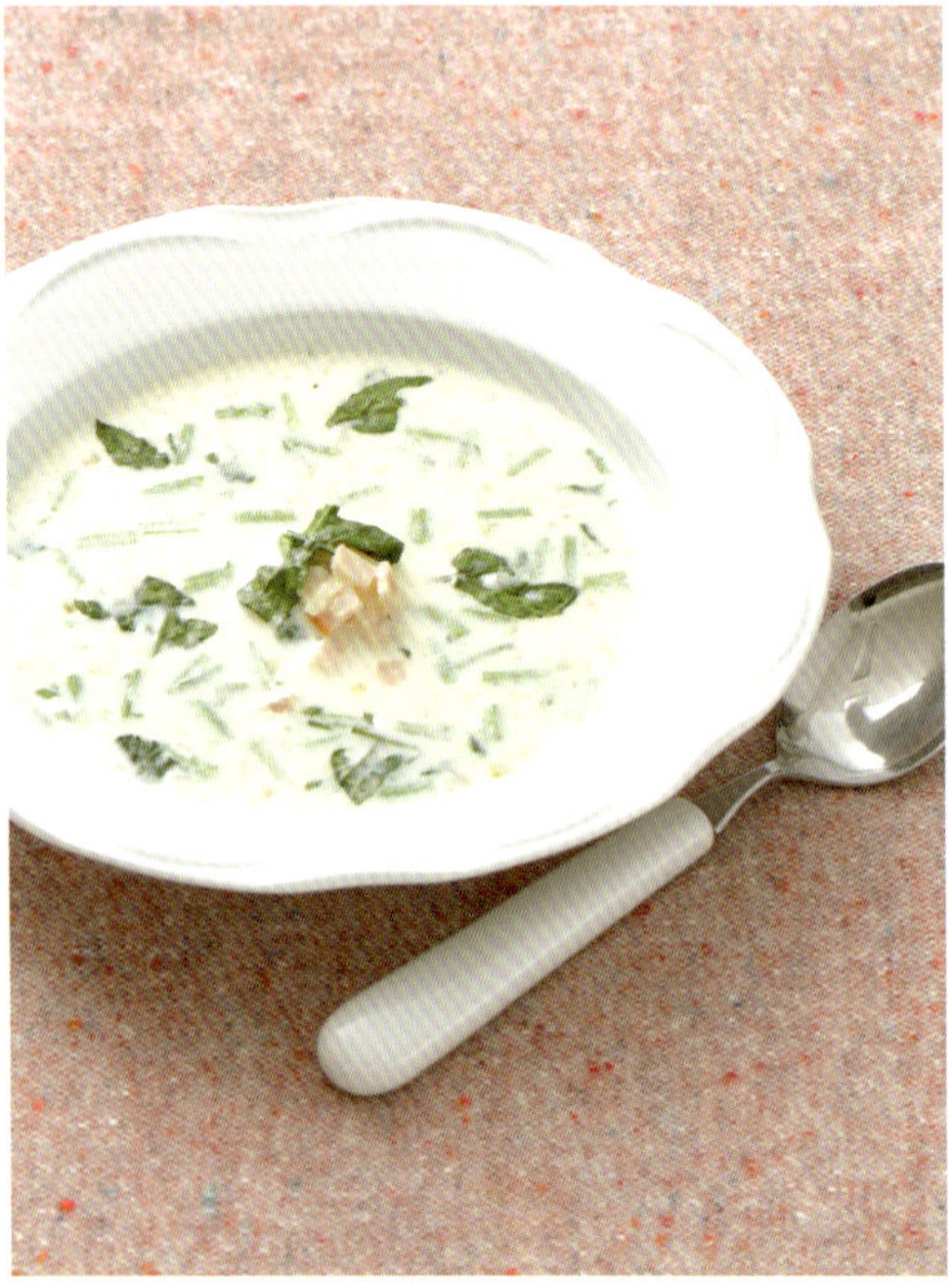

クレソンの豆乳スープ

材料（2人分）

- ●クレソン…1束
- ●ハム…2枚
- ●タマネギのみじん切り…¼個分
- ●サラダ油…小さじ1
- ●水…½カップ
- ●豆乳…1 ½カップ
- ●塩…小さじ⅓

作り方

❶クレソンは1㎝幅に切り、ハムは5㎜角に切る。
❷鍋にサラダ油を熱し、ハムとタマネギを炒める。
❸火が通ったら水と豆乳を加え、沸騰直前にクレソンを加える。塩で味をととのえて火を止める。

五味◉甘
五性◉微寒
帰経◉肺・肝
体質◉陰虚・気滞・湿熱・湿痰

春 葉

なのはな

菜の花

五味●辛
五性●温
帰経●肝・肺・脾
体質●陽虚・気滞・瘀血・湿痰

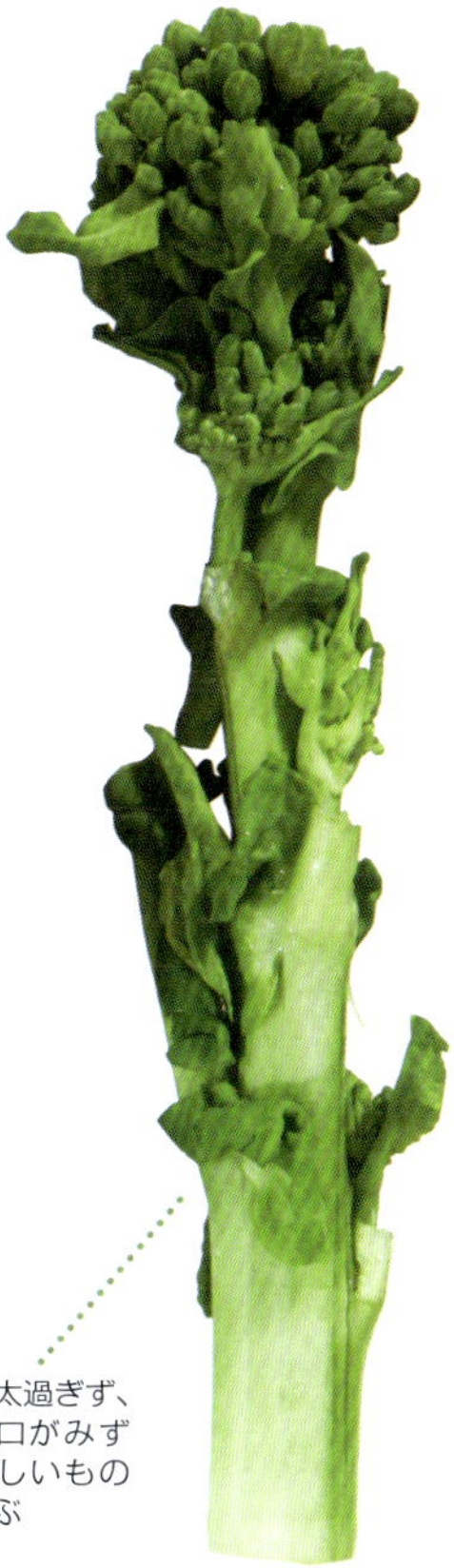

茎が太過ぎず、切り口がみずみずしいものを選ぶ

おできやニキビ、生理のつらい痛みに

菜の花には炎症を抑える作用があり、おできやニキビなどの皮膚の腫れを改善します。また、体内で滞った血の流れを促す作用があり、女性特有の症状改善に昔から利用されていました。生理痛がひどい人、産後の肥立ちが悪い人は、積極的に食べるとよい食材です。

温性なので、まだ肌寒い春にぴったりの食材です。ただし、口やのどの渇き、便秘、肌や髪のパサつきなど、乾燥の症状が出ている人は悪化させることもあるので、食べる量には注意を。

下ごしらえ

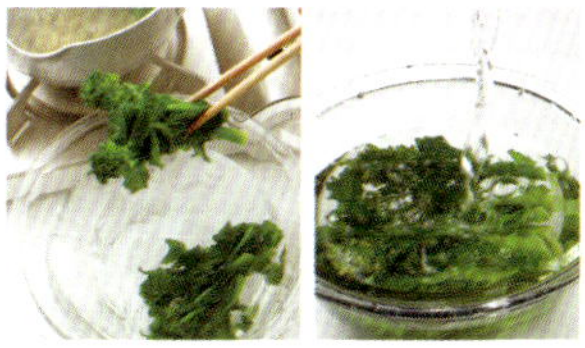

鮮度が落ちやすいので、購入後は早めに食べる。ゆでたらすぐに流水か氷水に取ると、緑が鮮やかに。

保存法

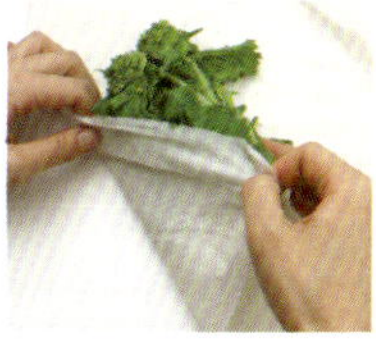

濡らしたペーパータオルで包み、ラップでくるんで冷蔵庫で保存。

+ 効果アップの組み合わせ

手足の冷えを改善

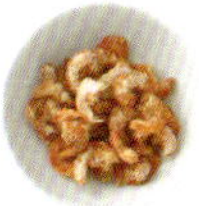

+ 干しエビ

菜の花と干しエビには体を温める作用があります。さらに菜の花には、体内の巡りを活発にする作用もあるので、血行がよくなり、手足の冷えを改善することができます。

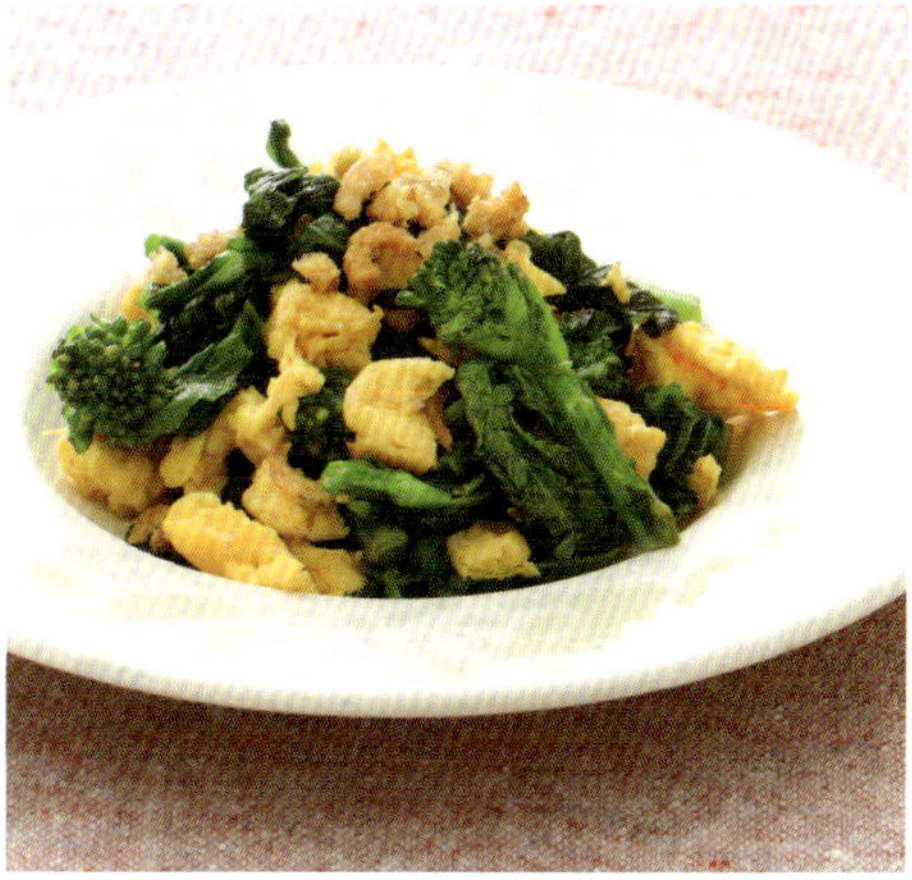

菜の花と干しエビの炒め物

材料（2人分）

- ●菜の花…100g
- ●干しエビ…8g
- ●熱湯…大さじ2
- ●タマゴ…2個
- ●サラダ油…大さじ1
- ●酒…大さじ1
- ●塩…少々

作り方

1 菜の花は半分の長さに切る。干しエビは熱湯に15分つけて戻し、粗みじん切りにする。戻し汁は取っておく。フライパンにサラダ油の半量を熱し、よく溶きほぐしたタマゴを入れて半熟に炒め、皿に出しておく。

2 空いたフライパンに残りのサラダ油を入れて干しエビを炒める。香りが立ったら菜の花の茎を入れる。しんなりとしてきたら、葉、酒、エビの戻し汁を入れ、フタをして弱火で2分蒸す。

3 塩を加えて①のタマゴを戻し入れ、全体を混ぜ合わせて火を止める。

春葉 たまねぎ
玉葱

体内の巡りを改善。頭痛、むくみ、冷えに

滞った気と血の巡りをよくする作用があるので、頭痛、お腹の張り、肩こり、肌のくすみを改善に導きます。気滞体質にむいていますが、熱をつくり出す作用もあるため、目の充血など熱の症状がある場合は、多食に注意しましょう。利尿作用もあるので、むくみやすい人にもおすすめです。気、血、津液の巡りが悪い人全般に適している食材です。

タマネギは春と秋に旬を迎えます。春に出回る新タマネギは身がやわらかく生食にむいています。生のタマネギは辛味が強いので、発汗作用や温める作用がより強いと考えられます。

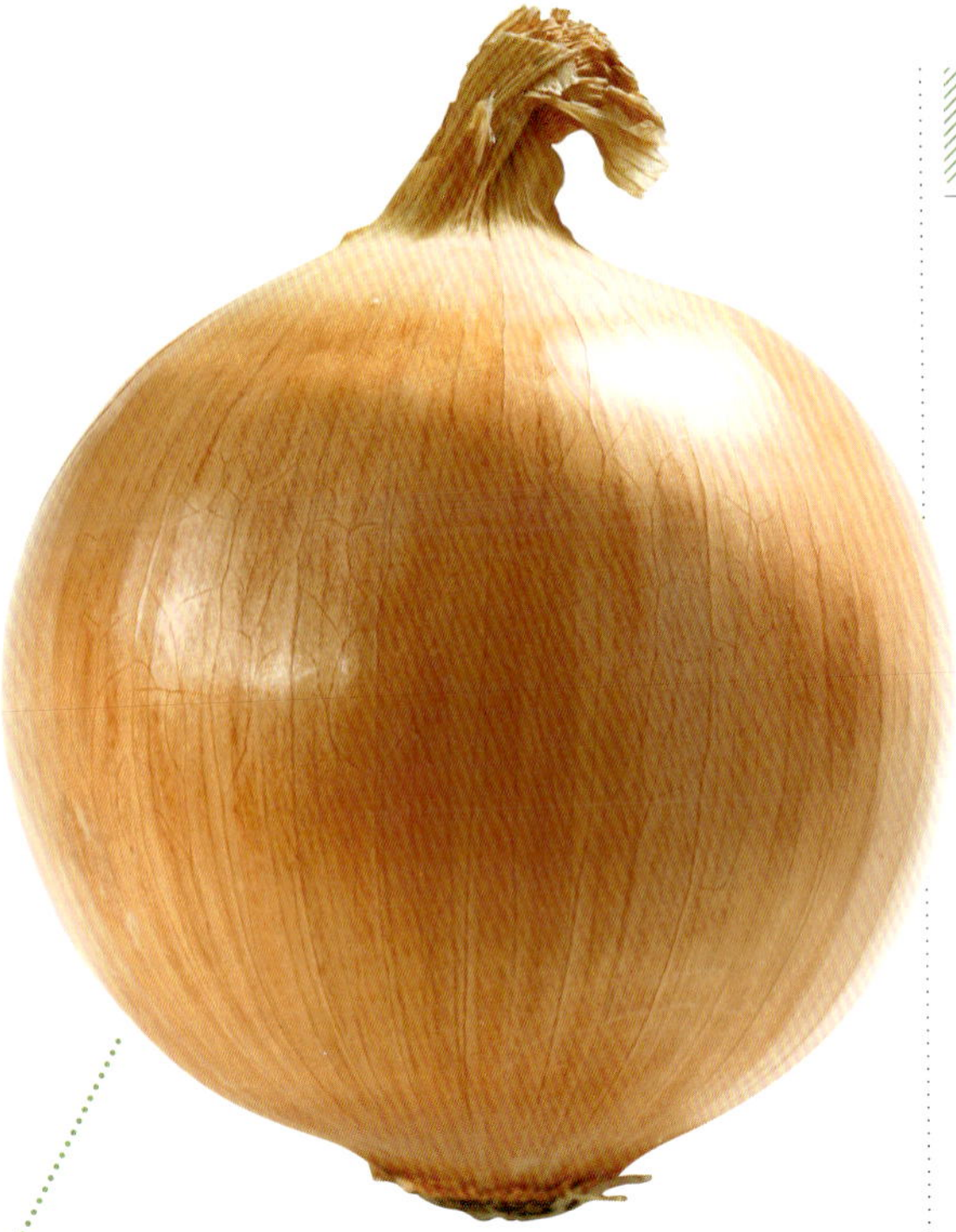

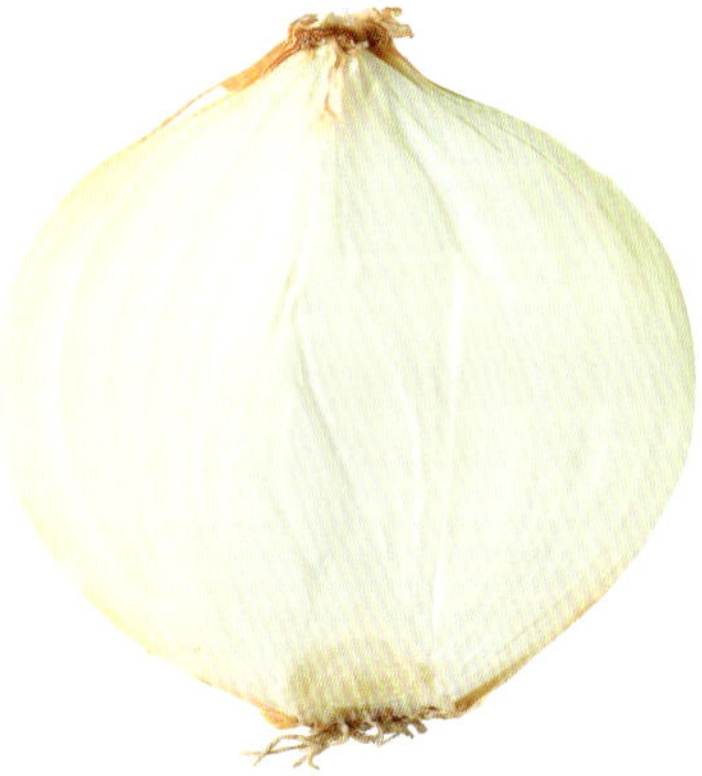

五味●辛・甘
五性●温
帰経●肺・胃・肝
体質●陽虚・気滞・瘀血・湿痰

● 下ごしらえ

繊維に沿う
繊維を断つ

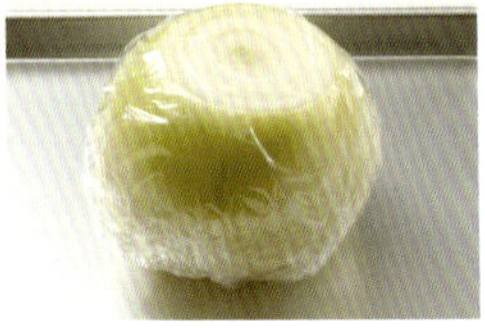

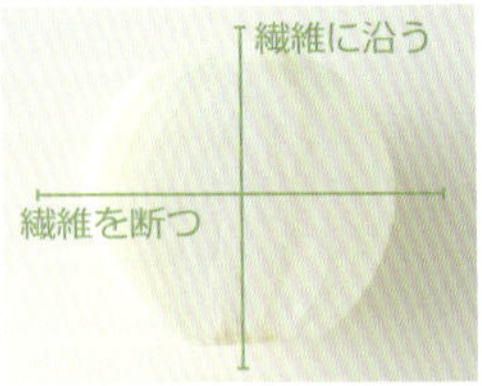

うまみを引き出したい時は繊維を断つように、歯ごたえを生かしたい時は繊維に沿って切るとよい。

皮をお茶パックに入れて煮出すと、お茶や料理に使える。食材をムダなく使おう。

春の新タマネギはみずみずしく香りのあるもの。通年出回る黄タマネギは、しっかりとかたく、ふっくら丸いものがよい

● 保存法

皮をむいたものや使いかけはラップで包んで冷蔵庫へ。新タマネギは香りが飛びやすいので、長期保存はできず、必ず冷蔵庫に入れて早めに食べる。

36

▼たまねぎ

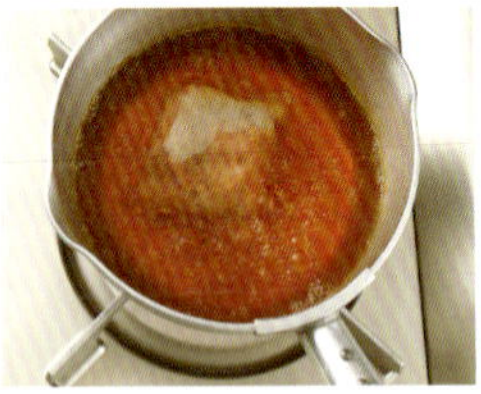

✚効果アップの組み合わせ 1

気持ちを穏やかにする

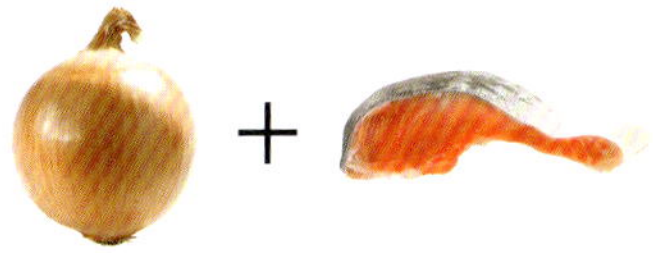

タマネギ　＋　鮭

タマネギと鮭は、気の巡りを活発にする食材です。悲しみや不安感がある時に気持ちを落ちつかせてくれます。ホイル焼きやムニエルにしてたっぷり食べましょう。

✚効果アップの組み合わせ 2

回復力アップ

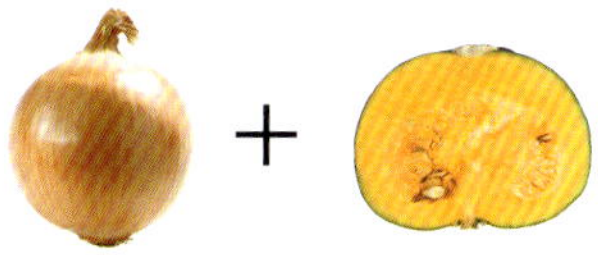

タマネギ　＋　カボチャ

カボチャが気を補い、その気をタマネギが全身へ届けます。疲労、体力不足、冷え解消に適した組み合わせです。食欲のない時はポタージュスープにするとよいでしょう。

✚効果アップの組み合わせ 3

肌の乾燥やくすみを改善

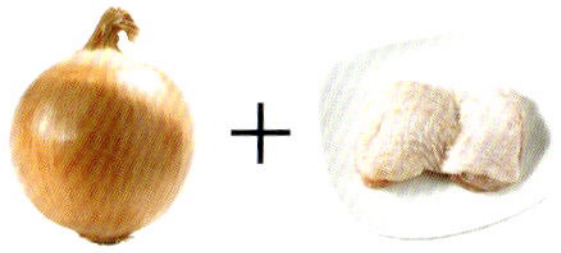

タマネギ　＋　鶏肉

鶏肉には体を温め、気や血を補う働きがあります。タマネギと組み合わせると、血を補い、血を巡らせる作用が強まり、肌トラブルを予防します。冷え性の改善効果も期待できます。

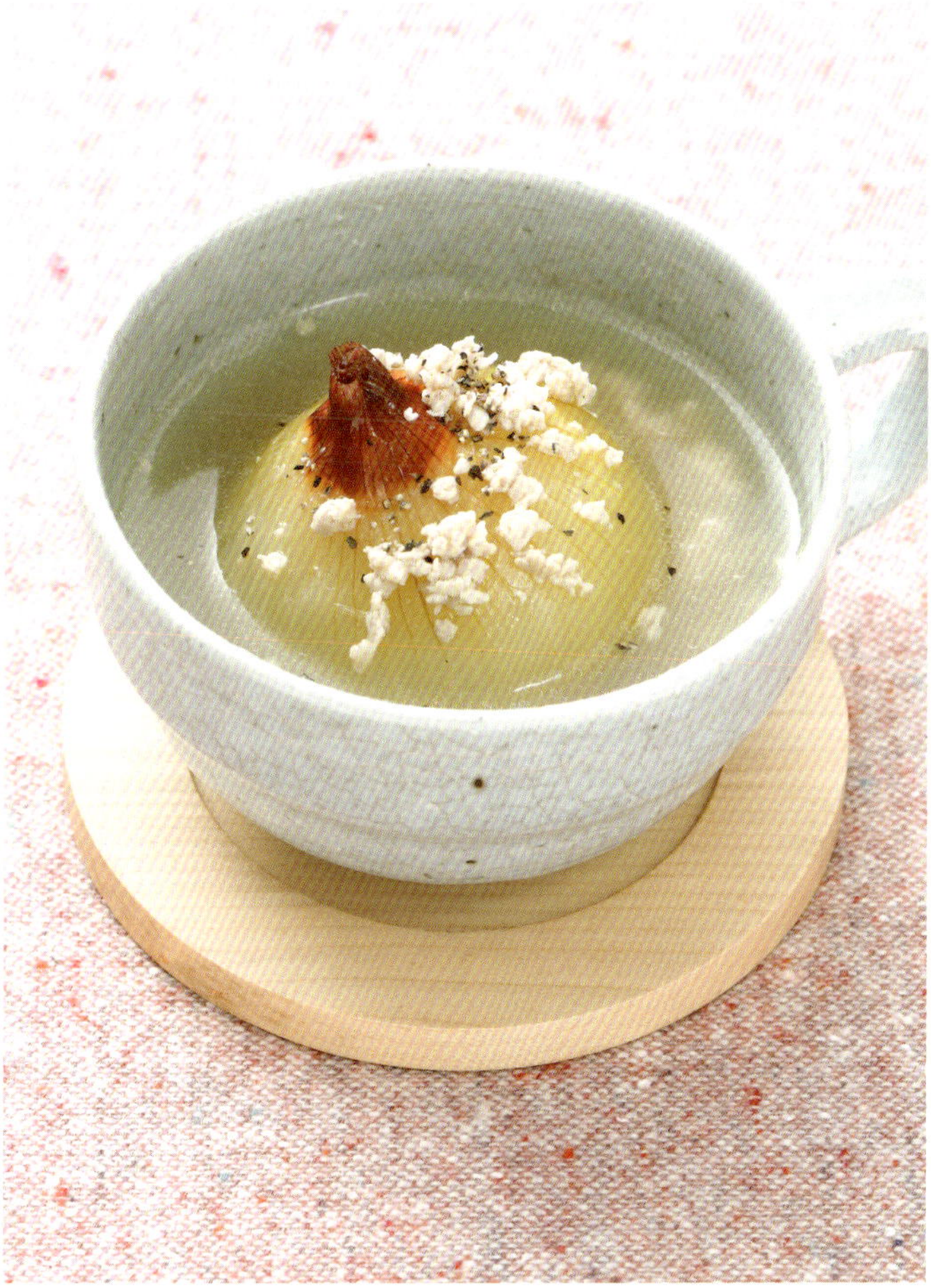

タマネギのスープ煮

材料(2人分)

- タマネギ…2個
- A
  - 鶏ひき肉…150g
  - 水…2カップ
  - 酒…大さじ1
- 塩…小さじ½
- 粗びき黒こしょう…少々

作り方

1. タマネギは薄皮をむいて、根元を切り落とす。
2. 鍋にAを入れてはしでよく混ぜて中火にかけ、5分煮る。アクが浮いたらきれいに取る。
3. タマネギを加えてフタをして火を弱め、タマネギがやわらかくなるまで煮る。塩で味をととのえて、器に盛り、粗びき黒こしょうをかける。

春 葉

よもぎ

蓬

体を温め、冷えや痛みを改善

入浴剤やお灸にも使われているヨモギには、熱を生み出す温性の性質があります。とくに冷えが引き起こす痛みの症状を抑えるので、肩こり、腰痛、生理痛によいでしょう。血を補う作用と止血作用もあるので、貧血や痔にも適しています。

また、体にたまった湿を取り除く作用があり、ジュクジュクした皮膚の腫れやかゆみをやわらげる効果も。春の花粉症で鼻水や涙が出る、むくみやすい、体がだるいという人にむいている食材です。

下ごしらえ

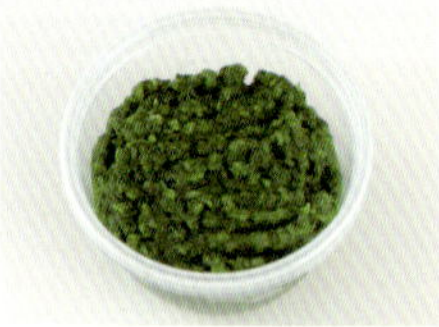

熱湯でゆで、冷水に取って水気を絞ってから包丁で細かく刻んでペースト状に。

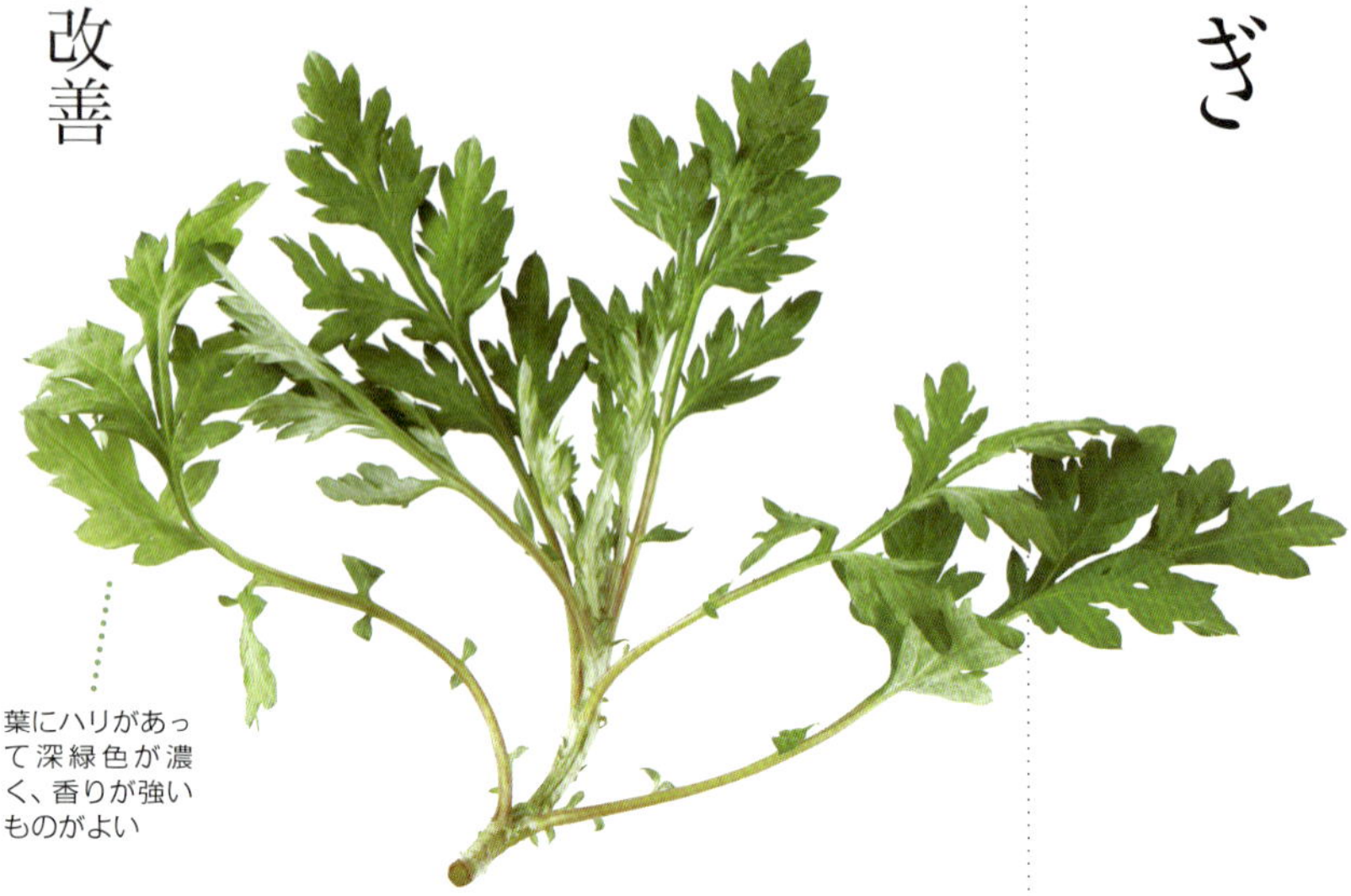

葉にハリがあって深緑色が濃く、香りが強いものがよい

豆知識

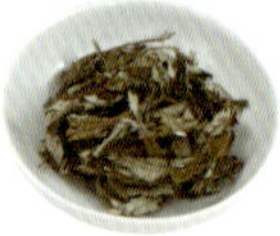

艾葉(ガイヨウ)

ヨモギからつくられたものが生薬の「艾葉」です。冷えからくる下腹部の痛みや女性の生理トラブルに効果があるとされ、昔からお茶、酒、煎じ薬、お灸、風呂とさまざまな用途に使われています。

五味◉辛・苦
五性◉温
帰経◉肝・腎・脾
体質◉気虚・陽虚・血虚・瘀血・湿痰

✚効果アップの組み合わせ

冷えからくる腹痛や肩こりに

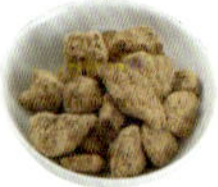

✚黒砂糖

お腹を温める黒砂糖との組み合わせは、冷えからくる痛みの改善に効果的です。肩こり、腹痛、生理痛によく、肌のくすみや、しみ、そばかすの改善にも有効です。

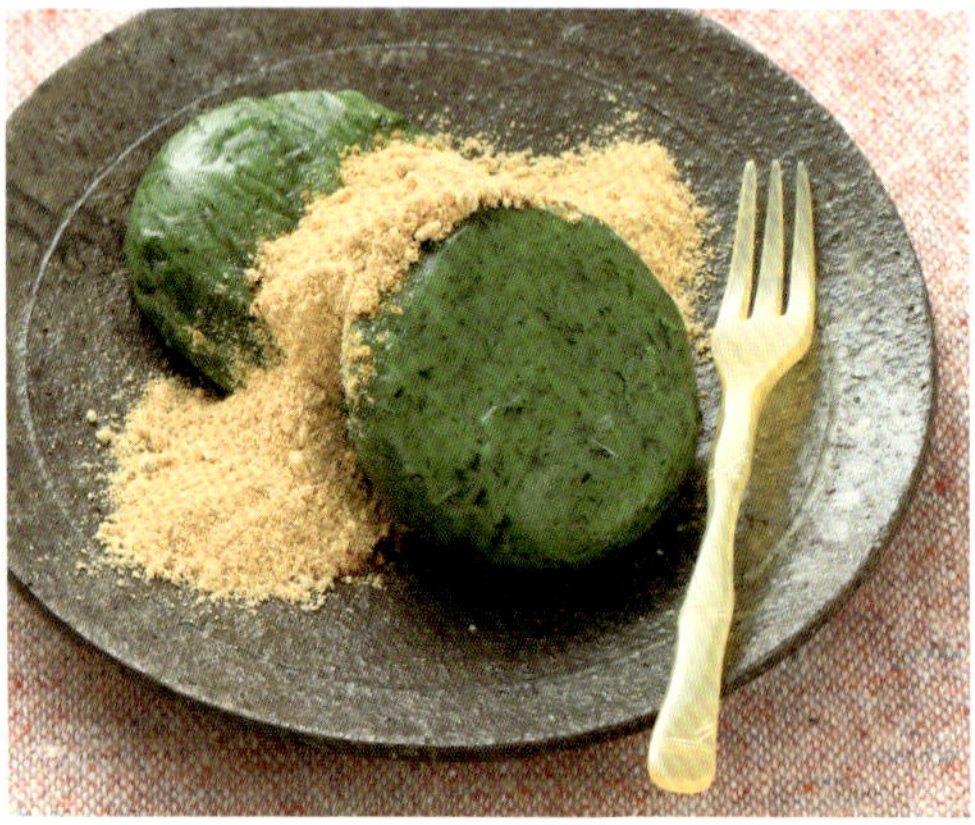

ヨモギ餅

材料(2人分)
- ●ヨモギの葉…70g
- ●上新粉…140g
- ●熱湯…約½カップ
- ●黒糖きな粉
  - きな粉…大さじ3
  - 粉黒砂糖…大さじ2

作り方

❶たっぷりの熱湯に塩少々(分量外)とヨモギを入れ、強火で2～3分ゆでる。冷水に取って水気を絞り、包丁で細かく切る。

❷ボウルに上新粉を入れ、熱湯を少しずつ注ぎながらはしで混ぜ、冷めてきたら手でこねる。生地を2㎝くらいにちぎって丸め、ぬれぶきんをしいた蒸し板の上に入れ、強火で15分蒸す。

❸②を冷水に取って粗熱を取り、ボウルに入れる。ゆでたヨモギを加え、麺棒などでつくように混ぜる。粗熱が取れたら手で耳たぶくらいのやわらかさになるまでこねる。食べやすい大きさに丸め、混ぜておいた黒糖きな粉を添える。

▼よもぎ ▼アスパラガス

春 茎 アスパラガス

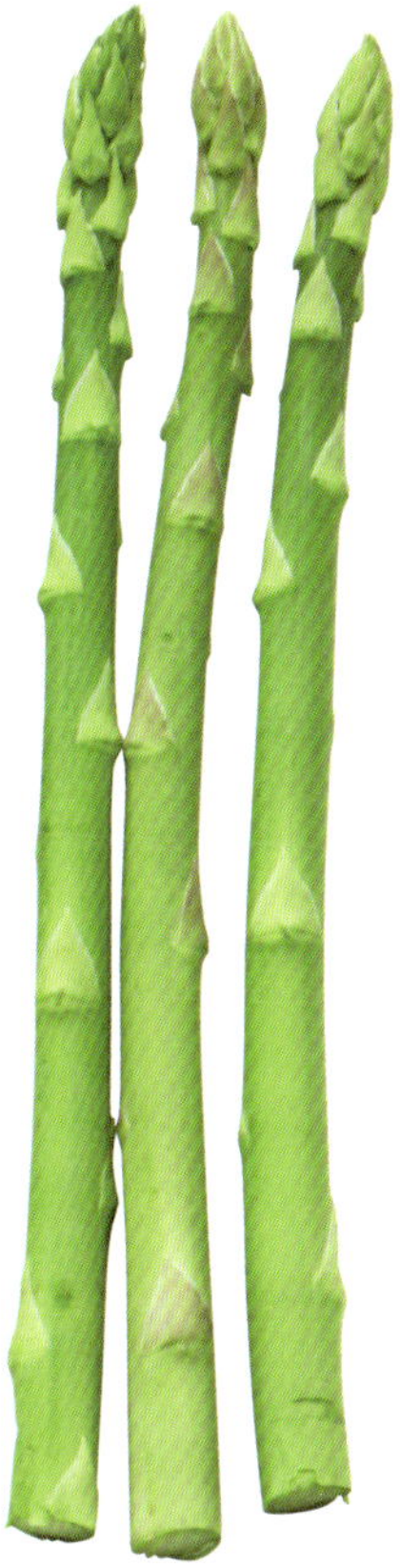

津液の生成を促し、体の渇きを防ぐ

アスパラガスには、体に潤いを与えて渇きを止める働きがあるので、のどの渇き、乾燥肌、便秘解消の効果が期待できます。また、熱を冷ますことで炎症も抑えられるので、のどの痛みや皮膚の腫れには、アスパラガスを使ったスープを飲むとよいでしょう。

さらに、脾の働きを活発にし、余分な水分を排出する作用があります。疲労、むくみといった症状にも適した食材です。ただし、体が冷えている陽虚体質の人は、温かい料理にして食べましょう。

●下ごしらえ

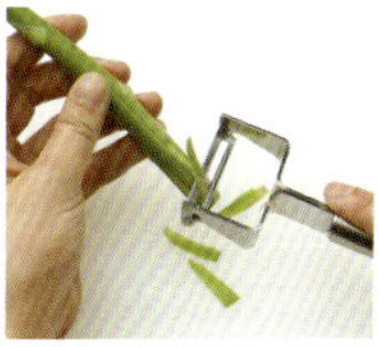

根元のかたい部分はピーラーで皮をむく。全体的にかたい場合もピーラーでパスタのようにリボン状にすると食べやすい。細かく刻めばダシもとれる。

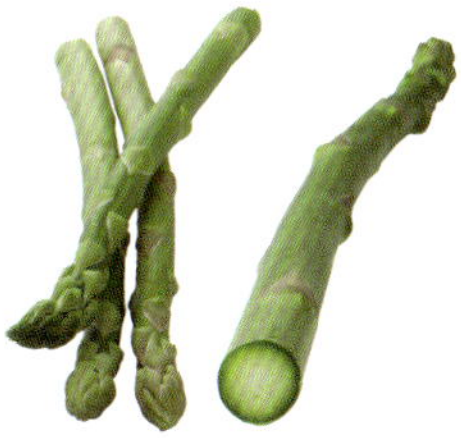

穂先がしっかりとしまっていて、根元から先まで均一の太さ、断面がきれいな円形をした丸いものがよい。水分が抜けるにつれ、断面が楕円になる

＋効果アップの組み合わせ

潤いを与える作用がアップ

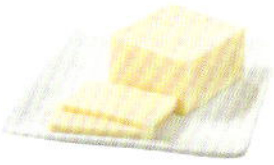

＋チーズ

アスパラガスとチーズはともに、熱を冷まして潤いを与える作用があるので、発熱、のどの痛み、目の乾燥、肌や髪のパサつきといった、熱と乾燥の症状によいでしょう。

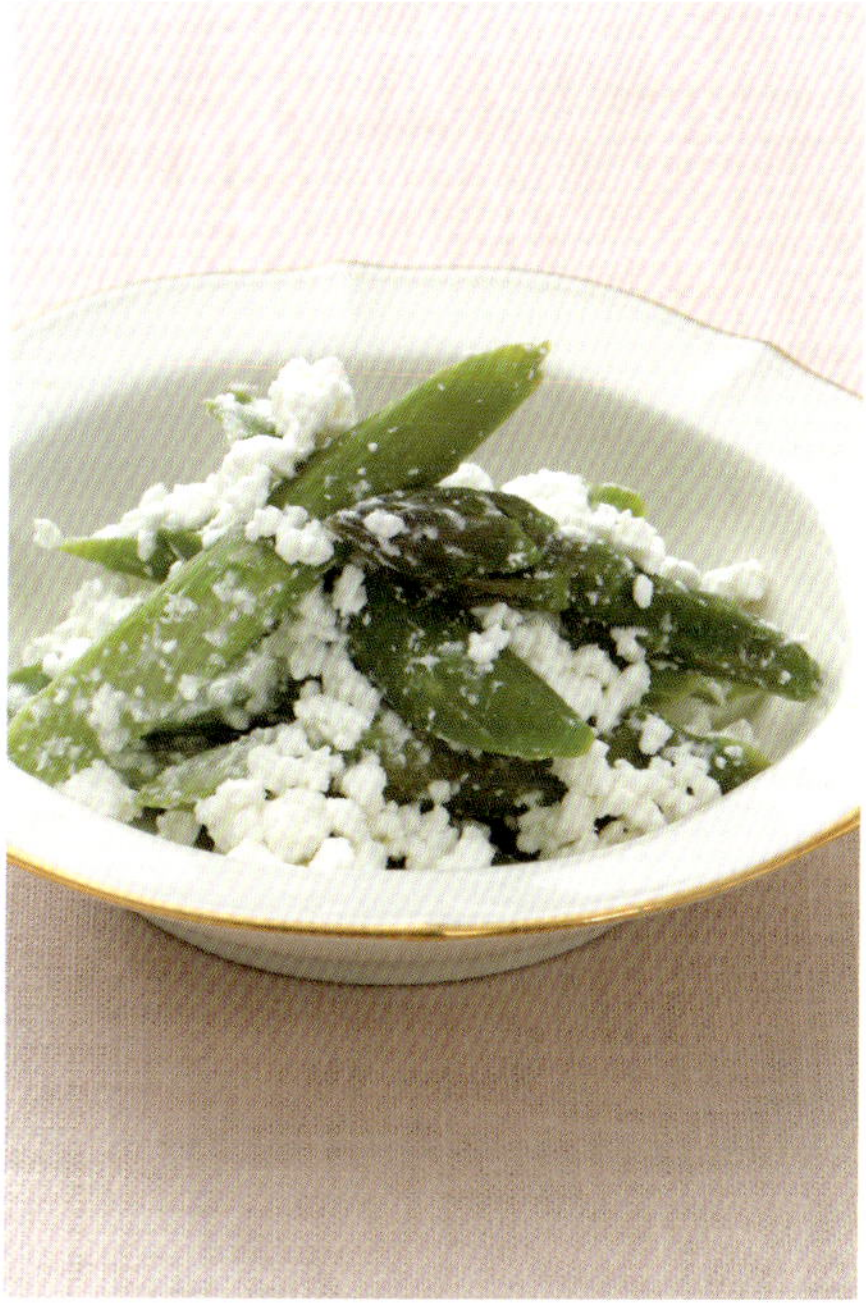

アスパラガスのカッテージチーズあえ

材料（2人分）

- ●グリーンアスパラガス…8本
- ●A
  - カッテージチーズ…90g
  - レモン汁…小さじ2
  - 塩…少々

作り方

1. グリーンアスパラガスはかたい部分を切り落とし、斜め切りにする。
2. 塩少々（分量外）を入れた熱湯でアスパラガスをゆでて、冷水に取ってザルに上げる。
3. Aをボウルで混ぜ、アスパラガスを加えて全体を混ぜ合わせる。

豆知識

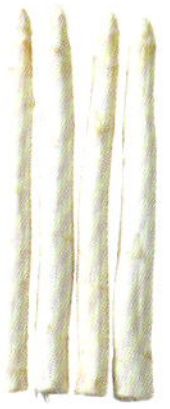

ホワイトアスパラガス

日光を遮り、光合成をさせずに栽培したもの。栄養成分はグリーンに劣りますが、やわらかな歯ざわりと上品な風味があります。

五味◉甘・苦
五性◉微涼
帰経◉肺・脾
体質◉気虚・血虚・陰虚・気滞・湿熱・湿痰

春 茎

うど

独活

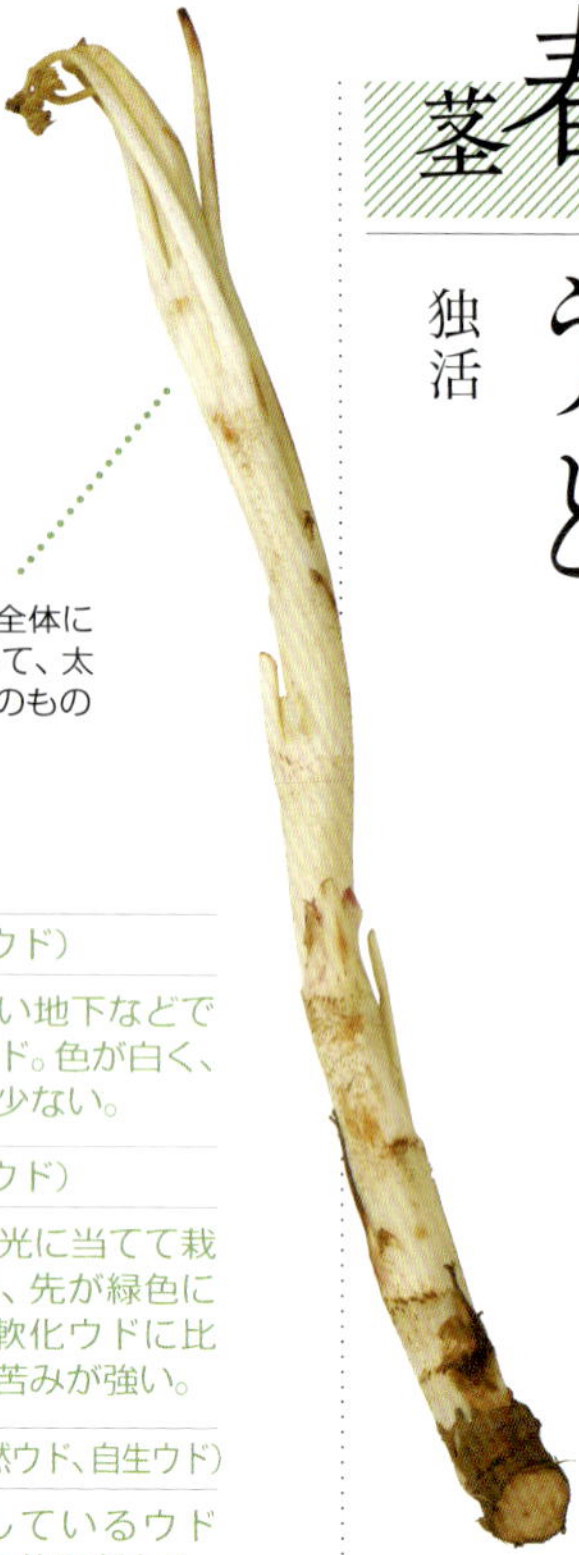

うぶ毛が全体についていて、太さが均一のもの

軟化ウド（白ウド）

日の当たらない地下などで栽培されたウド。色が白く、香りや苦みが少ない。

緑化ウド（山ウド）

頭の部分を日光に当てて栽培されるため、先が緑色になっている。軟化ウドに比べると香りと苦みが強い。

野生のウド（天然ウド、自生ウド）

山野に自生しているウドで、強い香りと苦みがある。

●下ごしらえ

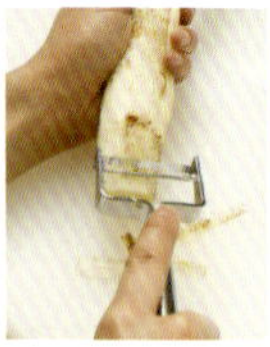

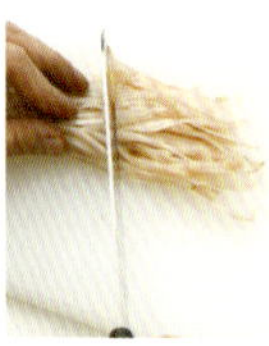

むいた後の皮は、千切りにしてきんぴらにしたり、かき揚げの具にするなどして活用できる。

●保存法

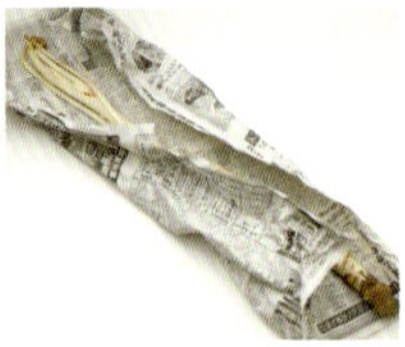

カットしていないものは新聞紙に包んで冷暗所で保存する。

冬の間にため込んだ老廃物を解毒する

独特の風味や苦味、歯ごたえがあるウド。栽培された軟化ウドと比べると、野生のウドには強い苦味があります。ウドの苦味には解毒作用があるので、脂肪や老廃物など冬にため込んだ悪いものをデトックスしてくれます。春には積極的に料理に取り入れるとよいでしょう。

また、余分な水分を排出して痛みを止めるので、水分代謝の乱れが原因で起こる頭痛や関節痛にも有効です。温める作用もあり、冷えによる足腰の痛みにも働きかけます。

✚効果アップの組み合わせ

春のカゼを予防する

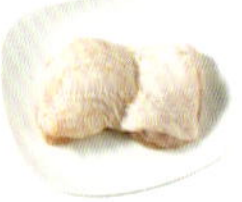

✚鶏肉

ウドと鶏肉には体を温める作用があるので、春先のカゼ予防に適しています。また、体内の水分の巡りをスムーズにするので、むくみにも効果的。

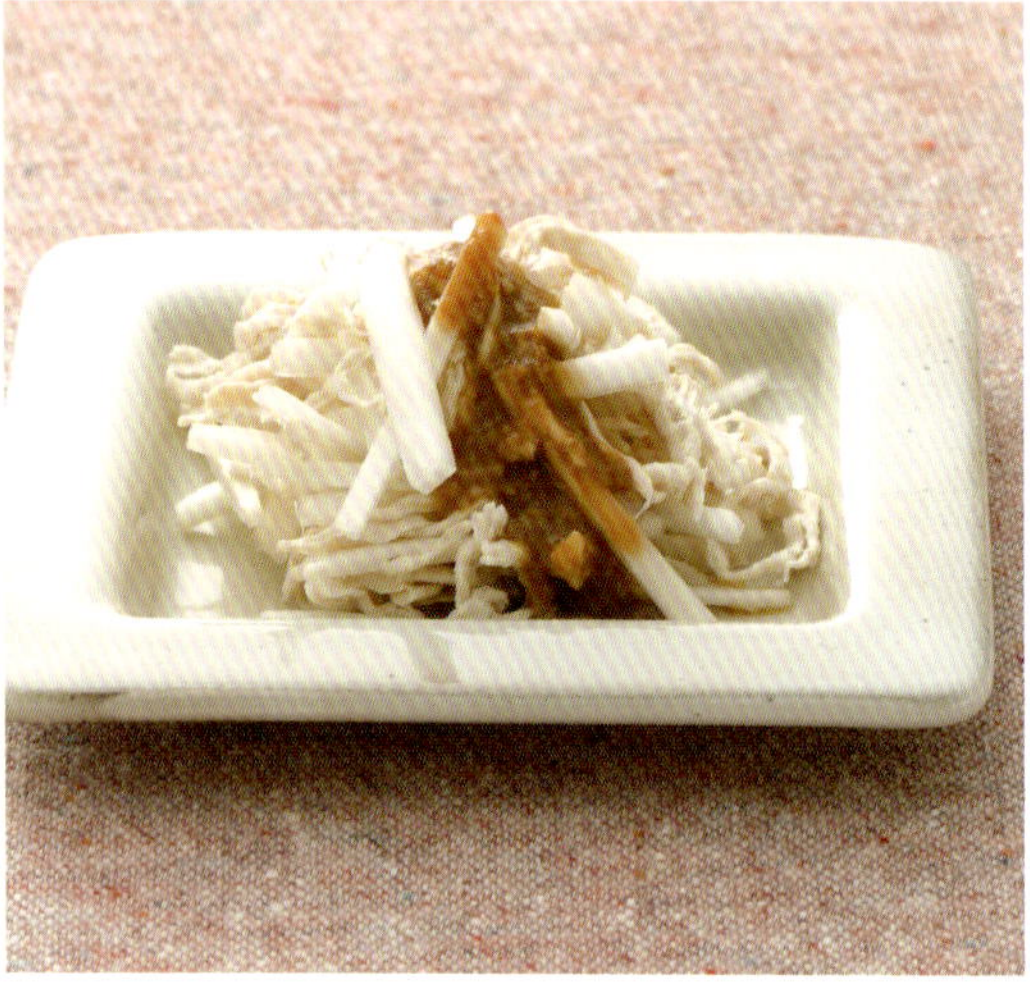

ウドと鶏肉の酢みそあえ

材料（2人分）

- ●ウド…1本（200g）
- ●A
  - 水…1カップ
  - 米酢…大さじ1
- ●鶏むね肉…½枚
- ●長ネギの青い部分…1本分
- ●酢みそ
  - みそ…大さじ1
  - 粉黒砂糖…大さじ½
  - 米酢…大さじ1

作り方

❶ウドはよく洗って4㎝幅に切り、皮をむいて細切りにしてAに30分ほどさらし、アクを抜く。
❷鍋にたっぷりの水、鶏肉、臭み消し用の長ネギを入れて中火で15分ゆでる。火を止めたらそのまま粗熱を取り、鶏肉を手で細長く裂く。
❸器に①と鶏肉を盛り、混ぜ合わせた酢みそをかける。

豆知識

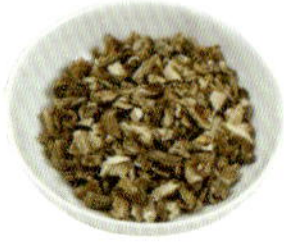

和独活（ワドッカツ）

生薬の「和独活」は、ウドの根茎からつくられたものです。足のしびれ、関節痛、偏頭痛、めまいの改善に適しています。

五味◉辛・苦
五性◉微温
帰経◉肝・腎・膀胱
体質◉陽虚・湿熱・瘀血・湿痰

▼うど ▼セロリ

春 茎

セロリ

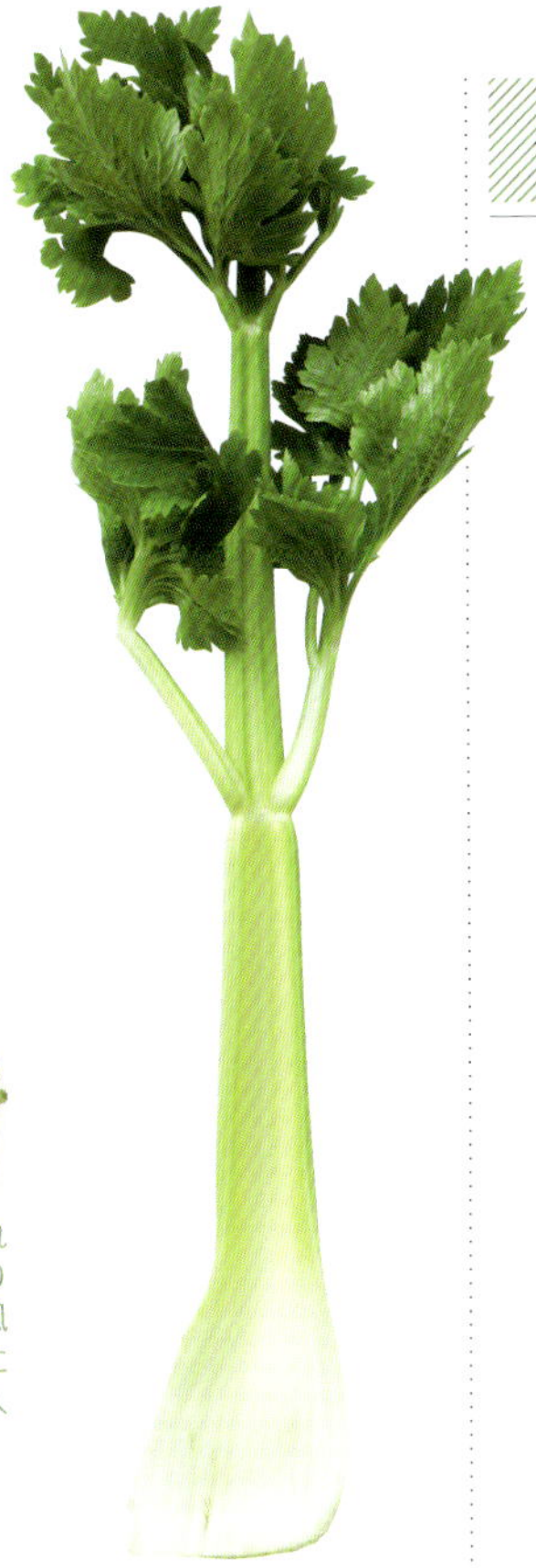

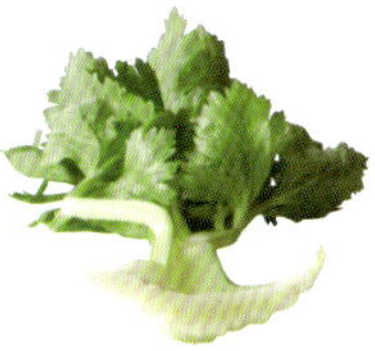

切り口がみずみずしく、茶色に変色していないもの。香りが強く、葉や茎がピンとハリがあるものがよい

滞った気を流し、気持ちを落ちつかせる

セロリには、体内の余分な熱を冷ます働きがあります。とくに肝にこもった熱を鎮める作用が強いため、イライラや怒りなどの感情を落ちつかせることができます。仕事や人間関係にストレスを感じている人は、毎日の食事に取り入れるとよいでしょう。

また、体内の余分な水分を取り除く作用があり、水分代謝の乱れが起こす症状の改善に効果を発揮します。湿気が多くなると出やすい、むくみ、体のだるさ、頭痛などの症状の改善にもおすすめです。

● 保存法

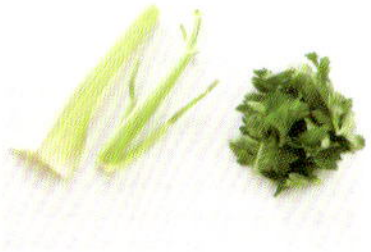

葉に水分が吸い取られるため、葉と茎は切り離して保存。葉は洋風スープのだしに使ったり、刻んで炒め物に入れて食べるとよい。

五味◉甘・苦
五性◉涼
帰経◉肝・肺・膀胱
体質◉陰虚・気滞・湿熱・瘀血・湿痰

✚ 効果アップの組み合わせ

体をクールダウンさせる

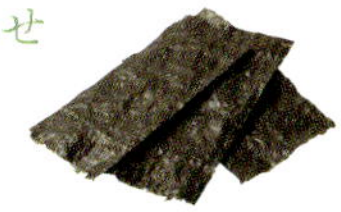

✚ のり

セロリと、熱を冷ます作用があるのりの組み合わせは、感情が高ぶった興奮状態の体を落ちつかせることができます。目の充血、顔のほてり、頭痛にもおすすめです。

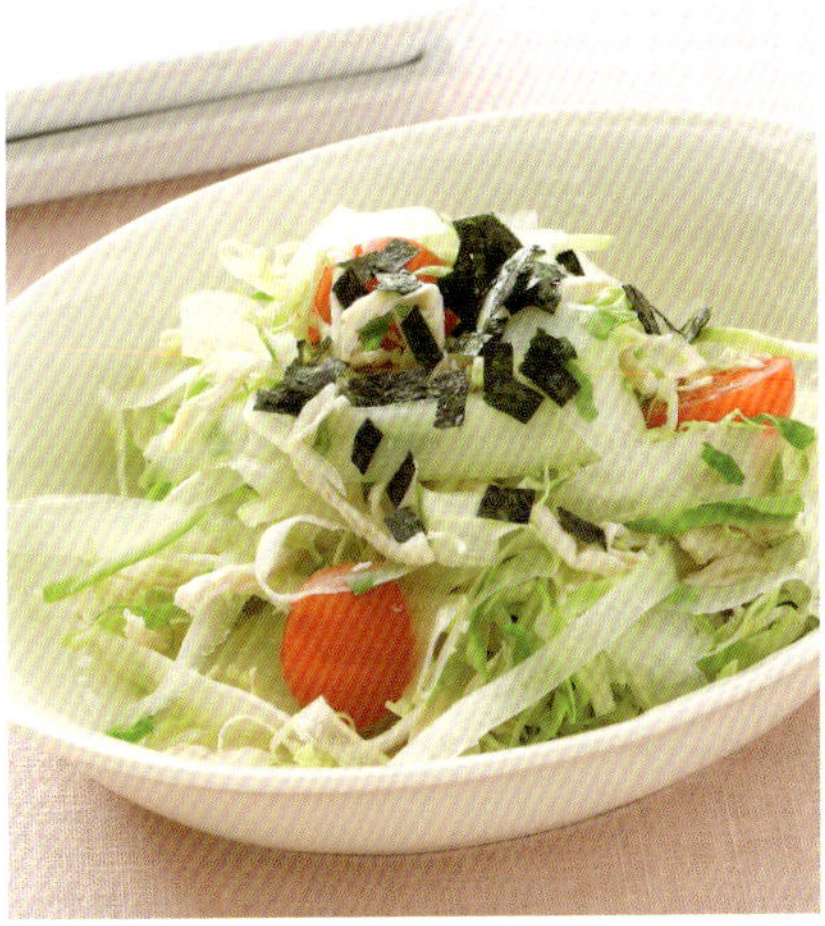

セロリと春キャベツののりサラダ

材料（2人分）

- ●鶏むね肉…½枚
- ●長ネギの青い部分…1本分
- ●セロリ…1本　●キャベツ…1.5枚
- ●ミニトマト…4個
- ●焼きのり…適量
- ●ドレッシング
  - レモン汁…大さじ2
  - 砂糖…小さじ1 ½
  - 塩…小さじ⅓
  - オリーブオイル…小さじ1

作り方

❶鍋にたっぷりの水、鶏肉、臭み消し用の長ネギを入れて中火で15分ゆでて火を止める。
❷①の粗熱が取れたら鶏肉を細長く裂く。セロリはかたい部分を取り除いてからピーラーで薄く切り、葉はみじん切りにする。キャベツは千切り、ミニトマトは4つ割りにする。
❸②をボウルに入れて混ぜ合わせ、器に盛る。よく混ぜたドレッシングをかけ、細かく切った焼きのりを散らす。

春 茎

たけのこ
筍

痰を取り除いて、気の流れを活発にする

10日過ぎれば竹の「子」ではなく、竹になるといわれるほど成長が早いタケノコ。痰を取り除き、気の巡りを正常にする働きがあります。痰がたくさん出る、から咳、かすれ声といったのどの不調や、お腹の張りの改善に働きかけます。

また、体にこもった余分な熱を冷ます作用があるので、イライラ、発熱、のぼせ、ほてり、目の充血をやわらげます。便の排出を促す働きもあるので、熱の症状をともなう便秘の人によいでしょう。

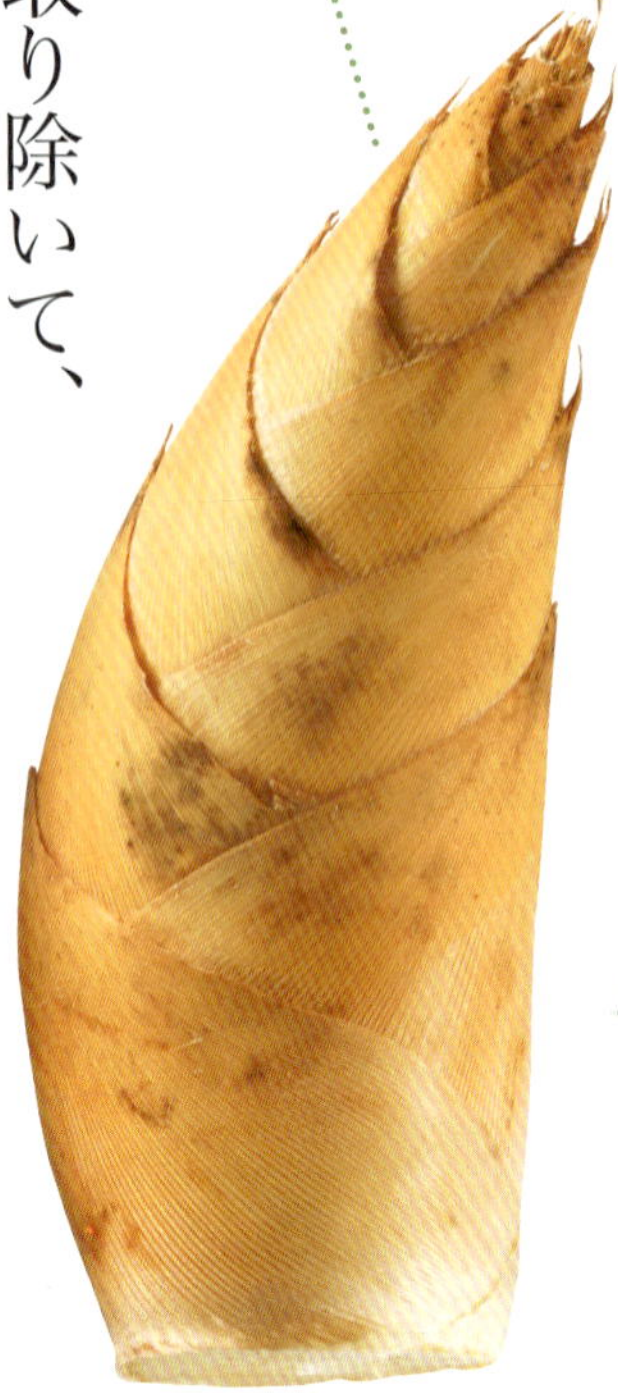

ずんぐり、むっくりしたものがよい。根元に斑点がたくさん出てピンク色がかったものは、かたくなっているので避ける

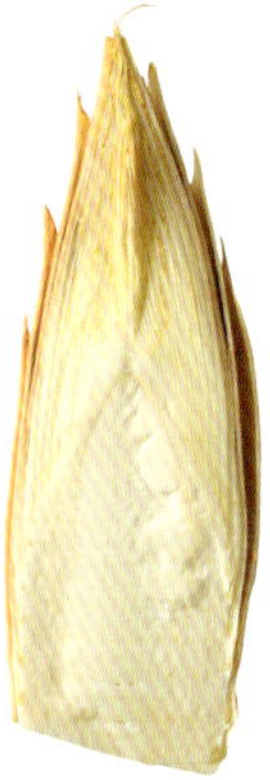

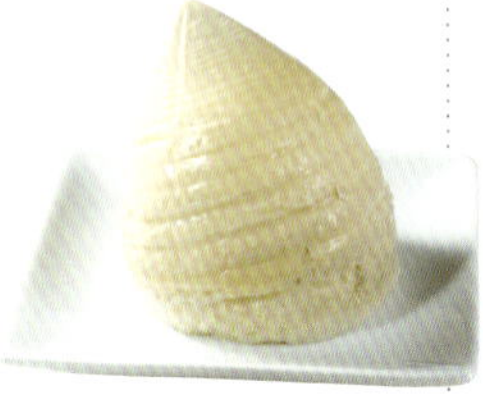

ゆでタケノコ

市販の水煮パックは、旬以外の季節に使えて便利。

✚効果アップの組み合わせ

イライラや怒りを鎮める

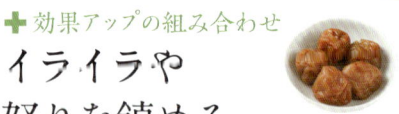

✚梅干し

イライラや怒りなど興奮状態になったために生じた、体の余分な熱を下げてくれます。花粉症の目の充血やかゆみ、のどの痛み、のぼせなどの症状改善にも適しています。

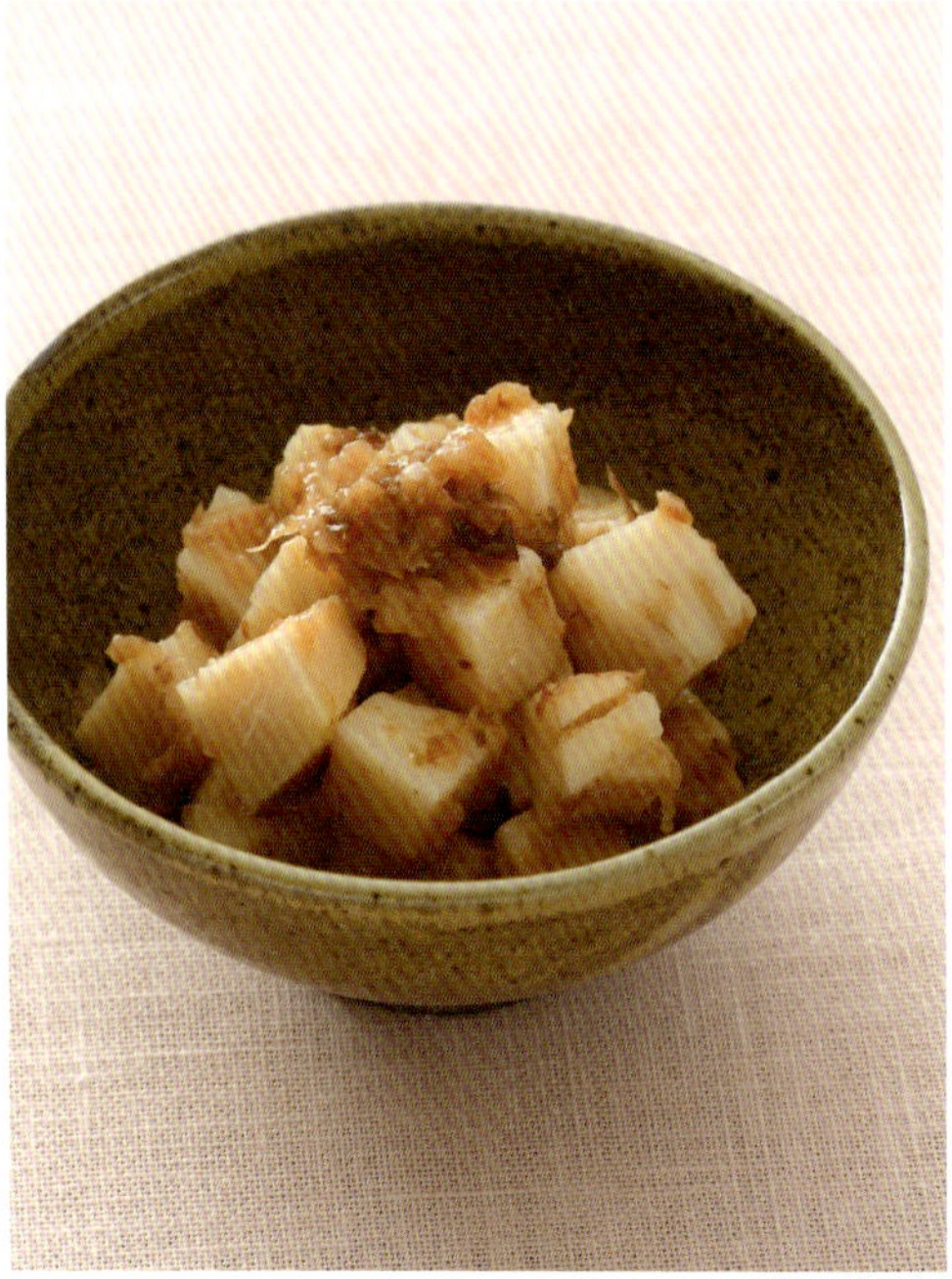

タケノコの梅あえ

材料（2人分）
- ●ゆでタケノコ…150g
- ●梅干し…2個
- ●みりん…大さじ2
- ●カツオ節…3g

作り方
1. ゆでタケノコは1cm角に切り、塩少々（分量外）を加えた熱湯でゆで、ザルに上げる。
2. 梅干しは種を取ってたたき、半量に煮詰めたみりん、カツオ節と混ぜる。
3. 2とタケノコを混ぜ合わせ、器に盛る。

豆知識

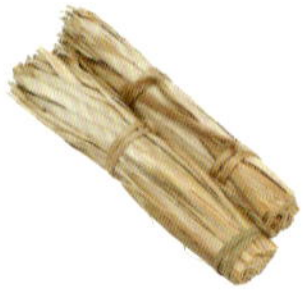

竹茹（チクジョ）

生薬の「竹茹」は淡竹の内皮からつくられ、痰や嘔吐などの症状に使われます。葉は「竹葉（チクヨウ）」、炙られて出た汁は「竹瀝（チクレキ）」と、それぞれ加工され生薬として用いられています。

五味◉甘
五性◉寒
帰経◉胃・大腸
体質◉陰虚・気滞・湿熱・瘀血・湿痰

春　茎

ふき
蕗

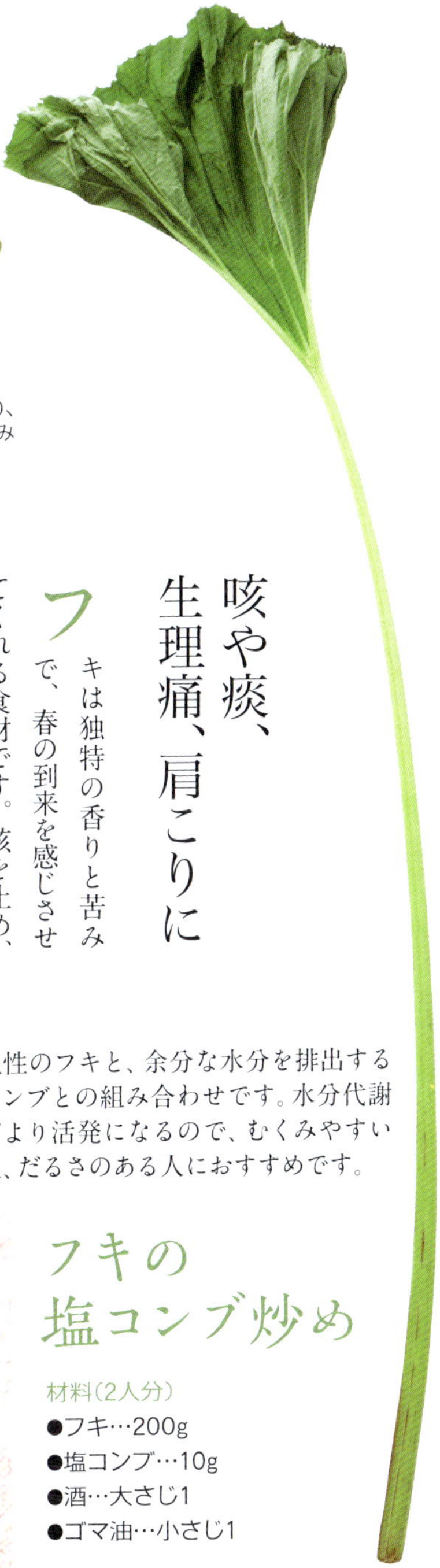

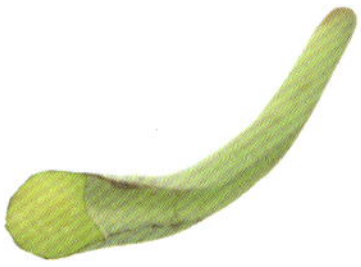

しっかりとハリがあり、茎がピンとして断面がみずみずしいものがよい

咳や痰、生理痛、肩こりに

フキは独特の香りと苦みで、春の到来を感じさせてくれる食材です。咳を止め、痰の排出を助ける作用があるので、カゼによいでしょう。また、血の巡りを活発にして血行不良を解消し、血をきれいにする働きがあります。生理痛、肩こり、ニキビ、肌のくすみにもおすすめです。また、解毒作用があり、魚と一緒に煮ると魚の毒を抑えられます。

フキのつぼみがフキノトウで、咳止めや痰切りなどフキとほぼ同じ作用があります。

●下ごしらえ

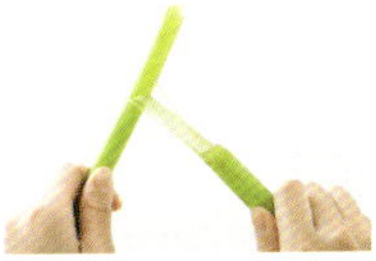

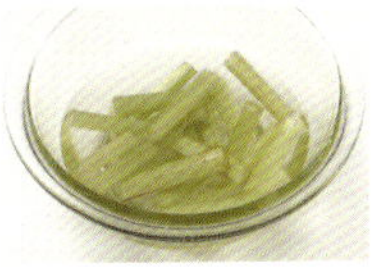

根元を折って引っぱると筋がきれいに取れる。調理前に必ずアク抜きする。

✚効果アップの組み合わせ
むくみやだるさを解消

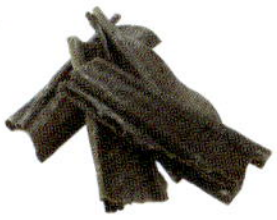

✚コンブ

温性のフキと、余分な水分を排出するコンブとの組み合わせです。水分代謝がより活発になるので、むくみやすい人、だるさのある人におすすめです。

フキの塩コンブ炒め

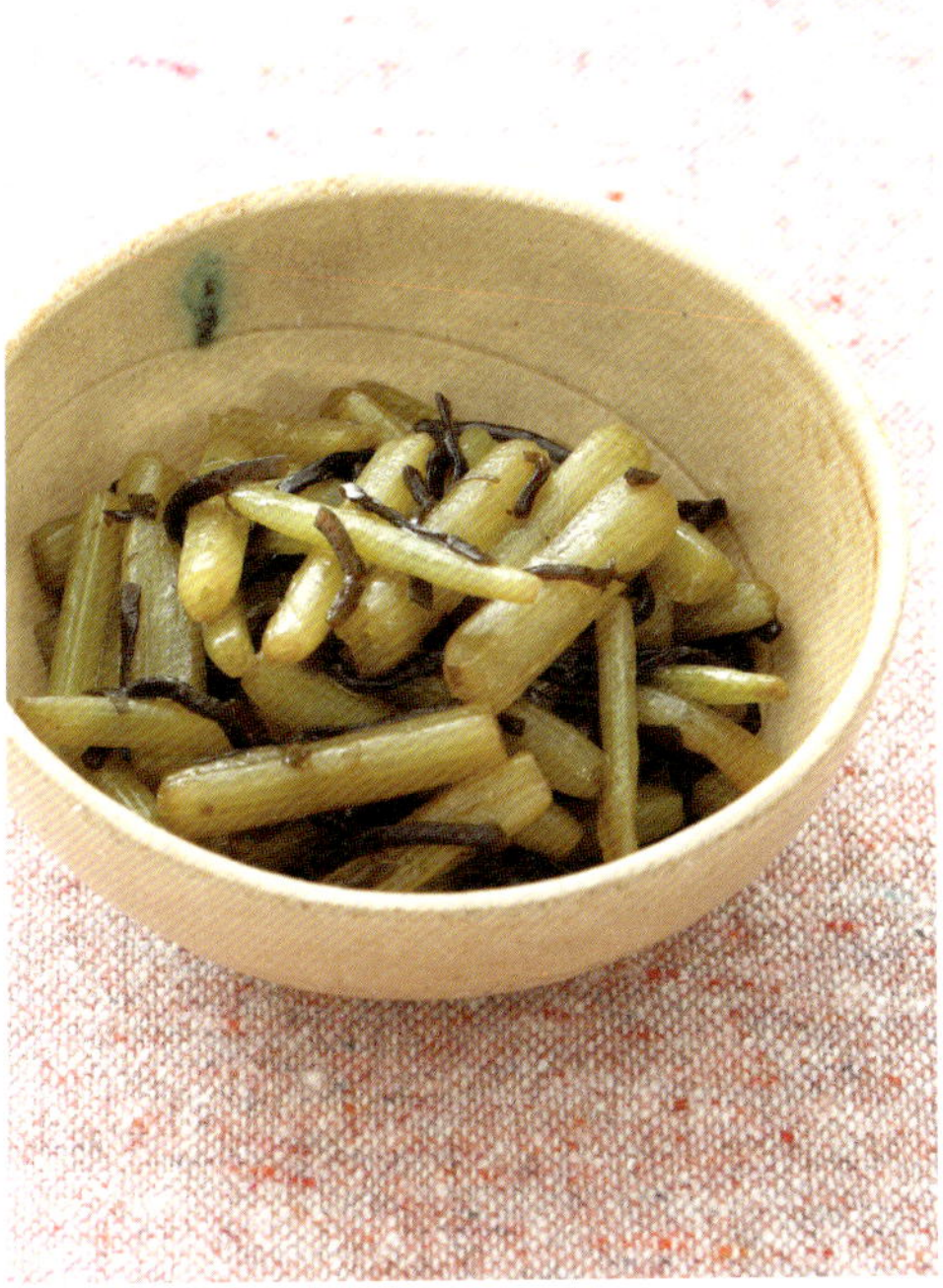

材料（2人分）

- ●フキ…200g
- ●塩コンブ…10g
- ●酒…大さじ1
- ●ゴマ油…小さじ1

作り方

❶フキは鍋に入る長さに切り、まな板の上にのせ、塩適量（分量外）をまぶして転がすように板ずりをする。たっぷりの熱湯に太い部分から入れて3分ほどゆでて、氷水にさらして皮をむき、3～4㎝の長さに切る。

❷フライパンにゴマ油を熱し、フキを入れて炒める。油が回ったら塩コンブと酒を加え、水気がなくなるまで炒める。

豆知識

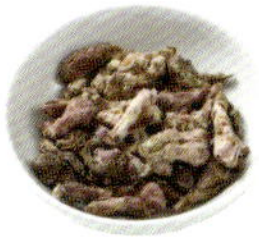

款冬花（カントウカ）

生薬の「款冬花」は、フキと同じキク科のフキタンポポの花蕾（からい）からつくられたものです。咳を止め、痰による呼吸障害の症状をやわらげます。フキタンポポは、ヨーロッパでも昔から呼吸器系のトラブルの薬として使われていました。

五味◉苦
五性◉温
帰経◉肝・心・肺
体質◉気虚・陽虚・気滞・瘀血・湿痰

春 根
ごぼう
牛蒡

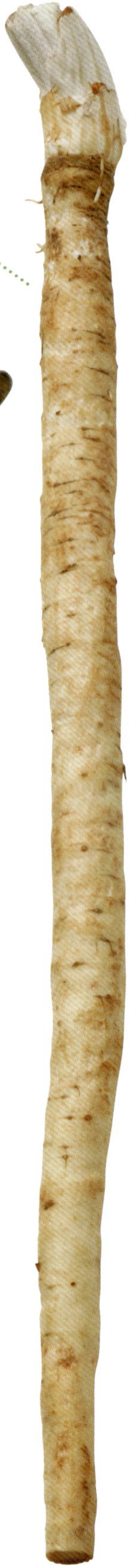

太さが均一で、弾力があり、しなびていないものがよい

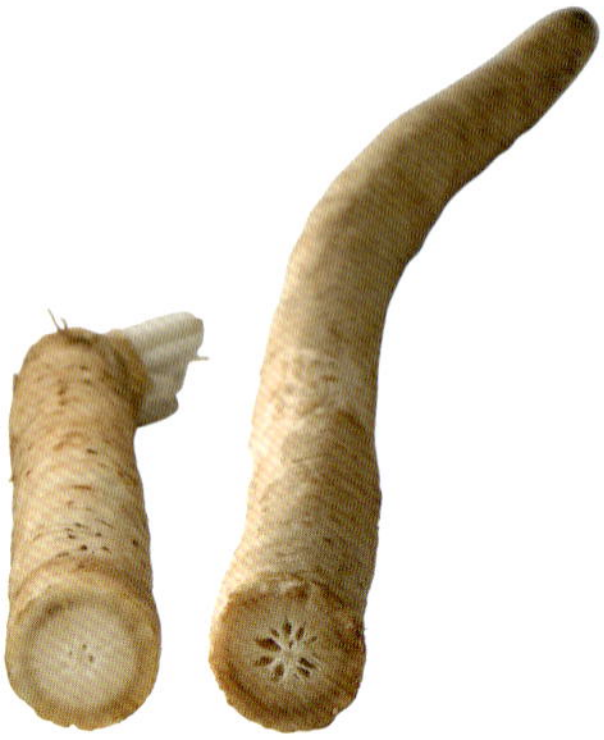

○ ×

断面に割れ目や〝す〟が入っていないものがよい。〝す〟が入っているものは古い

熱を取って毒素を取り除く。のどカゼや吹き出物に

ゴボウを食材として食べているのは日本やアジアの一部地域だけで、中国やヨーロッパなどでは昔から薬として利用されてきました。熱を冷まして毒素を取り除く作用があり、熱をもった腫れ物の改善に効果を発揮します。とくにのどの痛みをやわらげる作用があるので、カゼのひき始めでのどの調子が悪い時におすすめです。

また、辛味の発散作用により、体内の寒気を追い出すので、ゾクッとした時に食べるとカゼ予防になります。便意を促す作用もあるので、便秘の改善にも。

●下ごしらえ

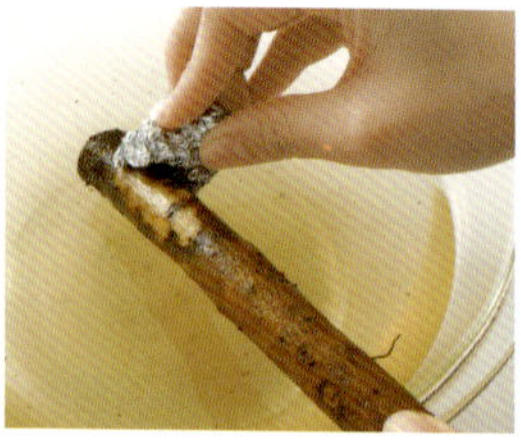

香りやうまみがたっぷり含まれている皮は、むかずにこそげる程度に。アルミホイルを丸めてこすり落とすと、楽に下処理できる。

●保存法

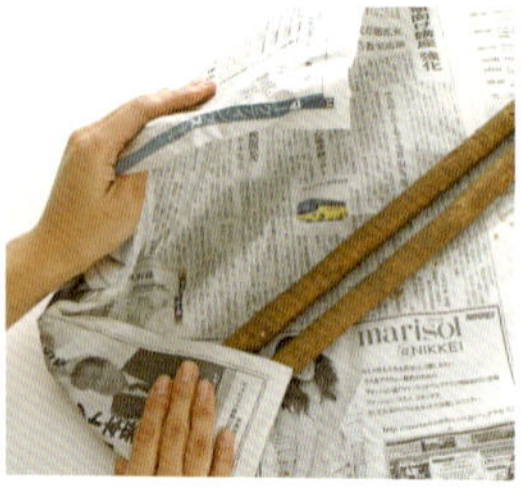

泥つきのものは日持ちがいいので新聞紙に包んで冷暗所で保存する。洗いゴボウはビニール袋に入れるかラップで包んで冷蔵庫で保存し、早めに使いきる。

豆知識

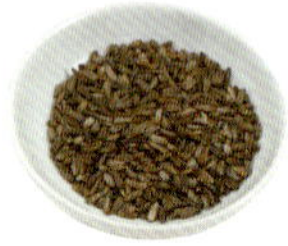

牛蒡子（ゴボウシ）

生薬の「牛蒡子」はごぼうの果実です。寒性で体を冷やす強い作用があり、発熱、カゼ、のどの痛み、目の充血、化膿性のできものといった、熱の症状を改善する働きがあります。

五味●苦・辛
五性●寒
帰経●肺・肝・大腸
体質●陰虚・気滞・湿熱・湿痰

✚効果アップの組み合わせ 1
乾燥タイプの便秘を解消

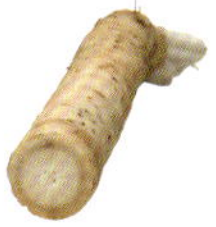

ゴボウ

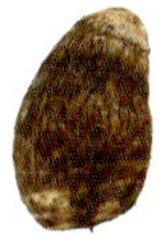

サトイモ

食物繊維豊富なゴボウと、便の排出力を高めるサトイモは、便秘の解消にぴったりです。とくに水分不足が原因で起きている便秘に効果的。サトイモの粘りを生かした煮物がおすすめです。

✚効果アップの組み合わせ 2
カゼの栄養補給に

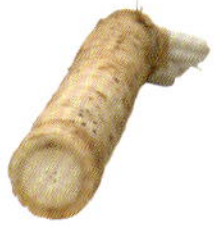

ゴボウ

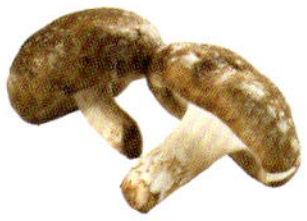

シイタケ

春のカゼには、気を補う作用があるシイタケとの組み合わせがおすすめです。素材の風味を生かしたスープやうどんなど、体が温まる料理にするとよいでしょう。

✚効果アップの組み合わせ 3
痛みがある腫れ物に

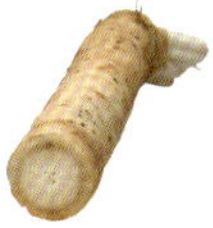

ゴボウ

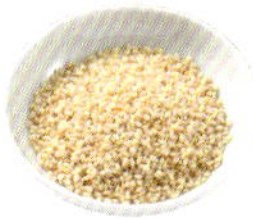

白ゴマ

ゴボウが余分な熱を鎮め、白ゴマが潤いを与えるので、痛みや腫れのあるのどトラブルに有効です。また、腸の働きが弱っていることで起きた便秘の改善にも効果的です。

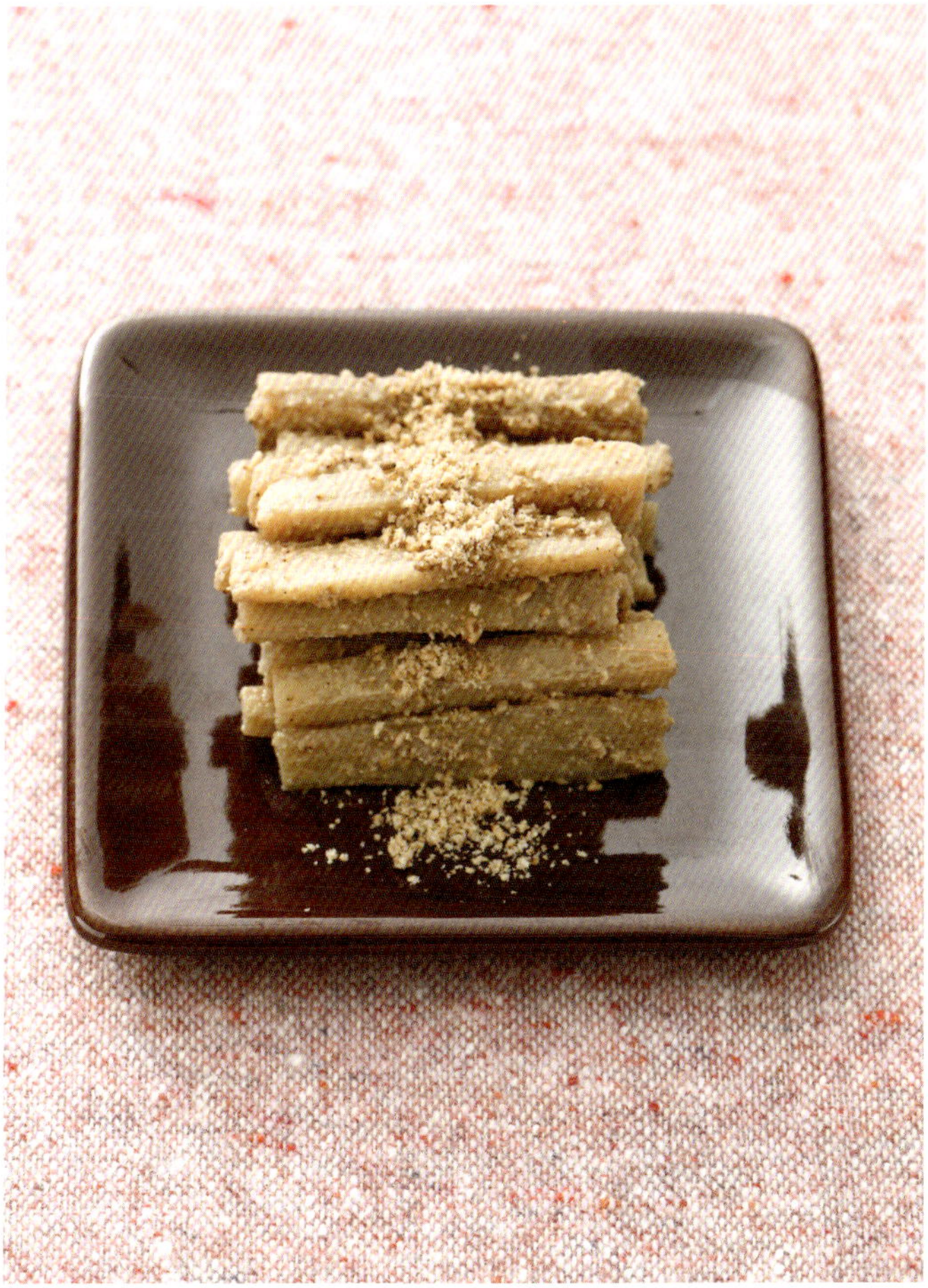

ゴボウのゴマ酢あえ

材料（2人分）
- ●ゴボウ…1本
- ●A
  - 白すりゴマ…大さじ1 ½
  - 米酢…大さじ1
  - しょうゆ…大さじ1
  - 砂糖…小さじ1

作り方

❶ゴボウは皮をこそげ落とし、6㎝幅に切ってから縦に4つ割りにし、水にさらす。
❷Aをボウルに入れてよく混ぜる。
❸ゴボウをゆでてザルに上げ、熱いうちに②のボウルに入れて味をなじませる。粗熱が取れたら器に盛る。

根 春

じゃがいも

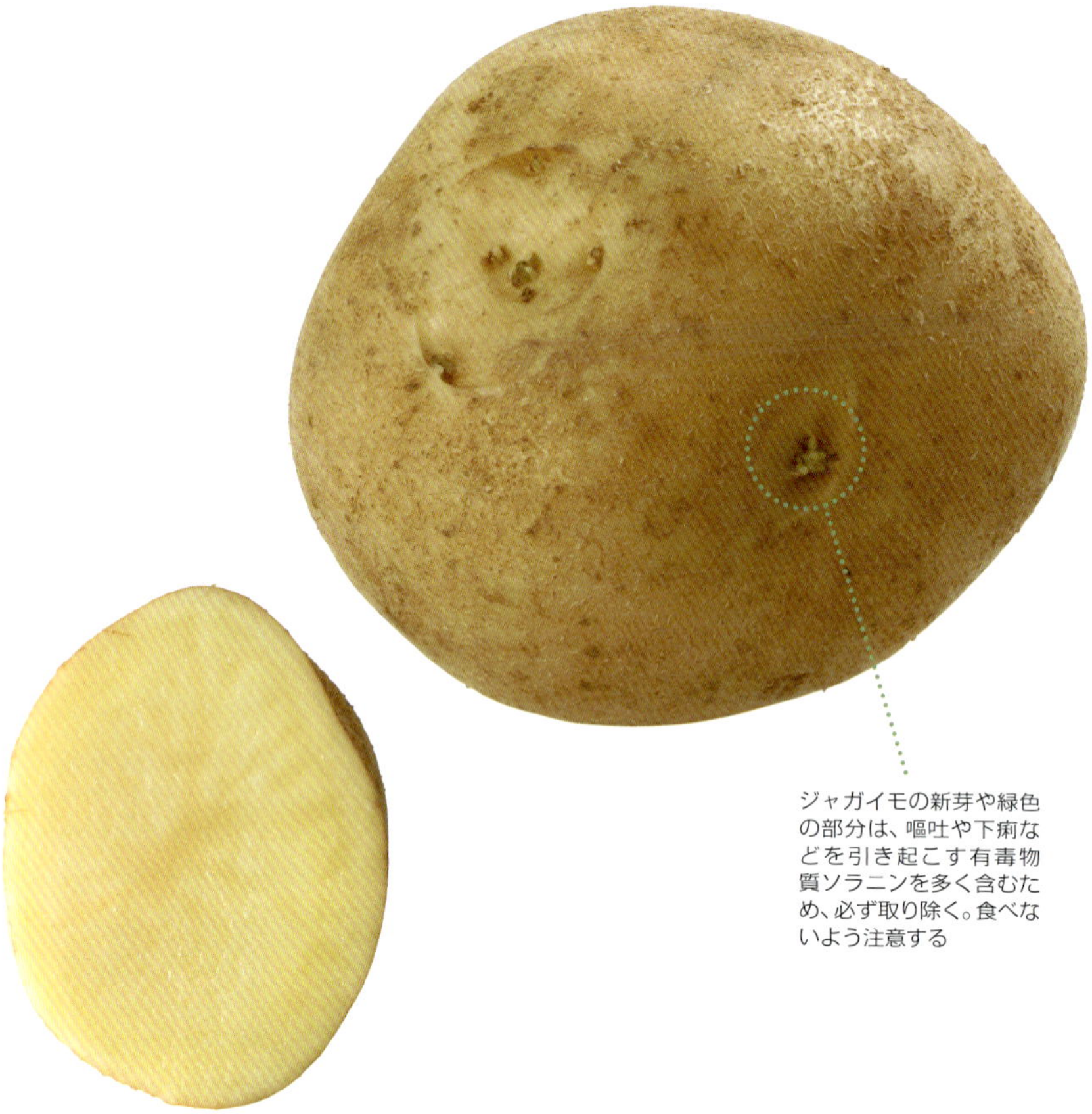

ジャガイモの新芽や緑色の部分は、嘔吐や下痢などを引き起こす有毒物質ソラニンを多く含むため、必ず取り除く。食べないよう注意する

● 下ごしらえ

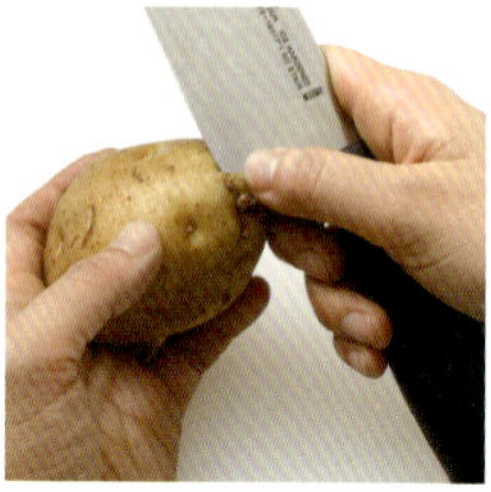

毒性の成分を含む芽は、包丁の角を使って、ぐるりと深めに削り取る。

● 保存法

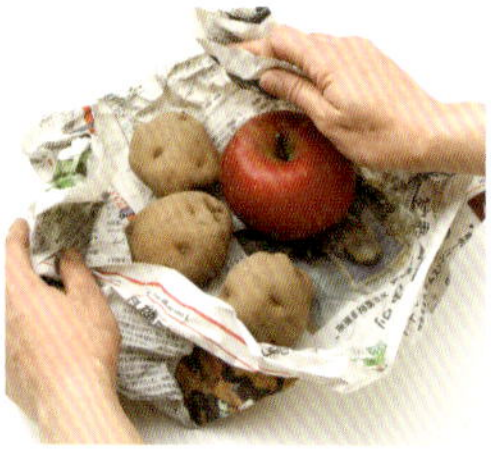

リンゴと一緒に保存すると、リンゴが出すエチレンガスの作用で芽が出にくい。光が当たらないよう、新聞紙で包んで冷暗所で保存する。夏場はビニール袋に入れ、冷蔵庫に入れる。

五味●甘
五性●平
帰経●胃・大腸
体質●気虚・陽虚・血虚

胃腸のバランスをととのえ、元気不足を改善

脾と胃を丈夫にして、気を補う作用があるので、効率よく体力をつけることができます。元気が出ない、すぐに疲れてしまうなどのスタミナ不足の時にぴったりの食材です。

また、胃の痛みをやわらげる作用もあるので、胃もたれや胃のむかつきを感じた時には、やわらかく煮込んだジャガイモのスープを食べるとよいでしょう。

炎症を抑える作用もあり、すりおろしたジャガイモでつくった湿布を、乳腺炎や打ち身に使うことがあります。

✚効果アップの組み合わせ 1

胃をスッキリさせる

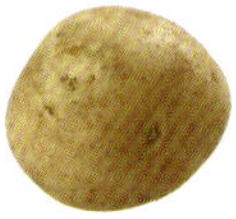

ジャガイモ

＋

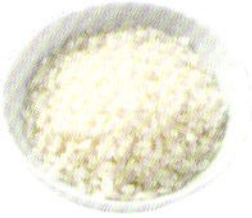

米

食べ過ぎによるむかつきを抑え、胃の働きをととのえます。胃が重いと感じる時には、ジャガイモのお粥を食べて、食事量を調整するとよいでしょう。

✚効果アップの組み合わせ 2

疲労回復度アップ

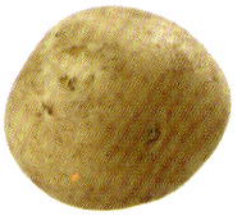

ジャガイモ

＋

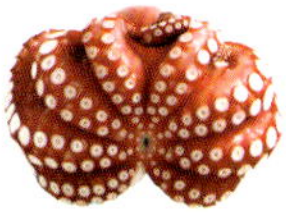

タコ

ジャガイモとタコには、気を補う作用があります。また、タコには血を補う作用もあるので、疲れを感じる時や、顔色が悪い時には煮物や炒め物にするとよいでしょう。

✚効果アップの組み合わせ 3

新生活の疲れを癒す

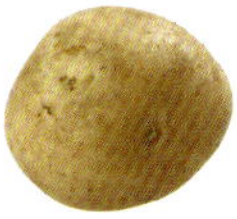

ジャガイモ

＋

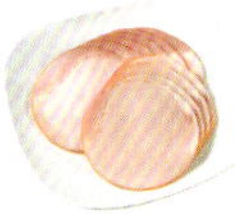

ハム

ハムの原料である豚肉には、気、血、津液を補う作用があります。虚弱体質、元気が出ない時、慣れない新生活で疲れ気味の時にエネルギーを与えてくれます。

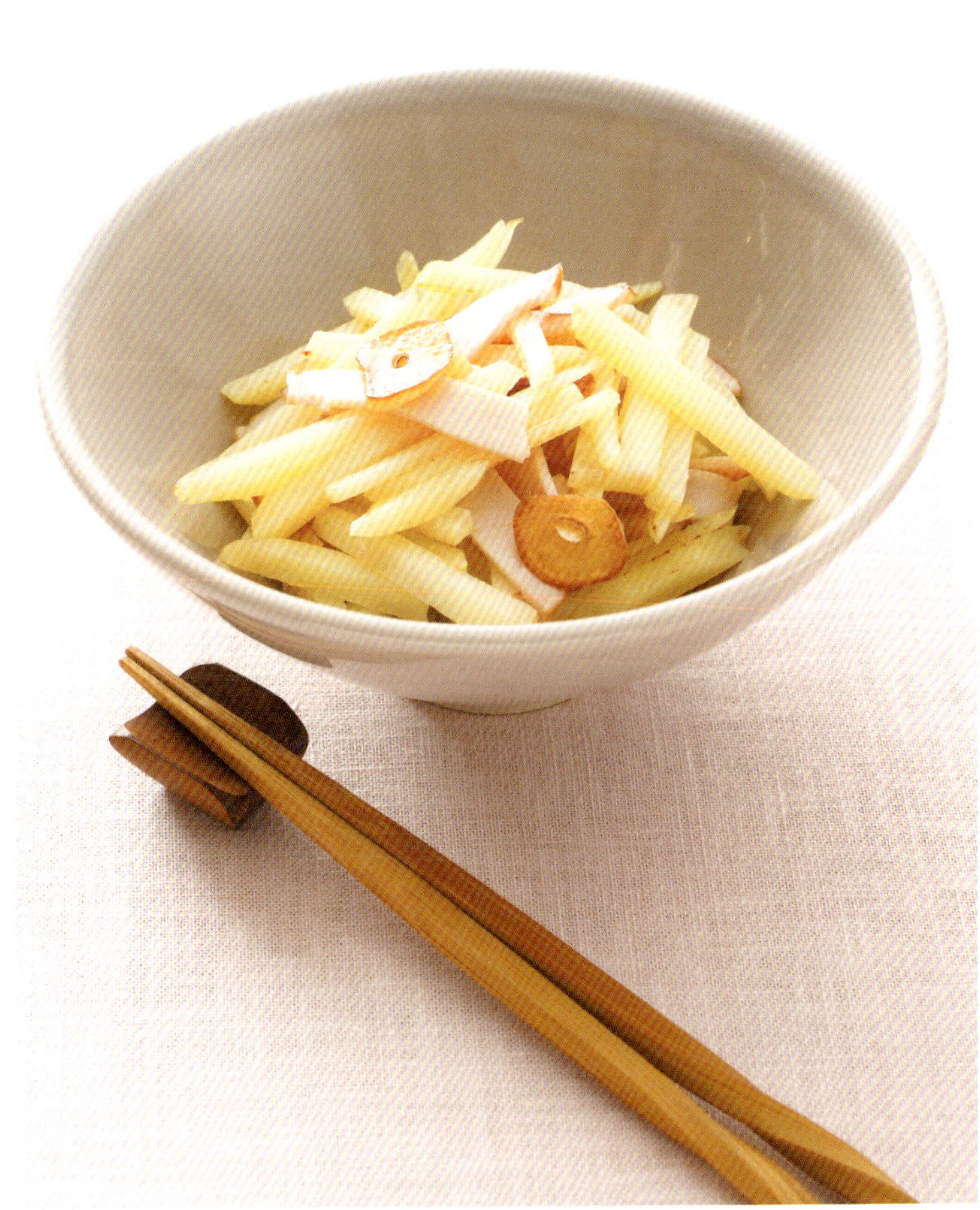

ジャガイモとハムの炒め物

材料（2人分）

- ●ジャガイモ…1個
- ●ハム…2枚
- ●ニンニクの薄切り…1かけ分
- ●サラダ油…大さじ1
- ●酒…小さじ1
- ●塩…小さじ½

作り方

❶ジャガイモは皮をむいて細切りにし、水にさらして水気をよくふき取る。ハムは半分に切ってから細切りにする。
❷フライパンにサラダ油とニンニクを入れて熱し、香りが立ったら皿に出しておく。ジャガイモと酒を入れて炒める。
❸ジャガイモが透き通ってきたらハムを加えてサッと炒め、塩で味をととのえ、ニンニクを戻す。

藻 春

ひじき

鹿尾菜

五味●鹹・苦
五性●寒
帰経●肝・腎
体質●血虚・陰虚・気滞・湿熱・湿痰

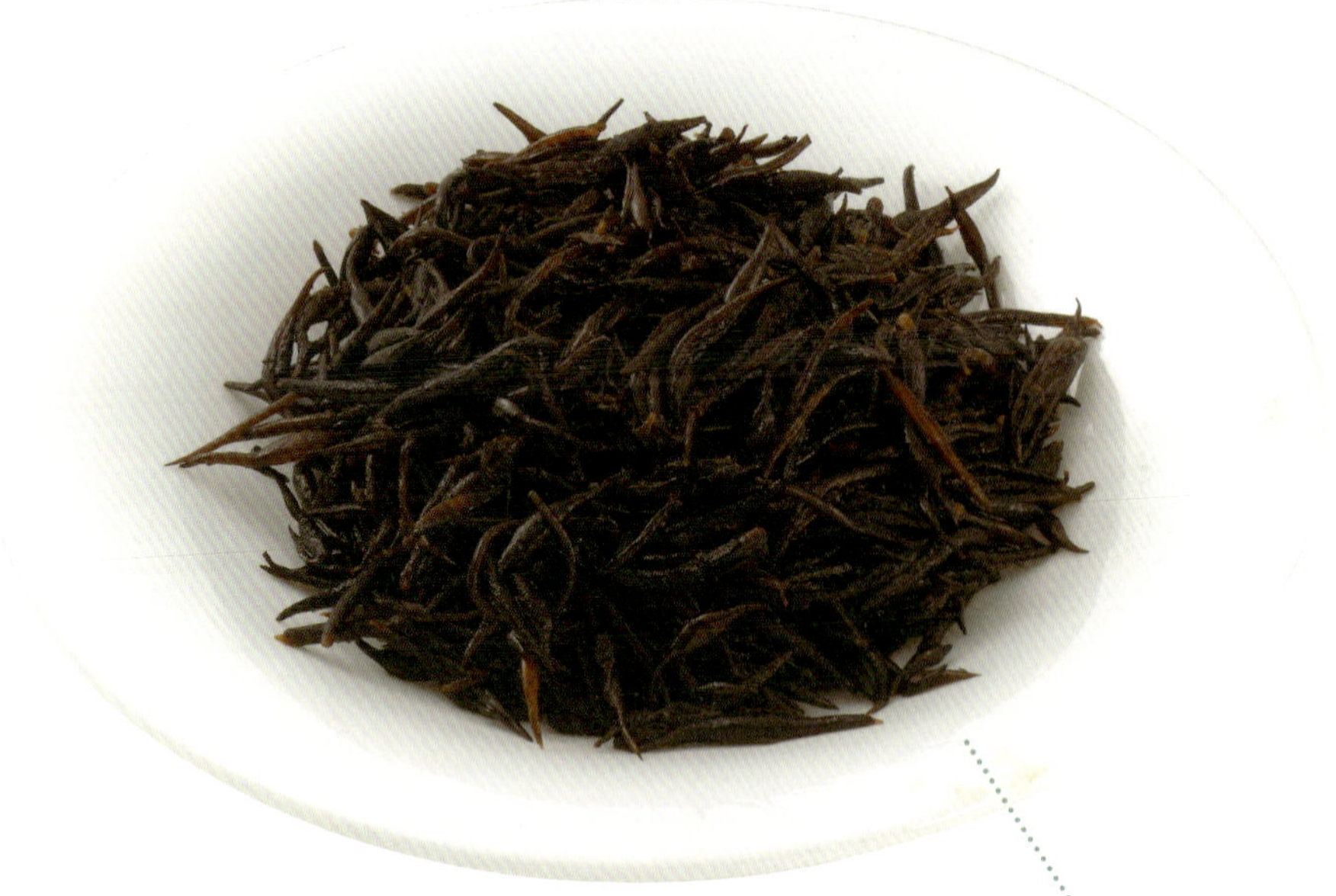

ツヤがあり、黒く光っているものがよい

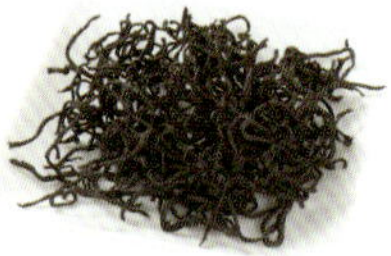

乾燥ヒジキ

生のヒジキを乾燥させたもの。保存がきくため、常備しておくと便利。サッと洗って汚れを取り、10～20分程度水につけ、戻してから使う。

●下ごしらえ

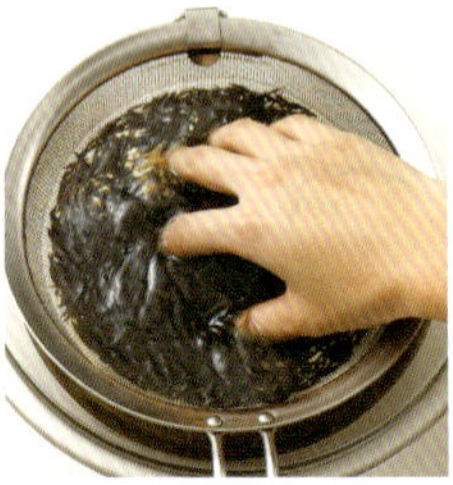

ザルなどに入れて流水にかけ、汚れをよく洗ってから使う。

血を補って、貧血やめまいを予防

ヒジキは12月から3月に収穫の最盛期を迎えます。とくに1月から春先に出回るものはやわらかく、風味が一番よいといわれています。寒性のヒジキは体にこもった余分な熱を鎮めるので、ほてり、イライラ、目の充血など、熱をともなう症状に適しています。

また、血を補う作用もあり、貧血、めまい、爪が割れるなどの症状におすすめです。

ヒジキの黒い色は、五行説では腎に作用すると考えられています。老化予防や子どもの成長のためには、積極的に食事に取り入れましょう。利尿作用もあるので、むくみやすい人にも。

✚効果アップの組み合わせ 1

アンチエイジングに

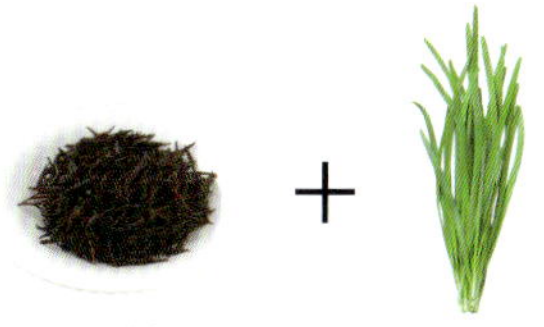

ヒジキ　＋　ニラ

ヒジキは腎に作用し、ニラは体を温めて腎の働きを活発にします。アンチエイジングや子どもの成長促進におすすめです。チヂミやお好み焼きにすると食べやすくなります。

✚効果アップの組み合わせ 2

体のだるさやむくみに

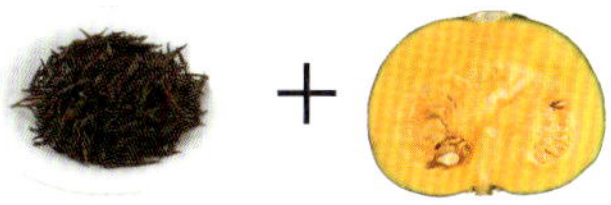

ヒジキ　＋　カボチャ

利尿作用のあるヒジキと体を温めてお腹の調子をととのえるカボチャ。水分代謝をよくするので、体のだるさやむくみに役立ちます。ホットサラダや煮物にするとよいでしょう。

✚効果アップの組み合わせ 3

水分排出がスムーズに

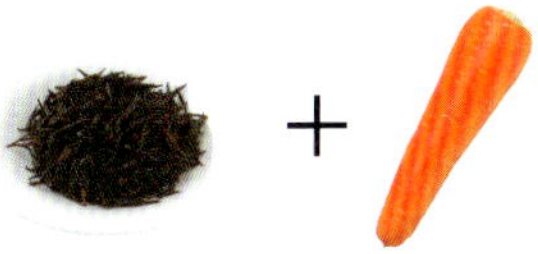

ヒジキ　＋　ニンジン

ニンジンは脾の働きをサポートするので、水分の排出作用をより高めることができます。また、ともに血を補う作用があるので、めまいの症状改善にもよいでしょう。

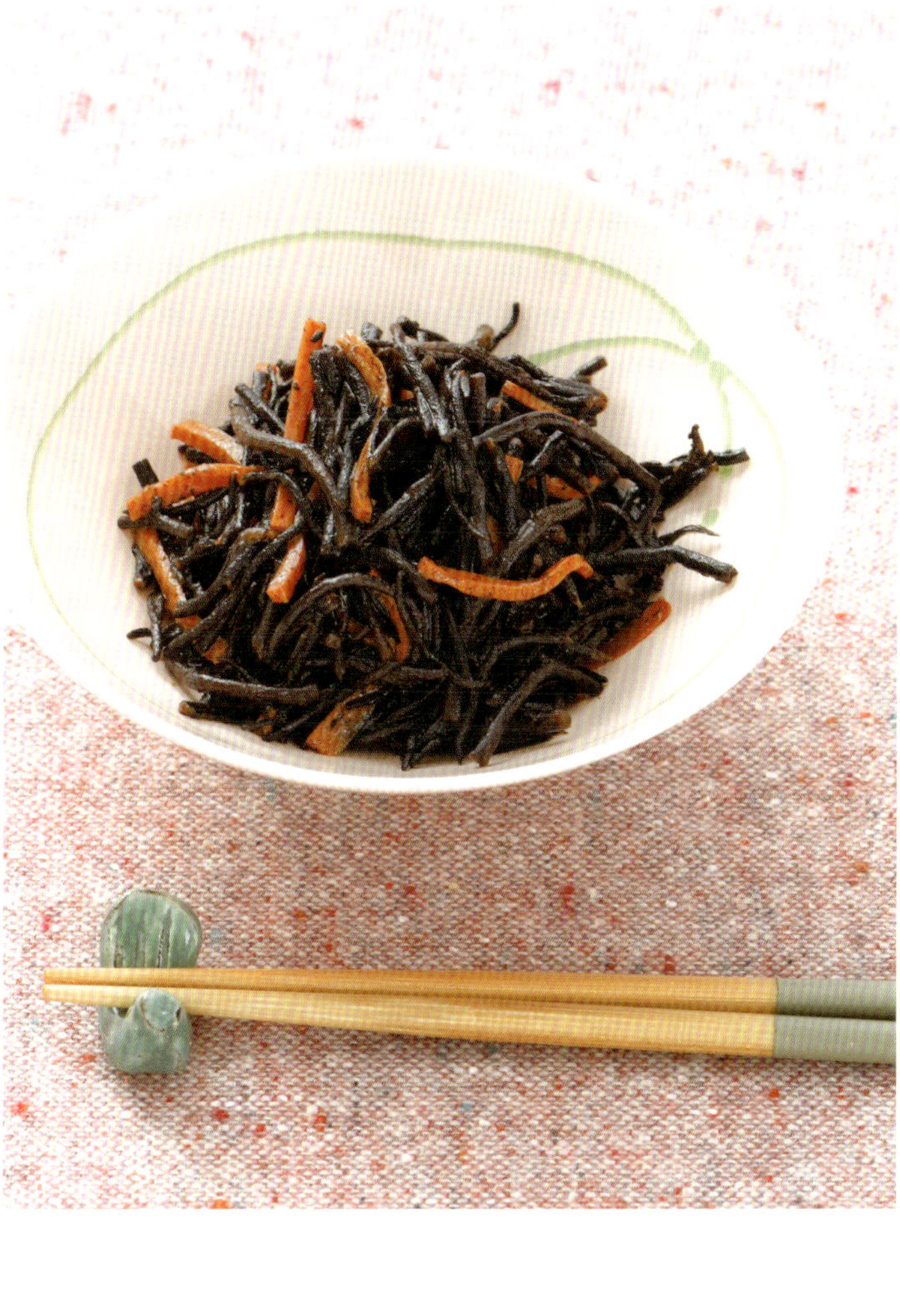

長ヒジキの煮物

材料(2人分)

- 長ヒジキ(乾燥)…30g
- ニンジン…½本
- サラダ油…小さじ2
- A
  - 酒…大さじ2
  - しょうゆ…大さじ2
  - みりん…大さじ1 ½
  - カツオの水だし…½カップ(※)

※カツオの水だしは、P.92「カツオ節」につくり方を掲載しています。

作り方

❶長ヒジキはサッと洗ってから水で戻し、ニンジンは細切りにする。
❷鍋にサラダ油を入れて中火にかけ、ニンジン、長ヒジキを順に加えて炒める。
❸油が回ったらAを加え、水分がなくなるまでときどき混ぜながら弱めの中火で煮る。

春 藻
わかめ 若布

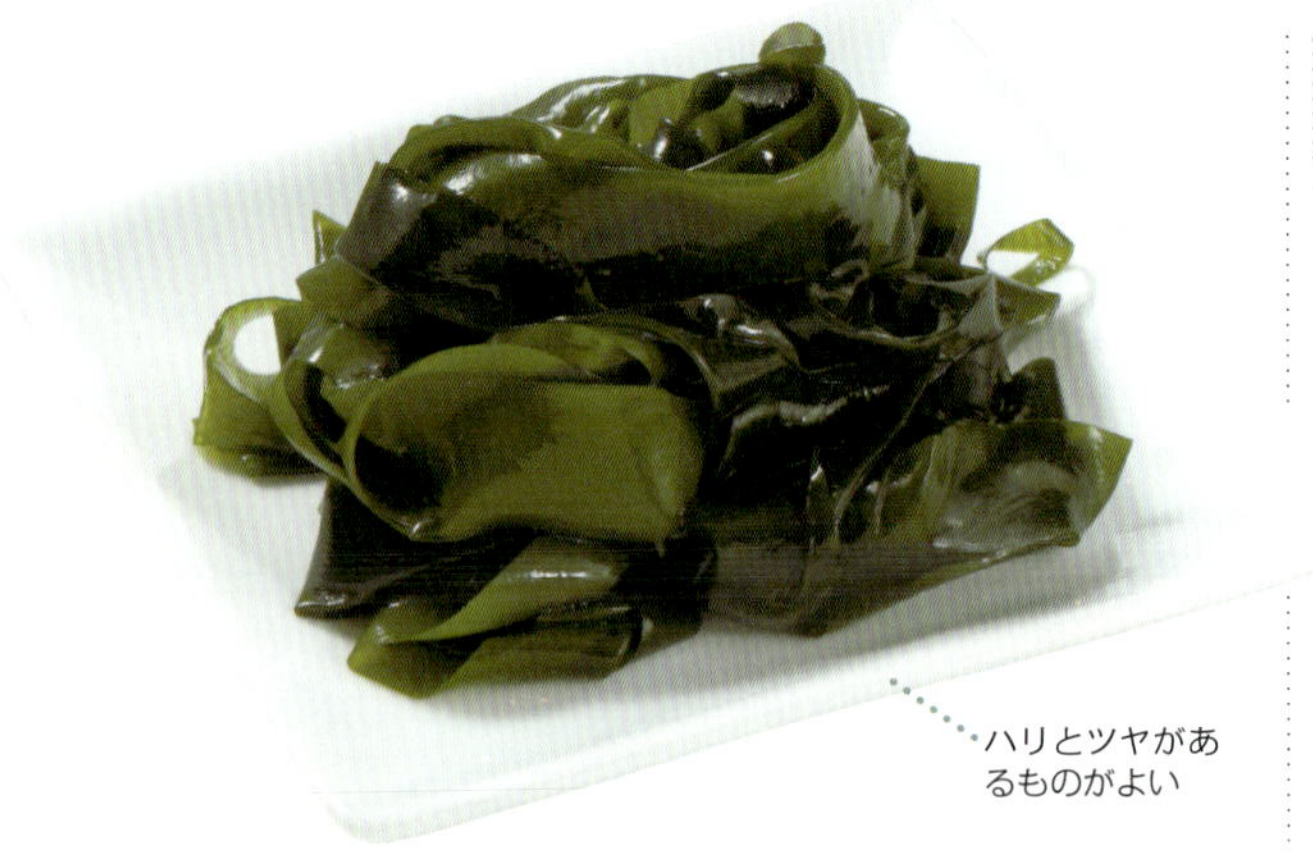

ハリとツヤがあるものがよい

寒天〈てんぐさ〉

デザートによく使われる、寒天の原料「てんぐさ」にも、余分な熱を冷やし炎症を抑える作用があります。ただし、食べ過ぎると胃を冷やし、消化不良や食欲不振の原因になるので気をつけましょう。

むくみ、リンパの腫れ便秘の改善にも

ワカメには、皮膚のしこり、リンパ腺の腫れなど、体内にできたかたまりをやわらかくして排出する作用があります。利尿作用と便意を促す作用もあるので、むくみや湿疹、熱の症状をともなう便秘におすすめです。

また、寒性で炎症を抑える働きもあるので、目の充血、皮膚の腫れや吹き出物にも有効です。

ただし、体を冷やす性質が強いため、陽虚体質や、脾の働きが弱い気虚体質の人は食べ過ぎに注意しましょう。

五味◉鹹
五性◉寒
帰経◉肝・腎・胃
体質◉陰虚・気滞・湿熱・湿痰

＋効果アップの組み合わせ

水分代謝を高める

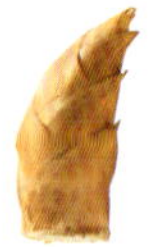

＋タケノコ

ワカメとタケノコには、体内の余分な水分を排出する作用があります。とくに水分代謝の乱れが引き起こす、むくみ、だるさ、湿疹に効果的です。

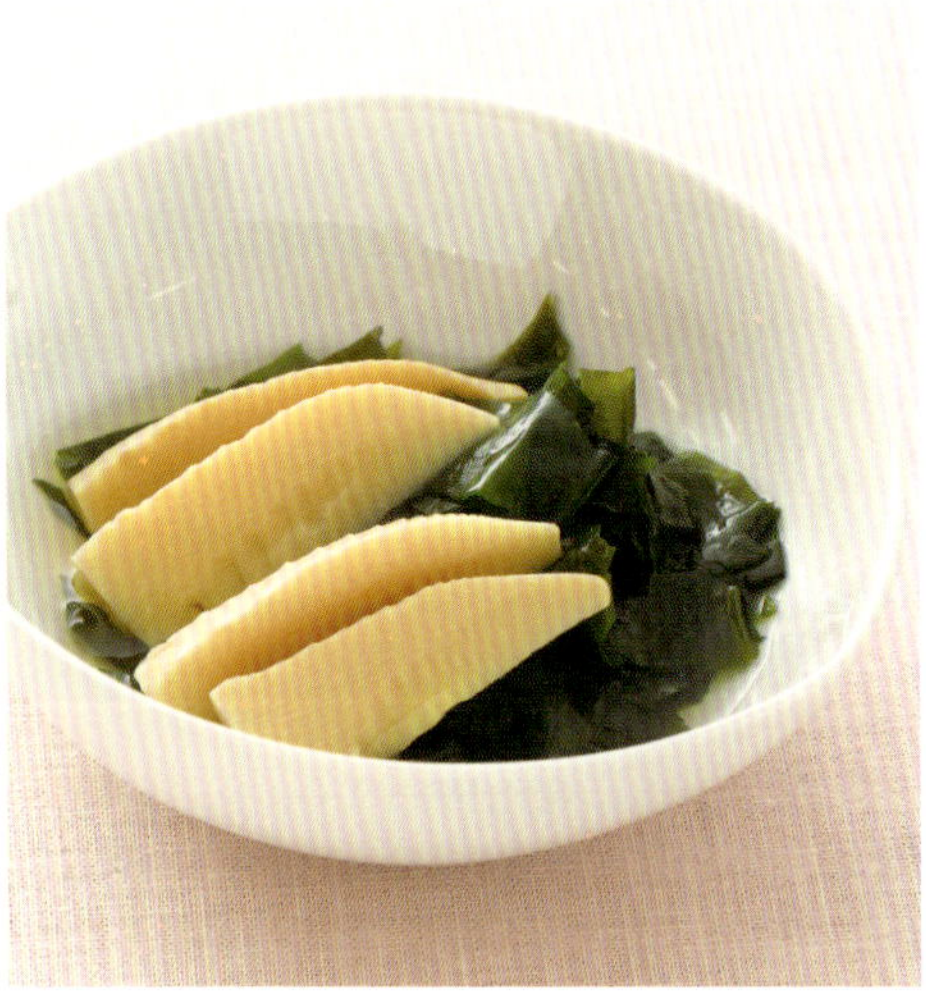

ワカメとタケノコの煮物

材料（2人分）

- ●生ワカメ…60g
- ●ゆでタケノコ…小1本
- ●A
  - カツオの水だし…¾カップ（※）
  - 薄口しょうゆ…大さじ1弱
  - みりん…大さじ2

※カツオの水だしは、P.92「カツオ節」につくり方を掲載しています。

作り方

1. ゆでタケノコはくし形切りにする。生ワカメは熱湯に通して水に取り、4㎝幅に切る。
2. 鍋にAを入れて中火にかけ、煮立ったらタケノコを入れる。落としブタをして弱めの中火で10～15分煮る。
3. タケノコに味がなじんだら、ワカメを加えてサッと煮て火を止める。

▼わかめ ▼しらす

春 魚

しらす（かたくちいわし）

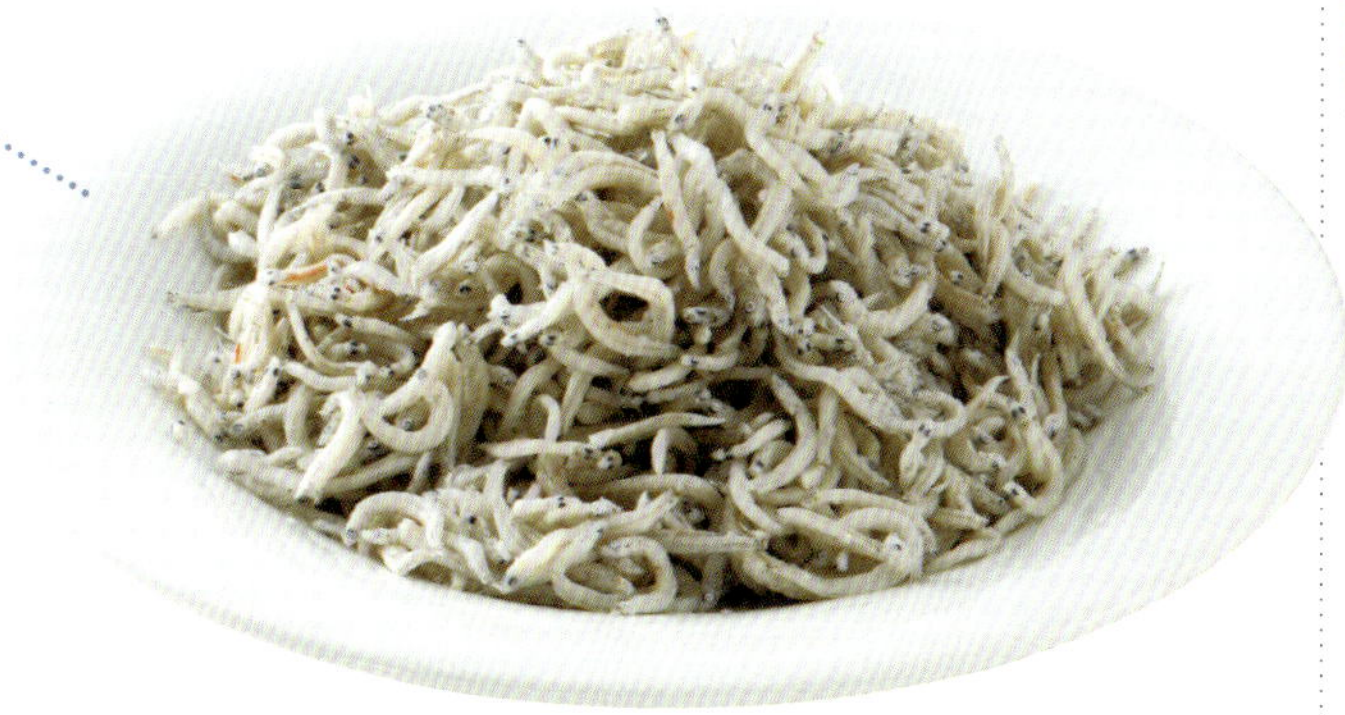

釜揚げシラスは、きれいな白色のものが新鮮。（他の魚の稚魚など）混ざりものがないものを選んで

かたくちいわし

「煮干し」、「アンチョビ」はかたくちいわしからつくられているものが多く、これらの加工品を使う際は、シラスの効能を基本に考えるとよいでしょう。

体力不足や疲労に効率よくエネルギーを補う

シラスは食材名ではなく、加工食品名です。イワシ類の稚魚《ちぎょ》の総称で、流通しているほとんどのものがカタクチイワシの稚魚です。脾の機能をととのえて気を補うので、体力不足や疲労の回復が見込めます。また脳の働きを活発にする作用があるので、受験生や子どもにおすすめしたい食材です。

温性なので、体内の巡りを活発にします。とくに血の流れに作用するので、肩こり、しみや肌のくすみをよくする効果も期待できます。

五味◉鹹・甘

五性◉温

帰経◉脾・腎・胃

体質◉気虚・陽虚・血虚・気滞・瘀血・湿痰

＋効果アップの組み合わせ

体内の巡りを改善する

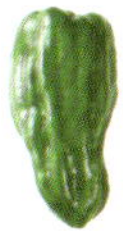

＋ピーマン

温性のシラスと気の流れを促進するピーマンの組み合わせは、気、血、津液の巡りの改善に適しています。巡りが悪い人は常備して、毎日食べるとよいでしょう。

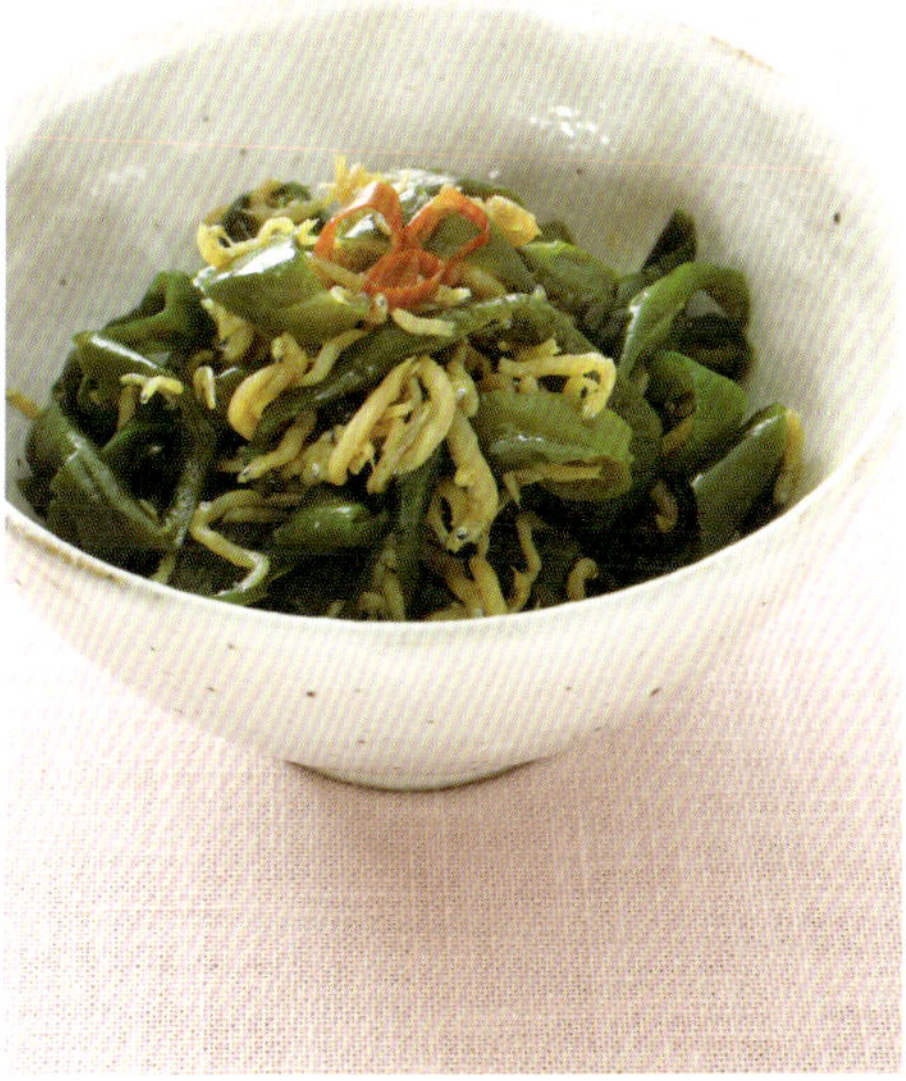

シラスとピーマンの甘辛煮

材料（2人分）

- ●ピーマン…8個
- ●シラス…40g
- ●タカノツメの小口切り…1本分
- ●しょうゆ…大さじ2強
- ●みりん…大さじ2強
- ●酒…大さじ1

作り方

1. ピーマンは5㎜幅に切る。
2. 鍋にしょうゆ、みりん、酒、タカノツメを入れて中火にかけ、煮立ったら弱火にしてピーマンとシラスを加える。
3. はしで混ぜながら煮て、汁気がなくなったら火を止める。

春 魚

あさり

浅蜊

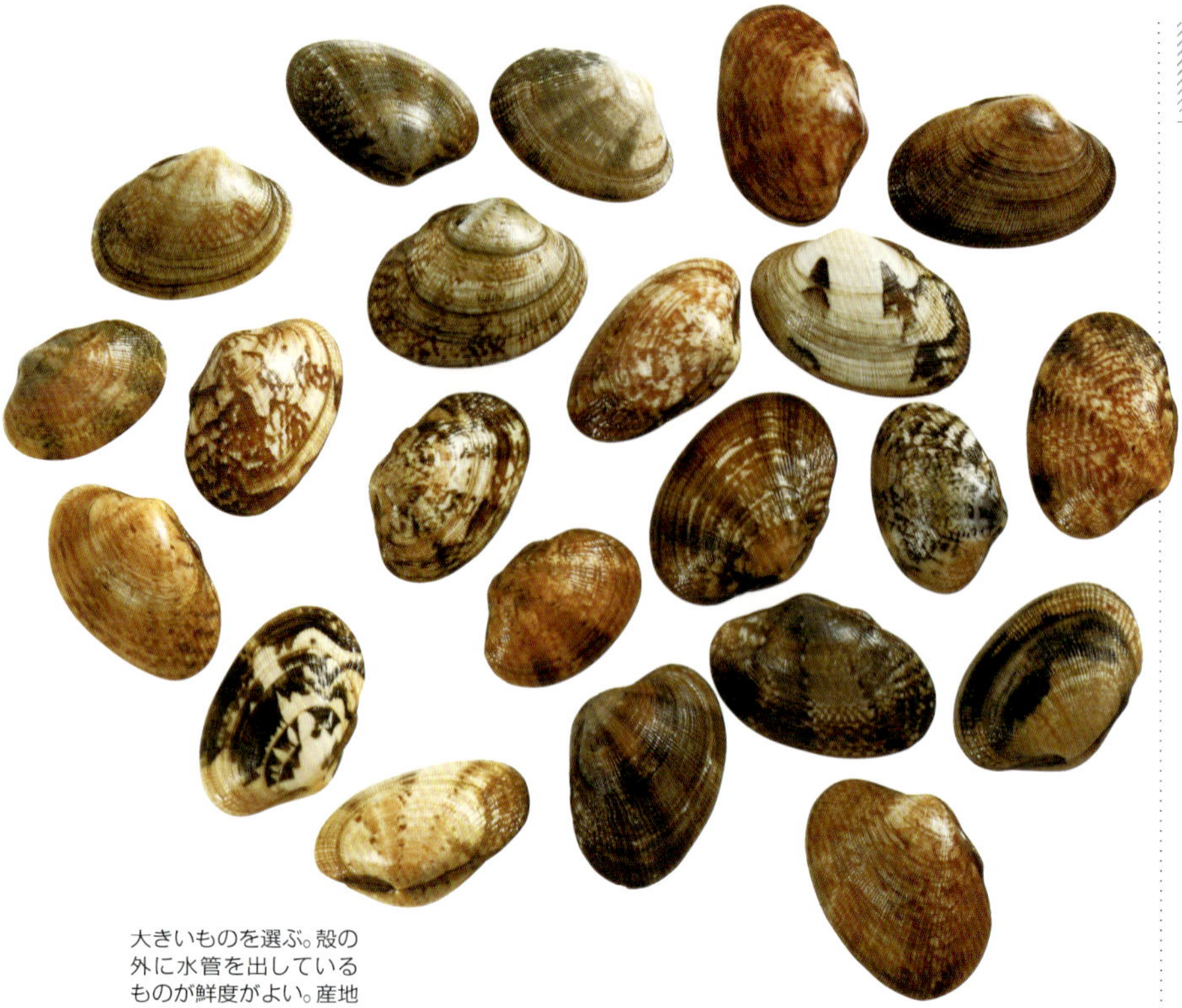

大きいものを選ぶ。殻の外に水管を出しているものが鮮度がよい。産地によって模様が異なる

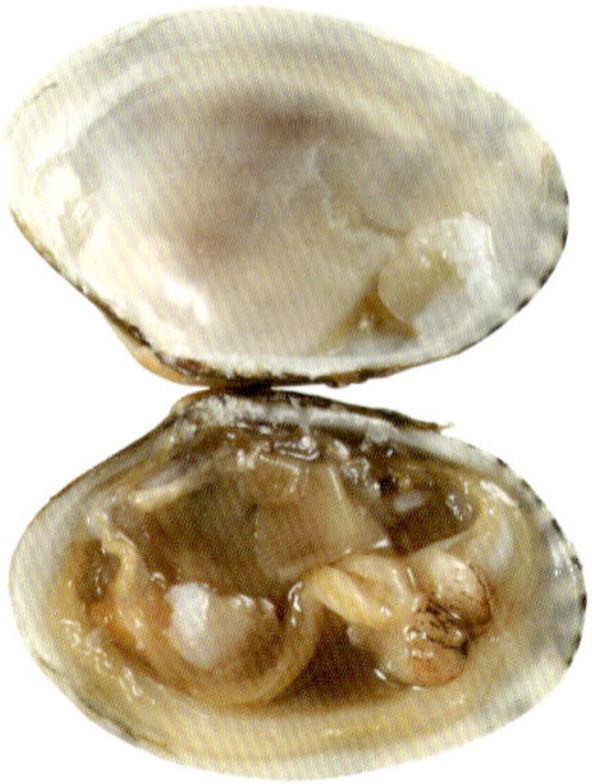

過剰な熱と水分を取り除いて、ほてり、イライラ、むくみを緩和

寒性のアサリは、体内の余分な熱が引き起こす症状の改善にむいています。とくに粘つくような痰や、咳を止める作用があるので、カゼの終わりによいでしょう。また、五臓に潤いを与えるので、のどの渇き、ほてり、イライラなどの情緒不安、肌の乾燥といった症状の改善にも有効です。

体の余分な水分を排出する働きもあり、水分代謝の乱れが引き起こす、むくみ、体のだるさ、頭痛の解消に役立ちます。これらの症状がある時は、日々の食事に取り入れるとよいでしょう。

下ごしらえ

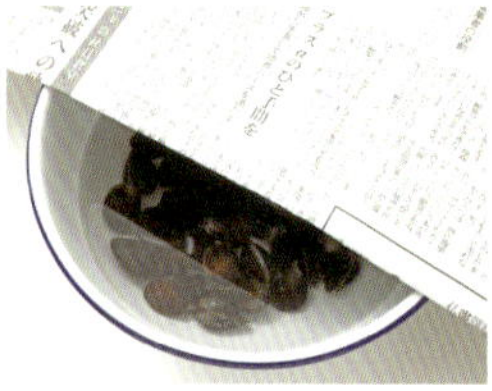

3%程度の薄い塩水に半日から1日程度つけ、砂抜きする。暗い場所に置くか、新聞紙などで光を遮る。

五味●甘・鹹
五性●寒
帰経●肝・腎・脾・胃
体質●血虚・陰虚・気滞・湿熱・湿痰

✚効果アップの組み合わせ 1

痰の排出を促す

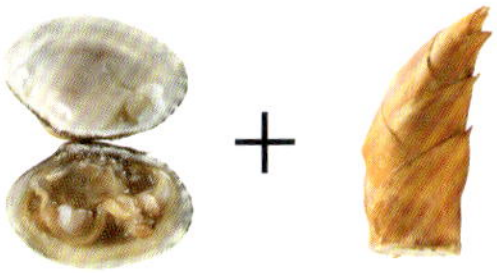
アサリ
タケノコ

アサリとタケノコには、痰の排出を促す働きがあります。声のかすれや、のどに違和感がある時によいでしょう。薄味の酒蒸しにして、蒸し汁も飲みましょう。

✚効果アップの組み合わせ 2

潤い不足を解消

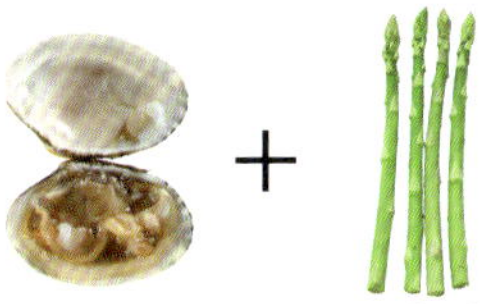
アサリ
アスパラガス

アサリと同様に体を冷やす性質をもつアスパラガスには、津液の生成を促す作用があるので、潤い不足の時に食べるとよいでしょう。汁ごと食べられるスープパスタがおすすめです。

✚効果アップの組み合わせ 3

水分排出力がアップ

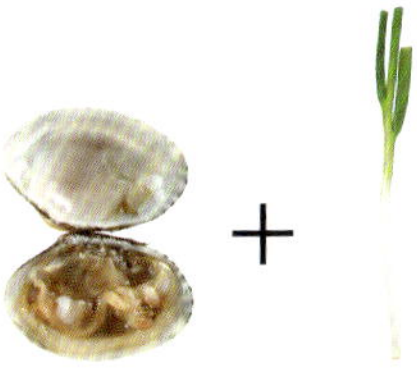
アサリ
ネギ

体内の巡りを活発にするネギを、アサリに組み合わせることで、水分排出力がより高まります。とくに体がむくみ、だるさを感じやすい雨の日に適しています。

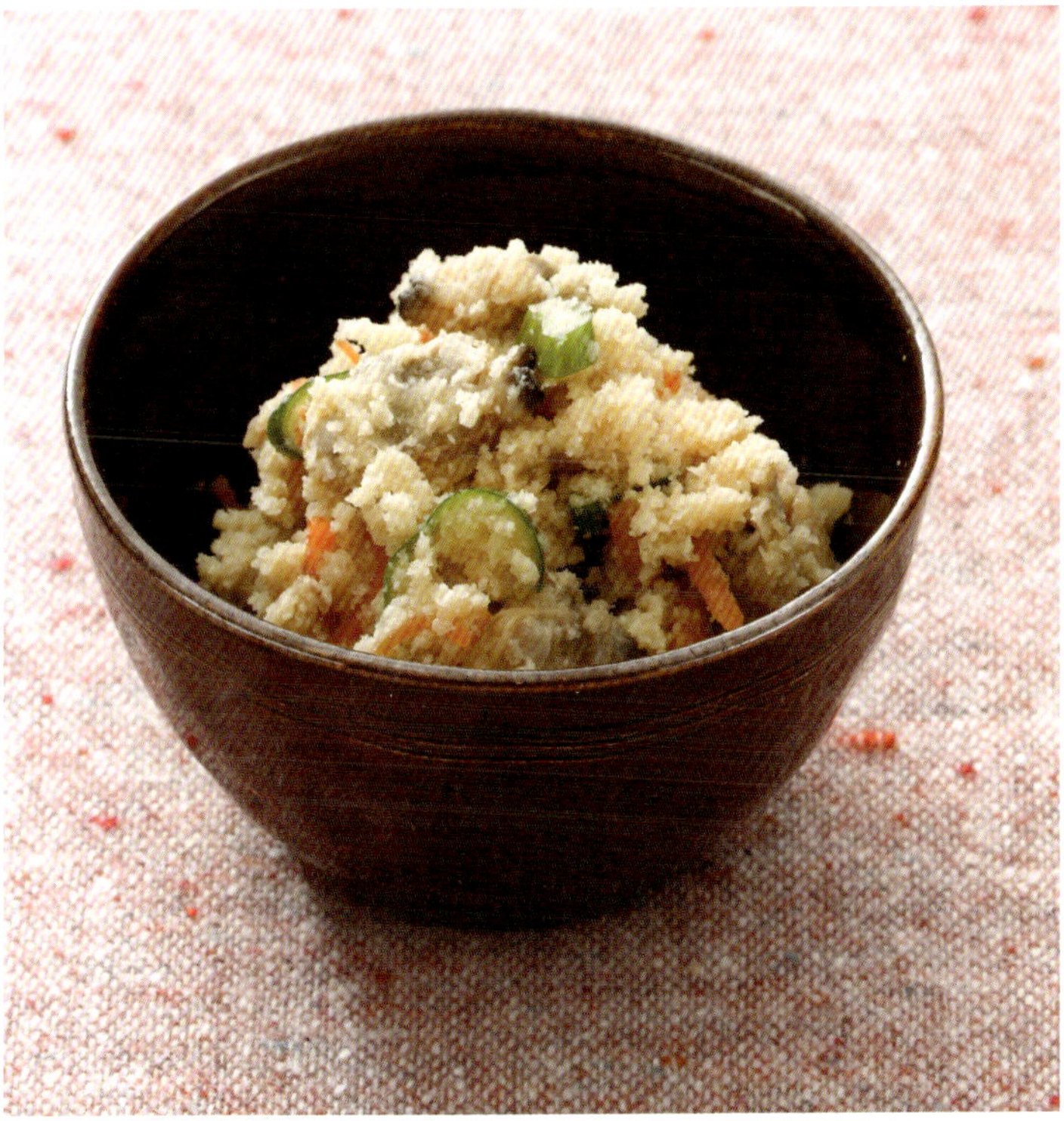

アサリと青ネギのおから炒め煮

材料(2人分)

●殻つきアサリ(砂抜き済み)…150g
●A
　酒…大さじ1
　水…½カップ
●長ネギの青い部分…2本分
●ニンジン…⅓個
●おから…100g
●サラダ油…小さじ2
●アサリの煮汁 ＋ 水…½カップ
●B
　酒…大さじ1
　しょうゆ…小さじ2
　砂糖…小さじ1 ½

作り方

❶鍋にAを入れて中火にかけ、煮立ったらよく洗ったアサリを入れる。殻が開いたらアサリを取り出して身を取り、煮汁は水と合わせて½カップにする。長ネギは小口切りにし、ニンジンは細切りにする。
❷フライパンにおからを入れて弱めの中火でから炒りし、さらさらになったら取り出す。
❸鍋にサラダ油を熱して、中火でニンジンを炒め、アサリの煮汁、おから、Bを加えて10分ほど煮る。煮汁が少なくなってきたらアサリと長ネギを加え、長ネギがしんなりとしたら火を止める。

春の食材

春 魚 たい 鯛

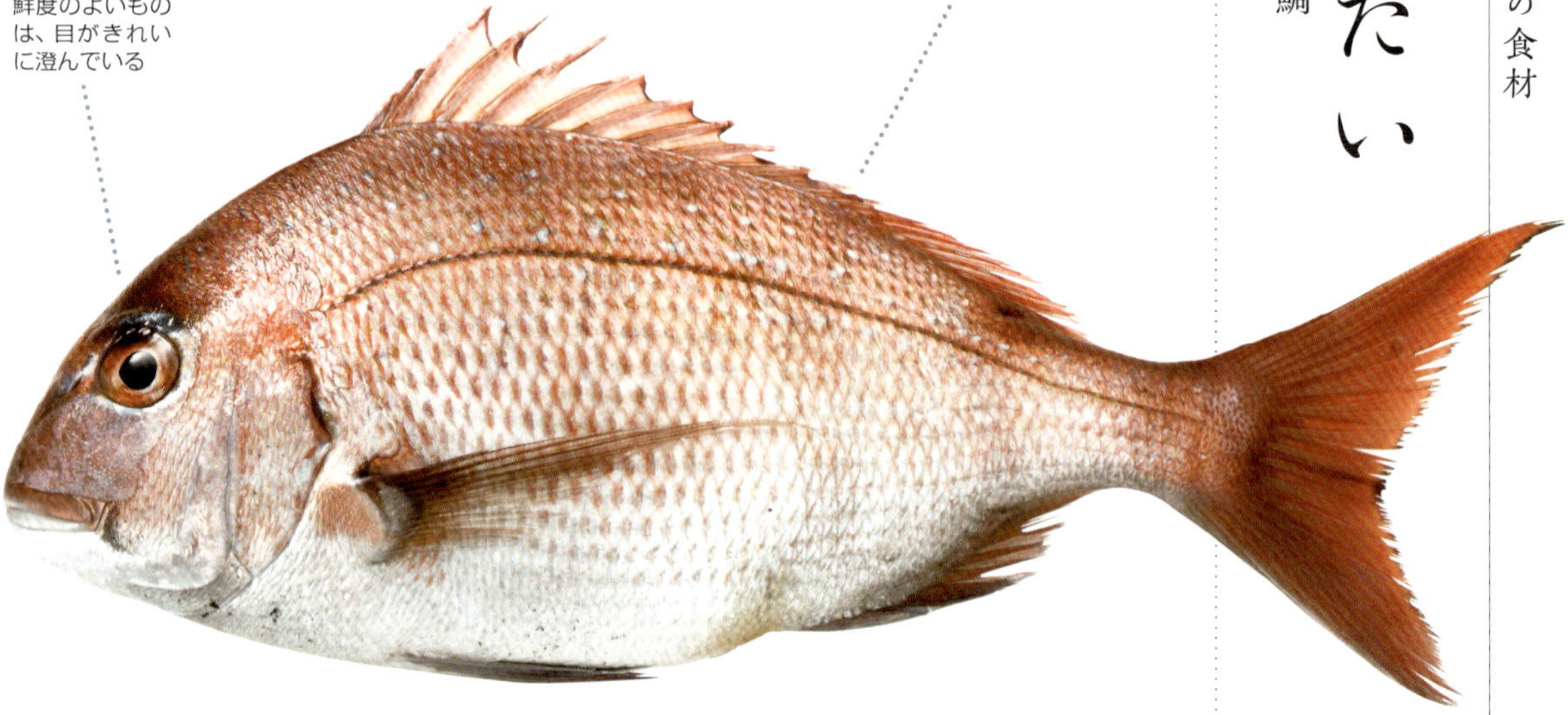
鮮やかな赤色のものが天然。ウロコがしっかりとついているものがよい
鮮度のよいものは、目がきれいに澄んでいる

下ごしらえ

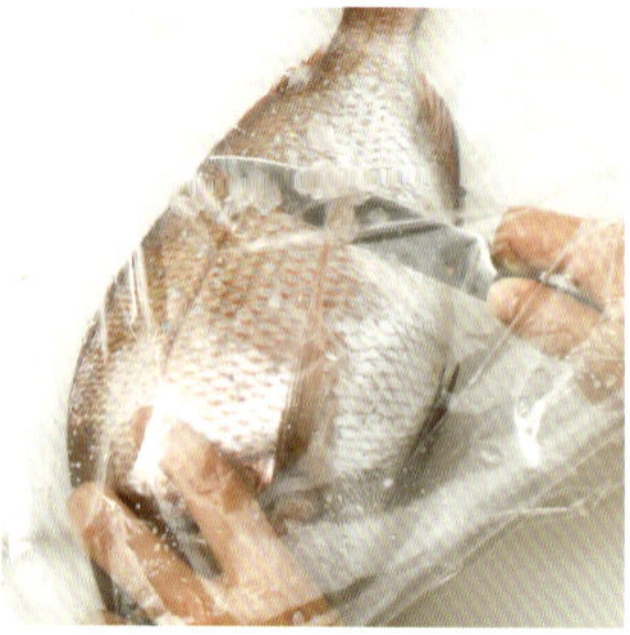

ウロコが大きく、飛び散りやすいため、ビニール袋の中で作業するとよい。取り除いたウロコは油で揚げて食べることができる。

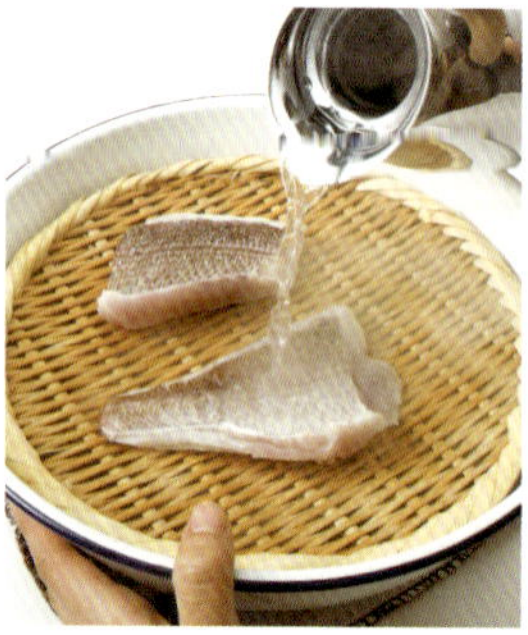

刺身で食べる際は皮をはいでもよいが、皮目に熱湯をかけて冷水に取る「松笠づくり」にすると、皮ごと食べられておいしい。

五味◉甘
五性◉平
帰経◉脾・腎・胃
体質◉気虚・陽虚・血虚・湿熱・湿痰

消化不良やむくみを解消する

縁起がよい魚として、日本のお祝い事には欠かせない魚です。産卵を控える4月頃に脂がのっておいしくなり、産卵が桜の開花と同時季であることから、桜ダイとも呼ばれています。タイには、胃腸の働きをサポートし、消化を高める作用があります。胃腸が弱っている時、元気が出ない時などに適した食材です。

また、利尿作用があるので、津液の過剰生成によって起こった、むくみ、鼻水、湿疹などの症状を改善に導きます。より効果を期待するなら、栄養分をもれなく吸収できるスープ仕立てがおすすめです。

✚効果アップの組み合わせ 1

水分代謝をスムーズにする

タイ

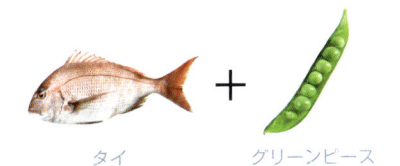

グリーンピース

ともに利尿作用のある食材の組み合わせです。水分代謝の乱れが引き起こした、むくみ、湿疹などの症状を、水分を排出することで改善に働きかけます。もれなく作用を吸収できる炊き込みごはんに。

✚効果アップの組み合わせ 2

胃腸をととのえる

タイ

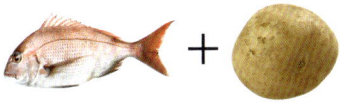

ジャガイモ

脾と胃の働きを高める食材の組み合わせで、食欲がない時や、胃が重く感じる時におすすめです。消化のよいスープ仕立ての煮物にするとよいでしょう。

✚効果アップの組み合わせ 3

栄養不足を解消する

タイ

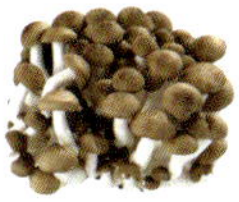

シメジ

タイには胃腸の働きを活発にする作用があり、シメジには血を補う作用があります。お腹の調子をととのえながら栄養不足を解消できるので、めまいの改善にむいています。

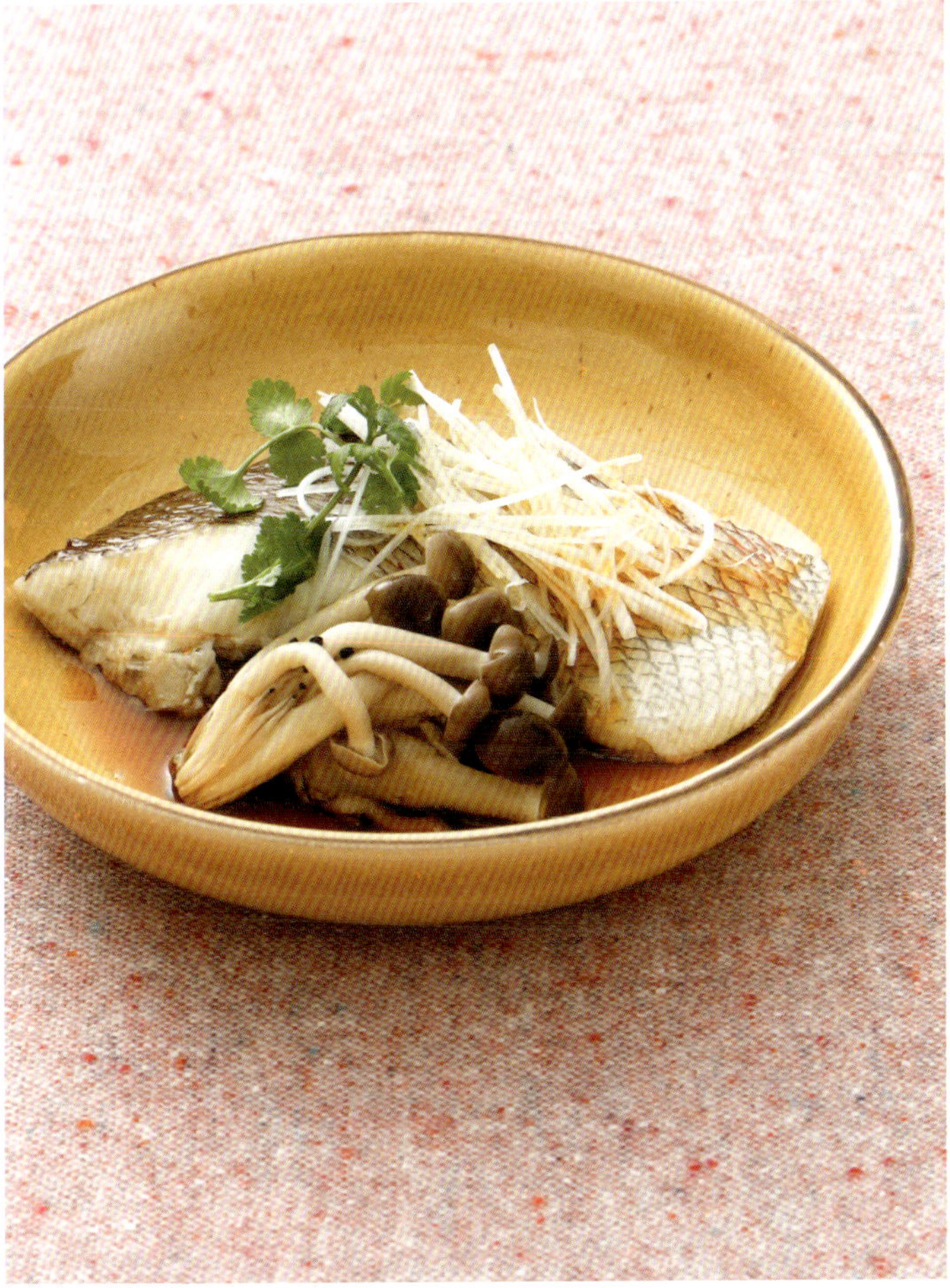

タイの中華蒸し

材料(2人分)

- タイの切り身…2切れ
- 塩…ひとつまみ
- シメジ…½パック
- 酒…大さじ1
- A
  - 酒…小さじ1
  - 砂糖…小さじ⅔
  - しょうゆ…大さじ1
- ゴマ油…大さじ1 ½
- 白髪ネギ…適量
- 香菜…少々

作り方

1. タイは塩をふって10分おき、水気をふき取る。シメジは小房に分ける。タイとシメジを耐熱皿に入れ、上から酒を回しかけ、蒸し器で10分蒸す。
2. 皿を取り出してタイとシメジをそれぞれ皿に盛る。蒸し汁とAを鍋に入れて中火にし、ひと煮立ちしたらタイの上にかけ、白髪ネギと香菜を飾る。
3. フライパンにゴマ油を入れて熱し、煙が出たらタイの上に回しかける。

春 果

いちご

苺

津液をつくり出し、のどの乾燥や痛みを軽減する

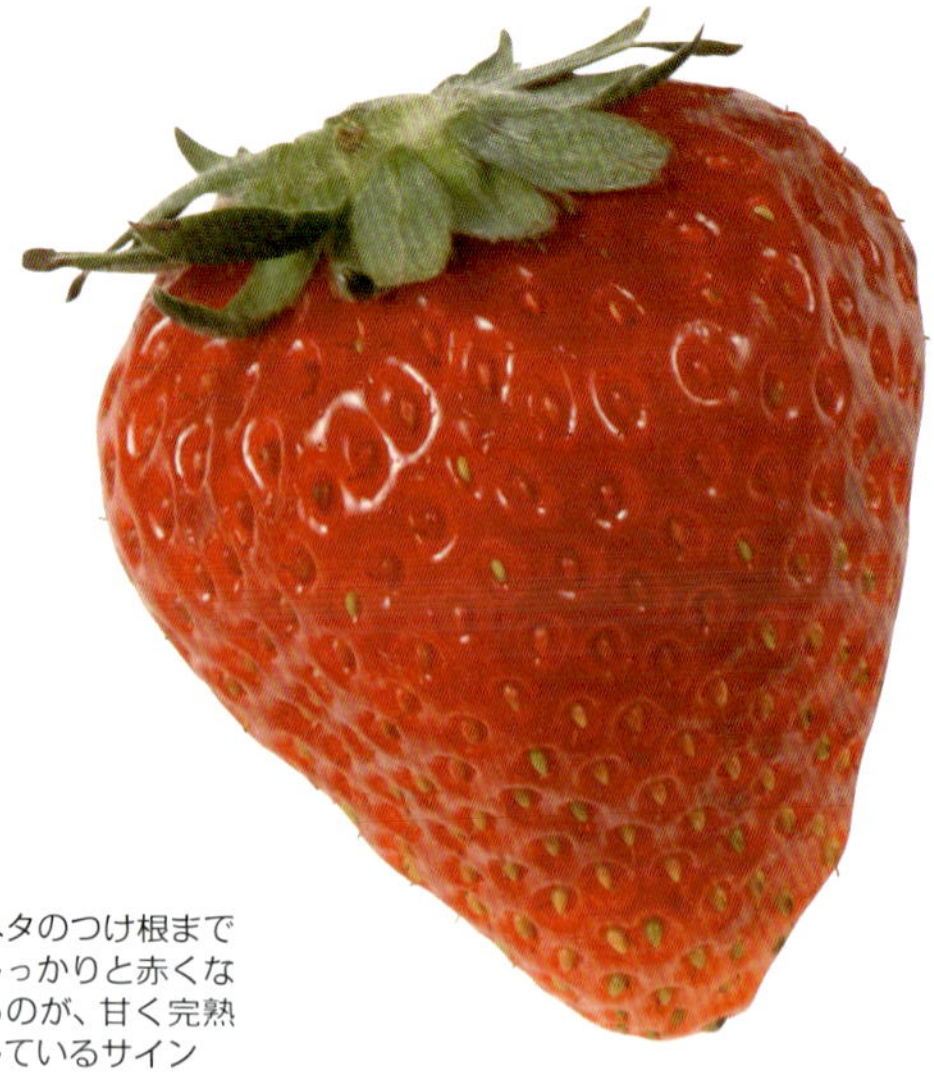

体内の津液を補う作用があります。とくに肺に潤いを与えるので、口内の乾燥、のどの痛み、声がれ、痰をともなわない乾いた咳に適している食材です。

また、肝にこもった余分な熱を抑える作用もあり、過剰なストレスがつくり出した熱をクールダウンします。ストレス性の不眠、頭痛、目の充血、ほてりにもよいでしょう。

脾と胃の働きをととのえ、尿の排出を促すため、消化不良、食欲不振、むくみの改善にも効果的です。

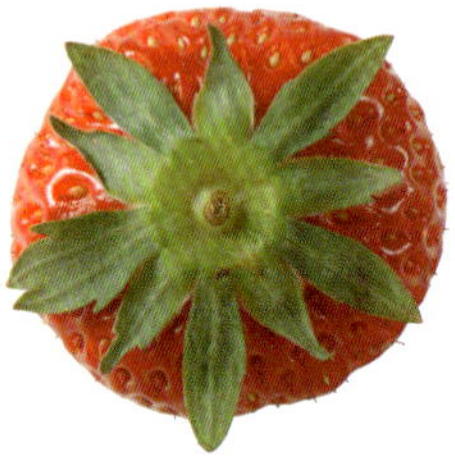

ヘタのつけ根までしっかりと赤くなるのが、甘く完熟しているサイン

保存法

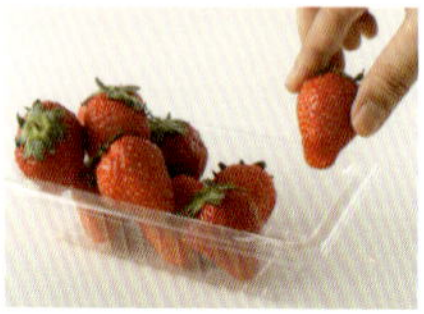

パックの下の方に傷んだものがあれば取り除いてから冷蔵庫に入れる。水洗いはせずに保存する。

✚効果アップの組み合わせ

花粉症の目のかゆみに

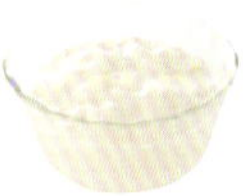

✚ヨーグルト

体を冷やす性質をもつイチゴとヨーグルトは、花粉症による目のかゆみやほてりがある人、熱がこもっている人に適しています。また、便秘予防にも効果的です。

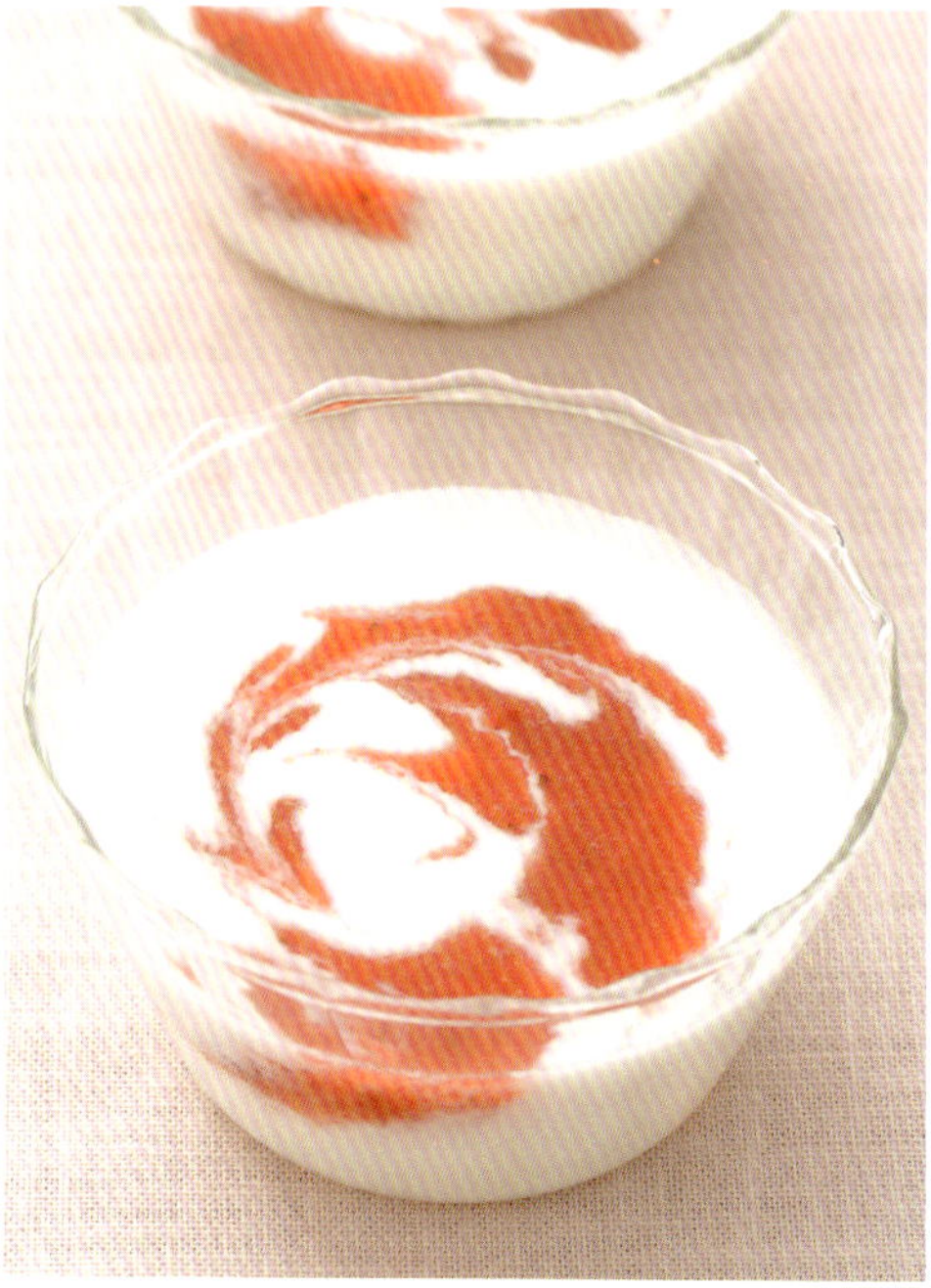

イチゴのラッシー

材料（2人分）
- ●イチゴ…8個
- ●プレーンヨーグルト…200g
- ●牛乳…1カップ
- ●はちみつ…大さじ2

作り方

❶イチゴは流水でよく洗ってヘタを取り、おろし金ですりおろす。
❷ボウルにヨーグルト、はちみつ、牛乳を加えてよく混ぜる。
❸器やグラスに②を入れ、①を注いで軽く混ぜ合わせていただく。

五味●甘・酸
五性●寒
帰経●肺・胃・肝
体質●陰虚・気滞・湿熱・湿痰

▼いちご ▼さくらんぼ

春 果

さくらんぼ

【別名】オウトウ（桜桃）

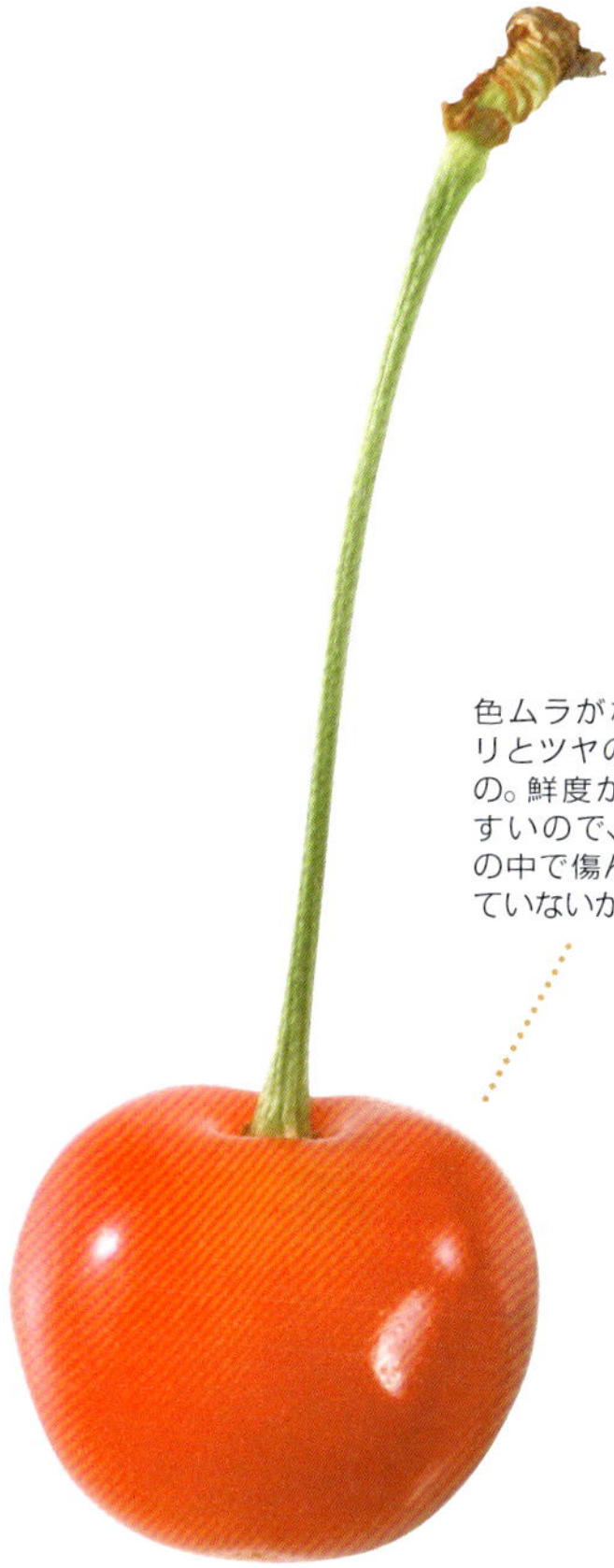

色ムラがなく、ハリとツヤのあるもの。鮮度が落ちやすいので、パックの中で傷んだりしていないか確認を

温めて巡りをよくし、美肌をつくる

胃腸の働きをととのえ、消化や吸収を助けます。食欲不振、消化不良、下痢、疲れ、体力のない気虚体質に適した果物です。

また、体内の余分な水分を取り除く作用があるので、関節のしびれ、体のだるさや重さ、むくみ、皮膚のかゆみ、湿疹によいとされています。

サクランボは、果物の中では珍しい熱性の食材です。温める作用が血の巡りを促進するので、血行不良の改善に役立ち、顔色を明るくする効果も期待できます。

五味●甘・渋
五性●熱
帰経●脾・胃
体質●気虚・陽虚・血虚・瘀血・湿痰

＋効果アップの組み合わせ

余分な水分を排出する

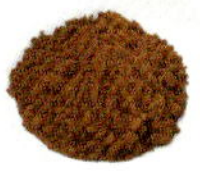

＋ココア

サクランボとココアには、体内の余分な水分を排出する働きがあります。慢性的なむくみ、体のだるさなどの症状に適した組み合わせです。

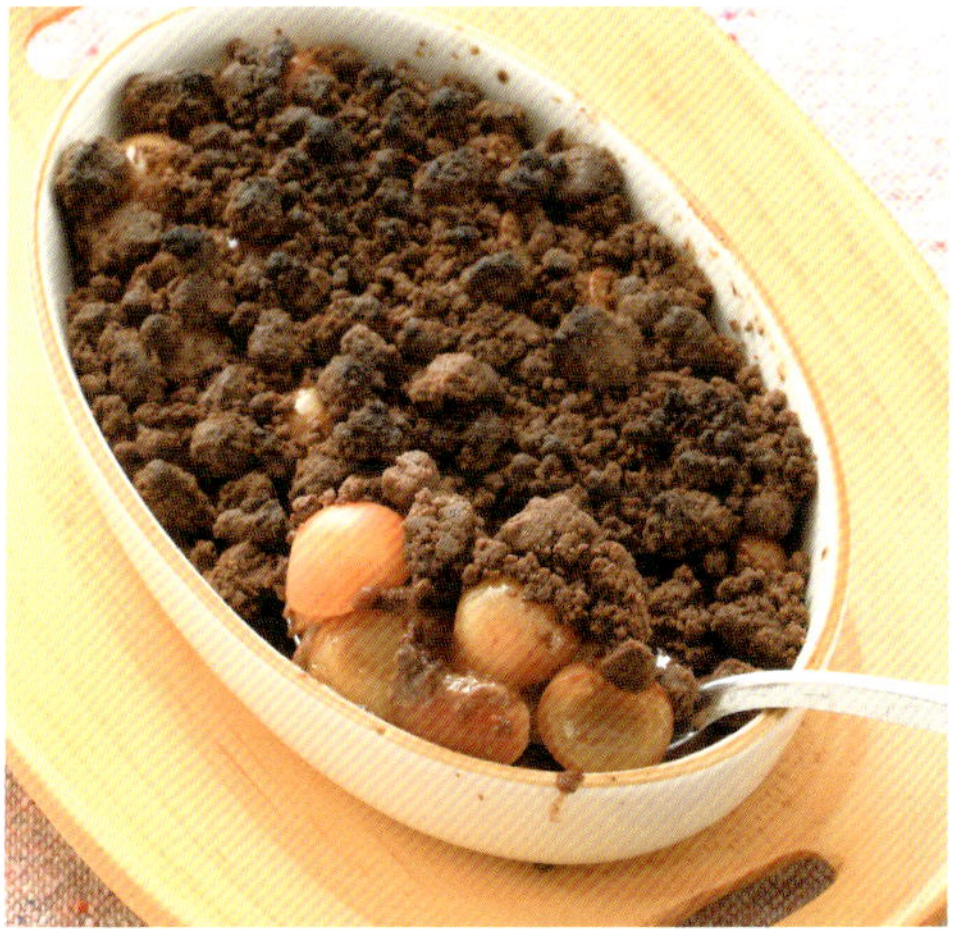

サクランボのココアクランブル

材料（作りやすい分量）

- サクランボ…24個
- 砂糖…小さじ1
- クランブル生地
  - 薄力粉…40g
  - ココアパウダー…6g
  - 砂糖…大さじ１
  - 無塩バター…20g

作り方

1. サクランボは半分に切って種を取り、砂糖をまぶす。オーブンを180℃に予熱しておく。
2. 薄力粉、ココアパウダー、砂糖をボウルに入れて混ぜ、細かく切ったバターを加え、指でつぶすように混ぜクランブル生地をつくる。
3. 耐熱容器に①のサクランボ、②のクランブル生地をのせ、180℃のオーブンで約40分焼く。

春 果

びわ
枇杷

渇き、痰、かすれ声など、のどのトラブル全般に

津液を補う作用があるビワは、体内の水分が不足している陰虚体質に適した食材です。とくに肺に潤いを与える作用が強いので、乾いたような咳、のどの痛み、かすれ声を改善します。

痰の排出を促す作用もあるので、のどに違和感がある時に食べるとよいでしょう。

また、体内にこもった余分な熱を鎮めるので、イライラ、発熱、目の充血、ほてりを感じる時にもおすすめです。

胃の働きを正常にする作用もあるので、胃もたれ、消化不良にも効果が期待できます。

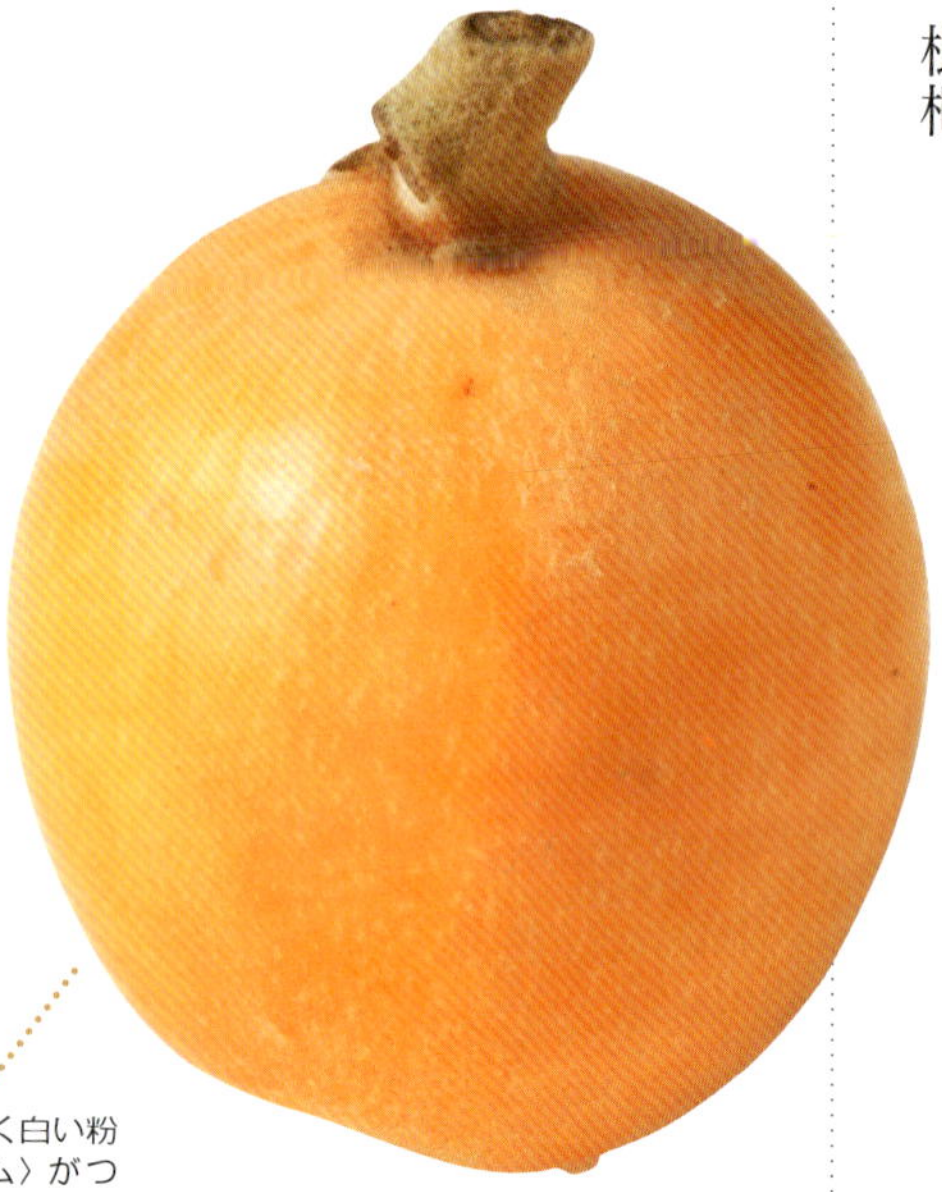

表面に薄く白い粉〈ブルーム〉がついているものがよい。うぶ毛が生えているものが新鮮

＋効果アップの組み合わせ

のどの炎症を抑える

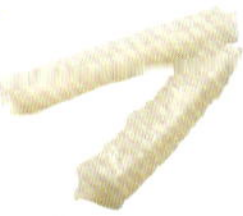

＋寒天

のどを潤すビワと炎症を抑える寒天との組み合わせは、のどの痛みや、口やのどが乾燥している時にぴったりです。痛みが強い時は冷やして食べるとすっきりします。

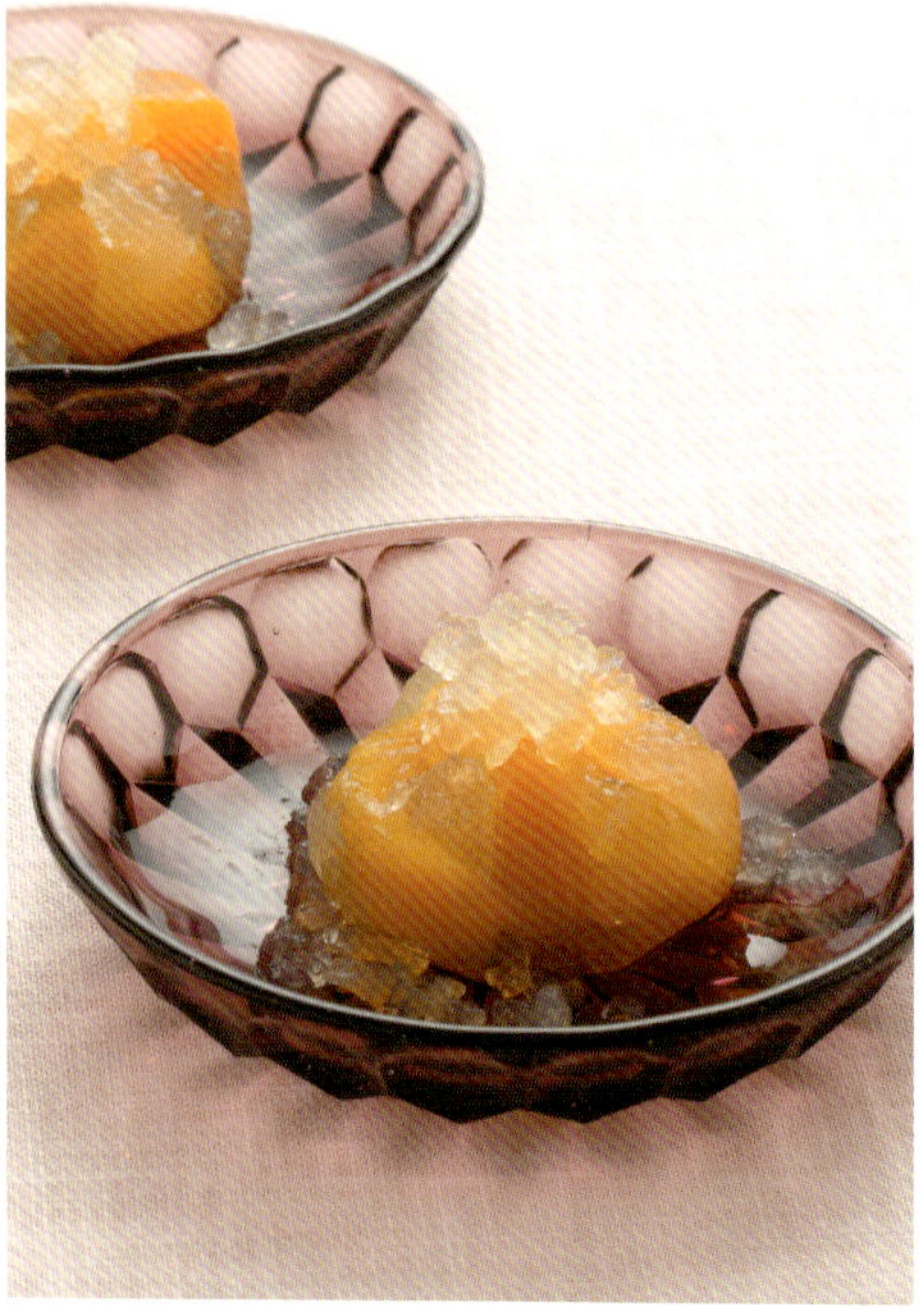

ビワの錦玉

材料（2人分）
●ビワ…4個　●レモン汁…小さじ2
●砂糖…大さじ2　●水…1 ½カップ
●粉寒天…2g

作り方
❶ビワは皮をむいてから半分に切って種を取る。鍋にレモン汁、砂糖、水を入れて中火にかけ、沸騰したら弱火にしてビワを加え、15分煮る。
❷①の汁200ccをこしながら別の鍋に入れ、粉寒天を加えて中火にかける。沸騰したら2分煮て火を止め、粗熱を取る。
❸小さめの器にラップをしいて、①のビワと②の液を入れる。ラップの上をひねって茶きんにし、輪ゴムで止め、冷蔵庫で冷やしかためる。

豆知識

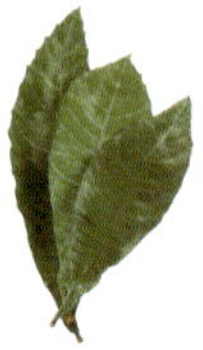

枇杷葉（ビワヨウ）

生薬の「枇杷葉」は、ビワの葉からつくられたもので、咳やぜんそくを改善します。また、生の葉の上にお灸を乗せる「ビワの葉お灸」や「ビワ茶」として、ビワの葉は昔から広く利用されてきました。

五味◉甘・酸
五性◉涼
帰経◉肝・胃・脾・肺
体質◉気虚・血虚・陰虚・気滞

▼びわ　▼ライチ

春 果

ライチ

茘枝

血を補って、不眠や肌あれを改善

豊かな香りと風味があり、楊貴妃が愛した果物として有名。脾と胃を高める作用と、血を補う働きがあります。貧血、不眠、肌あれ、物忘れの症状によいでしょう。気虚体質や血虚体質の人は、皮をむいて35度の焼酎に漬けてライチ酒をつくり、少量を続けて飲むと体質改善に役立ちます。

また、津液を補い口の渇きを止める作用もあり、のどや肌の乾燥を抑えます。気の流れを正常にする働きもあるので、お腹の張り、吐き気にもよいでしょう。

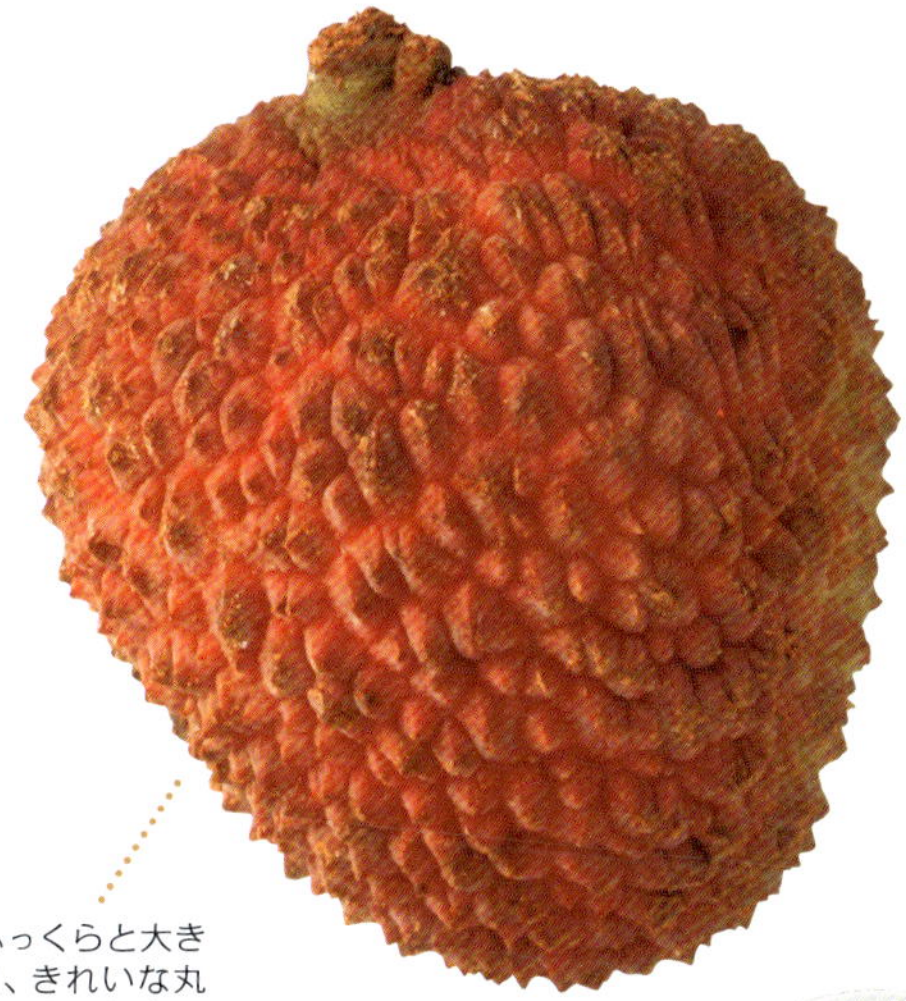

ふっくらと大きく、きれいな丸形のものがよい

保存法

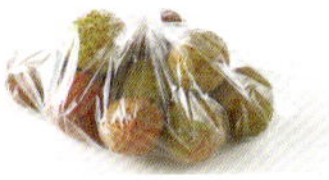

ビニール袋に入れて冷蔵庫へ。日持ちがしないので早めに食べきる。

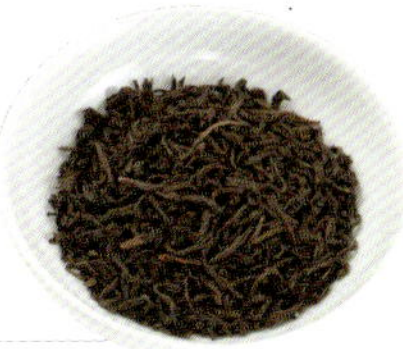

ライチ紅茶

ライチ果汁を紅茶葉に加えた「ライチ紅茶」は、温性の性質があります。

✚効果アップの組み合わせ

美肌力がアップ

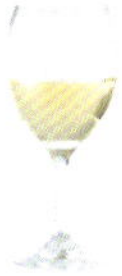

✚白ワイン

血を補うライチと、巡りを活発にする白ワインの組み合わせ。美しい肌づくりに必要な、きれいな血を全身へと送ることができ、ハリのある美しい肌へと導きます。

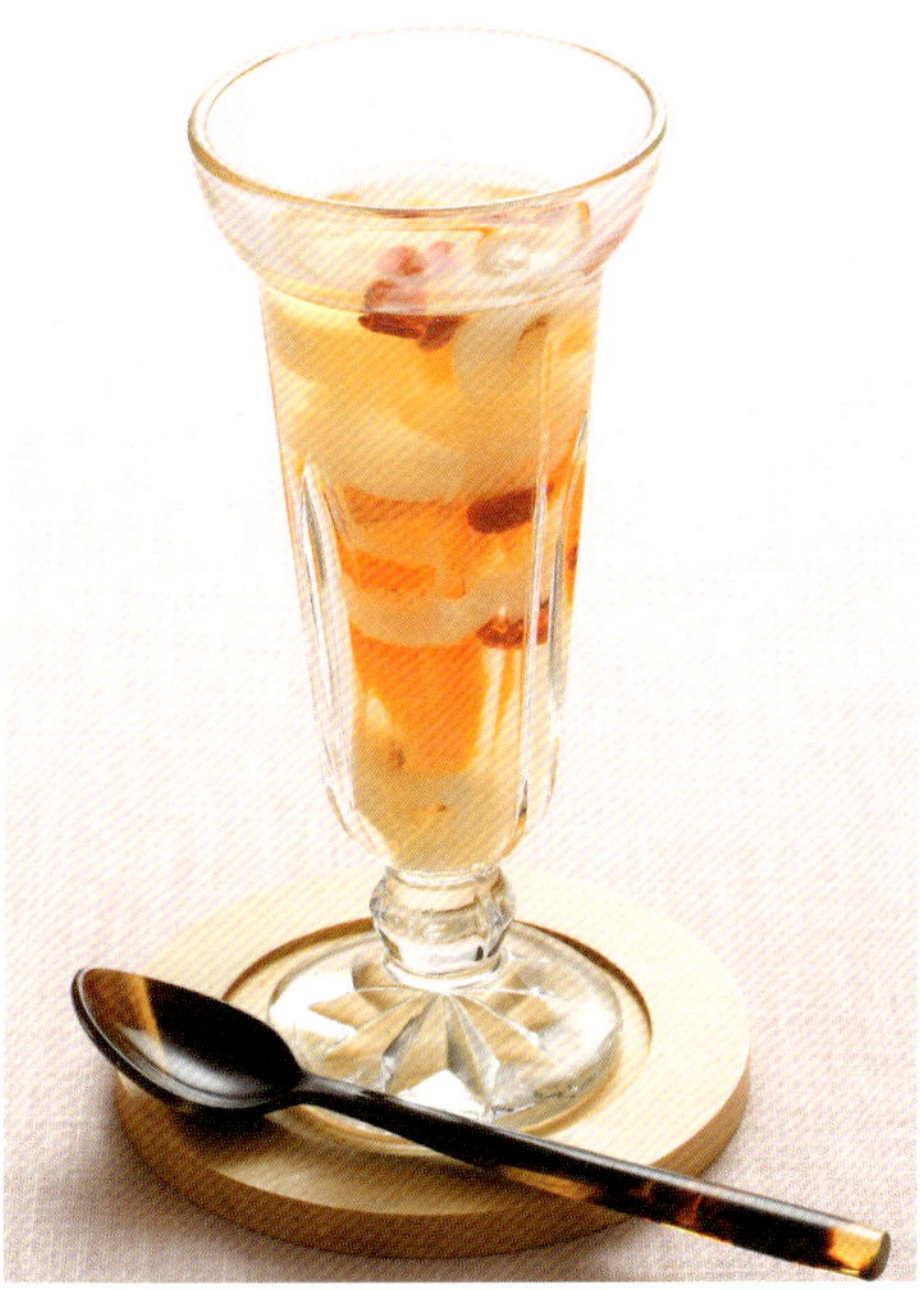

ライチのサングリア

材料（2人分）

- ●ライチ…8個
- ●枸杞子〈クコの実〉…3g
- ●オレンジ…4房　●砂糖…小さじ2
- ●白ワイン…2カップ

作り方

1. ライチは皮と種を取り除いて実を4等分にし、枸杞子は水でサッと洗う。オレンジは薄皮をむく。
2. ボウルに白ワインと砂糖を入れ、よく混ぜて砂糖を溶かす。
3. ピッチャーにライチ、枸杞子、オレンジ、②の白ワインを入れ、冷蔵庫でひと晩寝かせる。
4. グラスに具材ごと注ぎ、丸ごといただく。

豆知識

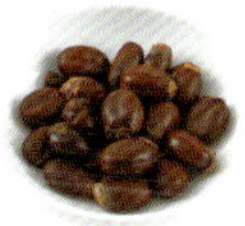

茘枝核（レイシカク）

生薬の「茘枝核」はライチの種子からつくられたもので、ストレスが原因で起こる生理痛や胃痛などに使われます。

五味◉甘・酸
五性◉温
帰経◉肝・胃・脾
体質◉気虚・陽虚・血虚・陰虚・気滞・瘀血

春の体調改善ごはん

春に起きやすい不調を改善する、薬膳レシピを紹介します。各料理の下で挙げている「食材の組み合わせ」を参考にアレンジしてみてもよいでしょう。

春のカゼに

春薬膳レシピ 1

根菜のだんご汁

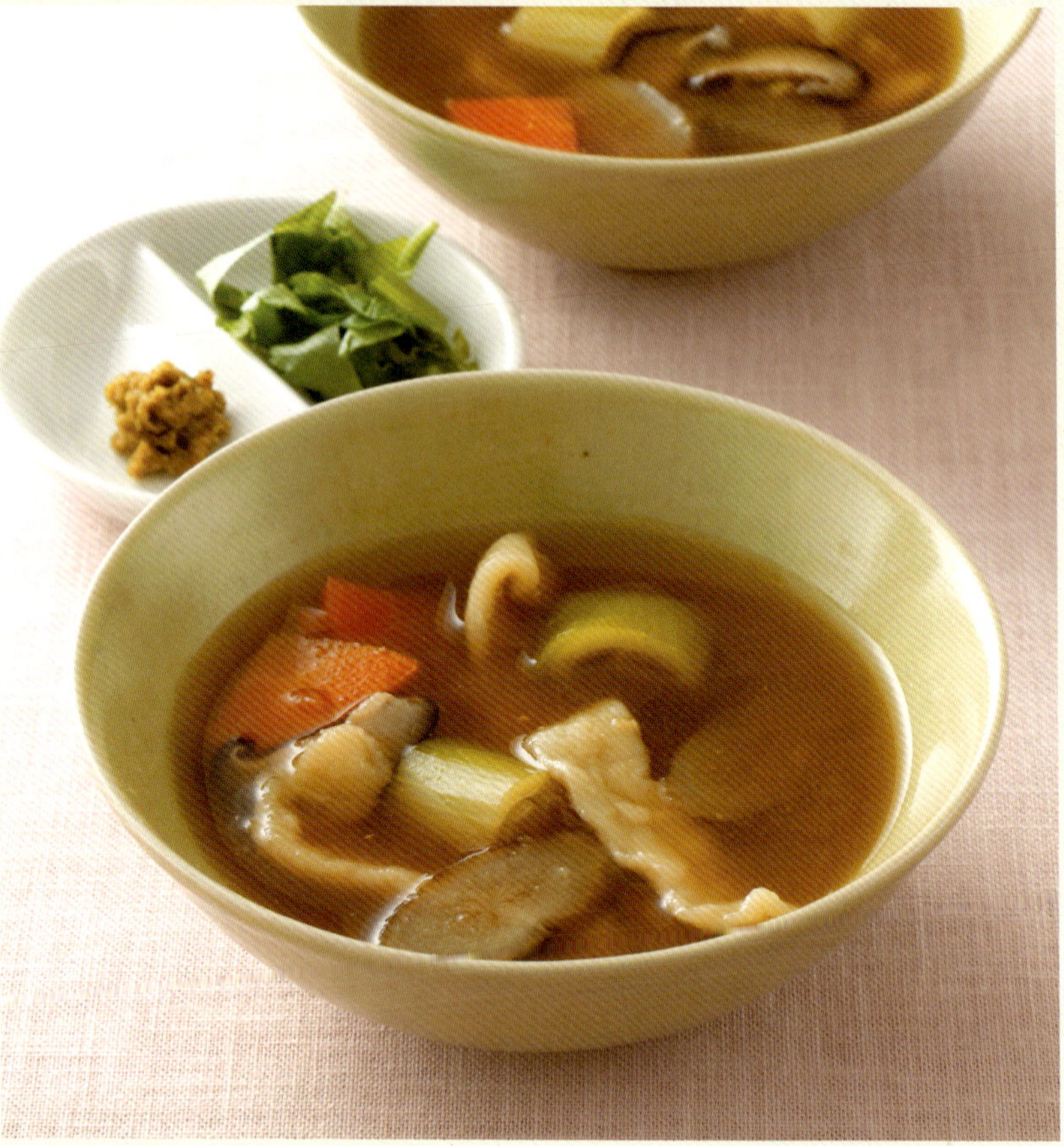

材料（2人分）

- ●ゴボウ…50g　●長ネギ…⅓本
- ●ニンジン…¼本　●ダイコン…2㎝
- ●シイタケ…2枚
- ●ショウガのみじん切り…1かけ分
- ●カツオの水だし(P.92)…3カップ
- ●みそ…大さじ1強
- ●しょうゆ…大さじ1
- ●だんご
  - 中力粉…100g
  - 水…大さじ4強
  - 塩…小さじ⅓
- ●ユズこしょう(好みで)…適量
- ●ミツバのざく切り…少々

作り方

❶だんごをつくる。ボウルに中力粉と塩を入れ、水を少しずつ加えながら耳たぶくらいのやわらかさになるまでこねる。ひとかたまりになったら親指大に分け、ぬれぶきんをかけて20分おく。

❷ゴボウは皮をこそげ落として斜め薄切りにし、水にさらす。長ネギは1㎝幅に切る。ニンジンとダイコンはいちょう切り、シイタケは薄切りにする。

❸鍋にカツオの水だし（P.92参照）と②とショウガを入れて中火で煮て、野菜に火が通ったら①のだんごを手で伸ばしながら加える。

❹だんごが浮いてきたら、みそとしょうゆで味をととのえて器に盛る。好みでユズこしょうとミツバを添える。

ゴボウ	ミツバ	ネギ	ショウガ
熱を鎮める		発汗作用	

のどの痛みやかゆみを感じたら、熱を鎮める作用をもつ食材を食べましょう。カゼ予防には、「風邪《ふうじゃ》」の侵入を防ぐ、発汗作用をもつ辛味の食材がおすすめです。

花粉症（目のかゆみ、充血）に

春薬膳レシピ 2

豚肉とセロリの枸杞子炒め

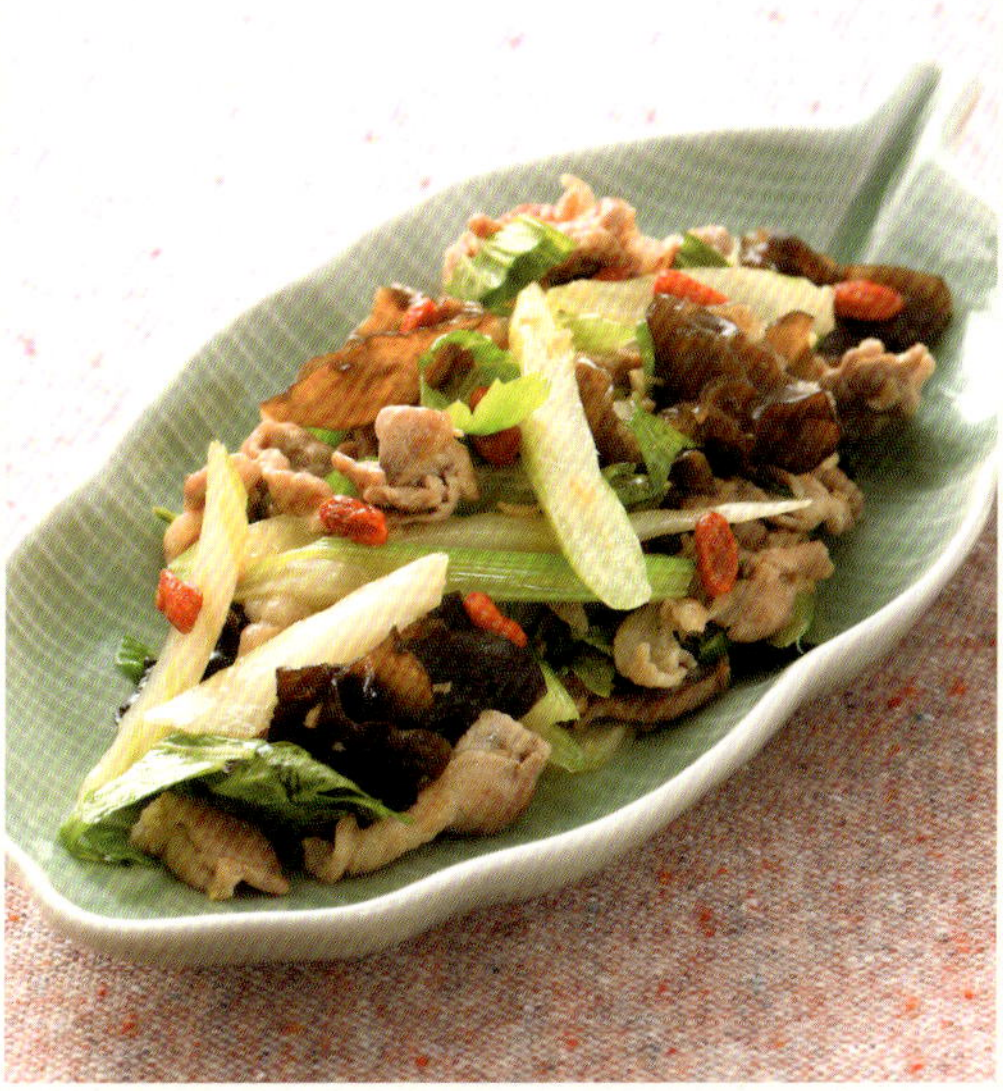

材料（2人分）

●豚薄切り肉…100g
●セロリ…½本
●黒木耳〈黒きくらげ〉…5g
●枸杞子〈クコの実〉…5g
●ゴマ油…小さじ2
●酒…大さじ1
●塩…小さじ½
●ショウガのみじん切り…1かけ分
●A
　しょうゆ…小さじ⅓
　酒…小さじ1 ½
　片栗粉…小さじ⅓

作り方

❶豚肉はひと口大に切り、Aで下味をつける。セロリは縦半分に切って斜め薄切りにし、葉はざく切りにする。黒木耳と枸杞子は水で戻し、黒木耳は石づきを取って食べやすく切る。
❷フライパンにゴマ油を熱し、ショウガを入れて炒め、豚肉をほぐしながら炒めて皿に取り出す。
❸空いたフライパンにセロリ、黒木耳を入れて炒め、火が通ったら②と枸杞子を入れ、酒と塩で味をととのえる。

セロリ　枸杞子　豚肉
熱を鎮める　潤いを与える

目の充血やかゆみの症状は、体内の過剰な熱が引き起こします。熱を鎮めて、潤いを与える作用をもつ食材で症状を落ちつかせましょう。

花粉症（鼻水、くしゃみ）に

春薬膳レシピ 3

タイとグリーンピースの炊き込みごはん

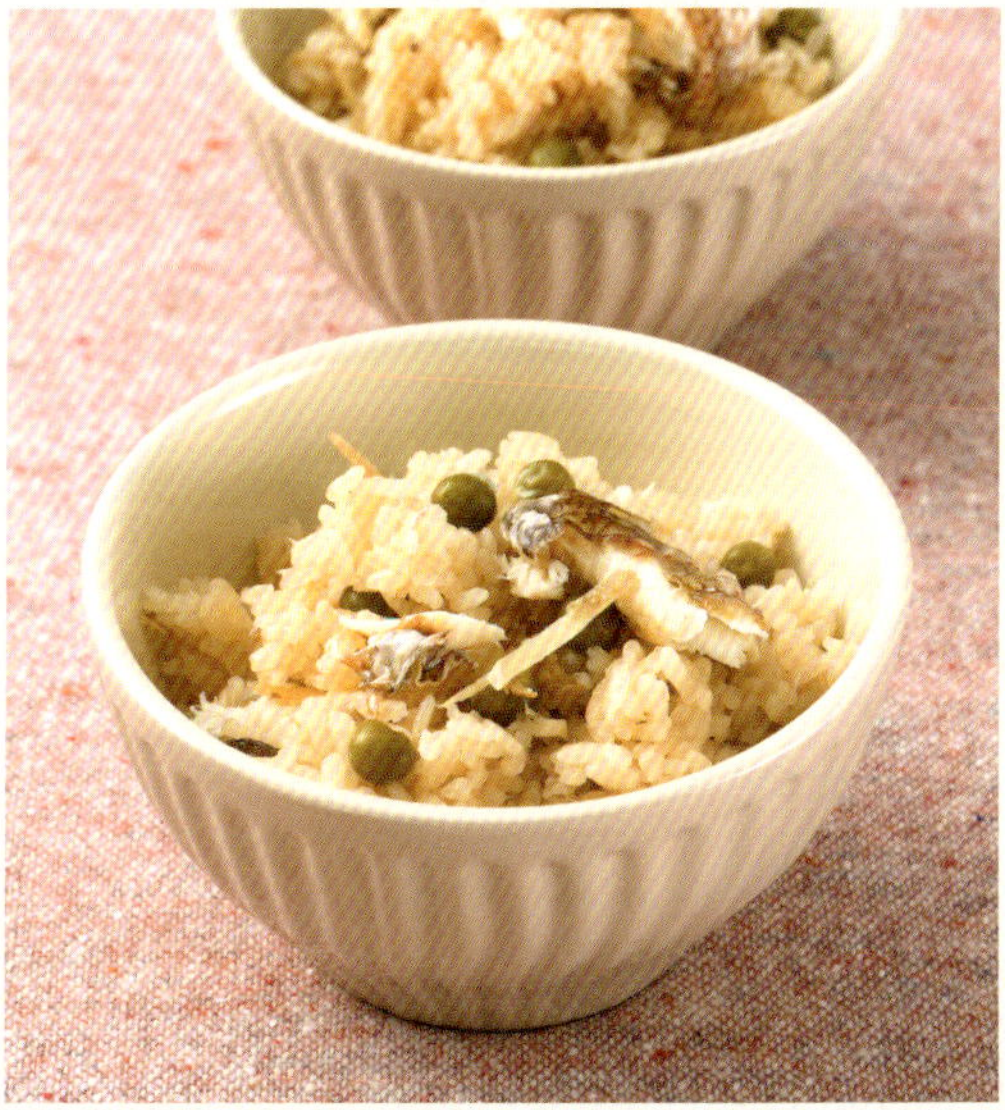

材料（2人分）

●タイの切り身…1切れ
●塩…ひとつまみ
●グリーンピース（実）…20g
●ショウガの細切り…1かけ分
●米…1合　●水…180cc
●A
　しょうゆ…大さじ½
　酒…大さじ1
　塩…小さじ¼

作り方

❶タイは塩をふってから魚焼きグリルで焼く。米は研いでザルに上げ、水気を切る。
❷炊飯器に、米、水、Aを入れ、タイ、グリーンピース、ショウガをのせ、通常通りに炊く。
❸炊き上がったら、タイを取り出して身をほぐす。ほぐした身を戻し、全体を混ぜ合わせる。

ショウガ　タイ　グリーンピース
冷えを改善　余分な水分を排出

水っぽい鼻水やくしゃみは、冷えによって体内の水分代謝が乱れている証拠です。体を温めて、余分な水分の排出を促しましょう。

ストレス（イライラ）に

春薬膳レシピ 4

アサリと菜の花の梅あえソバ

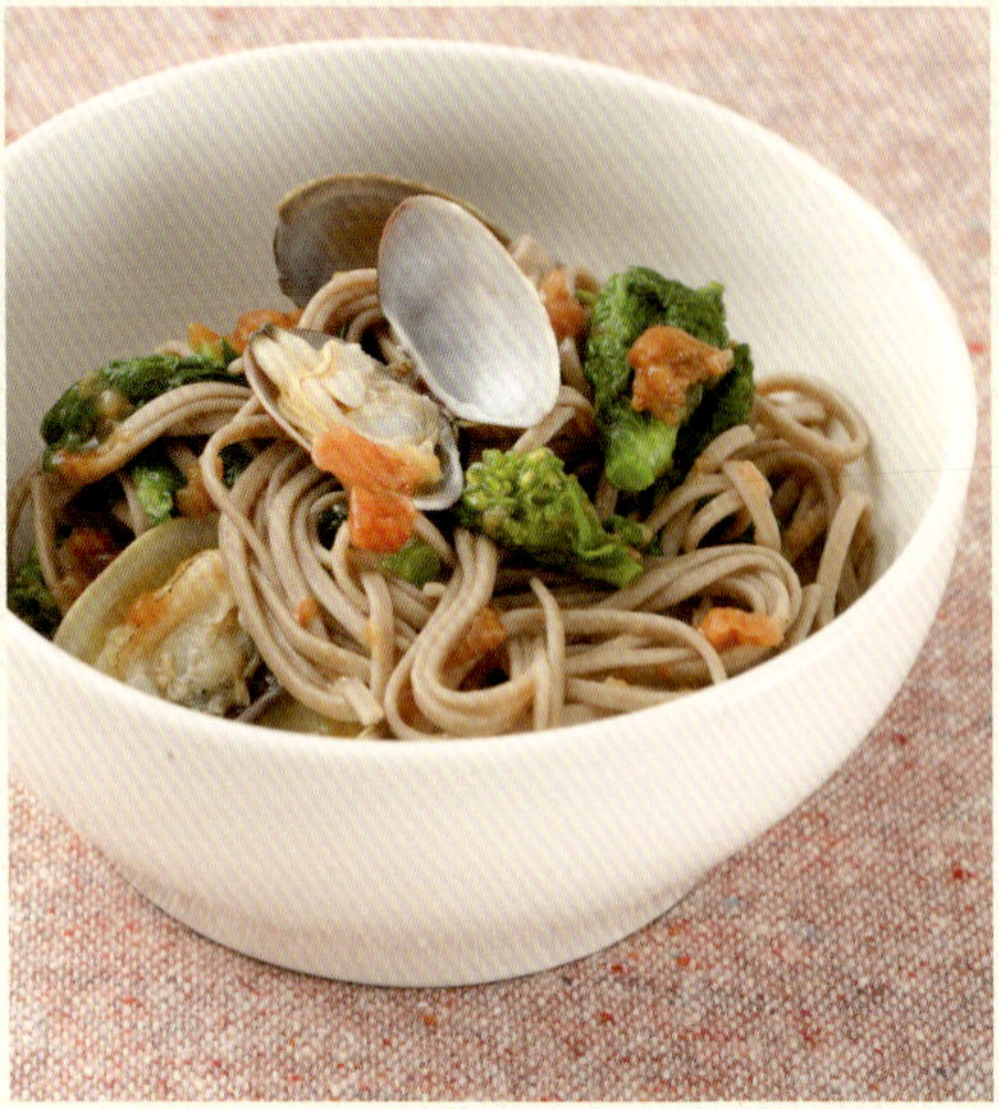

材料（2人分）

●ソバ（乾麺）…160g
●殻つきアサリ（砂抜き済み）…200g
●菜の花…150g　●梅干し…3個　●酒…¼カップ
●A
　しょうゆ…小さじ1
　みりん…小さじ1

作り方

❶アサリは殻をこすり合わせて流水でよく洗い、菜の花は熱湯でサッとゆでて3等分に切る。梅干しは包丁でたたいてペースト状にする。
❷鍋にたっぷりの湯を沸かしてソバを入れ、表示よりも1分短くゆでる。ザルに上げて流水でよくもみ洗いして水を切る。
❸フライパンにアサリと酒を入れてフタをし、中火にかける。アサリのフタが開いたら火を弱め、ペースト状にした梅干しとAを混ぜてソースをつくり、ソバと菜の花を加えて全体をあえる。

ソバ　アサリ
気の巡りを促す　寒性

環境の変化が激しい春は、ストレスがたまりやすく、ついイライラしてしまいます。気の巡りを活発にする食材と寒性の食材で気持ちを落ちつかせて。

ストレス（落ち込み）に

春薬膳レシピ 5

ヒジキのつくね

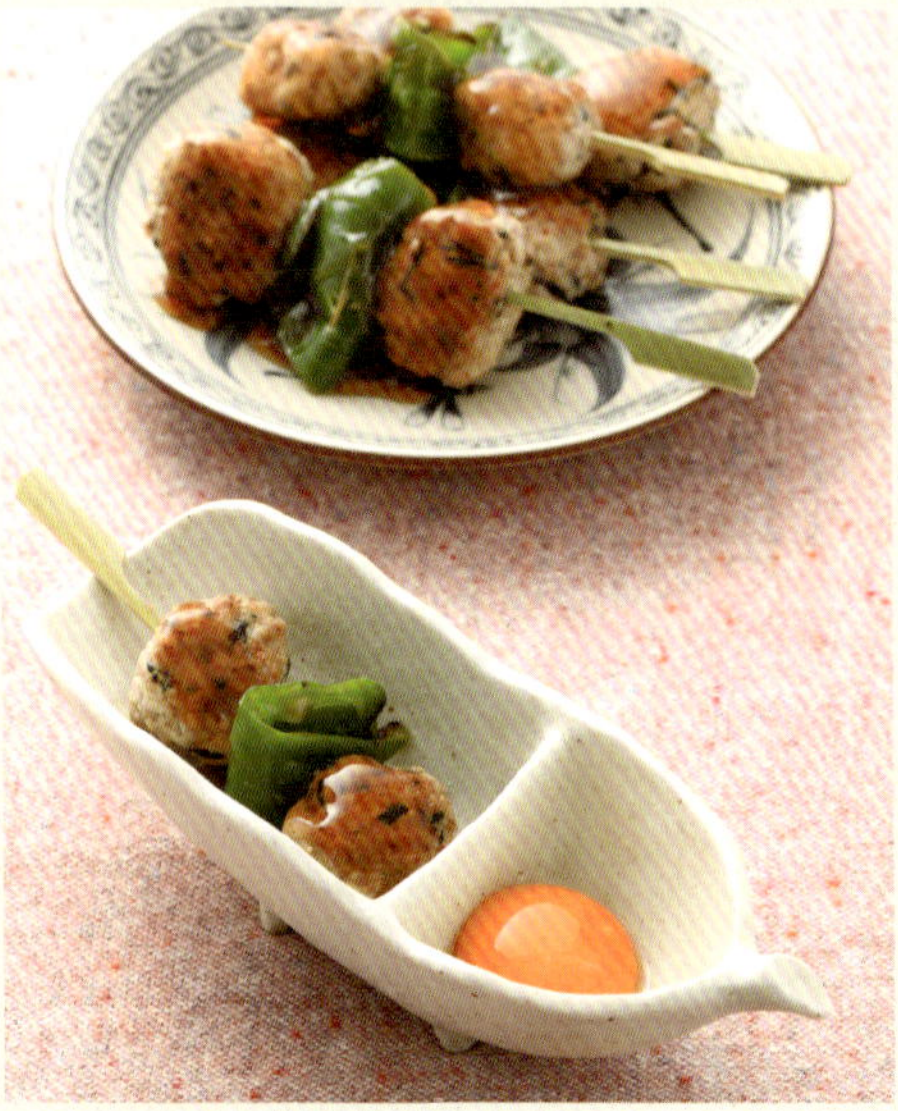

材料（2人分）

●つくね
　芽ヒジキ（乾燥）…2g　鶏ひき肉…100g
　鶏の砂肝…50g　タマネギ…¼個　片栗粉…小さじ2
　酒…小さじ1　塩…少々
●ピーマン…2個　●サラダ油…小さじ2　●卵黄…2個分
●タレ
　しょうゆ…大さじ1　酒…大さじ1　みりん…大さじ1
　砂糖…小さじ⅓　水…大さじ1 ½
●水溶き片栗粉
　片栗粉…小さじ½　水…小さじ1

作り方

❶芽ヒジキは水で戻し、砂肝とタマネギはみじん切りにする。ボウルにつくねの材料を入れて混ぜ、粘りが出たら、10個のたわら形にまとめる。ピーマンは食べやすい大きさに切る。
❷フライパンにサラダ油を熱し、ピーマンを並び入れて焼き、取り出す。次につくねを入れ両面を転がすようにして焼く。つくねとピーマンを串に刺して皿に盛り、卵黄を添える。
❸フライパンに残った油をふき取ってタレの材料を入れ、沸騰したら水溶き片栗粉でトロミをつけて②にかける。

ヒジキ　卵黄　鶏肉
血を補う

「肝」の働きが弱くなると、落ち込みやすくなります。血を補って肝の働きを安定させ、気持ちを落ちつかせましょう。

頭痛に

春薬膳レシピ 6

クレソンと牛肉の土鍋蒸し　花椒ソース添え

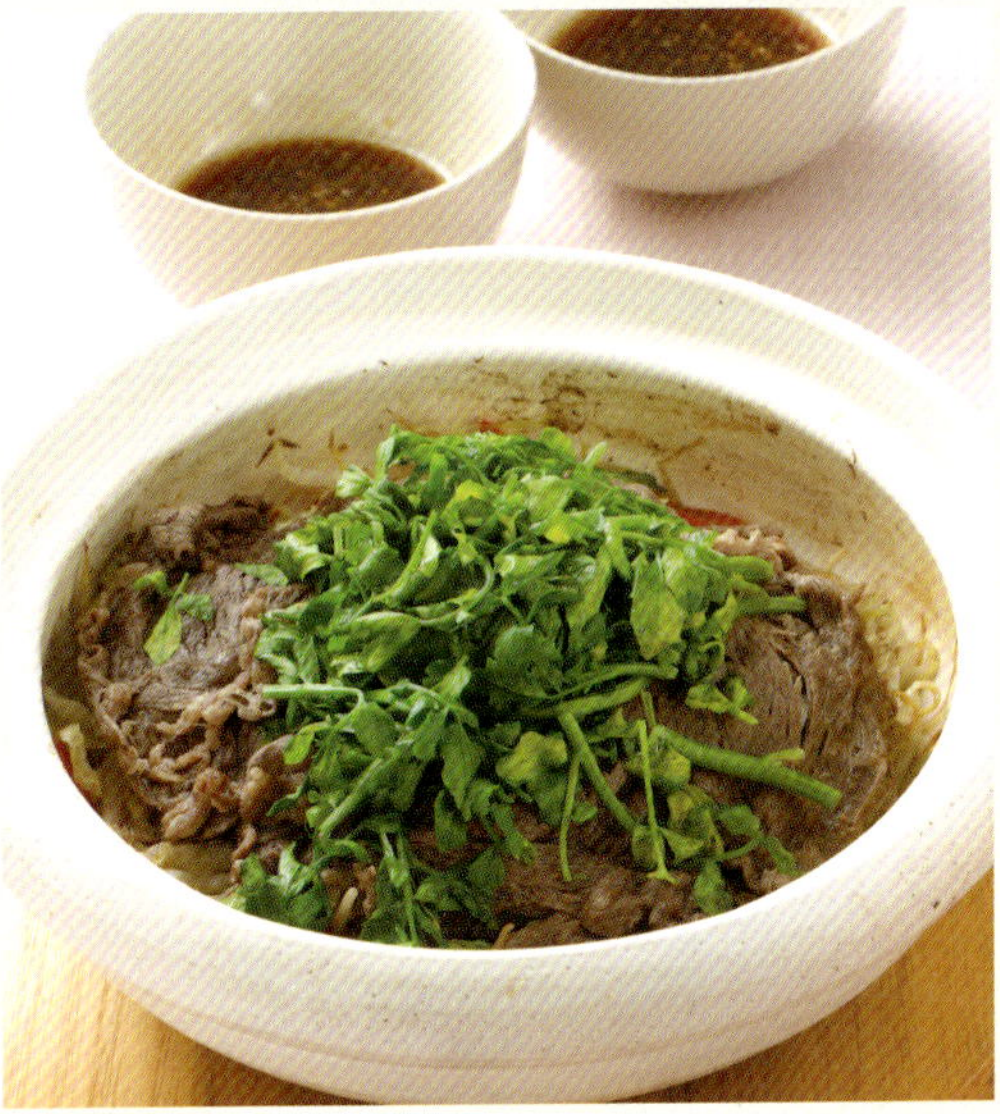

材料（2人分）

●クレソン…1束　●赤パプリカ…½個　●キャベツ…½個
●モヤシ…½袋　●牛しゃぶしゃぶ用肉…160g
●酒…½カップ　●水…1カップ
●花椒ソース
　花椒…小さじ2　ショウガのすりおろし…1かけ分
　しょうゆ…大さじ2　米酢…大さじ2　水…大さじ1
　砂糖…小さじ1　ゴマ油…小さじ1

作り方

❶クレソンはざく切りにする。赤パプリカとキャベツは千切りにし、モヤシは水にさらしてからザルに上げる。クレソン以外の野菜をボウルに入れて混ぜる。
❷花椒はフライパンでから炒りしてからすり鉢ですり、花椒ソースの材料と混ぜる。
❸土鍋にボウルの野菜の½量をしき詰めてから牛肉の½量をのせ、繰り返して重ねる。酒と水を加えフタをして中火にし、沸騰したら10〜15分ほど蒸す。クレソンを加えてフタをし、2分蒸して火を止める。

パプリカ　花椒　クレソン
体内の巡りを高める

疲労やストレスがたまると、気の巡りが悪くなるため、頭痛が起きやすくなります。体内の巡りを高めて解消しましょう。

ニキビ、吹き出物に

春薬膳レシピ 7

タケノコと春雨のうま煮

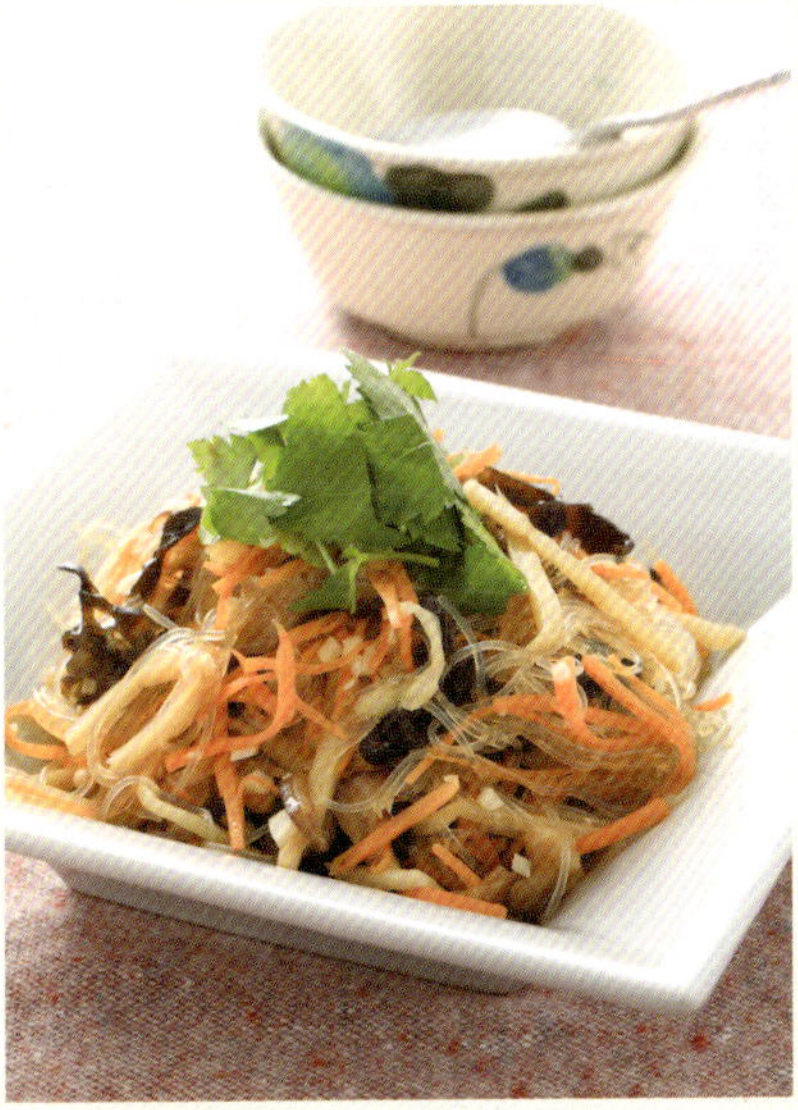

材料（2人分）

●緑豆春雨…30g　●ゆでタケノコ…60g
●干しシイタケ…3枚　●ニンジン…¼本
●黒木耳〈黒きくらげ〉…3g　●ニンニクのみじん切り…1かけ分
●サラダ油…小さじ2　●シイタケの戻し汁 ＋ 水…1カップ
●A
　酒…大さじ1　オイスターソース…大さじ1
　しょうゆ…大さじ½　砂糖…小さじ½強
●ミツバのざく切り…少々

作り方

❶春雨は水で戻し、5〜6cm長さに切る。タケノコは細切りにする。干しシイタケは水で戻して薄切りにし、戻し汁は水を加えて1カップにする。ニンジンは細切りにし、黒木耳は水で戻して石づきを取り、食べやすい大きさに切る。
❷フライパンにサラダ油とニンニクを入れて中火にかけ、香りが立ったらニンジンを炒める。タケノコ、シイタケ、黒木耳を加えて炒め、油が回ったら春雨、シイタケの戻し汁、Aを加えて煮る。
❸煮汁がなくなったら皿に盛り、ミツバをのせる。

黒木耳　タケノコ　春雨
熱を鎮めて血をきれいにする

肝の機能が弱くなると、血の流れが滞るため、ニキビなどの腫れ物ができやすくなります。熱を鎮め、血の汚れをきれいにしましょう。

夏

1年で一番陽気が盛んになる季節で、
自然界では植物が活発に成長して花を咲かせます。
ただし、高い気温と湿度は体に負担をかけるので、
旬の食材の特性を生かした食事でバランスを保ちましょう。

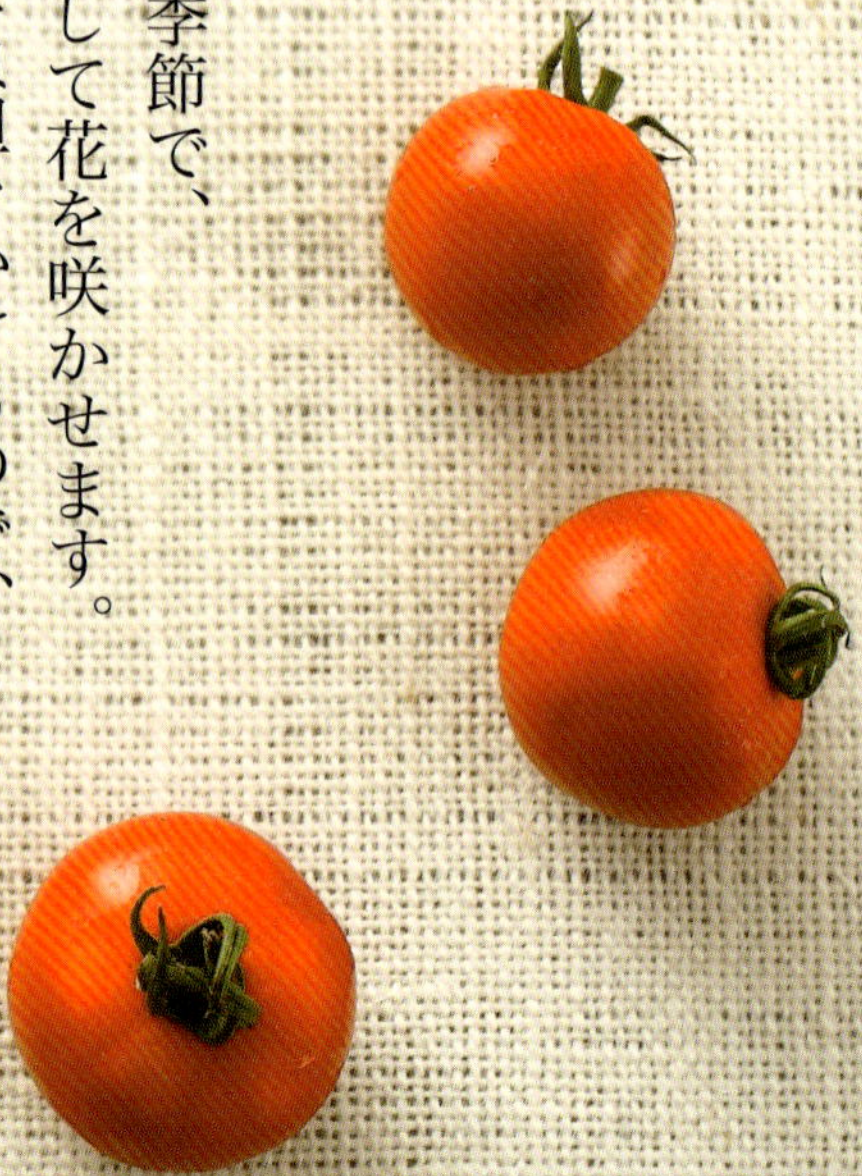

梅雨の邪気「湿邪《しつじゃ》」を取り除く

体にまとわりつくようなジットリとした湿気は、邪気の「湿邪」となり、体内の水分バランスを崩します。湿とは粘り気のある水分のことで、体内のあちこちに停滞して津液の巡りを邪魔し、むくみや体のだるさを引き起こします。体内から湿邪を排出する〝利尿作用がある食材〟と、水分の排出を促す〝温性の食材〟や〝香りのよい食材〟を食べましょう。

「脾」と「心」の働きをととのえる

「脾」は湿気に弱いため、梅雨や台風の多い時季には〝脾と胃の働きを高める食材〟を取るとよいでしょう。また、夏の暑さは「心」の働きを乱して、不眠や動悸を引き起こし、気持ちをイライラさせます。体の熱を鎮める〝涼性と寒性の食材〟〝苦味のある食材〟を食べるとよいでしょう。

夏の邪気「暑邪《しょじゃ》」を防ぐ

夏特有の邪気「暑邪」は、体内に過剰な熱を与え、大量の汗を出して津液と気を消耗させる性質があります。体内の過剰な熱と、気・血・水のバランスの乱れは、高熱、口の渇き、疲労、夏バテの原因にもなります。暑邪対策には、体の熱を冷ます〝涼性と寒性の食材〟、汗を止める〝酸味の食材〟、不足しやすい〝津液と気を補う食材〟を積極的に取りましょう。

「冷たい」ものを食べ過ぎない

暑い夏には、冷たい麺類、お刺身などの生もの、キンキンに冷えた飲み物が涼しさを与えてくれます。ただし、食べ過ぎると体内の熱を奪って脾と胃の働きを弱め、腹痛や下痢の症状を引き起こします。量に注意し、〝温性の薬味〟と組み合わせるなど、工夫して食べましょう。

旬の食材 INDEX

夏

68 えだまめ ▼むくみ ▼胃腸の不調

69 オクラ ▼胃腸の不調 ▼便秘

70 ズッキーニ ▼夏バテ ▼むくみ

71 にがうり ▼夏バテ ▼肌トラブル

72 かぼちゃ ▼疲労や体力不足

74 きゅうり ▼口やのどの渇き ▼むくみ

76 とうがん ▼夏バテ ▼むくみ

78 とうもろこし ▼むくみ

80 トマト ▼口やのどの渇き ▼イライラ

82 なす ▼胃腸の不調 ▼むくみ

84 ピーマン ▼イライラ ▼胃腸の不調

86 ミント ▼イライラ ▼疲れ目

87
らっきょう
▼落ち込み ▼胃腸の不調

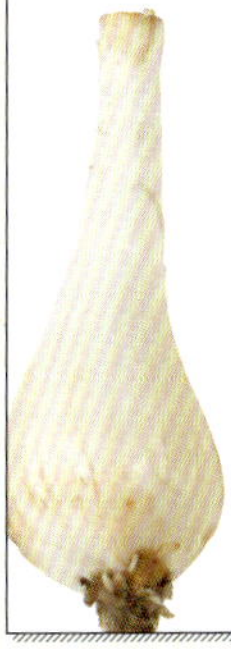

88
レタス
▼むくみ

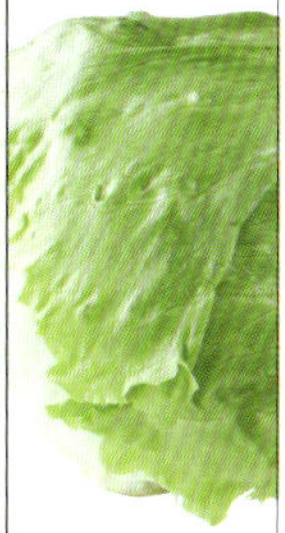

89
あじ
▼胃腸の不調

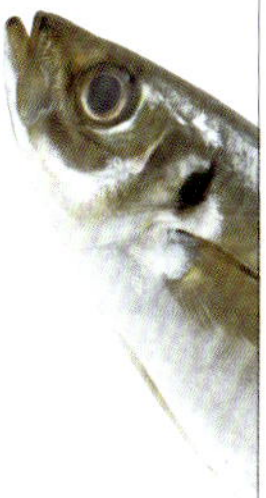

90
うなぎ
▼夏バテ ▼疲れ目

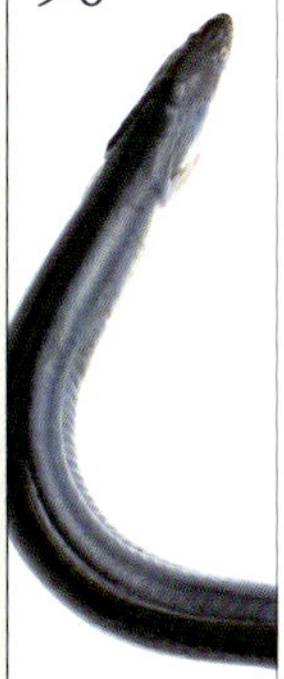

92
かつお
▼疲労や体力不足 ▼貧血

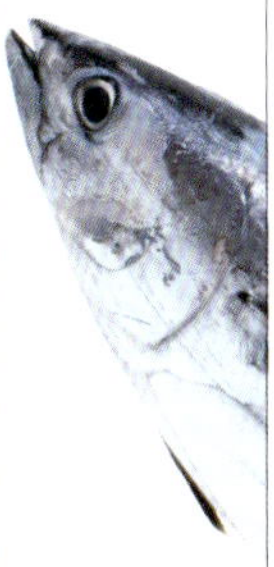

94
しじみ
▼むくみ ▼二日酔い

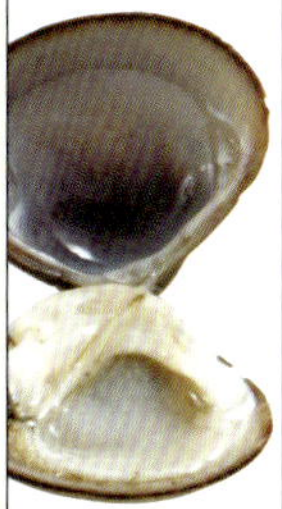

95
たこ
▼疲労や体力不足

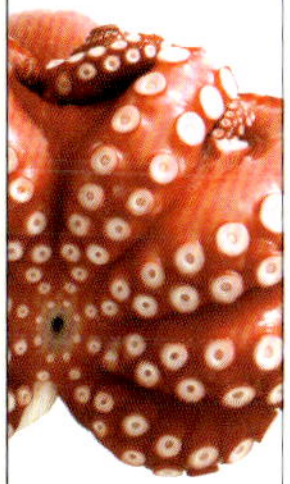

96
あんず
▼咳や痰

97
うめ
▼咳や痰 ▼下痢

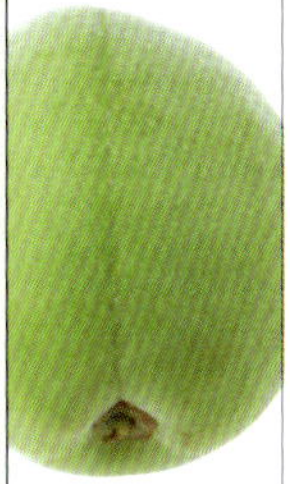

98
すいか
▼夏バテ ▼むくみ

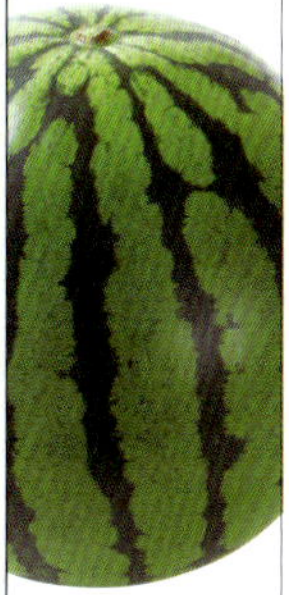

99
ブルーベリー
▼疲れ目 ▼老化

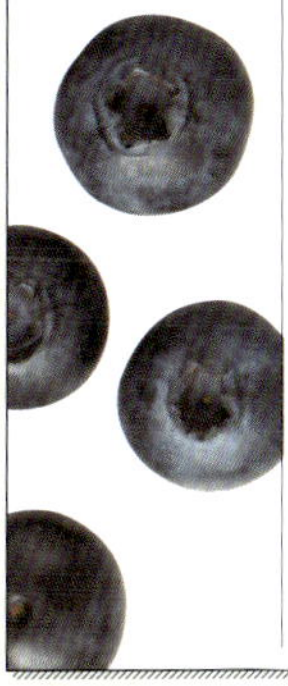

100
メロン
▼むくみ ▼口やのどの渇き

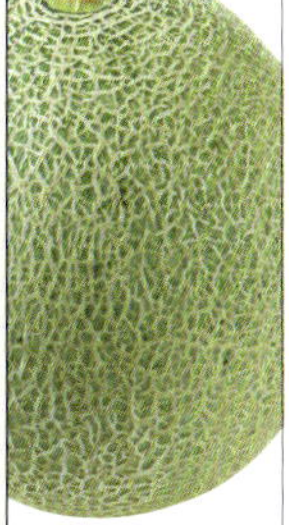

101
もも
▼肌の乾燥 ▼便秘

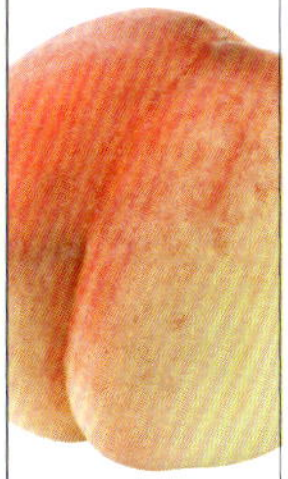

夏 実 えだまめ 枝豆

五味◉甘
五性◉平
帰経◉脾・胃・腎
体質◉気虚・陽虚・血虚・湿熱・湿痰

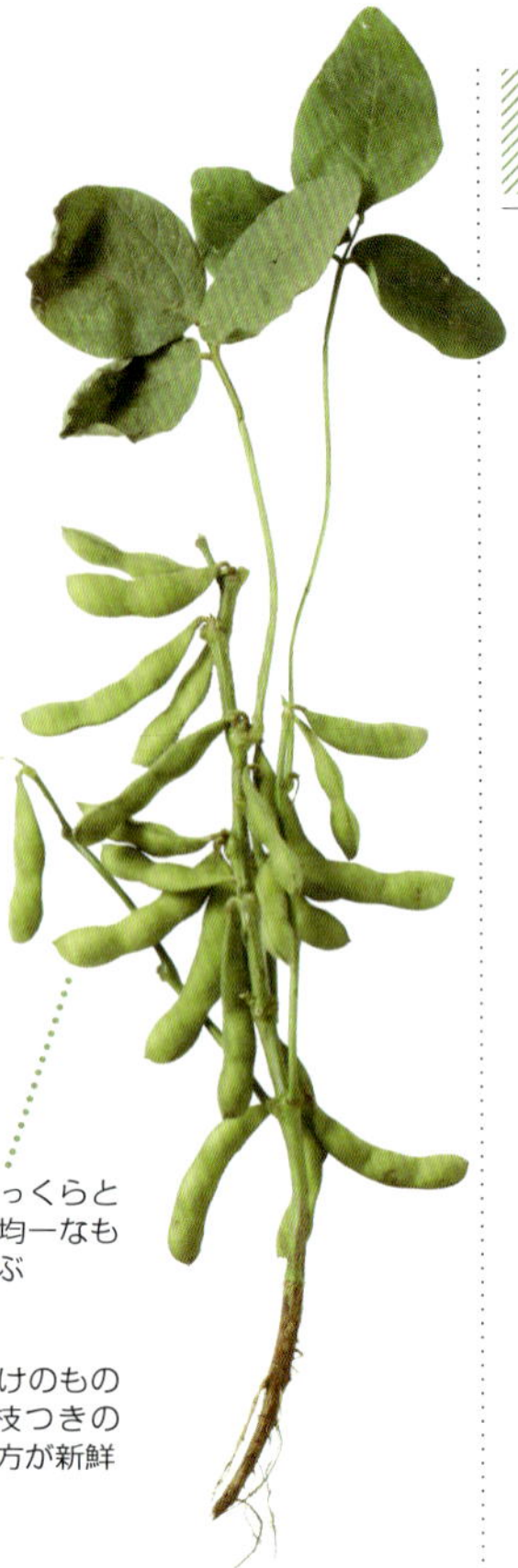

豆がふっくらと大きく均一なものを選ぶ

さやだけのものより、枝つきのものの方が新鮮

胃腸の不調、疲労、むくみにも

枝豆には脾の消化吸収力を高め、気を補う作用があります。疲れ、消化不良など、脾の働きが弱く、スタミナ不足の人に適した食材です。また、血を補う作用があるので、かすみ目やめまいなど、血の不足が引き起こす症状の改善にも有効です。塩ゆでだけではなく、さまざまな料理に入れて、体力不足を解消しましょう。

さらに、体内にたまった余分な水分を排出する作用があります。水分代謝の乱れで起こる、むくみ、体のだるさ、鼻水などの予防にもなります。

保存法

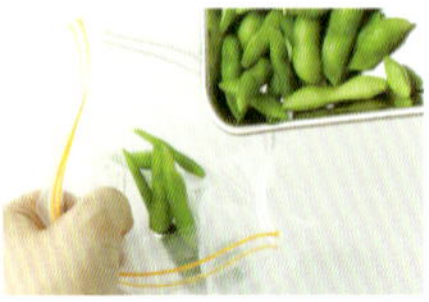

ゆでてバットなどに広げて冷まし、保存袋に入れて冷蔵する。鮮度が落ちやすいので早めに食べきる。

下ごしらえ

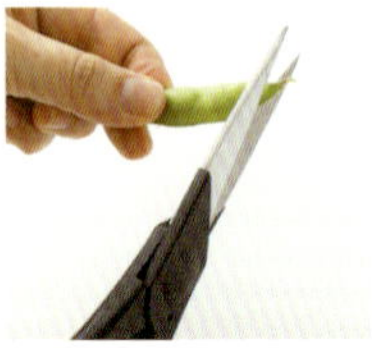

さやの片端をハサミで切ると、早くゆで上がるうえ、食べやすい。

+効果アップの組み合わせ

体力不足を解消

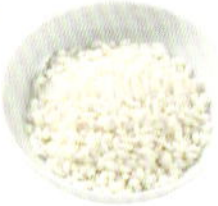

+もち米（白玉粉）

枝豆ともち米には、気を補う作用があります。夏の疲れを癒し、体力不足を解消する組み合わせです。つるりとした食感で食べやすく、食欲不振の人にもおすすめです。

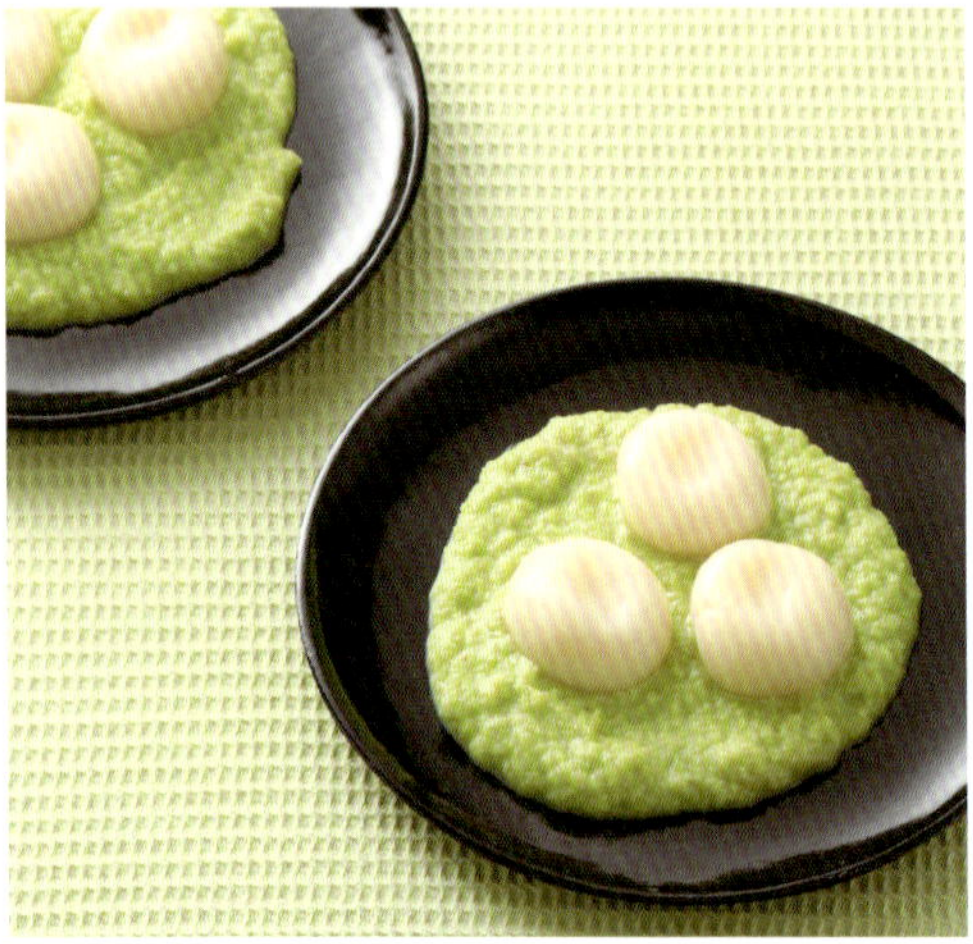

豆腐白玉のずんだあん添え

材料（2人分）

- ●枝豆（さやつき）…200g
- ●A
  - 砂糖…大さじ1強
  - 塩…少々
  - 水…大さじ4
- ●白玉粉…60g
- ●絹ごし豆腐…70g

作り方

1. 枝豆はゆでて冷水に取り、さやから取り出す。枝豆とAをフードプロセッサーでペースト状にする。
2. 白玉粉に豆腐を少しずつ加えて混ぜ、耳たぶくらいのやわらかさになるまで練る。食べやすい大きさに丸めてくぼみをつくり、熱湯でゆでて冷水に取る。
3. 白玉と①のずんだあんを皿に盛る。

夏 実 オクラ

五味● 甘・苦
五性● 平
帰経● 胃・腎
体質● 陰虚・気滞・瘀血

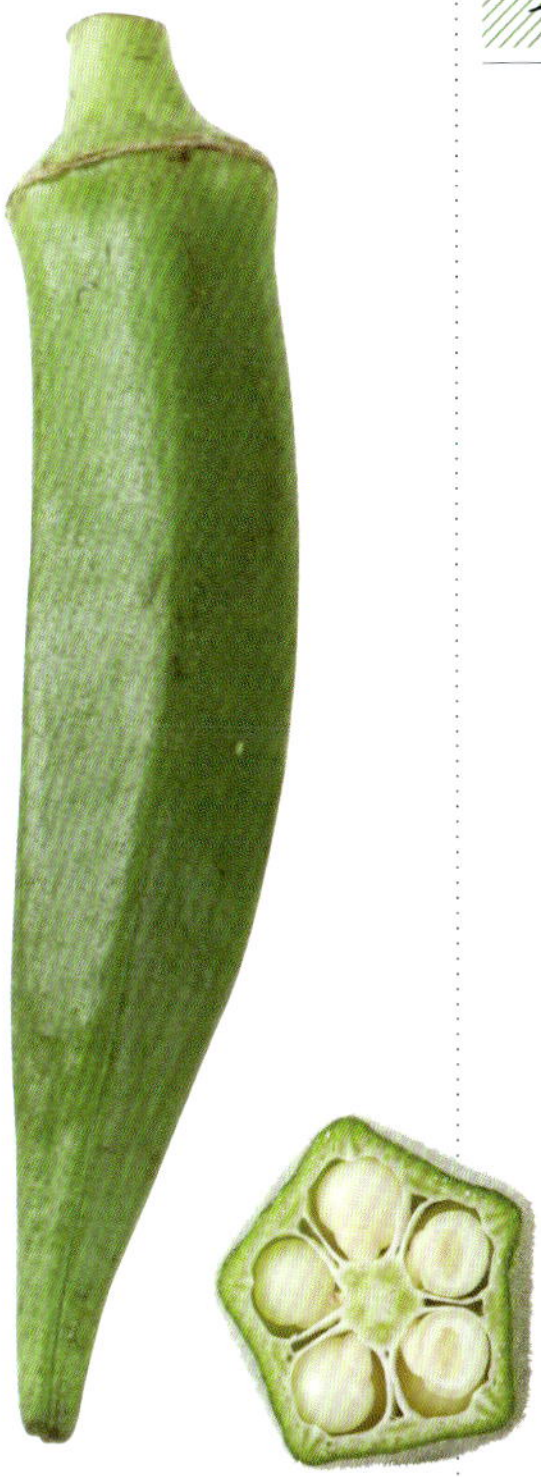

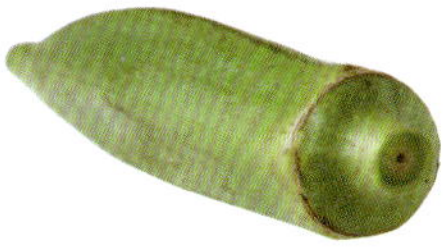

切り口がみずみずしく、表面にうぶ毛がきちんと生えているものがよい

脾と胃の働きを高める。食欲不振や胃炎に

脾と胃の消化吸収力を高めるオクラは、食欲不振、消化不良、胃炎の改善に適しています。また体の熱を鎮め、津液を補う作用もあります。のどの渇きを潤し、夏バテ予防に適した食材です。便意を促す働きもあるので、潤いが不足したために起きた、夏の便秘におすすめです。

さらに、オクラには血の巡りを活発にし、滞りを解消する作用があります。体内に過剰な熱と汚れた血が増えて起こる、ニキビ、皮膚の腫れ、目の下のクマ、イライラの改善によいでしょう。

● 下ごしらえ

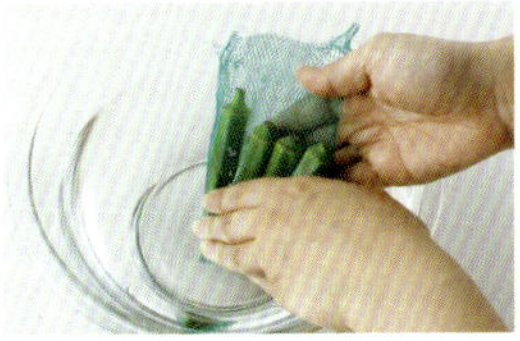

ネットに入れたままこすり合わせて水洗いすると、簡単にうぶ毛が取れる。

✚ 効果アップの組み合わせ

体をスッキリさせる

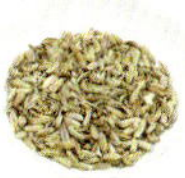

✚ フェンネル

温性で巡りを活発にするフェンネルを組み合わせることで、利尿作用を高めることができます。むくみ、かゆみ、体のだるさを感じる時におすすめの料理です。

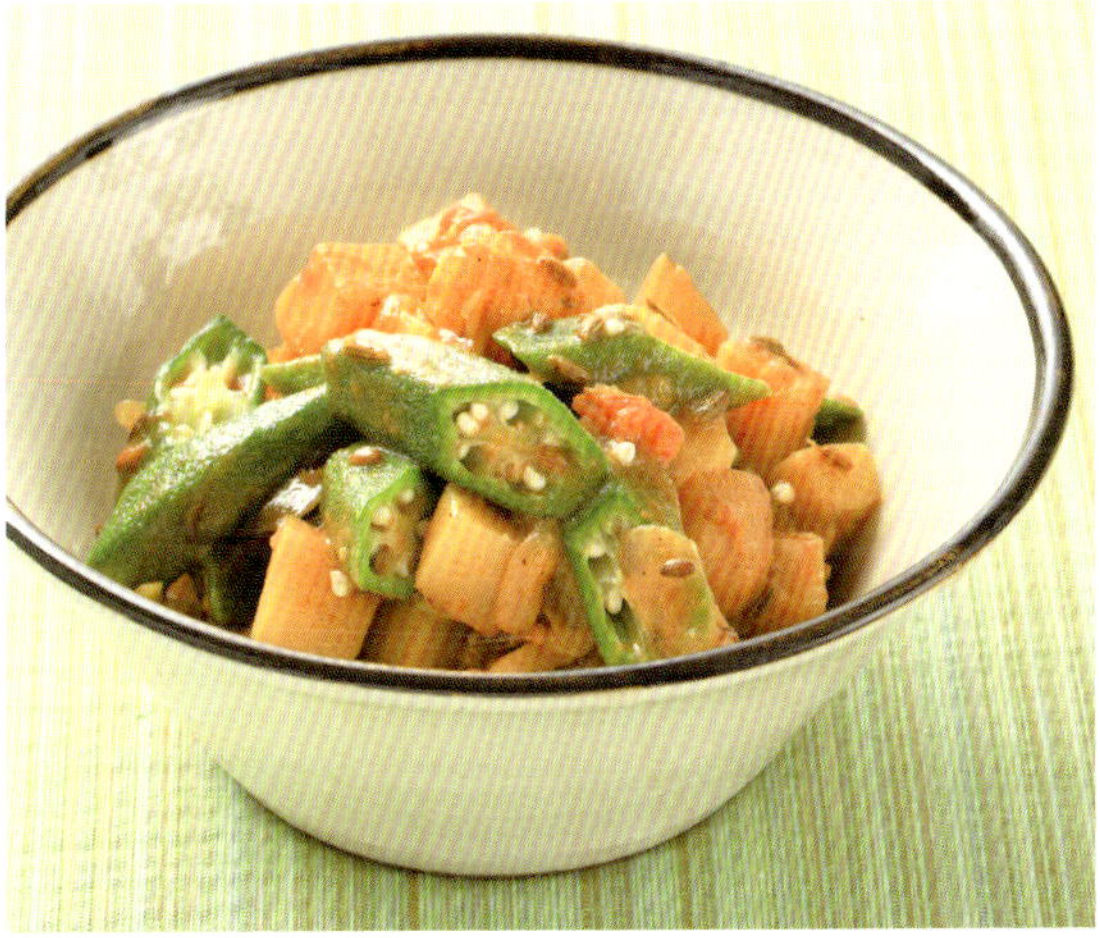

オクラとジャガイモのサブジ

材料（2人分）
- ●オクラ…10本
- ●ジャガイモ…1個
- ●タマネギ…¼個
- ●トマト…½個
- ●フェンネル…小さじ1
- ●サラダ油…大さじ1
- ●カレー粉…小さじ1
- ●塩…小さじ½弱

作り方

❶オクラはヘタを落として3等分に切り、ジャガイモは1㎝角に切る。タマネギは薄切りにし、トマトはざく切りにする。
❷フライパンにサラダ油とフェンネルを入れて弱火にかけ、香りが立ったら中火にしてタマネギ、ジャガイモ、オクラの順に加えて炒める。
❸火が通ったらカレー粉と塩を加えて混ぜ、火を弱めトマトを加え、フタをして5分ほど蒸らす。

実 夏 ズッキーニ

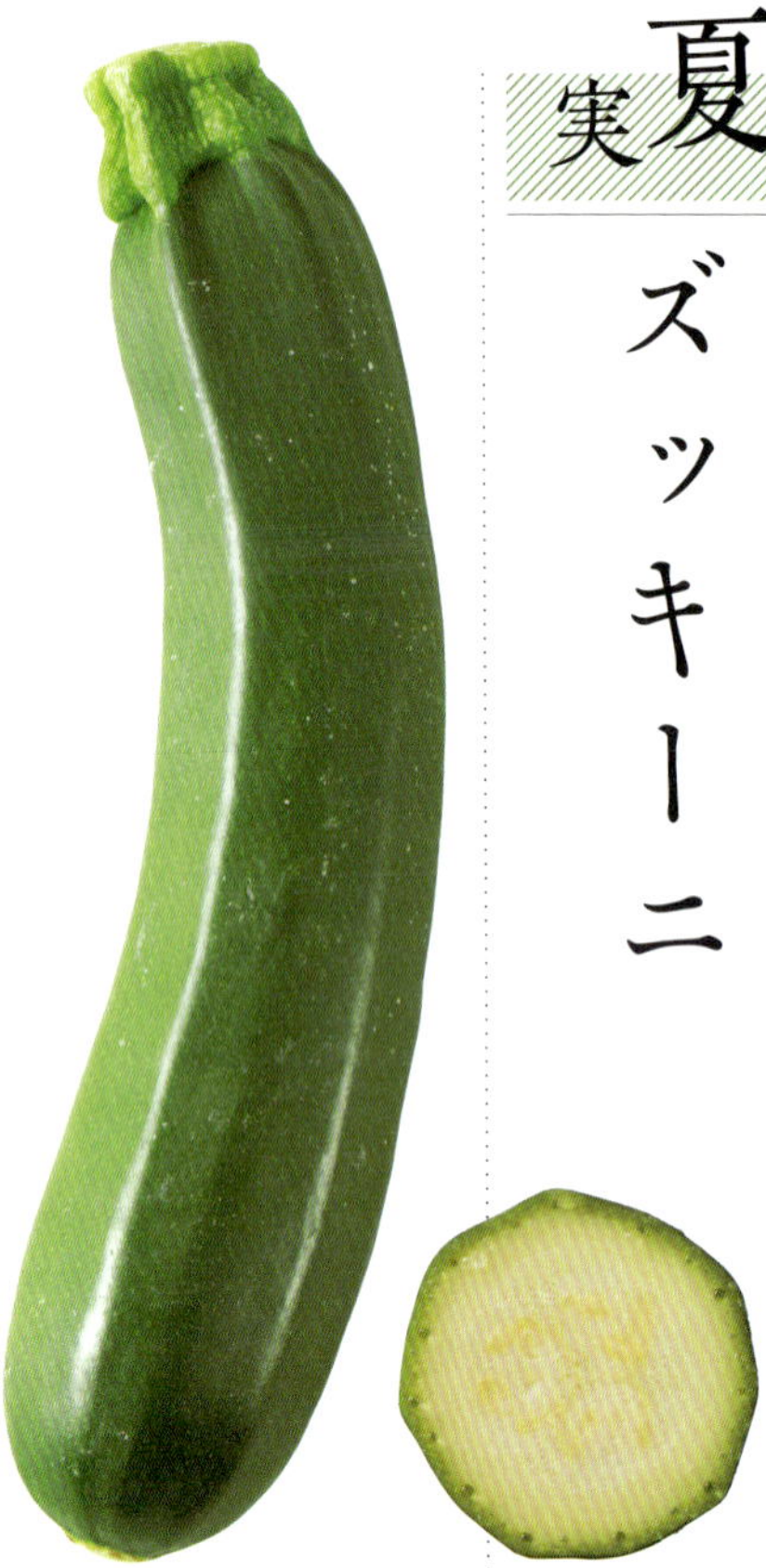

余分な熱を鎮めて、夏バテを防ぐ

ズッキーニには、体にこもった余分な熱をクールダウンし、潤いを与える作用があります。イライラ、ほてり、のぼせ、口やのどの渇きを解消するので、暑い夏に積極的に食べたい食材のひとつです。ただし、体を冷やす作用が強い寒性の食材なので、冷えを感じる時は、食べ過ぎに注意しましょう。

また、体にできたしこりを取り、むくみを解消する働きもあります。リンパ節の腫れ、皮膚の湿疹、頻尿などの症状がある、水分代謝が乱れている時にもよいでしょう。

保存法

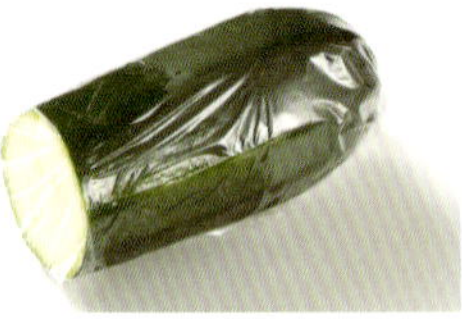

全体にぴったりとラップをして冷蔵庫へ。カットしたものも同様に保存し、早めに使いきる。

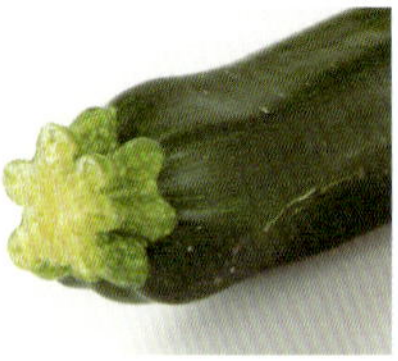

ヘタがみずみずしく、皮にハリとツヤのあるものを選ぶ

五味◉甘
五性◉寒
帰経◉脾・腎
体質◉陰虚・気滞・湿熱・湿痰

✚効果アップの組み合わせ
気になるむくみに

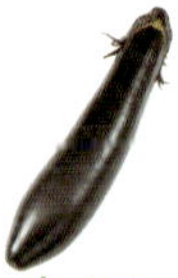

✚ナス

ズッキーニとナスは、不足した水分を補い、余分な水分を排出する作用があります。肌の乾燥、むくみ、体のだるさ、皮膚のかゆみなどの症状改善に効果的です。

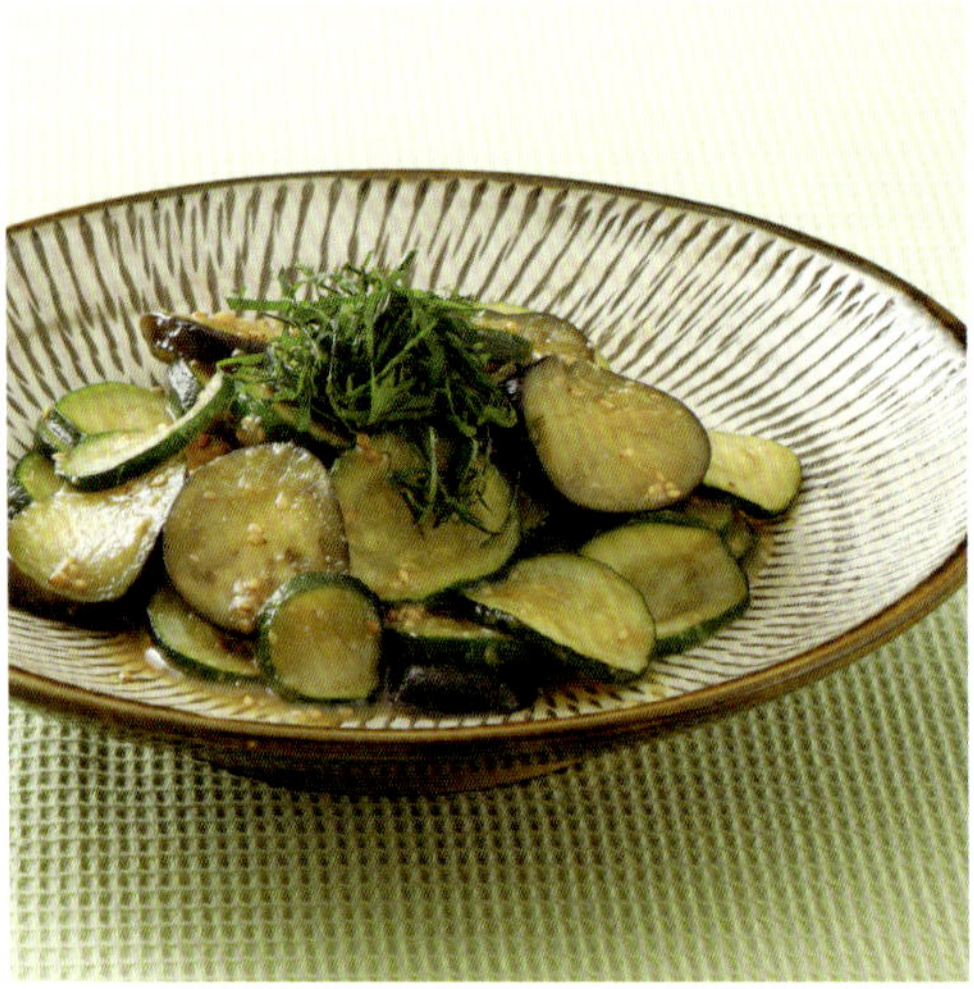

ズッキーニとナスのみそ炒め

材料（2人分）
- ●ズッキーニ…1本
- ●ナス…1本
- ●青ジソの千切り…4枚分
- ●白いりゴマ…小さじ1
- ●サラダ油…小さじ2
- ●A
  - みそ…大さじ1
  - 酒…大さじ1
  - みりん…大さじ2

作り方

❶ズッキーニとナスは7㎜厚さの輪切りにする。Aはよく混ぜておく。
❷フライパンにサラダ油を熱し、ナス、ズッキーニの順に加えて炒める。
❸Aを入れて炒め合わせ、白いりゴマを加えて全体をサッと混ぜ、火を止める。皿に盛り、青ジソをのせる。

▼ズッキーニ ▼にがうり

夏 実

にがうり

苦瓜

五味●苦
五性●寒
帰経●心・肺・胃・脾・肝
体質●陰虚・気滞・湿熱・瘀血・湿痰

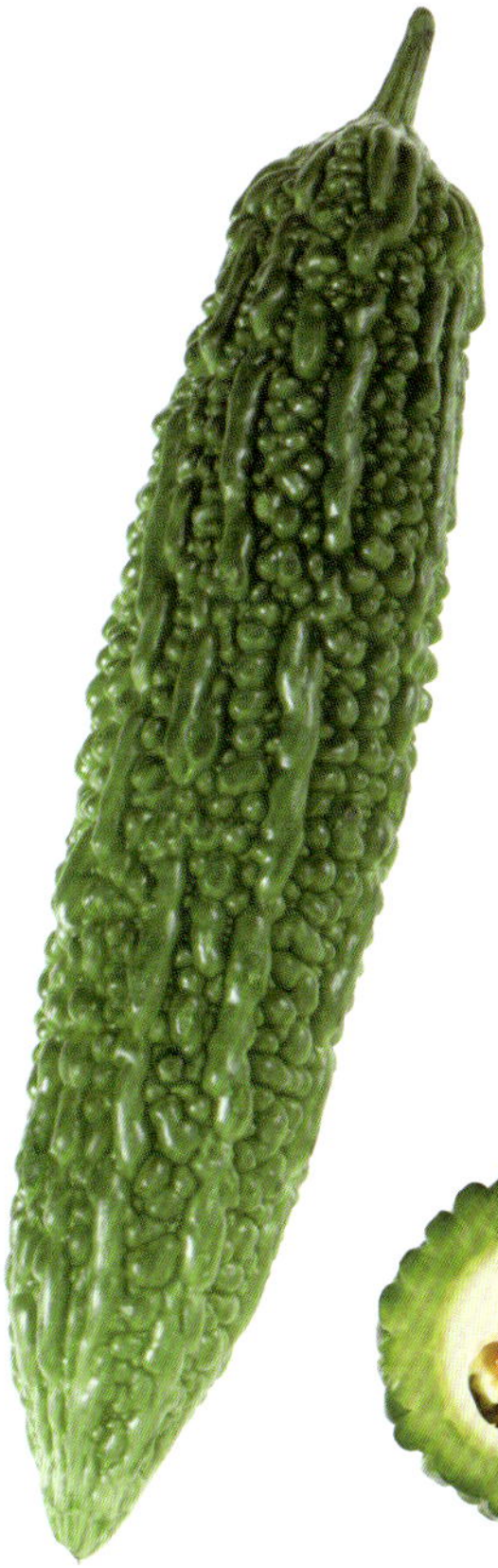

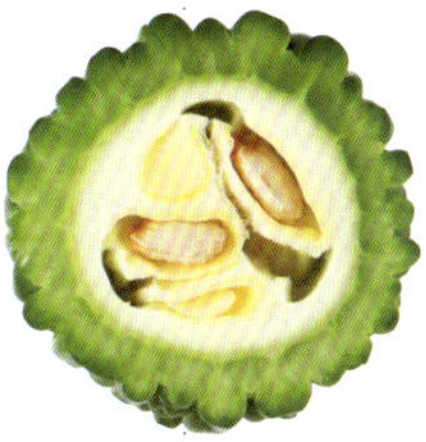

炎症を抑えて、皮膚の腫れを解消

寒性で暑さをやわらげる性質があるため、夏バテ予防に適しています。とくに肝にこもった熱を取り除く作用が強いので、イライラやのぼせ、目の充血がある人は、積極的に食べるとよいでしょう。逆に冷えやすい陽虚体質の人は、食べ過ぎに注意を。また、炎症を抑えるので、皮膚の腫れ物、のどの痛みの改善にも効果的です。

ニガウリの苦味には、体内の余分な水分に働きかけるので、むくみ、湿疹、水虫の症状改善にも有効です。

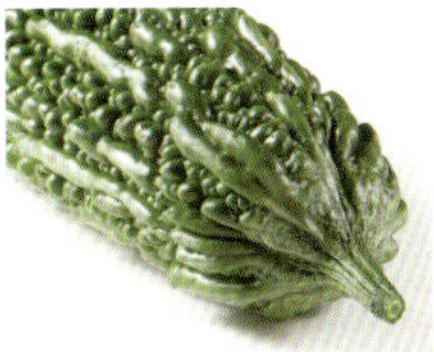

イボがはっきりとして、両端がしぼんでいたり、黄色や白に変色していないものがよい

●下ごしらえ

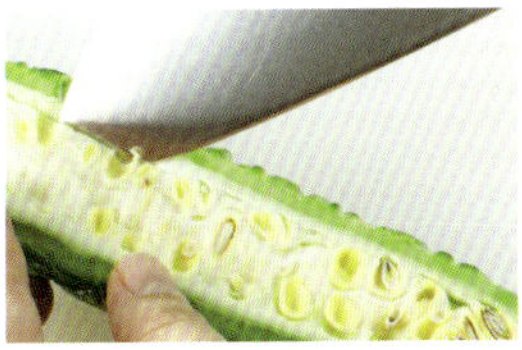

包丁で皮とワタの境目にぐるりと切り込みを入れた後、スプーンでワタを取り除く。

✚効果アップの組み合わせ

ニキビや腫れ物を防ぐ

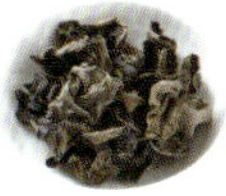

✚黒木耳

痛みをともなう皮膚の腫れ物ができるのを予防する組み合わせです。また、「酸苦甘辛鹹」の五味すべてを備えているので、バランスよく五臓に働きかける料理です。

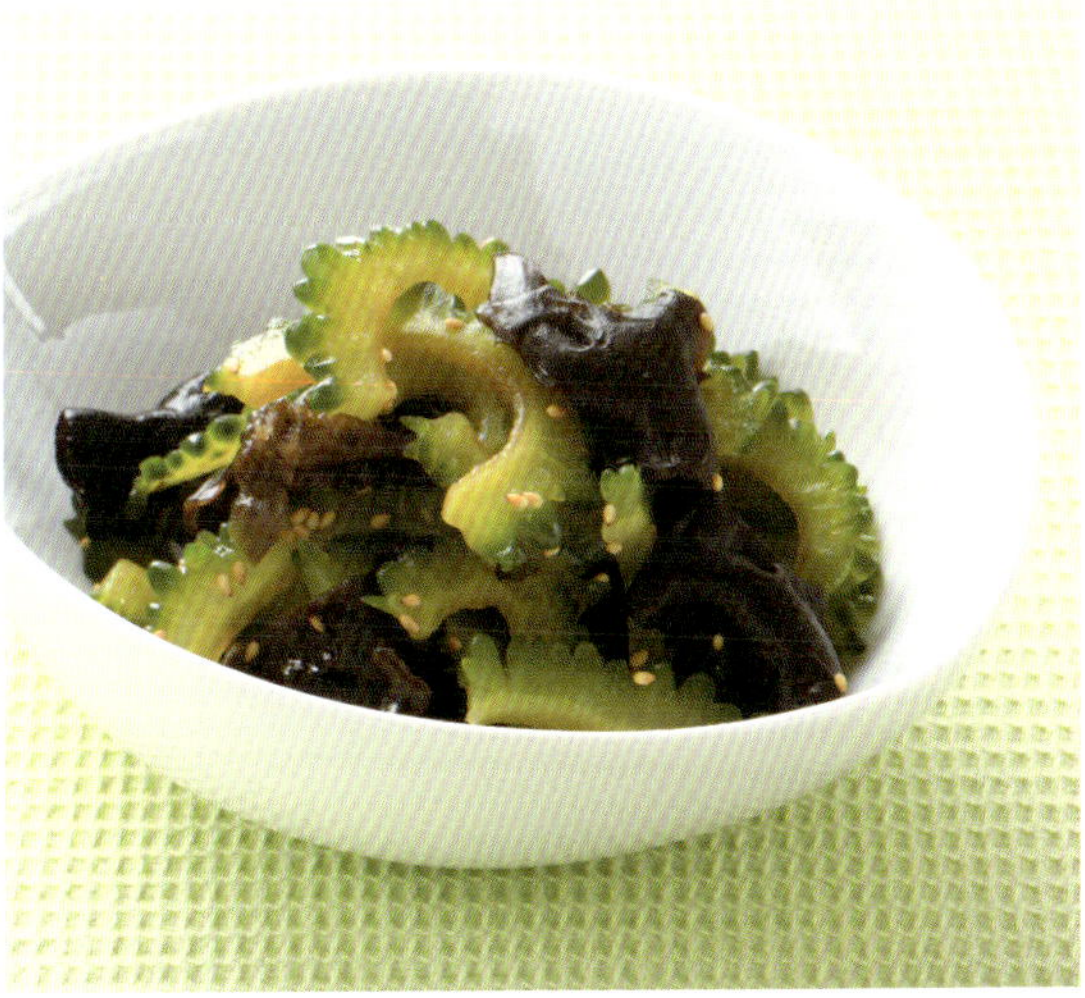

ニガウリと黒木耳の五味あえ

材料（2人分）

- ●ニガウリ…½個
- ●黒木耳〈黒キクラゲ〉…2g
- ●A
  - しょうゆ…小さじ1 ½
  - 米酢…小さじ1 ½
  - 砂糖…小さじ1
  - ラー油…小さじ½
- ●白いりゴマ…少々

作り方

1. ニガウリは半分に切ってワタを取り、2㎜厚さに切る。黒木耳は水で戻して石づきを取り、食べやすい大きさに切る。ニガウリと黒木耳を、それぞれ熱湯でゆでてザルに上げる。
2. Aをボウルに入れて混ぜ、ニガウリと黒木耳を加えてあえる。器に盛り、白いりゴマをかける。

夏 実

かぼちゃ 南瓜

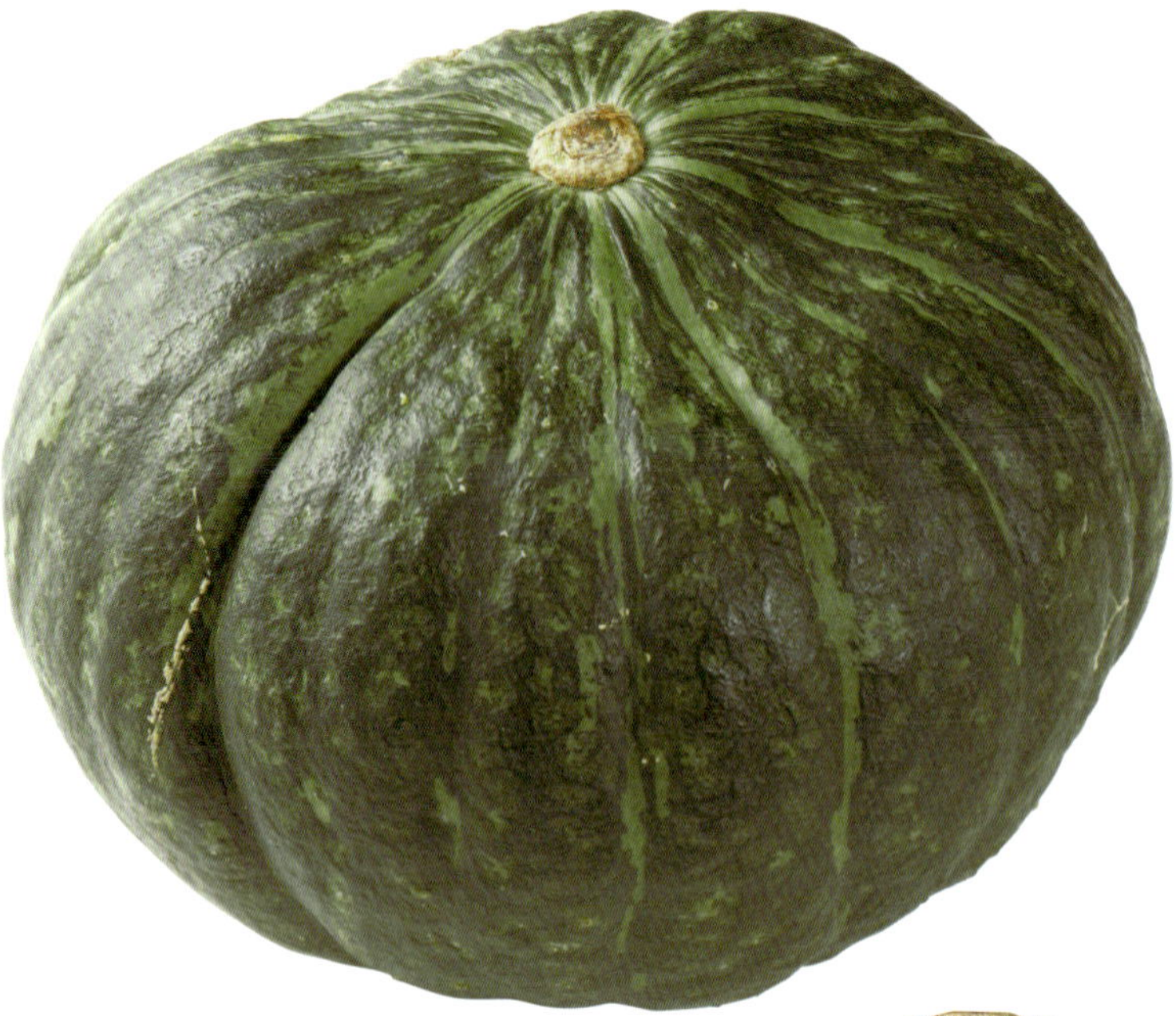

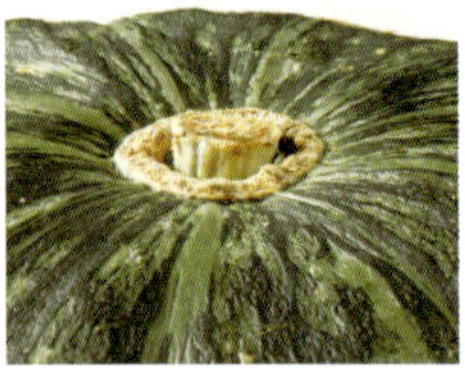

ヘタがコルクのようにかたく乾燥したものを選ぶ。ヘタのまわりがへこんでいるものが食べ頃

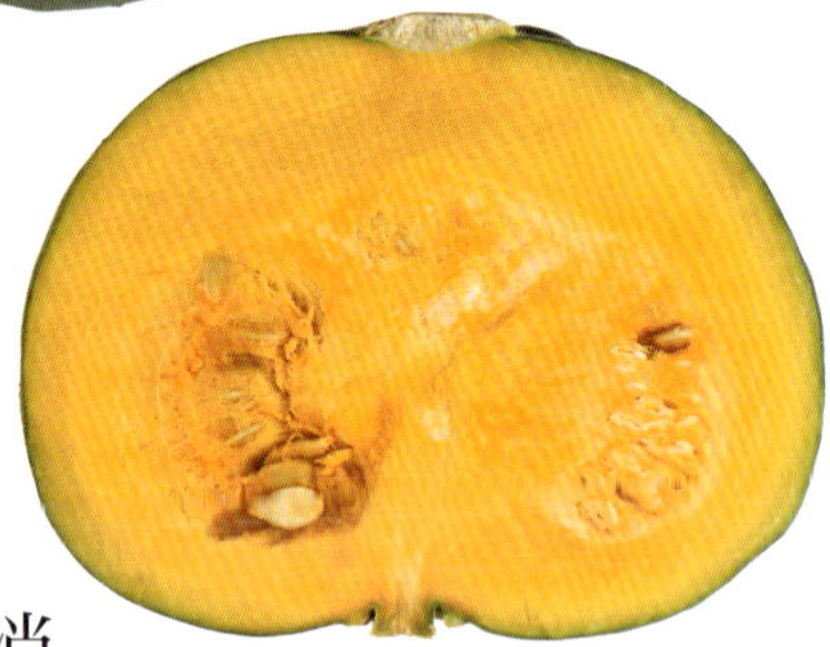

種とワタが詰まっていて、皮近くまで黄色が濃いもの

消化吸収を高める。元気不足や疲労の改善に

脾の消化吸収をサポートし、気を補う作用があります。元気が出ない、疲れが取れないなど、気が不足している時に適しています。病後の体力がない時や、子どもや高齢者にもよいでしょう。また、炎症を抑えて痛みを止める作用があるので、やけどの際に、蒸してすりつぶしたカボチャの湿布を使うこともあります。

温性のカボチャは、冷えを改善する作用もあります。キンキンに冷えたビール、カキ氷、冷たい麺類など、夏に食べたくなる料理は体を冷やす代表的なもの。カボチャを積極的に食べて、夏の冷えを予防しましょう。

保存法

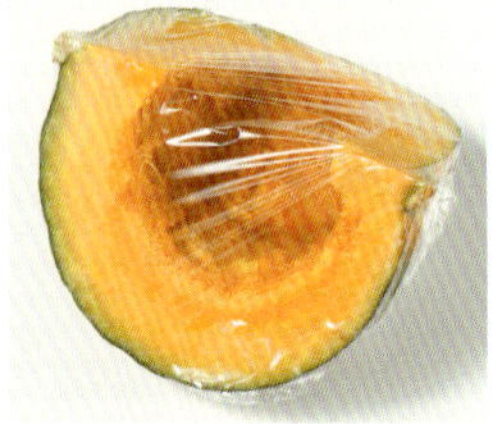

カットしたものは、種とワタを取り除いてからラップをして保存する。

豆知識

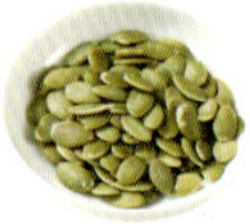

カボチャの種〈南瓜子（ナンカシ）〉

中国でおやつとして食べられているカボチャの種は、生薬の「南瓜子」にもなります。主に虫下しとして使われますが、むくみの解消、出産後の乳の出をよくする作用もあります。

五味●甘
五性●温
帰経●脾・胃
体質●気虚・陽虚・血虚

✚効果アップの組み合わせ 1

体内の余分な水分を排出

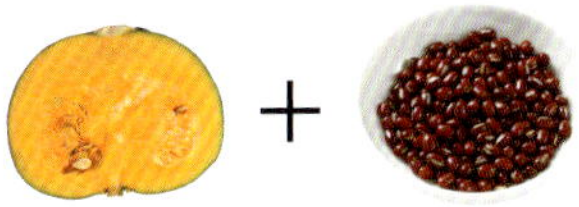

カボチャ　アズキ

脾の働きを促すカボチャと、利尿作用をもつアズキの組み合わせは、むくみの解消にぴったりです。アズキの煮汁にも効果が含まれているので、煮汁を生かした煮物にするとよいでしょう。

✚効果アップの組み合わせ 2

夏バテを予防する

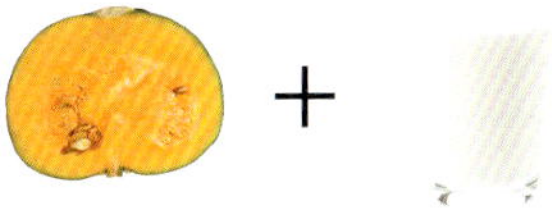

カボチャ　牛乳

牛乳には滋養強壮作用があるので、効率よく気を補うことができる組み合わせです。夏バテ、疲労回復に。ポタージュスープにすると常食しやすいのでおすすめです。

✚効果アップの組み合わせ 3

冷えタイプの便秘を解消

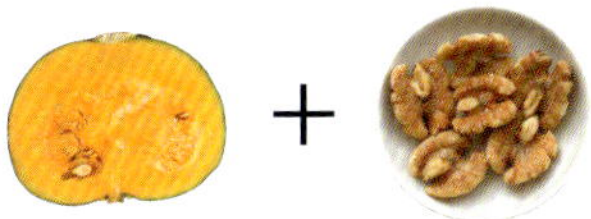

カボチャ　クルミ

冷たいものを食べ過ぎて、脾の働きが弱まると便秘になります。カボチャとクルミには、お腹の冷えを改善する作用があるので、冷えからくる便秘に適しています。

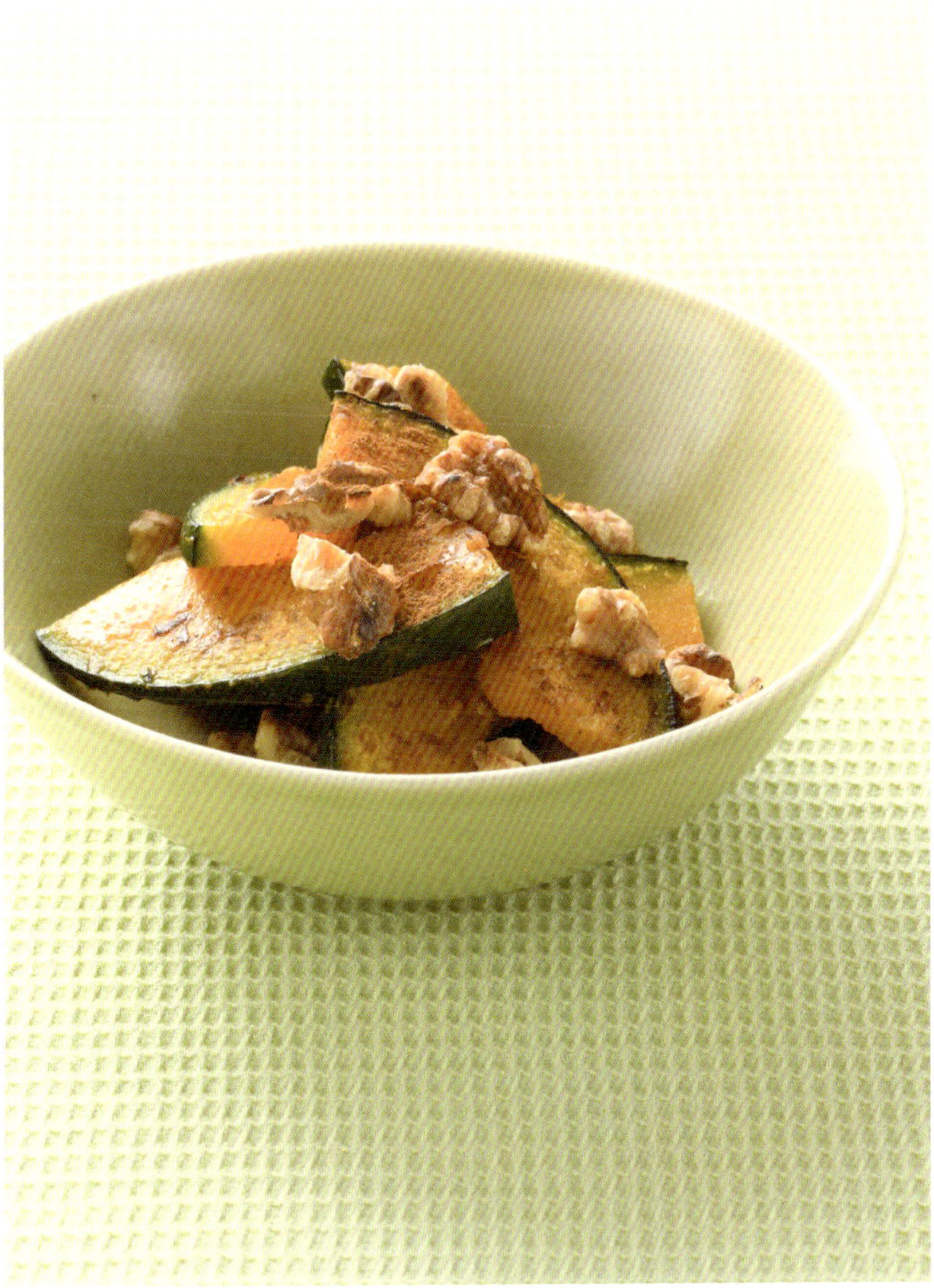

カボチャとクルミのシナモンソテー

材料（2人分）

- ●カボチャ…200g
- ●クルミ…30g
- ●サラダ油…小さじ2
- ●無塩バター…10g
- ●砂糖…少々
- ●シナモンパウダー…少々

作り方

❶カボチャは厚さ3～5㎜のひと口大に切る。クルミはフライパンでから炒りし、粗みじん切りにする。
❷フライパンにサラダ油とバターを入れて熱し、カボチャを加えてフタをする。途中で返して両面を焼く。
❸カボチャに火が通ったらクルミを加え、砂糖とシナモンパウダーをまぶす。

実 夏

きゅうり

胡瓜

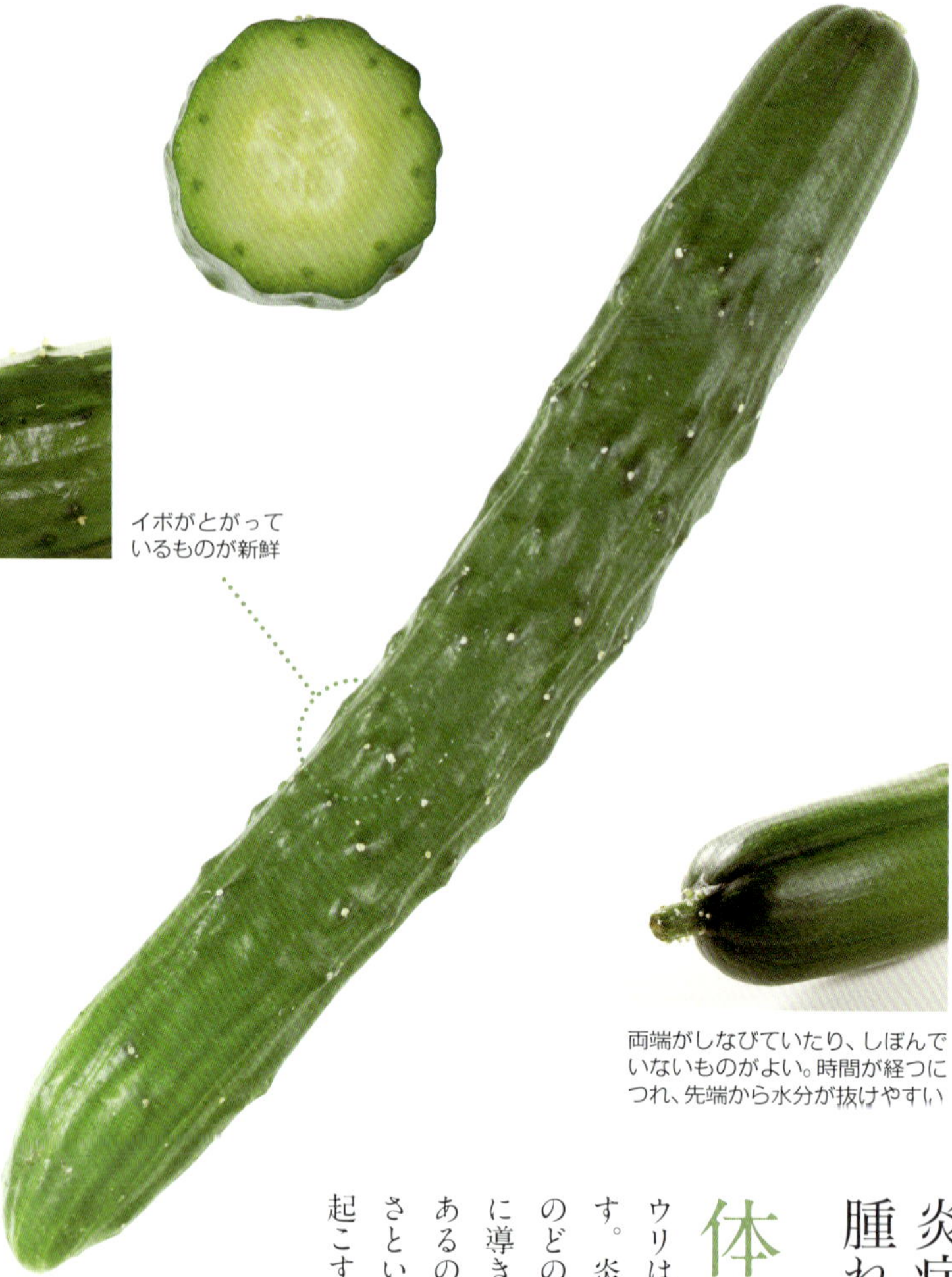

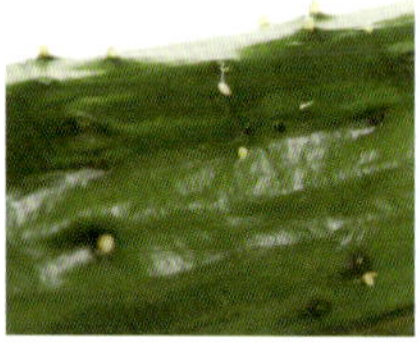

イボがとがっているものが新鮮

両端がしなびていたり、しぼんでいないものがよい。時間が経つにつれ、先端から水分が抜けやすい

五味●甘
五性●寒
帰経●胃・小腸
体質●陰虚・気滞・湿熱・湿痰

炎症を抑え、腫れ物や痛みをやわらげる

体にこもった余分な熱を冷まし、潤いを与えるキュウリは、夏にぴったりの食材です。炎症を抑える作用があり、のどの痛みやニキビなどを改善に導きます。また、利尿作用があるので、むくみ、湿疹、だるさといった、水分代謝の乱れが起こす症状にもむいています。

キュウリは寒性で、体を冷やす強い作用があります。多食すると内臓を冷やし過ぎてしまうので注意しましょう。日本ではサラダや漬物など加熱せずに食べることが多い食材ですが、炒め物にすると冷やす作用がやわらぎ、食感がよく仕上がるのでおすすめです。

●保存法

水気をふきとった後、ビニール袋に入れるかラップで包み、冷蔵室で保存。低温に弱いため、冷やし過ぎないように注意する。

✚効果アップの組み合わせ 1

ニキビやおできを改善

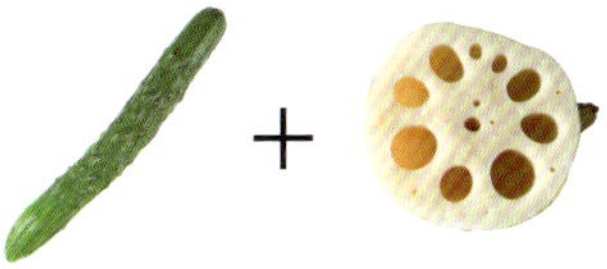

キュウリ　レンコン

体にこもった過剰な熱を取り、炎症を抑える組み合わせです。痛みをともなう皮膚トラブルがある時は、潤いを補う作用をもつ梅を使ったあえ物にすると、より高い効果が期待できます。

✚効果アップの組み合わせ 2

水分代謝をよくする

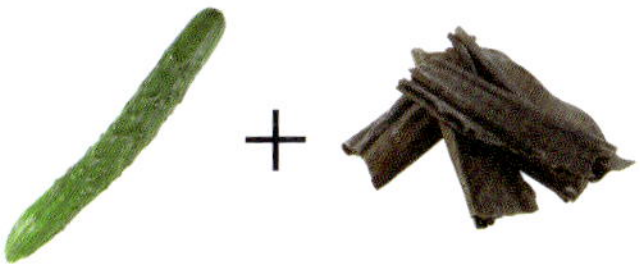

キュウリ　コンブ

強い利尿作用が期待できる組み合わせです。むくみ、皮膚のかゆみなどの症状がある時は、乱切りにしたキュウリと塩コンブでつくる炒め物がおすすめです。

✚効果アップの組み合わせ 3

夏の渇きを潤す

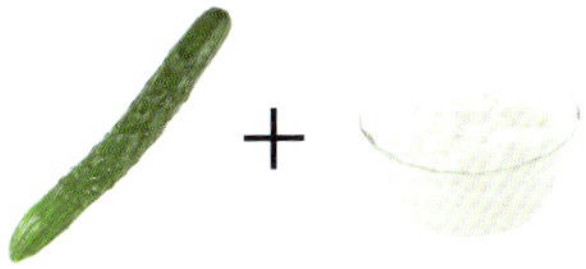

キュウリ　ヨーグルト

たくさん汗をかいた日におすすめの組み合わせです。キュウリが余分な熱を抑え、ヨーグルトが体の渇きを潤します。ただし体を冷やす性質が強いので多食は避けましょう。

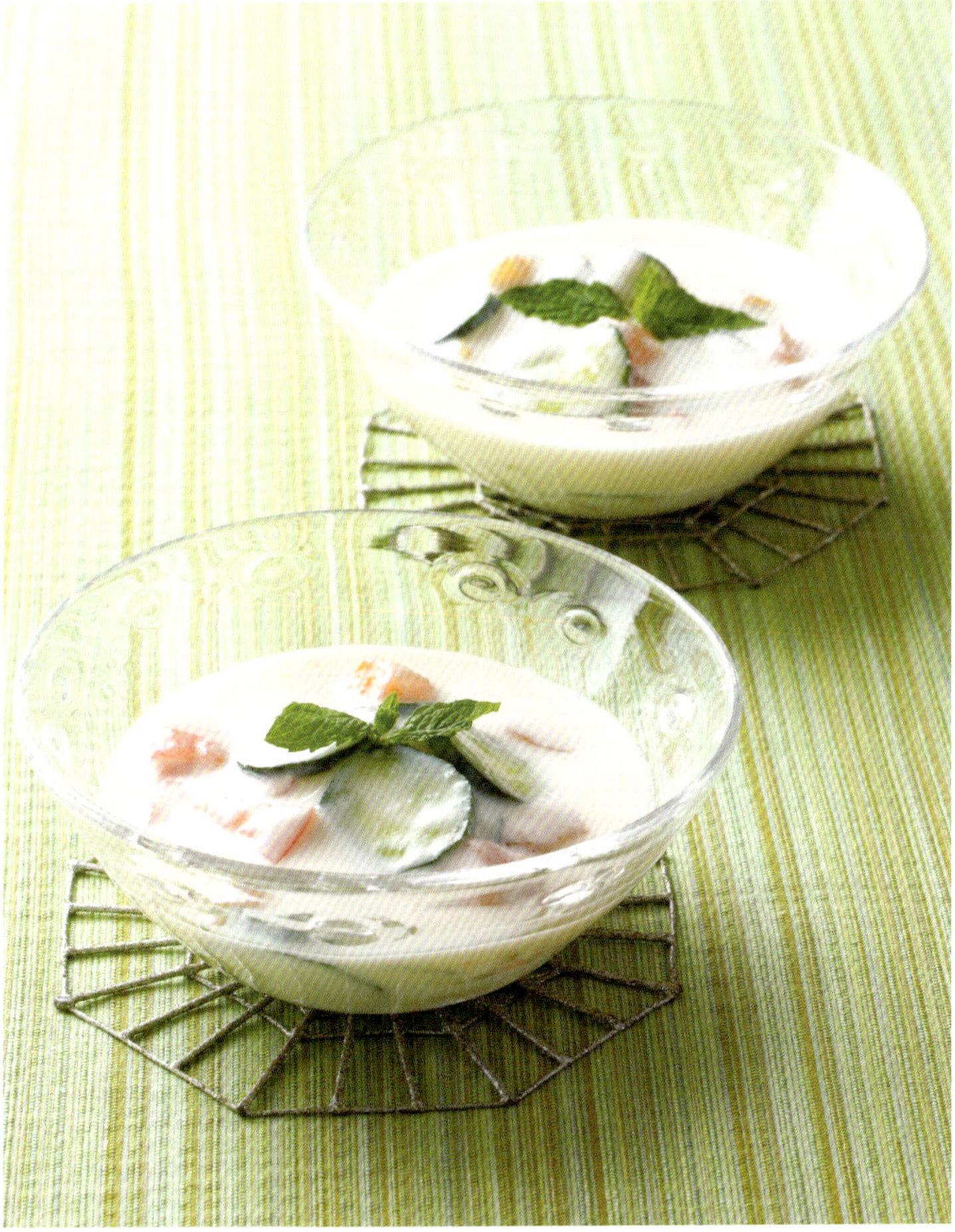

キュウリのライタ

材料（2人分）

- ●キュウリ…½本
- ●トマト…¼個
- ●プレーンヨーグルト…½カップ
- ●塩…小さじ⅓
- ●ミント…少々

作り方

❶キュウリは薄い小口切りにし、トマトは粗みじん切りにする。
❷ボウルにヨーグルト、キュウリ、トマトを入れて混ぜ、塩で味をととのえる。
❸器に盛り、ミントをのせる。

実 夏

とうがん
冬瓜

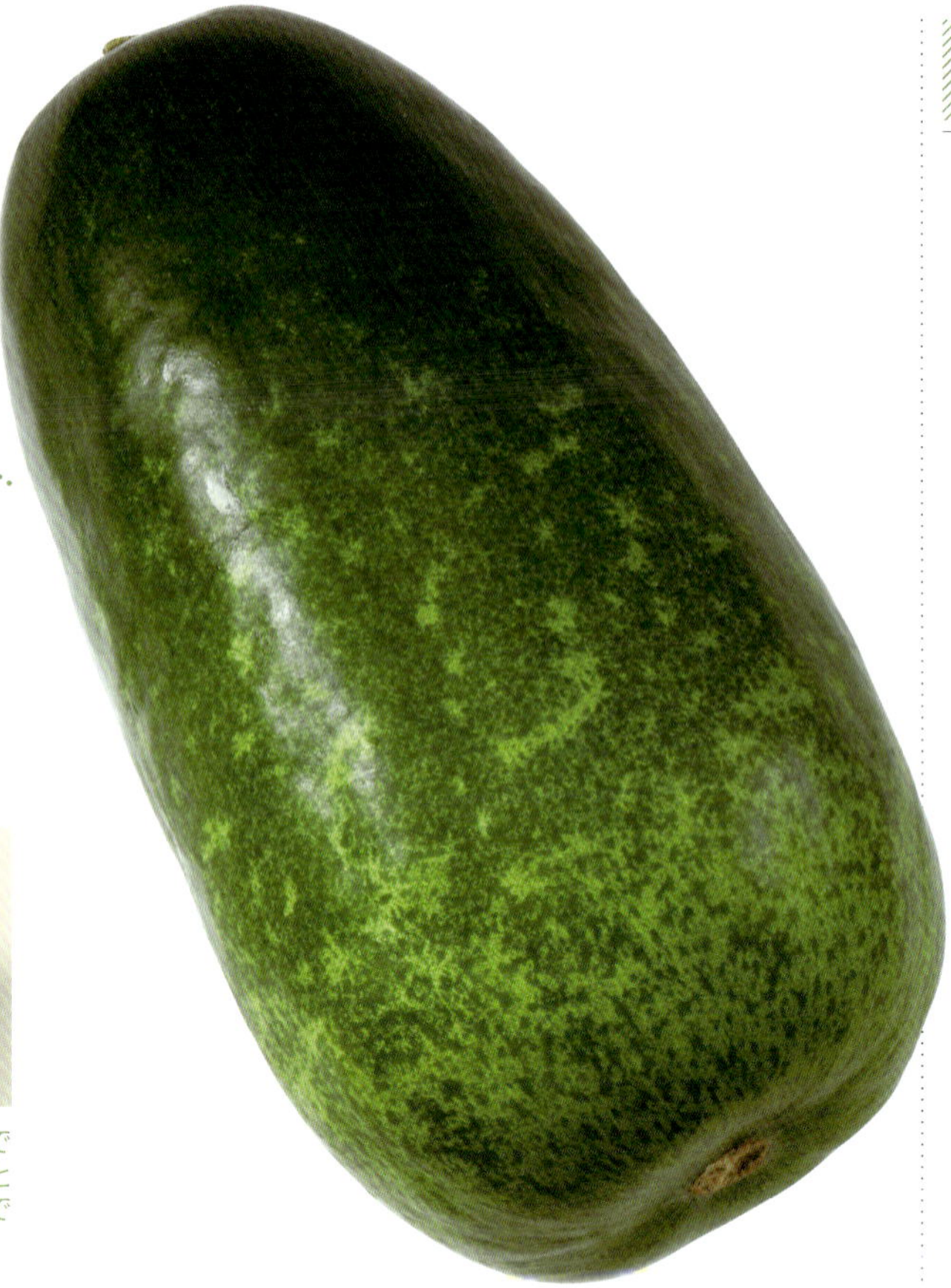

ずっしりと重みがあり、表面にうっすらとうぶ毛があるものがよい

保存法

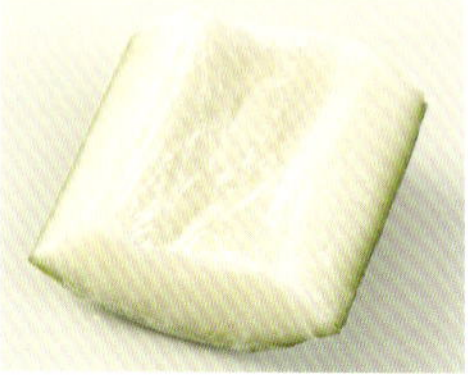

カットしたものは、ラップで包んで冷蔵庫で保管。丸ごとの場合は、そのまま冷暗所で長期保存できる。

熱を冷まし、渇きを潤す。夏バテの予防に

夏に旬を迎える冬瓜。夏なのに冬という名前がつく不思議な食材ですが、長期保存ができることから、冬までもつ瓜としてこの名前がつきました。冬瓜には、体にこもった過剰な熱を取り去り、津液を増やす働きがあります。夏バテ、のどの渇き、多汗、乾燥タイプの便秘、イライラ、不眠に効果的で、中国では糖尿病の薬膳料理にも使われています。

また、利尿作用もあるので、むくみ、水虫など、余分な水分が引き起こす症状にもよいでしょう。湿熱体質や湿痰体質の人は、スープや煮物に調理し、積極的に食べるとよいでしょう。

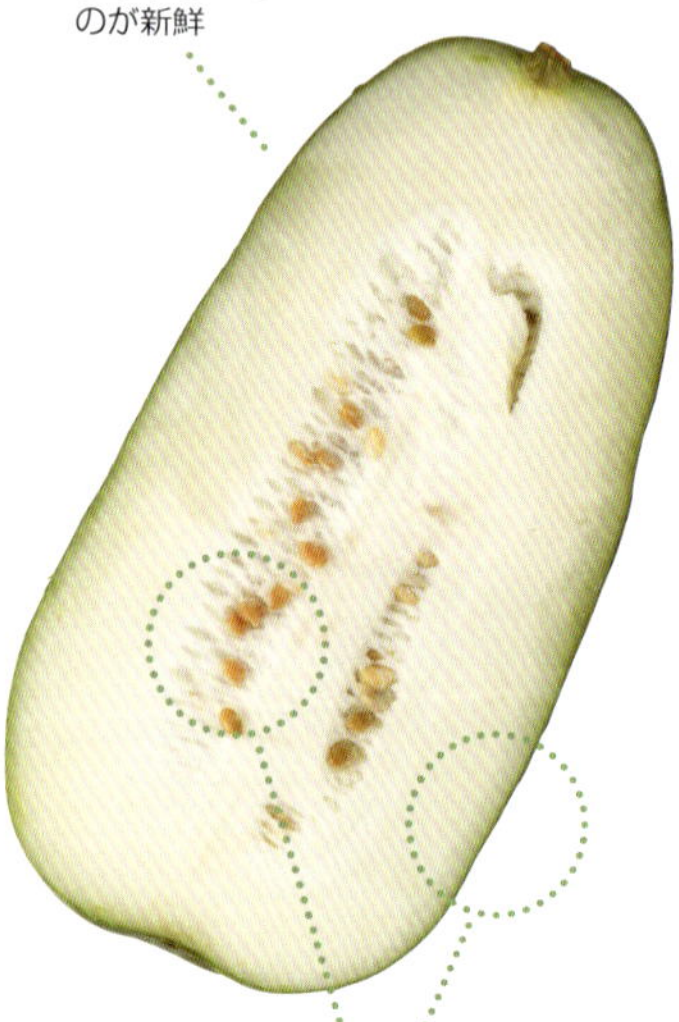

果肉は白くみずみずしいものが新鮮

ワタや皮にも利尿作用があります。ふだんは食べずに捨てる部分ですが、薬膳的な効能を丸ごと取り入れるなら、ワタはあえ物にしたり、皮をつけたまま煮物にしてもよいでしょう。

豆知識

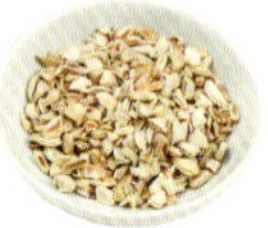

冬瓜子（トウガシ）

冬瓜の種子は「冬瓜子」、皮は「冬瓜皮（トウガヒ）」という生薬になります。ともに高い利尿作用があり、むくみや吹き出物の改善に使われています。

五味●甘・淡
五性●涼
帰経●肺・大腸・膀胱
体質●陰虚・気滞・湿熱・湿痰

✚効果アップの組み合わせ 1

むくみを予防する

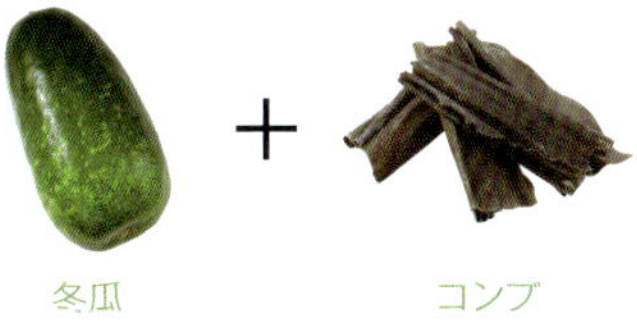

冬瓜とコンブは、高い利尿作用をもつ食材です。ただし体を冷やす作用が強い組み合わせなので、温性の鶏肉でだしを取り、スープやお粥にするとよいでしょう。

✚効果アップの組み合わせ 2

元気な体づくりに

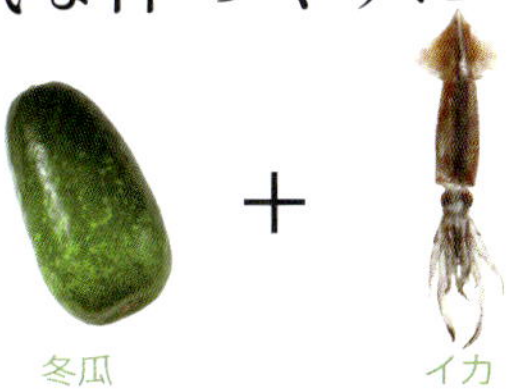

血と津液を補うイカとの組み合わせには、疲労回復効果があります。夏のだるさや体力不足の解消にもよいでしょう。イカのうまみを冬瓜に含ませた和風の煮物がおすすめです。

✚効果アップの組み合わせ 3

夏バテを解消する

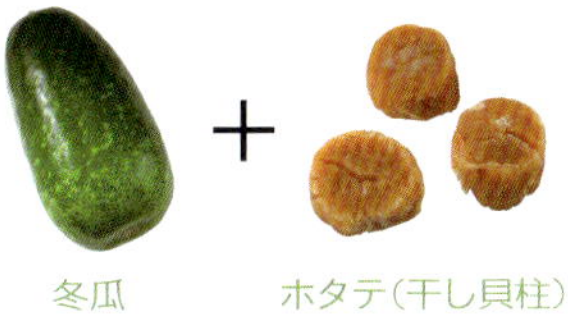

体の熱を冷ます冬瓜、潤いを与えて胃の働きを高めるホタテの貝柱は、水分代謝を正常にする組み合わせです。夏バテ気味で食欲がない時におすすめの料理です。

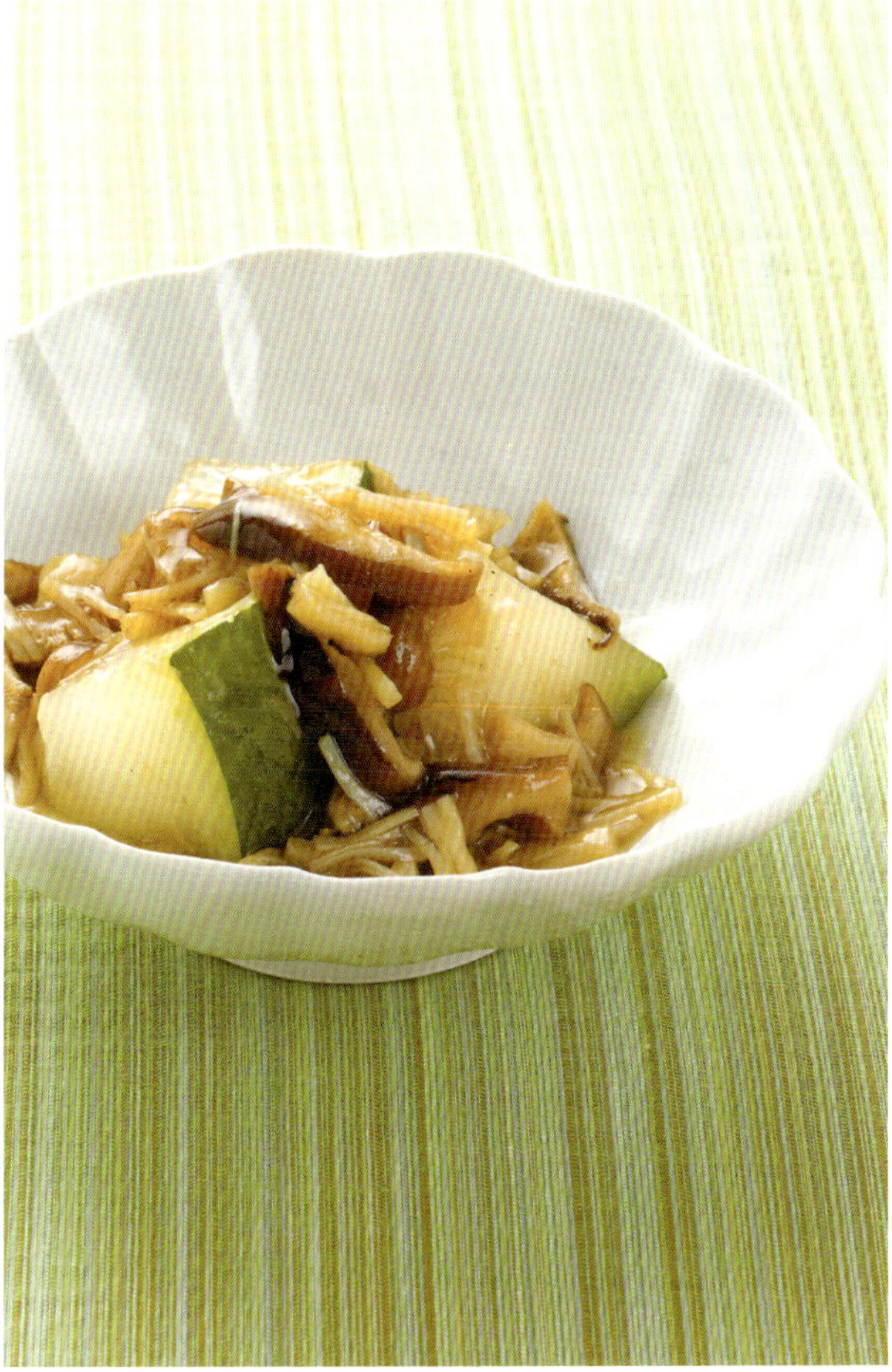

冬瓜とホタテの貝柱のあんかけ煮

材料(2人分)

- ●冬瓜…300g
- ●干し貝柱…4個
- ●干しシイタケ…3枚
- ●干し貝柱と干しシイタケの戻し汁＋水 …1 ½カップ
- ●酒…大さじ1
- ●塩…小さじ½
- ●水溶き片栗粉
  - 片栗粉…小さじ2
  - 水…小さじ4

作り方

❶干し貝柱は水1カップにひと晩つけて戻してからほぐし、干しシイタケは水½カップにつけて戻し、細切りにする。それぞれの戻し汁と水を合わせて、1 ½カップにする。冬瓜はワタを取り除いてひと口大に切る。

❷鍋に①、酒と塩を入れて中火にし、沸騰したら火を弱めてフタをし、15分煮る。

❸冬瓜がやわらかくなったら、水溶き片栗粉を加えてトロミをつける。

夏の食材

夏　実

とうもろこし

玉蜀黍

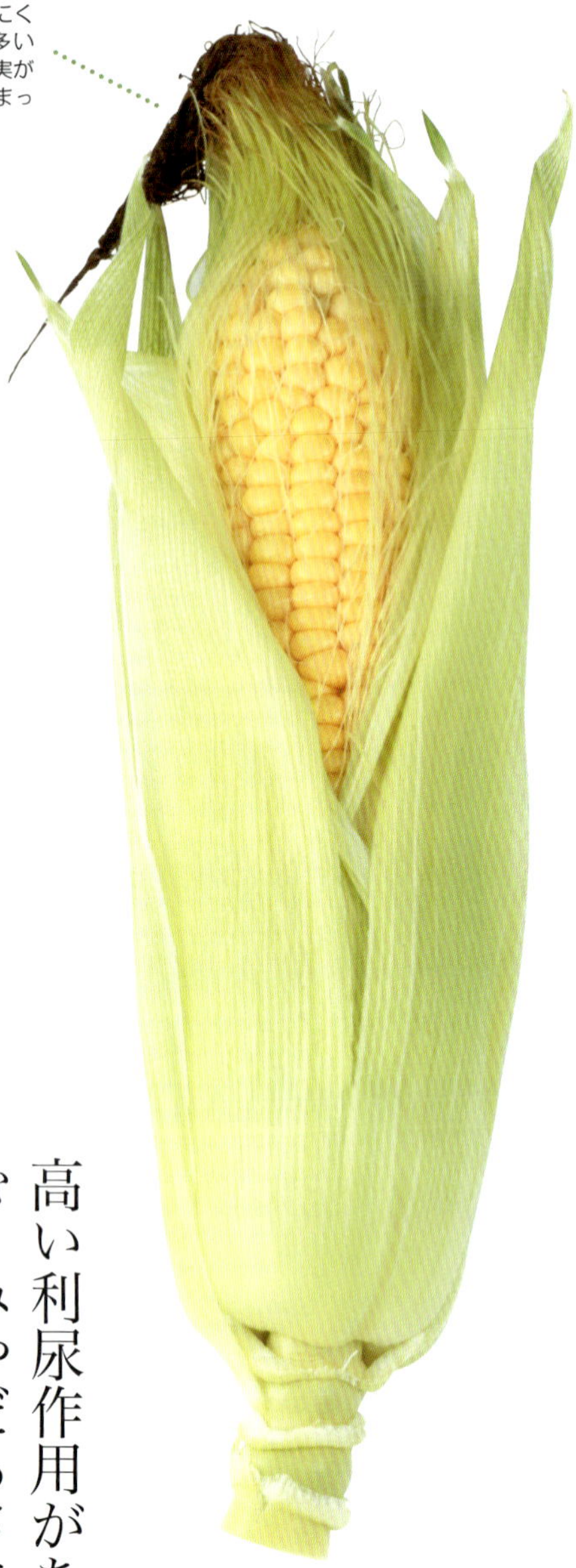
皮つきを選ぶと鮮度が落ちにくい。ヒゲが多いものの方が実がたくさん詰まっている

高い利尿作用がある。むくみやだるさに

脾と胃をととのえて消化吸収を高めるので、消化不良や食欲不振の改善に適した食材です。不足した気を補うので、スタミナがない、力が出ない、元気がない、夏バテ気味の人にもよいでしょう。

　また、とうもろこしには高い利尿作用があり、慢性的なむくみ、体のだるさ、湿疹などの症状改善に役立ちます。実だけではなく、ヒゲと芯にも同様の働きがあるので、調理法を工夫し、トウモロコシを丸ごと使ってみましょう。とくに湿痰体質と湿熱体質の人に適しているので、夏の間は積極的に食べるとよいでしょう。

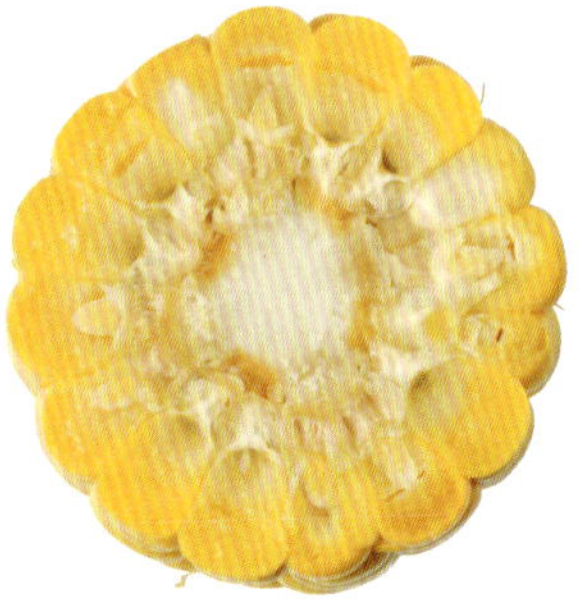

五味●甘
五性●平
帰経●大腸・胃・膀胱・脾
体質●気虚・陽虚・血虚・湿熱・湿痰

豆知識

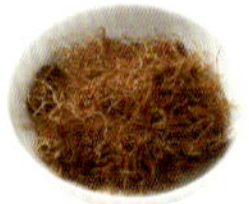

南蛮毛（ナンバンゲ）

ヒゲは「南蛮毛」という生薬になり、高い利尿作用があります。生のヒゲにも同じ作用があるので、捨てずに活用しましょう。料理に使う時は、フライパンでから炒りすると香ばしく食べやすくなります。

保存法

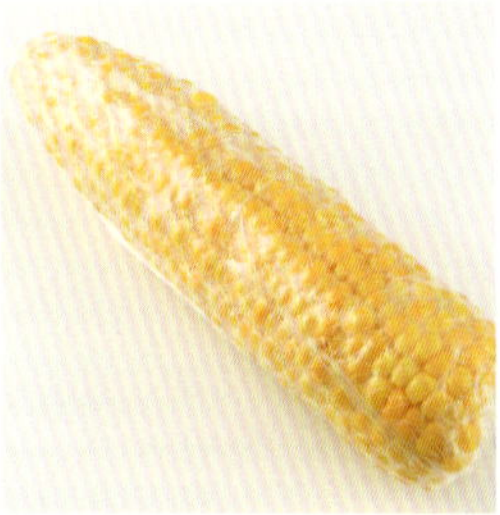

鮮度が落ちやすいため、購入したらすぐに丸ごとゆでる。ゆでた後、熱いうちにぴったりとラップをして冷ますと、皮にシワがよりにくくプチプチの食感に。

下ごしらえ

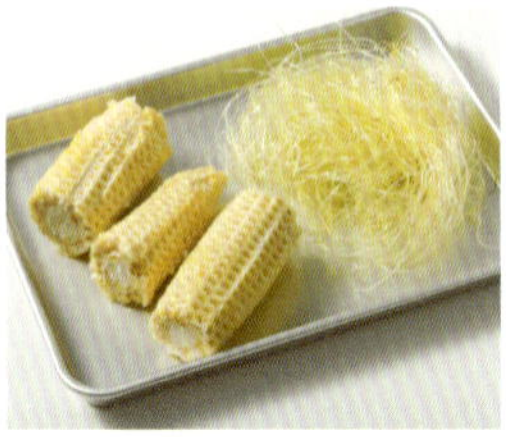

実をそいだ後の芯は、スープのだしに使うと風味よく仕上がる。ヒゲは茶色い部分を除き、素揚げしてサラダなどのトッピングに。ほかに、かき揚げの具としても使える。

✚効果アップの組み合わせ 1

余分な水分を排出

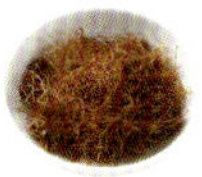
＋
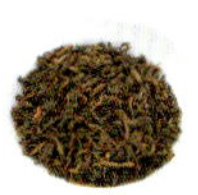

南蛮毛〈トウモロコシのヒゲ〉　プーアル茶

ともに利尿作用があるので、むくみやすい人によい組み合わせです。生のヒゲはフライパンで炒って、プーアル茶葉に加えてお湯を注ぎ、お茶にして飲みましょう。

✚効果アップの組み合わせ 2

元気な体づくりに

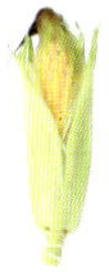
＋
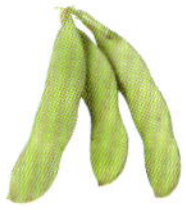

トウモロコシ　枝豆

消化吸収力を高めて気を補う枝豆との組み合わせは、疲れが取れない時や、夏バテの症状に適しています。ヒゲは細かく刻んで実と一緒にお粥や炒め物にすれば、食べやすくなります。

✚効果アップの組み合わせ 3

むくみやだるさを改善する

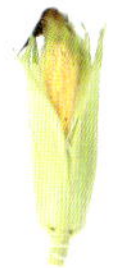
＋

トウモロコシ　レタス

トウモロコシとレタスは、むくみやだるさの改善に有効です。体内に余分な水分がたまっている人は、体が冷えていることが多いので、サラダより加熱調理を心がけましょう。

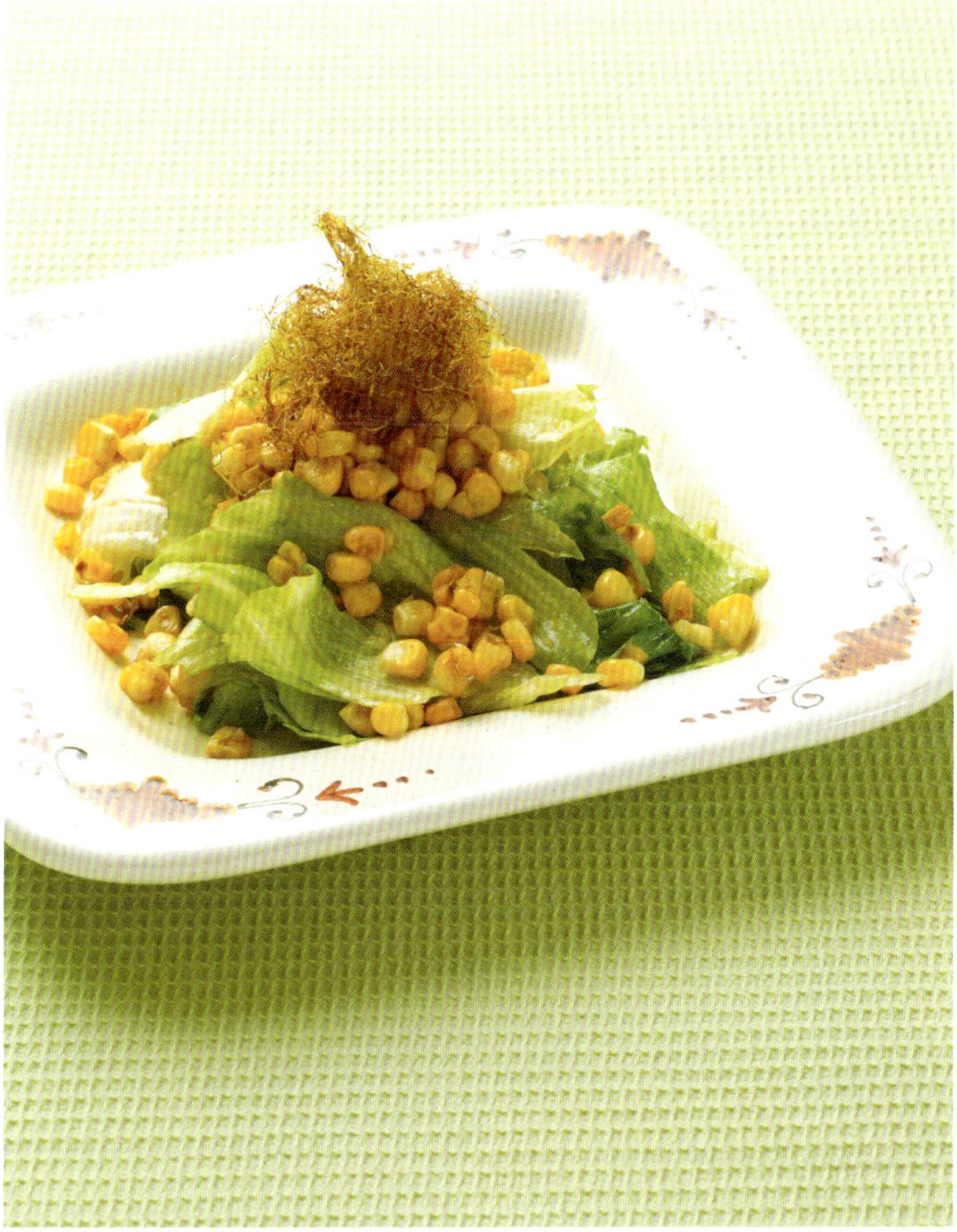

トウモロコシとレタス炒め

材料（2人分）

- ●トウモロコシ…1本
- ●トウモロコシのヒゲ…1本分
- ●レタス…¼個
- ●サラダ油…小さじ2
- ●しょうゆ…小さじ2
- ●揚げ油…適量

作り方

❶トウモロコシは包丁でそぐようにして芯から実を取る。トウモロコシのヒゲは切り取って、油でサッと揚げる。レタスは食べやすい大きさに手でちぎる。
❷フライパンにサラダ油を熱し、トウモロコシの実を炒め、火が通ったらレタスを加えて炒め、しょうゆを回しかける。
❸皿に盛り、ヒゲをのせる。

実 夏 トマト

保存法

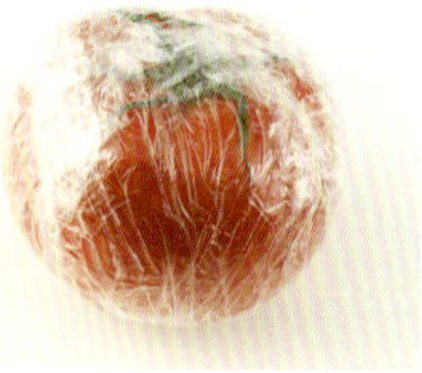

ラップで包むか、ビニール袋に入れて冷蔵庫で保存する。冷やし過ぎると低温障害を起こし、風味を損なうので注意。

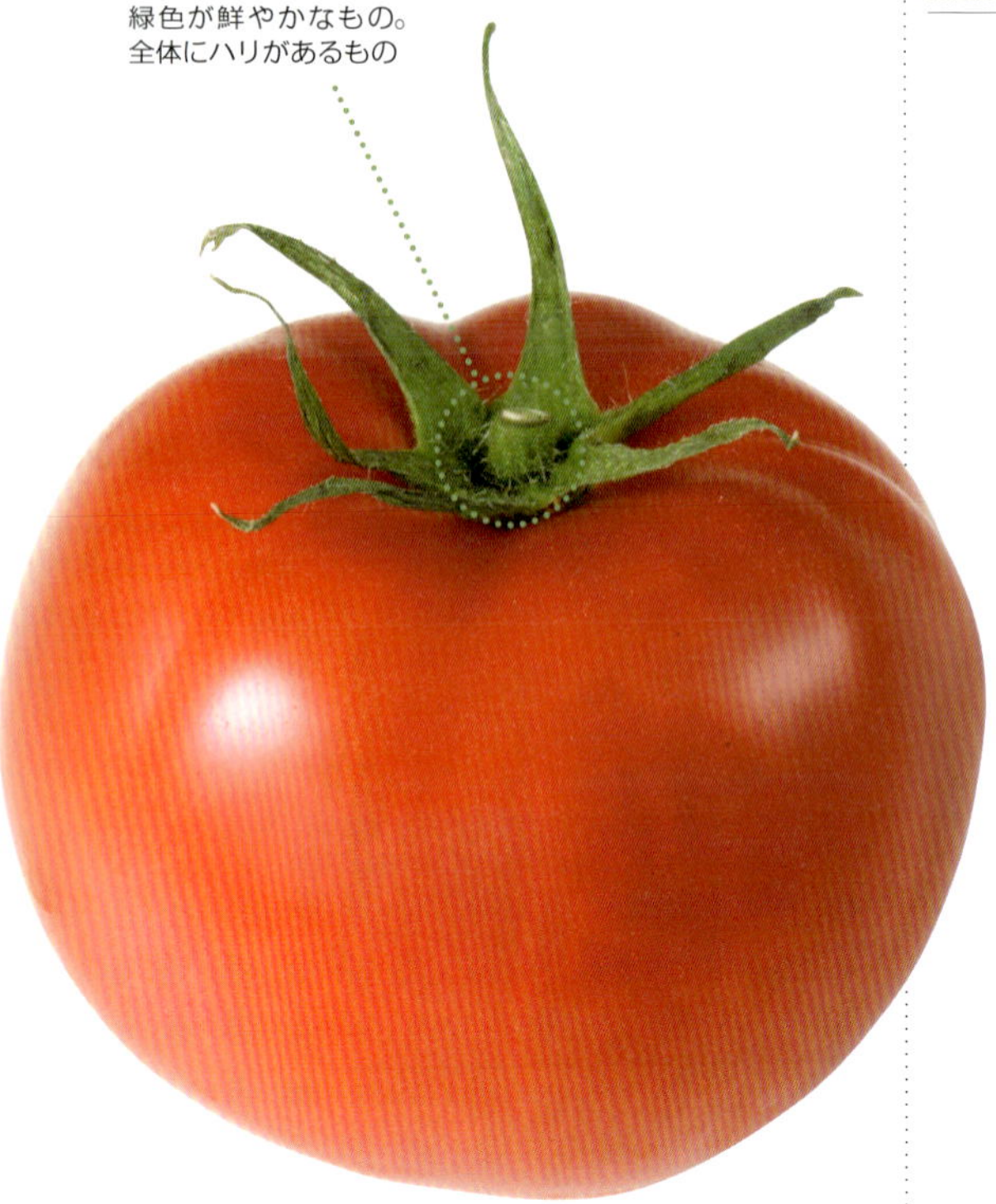
ヘタがピンとしていて
緑色が鮮やかなもの。
全体にハリがあるもの

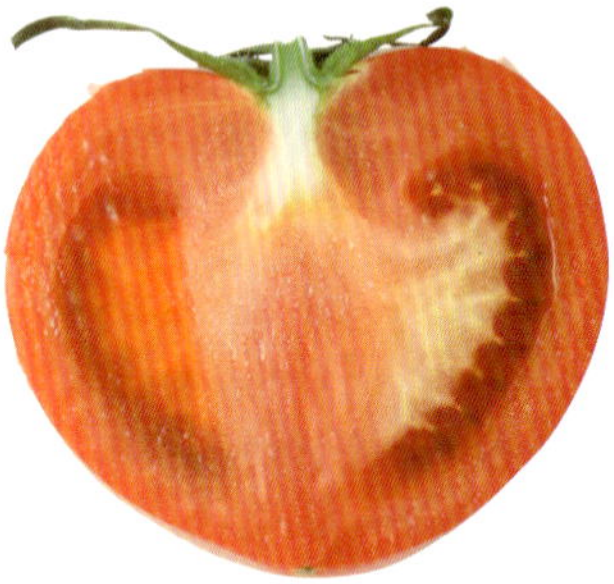

汗で失われた水分を補い、体のほてりを解消する

体の余分な熱を取り除き、津液をつくり出すので、のどの渇き、肌の乾燥、便秘といった、熱と乾燥によって起こる症状に有効です。また、血にこもった熱を冷まし、肝の働きをととのえる作用もあります。鼻血、発熱、口内炎、イライラを感じる時に食べるとよいでしょう。夏の暑さに負けない体づくりにも欠かせない食材です。

さらに、胃の働きをととのえ、消化を促す作用があるので、消化不良や食欲不振にも適しています。ただし、生のままで多食をすると内臓を冷やし過ぎてしまうので、加熱調理も取り入れましょう。

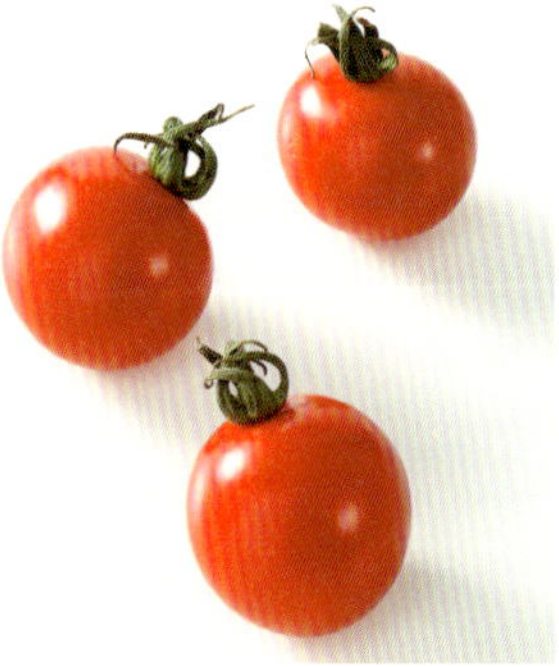

ミニトマト

小さいサイズのトマトで、プチトマトとも呼ばれる。甘みが強く、味が濃い。効能はトマトと同様。

豆知識

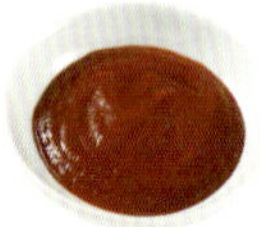

トマトケチャップ

甘酸っぱいトマトケチャップには、脾の働きを高めて、食欲を増進させる働きがあります。

五味●甘・酸
五性●微寒
帰経●肝・脾・胃
体質●陰虚・気滞

✚効果アップの組み合わせ 1

消化力がアップ

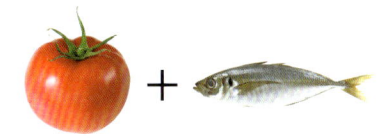

トマトとアジには、消化吸収力を高める作用があります。またアジは温性なので、微寒性のトマトの性質をやわらげます。トマトで煮込んだアジのトマト煮がおすすめです。

✚効果アップの組み合わせ 2

夏の疲れを癒す

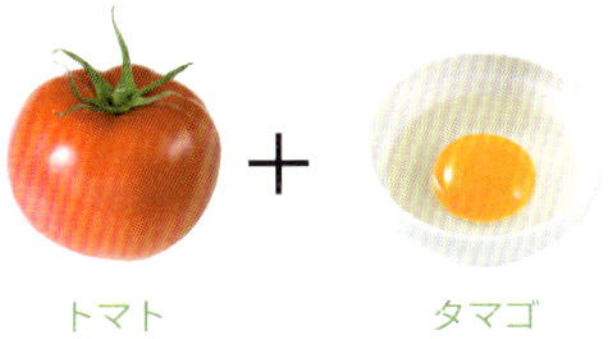

トマトと血を補うタマゴは、疲労回復にぴったりの組み合わせです。食欲増進作用があるニンニクを加え、中国の家庭料理「トマトとタマゴの炒め物」をつくりましょう。

✚効果アップの組み合わせ 3

のどの渇きを潤す

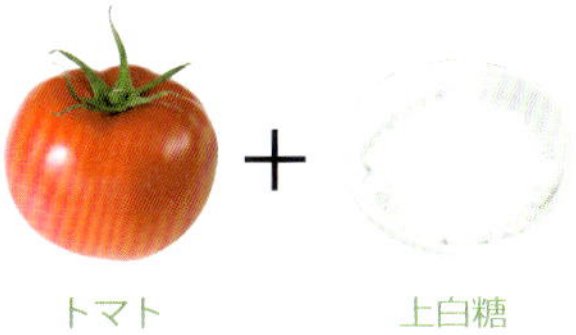

台湾で人気の屋台デザート「糖葫蘆《タンフールゥ》」です。トマトと上白糖には、体の熱を冷まし、潤いを与える作用があるので、とくに汗をかいた日のおやつによいでしょう。

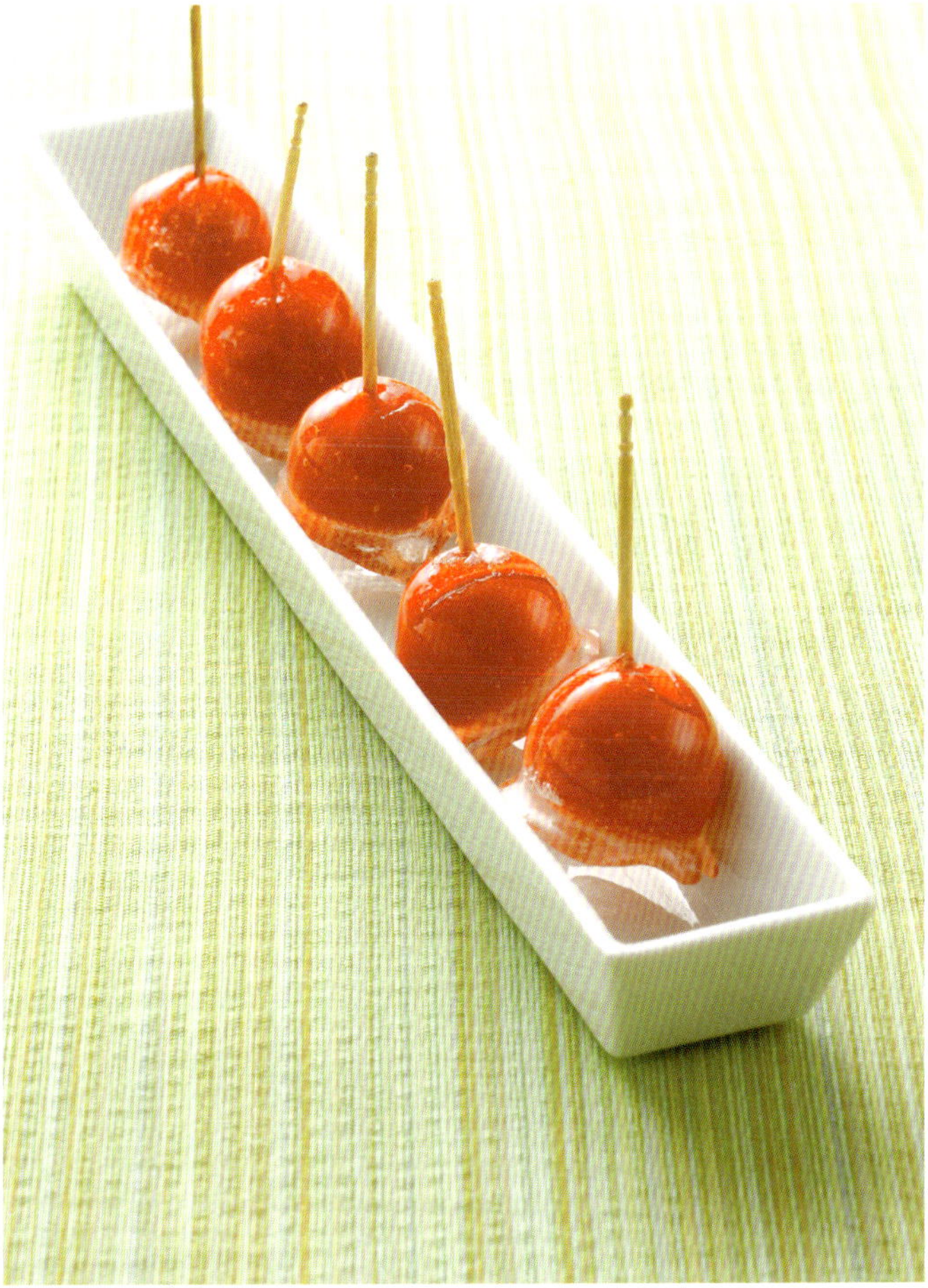

ミニトマトの飴がけ

材料(2人分)

●ミニトマト…8個
●砂糖(上白糖)…60g
●水…大さじ1

作り方

❶ミニトマトはヘタを取り、楊枝を刺す。
❷飴をつくる。鍋に砂糖と水を入れて混ぜ、中火にして3分ほど煮る。透明に仕上げるため、鍋に火をかけたら決してかき混ぜない。
※水を張ったコップにひとすくいたらして、すぐにかたまるくらいの濃度になるまで煮つめる。
❸②にトマトを手早くくぐらせ、広げたオーブンシートにのせて粗熱を取る。
※冷凍庫に入れると、パリッとかためられる。

夏 実

なす
茄子

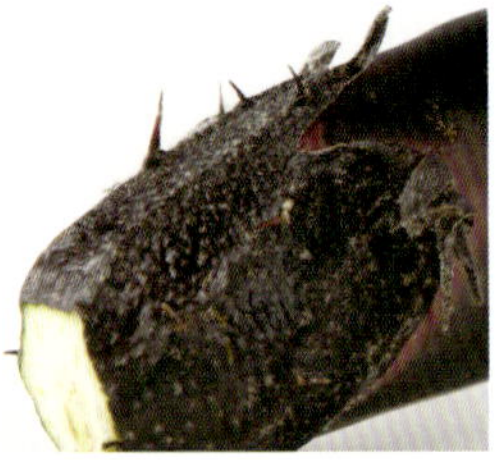

切り口がみずみずしく、ヘタにあるトゲがピンとしているものが新鮮

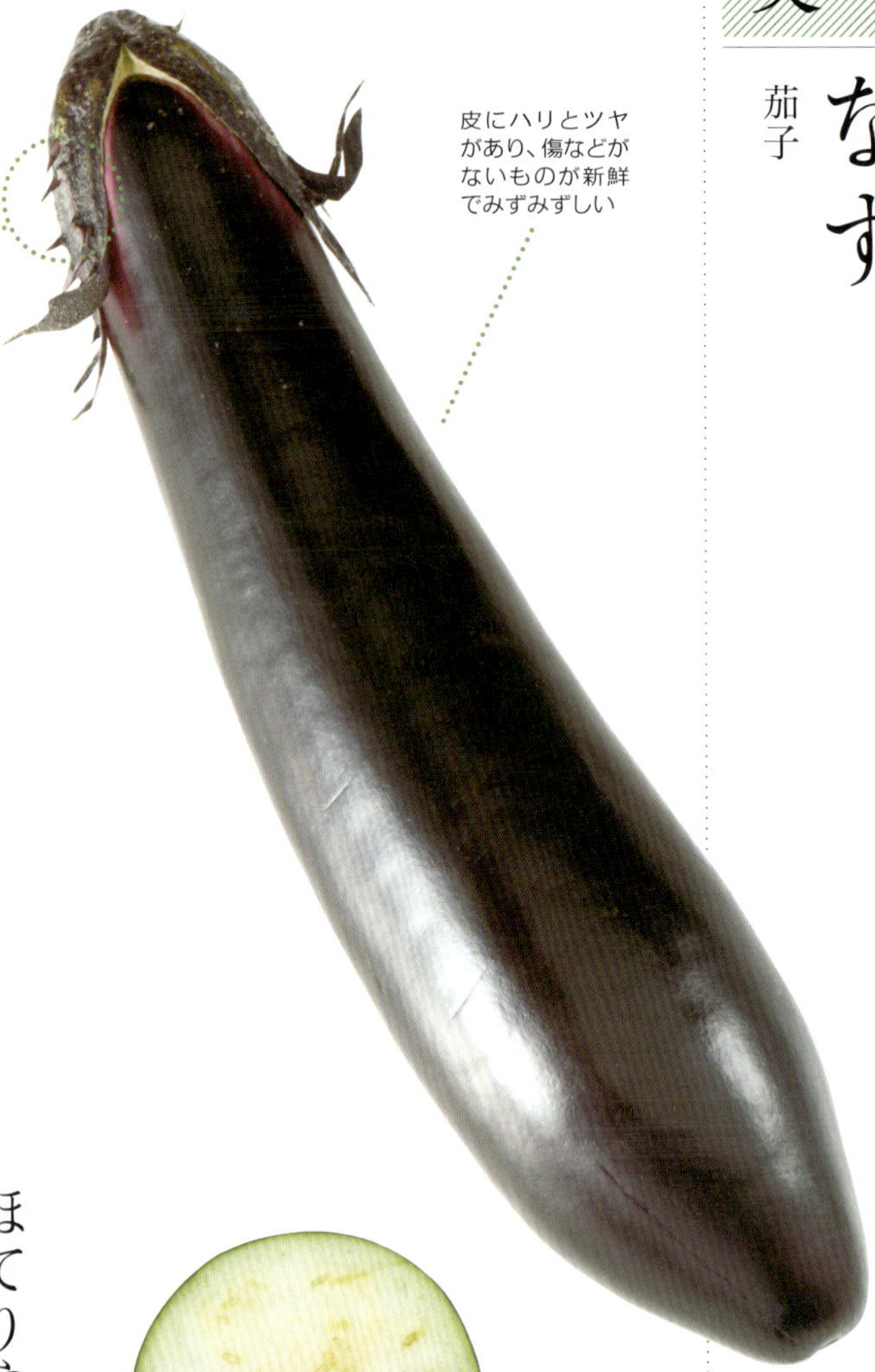

皮にハリとツヤがあり、傷などがないものが新鮮でみずみずしい

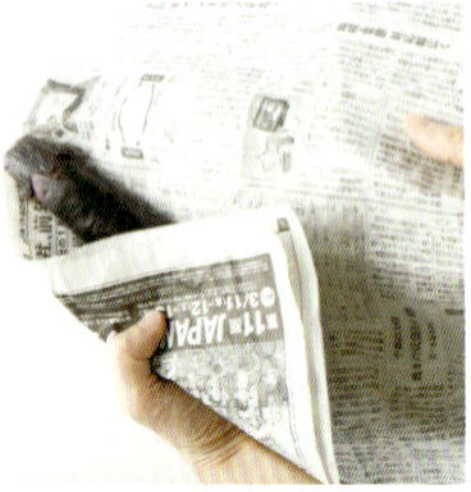

保存法

低温に弱いため、しっかり新聞紙に包んでから野菜室で保存。カットすると変色するので、1本丸ごと使い切るのがよい。

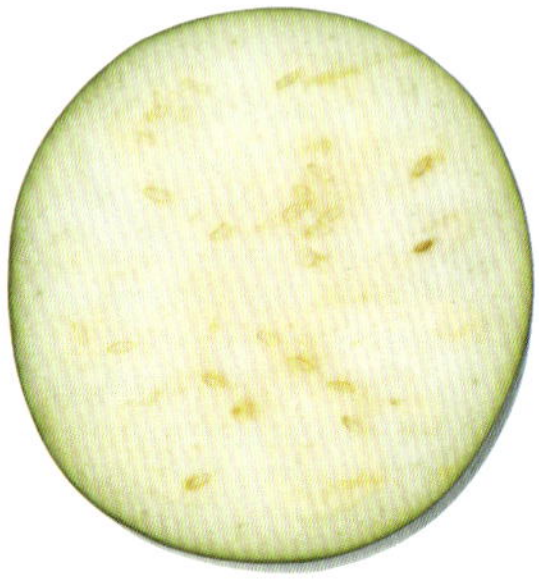

五味●甘
五性●涼
帰経●脾・胃・大腸
体質●陰虚・気滞・湿熱・瘀血・湿痰

ほてりやニキビ、食欲不振に

涼性のナスは、夏の暑さをやわらげる食材です。口やのどの渇き、目の充血、ほてり、イライラなど、熱が引き起こす症状の改善に有効です。

また、熱による腫れや痛みを抑えるので、ニキビなどの吹き出物にも適しています。血の滞りをなくす作用と、止血する作用があるので、のぼせによる鼻血や、打ち身による出血の症状緩和にも役立ちます。

ほかにも、脾と胃をととのえる働きと利尿作用があります。消化不良や食欲不振、むくみの症状改善にもよいでしょう。

豆知識

ヘタの黒焼き

昔からナスは民間療法で利用されています。「ヘタの黒焼き」には、炎症を抑える作用があるといわれ、口内炎、歯痛、歯周病によいことから、歯磨き粉や軟膏として使われています。

✚効果アップの組み合わせ 1

皮膚の腫れや痛みに

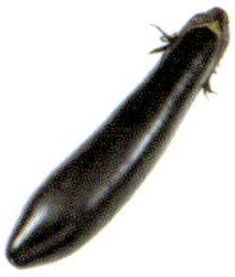
ナス

+

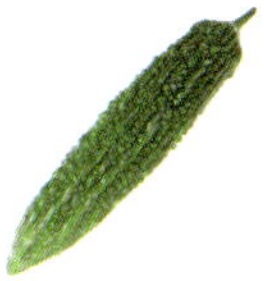
ニガウリ

ナスとニガウリには、血の中にこもった熱を鎮める作用があり、ニキビなど皮膚の痛みの解消に有効です。ニガウリの苦味を生かした炒め物や煮物にするとよいでしょう。

✚効果アップの組み合わせ 2

夏バテの予防に

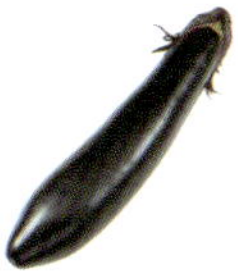
ナス

+

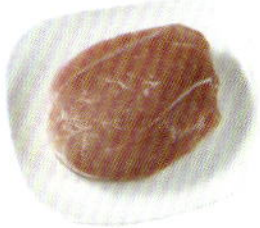
豚肉

気と津液を補う豚肉と、脾の働きを高めるナスとの組み合わせは、夏バテ予防や疲労の回復に効果的です。食欲増進作用がある青ジソを加えた炒め物がおすすめです。

✚効果アップの組み合わせ 3

イライラを鎮める

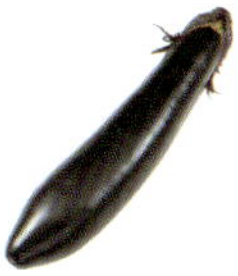
ナス

+

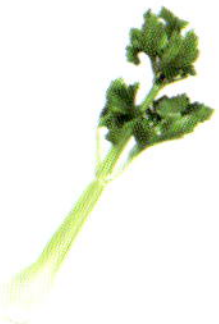
セロリ

セロリにはストレスを発散する働きがあります。ストレスがたまって爆発寸前！という時には、涼性のナスと組み合わせることで、興奮を落ちつかせることができるでしょう。

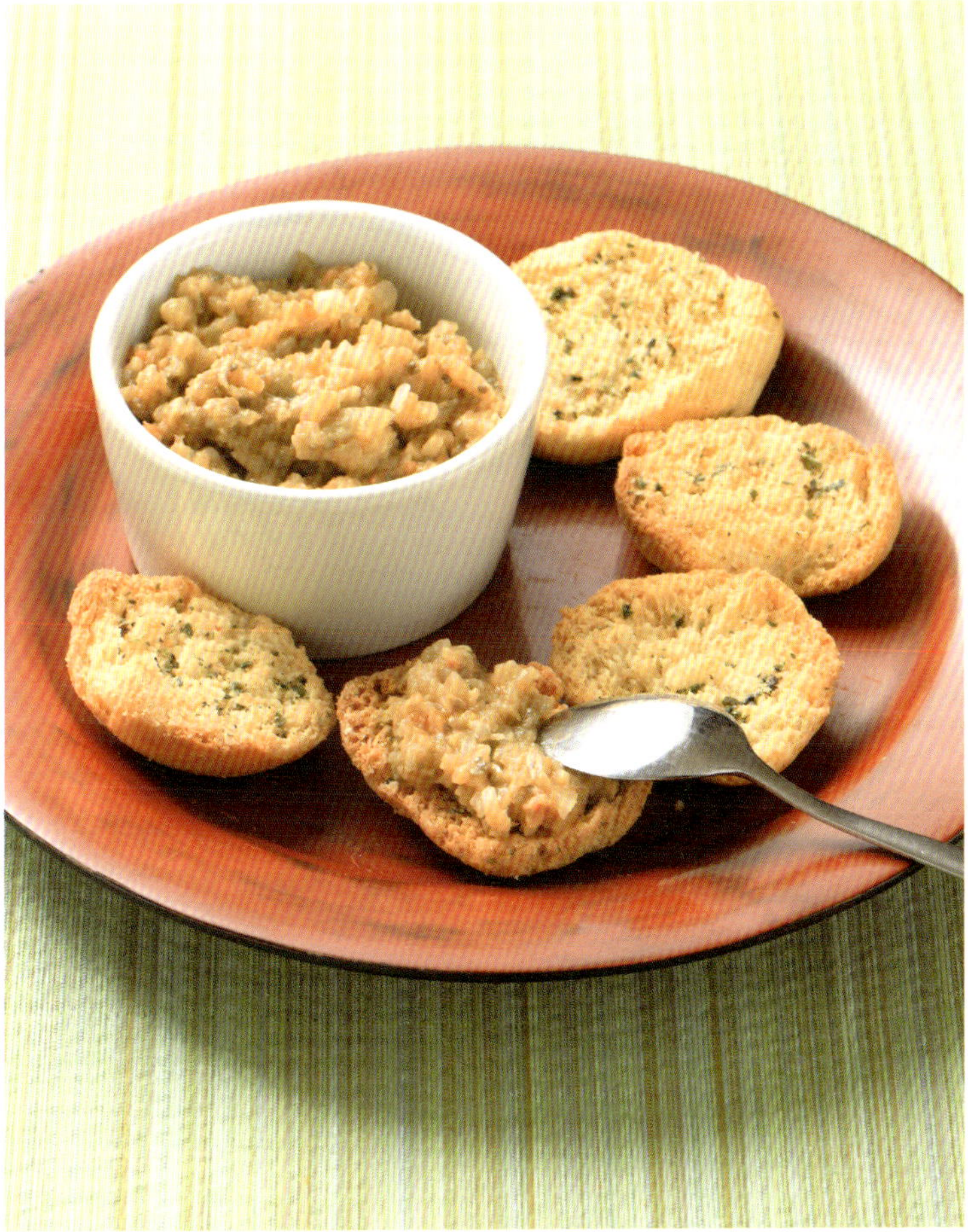

ナスのキャビア風

材料（2人分）

- ●ナス…2本
- ●セロリ…¼本
- ●トマト…½個
- ●オリーブオイル…大さじ1
- ●塩…小さじ½

作り方

❶ナスはヘタのまわりにぐるりと切り目を入れ、魚焼きグリルなどで皮が真っ黒になるまで焼く。フォークを使って切り目から皮をむき、包丁でみじん切りにする。筋を取ったセロリとトマトはみじん切りにする。

❷鍋にオリーブオイルを入れて中火にし、①を加えて炒める。

❸ナスがねっとりとしてきたら、塩を加えて火を止める。

※好みでパンやクラッカーなどにのせていただく。

夏 実

ピーマン

五味●微辛・甘
五性●平
帰経●肝・心・胃・腎
体質●気滞・湿熱・瘀血・湿痰

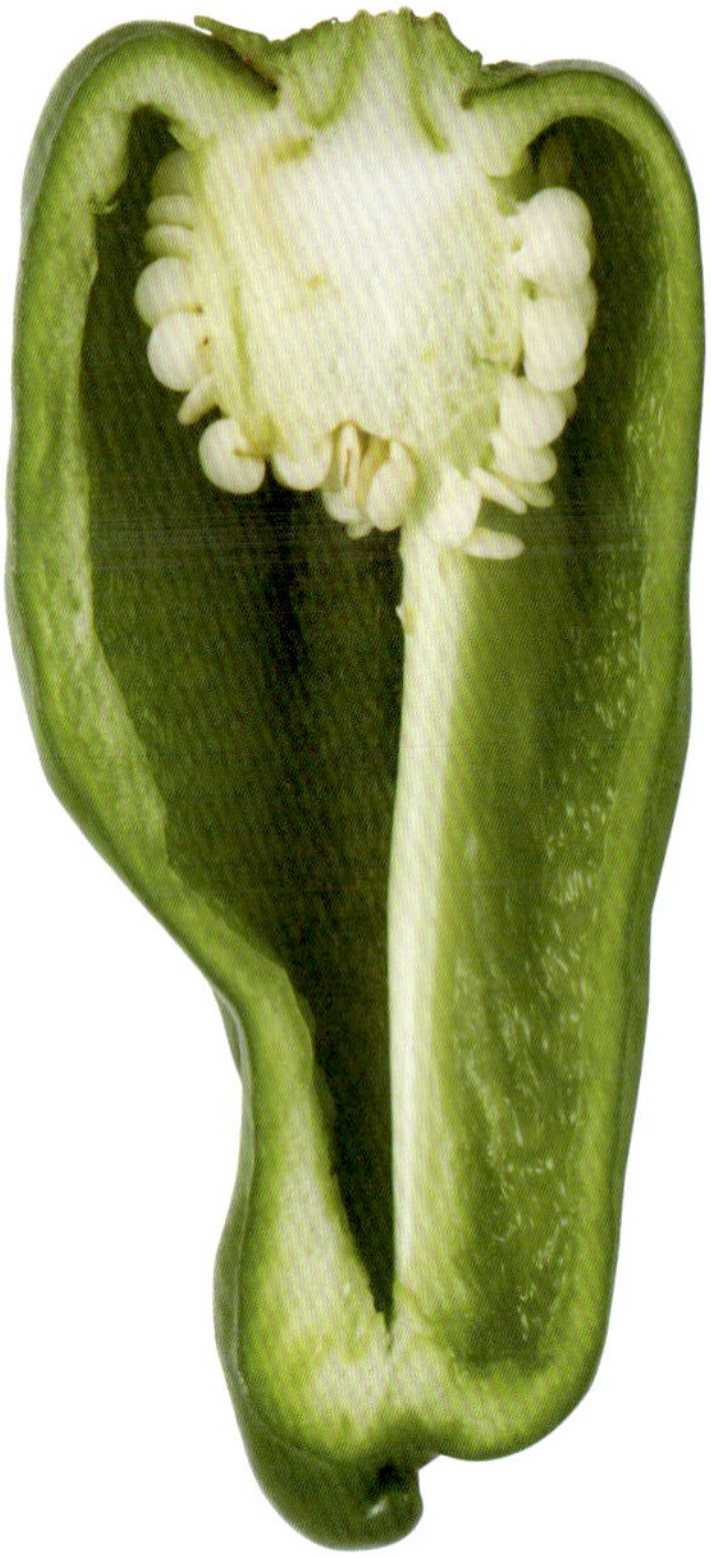

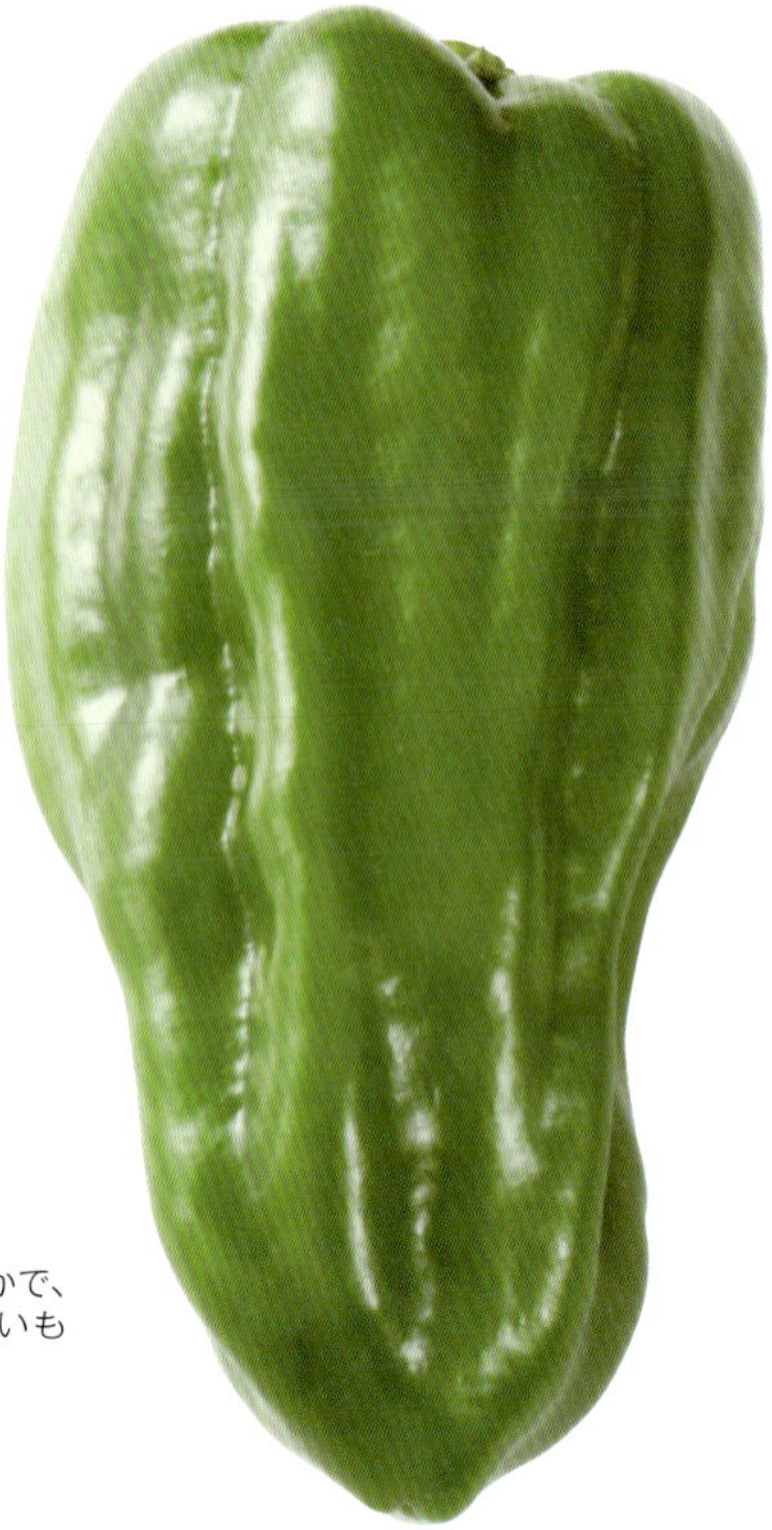

色が鮮やかで、果肉が厚いものがよい

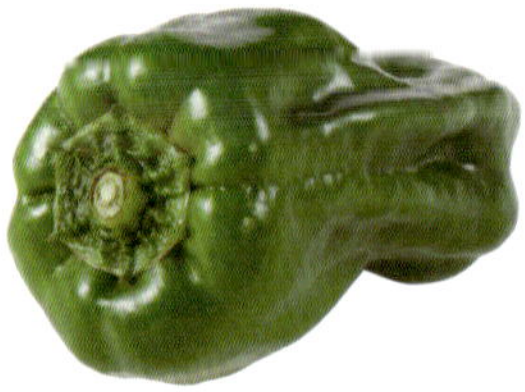

ヘタの切り口がみずみずしく、皮にハリとツヤがあるものが新鮮。肩の部分が盛り上がっていて、手にもった時に重い方がよい

ストレス性の頭痛、お腹の張りに

ピーマンには、滞った気の流れを活発にし、肝の働きを正常にする作用があります。お腹の張り、頭痛、胸苦しさなど、気の滞りが引き起こすストレス性の症状の改善に役立ちます。イライラしたり、落ち込んだりと気持ちが変わりやすかったり、仕事や人間関係でトラブルを抱えている人は、日頃からピーマンを食べて予防しましょう。

また、気とともに血の巡りも活発になるので、血行不良の改善にも有効です。さらに、肝の緊張をほぐして胃の働きをととのえるので、消化不良や食欲不振にもむいています。

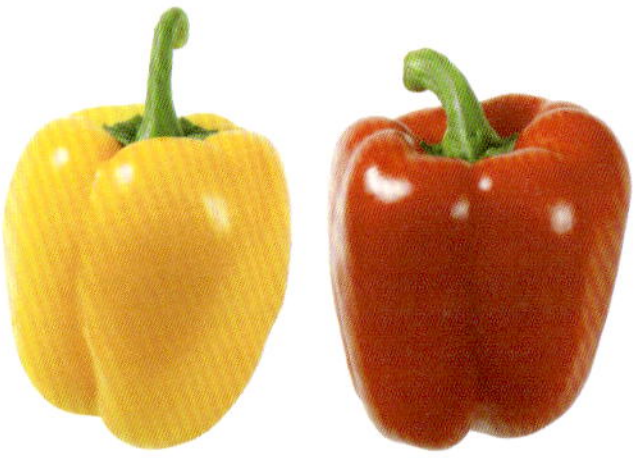

パプリカ

パプリカは、ピーマンと同じナス科トウガラシ属の野菜で、薬膳ではピーマンと同じ作用をもつと考えられています。色鮮やかな食材なので、五色を揃えたい時など、色を使った薬膳料理に使うとよいでしょう。

✚効果アップの組み合わせ 1

ストレス発散に

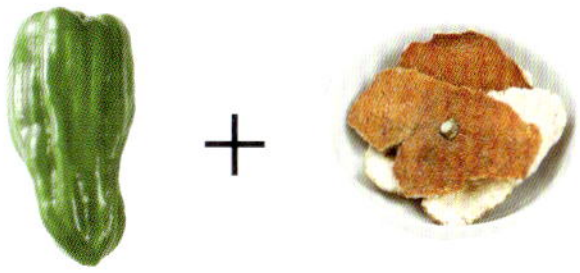

ピーマン　＋　陳皮（チンピ）

ともに気の巡りを活発にするので、イライラや落ち込みなど、ストレス性のトラブルにむいています。陳皮の香りを生かした炒め物にするとよいでしょう。

✚効果アップの組み合わせ 2

パワー不足を解消

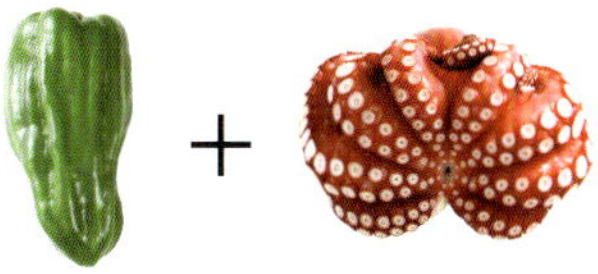

ピーマン　＋　タコ

気を補う作用のあるタコと、気の流れを促進するピーマンは、蓄積した疲労や体力不足の解消によい組み合わせです。冷え性の人は唐辛子をアクセントに使うとよいでしょう。

✚効果アップの組み合わせ 3

肌がワントーン明るくなる

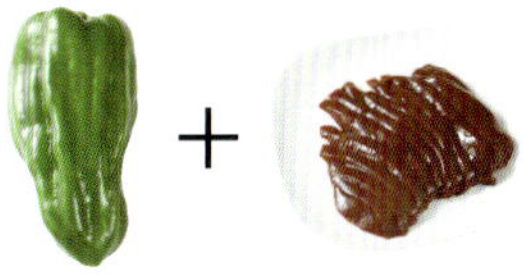

ピーマン　＋　豚レバー

豚レバーが補った血を、ピーマンが全身へと送ります。髪や肌にも栄養が届くので、潤いがアップし、肌色も明るくなります。肌のくすみやしみ予防によい組み合わせです。

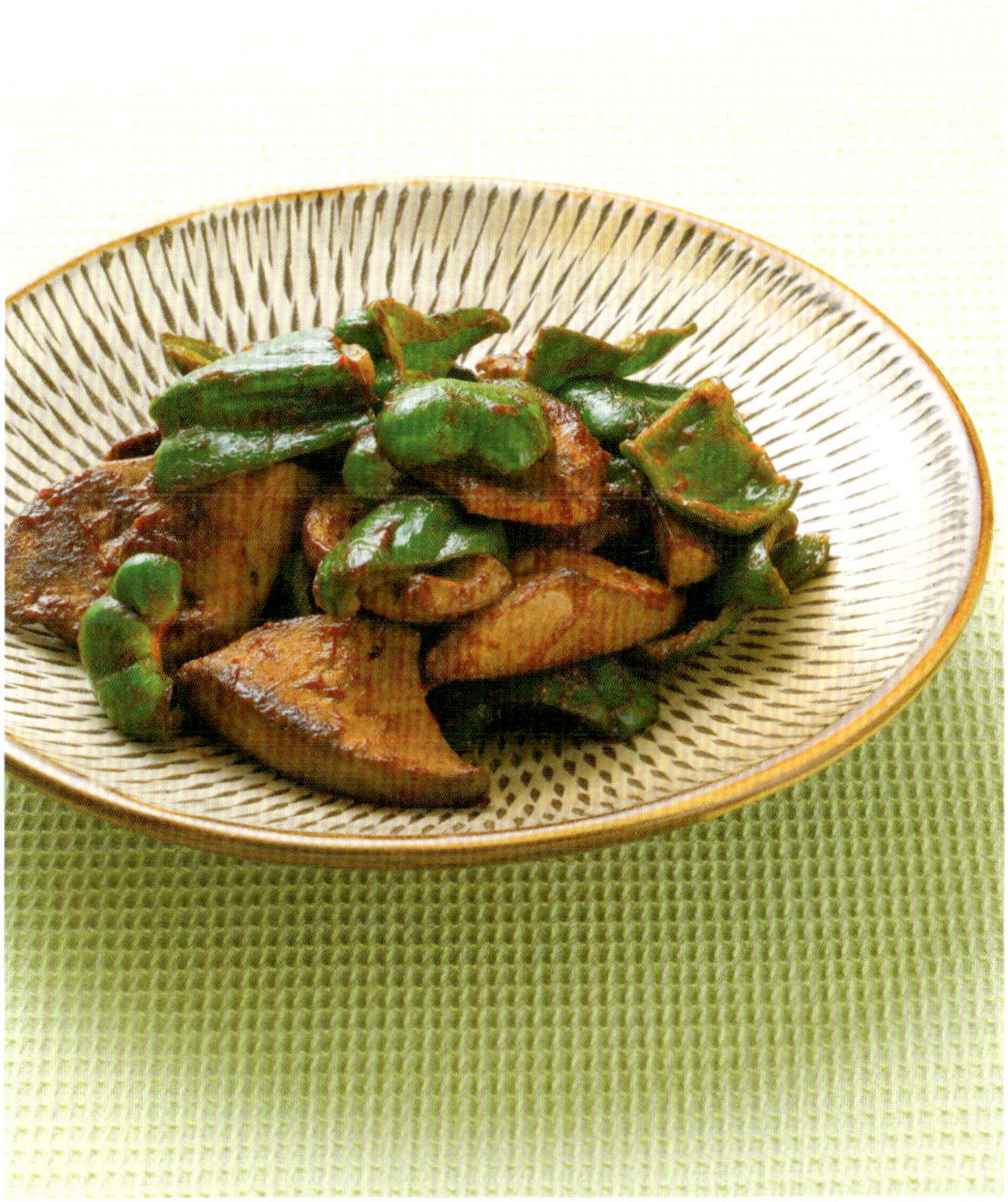

ピーマンとレバーのケチャップ炒め

材料（2人分）

- ●ピーマン…3個
- ●豚レバー〈豚肝臓〉…100g
- ●A
  - しょうゆ…小さじ1
  - 酒…小さじ1
  - こしょう…少々
- ●サラダ油…小さじ2
- ●B
  - トマトケチャップ…大さじ1
  - ウスターソース…小さじ1
  - しょうゆ…小さじ½

作り方

❶豚レバーは水に20分ほどさらしてからそぎ切りにし、Aをまぶして15分ほどおく。ピーマンはひと口大に切る。
❷フライパンにサラダ油を熱し、ピーマンを加えて炒め、火が通ったら一度皿に取り出す。
❸空いたフライパンで豚レバーを炒めて火を通し、②とBを加えて炒め合わせる。

夏 葉 ミント

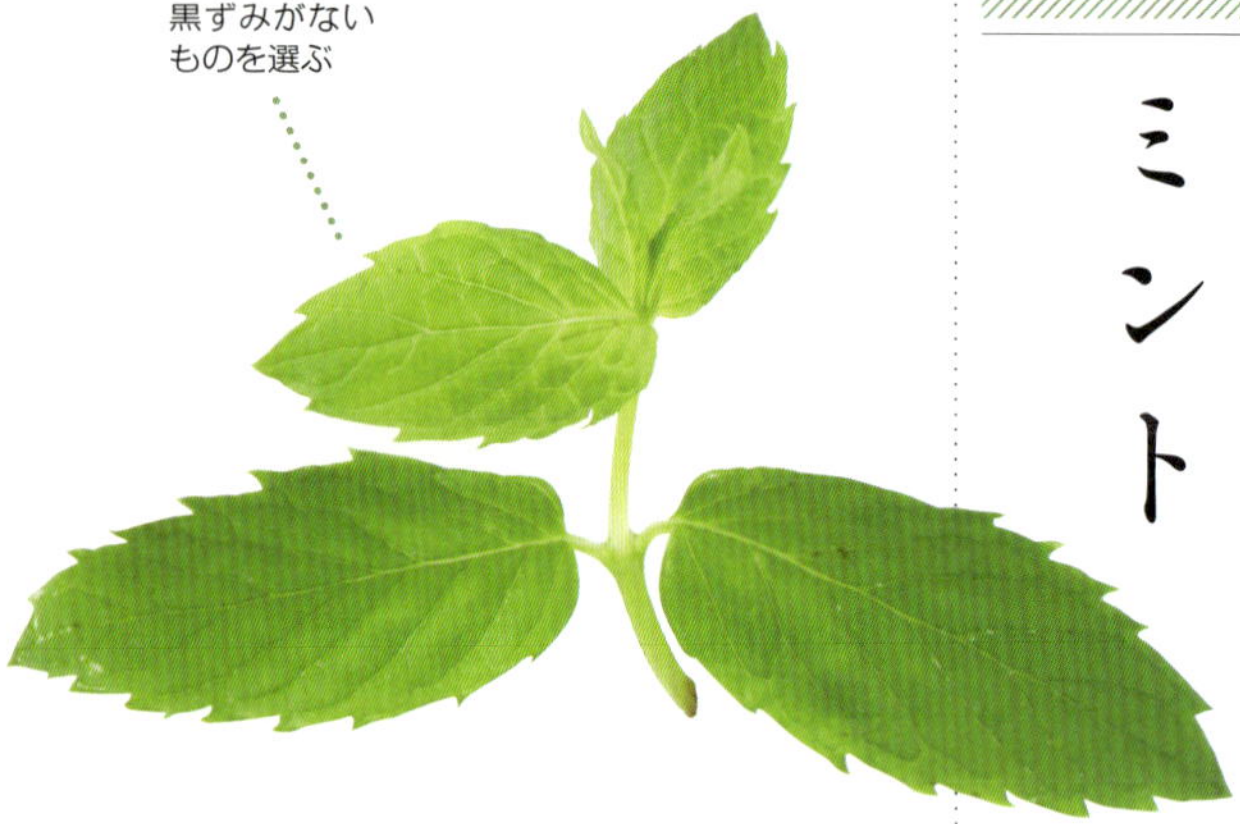

葉に黄ばみや黒ずみがないものを選ぶ

体内の余分な熱を鎮める。夏カゼ、イライラに

スーッとした涼しげな風味をもつミントは、食べると効果が実感しやすい食材のひとつ。涼性なので、体にこもった熱を鎮める働きがあり、発熱、のどの痛み、頭痛、夏カゼの症状全般に効果を発揮します。

また、肝の働きを正常にする作用があり、イライラ、目の充血、顔のほてりなど、ストレスで興奮している時によいでしょう。イライラを感じたら、ミントのハーブティーを飲むと気持ちを安定させることができます。

●保存法

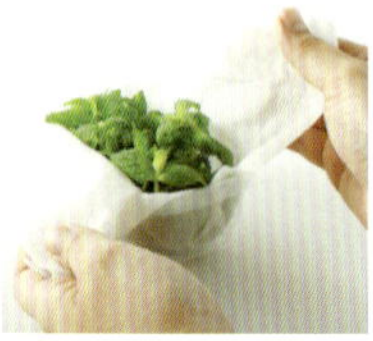

湿らせたペーパータオルで包み、密閉保存袋か容器に入れて冷蔵。

●下ごしらえ

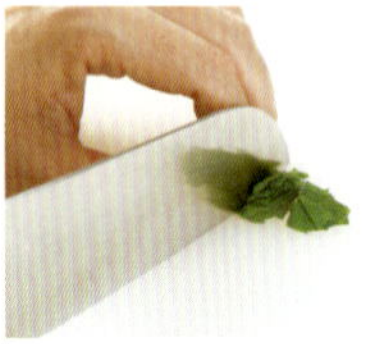

日持ちしないので余った場合は、紅茶に入れてミントティーに。

✚効果アップの組み合わせ
体にこもった熱を冷ます

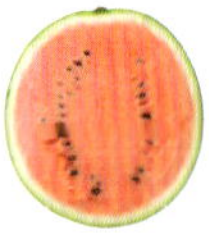

✚スイカ

体の余分な熱を取る食材の組み合わせで、夏バテ、口やのどの渇きなど、夏の不調全般を予防します。体を冷やす作用が強いので、多食には気をつけましょう。

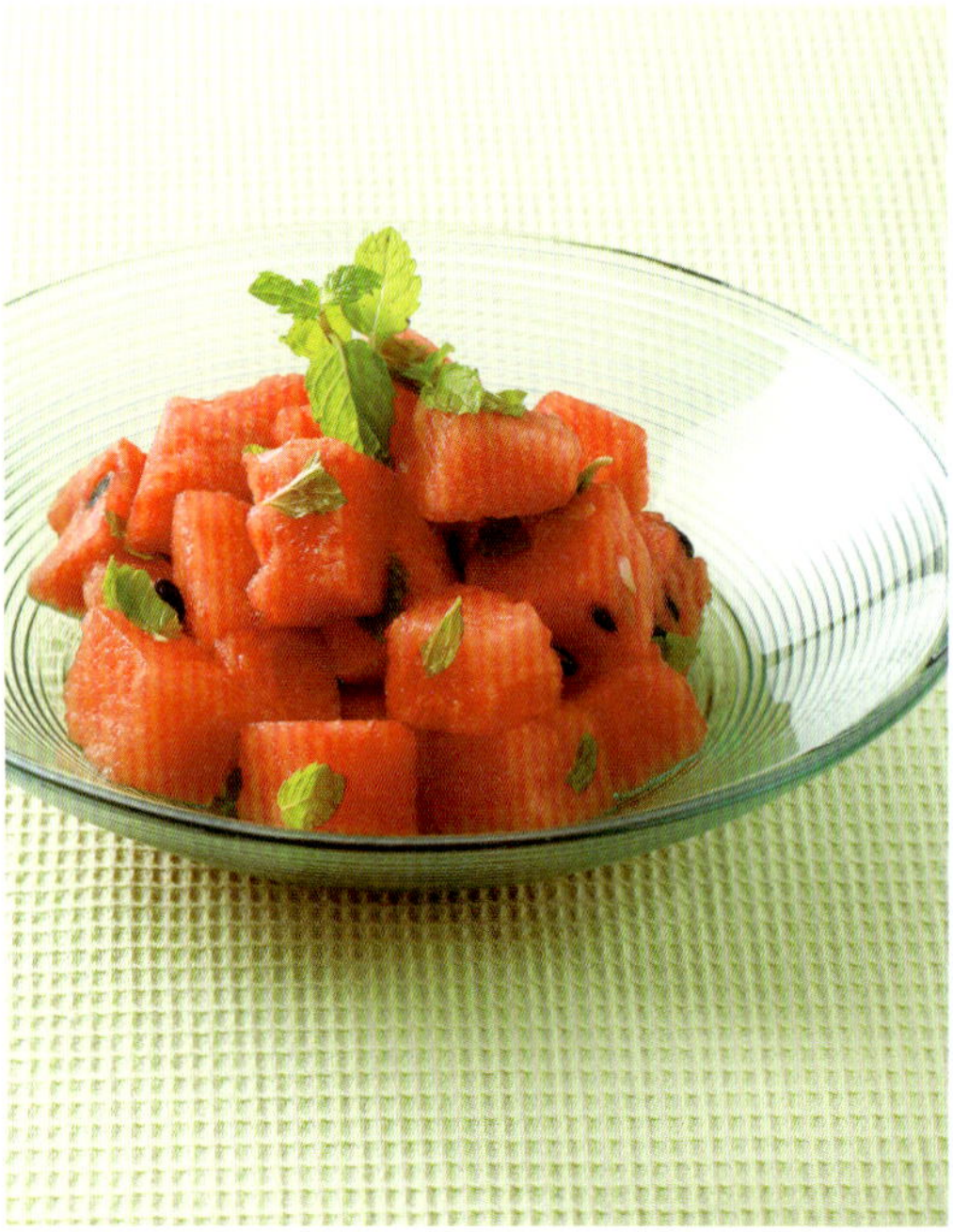

スイカとミントのサラダ

材料（2人分）
- ●スイカの実…100g
- ●ミント…少々
- ●レモン汁…大さじ1

作り方
1. スイカは食べやすい大きさに切り、ミントは手で細かくちぎる。
2. スイカ、ミント、レモン汁をボウルに入れてあえる。

豆知識

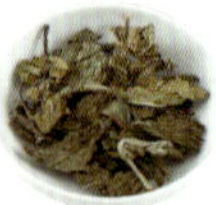

薄荷（ハッカ）

生薬の「薄荷」はミントからつくられたもので、カゼ、のどの痛み、頭痛の症状改善に使用されます。とくに夏のカゼによく、のどが痛い時は、お茶にして飲むとスッキリするのでおすすめです。

五味◉辛・微甘
五性◉涼
帰経◉肝・肺
体質◉陰虚・気滞・湿熱

夏 葉

らっきょう

薤

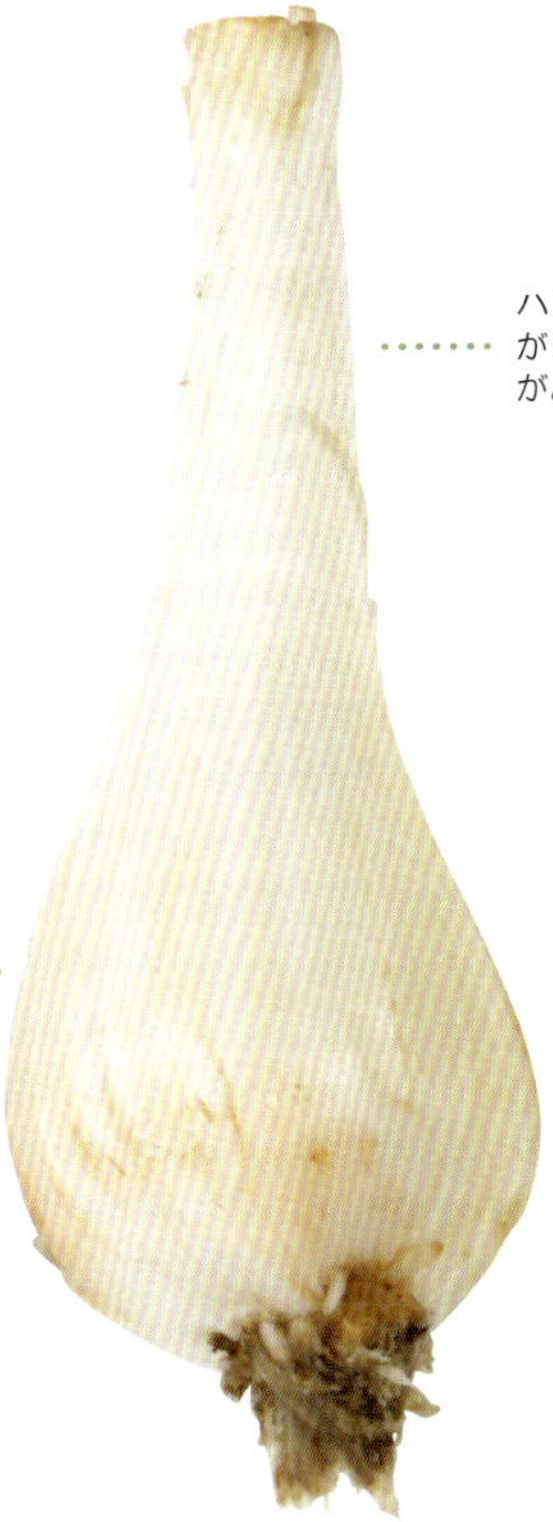
ハリとツヤがあるものがよい
色は黄色や白など品種によって違うが、黒ずみやくすみがないものを選ぶ

滞った気の巡りをよくし、ストレスを発散

らっきょうには気の流れを活発にする作用があります。落ち込みなどの精神的ストレス、お腹の張り、胸苦しさといった、気の巡りが滞ることで起こる症状の改善によい食材です。

また、温性なので、寒気やむくみなど、冷えが原因の症状をやわらげます。とくにお腹を温める作用が強く、冷たいものをよく食べる夏には、日持ちがする甘酢漬けや塩漬けなどに加工するとよいでしょう。毎日少しずつ食べ、下痢や腹痛の予防に役立てましょう。

豆知識

ラッキョウからつくられたものが生薬の「薤白（ガイハク）」で、胸のつかえや下痢を解消する作用があります。また、ラッキョウは強い香りのため、大乗仏教では「五葷（ごくん）」のひとつとして、肉とともに摂食を禁じられていました。

五味◉辛・苦
五性◉温
帰経◉肺・心・胃・大腸
体質◉陽虚・気滞・瘀血・湿痰

+ 効果アップの組み合わせ

体内の巡りがアップ

+ 酢

気の巡りを活発にするらっきょうと酢の組み合わせ。仕事や人間関係でストレスを感じている時は、常備しておくとよいでしょう。温める作用が強いので、食べ過ぎには注意を。

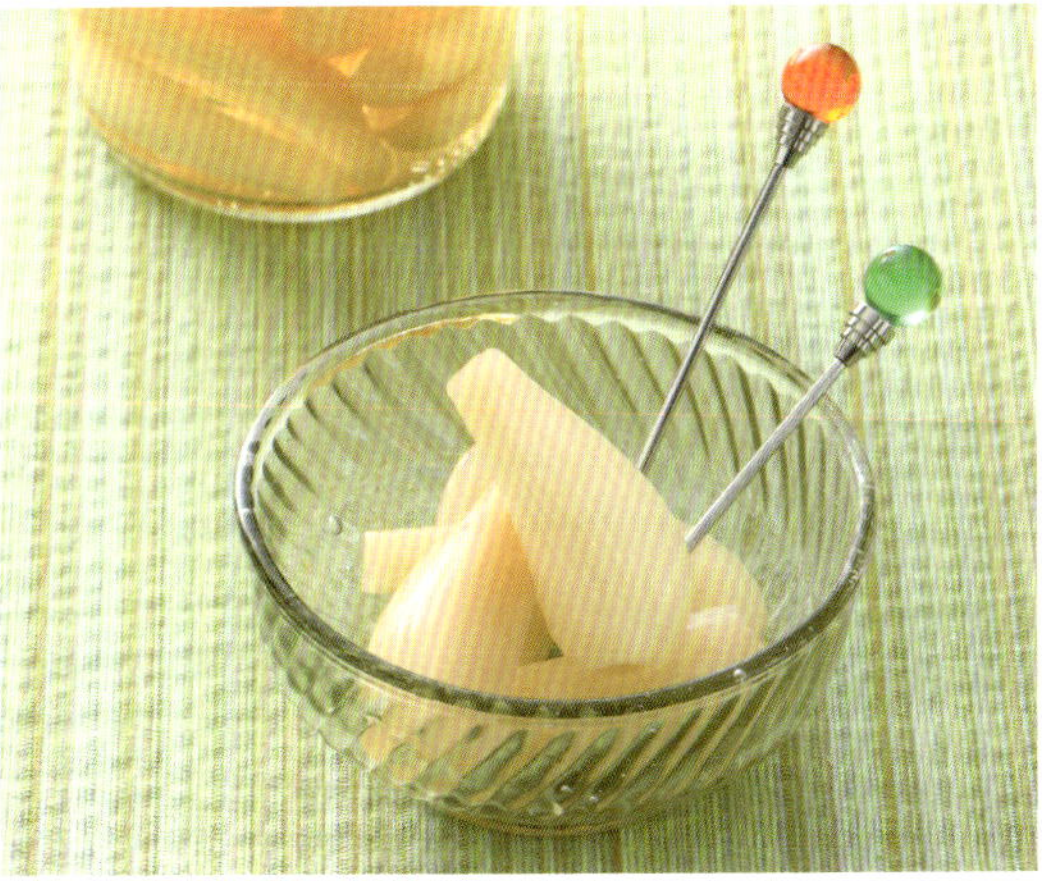

らっきょうの甘酢漬け

材料（作りやすい分量）
- らっきょう…1kg
- 甘酢
  - 米酢…2カップ
  - 水…1カップ
  - 砂糖…180g
  - 塩…15g
- タカノツメ…1本

作り方

1. らっきょうは水洗いして土を落とし、根元と芽の部分を切り落として薄皮をむく。熱湯でサッとゆで、ザルに上げて十分に水気を切る。
※変色している部分はカビの原因になるので、白い状態になるまでむく。
2. 甘酢の材料とタカノツメを鍋に入れて中火にし、ひと煮立ちしたら火を止める。
3. 煮沸消毒した保存瓶にらっきょうと粗熱を取った甘酢を入れる。冷暗所で保存し、3週間後から食べられる。

葉 夏

レタス

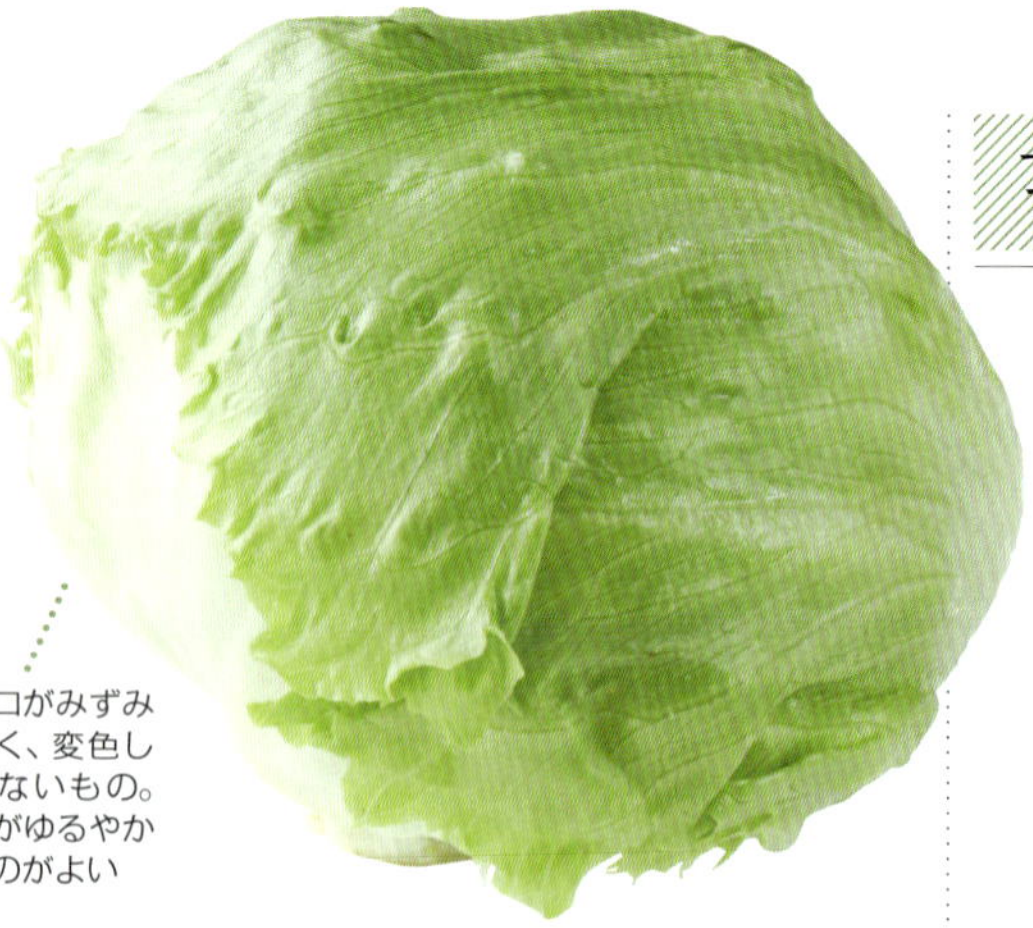

切り口がみずみずしく、変色していないもの。巻きがゆるやかなものがよい

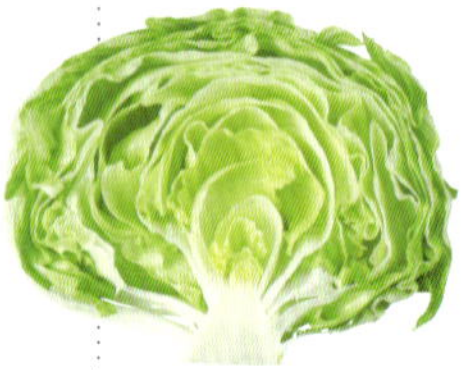

余分な熱と水分を取り除く。めまいやむくみに

レタスは体内にこもった余分な熱を取る作用があります。めまい、イライラ、ほてり、のぼせ、暑気払いにむいている食材です。主にサラダで食べることが多いレタスですが、涼性のため、生のままでは内臓を冷やす原因になります。冷え性の人は、炒め物やゆでておひたしにするなど、加熱するとよいでしょう。

また過剰な水分を排出する作用があります。むくみ、尿が出にくい、湿疹など、余分な熱と水分が多い湿熱体質の改善にむいています。

● 下ごしらえ

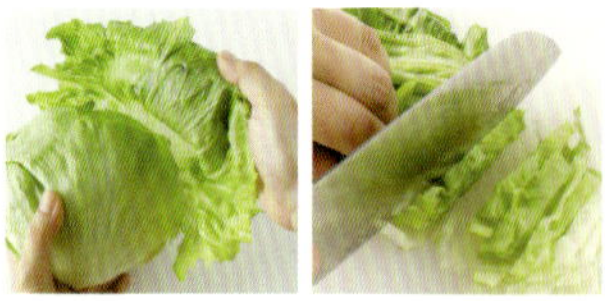

丸ごとカットすると断面から茶色く変色するので、使う分だけ手ではがす。外側の葉はかたいので、刻んでスープや炒め物に。

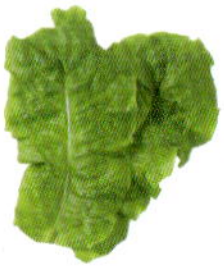

サンチュ

焼き肉と一緒によく食べられるサンチュにも、レタスと同じ作用があります。

五味◉甘・苦
五性◉涼
帰経◉脾・胃・肝
体質◉気滞・湿熱・湿痰

✚効果アップの組み合わせ
夏バテ予防に

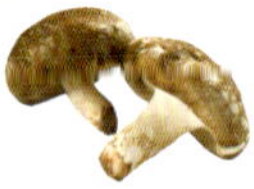

✚シイタケ

脾の働きを高めるシイタケと、暑さによる熱を鎮めるレタスの組み合わせは、夏バテ予防に効果的です。レタスはゆで過ぎないように、食感を残して仕上げましょう。

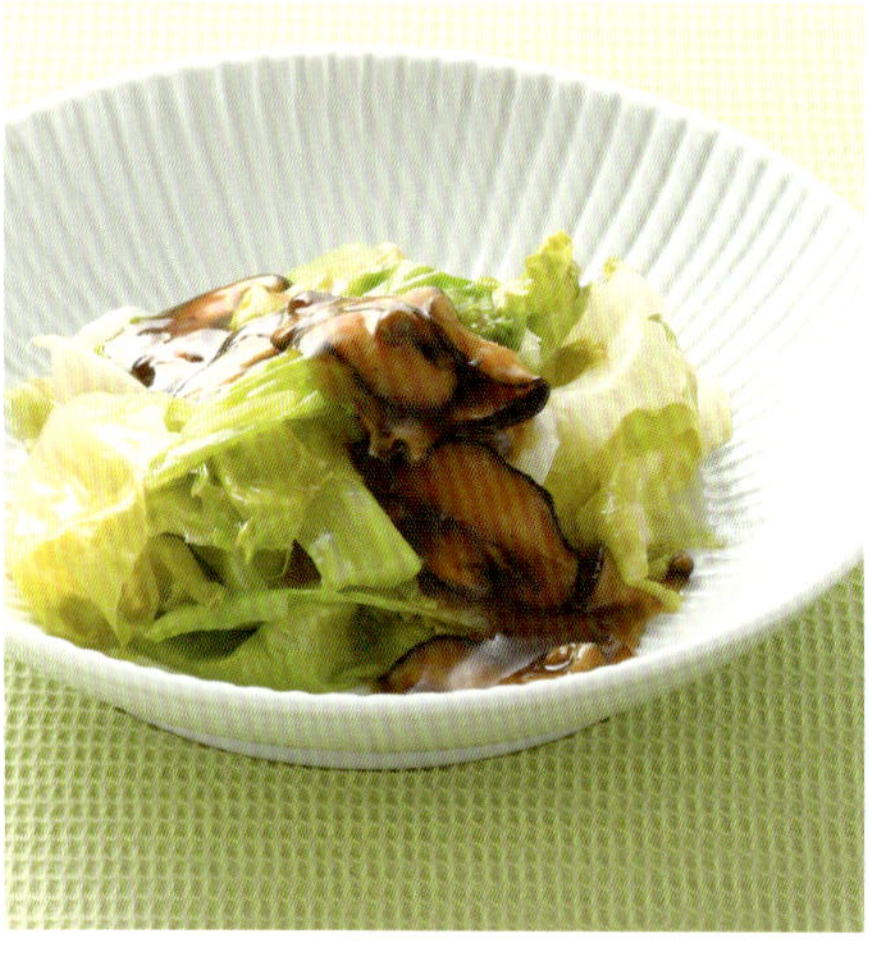

レタスのシイタケソースがけ

材料（2人分）

- ●レタス…¼個　●シイタケ…2枚
- ●ゴマ油…大さじ1 ⅓
- ●A
  - オイスターソース…大さじ1
  - しょうゆ…小さじ2
  - 酒…大さじ1
  - 水…¼カップ
- ●水溶き片栗粉
  - 片栗粉…小さじ½
  - 水…小さじ1

作り方

❶シイタケは斜めの薄いそぎ切りにする。フライパンにゴマ油大さじ⅓を中火で熱し、シイタケを炒め、よく混ぜたAを加える。沸騰したら水溶き片栗粉でトロミをつける。

❷レタスは食べやすい大きさにちぎる。ゴマ油大さじ1を加えた熱湯でレタスをサッとゆで、ザルに上げる。

❸レタスを皿に盛り、①のソースをかける。

夏 魚

あじ

鯵

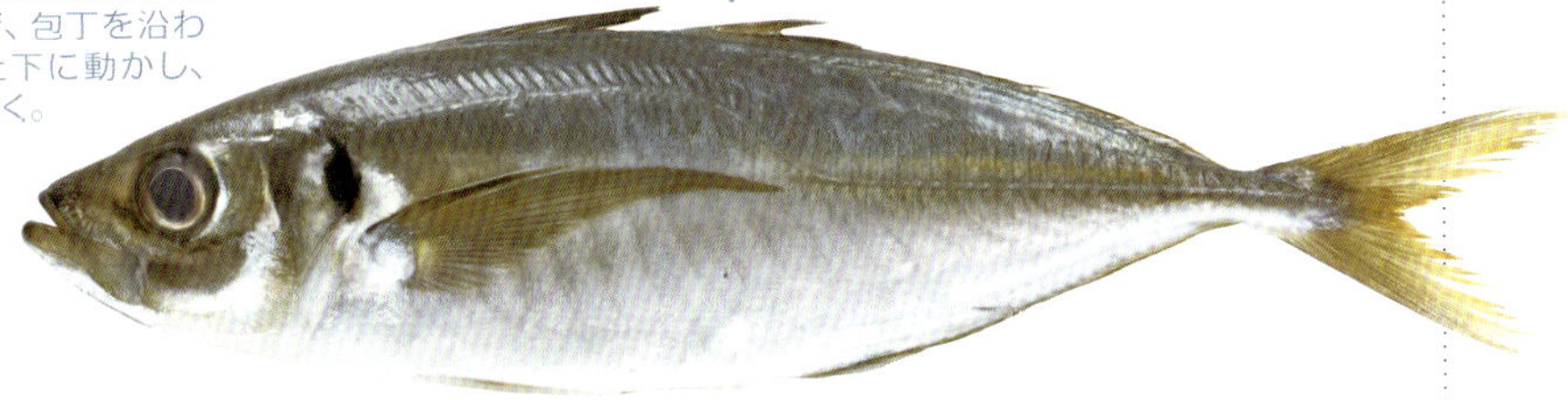

目が澄んでいて、身にハリのあるものが新鮮

●下ごしらえ

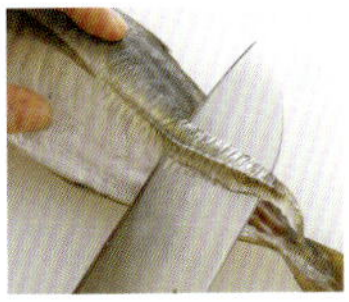

ゼイゴの部分はかたいので、包丁を沿わせて上下に動かし、取り除く。

冷えたお腹を温め、消化吸収力を高める

温性のアジには、体を温める作用があります。とくに胃の冷えを改善する働きが強いので、冷たい麺やアイスクリームなどの食べ過ぎで起こる腹痛、下痢、便秘などの予防に効果的。また、脾と胃の働きを高めるので、消化不良や食欲不振の時に食べるとよいでしょう。なお、捨ててしまいがちな中骨ですが、三枚おろしにしてから油でこんがり揚げると、骨せんべいになります。アジの効能をムダにしないよう、丸ごと食べる工夫も大切です。

五味◉甘
五性◉温
帰経◉胃・腎
体質◉気虚・陽虚・血虚・瘀血・湿痰

＋効果アップの組み合わせ

隠れた夏の冷え予防に

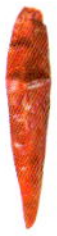

＋タカノツメ

アジとタカノツメには胃と脾の冷えを改善する働きがあります。冷たいものの食べ過ぎで起きた夏冷えなどの症状に適しています。夏バテにもおすすめの料理です。

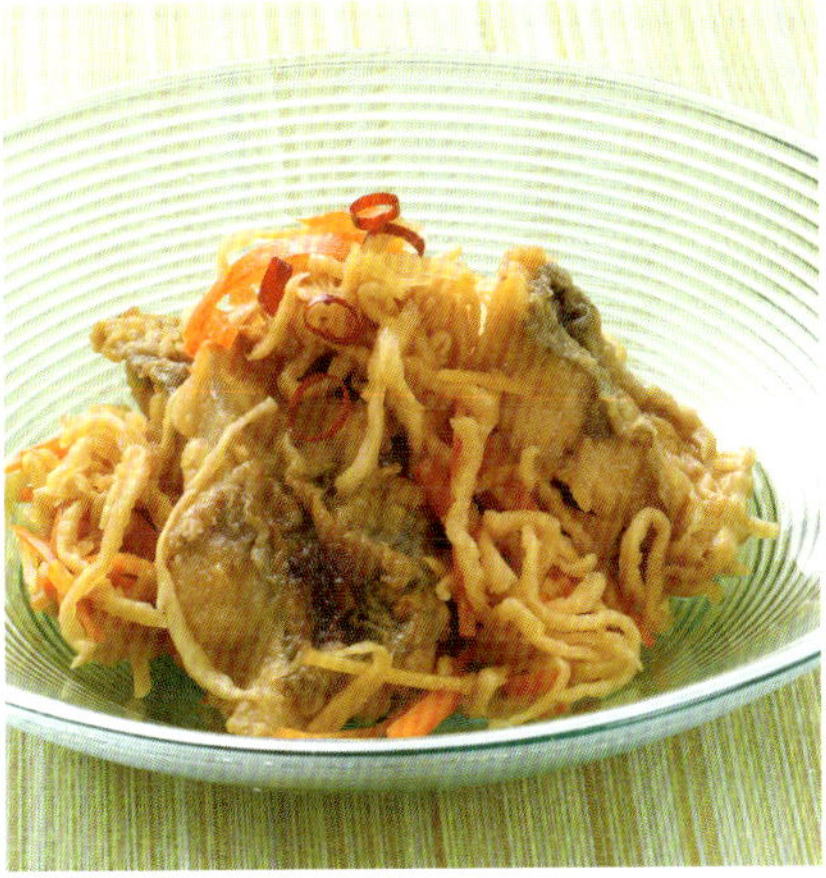

アジの南蛮漬け

材料(2人分)

●アジ…2尾　●塩…少々　●薄力粉…少々
●切干し大根…10g　●ニンジン…30g
●A
　ショウガの千切り…10g
　しょうゆ…小さじ2
　砂糖…小さじ2
　酒…大さじ1
　酢…大さじ2
　水…大さじ3
　タカノツメの小口切り…少々
●揚げ油…適量

作り方

❶Aの材料を小鍋に入れて中火にかけ、ひと煮立ちしたら火を止めてバットに入れる。
❷切干し大根は水でよくもみ洗いし、水をかえて10分おいて戻す。ニンジンは細切りにし、熱湯でサッとゆでる。水気を絞った切干し大根とニンジンをバットに加える。
❸アジは3枚におろして小骨を取り、3等分のそぎ切りにしてから塩をふる。アジの水気をふき取って薄力粉をまぶし、フライパンに2㎝くらいの深さの油を熱して、揚げ焼きにする。カラッと揚がったらバットに入れ、15分ほど漬ける。

夏 魚

うなぎ
鰻

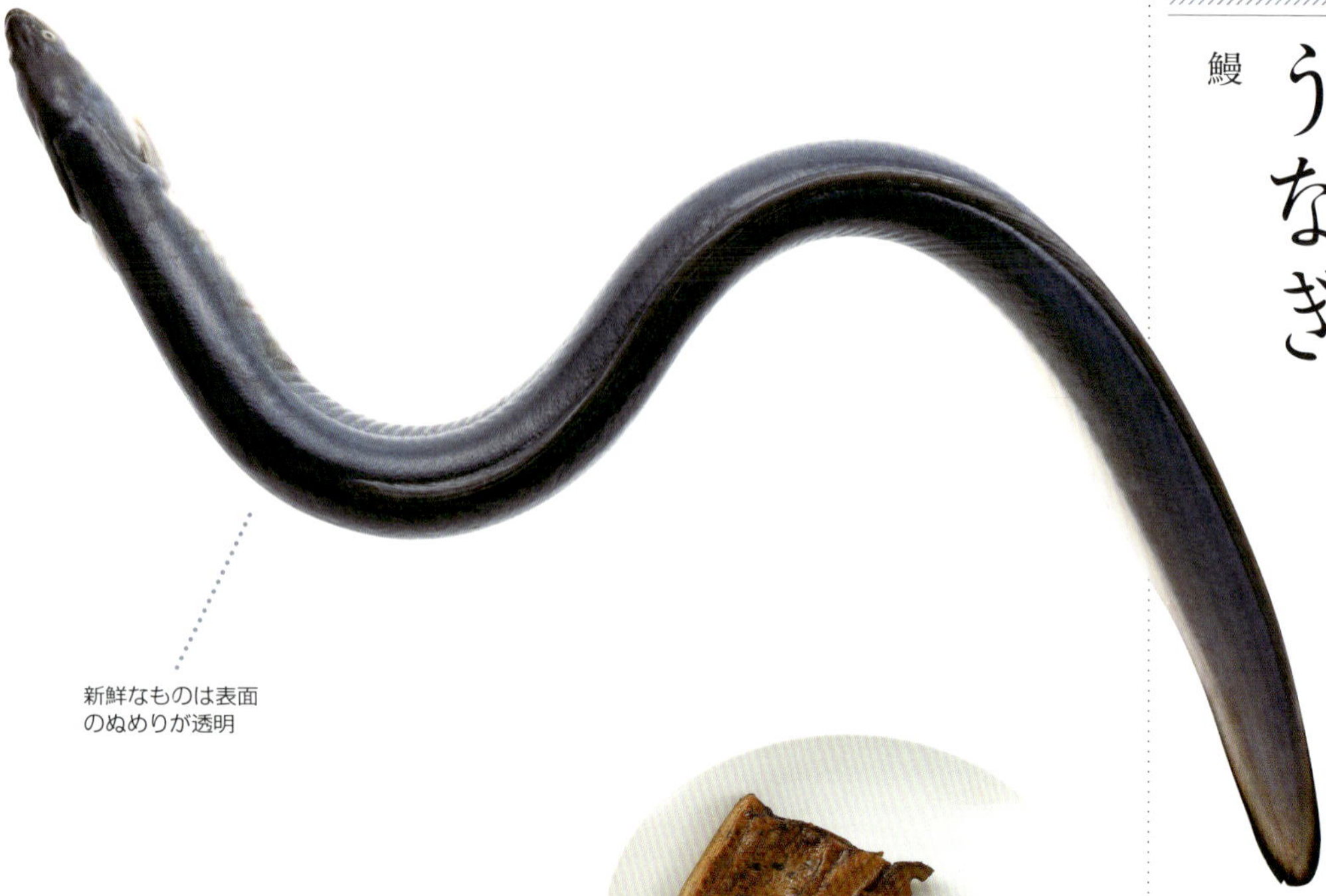

新鮮なものは表面のぬめりが透明

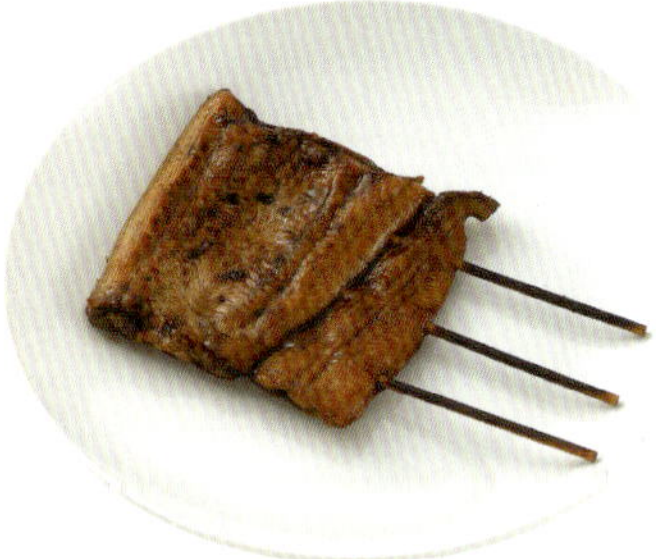

蒲焼き

さばいて白焼きした後にタレをつけて焼いたもの。関東は焼く前に一度蒸し、関西ではそのまま焼くことが多い。スーパーなどで一番入手しやすいのがこのタイプ。

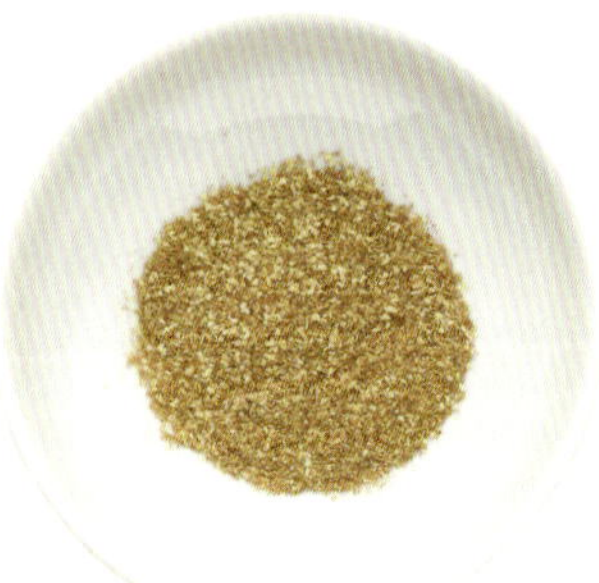

豆知識

ウナギと山椒

ウナギの蒲焼に欠かせない「山椒（P.236参照）」。高い香りで食欲を増進するだけではなく、脂肪分の多いウナギの消化を助け、胃もたれを予防する作用があります。

五味●甘
五性●平
帰経●肝・脾・腎
体質●気虚・陽虚・血虚・陰虚

気と血を補い、スタミナ不足の解消に

夏のスタミナ食材の代表ともいえるウナギ。薬膳でも、生きるための原動力である気と、体の栄養分となる血の両方を補う作用があるため、体力が不足しやすい夏によい食材とされています。

　また、腎と肝の働きを高めるため、めまい、耳鳴り、視力の低下、情緒不安に有効です。ほかにも、関節の痛みを解消する作用があるので、足腰のだるさや手足のしびれに適しています。

　生のウナギは手に入りにくく、調理には大変手間がかかります。家庭では、市販されている蒲焼きや白焼きなどを料理に利用するとよいでしょう。

✚効果アップの組み合わせ 1

体力不足を補う

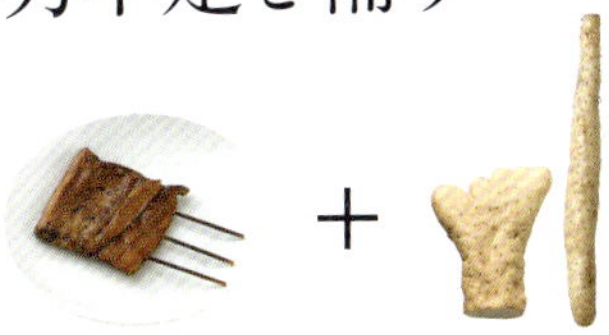
ウナギ　＋　ヤマノイモ

滋養強壮作用があり、「山ウナギ」ともよばれるヤマノイモ。ウナギと組み合わせることで、体力を補い、疲れにくい体をつくることができます。

✚効果アップの組み合わせ 2

関節の痛みを解消

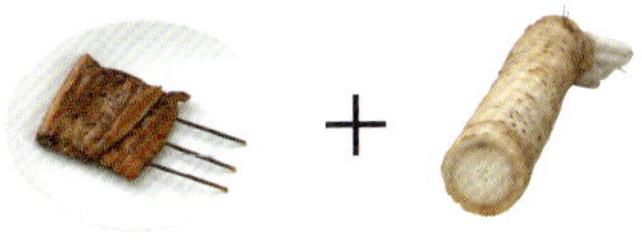
ウナギ　＋　ゴボウ

ともに関節の痛みを解消する作用があるので、ひざの痛み、手足のしびれがある人に有効です。ゴボウの香りが食欲をそそる、ウナギの炊きこみごはんがおすすめです。

✚効果アップの組み合わせ 3

血を補って美肌をつくる

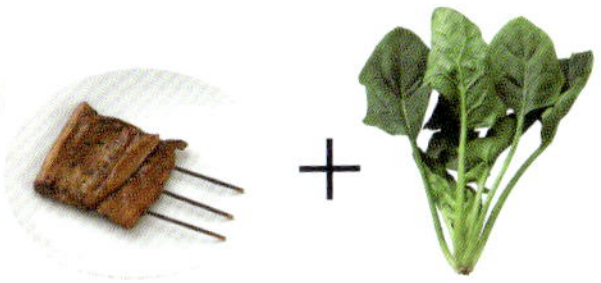
ウナギ　＋　ホウレンソウ

ウナギとホウレンソウには、血を補う作用があります。とくに美肌づくりによい組み合わせで、肌にハリとツヤがない人に適しています。蒲焼の味をみて調味料を調節しましょう。

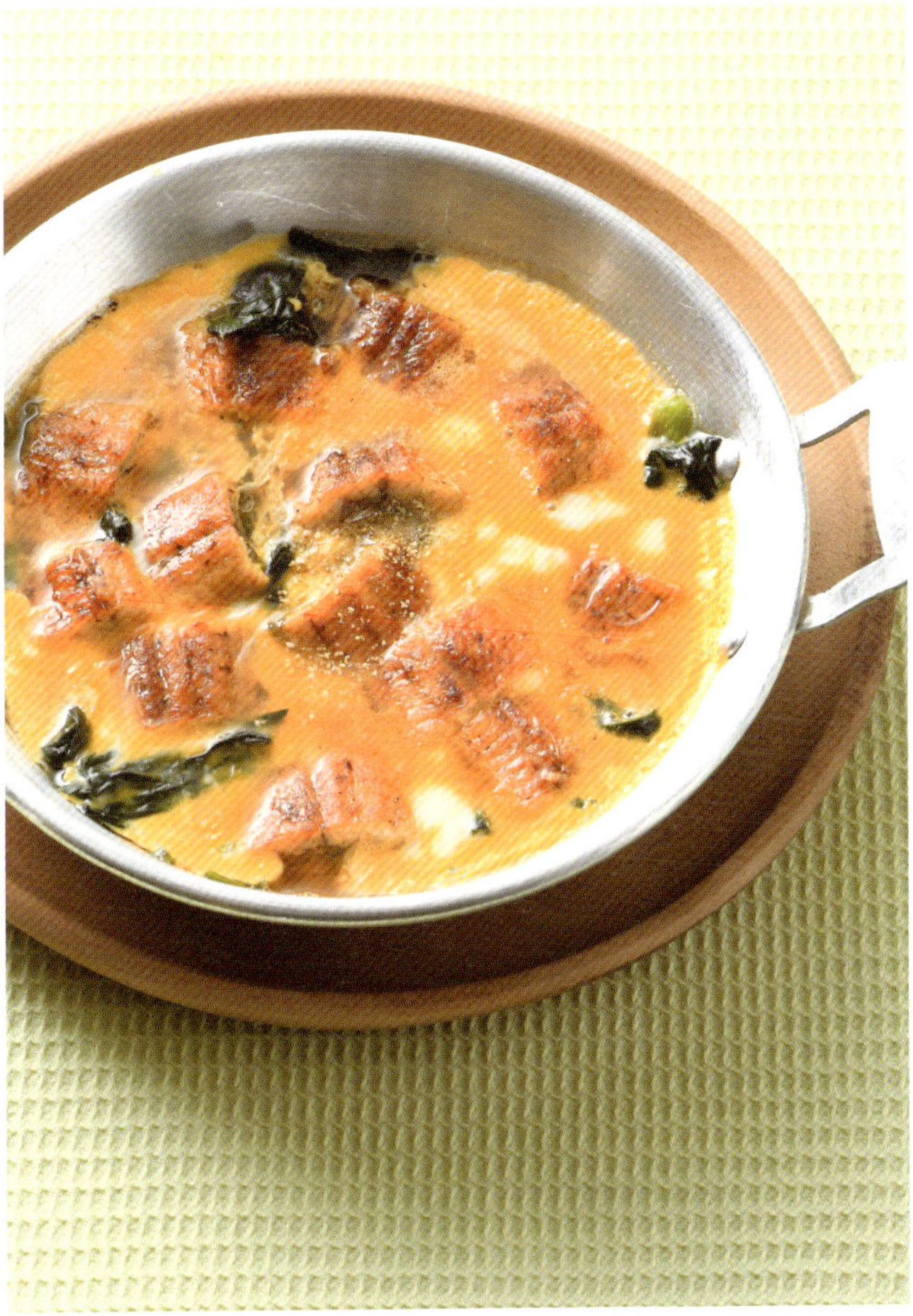

ウナギとホウレンソウの卵とじ

材料（2人分）

- ウナギの蒲焼…半身
- ホウレンソウ…⅓束
- タマネギ…¼個
- タマゴ…2個
- A
  - 水…½カップ
  - しょうゆ…小さじ2
  - みりん…小さじ2
- 山椒（好みで）…適量

作り方

❶ウナギは縦半分に切ってから1.5㎝幅に切る。ホウレンソウはかためにゆでて冷水に取り、水気を絞って2㎝幅に切る。タマネギは薄切りにし、タマゴは溶きほぐす。

❷鍋にAの材料を入れて中火にし、煮立ったらウナギ、タマネギ、ホウレンソウを加えて3～4分煮る。

❸タマゴを鍋に回し入れてフタをし、半熟になったら火を止める。好みで山椒をかける。

夏 魚

かつお

鰹

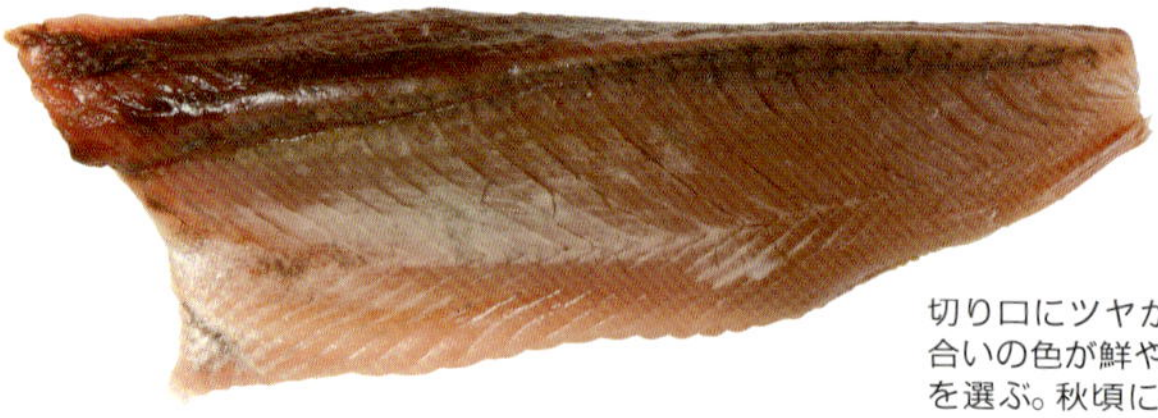

切り口にツヤがあり、血合いの色が鮮やかなものを選ぶ。秋頃になると脂がのって、皮の近くにサシ（脂の層）が入ることも

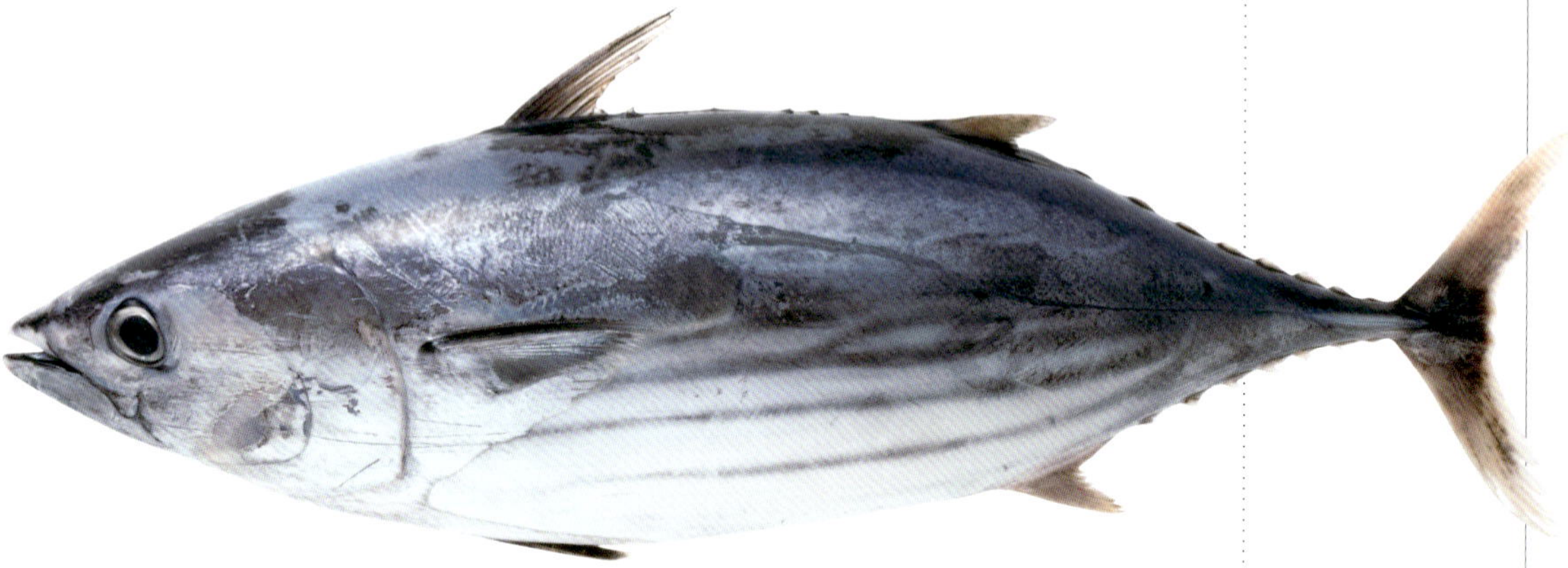

生理不順や耳鳴り、虚弱体質の改善に

蓄積した疲労や貧血を改善するカツオ。気と血を補う作用があるので、パワー不足による全身の疲れや息切れ、目のかすみや生理不順など、栄養不足が引き起こす症状の改善に適しています。

また腎を丈夫にする作用があるので、むくみ、耳鳴り、発育不良、腰のだるさに有効で、子どもや高齢者によい食材です。ただし、生食では内臓を冷やしてしまうため、刺身にはショウガやネギなどの薬味をたっぷり使うとよいでしょう。

脾の働きを高めて、水分代謝を促すので、慢性的なむくみにも有効です。

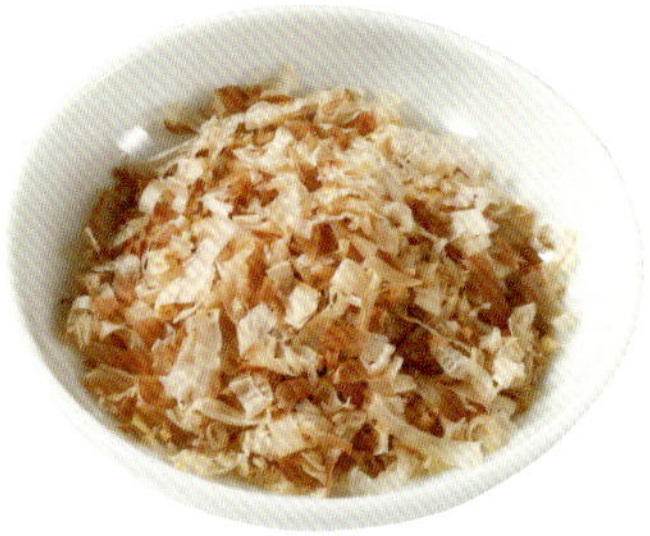

カツオ節（カツオの水だし）

「カツオ節」にはカツオと似た作用があると考えます。だしをひくのが面倒な時は、カツオ節 8g と水 2 カップを容器に入れ、冷蔵庫で半日おき、「カツオの水だし」をつくっておくと便利です。

五味◉甘
五性◉平
帰経◉腎・脾
体質◉気虚・陽虚・血虚・湿痰

✚効果アップの組み合わせ 1

血のバランスがととのう

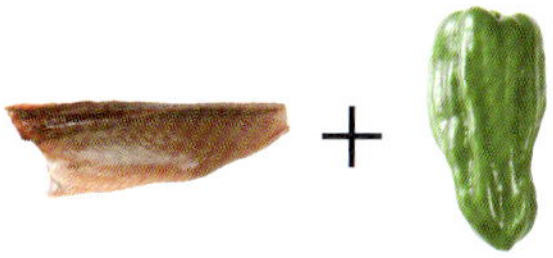

カツオ　ピーマン

血を補うカツオと、血の流れを活発にするピーマンの組み合わせです。血の状態がよくなるので、生理が乱れがちな人は、炒め物やピリ辛味のマリネにして食べるとよいでしょう。

✚効果アップの組み合わせ 2

体力不足を解消する

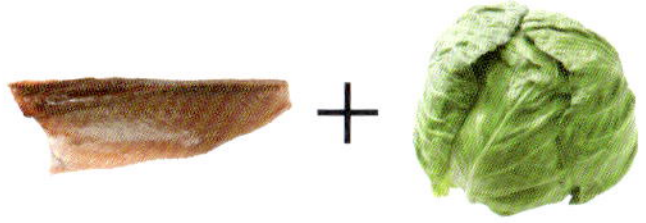

カツオ　キャベツ

胃や五臓の働きを回復するキャベツとの組み合わせは、疲れやすい時や、体力のない時におすすめです。カツオとキャベツを炒めたり、キャベツをゆでてカツオ節とあえて。

✚効果アップの組み合わせ 3

食欲増進作用がアップ

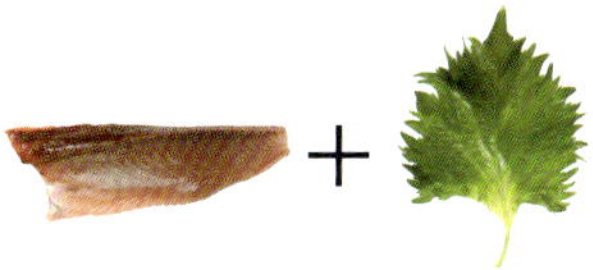

カツオ　青ジソ

食欲増進作用をもつ青ジソとカツオは、食欲がわかない、疲れやすいといった、夏バテの解消に適した組み合わせです。カツオにたっぷりと薬味をのせて食べましょう。

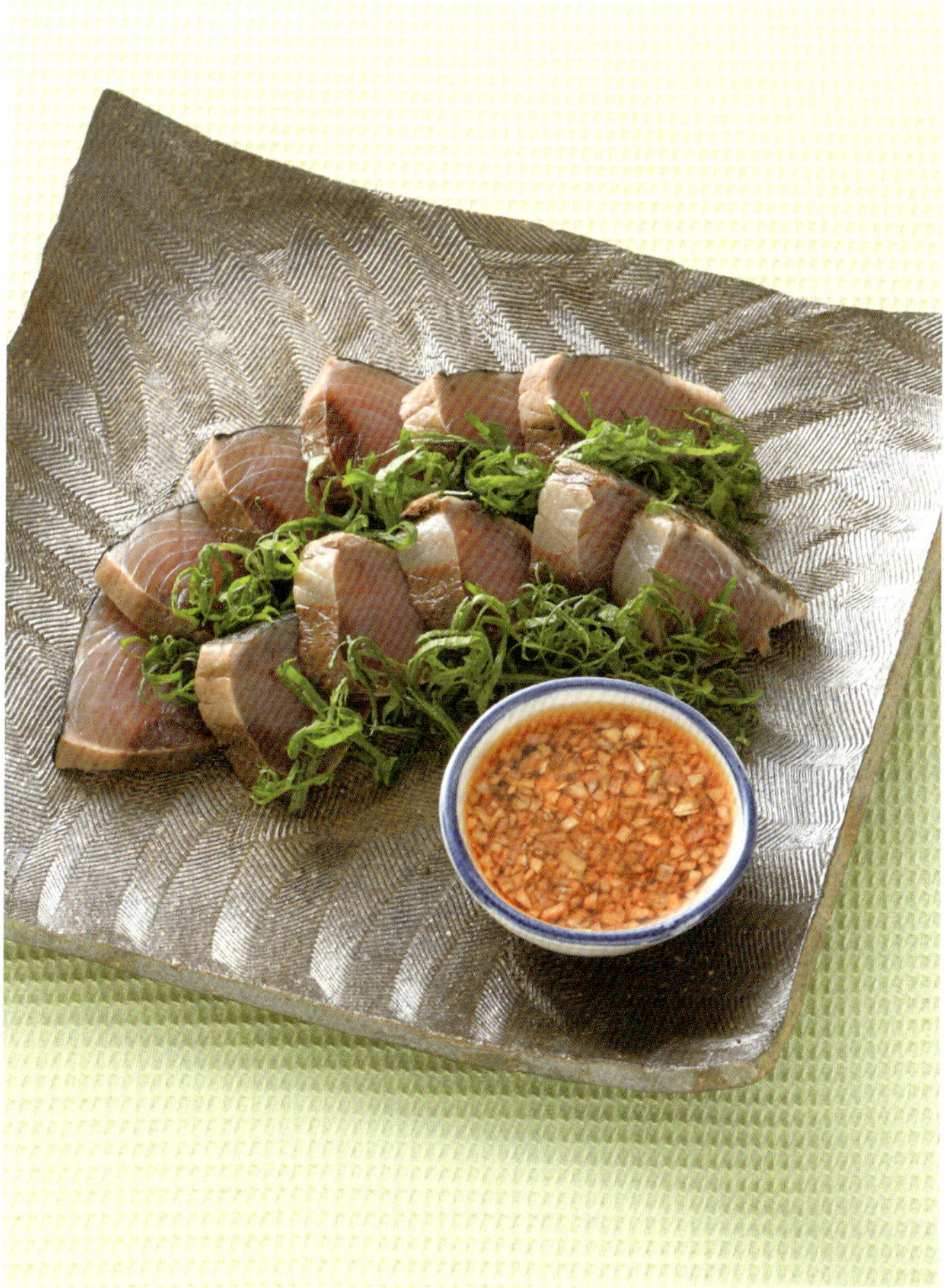

カツオのソテー香味ソースがけ

材料(2人分)

- カツオ(刺身用)…½柵
- 塩、こしょう…各少々
- 青ジソの千切り…5枚分
- 香味ソース
  - ショウガのみじん切り…1かけ分
  - ミョウガのみじん切り…1本分
  - しょうゆ…大さじ1 ½
  - 酢…大さじ1
  - みりん…大さじ½

作り方

❶カツオは塩とこしょうで下味をつけ、中火で温めたフライパンに皮目を下にして入れる。全部の面を焼き、中がレアの状態で取り出す。

❷カツオを8㎜厚さに切って皿に盛り、青ジソをのせ、よく混ぜた香味ソースを添える。

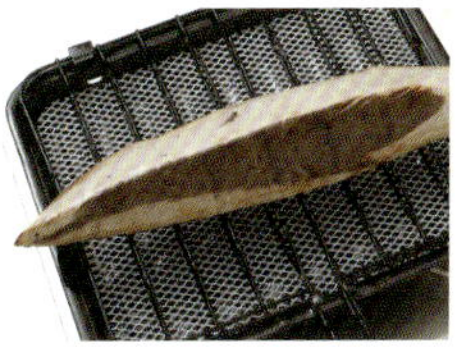

網にのせて直火で焼くと、より香ばしく仕上がる。

夏 魚 しじみ

蜆

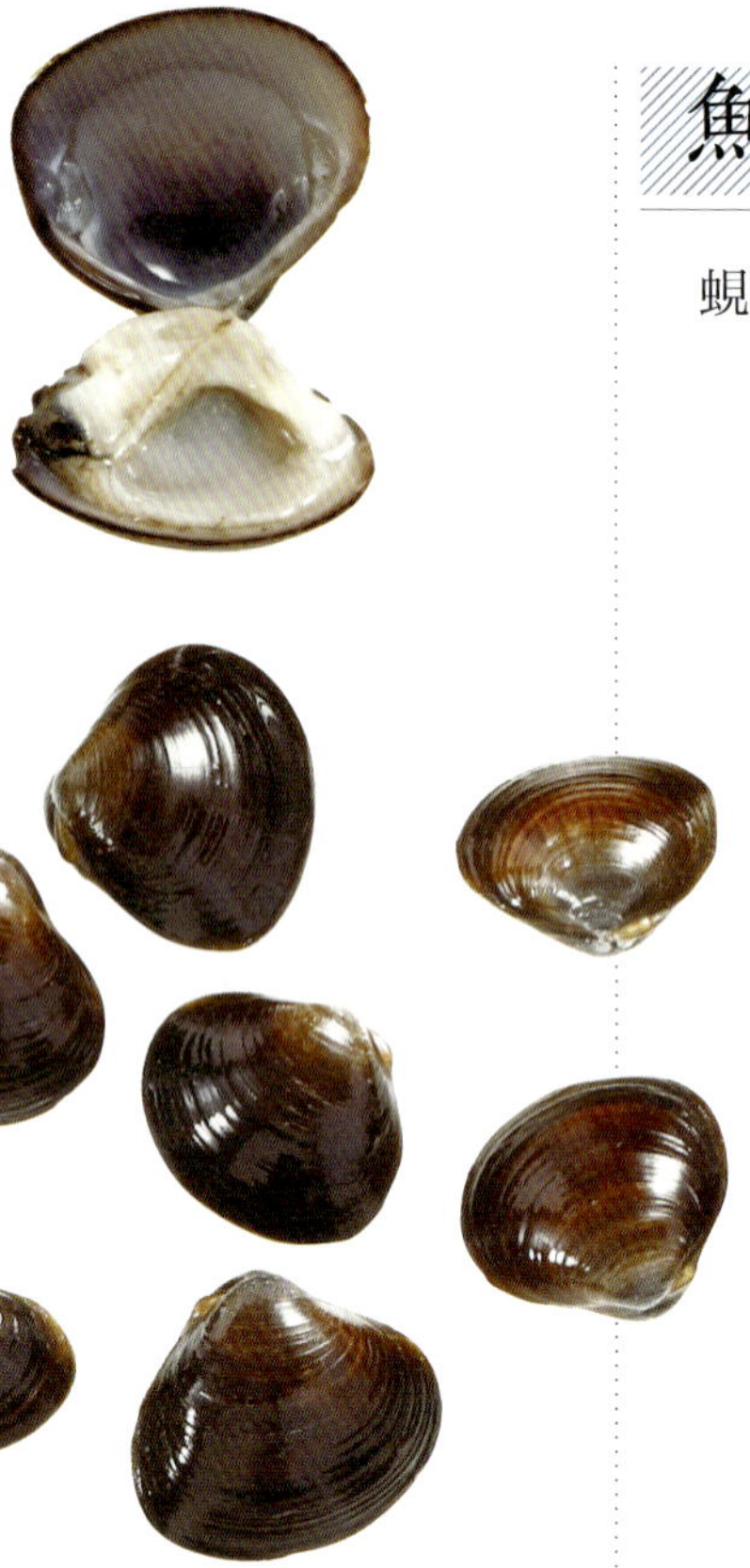

殻がぷっくりとしているものがよく、殻の外に水管が出ているものが新鮮

ほてりやむくみ、二日酔いのだるさにも

シジミには、体にこもった余分な熱を鎮め、炎症を抑える作用があります。ほてり、のどの渇き、皮膚の腫れに適した食材です。夏の暑さ対策にもよいので、旬のこの時期に積極的に食べるとよいでしょう。

また、体の余分な水分を排出する作用もあるので、むくみ、体のだるさ、ジュクジュクした皮膚の腫れに有効です。

さらに酒の毒を弱める働きがあります。二日酔いの時は、シジミをスープやうどんにして食べると、症状をやわらげることができます。

五味◉甘・鹹

五性◉寒

帰経◉肝・腎

体質◉陰虚・気滞・湿熱・湿痰

✚効果アップの組み合わせ

暑気払いに

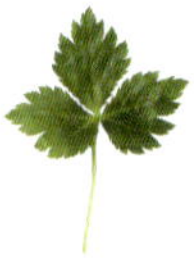

✚ミツバ

体の熱を冷ますシジミとミツバを使った温かいスープは、暑気払いにぴったりです。ミツバには食欲増進作用もあるので、夏バテで食欲がない人にもよいでしょう。

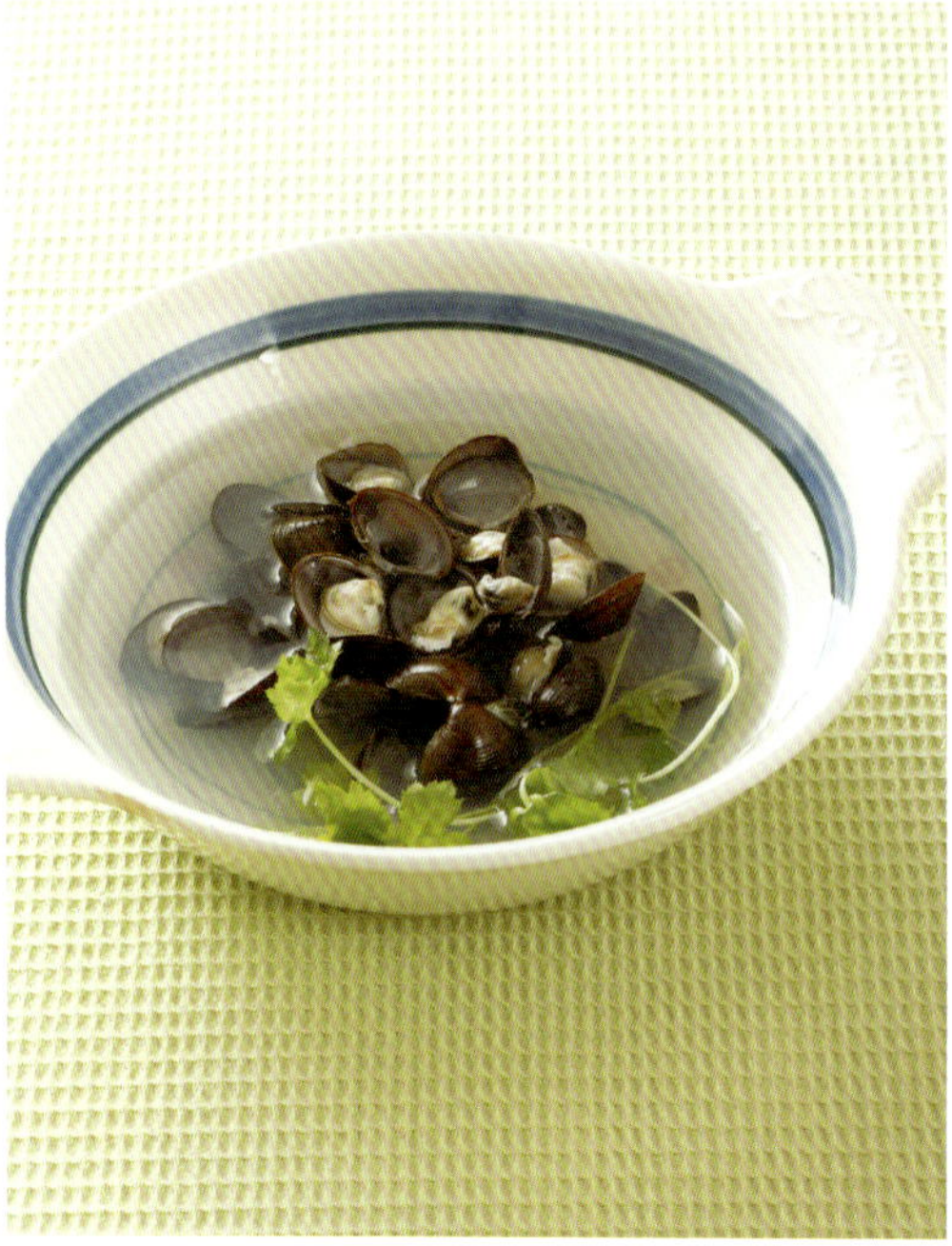

シジミのスープ

材料(2人分)

- シジミ(砂抜き済み)…150g
- ミツバ…少々
- 水…2カップ
- 酒…大さじ1
- 塩…少々

作り方

1. シジミは殻をこすり合わせてよく洗い、ザルに上げる。
2. 鍋に水とシジミを入れて中火にかけ、沸騰したら弱火にして口が開くまで煮る。
3. アクが浮いたら取り、酒と塩で味をととのえる。器に盛り、食べやすく切ったミツバをのせる。

夏 魚 たこ 蛸

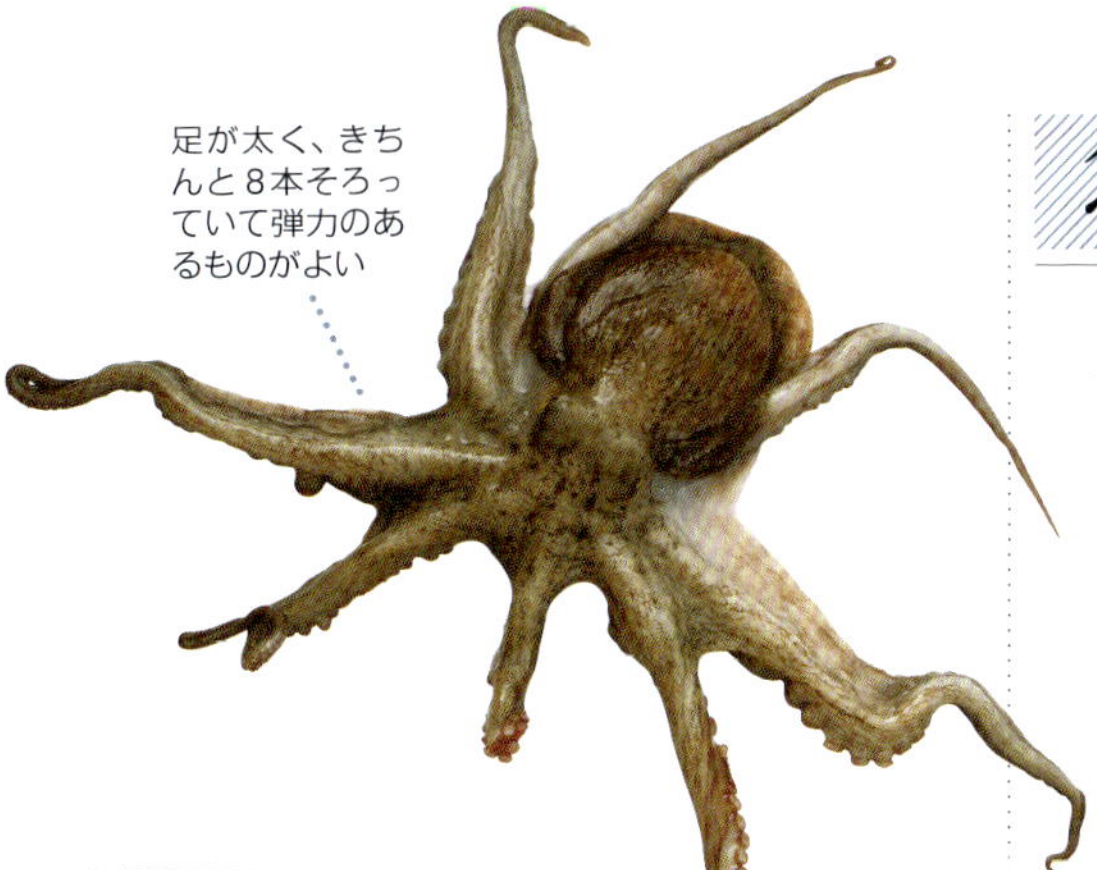

足が太く、きちんと8本そろっていて弾力のあるものがよい

疲れが取れない人、元気がない人に

気と血を補う作用があるため、疲れやすい、元気が出ない、息切れするなどの症状がある虚弱体質の人に適しています。筋肉や骨を強くする作用もあるので、子どもや高齢者にもよい食材です。ただし、体を冷やす寒性の食材なので、ショウガなど温性の食材と組み合わせ、内臓を冷やし過ぎないようにしましょう。

さらに、タコには、皮膚の炎症を抑える作用があり、やけどや皮膚のただれなどの症状改善にもよいとされています。

●下ごしらえ

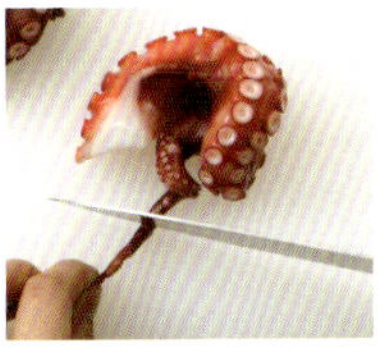

ボイルされたタコの足先はかたく食べにくいので、あらかじめ切り落としておくとよい。

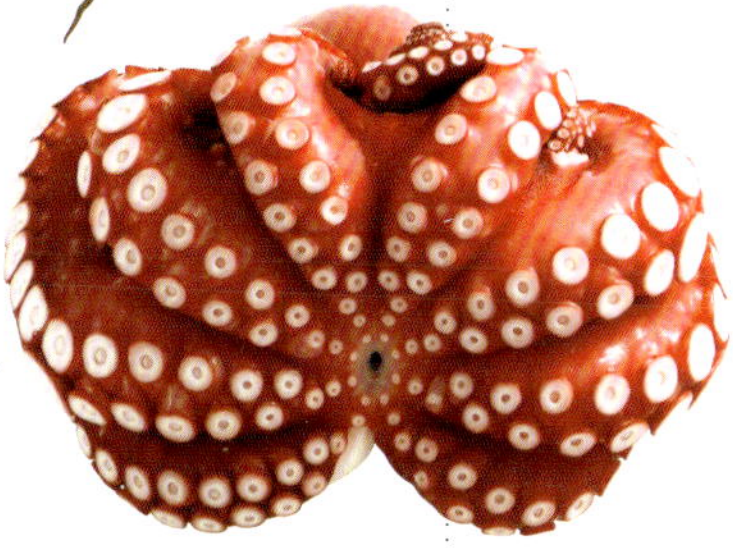

ゆでダコは、くさみがなくてツヤがあり、弾力のあるものを選ぶ

五味◉甘・鹹
五性◉寒
帰経◉肝・脾
体質◉気虚・血虚・陰虚

＋効果アップの組み合わせ

疲労回復に

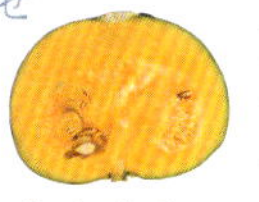

＋カボチャ

気と血を補うタコと、気を補い、脾の働きを活発にするカボチャの組み合わせは、疲れや夏バテで食欲がない時におすすめです。ショウガを加えて、タコの寒性をやわらげています。

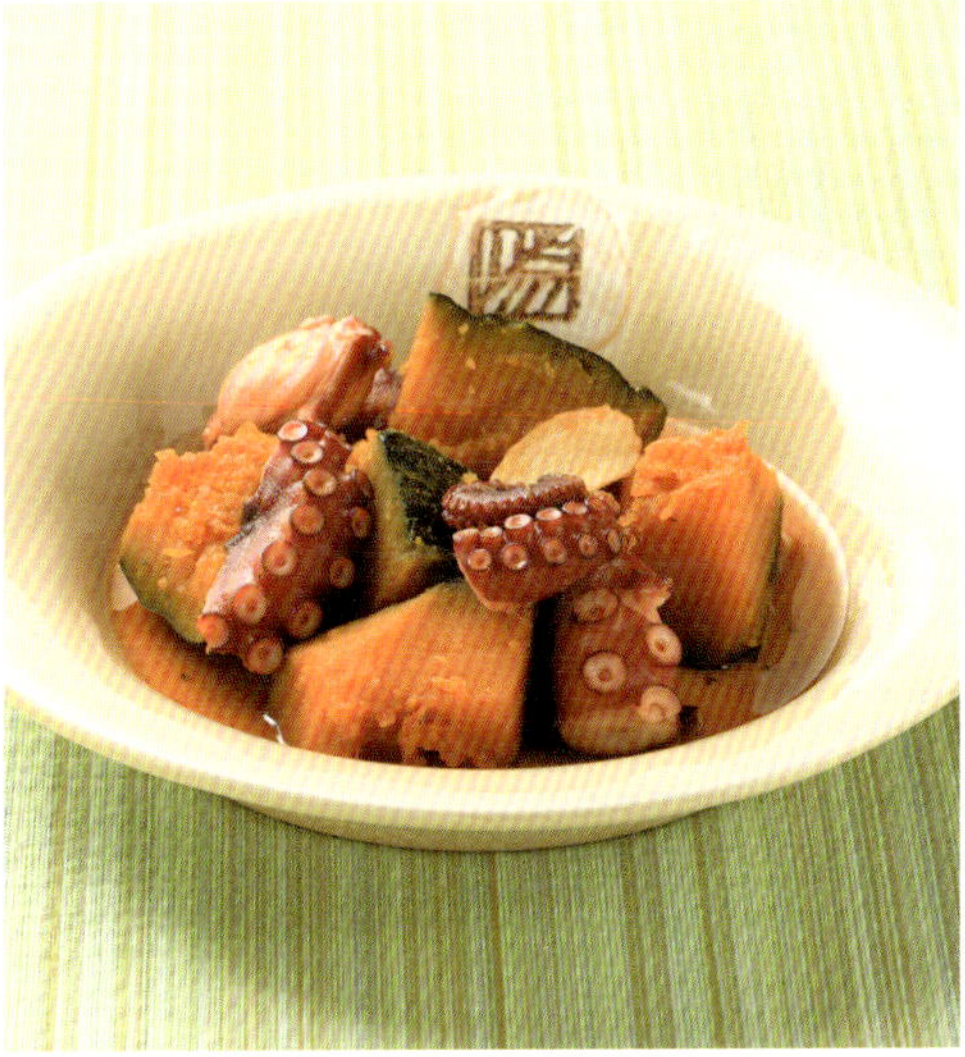

タコとカボチャの煮物

材料(2人分)
- ゆでダコの足…1本(200g)
- カボチャ…200g
- ショウガの薄切り…1かけ分
- 水…1カップ
- A
  - 酒…大さじ2
  - しょうゆ…大さじ1
  - みりん…大さじ1
  - 砂糖…小さじ2

作り方
1. タコは大きめのぶつ切りにし、カボチャは種とワタを取って食べやすい大きさに切る。
2. 鍋に水、A、カボチャ、ショウガを入れて中火にかける。
3. ひと煮立ちしたらタコを加え、火を弱めてフタをし、15分煮てタコに味をふくませる。

夏 果 あんず

杏

咳を止め、痰を切る。心の働きを高める作用も

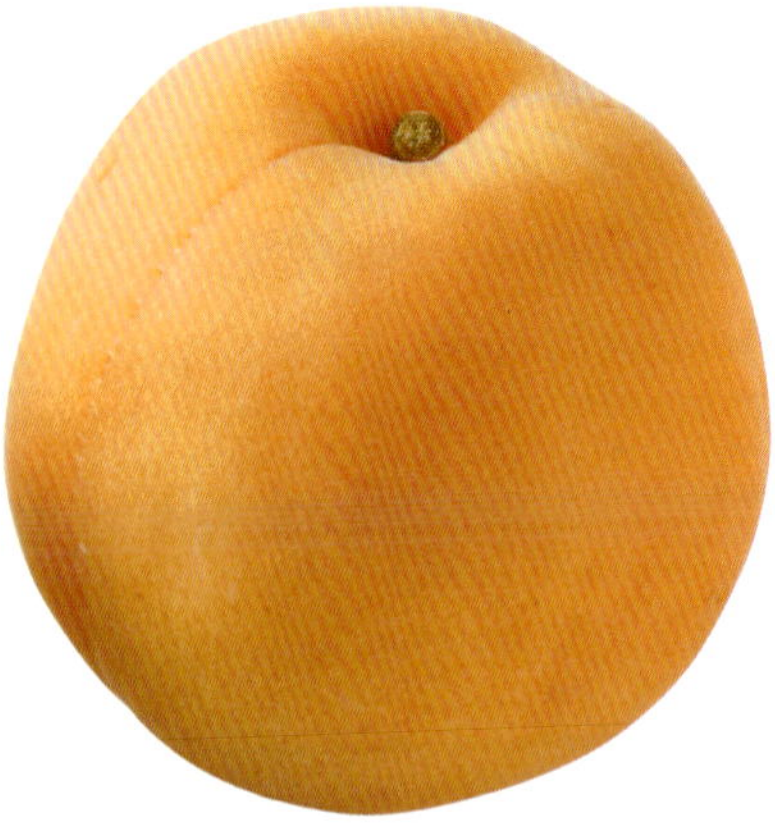

肺を潤し、咳を止め、痰を切る作用があるため、のどの痛みに有効です。とくに種子（仁）には強い咳止め作用があり、加工したものは漢方の「杏仁《きょうにん》」（Ｐ184参照）として用いられています。

酸味と甘味をもつアンズには、津液をつくり出す作用もあります。のどの渇き、体の潤い不足にもよいでしょう。

アンズは、スモモ、ナツメ、モモ、クリとともに、五臓の働きをととのえる「五果」のひとつです。なかでも心の働きを高める作用があり、不眠、物忘れ、情緒不安などの症状をやわらげます。

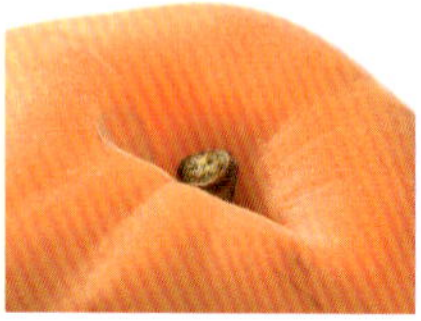

鮮度のよいものには、表面にうぶ毛がある

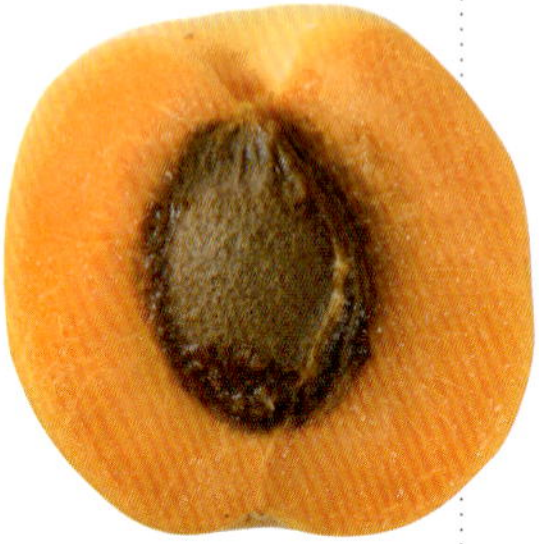

＋効果アップの組み合わせ

心の働きを活発にする

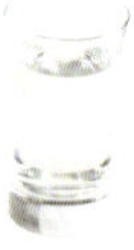

＋焼酎

不安感で眠れない時に、少量をお湯で割って飲むとよいでしょう。半分に切ることでエキスが出やすくなり、早く仕上がります。冷え性にもおすすめです。

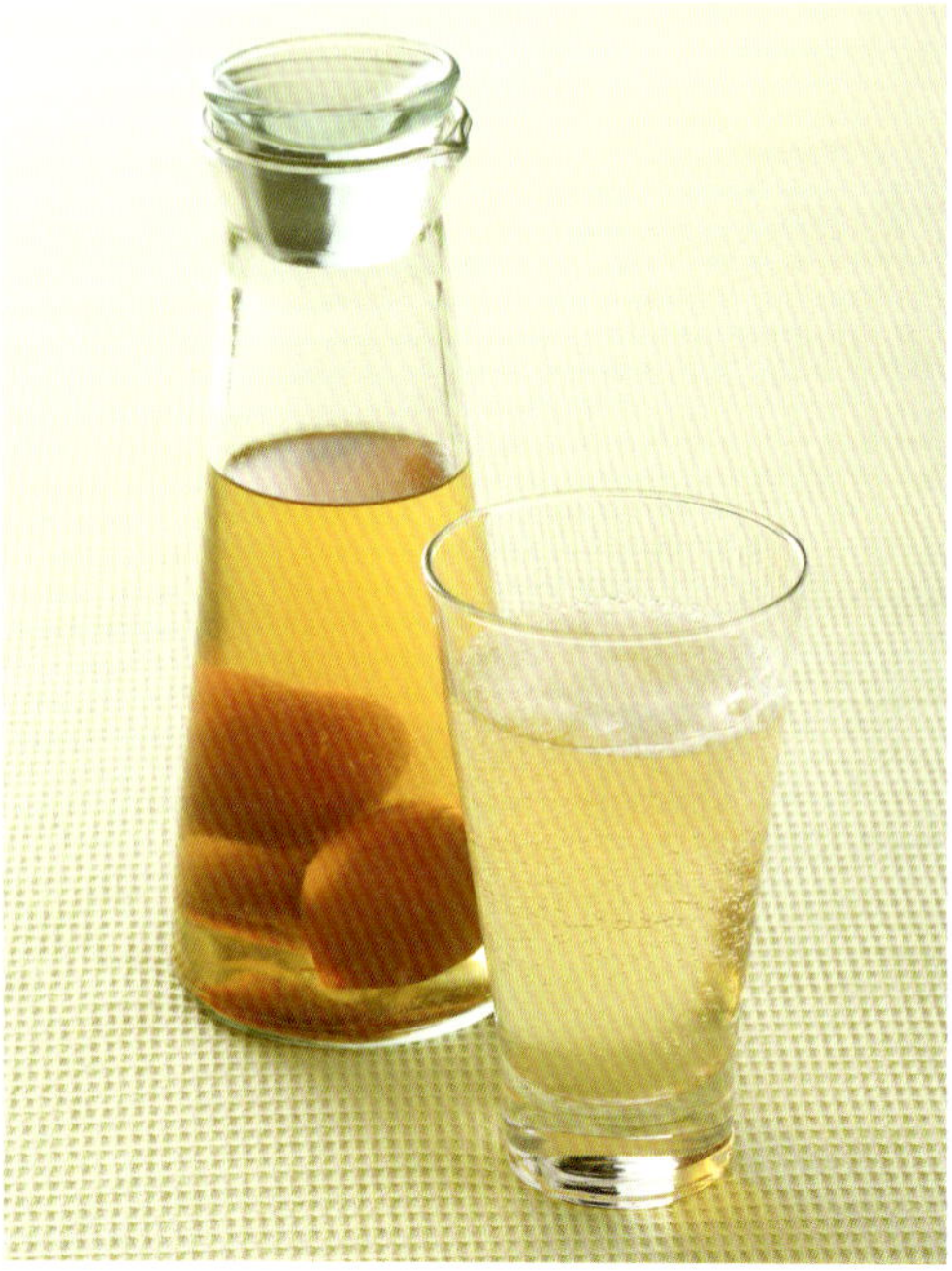

アンズ酒

材料（作りやすい分量）

●アンズ…500g
●氷砂糖…500g
●ホワイトリカー（35度）…900cc

作り方

❶アンズはよく洗ってから水気をふき取り、半分に切る。
❷煮沸消毒した保存瓶にアンズの実と種、氷砂糖を交互に入れ、ホワイトリカーを注ぐ。フタをして冷暗所で保存する。
❸半年後から飲むことができる。
※保存する場合は、実と種を取り出す。
※お湯や炭酸などで割って飲むとよい。

豆知識

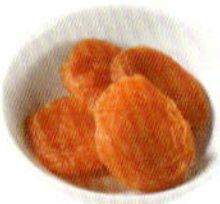

干しアンズ

生のアンズが手に入るのは旬のわずかな時期だけ。乾燥させた「干しアンズ」なら、1年を通して手に入りやすいので、コンポートや料理に使うとよいでしょう。

五味◉甘・酸
五性◉温
帰経◉肺・大腸
体質◉陽虚・血虚・陰虚・瘀血

夏 果

うめ

梅

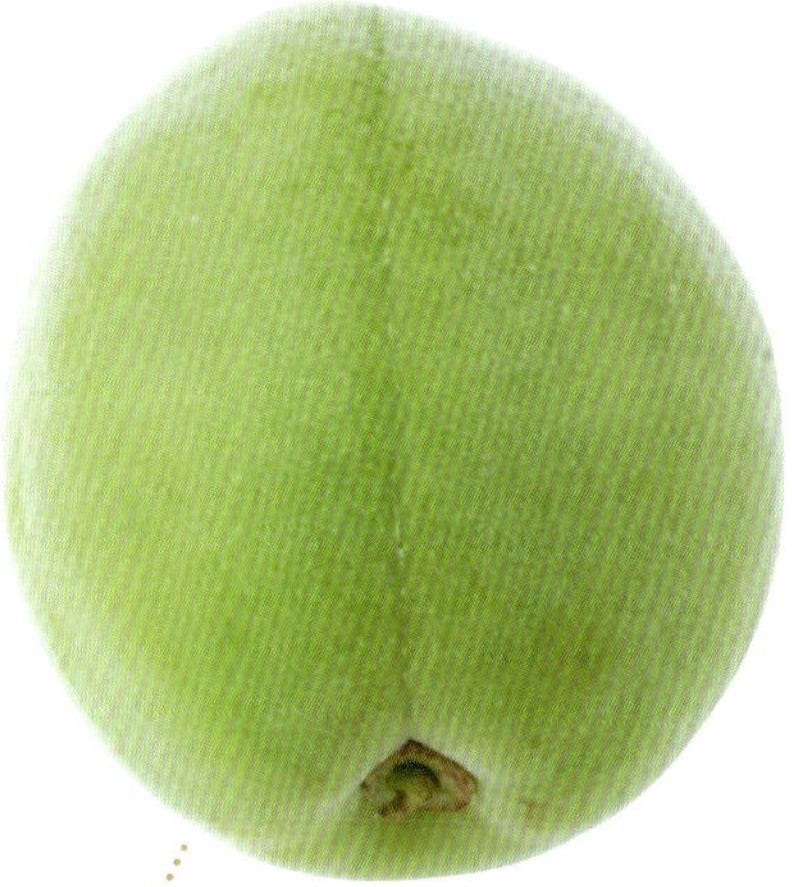

表面にうっすらとうぶ毛があり、傷などがなく、ふっくらと丸いものがよい

咳や痰、夏カゼ、下痢にも

体に潤いを与える作用があるので、乾燥の症状改善に適しています。また、肺の働きを高めて咳や痰を止める作用もあるので、発熱やのどの痛みをともなう夏カゼによいでしょう。梅は、昔からカゼの症状をやわらげる働きがあるとされ、「梅干しの黒焼き」や「梅醤番茶」など、民間療法に利用されています。

また、整腸作用もあり、下痢の時に食べるとよいでしょう。汗を止める働きもあるので、多汗の人にもおすすめです。

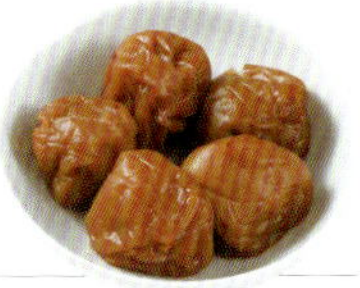

梅干し

梅干しには酸味と鹹味の性質があります。体の渇きを潤し、胸焼けや皮膚の腫れによいといわれています。

✚効果アップの組み合わせ

のどの痛みを軽減する

✚氷砂糖

どちらにものどを潤す作用があります。のどの痛み、口やのどの渇きがある時に、水やお湯で薄めて飲みましょう。漬けた梅は、ジャムなどにして無駄なく使いましょう。

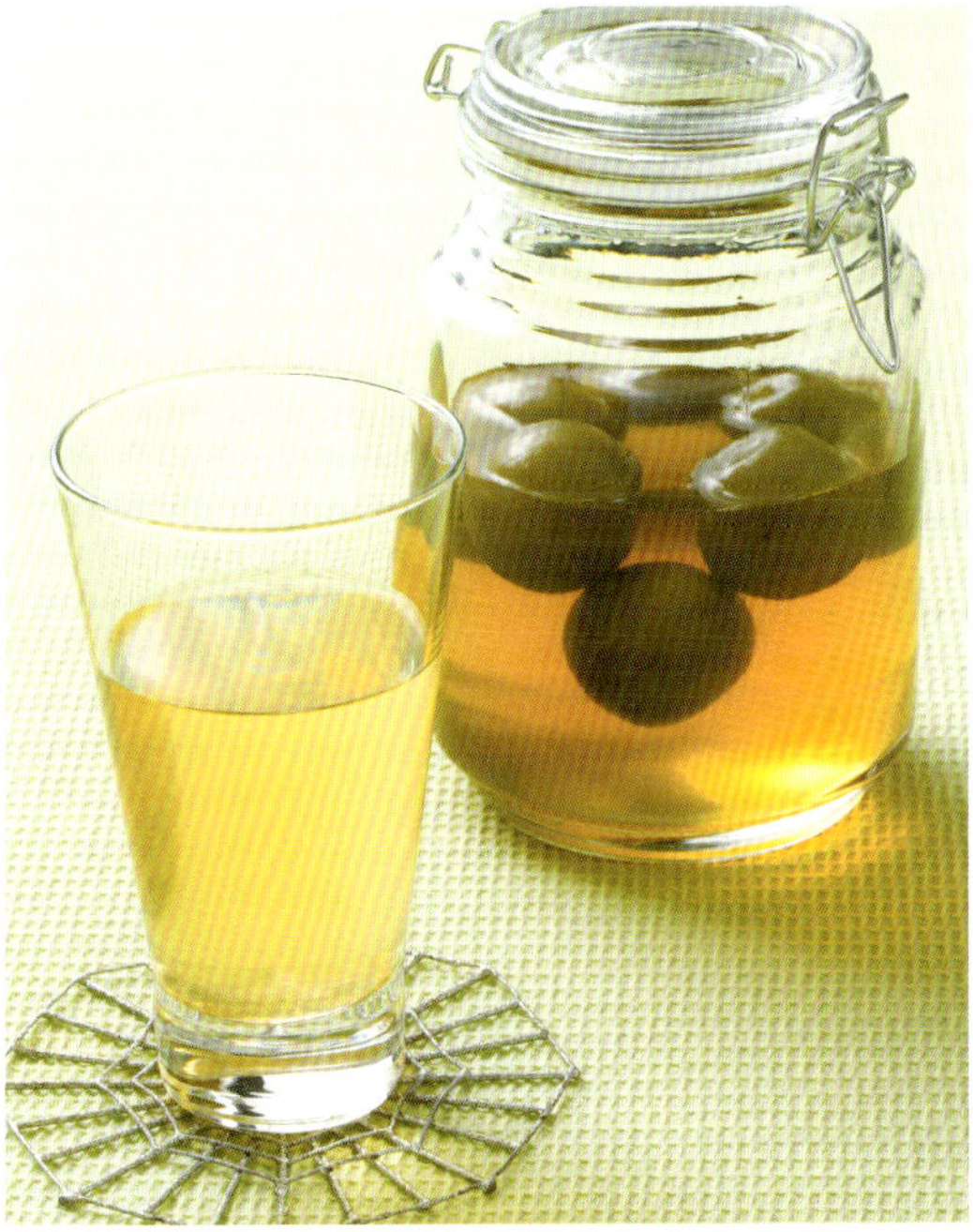

梅シロップ

材料（作りやすい分量）

- 青梅…1kg
- 氷砂糖…1kg

作り方

1. 梅はボウルにためた水でよく洗い、水気をふき取る。竹串でヘタを取り除き、7カ所ほど穴を開ける。
2. 煮沸消毒した保存瓶に、氷砂糖と梅を交互に入れて層をつくる。
3. フタをして冷暗所で保存し、1日2回ふって全体を混ぜる。約10日後にはシロップが完成。

※完成したら、冷蔵庫で保存する。

※お湯や炭酸などで割って飲むとよい。

豆知識

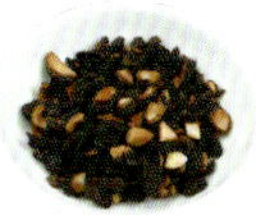

烏梅（ウバイ）

生薬の「烏梅」は、青梅からつくられたものです。咳止めや下痢、のどの渇きを潤す作用があります。中国の伝統的な飲料「酸梅湯（サンメイタン）」の原料で、暑気払いの飲み物として親しまれています。

五味◉渋・酸

五性◉平

帰経◉肝・肺・脾・大腸

体質◉陰虚・気滞

夏 果 すいか 西瓜

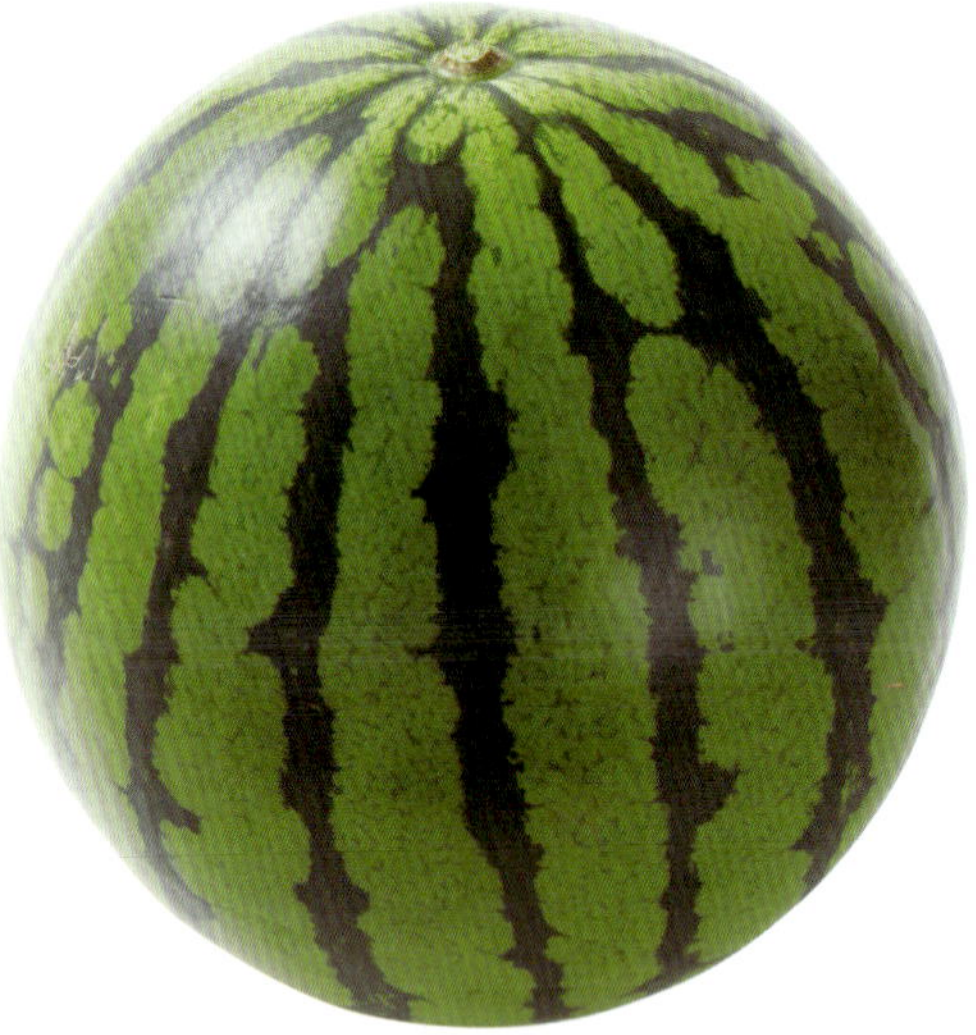

熱を鎮め、夏バテやむくみを予防

夏の果物の代表格であるスイカ。体にこもった熱を鎮める作用があり、夏の暑さをやわらげてくれる食材です。イライラ、のぼせなど、熱が起こす症状にも適しています。のどの渇きを改善する作用もあるので、汗をかいた日におすすめです。

実と白い皮の部分には、強い利尿作用があるので、皮も漬物などに利用しましょう。ただし、体を冷やす作用が強い寒性なので、食べ過ぎて内臓を冷やさないように注意しましょう。

●下ごしらえ

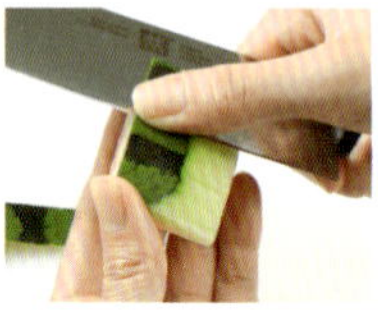

皮の緑色の部分は取り除き、白い部分はキュウリと同様に漬け物や炒め物に。

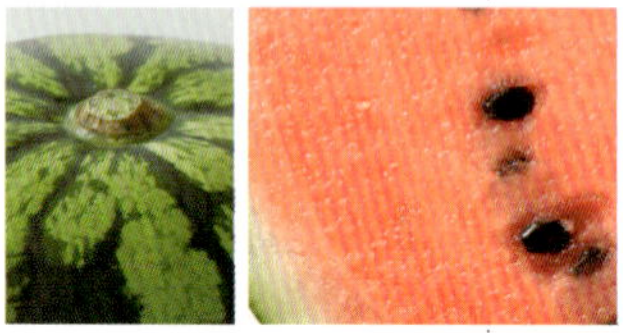

ヘタのまわりがくぼんでいるものがよい。カットしているものは、種のまわりにも果肉がしっかりとついたものを

豆知識

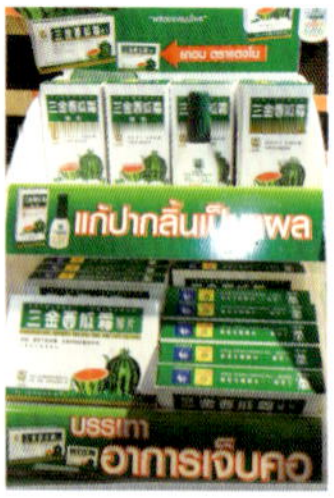

西瓜霜（セイカソウ）

中国ではスイカは生薬として用いられます。スイカなどでつくられる「西瓜霜」は、のどの痛みや口内炎に効果があるといわれ、愛用されています。

五味◉甘
五性◉寒
帰経◉心・胃・膀胱・腎
体質◉陰虚・気滞・湿熱

＋効果アップの組み合わせ

利尿作用でむくみを改善

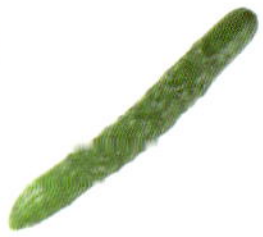

＋キュウリ

利尿作用をもつ食材同士の組み合わせです。冷え過ぎを防ぐため、温性の米酢でつくった甘酢であえるとよいでしょう。むくみやすい人に適した料理です。

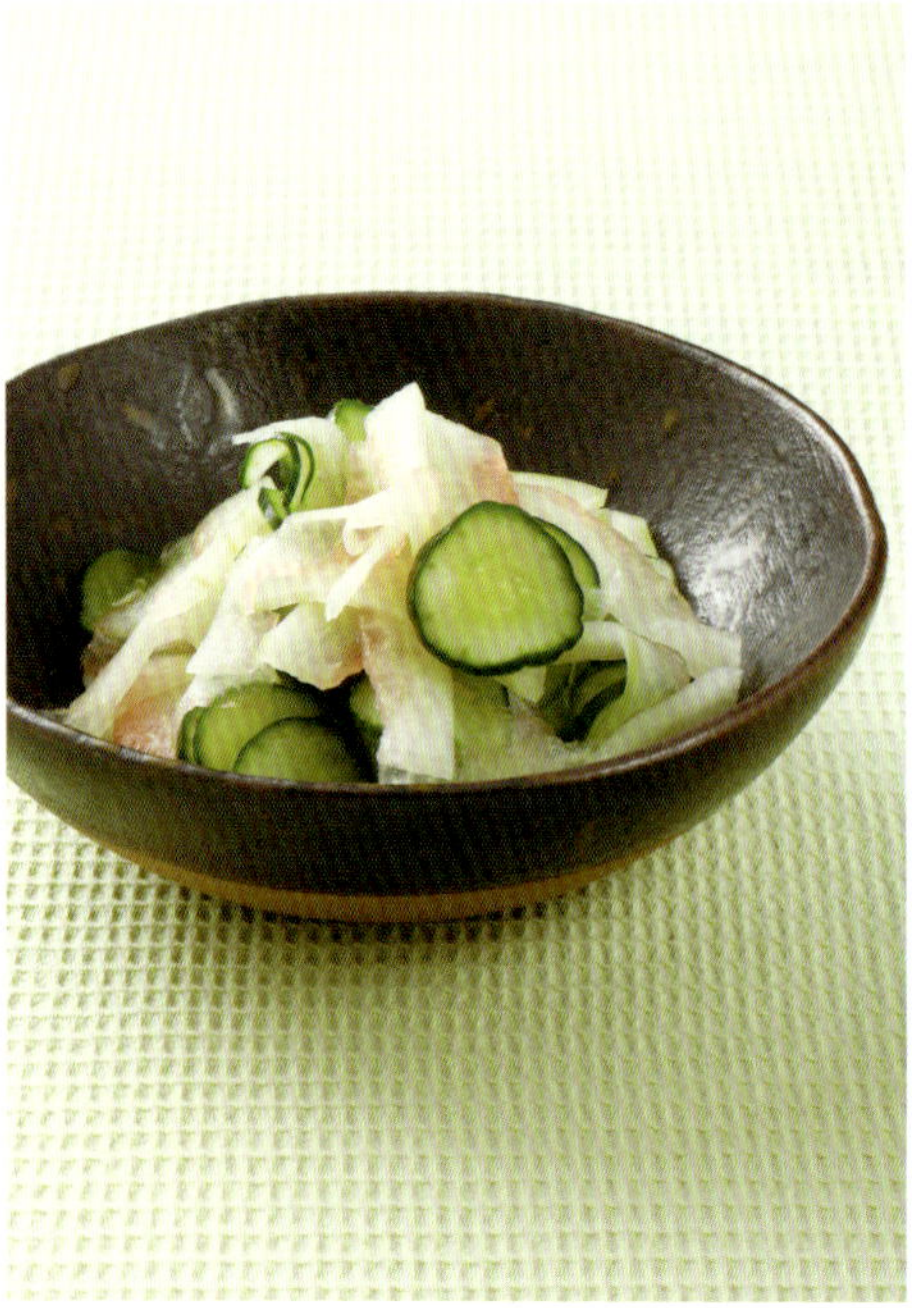

スイカの皮とキュウリの酢の物

材料（2人分）

- ●スイカの皮…200g
- ●キュウリ…½本
- ●塩…小さじ½強
- ●A
  - 米酢…大さじ1
  - 砂糖…小さじ2
  - 塩…少々

作り方

❶スイカの皮はかたい外皮を切り落として薄切りにし、キュウリは薄い小口切りにする。
❷①に塩を加えてもみ、5分ほどおいたら水にさらして水気を絞る。
❸Aを混ぜて合わせ酢をつくり、②を加えてよくあえる。

夏 果

ブルーベリー

疲れ目、充血、乾燥など、目のトラブルに

ブルーベリーには、目の疲れを癒し、目の充血や目のかすみなど、目の不調をやわらげる作用があるため、日頃から目を酷使している人にむいています。また、血の巡りをよくするので、肩こり、肌のしみや肌のくすみが気になる人にもよいでしょう。

さらに、腎と肝の働きを高める作用もあります。腰やひざがだるい、耳鳴り、むくみ、頻尿、情緒不安といった症状が出やすい人にもおすすめの食材です。アンチエイジング効果も期待できるので、旬の時期には継続して食べるとよいでしょう。

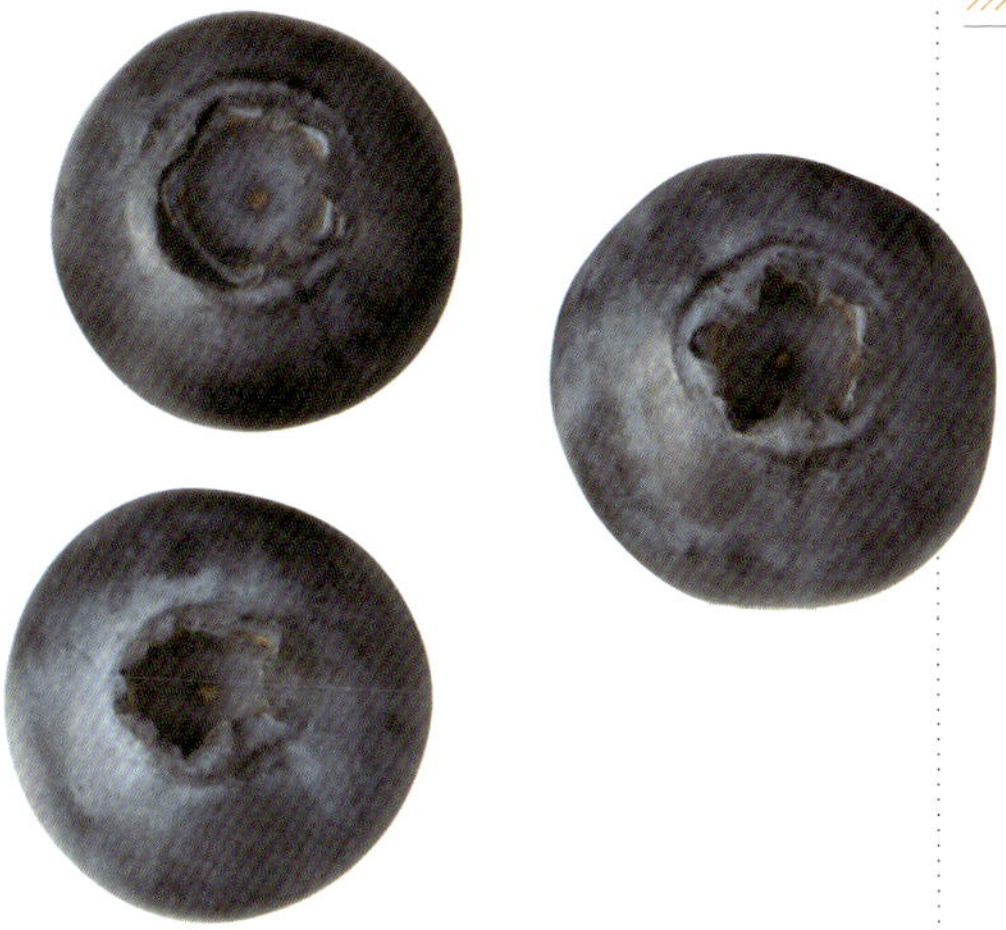

表面に白い粉〈ブルーム〉があるもの。比較的大粒で、平たい形のものがよい

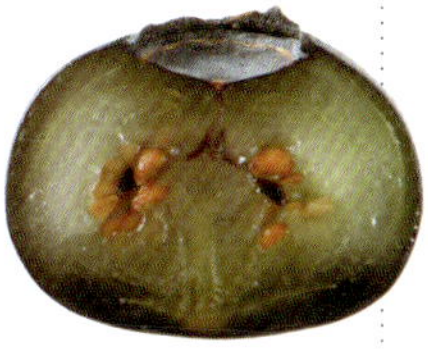

✚効果アップの組み合わせ

肌トラブルに

✚牛乳

血の巡りをよくするブルーベリーと、津液を補う牛乳の組み合わせは、肌トラブルに有効です。パサつき、しわ、たるみの改善によいでしょう。

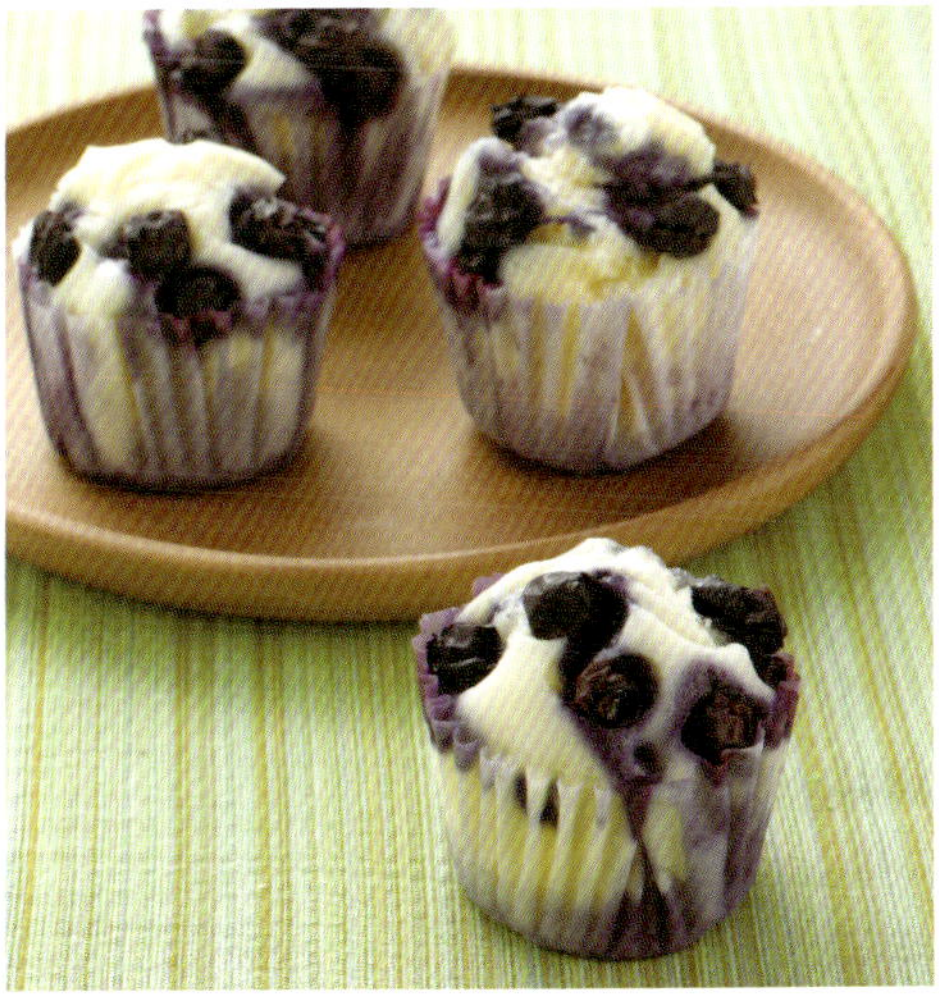

ブルーベリー牛乳蒸しパン

材料（プリン型4個分）
- ●ブルーベリー…30g
- ●薄力粉…100g
- ●ベーキングパウダー…小さじ1強
- ●A
  - 砂糖…大さじ3
  - 塩…少々
  - 牛乳…120cc
  - サラダ油…小さじ1

作り方

1. ボウルにAを入れて混ぜる。砂糖が溶けたら、薄力粉とベーキングパウダーを合わせたものをふるいながら加え、粉っぽさがなくなるまで混ぜる。
2. プリン型にパラフィン紙をのせ、1のタネを8分目まで入れてブルーベリーをのせる。
3. 蒸気が上がった蒸し器に入れ15分ほど蒸し、竹串を刺して生地がついてこなければ完成。

豆知識

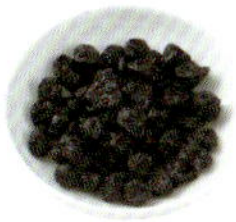

ドライブルーベリー

ブルーベリーを乾燥させた「ドライブルーベリー」は、そのままお茶請けにしてもおいしく、お菓子や料理に手軽に使えるので便利です。

五味◉甘・酸
五性◉平
帰経◉肺・腎・脾
体質◉気虚・陽虚・瘀血

夏 果 メロン

体内の熱を取り去り、渇きを潤す

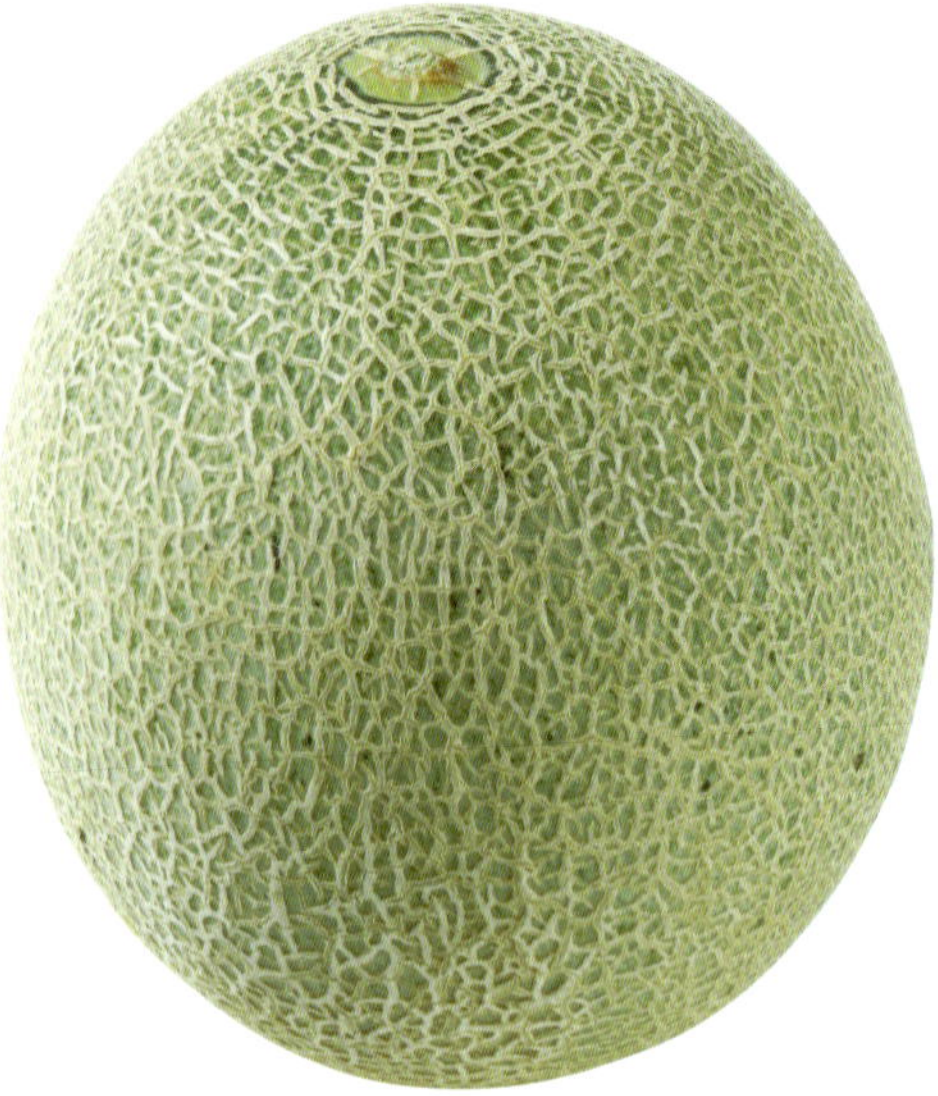

体にこもった余分な熱をクールダウンし、津液をつくり出す作用があります。口やのどの渇き、乾燥タイプの便秘、イライラ、暑気あたりの改善にむいています。また、利尿作用があるので、水分代謝が悪く、むくみやだるさを感じている人に適した食材です。

ただし、寒性のメロンは体を冷やす強い作用があります。内臓を必要以上に冷やしてしまう恐れがあるので、食べ過ぎに気をつけましょう。とくに下痢の症状がある時は避けた方がよいでしょう。

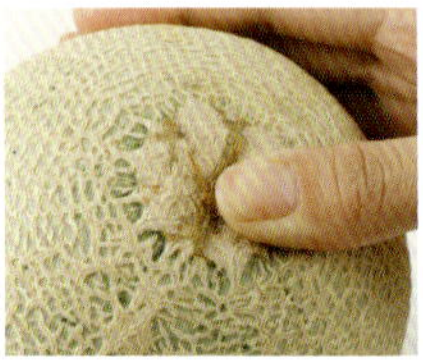

とれたてではなく、追熟させてから食べる。香りが出てきて、お尻の部分を押すとやわらかいくらいが食べ頃

五味◉甘
五性◉寒
帰経◉心・脾・胃・肺・大腸
体質◉陰虚・気滞・湿熱

+効果アップの組み合わせ

暑気あたりに

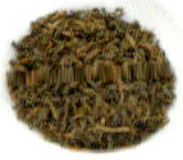

+プーアル茶

プーアル茶は涼性の食材で、津液をつくり出して熱を抑える作用があります。夏に過剰な熱がこもった体を、クールダウンさせてくれる組み合わせです。

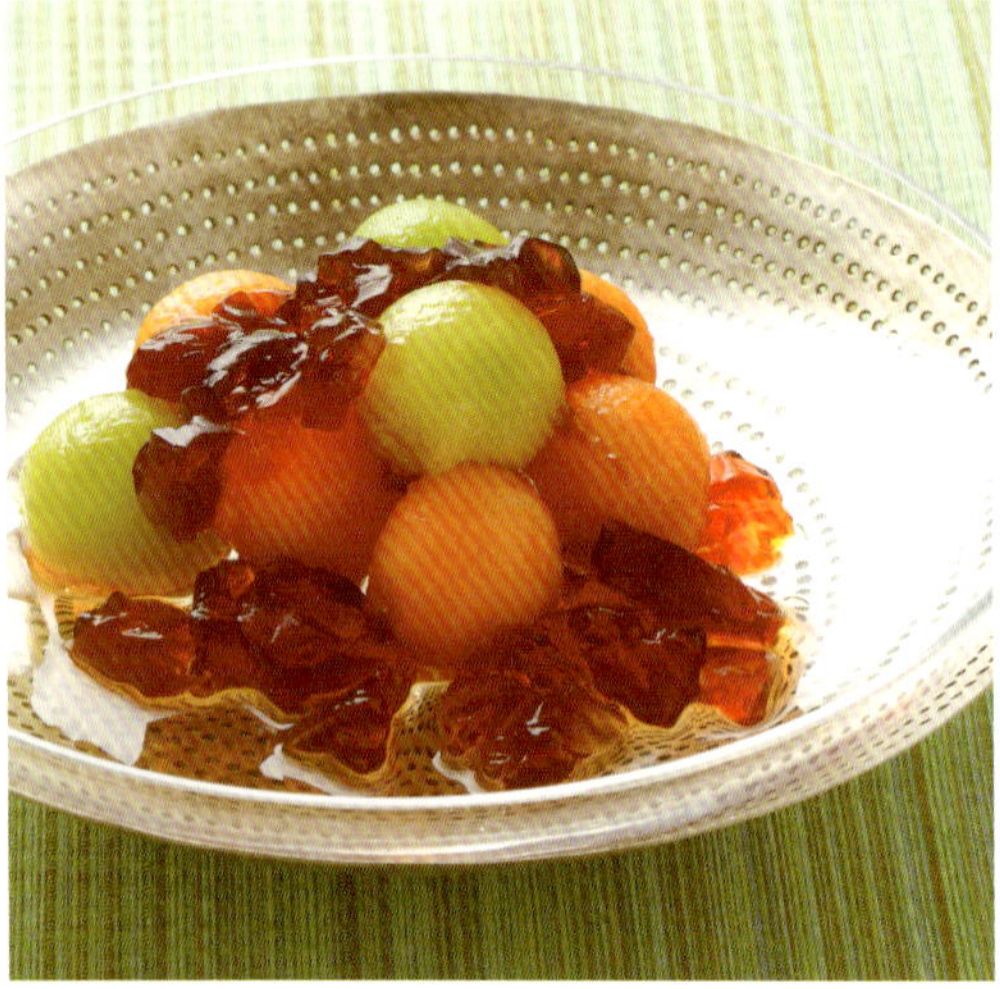

メロンマリネのプーアル茶寒天添え

材料(2人分)

- ●メロン…¼個
- ●砂糖…小さじ2
- ●白ワイン…大さじ2
- ●プーアル茶…1 ½カップ
- ●砂糖…小さじ1
- ●粉寒天…1g

作り方

1. メロンはスプーンで実をすくってボウルに入れ、砂糖、白ワインと混ぜて冷蔵庫で20分おく。
2. プーアル茶、砂糖、粉寒天を鍋に入れて中火にかけ、沸騰したら火を弱めて2分ほど煮て火を止める。粗熱が取れたらバットに入れて冷蔵庫で冷やしかためる。
3. メロンのマリネを器に盛り、プーアル茶寒天をくずしながらかける。

▼メロン ▼もも

夏 果

もも 桃

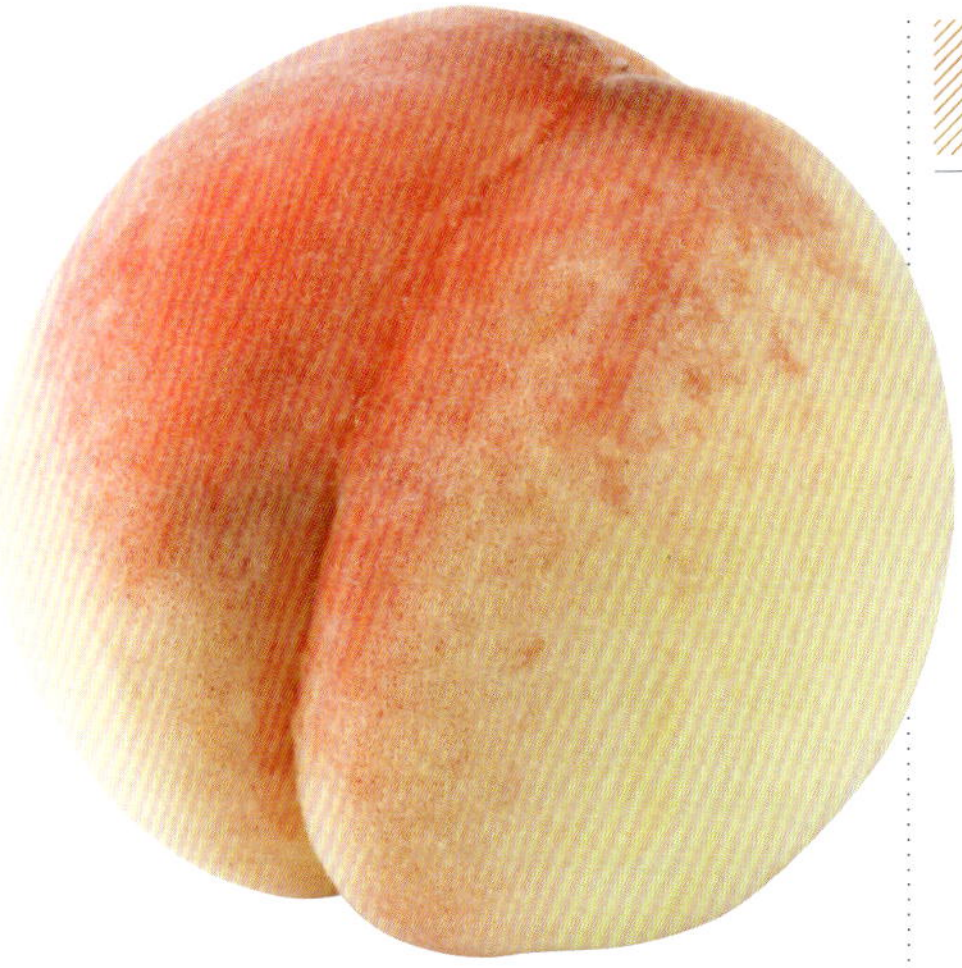

血の巡りをととのえ、肌や生理のトラブルを解消

モモには、気と血を補う作用があります。疲れやすい、元気が出ないといった、気が少ない人にはもちろん、ドライアイや爪が弱いなどの、血が不足している人に出やすい症状に適しています。血の滞りを改善する作用もあるので、肌のくすみや目の下のクマ、生理痛にもよいでしょう。

また、体や腸に潤いを与える作用があり、便秘に有効です。肌や髪がパサつく、のどが渇くといった、全身に乾燥の症状がみられる時にむいています。

● 保存法

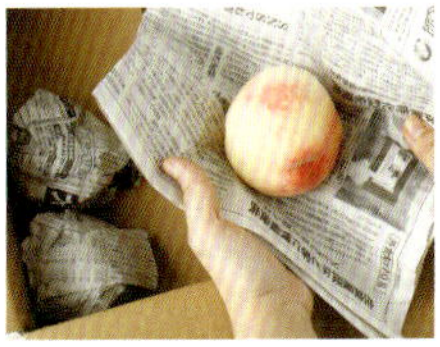

まだかたいものは新聞紙でくるんで常温保存。食べる直前に冷蔵庫で冷やす。

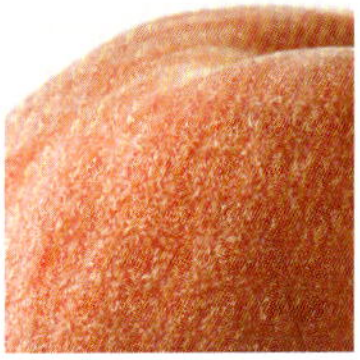

うぶ毛がきれいで、全体に色ムラがなく、甘い香りが漂うものが食べ頃

✚効果アップの組み合わせ

潤いのある肌をつくる

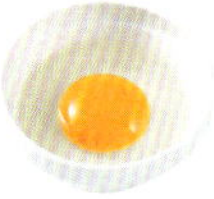

✚タマゴ

タマゴには血を補う作用があり、モモはその血を全身へと送り届ける働きをします。血は肌の栄養分なので、潤いがある美しい肌づくりに適した組み合わせです。

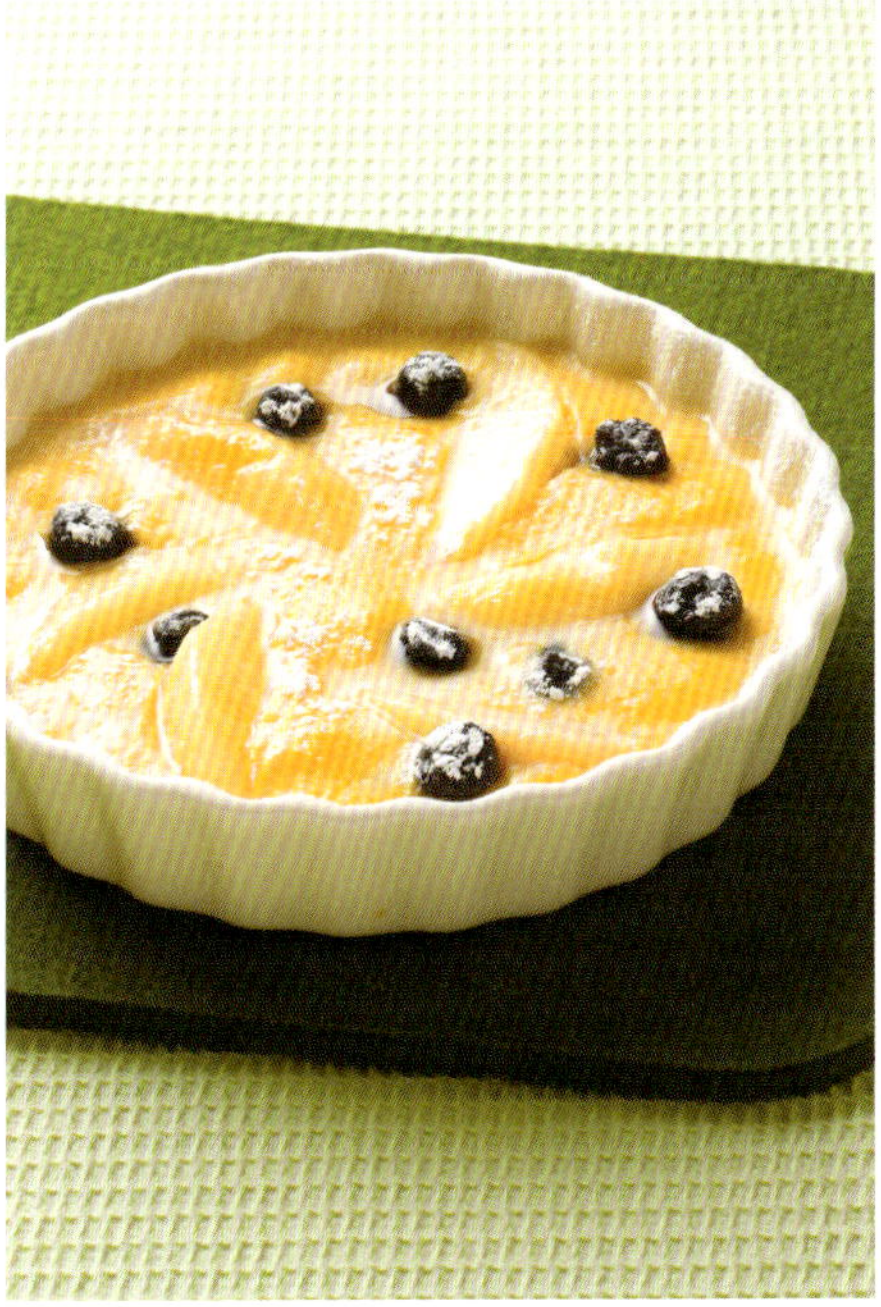

モモのクラフティ

材料（直径17㎝の耐熱皿1枚分）

●モモ…1個　●ドライブルーベリー…10g
●タマゴ…2個　●牛乳…½カップ
●砂糖…大さじ2　●薄力粉…30g
●無塩バター…少々　●粉砂糖…少々

作り方

❶モモは皮をむいて食べやすい大きさに切る。
❷ボウルに砂糖と薄力粉をふるいながら入れ、混ぜ合わせたタマゴと牛乳を少しずつ加えながら混ぜて生地をつくる。耐熱皿にバターを塗り、ボウルの生地を入れ、モモとドライブルーベリーをのせる。
❸フライパンに2㎝程度の熱湯を入れて耐熱皿をのせ、フタをしてごく弱火で15分ほど蒸し焼きにする。表面がプルプルになったら火を止め、粉砂糖をかける。

豆知識

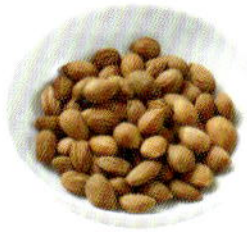

桃仁（トウニン）

モモの種子は生薬の「桃仁」になります。滞った血の巡りを改善する働きがあるので、生理痛によく使われます。また、葉はあせも予防によく、昔から入浴剤として使われていました。

五味◉甘・酸
五性◉温
帰経◉肺・脾・肝
体質◉気虚・陽虚・血虚・陰虚・瘀血

夏の体調改善ごはん

夏に起きやすい不調を改善する、薬膳レシピを紹介します。各料理の下で挙げている「食材の組み合わせ」を参考にアレンジしてみてもよいでしょう。

夏薬膳レシピ1

夏のカゼに
トマトと豆豉のうどん

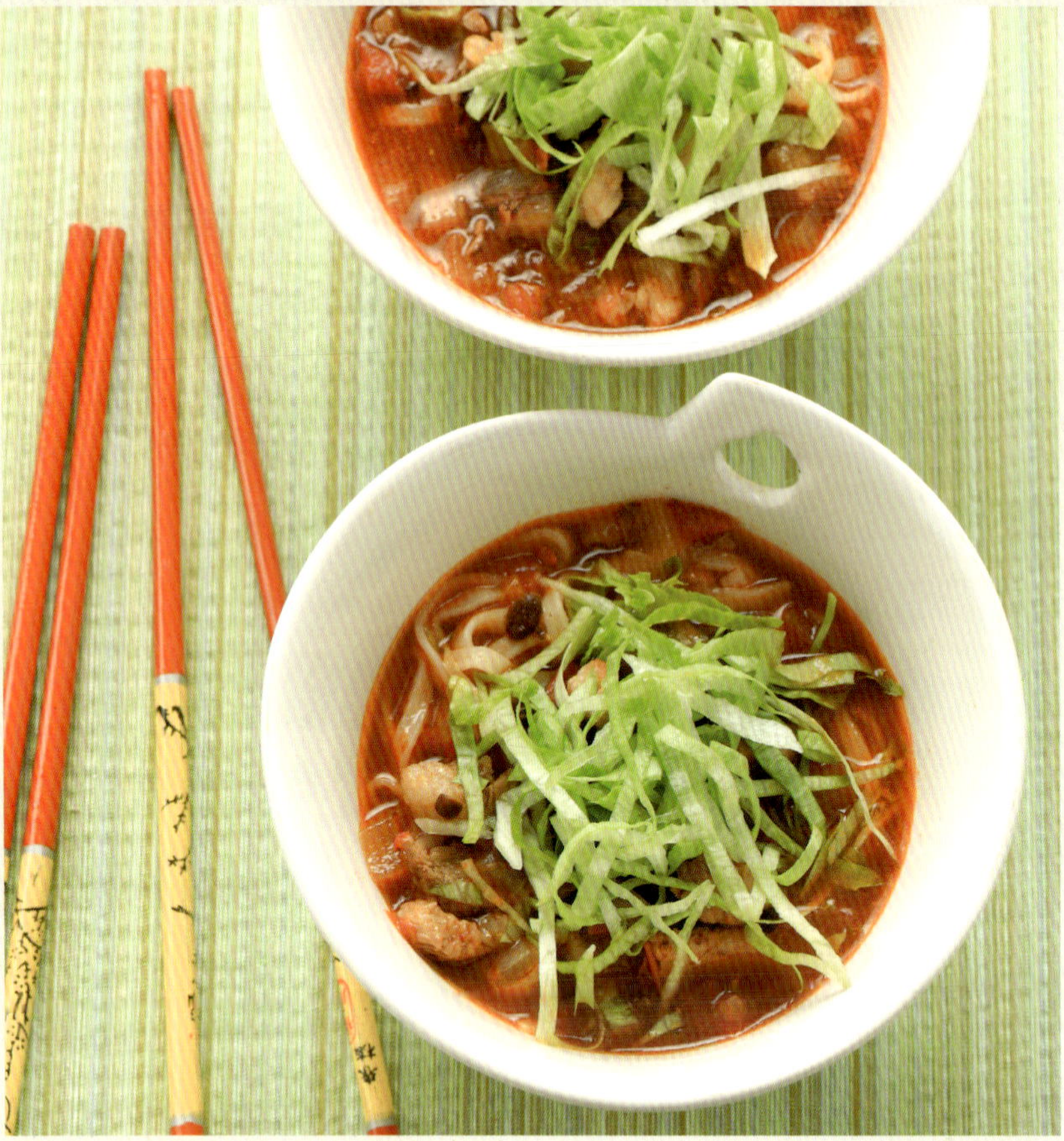

材料(2人分)

●豆豉…大さじ2　●トマト…2個
●ナス…1個　●タマネギ…½個
●豚厚切り肉…100g
●A
　しょうゆ…小さじ¼
　酒…小さじ¼
●ゴマ油…大さじ½
●B
　水…3カップ
　しょうゆ…大さじ1
　砂糖…小さじ1
●生うどん…2玉
●レタスの細切り…2枚分

作り方

1. 豆豉は粗みじん切りにし、トマト、ナス、タマネギ、豚肉は7㎜角に切り、豚肉にはAをまぶす。
2. 鍋にゴマ油を熱して豚肉を炒め、肉の色が変わったら豆豉、タマネギ、ナス、トマトを順に加えて炒め、トマトがトロリとしたらBを加える。沸騰したら火を弱めて5分ほど煮てスープをつくる。
3. うどんは熱湯でゆで、ザルに上げてから器に盛り、②のスープを注いで、レタスをのせる。

豆豉	ナス	レタス	トマト
体を冷やす			潤いを与える

夏のカゼは、暑邪《しょじゃ》が大きな原因となります。体を冷やす「豆豉」「ナス」「レタス」、潤いを与える「トマト」で、高熱やのどの痛みなど、熱の症状をやわらげましょう。

夏バテに

夏薬膳レシピ 2

カツオとアボカドの生春巻き

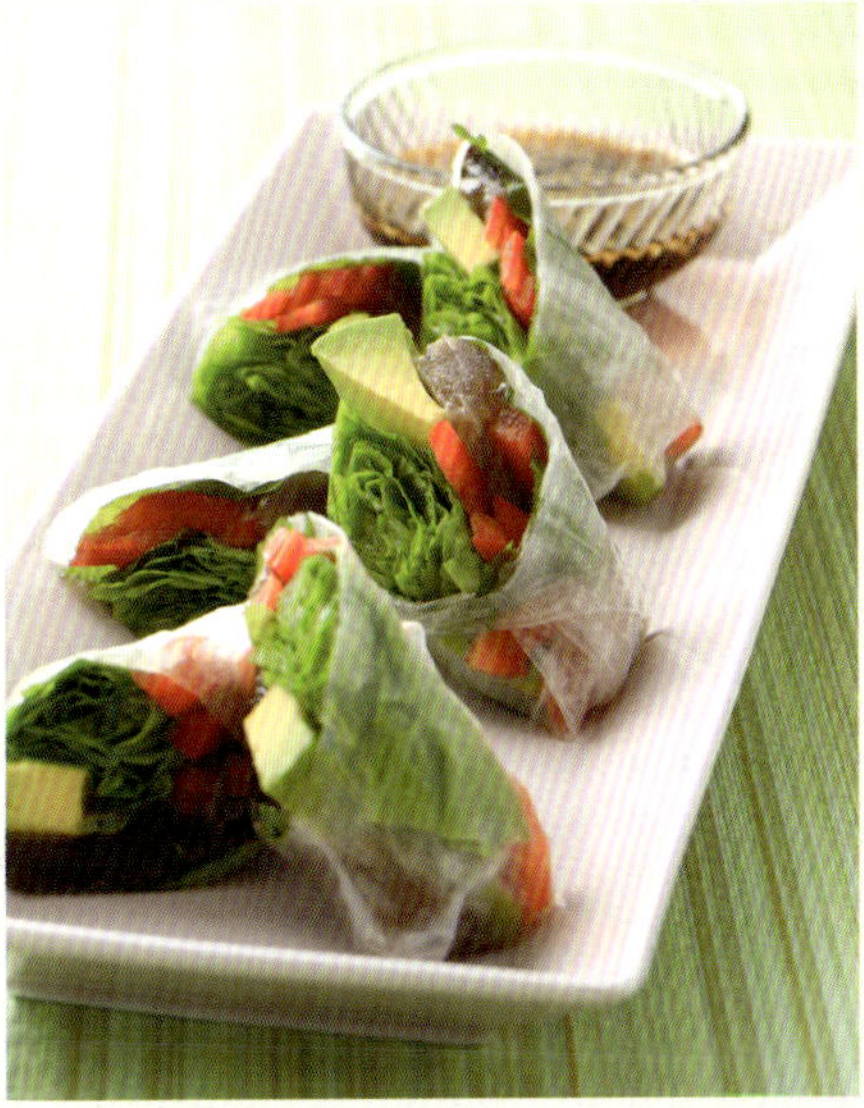

材料(2人分)

- カツオの赤身…100g
- A
  - みりん…大さじ1
  - しょうゆ…大さじ1
  - ショウガのすりおろし…5g
- アボカド…½個
- レモン汁…少々　●赤パプリカ…½個
- サンチュ…8枚　●青ジソ…8枚　●ライスペーパー…8枚
- ソース
  - しょうゆ…大さじ1
  - 酢…大さじ2
  - ゴマ油…小さじ½
  - 白いりゴマ…小さじ1

作り方

1. カツオは1㎝角の棒状に切り、Aをまぶして1時間おく。
2. アボカドは1㎝角の棒状に切り、レモン汁をかけて変色を防ぐ。赤パプリカはヘタと種を取って細切りにし、サンチュと青ジソはよく洗って水気をふき取る。ソースの材料をボウルに入れてよく混ぜる。
3. ライスペーパーの両面を水でぬらし、かたく水気を絞ったふきんの上にのせ、中心に青ジソをのせ、手前にサンチュ、赤パプリカ、アボカド、カツオの順にのせて巻く。器に盛り、ソースを添える。

カツオ（気と血を補う）　アボカド（気と津液を補う）

気・血・津液の消耗が激しい夏は、体に負担がかかるため、バテやすくなります。気と血、津液を補う食材を使った料理で、予防しましょう。

ストレス（うかれやすい、注意力散漫）に

夏薬膳レシピ 3

目玉焼きのベトナム風サンドウィッチ

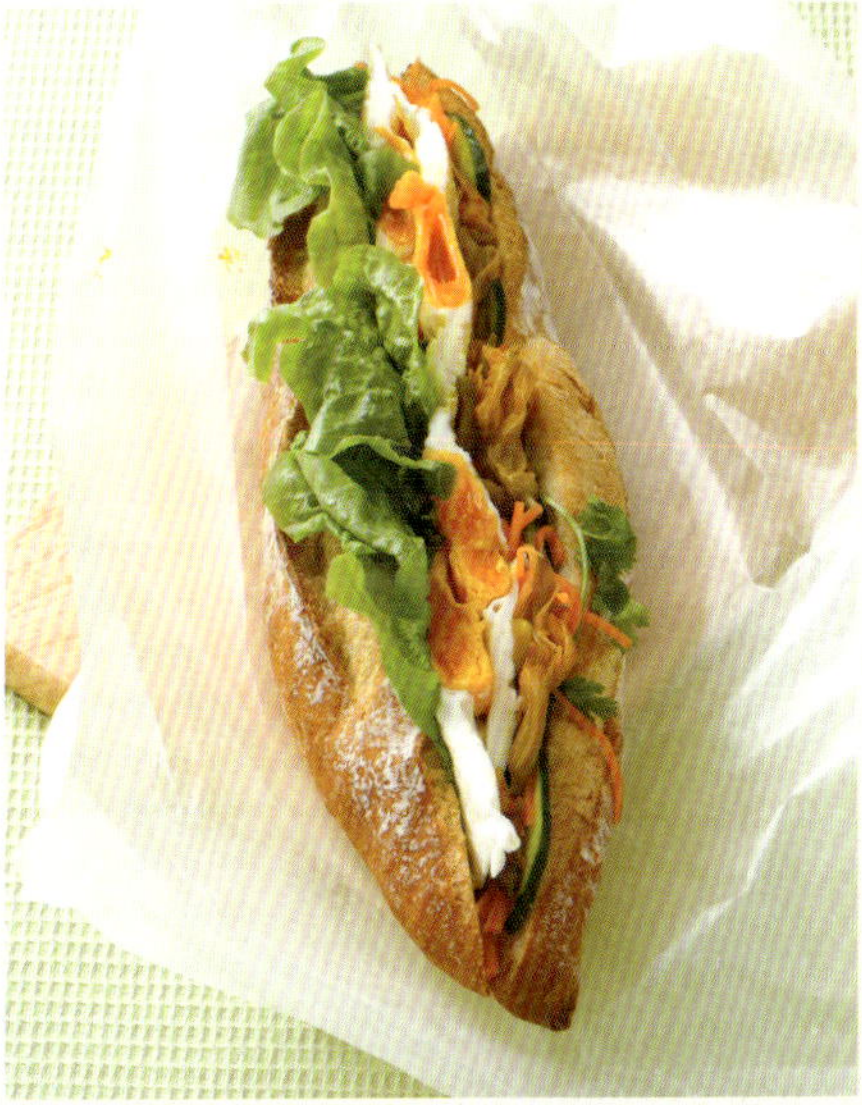

材料(2人分)

- 金針菜〈キンシンサイ〉…15g
- ニンジン…30g　●塩…小さじ½
- タマゴ…2個　●サラダ油…小さじ2
- サンチュ…4枚　●キュウリ…⅓本
- 小さめのバゲット…2本　●香菜…少々
- マヨネーズ…少々　●塩、こしょう…各少々
- A
  - 砂糖…大さじ1
  - 酢…大さじ2

作り方

1. 金針菜は水で戻し、熱湯でゆでて冷水に取り、水気を絞る。ニンジンは千切りにして塩でもみ、しんなりとしたら水で洗って水気を絞る。ボウルでAを混ぜ、金針菜とニンジンを入れて30分ほどおいてなますをつくる。
2. タマゴはサラダ油を熱したフライパンで両面を焼いて塩とこしょうをふり、粗熱が取れたら半分に切る。サンチュは洗って水気をふき取り、キュウリは斜め薄切りにする。
3. バゲットに切り込みを入れ、両面にマヨネーズを塗る。①、②、香菜をはさむ。

金針菜　タマゴ（心を安定させる）

心の機能が活発になる夏は、うかれやすく、注意力が散漫になりやすい季節です。心を安定させる食材で、気持ちを落ちつかせましょう。

むくみに

夏薬膳レシピ 4

冬瓜とトウモロコシのスープ

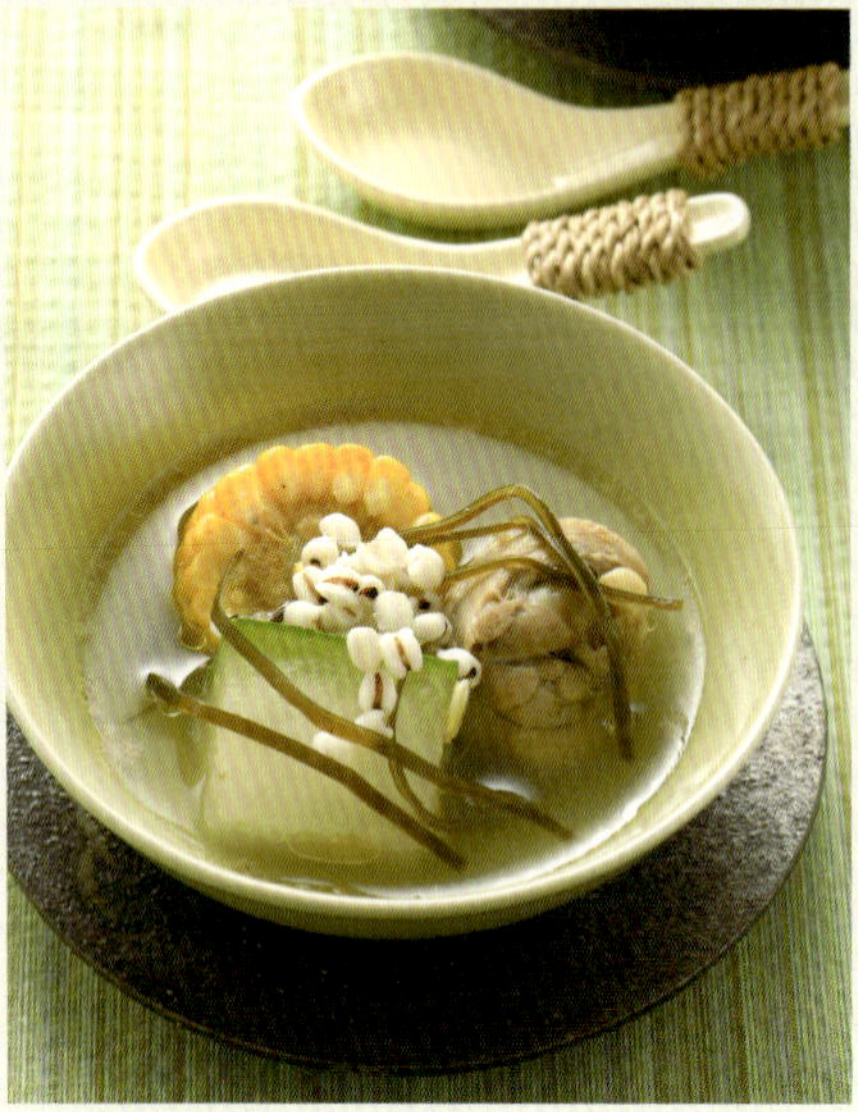

材料(作りやすい分量)

●冬瓜…300g　●トウモロコシ…½本
●トウモロコシのヒゲ…1本分　●薏苡仁〈ハトムギ〉…20g
●鶏骨つき肉(ぶつ切り)…400g　●塩…小さじ2
●ショウガの薄切り…1かけ分　●コンブ(10㎝角)…1枚
●水…1500cc　●塩…少々

作り方

❶冬瓜はワタを取ってひと口大に切る。トウモロコシは2㎝厚さの輪切りにし、ヒゲはよく洗ってからティーバッグに入れる。薏苡仁はかためにゆでておく。鶏肉は塩をまぶして20分ほどおく。
❷コンブと水は土鍋に入れて20分ほどおき、水気をふき取った鶏肉とショウガを入れて強火にかける。沸騰直前にコンブを取り出してアクを取り、火を弱めて2時間ほど煮る。取り出したコンブは細切りにする。
❸冬瓜、トウモロコシ、ティーバッグ、薏苡仁、コンブを入れ、中火で30分煮る。ティーバッグを取り出し、味をみて薄いようなら塩で味をととのえる。

冬瓜　トウモロコシ　薏苡仁　コンブ（利尿作用）
鶏肉　ショウガ（温性）

夏は湿邪《しつじゃ》の影響でむくみやすいので、利尿＋温性の食材で解消しましょう。

しみ＋そばかすに

夏薬膳レシピ 5

アジのオーブン焼き　青ジソソース

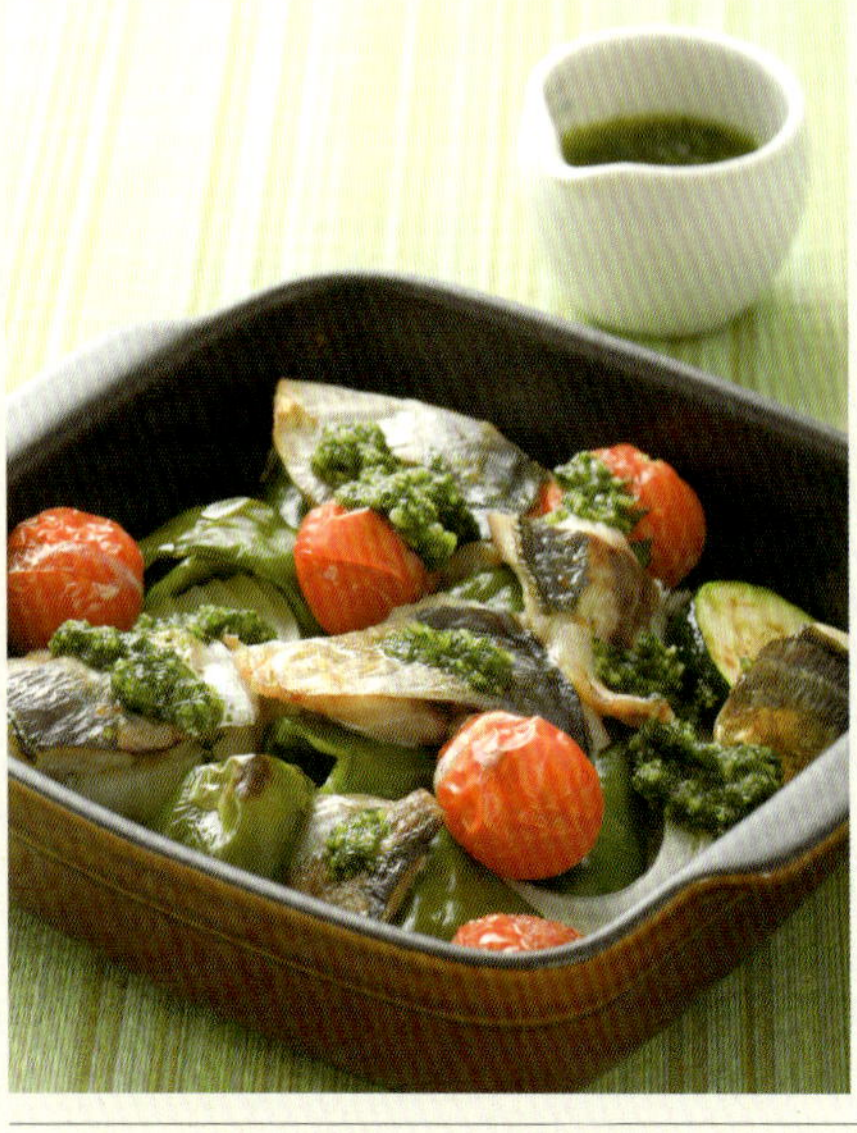

材料(2人分)

●アジ…2尾　●塩…少々　●ピーマン…1個　●タマネギ…½個
●ズッキーニ…⅓個　●ミニトマト…6個
●オリーブオイル…適量
●青ジソソース
　青ジソ…10枚　ニンニクのすりおろし…1かけ分
　オリーブオイル…大さじ3　塩…小さじ⅓

作り方

❶アジは3枚におろして小骨を取り、食べやすい大きさに切って塩をふる。ピーマンとタマネギは食べやすい大きさに切り、ズッキーニは1㎝厚さの輪切りにし、ミニトマトはへたを取る。
❷耐熱容器にオリーブオイルを塗り、①をのせ、オリーブオイルを大さじ1かける。200℃に予熱したオーブンに入れ、15～20分ほど焼いて火を通す。
❸青ジソソースの材料をミキサーに入れて攪拌し、焼き上げた②にかける。

アジ　ピーマン　タマネギ　青ジソ（血の巡りをよくする）

血の流れが滞ると新陳代謝が悪くなり、強い日差しのダメージをうけやすくなります。血の巡りをよくして、予防しましょう。

夏冷えに

夏薬膳レシピ6

カボチャとエビの揚げ餃子　らっきょうタルタル添え

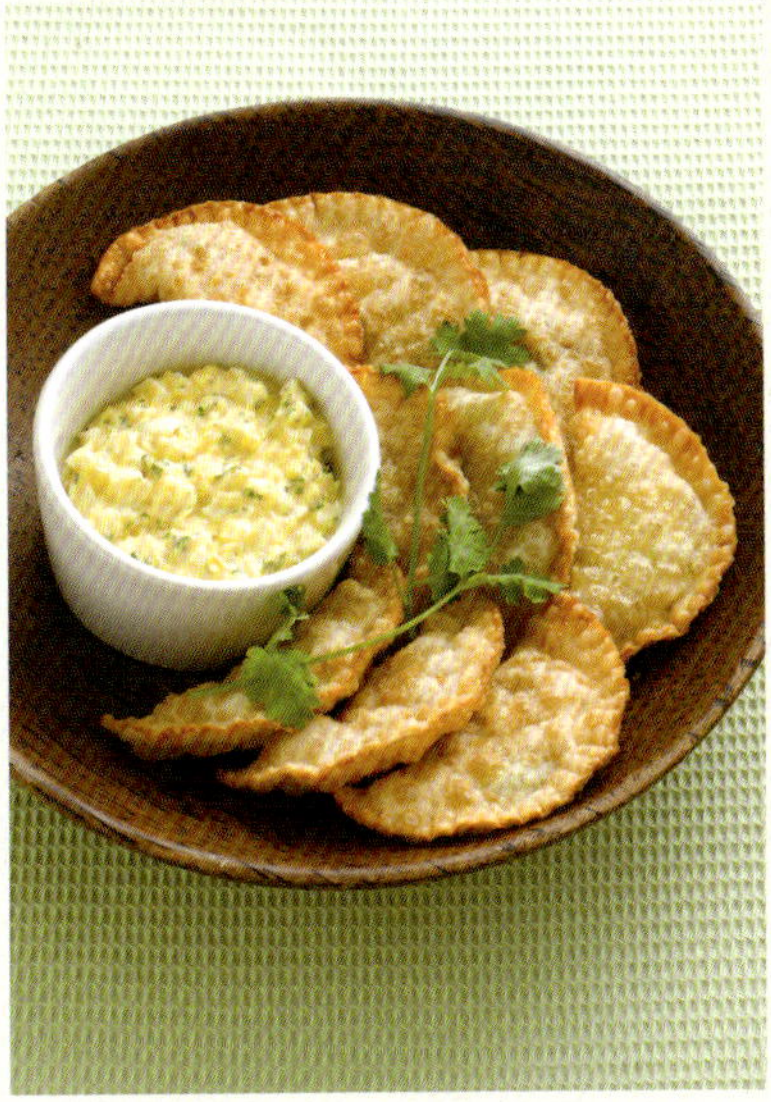

材料（餃子20個分）

●カボチャ…200g　●ゆで枝豆…10さや　●むきエビ…150g
●サラダ油…小さじ1　●塩、こしょう…各少々
●餃子の皮（市販品）…大判20枚　●揚げ油…適量　●香菜…少々
●タルタルソース
らっきょうの甘酢漬け…20g　ゆでタマゴ…1個　レモン汁…小さじ1
マヨネーズ…大さじ2　塩…少々　パセリのみじん切り…小さじ1

作り方

❶らっきょうの甘酢漬けはみじん切りにし、ゆでタマゴはフォークでつぶし、ほかのタルタルソースの材料と一緒に混ぜる。
❷カボチャは皮をむいて半分に切り、蒸し器でやわらかく蒸して熱いうちにマッシュする。枝豆はさやから取り出す。エビは粗みじん切りにし、サラダ油を熱したフライパンで炒め、しっかり塩、こしょうをふる。カボチャ、枝豆、エビをボウルで混ぜて、あんをつくる。
❸餃子の皮にあんをのせて半分に折り、ふちに水（分量外）をつけてフォークで閉じる。
❹170℃に熱した揚げ油に餃子を入れ、きつね色になるまで揚げる。器に盛り、タルタルソースと香菜を添える。

カボチャ　エビ　らっきょう
温性　巡りを高める

冷房、薄着、冷たい食べ物や飲み物は、体の熱を奪います。夏冷えを予防するためにも、温性の食材、体内の巡りをよくする食材で改善しましょう。

下痢に

夏薬膳レシピ7

シジミと冬瓜のお粥

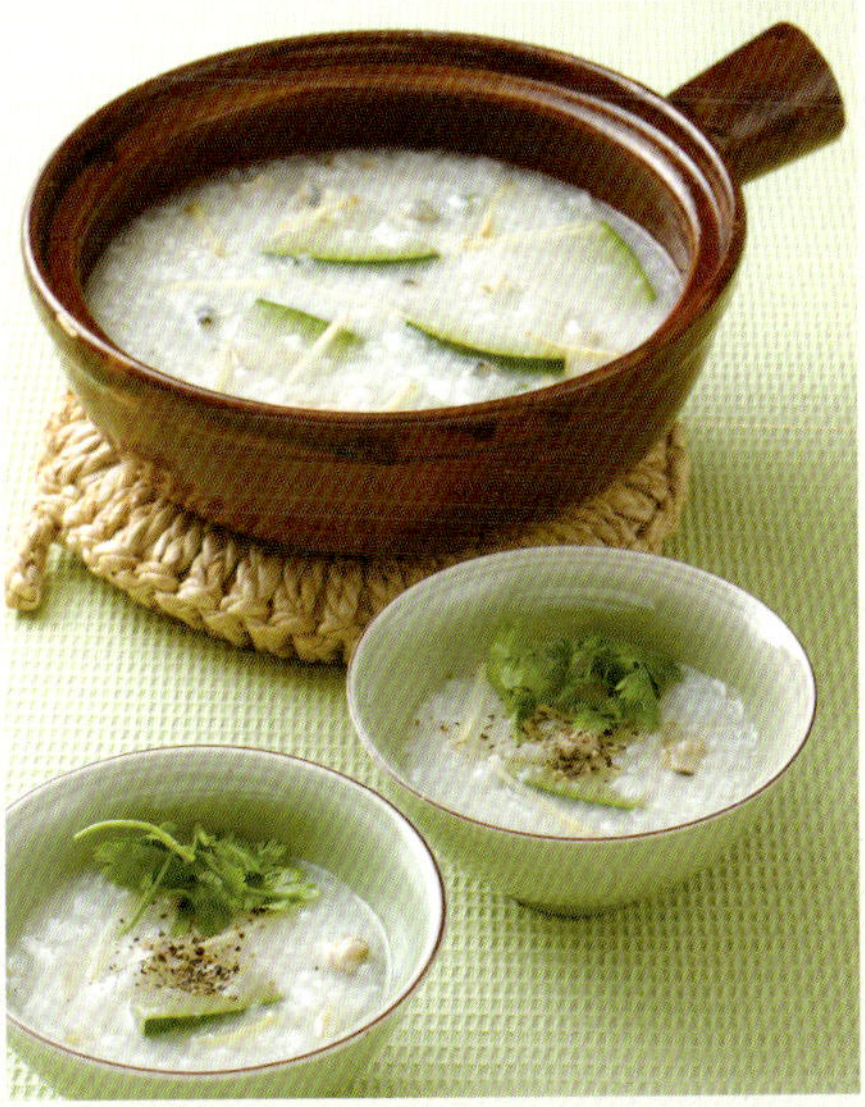

材料（2人分）

●米…80g　●シジミ（砂抜き済み）…250g
●冬瓜…100g　●ショウガの細切り…10g
●酒…大さじ1　●水…4カップ　●塩…少々
●香菜のざく切り…少々　●粗びき黒こしょう…少々

作り方

❶米は研いで30分ほど浸水させてからザルに上げる。シジミは殻をこすり合わせてよく洗い、ザルに上げる。冬瓜はワタを取って5㎜厚さの食べやすい大きさに切る。
❷フライパンにシジミ、酒、水1カップを入れ、フタをして中火で蒸す。殻が開いたら火を止め、粗熱が取れたら身を取り出し、蒸し汁は取っておく。
❸土鍋に水3カップ、②の蒸し汁、米、シジミ、冬瓜、ショウガを入れて火にかけ、沸騰したら火を弱め40分ほどコトコト煮込む。
❹味をみて塩で味をととのえておわんに盛り、香菜を散らし、粗びき黒こしょうをふる。

シジミ　冬瓜　ショウガ　香菜　こしょう
余分な水分を排出　温性・熱性

冷たいものを取り過ぎて起きた下痢には、利尿作用がある食材と、温性・熱性の食材がおすすめです。

秋

植物の実が成熟し、収穫の季節がやってきました。
気温が徐々に下がり、空気が乾燥する秋は、
体調を崩しやすい時季でもあります。
肺を補って免疫力を高めましょう。

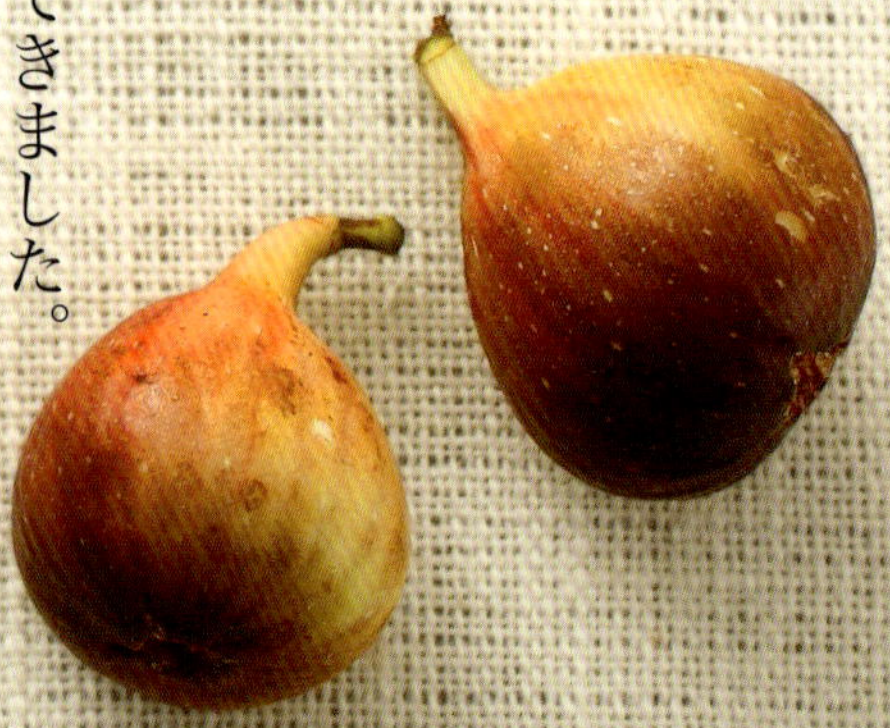

秋の邪気「燥邪《そうじゃ》」を防ぐ

肌や髪のパサつき、口や鼻の渇き、咳といった秋によくみられる症状は、秋の邪気「燥邪」が引き起こしています。燥邪には、体の潤いを奪う強い乾燥の性質があるので、体に潤いを与える〝津液を補う食材〟や、〝甘味と酸味食材の組み合わせ〟で対抗しましょう。逆に、熱性の食材は症状を悪化させる原因になるので、食べる量に注意しましょう。

「暑さ」と「寒さ」をコントロールする

夏から冬への移行期間ともいえる秋は、気温の差が激しい季節です。まだ暑さの残る初秋には〝涼性の食材〟を中心に使用し、秋が深まるとともに体を温める〝温性の食材〟を増やし、温度差に体を慣れさせるとよいでしょう。

「肺」の機能を高める

五臓の中でとくに潤いを好む「肺」は、燥邪の影響を受けると機能が弱まります。そのため秋には、免疫力の低下、から咳、痰、のどの痛み、ぜんそくといった症状を引き起こしがちです。〝肺の働きを高める食材〟〝津液を補う食材〟を積極的に食べて、秋の不調を予防しましょう。

「辛味」食材の使い方に気をつける

〝辛味食材〟には、肺の機能を高める性質があります。ただし、食べ過ぎると体に熱をつくり出し、その熱が乾燥を悪化させることも。とくに体に熱の症状がある時や、まだ暑さの残る初秋の時季は避けた方がよいでしょう。食べる量に気をつけて、辛味食材で肺の働きを助けましょう。

旬の食材 INDEX

秋

110 くり ▼下痢 ▼老化

111 ぎんなん ▼咳や痰

112 くるみ ▼便秘 ▼老化

113 らっかせい ▼咳や痰 ▼胃腸の不調

114 チンゲンサイ ▼肌トラブル

115 さといも ▼便秘 ▼咳や痰

116 さつまいも ▼疲労や体力不足 ▼便秘

118 しいたけ ▼疲労や体力不足

118 マッシュルーム ▼肩こり

118 まいたけ ▼疲労や体力不足

118 しめじ ▼便秘

118 えのきだけ ▼胃腸の不調

120 いか

▼貧血 ▼生理不順

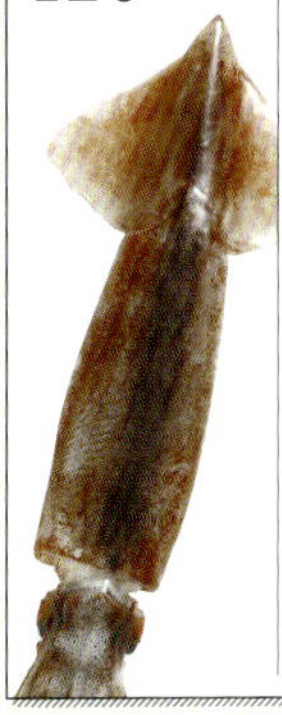

122 かき

▼落ち込み

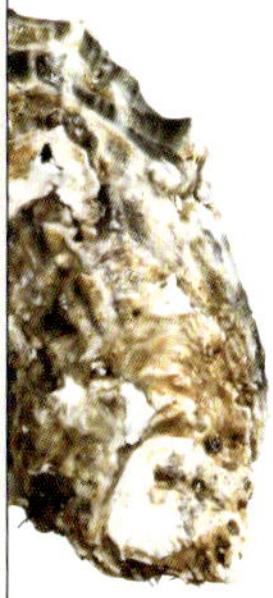

123 さけ

▼胃腸の不調 ▼疲労や体力不足

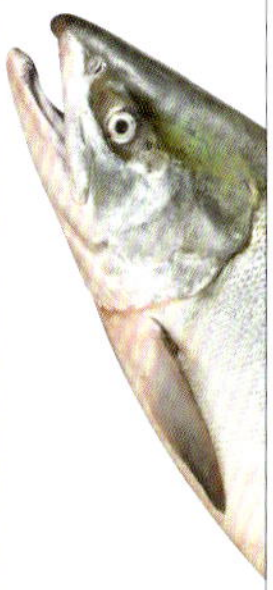

124 さば

▼疲労や体力不足 ▼貧血

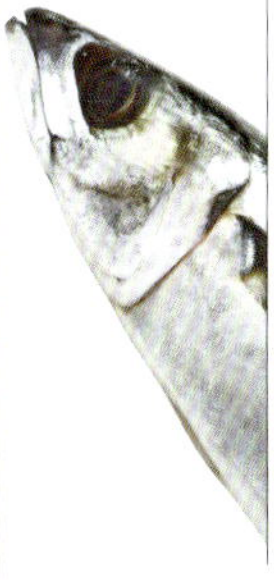

125 さんま

▼疲労や体力不足

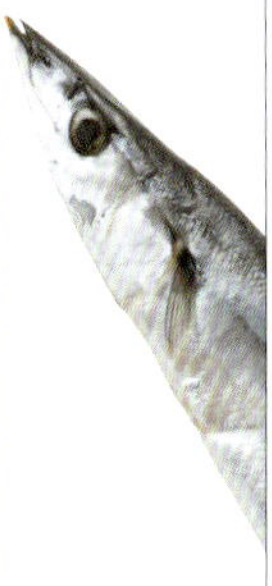

126 まいわし

▼疲労や体力不足 ▼肩こり

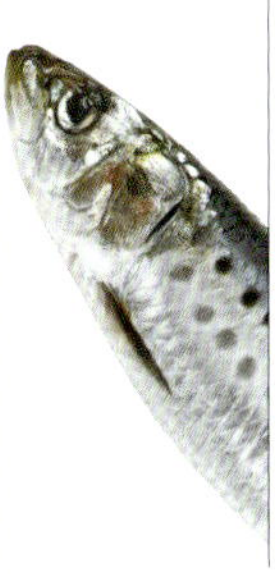

127 いちじく

▼咳や痰 ▼便秘

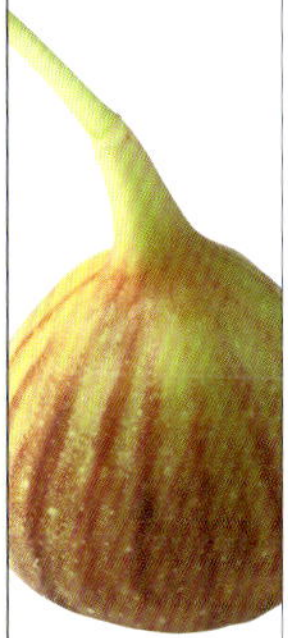

128 かき

▼咳や痰 ▼二日酔い

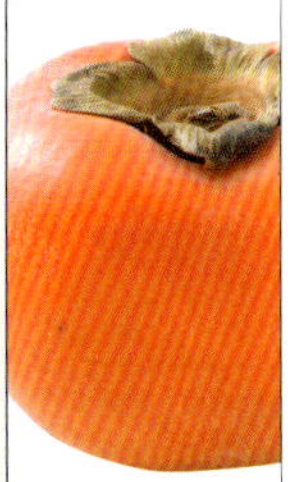

129 かりん

▼咳や痰 ▼便秘 ▼二日酔い

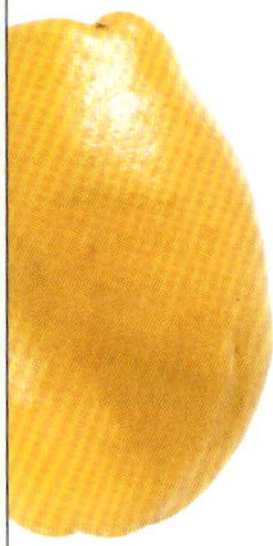

130 きんかん

▼咳や痰 ▼落ち込み ▼二日酔い

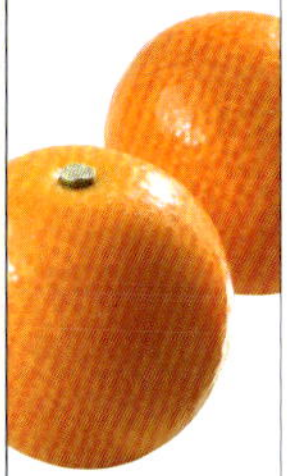

131 ざくろ

▼下痢 ▼咳や痰 ▼冷え

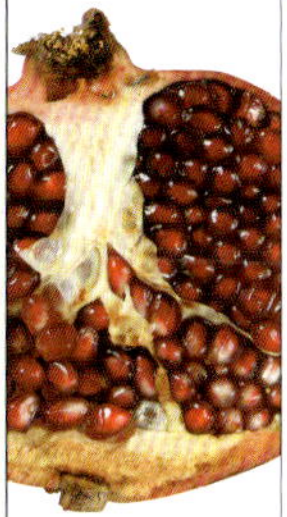

132 なし

▼咳や痰

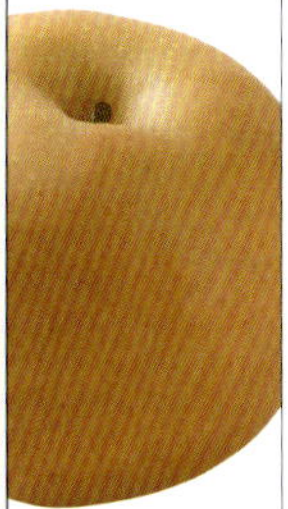

133 ぶどう

▼疲労や体力不足 ▼貧血

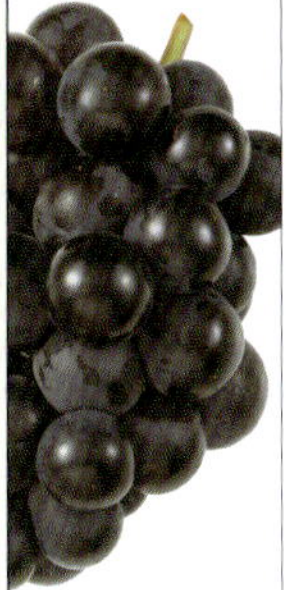

134 りんご

▼胃腸の不調 ▼口やのどの渇き

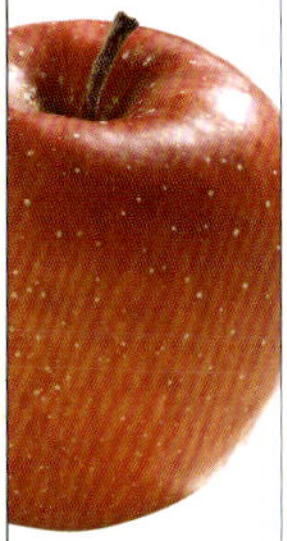

135 レモン

▼口やのどの渇き ▼咳や痰

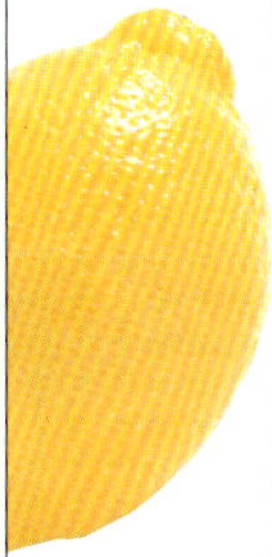

秋 実
くり
栗

慢性的な下痢、体力不足の解消に

体を温める作用がある栗。脾と胃を丈夫にするので、冷えが引き起こす慢性的な下痢に効果的です。また腎を補う作用もあるので、筋肉や骨を強くし、体力不足、足腰のだるさ、頻尿、耳鳴りの症状を緩和します。アンチエイジングにもよいので、おやつに食べるとよいでしょう。

さらに、血の巡りを活発にし、出血を止める作用があるので、鼻血や内出血の改善に適しています。

ただし消化があまりよくないので、食べ過ぎには注意しましょう。

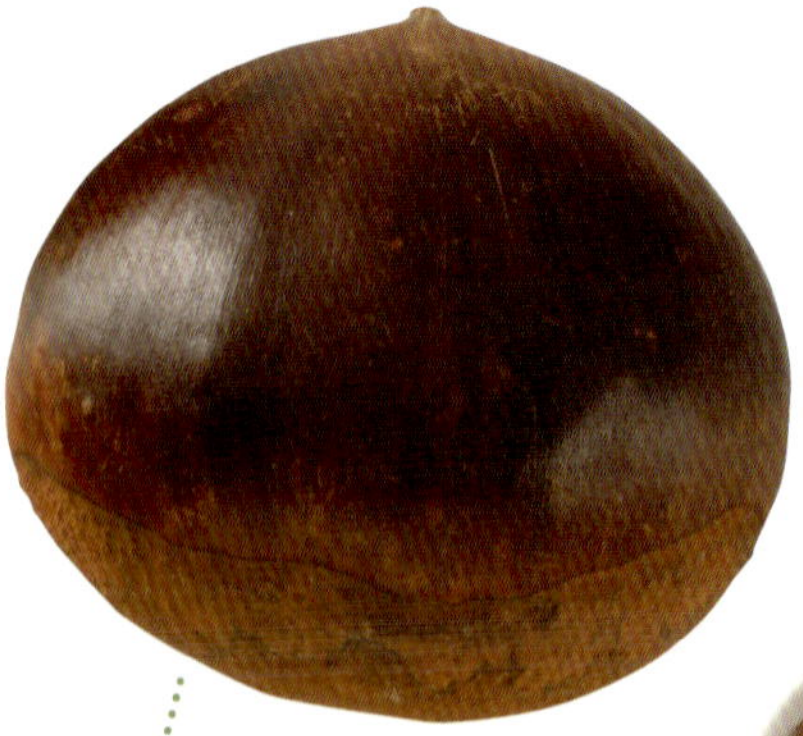

皮にツヤとハリがあり、ふっくらとして重みのあるものがよい

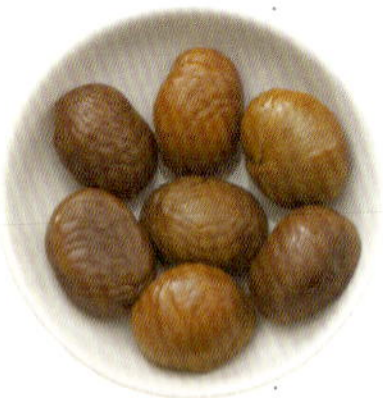

むき甘栗

殻がむかれた甘栗がスーパーで市販されていて便利。

● 下ごしらえ

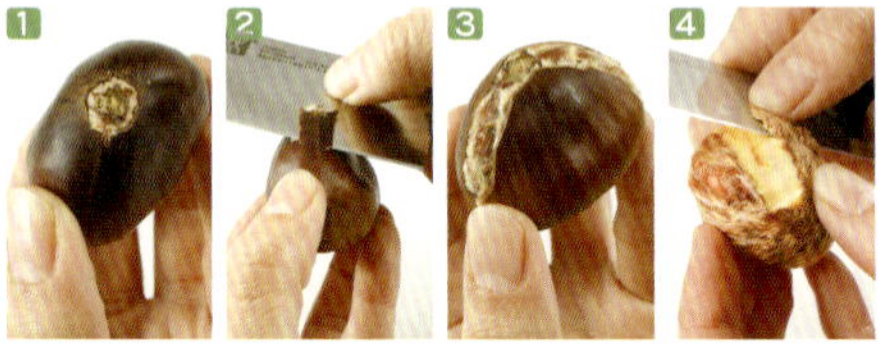

ゆでた栗をむく時は、最初に頭を切り落とし（1）、皮の両側面をお尻に向かってむく（2・3）、皮の表面、裏面をぱっくりとはがし、最後にお尻の部分をむく（4）。

＋効果アップの組み合わせ

冷えが原因の下痢に

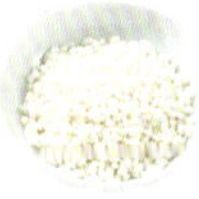

＋もち米

栗ともち米には、お腹の冷えを改善し、下痢を止める作用があります。体の冷えや慢性的な下痢で悩んでいる人によい組み合わせです。

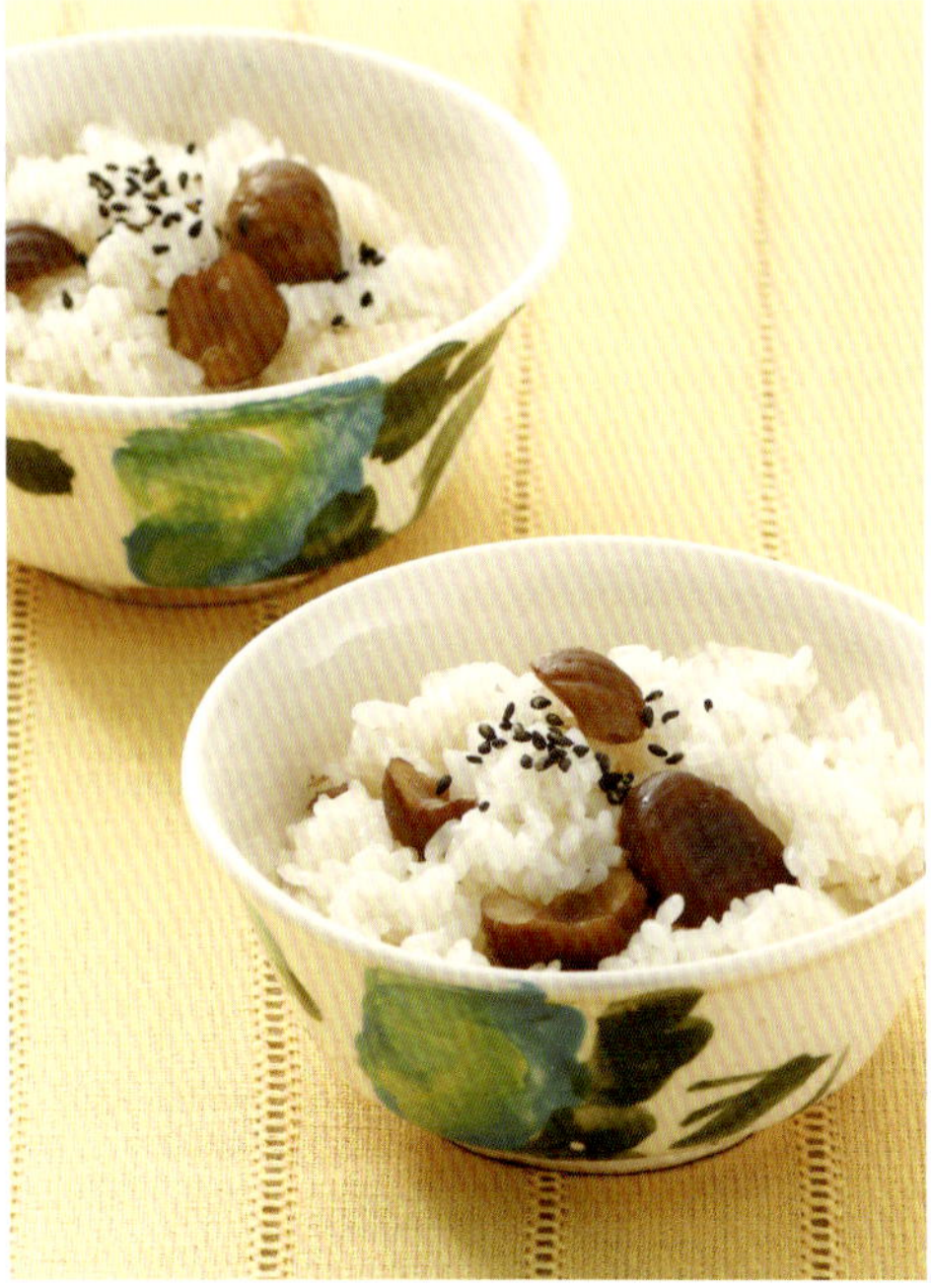

甘栗のおこわ

材料（2人分）

- ●もち米…1合
- ●むき甘栗…50g
- ●A
  - 水…130cc
  - 酒…大さじ1
  - 塩…小さじ¼
  - はちみつ…小さじ1
- ●黒いりゴマ…少々

作り方

1. もち米は研ぎ汁を吸わないように手早く研ぎ、ザルに上げて水を切る。
2. 内釜にAを入れてよく混ぜ、もち米を加える。
3. 甘栗を加えて普通に炊き、炊き上がったらそのまま15分ほど蒸らす。器に盛り、黒いりゴマをかける。

五味◉甘
五性◉温
帰経◉脾・胃・腎
体質◉気虚・陽虚・血虚・瘀血

種 秋

ぎんなん
銀杏

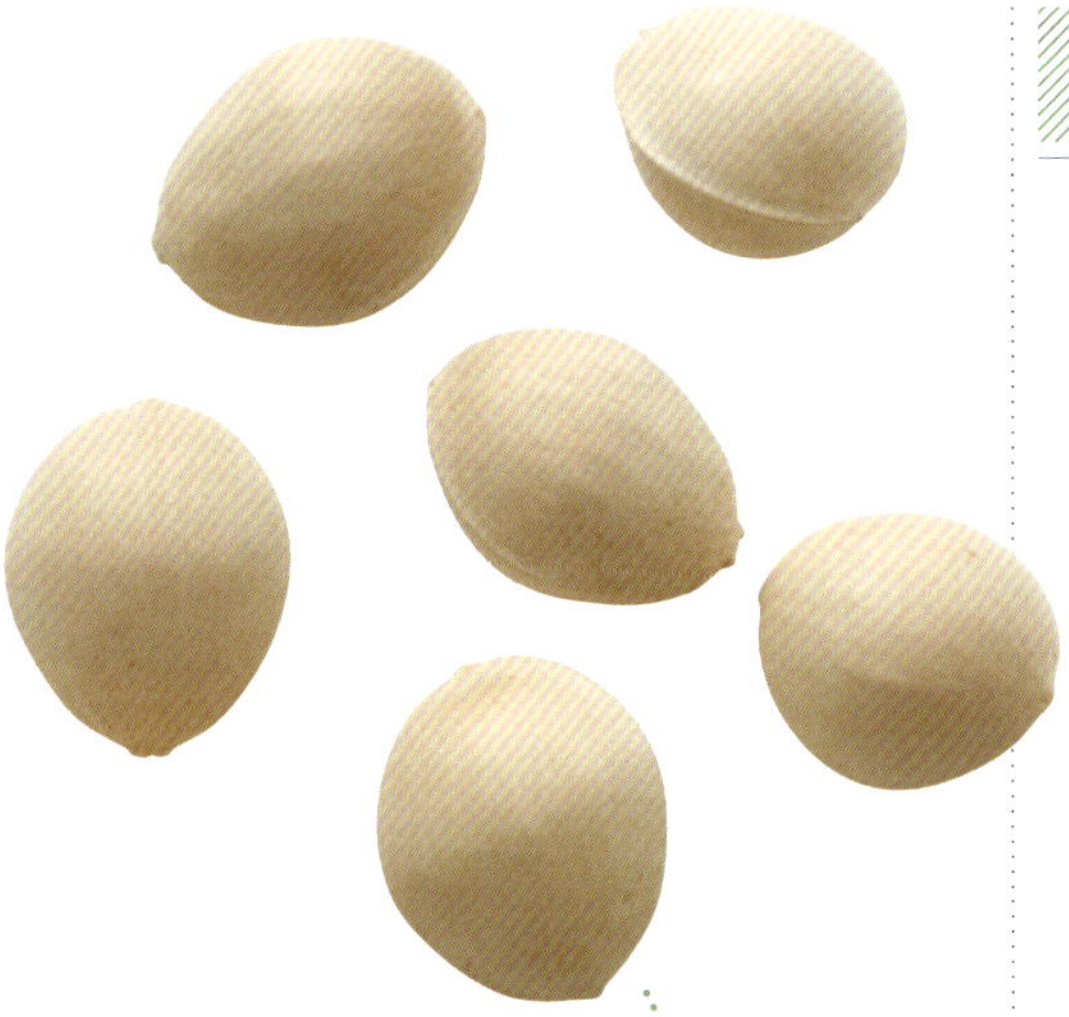

ふっくらと丸く、色が黄ばみ過ぎていないものがよい。ふった時に音がしないものを選ぶ

● 保存法

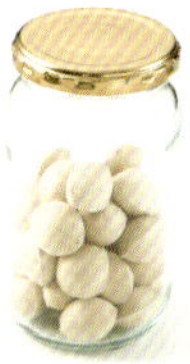

ビンなどの密閉容器に入れて保存する。

咳、かすれ声、頻尿やおりもの過多に

空気が乾燥する秋は、肺の機能が弱まるといわれています。肺に潤いを与え、咳や痰、かすれ声、ぜんそくの症状をやわらげる作用があるギンナンは、この季節にぴったりの食材です。また、体内から漏れ出るものを止める作用があるので、頻尿、おりものが多い人にもよいでしょう。

ギンナンは生薬の「白果《ハクカ》」としても使われている、作用の高い食材です。ただし、軽い毒性があるので、多食に気をつけ、常食は避けましょう。

✚ 効果アップの組み合わせ

肺を潤す作用がアップ

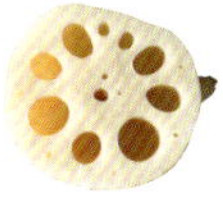

✚ レンコン

肺の機能を高める組み合わせです。粘膜を潤す作用もあるので、乾燥した秋の空気からのどを守ってくれます。レンコンは皮のまま調理しましょう。

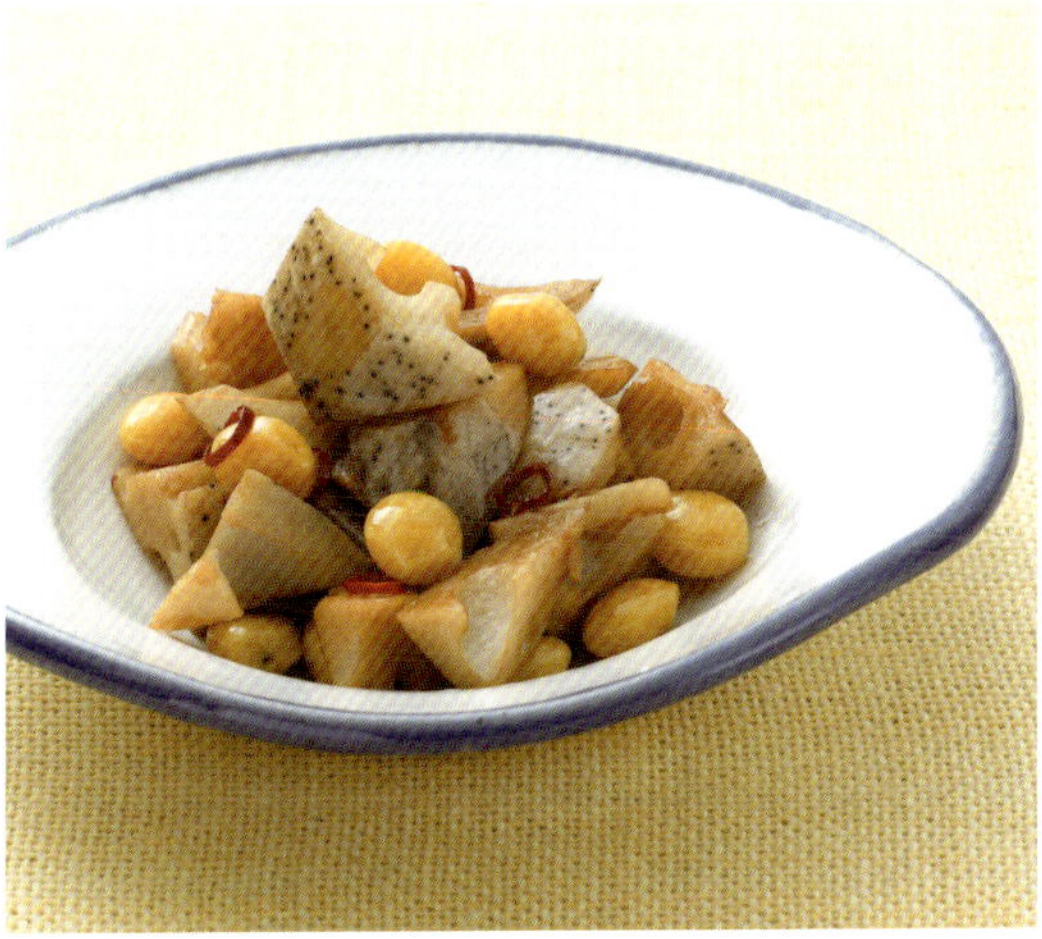

ギンナンとレンコンのピリ辛炒め

材料（2人分）

- ギンナン…12個
- レンコン…200g
- ゴマ油…小さじ1
- タカノツメの小口切り…少々
- A
  - しょうゆ…小さじ2
  - 砂糖…小さじ½
  - 酒…大さじ1

作り方

1. ギンナンは殻をペンチなどで割って実を取り出す。鍋に沸かした湯に入れて中火にし、はしで転がしながら薄皮をむいてザルに上げる。レンコンはよく洗って、皮のまま乱切りにする。
2. フライパンにゴマ油を熱し、レンコンを炒める。
3. レンコンが半透明になり火が通ったら、ギンナンとタカノツメ、混ぜ合わせたAを加えて炒め、汁気がなくなったら皿に盛る。

豆知識

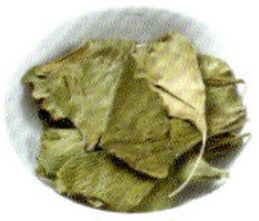

銀杏葉（ギンキョウヨウ）

いちょうの葉は生薬の「銀杏葉」となり、咳止めや痛み止めに使われます。また、お茶としても飲まれ、最近では物忘れやボケ防止によいとされ、注目を集めています。

五味 ● 甘・苦・渋
五性 ● 平
帰経 ● 肺・腎・脾
体質 ● 気虚・陰虚

秋 種 くるみ

胡桃

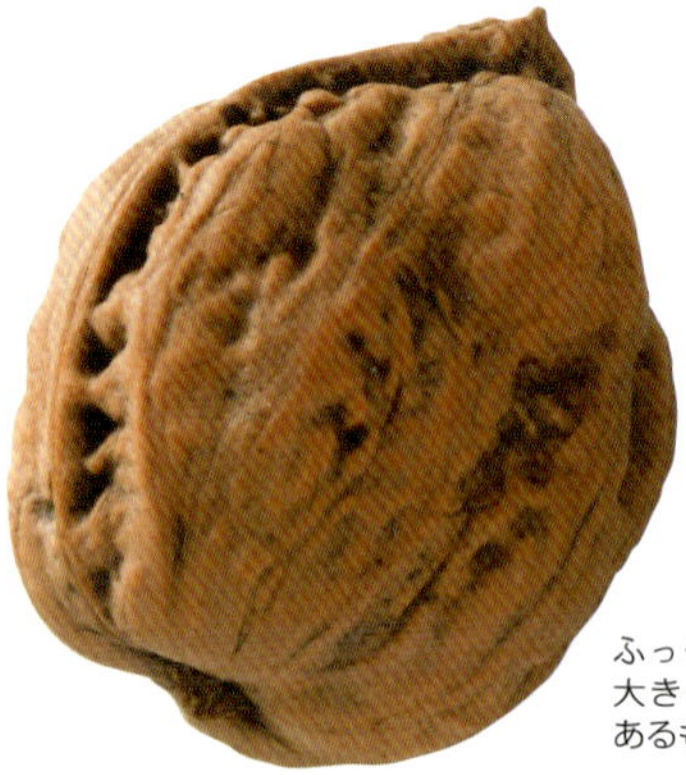

ふっくらとして大きく、重みのあるものがよい

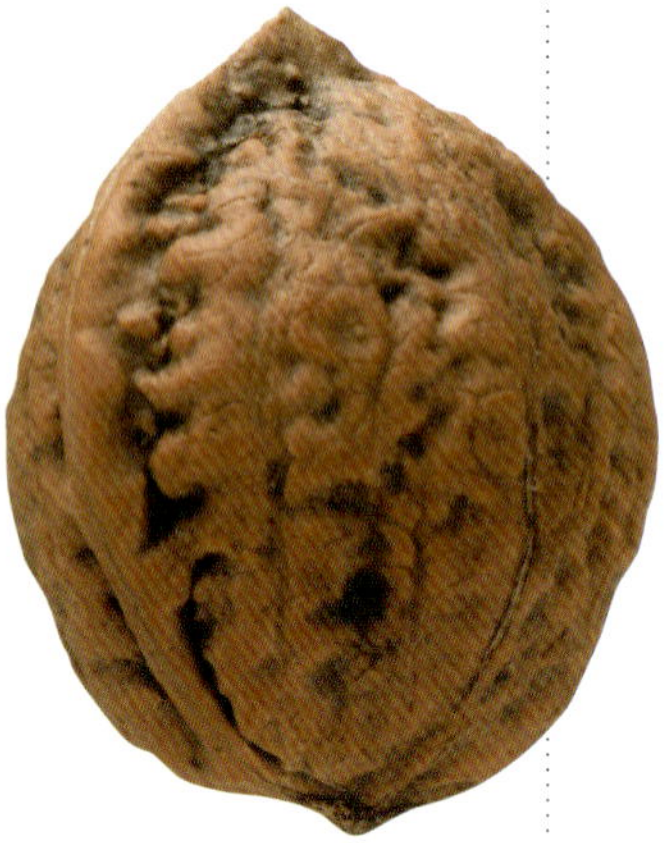

腎の働きを高め、疲労や白髪を予防

体を温め、腎を補う作用があります。腎の機能低下によって起きる体力不足、疲労、腰やひざのだるさ、腰痛、脱毛、白髪、耳鳴り、頻尿、インポテンツの改善によい食材です。

また、腸を潤す作用もあるため、コロコロとした便しか出ないタイプの便秘の解消にも適しています。

さらに、肺の働きを高める作用があるので、慢性的な咳、ぜんそく、痰が出やすい人は、おやつだけでなく料理にも使用して積極的に食べるとよいでしょう。

保存法

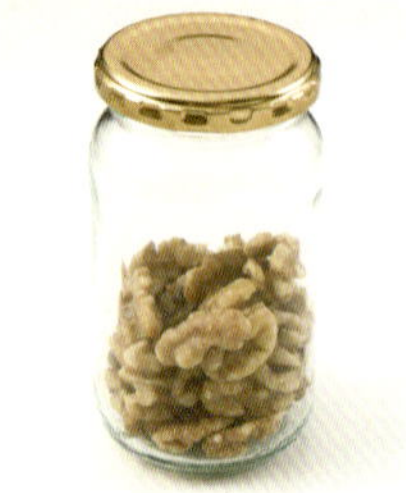

むいたクルミは酸化しやすいため、湿気が入らないようにビンなどに入れて保管し、早めに食べる。

✚効果アップの組み合わせ

老化予防、健康維持に

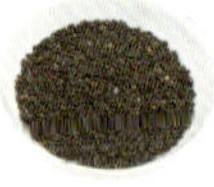

✚黒ゴマ

クルミと黒ゴマは、ともに腎の働きを高めるので、アンチエイジングや健康維持に適した組み合わせです。また腸を潤す作用もあるので、便秘にも効果的です。

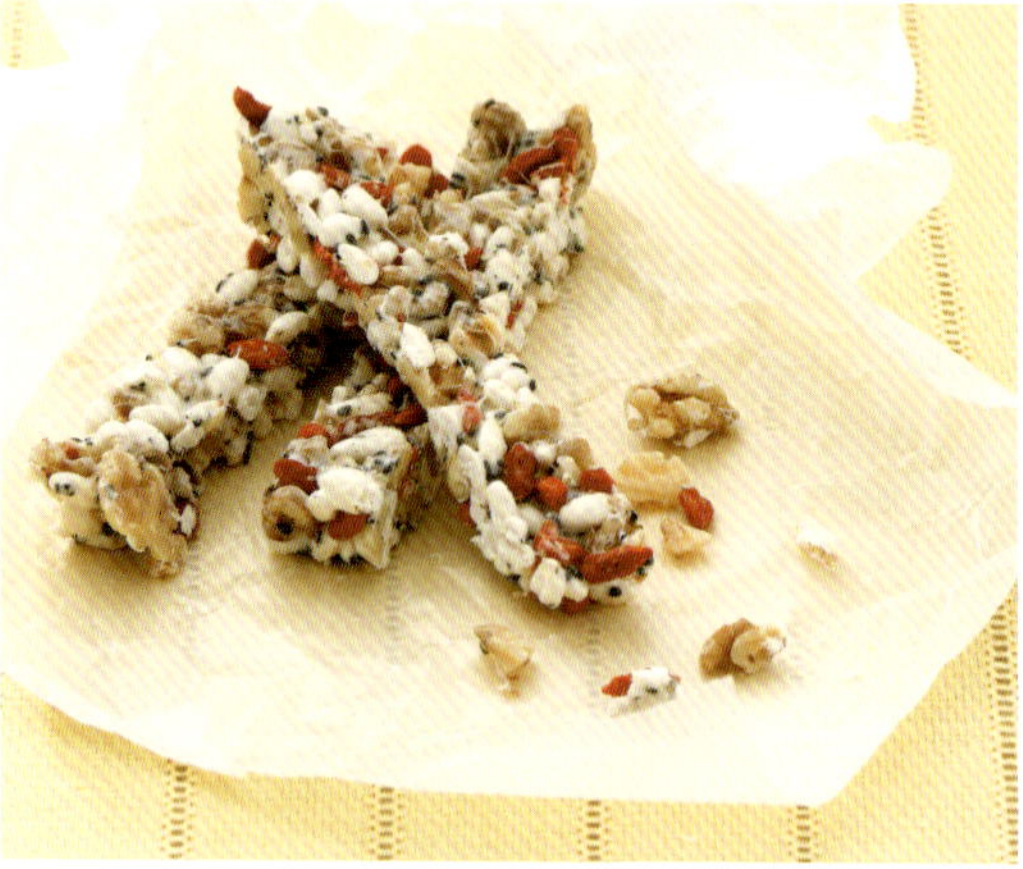

クルミマシュマロバー

材料（18.5×14.5×2.5㎝のバット1枚分）

- ●クルミ…100g
- ●米はぜ…15g
- ●黒いりゴマ…大さじ1
- ●枸杞子〈クコの実〉…大さじ2
- ●マシュマロ…40g
- ●無塩バター…10g

作り方

❶クルミはフライパンでから炒りし、粗熱が取れたら包丁で刻む。バットにオーブンシートをしいておく。

❷鍋にバターを入れて弱火にし、マシュマロを入れ、木ベラで混ぜる。マシュマロが溶けたら火を止め、クルミ、米はぜ、黒いりゴマ、枸杞子を加え、手早く全体を混ぜる。

❸オーブンシートの上に②を入れ、平らにして粗熱を取る。冷蔵庫で1時間ほど冷やしかため、細長く切る。

豆知識

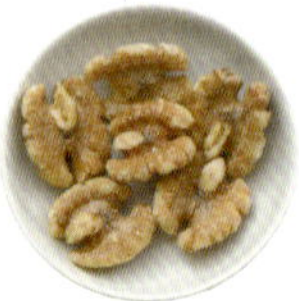

胡桃仁（コトウニン）

クルミは生薬の「胡桃仁」として、咳止めや乾燥タイプの便秘の改善に使われています。また、古くから中国では、形が脳に似ていることから、脳の働きを活発にするといわれていました。

五味●甘
五性●熱
帰経●腎・肺・大腸
体質●気虚・陽虚・瘀血

▼くるみ ▼らっかせい

秋 種

らっかせい

落花生

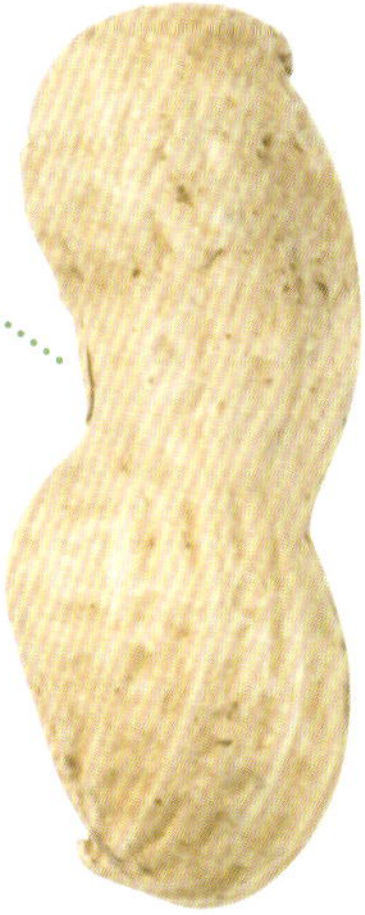

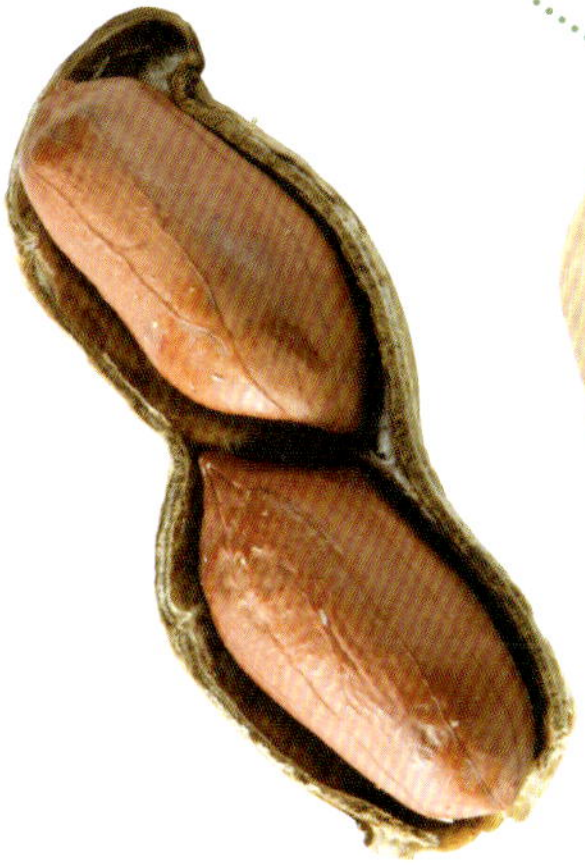

豆の形は品種によって異なるが、粒がそろっているものがよい

肺を潤し、秋の乾燥を防ぐ

肺を潤す作用があるので、乾燥した秋の空気から肺を守り、咳を止め、のどの渇きや声がれをやわらげてくれます。

　また、胃と脾を丈夫にし、消化吸収を高めるので、食欲不振、便秘の改善にも。

　さらに、不足した血を補う働きと止血作用があり、鼻血、生理不順、内出血などの症状の改善にもよいでしょう。とくに落花生の薄皮に止血作用があるので、できるだけ薄皮はむかずに、料理には丸ごと使う工夫をしましょう。

●保存法

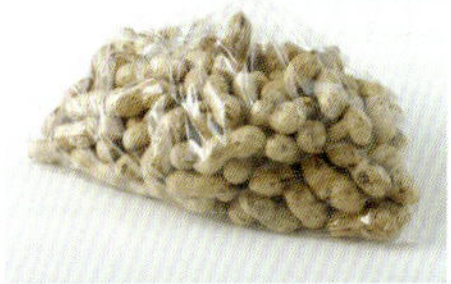

一般的に多く市販されているものは炒った状態。ビニール袋などに入れて、常温で保存する。

＋効果アップの組み合わせ

晩秋ののどの不調を改善

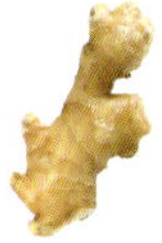

＋ショウガ

落花生とショウガには、咳止め作用があります。また、ショウガは肺を温めるので、秋が深まり寒さが増した頃に出る、から咳、のどの痛み、声がれによい組み合わせです。

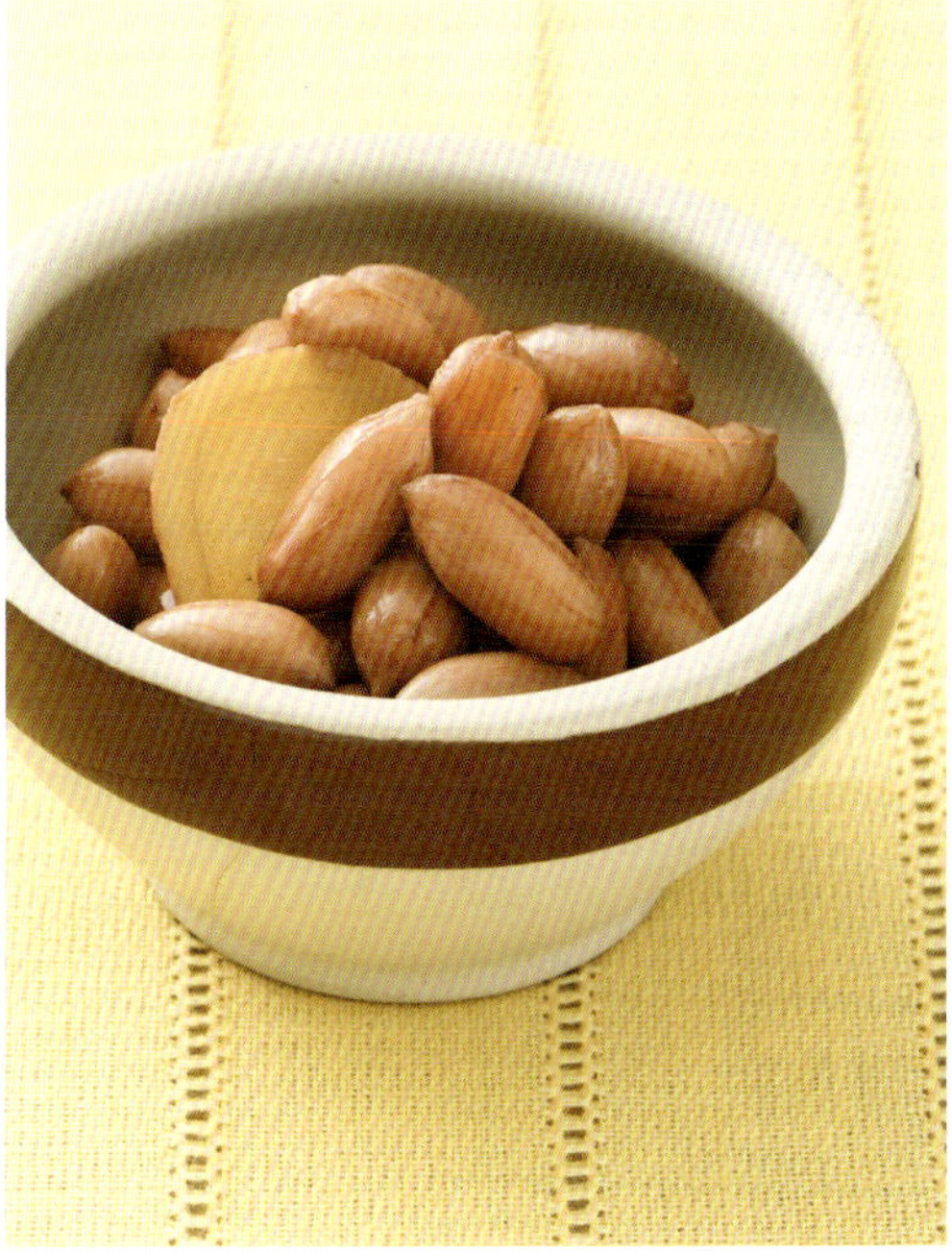

落花生のショウガ煮

材料（作りやすい分量）

- ●生落花生（薄皮つき）…200g
  ※天日で乾燥させたもの
- ●ショウガの薄切り…30g
- ●水…2 ½カップ
- ●塩…小さじ1

作り方

1. 落花生はたっぷりの水（分量外）とともにボウルに入れ、ひと晩おく。
2. 水を切った落花生、水、ショウガ、塩を鍋に入れて中火にかけ、沸騰したら火を弱めて30分ゆでる。
3. 火を止めてそのままにし、粗熱が取れたらザルに上げる。

豆知識

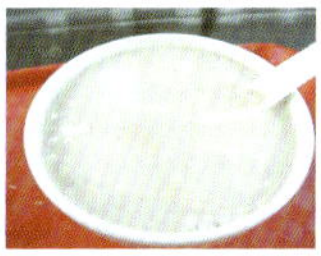

落花生のお汁粉

中国では、落花生を「長生果（チョウセイカ）」と呼び、老化を防ぐ食材として高齢者の薬膳料理によく使われています。甘いお汁粉やスープなどに調理されます。

五味◉甘
五性◉平
帰経◉肺・脾
体質◉気虚・血虚・陰虚

秋 葉 チンゲンサイ

青梗菜

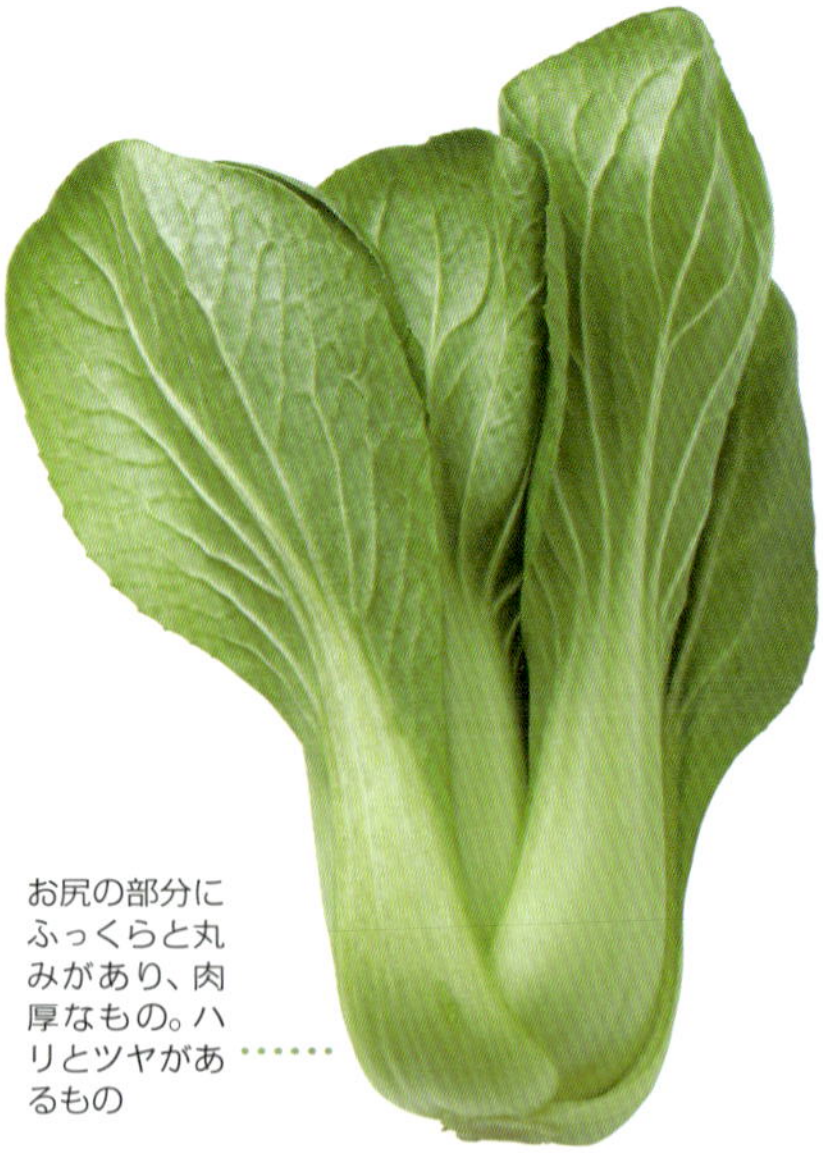

お尻の部分にふっくらと丸みがあり、肉厚なもの。ハリとツヤがあるもの

イライラ、ニキビ、便秘の緩和に

涼性のチンゲンサイには体の余分な熱を鎮める作用があり、体のほてり、イライラを抑えます。また脾と胃の機能をサポートし、便意を促す働きがあるので、消化不良、食欲不振、便秘にもよいでしょう。胃の張りやガスの発生を防ぐので、食べ過ぎた次の日はチンゲンサイの料理で調子をととのえるとよいでしょう。

さらに、血の巡りを活発にする作用があります。ニキビなど肌トラブルの予防にもよいため、とくに女性におすすめです。生食もできますが、体を冷やす性質があるので、ほどほどに。

下ごしらえ

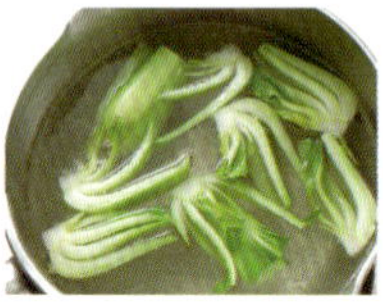

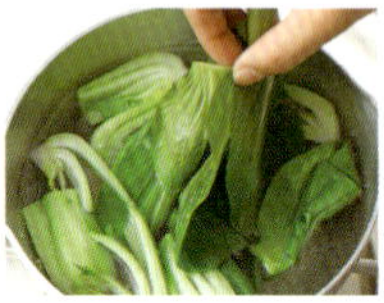

ゆでる時はかたい茎の部分を先に入れ、時間差で葉の部分を入れる。炒めたり、煮たりする時も同様。

五味◉甘・辛・苦
五性◉涼
帰経◉心・肝・脾・胃
体質◉気虚・陰虚・気滞・湿熱・瘀血

+効果アップの組み合わせ

食べ過ぎによる消化不良に

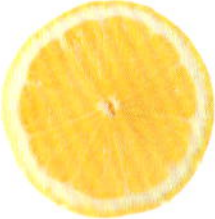

+レモン

食べ過ぎでお腹が張る時におすすめの組み合わせです。レモンの酸味は口の中をさっぱりさせます。チンゲンサイの葉は火の通りが早いので、ゆで過ぎに注意。

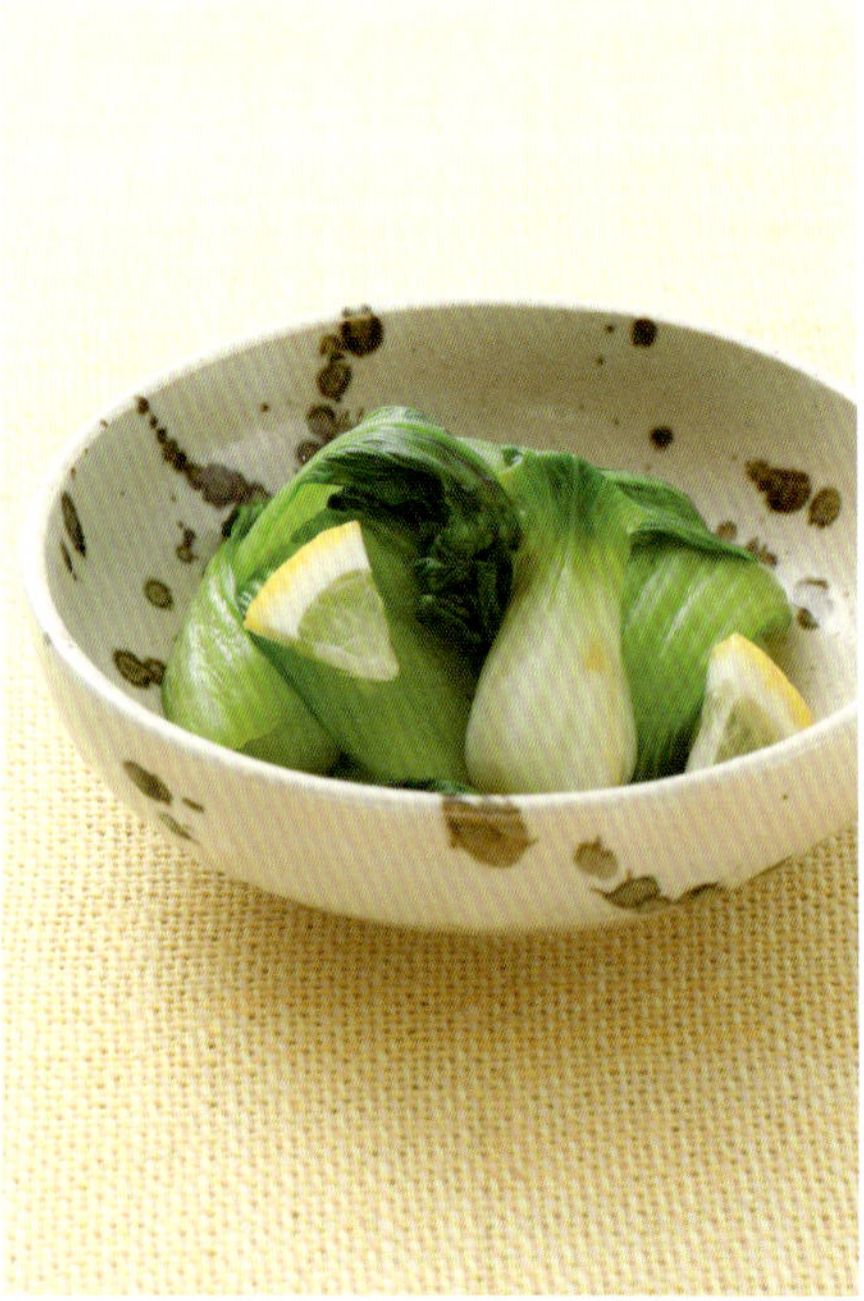

チンゲンサイのレモンじょうゆあえ

材料(2人分)

- ●チンゲンサイ…2株
- ●レモンの輪切り…1枚
- ●A
  - レモン汁…小さじ2
  - しょうゆ…小さじ2

作り方

1. チンゲンサイは1枚ずつはがし、大きい部分はざく切りにし、小さい部分はそのままにする。レモンはいちょう切りにする。
2. チンゲンサイを熱湯でゆで、ザルに上げる。
3. ボウルにAを入れて混ぜ、粗熱を取ったチンゲンサイ、レモンをあえる。

▼チンゲンサイ ▼さといも

秋 根

さといも
里芋

保存法
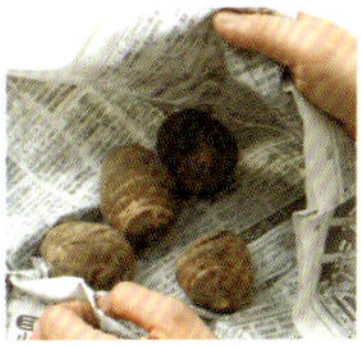
新聞紙に包んで冷暗所で保存し、早めに食べきる。

下ごしらえ
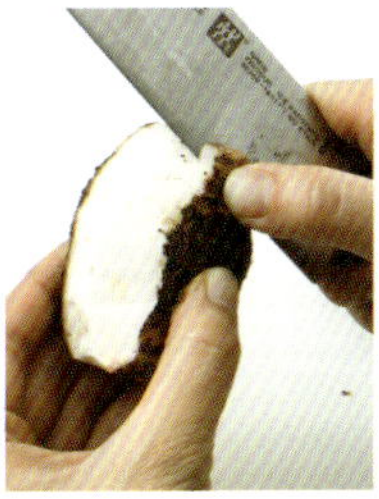
皮は頭とお尻部分を切り落としてから、頭からお尻に向かってむいていくと、きれいにむける。また、皮つきで蒸すと、成分を無駄なく取り入れられる。

慢性的な便秘、咳や痰、湿布代わりにも

独特のぬめりがあるサトイモには、脾と胃を丈夫にし、消化吸収を高める作用があります。脾と胃の機能低下による便秘や下痢によいでしょう。

また、体内の悪い水分を取り除く作用があり、咳や痰、リンパ節の腫れなどの改善にも有効です。

生のサトイモには消炎作用があり、首や肩のこり、打撲や打ち身、扁桃腺、歯痛、ねんざなどの腫れに、すりおろした生のサトイモを湿布代わり使うこともあります。

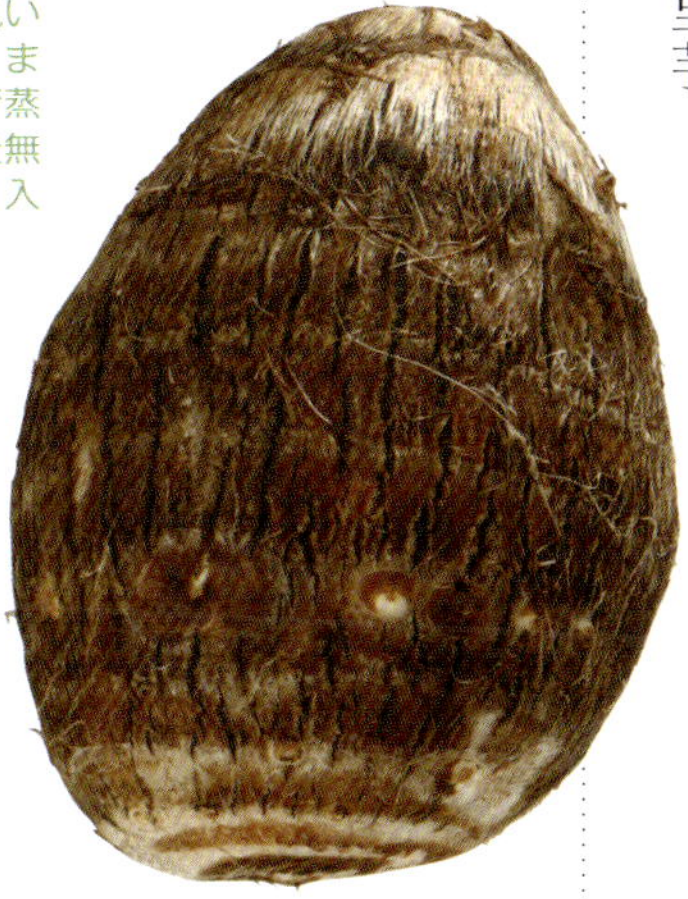
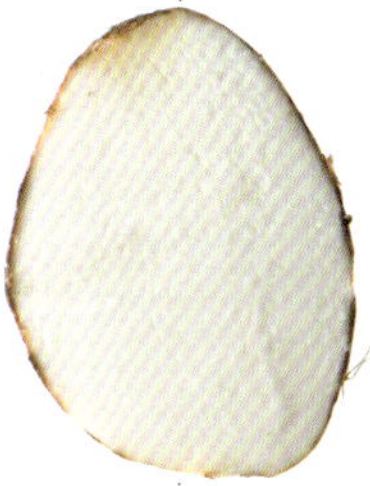
ふっくらと丸いものがよい。袋入りの場合は、水滴がたまっていないものを選ぶ

✚効果アップの組み合わせ

元気不足を解消する

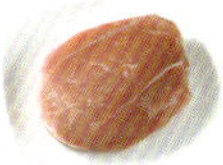
✚豚肉

消化吸収を高めるサトイモと、気を補う豚肉の組み合わせは、体力不足の解消によいでしょう。夏の疲れがなかなか取れない時や元気が出ない時におすすめです。

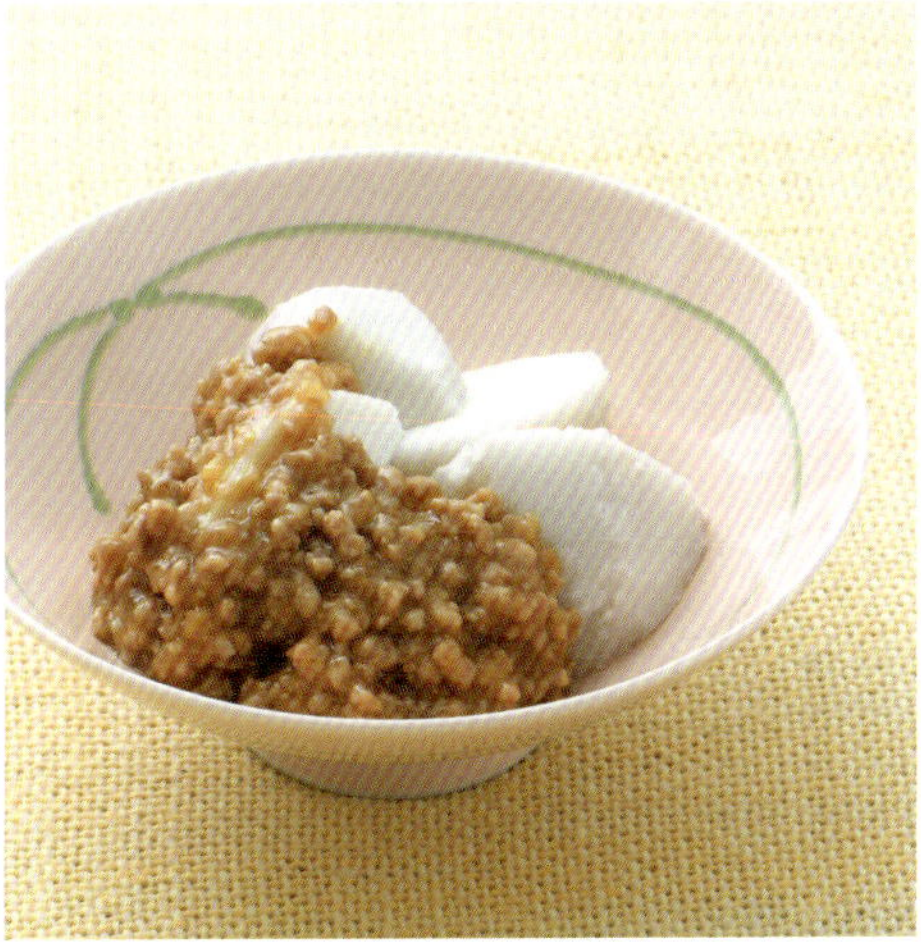

蒸しサトイモの肉みそがけ

材料（2人分）
- サトイモ…250g　●豚ひき肉…100g
- ショウガのみじん切り…1かけ分
- サラダ油…小さじ2
- A
  - みそ…大さじ1　酒…大さじ1
  - オイスターソース…大さじ1
  - はちみつ…小さじ½　水…80cc
- 水溶き片栗粉
  - 片栗粉…小さじ1
  - 水…小さじ2

作り方
1. サトイモはたわしでよく洗って汚れを落とし、蒸し器で15分竹串が通るくらいやわらかく蒸す。粗熱が取れたら皮をむき、食べやすい大きさに切る。
2. 鍋にサラダ油を熱し、豚ひき肉とショウガを炒め、肉の色が変わったらAを加える。ひと煮立ちしたら火を弱めて3分ほど煮て、再び煮立ったら水溶き片栗粉を加えてトロミをつける。
3. ゆでたサトイモを皿に盛り、上から②の肉みそをかける。

五味◉甘・辛
五性◉平
帰経◉脾・胃
体質◉気虚・血虚・湿熱・湿痰

秋 根

さつまいも

薩摩芋

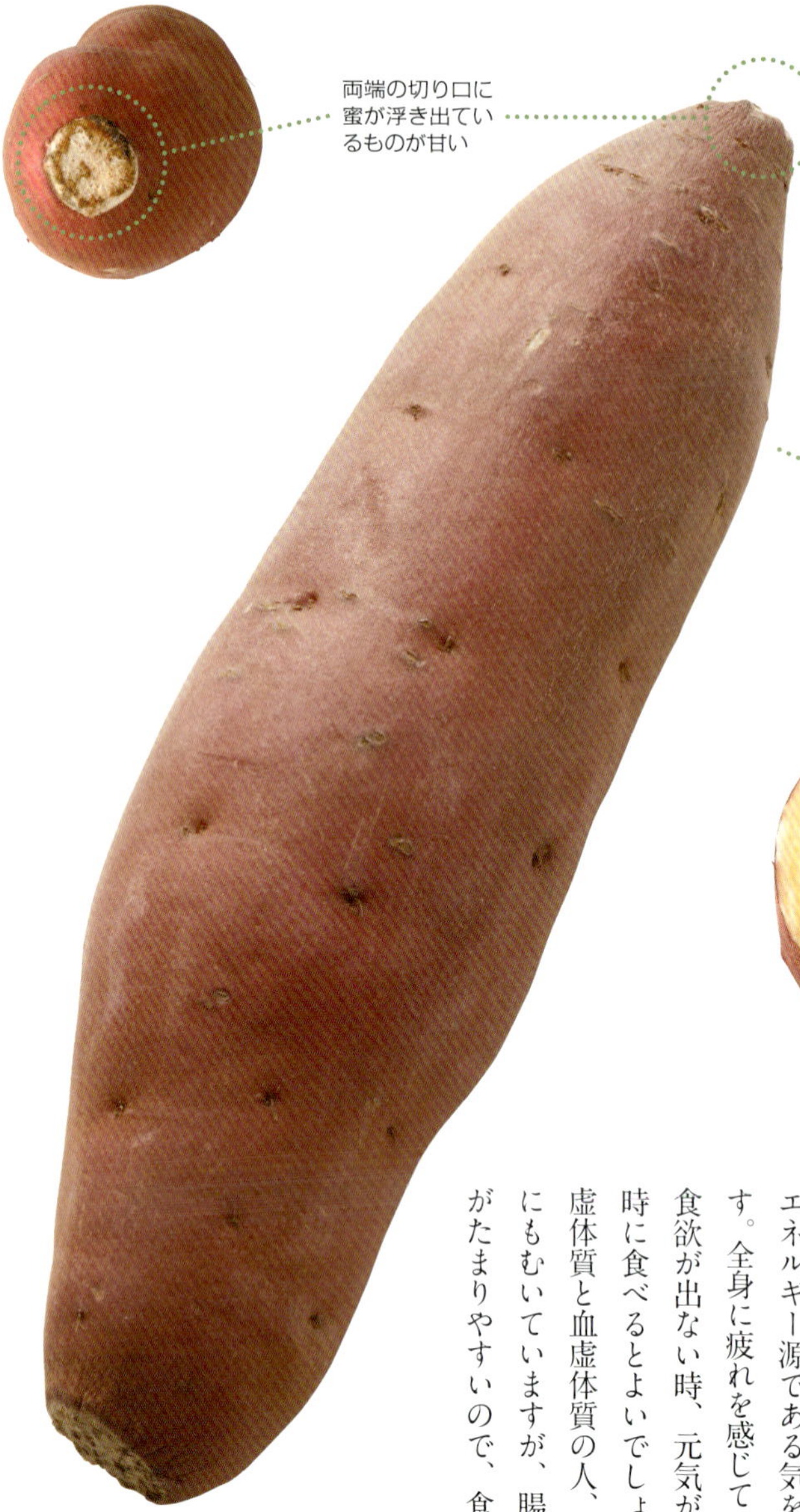
両端の切り口に蜜が浮き出ているものが甘い
ふっくらとしていて、表面にキズなどがなくなめらかなもの

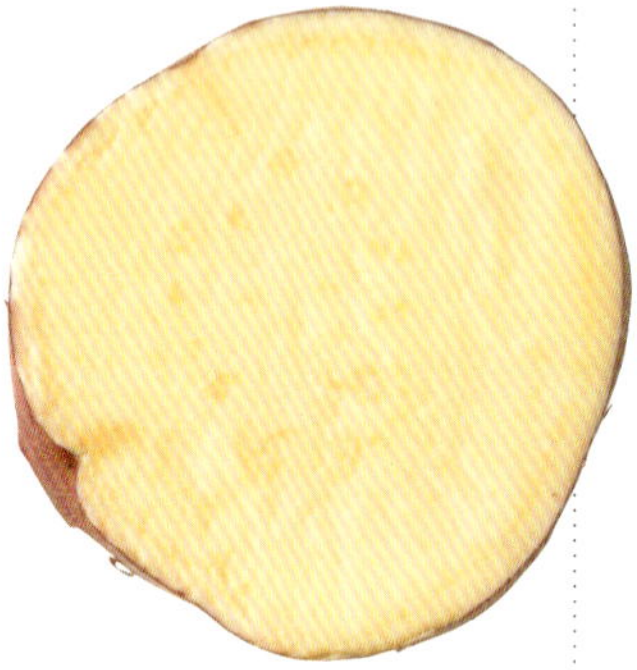

気を補って、全身の疲れを取る

サツマイモは、胃腸の働きを高め、生きるためのエネルギー源である気を補います。全身に疲れを感じている時、食欲が出ない時、元気が出ない時に食べるとよいでしょう。気虚体質と血虚体質の人、高齢者にもむいていますが、腸にガスがたまりやすいので、食べ過ぎには注意しましょう。

また、腸を潤して便意を促す作用もあります。秋の乾燥が引き起こす潤いが不足した便秘や、腸の働きが弱っていて起こる気虚体質の便秘の解消に役立ちます。ほかにも、母乳の出が悪いといった症状にも働きかけます。

五味●甘
五性●平
帰経●脾・胃・腎
体質●気虚・陽虚・血虚・陰虚

保存法

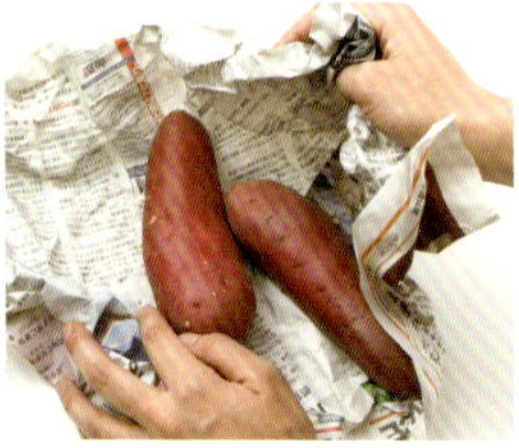

新聞紙に包んで、冷暗所で保存する。

✚効果アップの組み合わせ 1

老化防止や成長促進に

＋
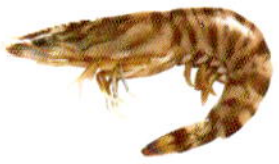

サツマイモ　エビ

ともに腎に働きかける作用があるので、アンチエイジングに適した組み合わせです。彩りがよいので、蒸してサラダや揚げ物にするとよいでしょう。

✚効果アップの組み合わせ 2

体を温める作用がアップ

＋

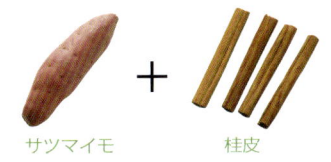

サツマイモ　桂皮

サツマイモと体を温める桂皮の組み合わせは、冷え性の改善に適しています。また、腸の動きが悪い人の便秘にもよいので、煮物にして継続的に食べましょう。

✚効果アップの組み合わせ 3

便秘を予防する

＋
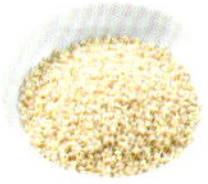

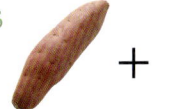

サツマイモ　白ゴマ

サツマイモと白ゴマの組み合わせは、腸の働きをととのえ、潤いを与える作用があります。秋から冬にかけての空気が乾燥する時季になりやすい便秘や高齢者の便秘にもよいでしょう。

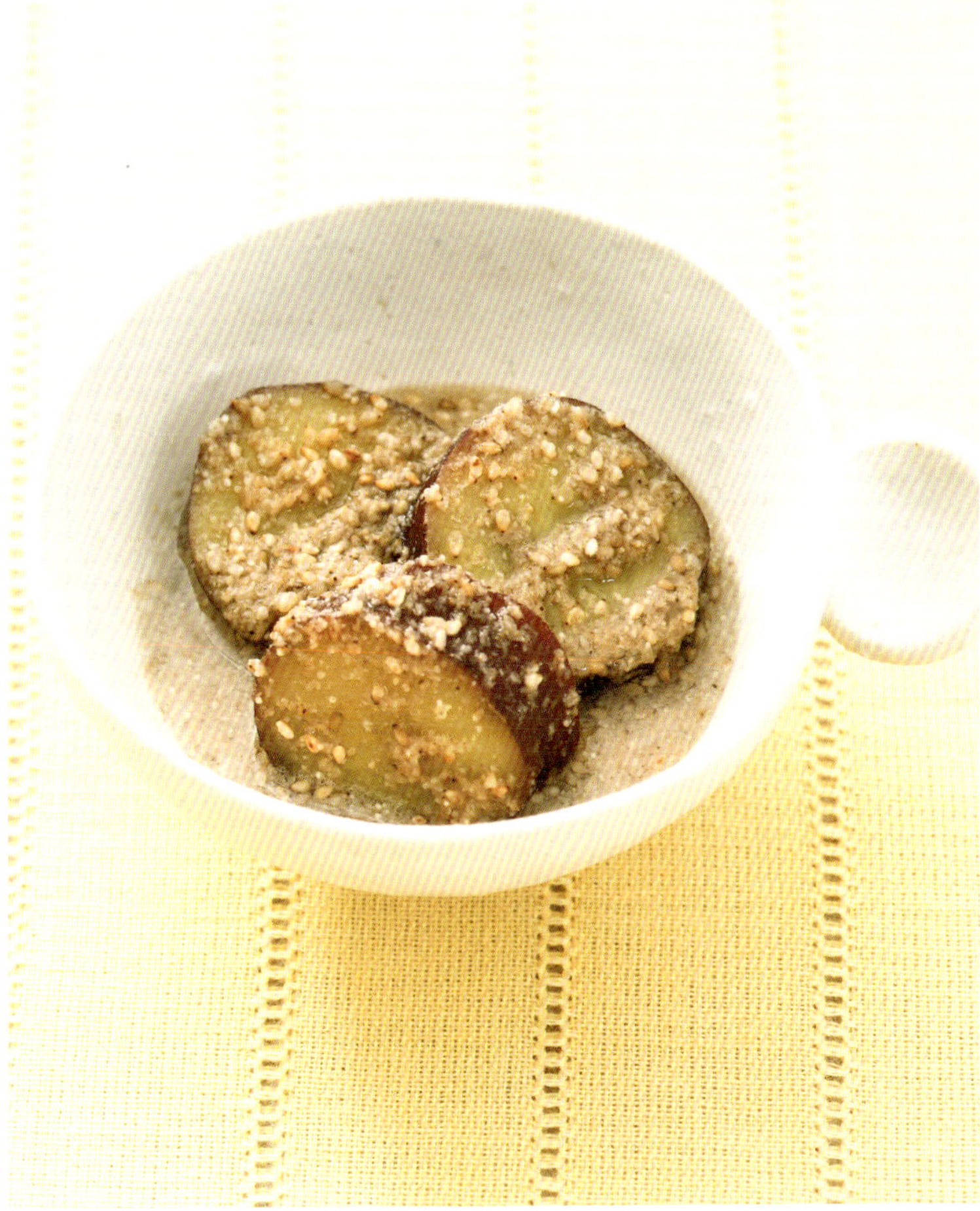

サツマイモの白ゴマ煮

材料(2人分)

- ●サツマイモ…300g
- ●A
  - 水…1 ½カップ
  - はちみつ…大さじ2
  - 塩…ひとつまみ
- ●白すりゴマ…大さじ1

作り方

❶サツマイモは水でよく洗い、皮のまま1.5㎝厚さの輪切りにする。

❷鍋にサツマイモとAを入れて中火にかけ、ひと煮立ちしたら弱火にして10分煮る。サツマイモに火が通ったら、白すりゴマを加えてさらに5分煮込む。

秋 茸 きのこ類

しいたけ 椎茸

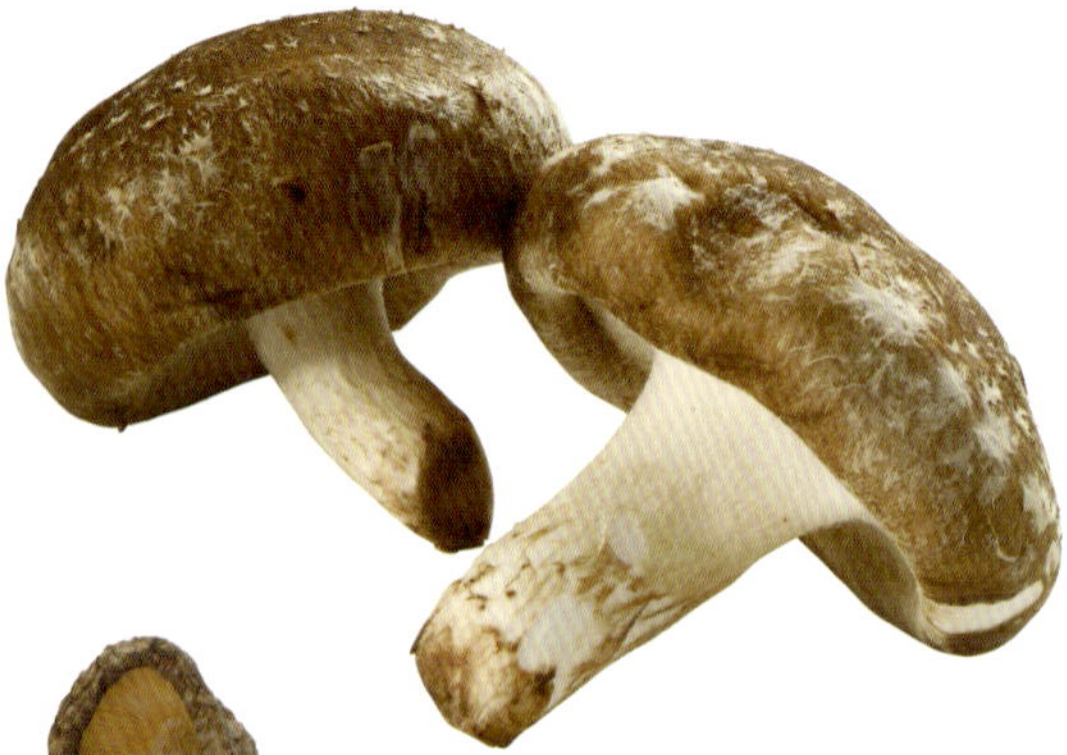

気を補う作用があるので、疲れ、体力不足に有効です。また、脾と胃をととのえる作用があります。

五味 ◉ 甘　五性 ◉ 平
帰経 ◉ 胃・肝
体質 ◉ 気虚・陽虚・血虚

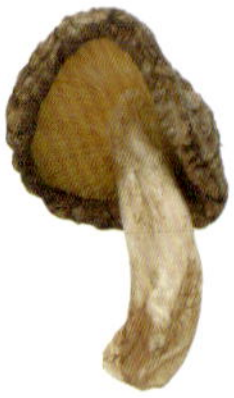

干しシイタケ

干すことで、栄養もうまみもアップする。

保存法

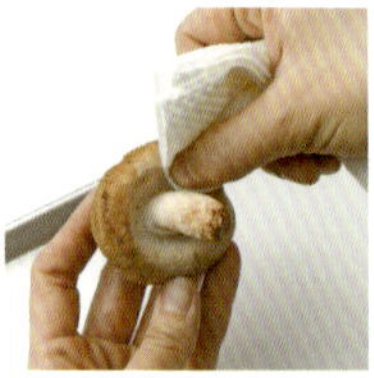

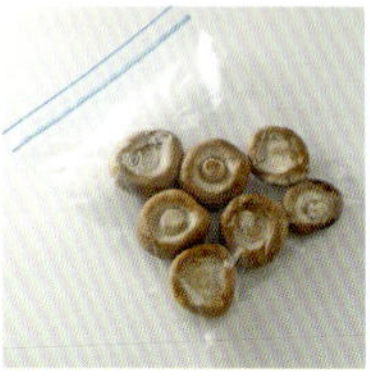

水で洗わず汚れやゴミはペーパータオルなどで取り除く。購入時の包装のまま、または密閉保存袋に入れて冷蔵庫で保存する。湿気がたまらないよう注意。

マッシュルーム

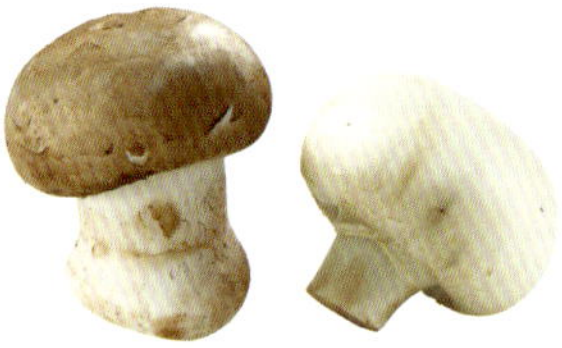

体を温めるので血行不良によく、腎を補う作用があるので、アンチエイジングにも有効です。

五味 ◉ 甘　五性 ◉ 温
帰経 ◉ 腎・脾・胃・肺・大腸
体質 ◉ 気虚・陽虚・血虚・瘀血・湿痰

しめじ 占地

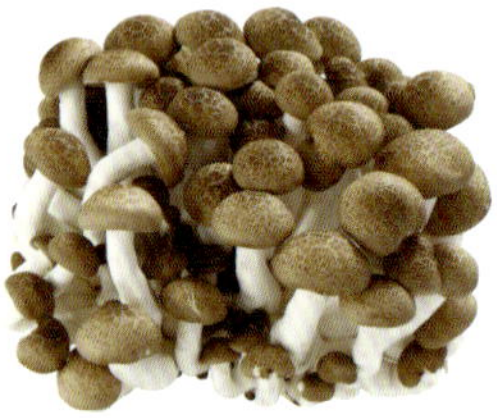

栄養分である血を補う作用と便意を促す作用があります。めまい、便秘、肌の乾燥に。

五味 ◉ 甘　五性 ◉ 涼
帰経 ◉ 腎・肺
体質 ◉ 気虚・血虚・陰虚・気滞・湿熱

まいたけ 舞茸

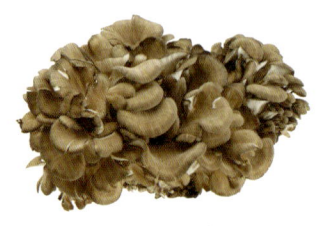

五臓の働きを高め、気を補う作用があります。体力のない人や冷え性の人に適しています。

五味 ◉ 甘　五性 ◉ 微温
帰経 ◉ 脾
体質 ◉ 気虚・陽虚・血虚・瘀血・湿痰

えのきだけ 榎茸

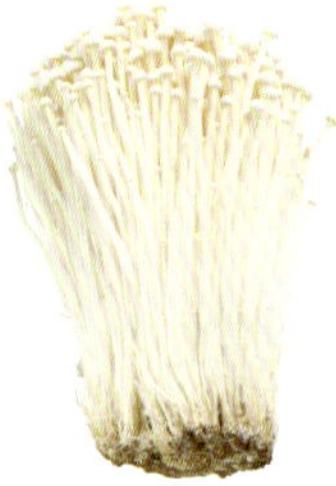

脾の働きを高める作用と、老廃物を出しやすくする作用があります。便秘、食欲不振、咳や痰に。

五味 ◉ 甘　五性 ◉ 平
帰経 ◉ 脾・胃
体質 ◉ 気虚・陽虚・血虚・気滞・湿熱・瘀血・湿痰

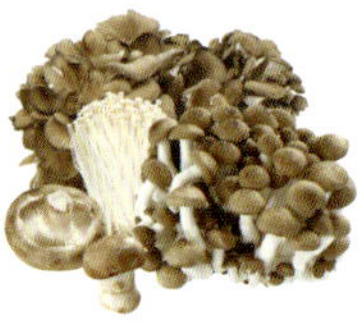

✚効果アップの組み合わせ 1

虚弱体質と冷え性の改善に

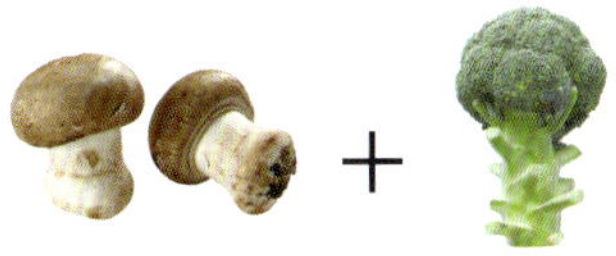
マッシュルーム
ブロッコリー

ともに腎を補う作用があるので、虚弱体質の改善によく、子どもや高齢者に適しています。炒め物やスープなど温かい料理にすると、冷えにもよいでしょう。

✚効果アップの組み合わせ 2

美容効果を高める

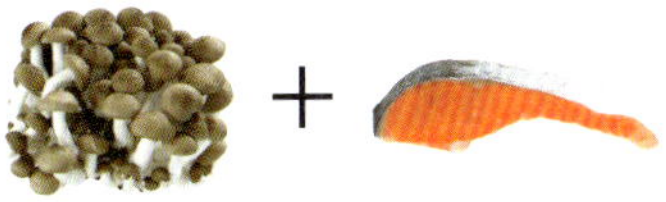
シメジ
鮭

シメジと鮭は血を補う作用があるので、めまい、ドライアイ、肌の乾燥を感じる人に適した組み合わせです。シメジの香りを楽しめるホイル焼きがおすすめです。

✚効果アップの組み合わせ 3

冷えや体力不足を改善する

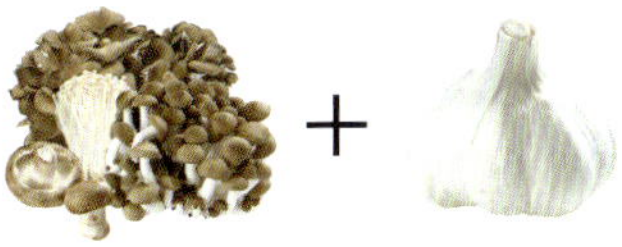
キノコ
ニンニク

キノコ類は、主に脾の働きを高め、虚弱体質を改善する作用があります。体を温めるニンニクと組み合わせることで、冷えの症状を改善に導きます。

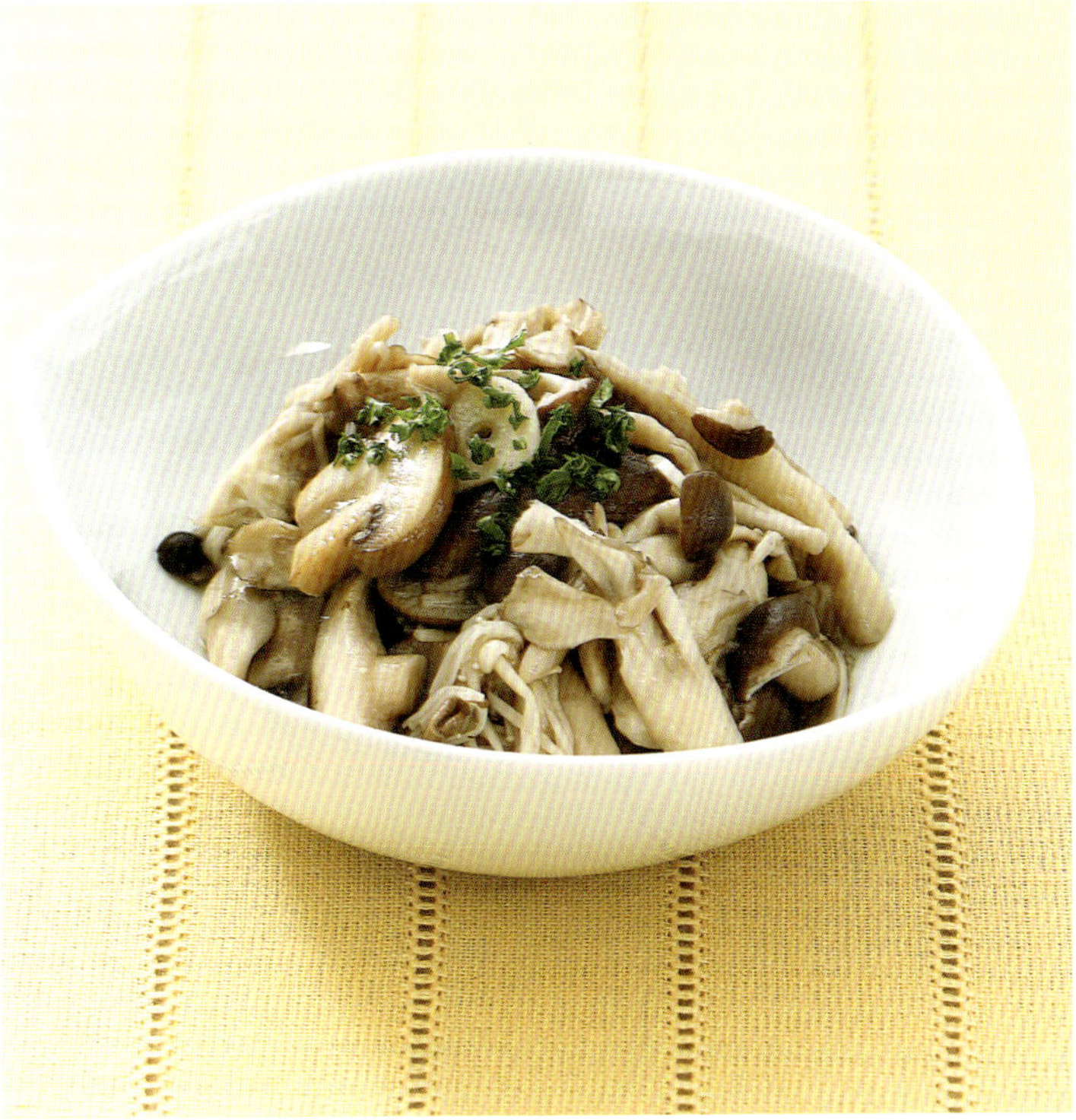

たっぷりキノコのマリネ

材料(2人分)

- ●シイタケ…2枚
- ●マッシュルーム…2個
- ●マイタケ…50g
- ●シメジ…50g
- ●エノキダケ…¼袋
- ●オリーブオイル…大さじ1
- ●ニンニクの薄切り…1かけ分
- ●マリネ液
  - 米酢…大さじ2
  - はちみつ…小さじ1
  - 塩…小さじ⅓
- ●パセリのみじん切り…少々

作り方

❶石づきを取ったシイタケとマッシュルームは5㎜厚さに切り、マイタケとシメジは小房に分け、エノキダケは根元を切り落として長さを半分に切る。マリネ液はよく混ぜておく。

❷フライパンにオリーブオイル、ニンニクを入れて熱し、①のキノコ類を加えて炒める。

❸マリネ液を加えて火を止める。粗熱が取れたら皿に盛り、パセリを散らす。

※エノキダケは火の通りが早いので、炒めるタイミングを少し遅らせるとよい。

秋 魚

いか
烏賊

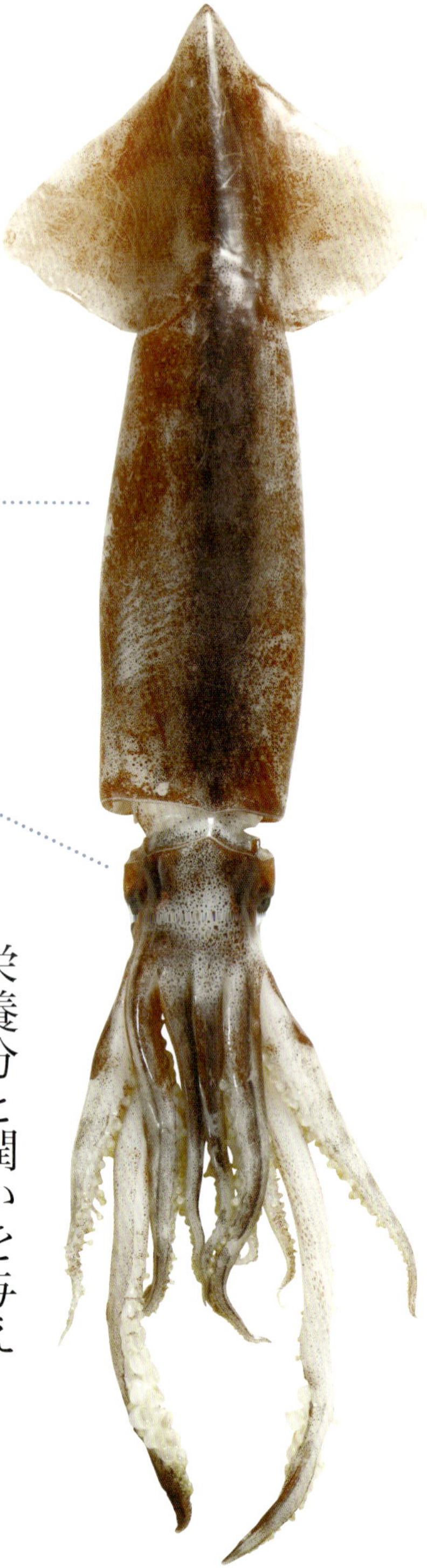
表面が黒いものが新鮮。時間が経つにつれ白くなり、さらに時間が経つと赤茶色になる。一部でも黒ければ新鮮（ほかのイカと重なると、その部分が白くなるため）
目が黒く澄んでいるものが新鮮。時間が経つにつれ、白く濁ってくる

栄養分と潤いを与え生理トラブルを改善する

イカには、血を補い、津液を生み出す作用があります。血や津液の不足が引き起こす情緒不安、目のかすみ、肌あれ、抜け毛、めまい、貧血、爪の変形によいでしょう。とくに女性の生理トラブルに効果があり、生理の周期が短い、生理が遅れる、経血量が少ないといった症状がみられる人は、継続して食べるとよいでしょう。

またイカには肝と腎を補う作用もあり、視力の低下、足腰のだるさを解消し、体力不足を回復します。ただしアレルギーの原因になることがあり、消化もよくないため、食べ過ぎには気をつけましょう。

● 下ごしらえ

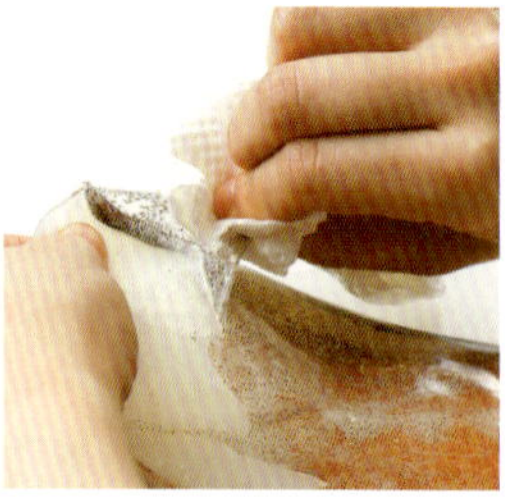

皮をむく時は、ペーパータオルやぬれぶきんを使うとすべらずにむきやすい。

豆知識

沖縄では、イカの墨にはのぼせや産後の回復に効果があるとされ、出産後には「イカ墨汁」が飲まれています。また、コウイカの甲は生薬の「烏賊骨（ウゾッコツ）」として、不正出血やおりもの過多の解消に使われています。

五味●鹹
五性●平
帰経●肝・腎
体質●陽虚・血虚・陰虚・瘀血

✚効果アップの組み合わせ 1

栄養不足や生理不順に

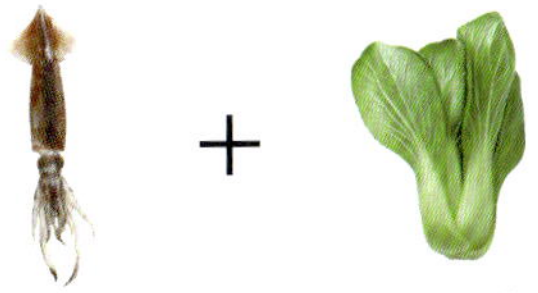

イカ　チンゲンサイ

不足した血を補って血行を促進する作用があります。肌あれや爪の変形などの栄養不足による症状の改善や生理不順によいでしょう。ニンニクを加えた炒め物がおすすめです。

✚効果アップの組み合わせ 2

目の充血や疲れを防ぐ

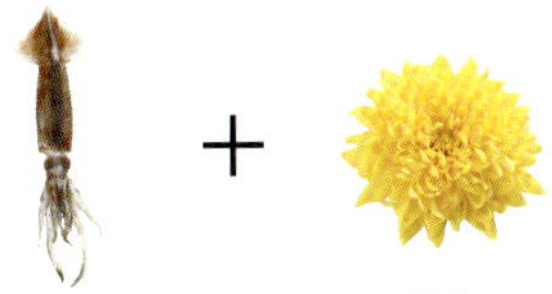

イカ　菊花

眼精疲労や目の充血を改善する組み合わせです。長時間パソコンを使い、目を酷使している人におすすめです。食用菊を使ってあえ物にするとよいでしょう。

✚効果アップの組み合わせ 3

老化予防に

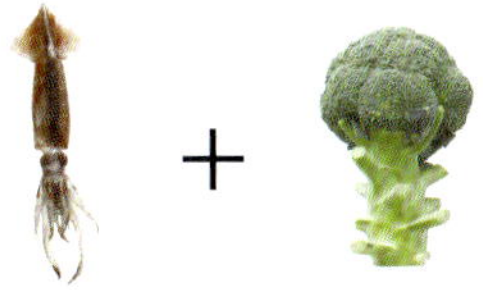

イカ　ブロッコリー

体の成長をコントロールする腎の働きが弱ると、老化が進行します。イカとブロッコリーには、腎を補う作用があるので、アンチエイジングにむいています。

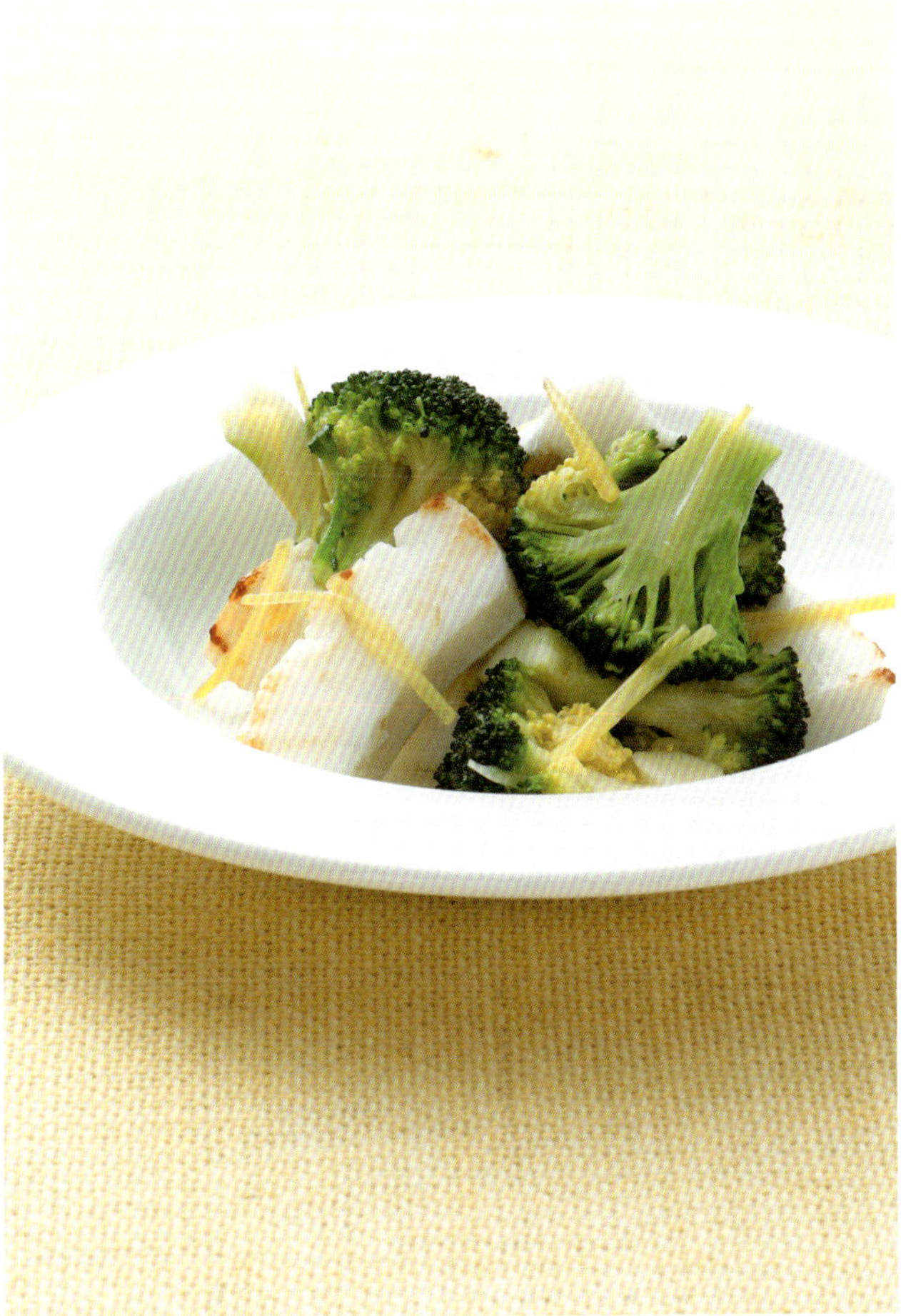

イカとブロッコリーの炒め物

材料(2人分)

- むきイカの胴…1ハイ分
- ブロッコリー…½株
- ショウガの細切り…1かけ分
- A
  - 塩…ひとつまみ
  - 酒…小さじ2
- サラダ油…大さじ½
- B
  - 酒…大さじ1
  - しょうゆ…小さじ½
  - 塩…小さじ¼
  - 砂糖…小さじ⅓
  - 片栗粉…小さじ½
  - 水…小さじ1

作り方

❶イカは浅く斜め格子状の切れ目を入れ、食べやすい大きさに切り、Aと混ぜ下味をつける。ブロッコリーは小房に分け、ややかためにゆでてザルに上げる。

❷サラダ油を熱したフライパンでショウガを炒め、香りが立ったらイカとブロッコリーを順に加えて炒める。

❸よく混ぜたBを加えて混ぜ、トロミがついたら火を止める。

秋 魚 かき 牡蠣

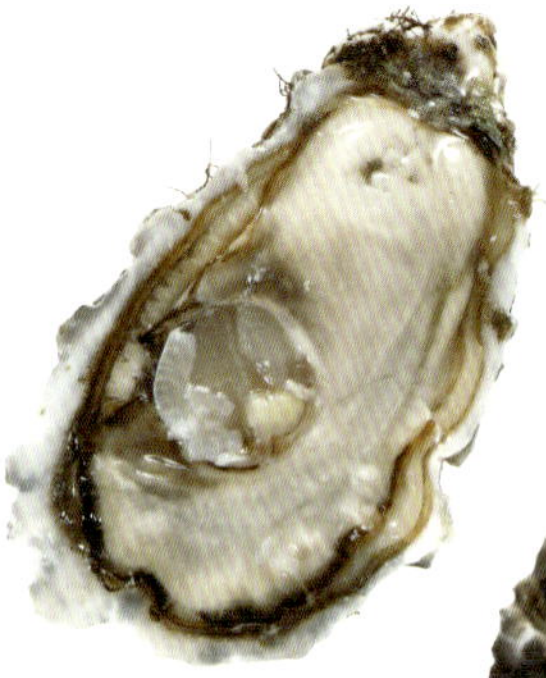

殻つきの場合、手でもって重みのあるものがよい

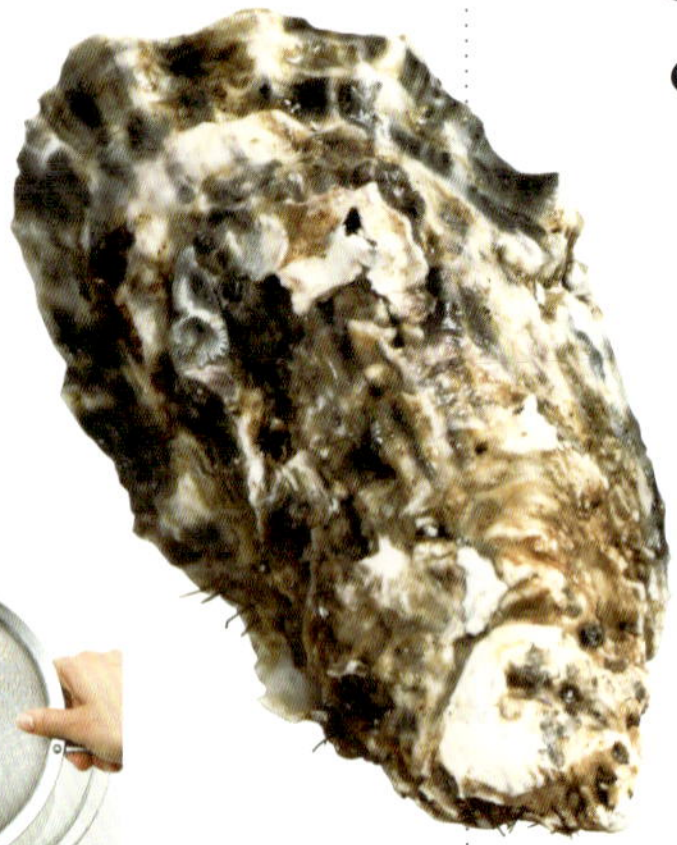

むきガキは、身にふっくらとハリがあり、ヒダの外側が黒いものが新鮮（時間が経つと白っぽくなる）

栄養不足を解消し、心と体を癒す

豊富な栄養成分をもち、「海のミルク」とも呼ばれるカキ。体の乾燥を潤し、血を補う作用があるので、口の渇き、目のかすみ、情緒不安、不眠、生理不順に効果を発揮します。陰虚体質と血虚体質の改善にもよいので、旬のこの時期は積極的に食べましょう。ただし、これらの体質の人は胃腸が弱っていることが多いので、体を冷やす生食は避けましょう。

また、肌の潤いがアップするので、肌ツヤがよくなり、小じわ、肌あれ、たるみ防止にも有効です。滋養強壮作用もあるので、心身が弱っている時にもおすすめです。

● 下ごしらえ

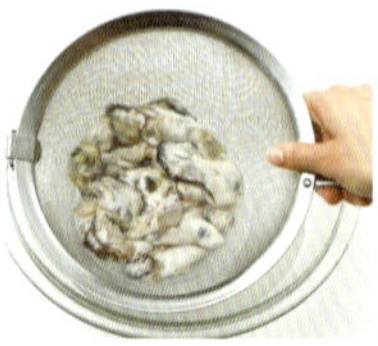

水の中でふり洗いする。あれば、皮ごとおろした大根を混ぜてから水洗いすると汚れがきれいに取れる

＋効果アップの組み合わせ

元気不足を解消する

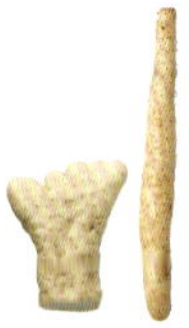

＋ヤマノイモ

カキとヤマノイモには、滋養強壮作用があるので、疲れが取れない、元気が出ない、気力が不足している時などに食べるとよいでしょう。

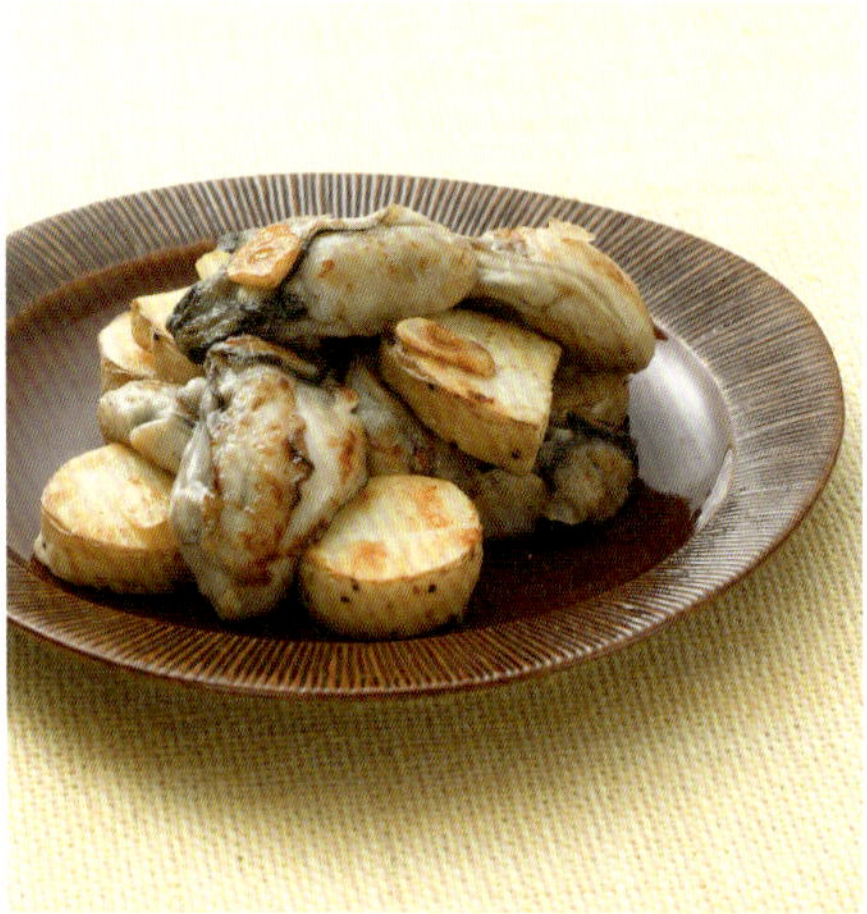

カキと長イモのソテー

材料（2人分）

- ●カキのむき身…10個
- ●片栗粉…適量
- ●長イモ…150g
- ●ニンニクの薄切り…1かけ分
- ●オリーブオイル…大さじ1
- ●塩…適量
- ●こしょう…適量

作り方

❶カキは水でよく洗ってから水気をふき、塩とこしょうで下味をつけ片栗粉を薄くまぶす。長イモはよく洗ってヒゲを取り、食べやすい大きさに切る。
❷フライパンにオリーブオイル小さじ2とニンニクを入れて中火にし、長イモの両面を色よく焼いて取り出す。
❸残りのオリーブオイルとカキを入れて色よく焼き、長イモを戻して塩で味をととのえる。

豆知識

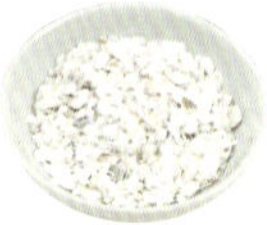

牡蠣（ボレイ）

カキの殻は、生薬の「牡蠣」として使われています。イライラを抑え、精神を安定させる働きがあるので、不眠、精神不安などの症状に有効です。

五味●甘・鹹
五性●平
帰経●心・肝・腎
体質●気虚・陽虚・血虚・陰虚

▼かき ▼さけ

秋 魚

さけ 鮭

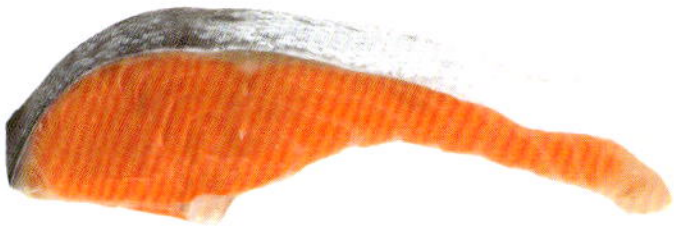

切り身は種類によって色が異なるが、オレンジ色が鮮やかで黒ずみのないものがよい

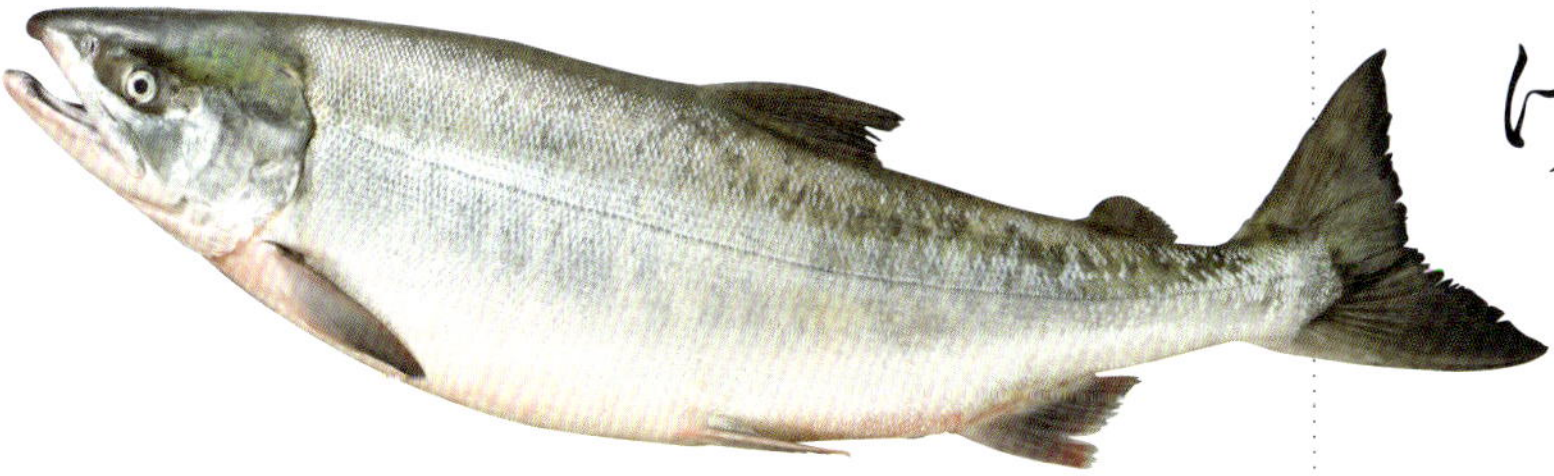

体を温めて、お腹の不調を改善する

鮭には内臓を温め、脾と胃の働きを回復する作用があります。お腹の冷えが引き起こす便秘、腹痛、消化不良、食欲不振によいでしょう。

また、気と血を補うので、疲れやすい、すぐカゼをひく、集中力が続かない、ドライアイ、肩こりといった症状に働きかけます。

気と血の滞りを改善する働きもあるので、お腹の張り、胸苦しさ、肩こり、頭痛などの症状がある人は、常備食にして、継続して食べるとよいでしょう。

● 下ごしらえ

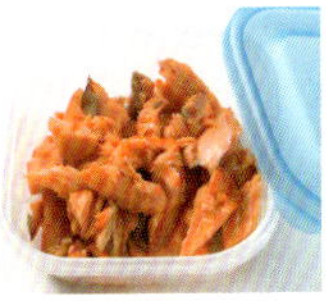

塩鮭は焼いて皮と骨を取り、身をほぐして密閉容器に入れ、冷蔵しておくとすぐ食べられて便利。

五味●甘
五性●温
帰経●脾・胃
体質●気虚・陽虚・血虚・気滞・瘀血

✚効果アップの組み合わせ

体の冷えを予防する

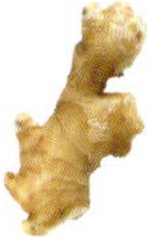

✚ショウガ

鮭もショウガも温性の食材なので、手足の冷え、便秘、下痢、肩こりなど、冷えの症状全般によいでしょう。冷え症の予防として、冬の間は常備しておくと便利です。

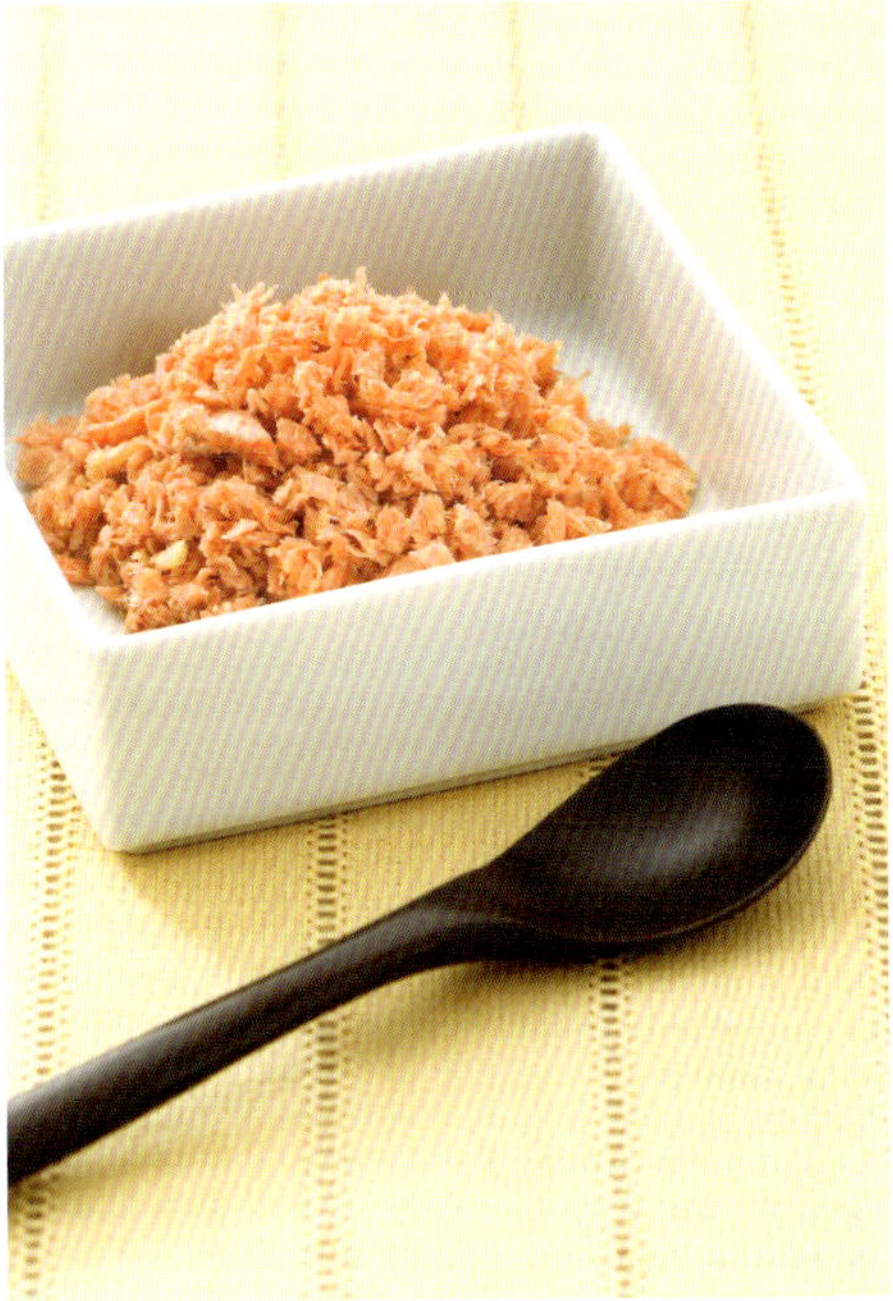

鮭とショウガのそぼろ

材料(作りやすい分量)

- ●甘塩鮭…3切れ
- ●ショウガのみじん切り…1かけ分
- ●A
  - しょうゆ…大さじ1
  - みりん…小さじ2
  - 酒…大さじ1
- ●塩…適量

作り方

1. 鮭は熱湯でゆでてザルに上げ、粗熱が取れたら骨と皮を取って身をほぐす。
2. 鍋に鮭、ショウガ、Aを入れて弱火にかけ、焦がさないように木ベラで全体をよく混ぜながら炒める。
3. 汁気がなくなってきたら、塩を加えて味をととのえる。

秋 魚

さば 鯖

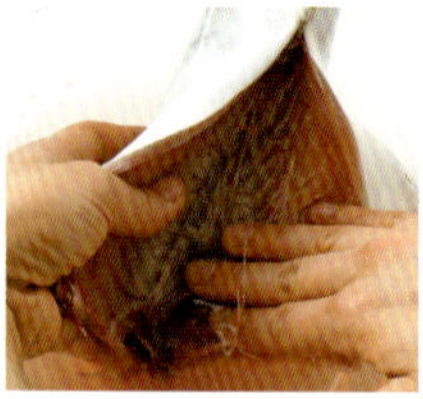

● 下ごしらえ

内臓を取り出して水で洗う時に、中骨のところにある血のかたまりをきちんと取り除く。

気と血を補い、疲れ、めまいを改善

サバは、虚弱体質の人におすすめの食材です。胃の働きを高め、気と血を補う作用があるため、元気が出ない、疲れが取れないなどの症状や、めまい、目のかすみの改善にも適しています。量が食べられない痩せ型の人、出産や病気の後など、体力をつけたい時にもおすすめです。

脂がのった秋のサバはおいしいものの、下痢やアレルギー症状を起こしやすいとされ、「秋サバは嫁に食わすな」ということわざもあります。新鮮なものを選び、多食は避けましょう。

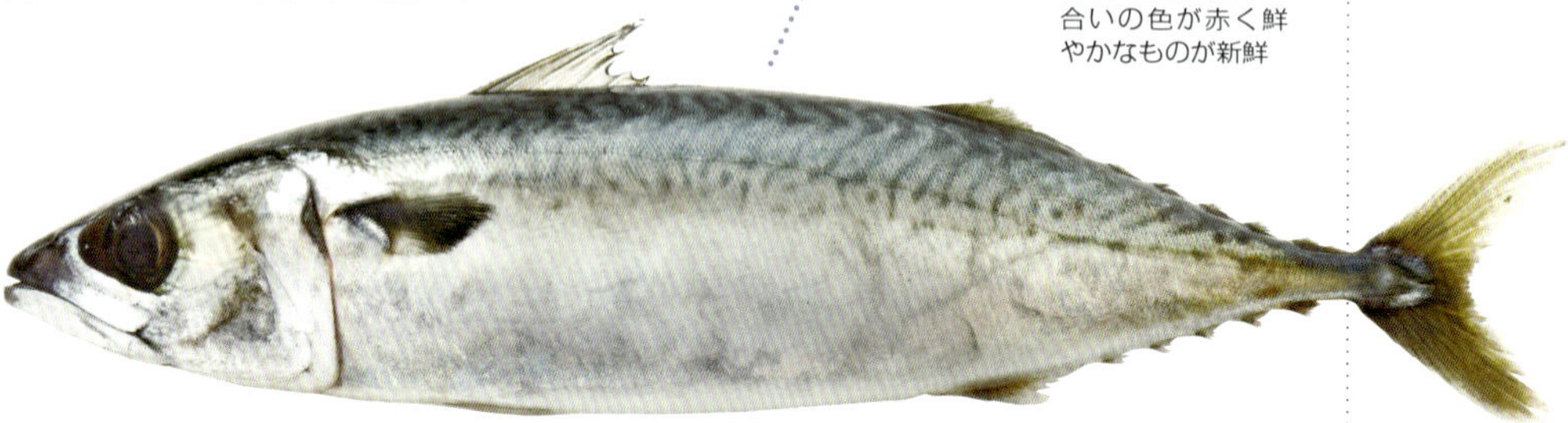
新鮮なものは目が澄んでいて、エラが赤く、身が引きしまっている
切り身の場合は、血合いの色が赤く鮮やかなものが新鮮

✚ 効果アップの組み合わせ

血の不調による症状を改善

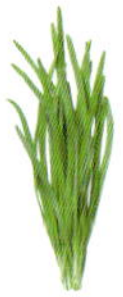

✚ ニラ

血を補うサバと、血の巡りを活発にするニラの組み合わせは、血のトラブル全般にむいています。肌のくすみ、肩こり、目のかすみ、生理トラブルによいでしょう。

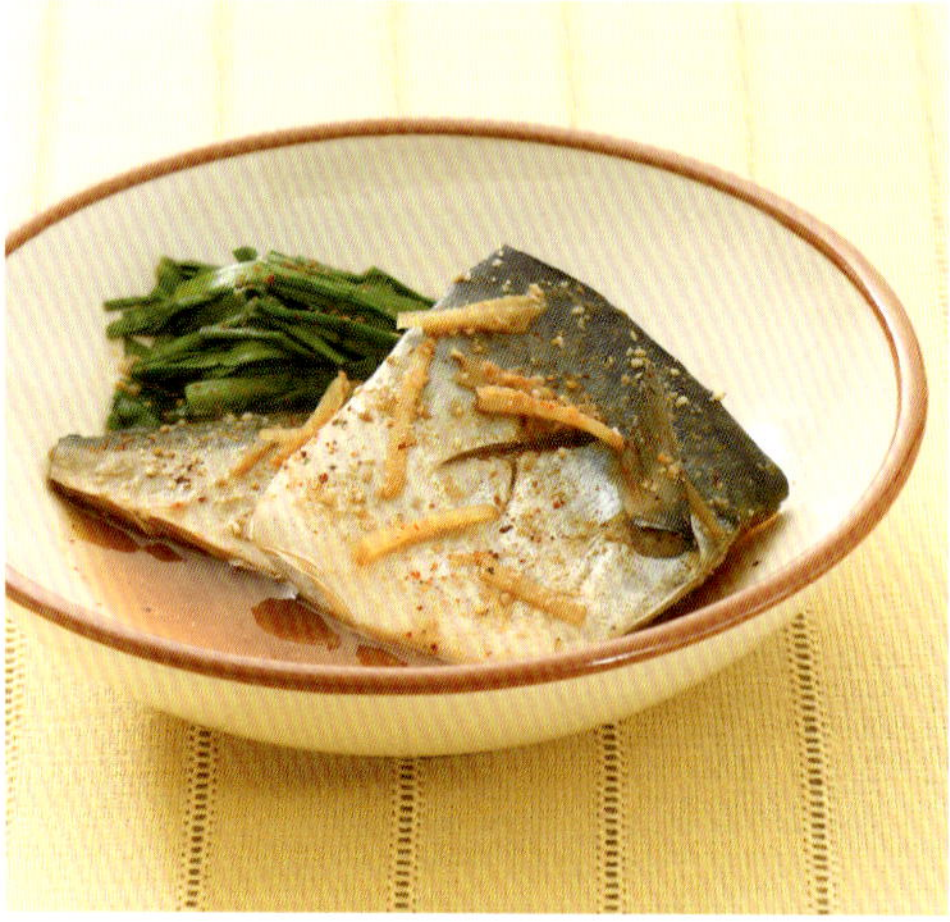

サバのピリ辛煮

材料（2人分）

- ●サバの切り身…半身1枚
- ●ニラ…¼束
- ●ショウガの細切り…1かけ分
- ●A
  - 酒…大さじ2
  - 砂糖…小さじ1
  - しょうゆ…大さじ½
  - みそ…大さじ1
  - コチュジャン…大さじ⅔
  - 水…1カップ
- ●白すりゴマ…少々

作り方

❶サバは半分に切り、皮目に包丁で切り込みを入れて塩少々（分量外）をふり、熱湯にサッとくぐらせて水気をふく。ニラは5㎝の長さに切る。

❷鍋にAを入れてよく混ぜ、だまがなくなったら中火にかける。煮立ったら火を弱めてサバとショウガを加え、落としブタをして8分ほど煮て、火が通ったら皿に取り出す。

❸②の鍋にニラを加え、しんなりしたら汁ごと器に盛り、白すりゴマをたっぷりのせる。

五味◉甘
五性◉温
帰経◉脾・胃
体質◉気虚・陽虚・血虚・瘀血

▼さば ▼さんま

秋 魚

さんま

秋刀魚

滋養強壮作用があり、残暑疲れや体力不足に

昔から栄養豊富な食材として知られ、「秋刀《さん》魚《ま》が出ると按摩《あんま》が引っ込む」ということわざもあるほどです。滋養強壮作用があるので、疲れが残っている時、元気が出ない時におすすめです。また、胃の働きを高めるので、食欲不振や消化不良にもよいでしょう。血の流れも活発になるので、血行不良の症状にもむいています。

サンマは、腹ワタまで食べられる魚です。ただし、鮮度が落ちると苦味が出るので、新鮮なものを選ぶようにしましょう。

●下ごしらえ

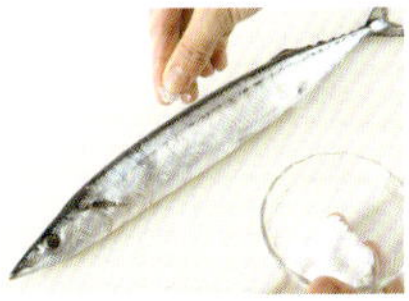

塩焼きにする場合は、焼く30分ほど前に軽く塩をふっておくと味が引き締まり、傷みも防げる。

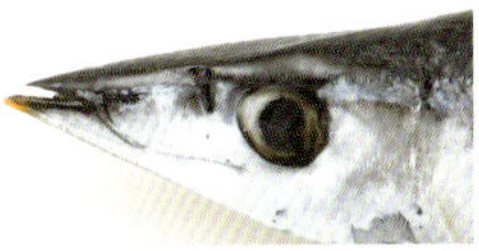

目が澄んでいて、口ばしが鮮やかな黄色やオレンジ色のものが新鮮

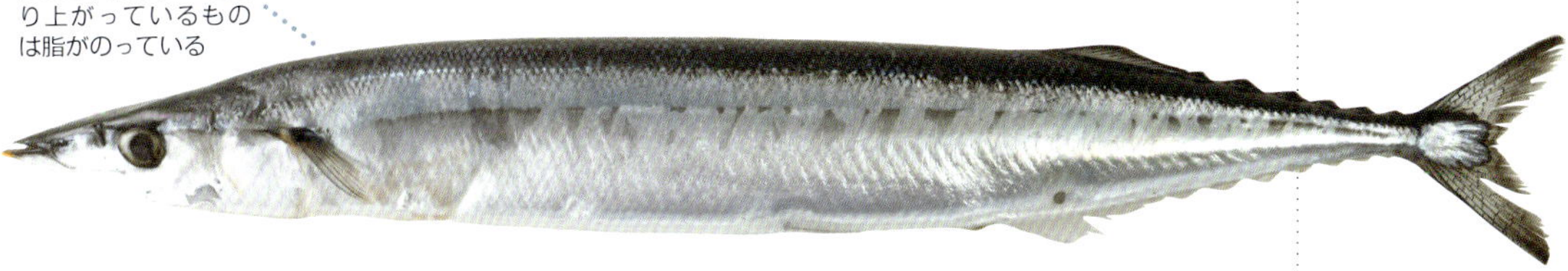

身にふっくらとハリがあり、肩がグッと盛り上がっているものは脂がのっている

✚効果アップの組み合わせ

胃の働きを高める

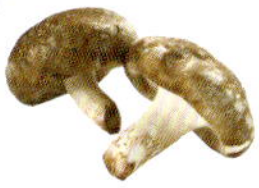

✚シイタケ

ともに胃の働きを活発にする作用があります。食欲がない時によく、体力不足の改善にも適しています。鮮度が落ちたサンマを使用すると臭みが出るので注意を。

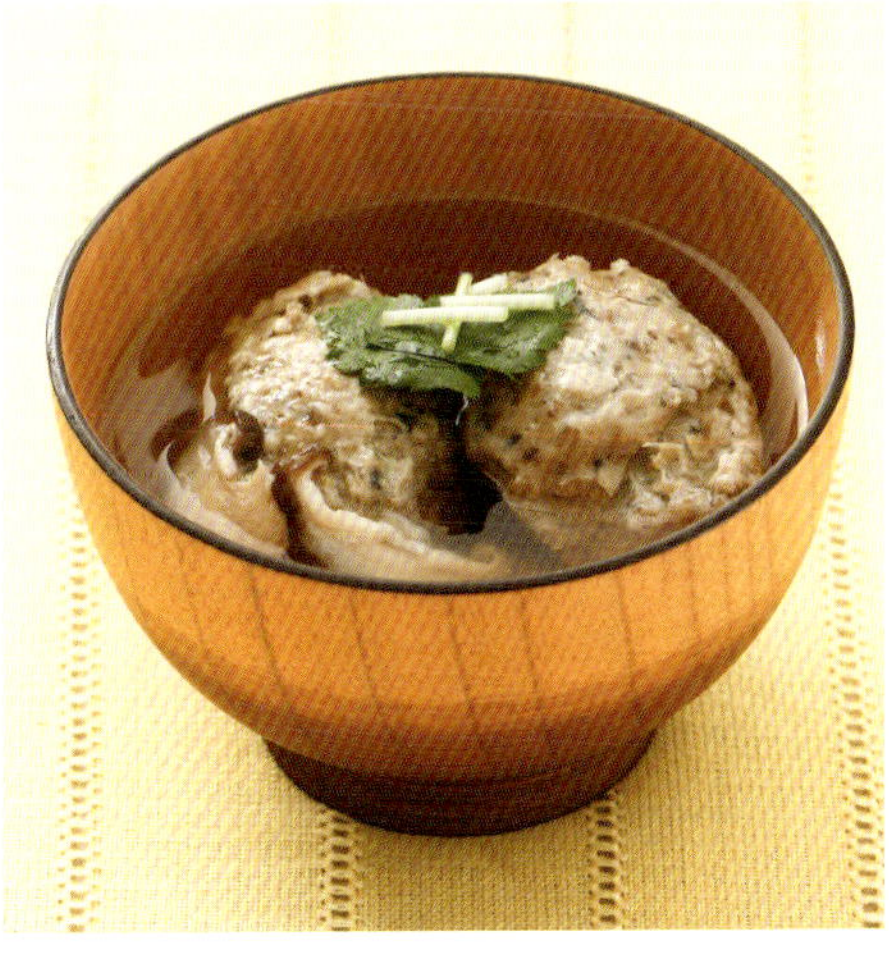

サンマのつみれ汁

材料(2人分)

- ●サンマ…2尾
- ●A
  - 長ネギのみじん切り…⅙本分
  - ショウガのすりおろし…1かけ分
  - みそ…小さじ1　酒…小さじ1
  - 片栗粉…小さじ1
- ●シイタケ…2枚
- ●B
  - 水…3カップ
  - コンブ(10㎝角)…1枚
- ●しょうゆ…大さじ1　●塩…少々
- ●ミツバのざく切り…少々

作り方

❶サンマは頭を落として3枚におろし、腹の小骨を取り、身を包丁で細かく切ってからたたき、Aを混ぜてつみれをつくる。シイタケは石づきを取って薄切りにする。

❷鍋にBを入れて中火にかけ、沸騰前にコンブを取り出す。煮立ったら火を弱めて、シイタケを入れ、①のつみれをスプーンですくって落とし、5分ほど煮て火を通す。

❸しょうゆと塩で味をととのえて火を止め、器に盛り、ミツバを飾る。

五味◉甘

五性◉平

帰経◉脾・胃

体質◉気虚・陽虚・血虚・陰虚・瘀血

秋 魚

まいわし

真鰯

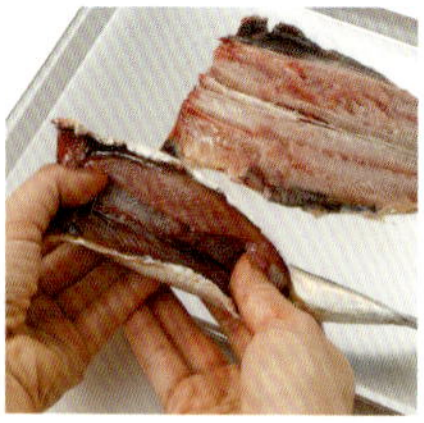

●下ごしらえ

イワシは身がやわらかいので、手開きに。頭と内臓を取ったら骨に指先を沿わせるようにして開く。

骨や筋肉を丈夫にし、脳の働きを高める

真イワシを食べると気が増し、骨や筋肉が強くなります。脾の機能も高まるので、疲れやすい、元気が出ないといった時にむいている食材です。また、脳の働きを高める作用もあります。さらに血の巡りを活発にする作用もあるので、肩こり、肌のくすみ、血栓などの症状を予防する効果が期待できます。

鮮度が落ちるのが早く、漢字の通りに弱い魚ともいわれています。新鮮なものを選ぶか、骨ごと食べられる丸干しを利用するとよいでしょう。

身がしまっていて、体にある黒い斑点がくっきりとしているものが新鮮

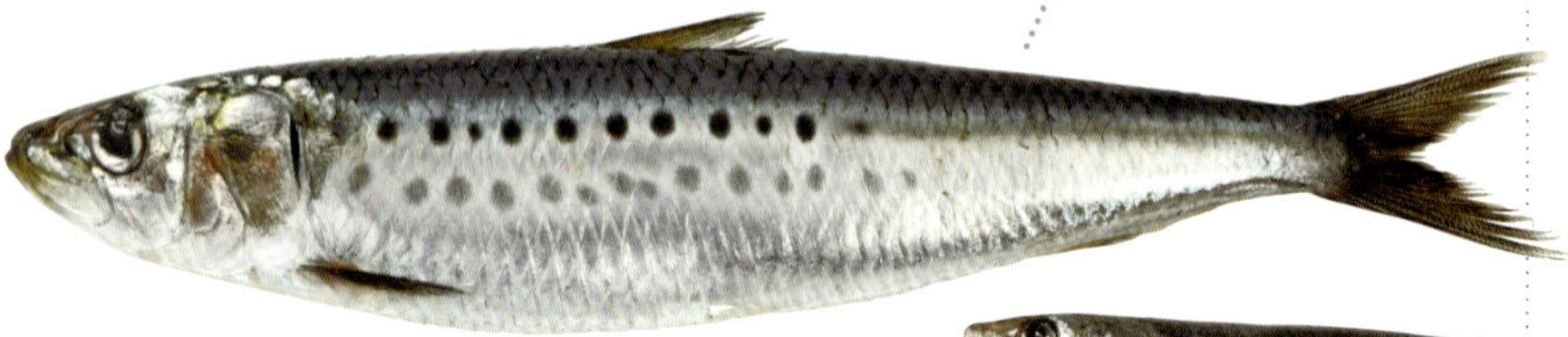

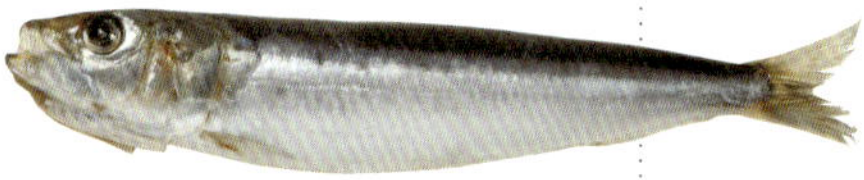

イワシの丸干し

+効果アップの組み合わせ

元気不足を解消する

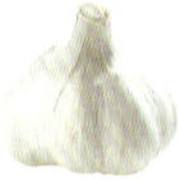

+ニンニク

胃の働きを高め、気を補う組み合わせです。疲れやすく、体力がない時におすすめ。ただし温める作用が強いので、のぼせやすい人はニンニクを使わずに作りましょう。

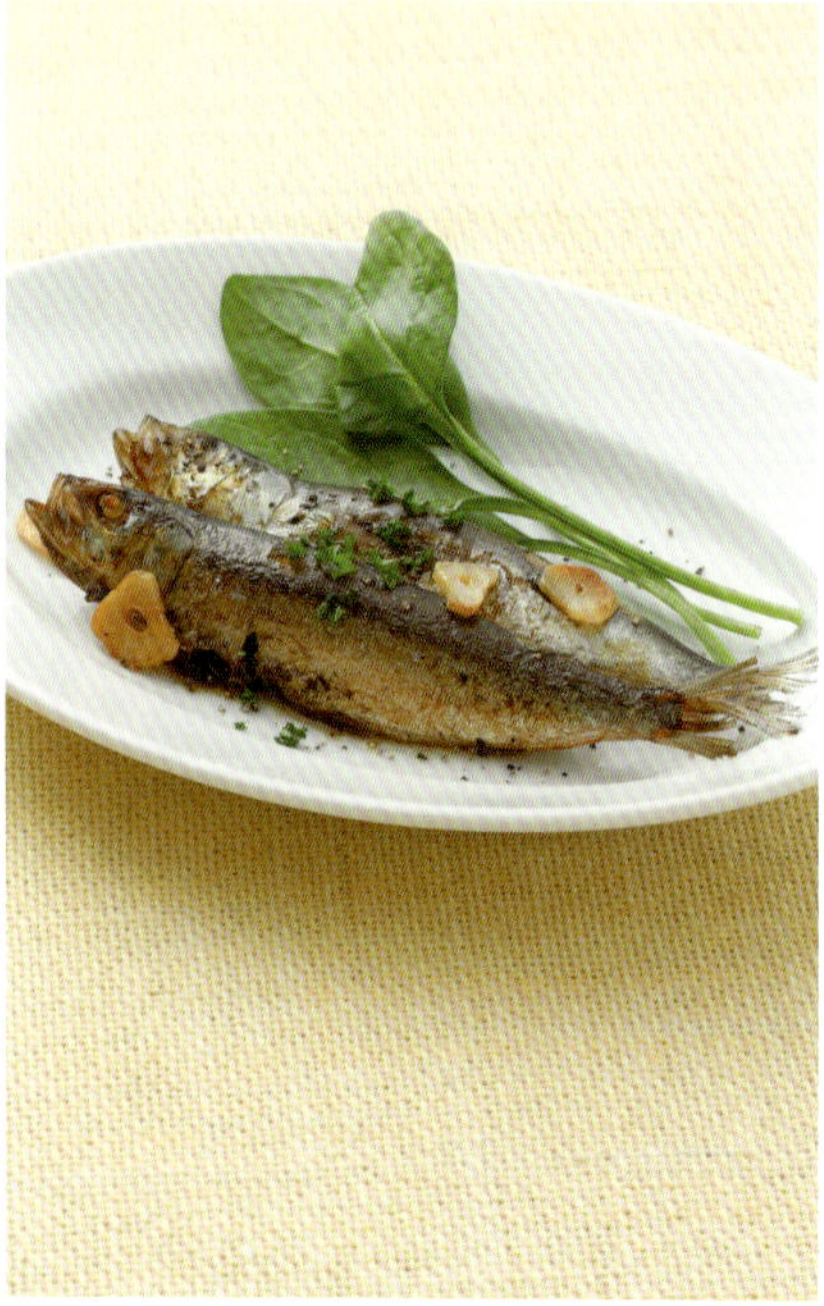

真イワシのガーリックソテー

材料(2人分)

- ●真イワシの丸干し…2尾
- ●オリーブオイル…大さじ1 ½
- ●ニンニクの薄切り…1かけ分
- ●パセリのみじん切り…少々
- ●粗びき黒こしょう…少々
- ●サラダホウレンソウ…適量

作り方

1. フライパンにオリーブオイルとニンニクを入れて熱し、ニンニクがきつね色になったら取り出す。
2. ①のフライパンに真イワシの丸干しを入れ、フタをする。途中で返し、両面を4分ずつ焼いて火を通す。
3. イワシとニンニク、ホウレンソウを皿に盛り、粗びき黒こしょうとパセリを散らす。

五味◉甘・鹹
五性◉温
帰経◉脾・肝・腎・心
体質◉気虚・陽虚・血虚・気滞・瘀血

▼まいわし ▼いちじく

秋 果

いちじく

無花果

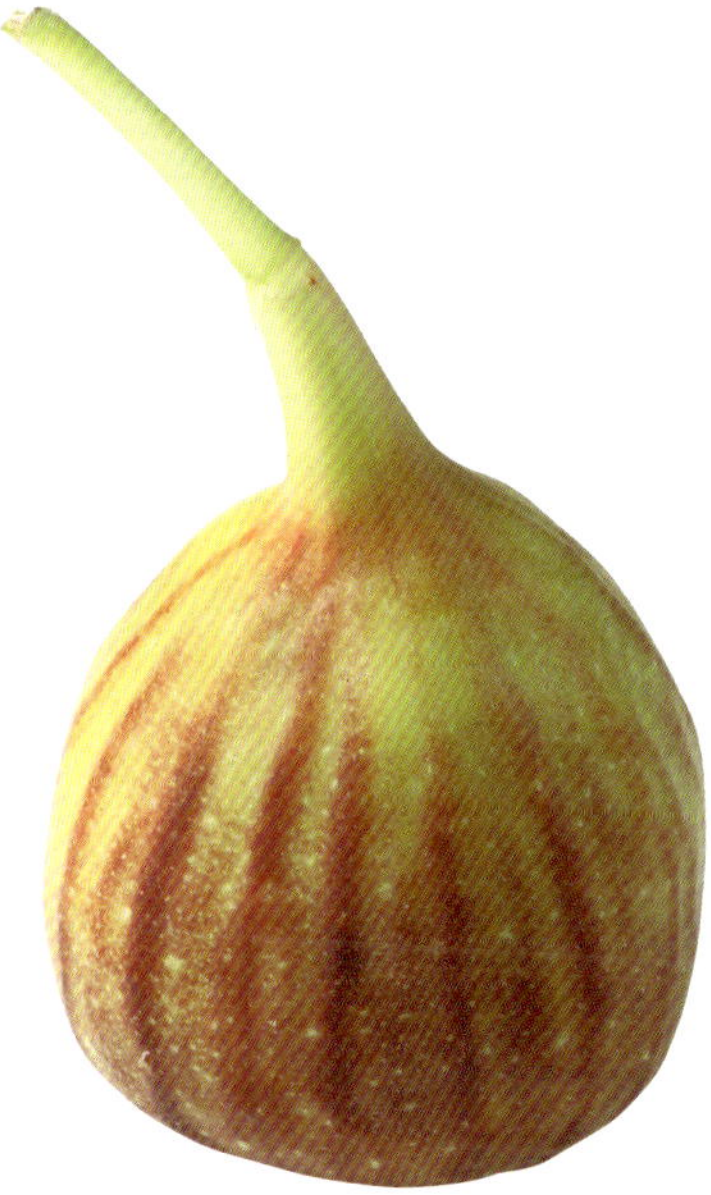

潤い不足、便秘、腫れものをやわらげる

肺を潤して乾燥から守り、咳を止める作用をもつイチジク。から咳、かすれ声、口やのどの渇きの症状に適した食材です。全身の潤い不足の改善にもよく、乾燥した秋にぴったりの食材といえます。

また、食欲を増進させ、便通をととのえる作用もあります。食欲のない時や慢性的な便秘や下痢の人は、常食するとよいでしょう。

炎症をやわらげる作用もあるので、のどの痛み、おでき、痔、皮膚の腫れなどにも適しています。

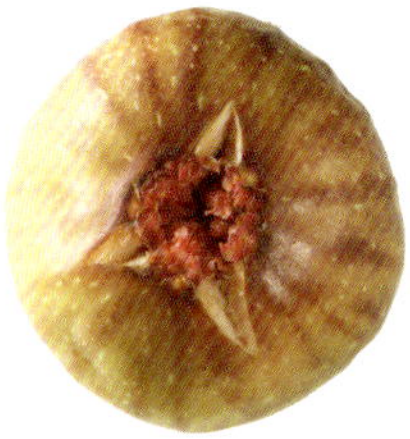

お尻にカビや黒ずみがないものを選ぶ。熟して食べ頃になると、お尻の部分から割れてくる

五味◉甘
五性◉平
帰経◉肺・脾・胃・大腸
体質◉気虚・血虚・陰虚

＋効果アップの組み合わせ

慢性的な便秘を解消

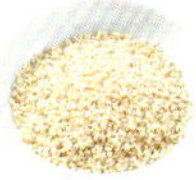

＋白ゴマ

どちらも便意を促す作用があるので、慢性的な便秘によい組み合わせです。潤いを与える作用もあるので、乾燥肌が気になる人はデザート代わりに食べるとよいでしょう。

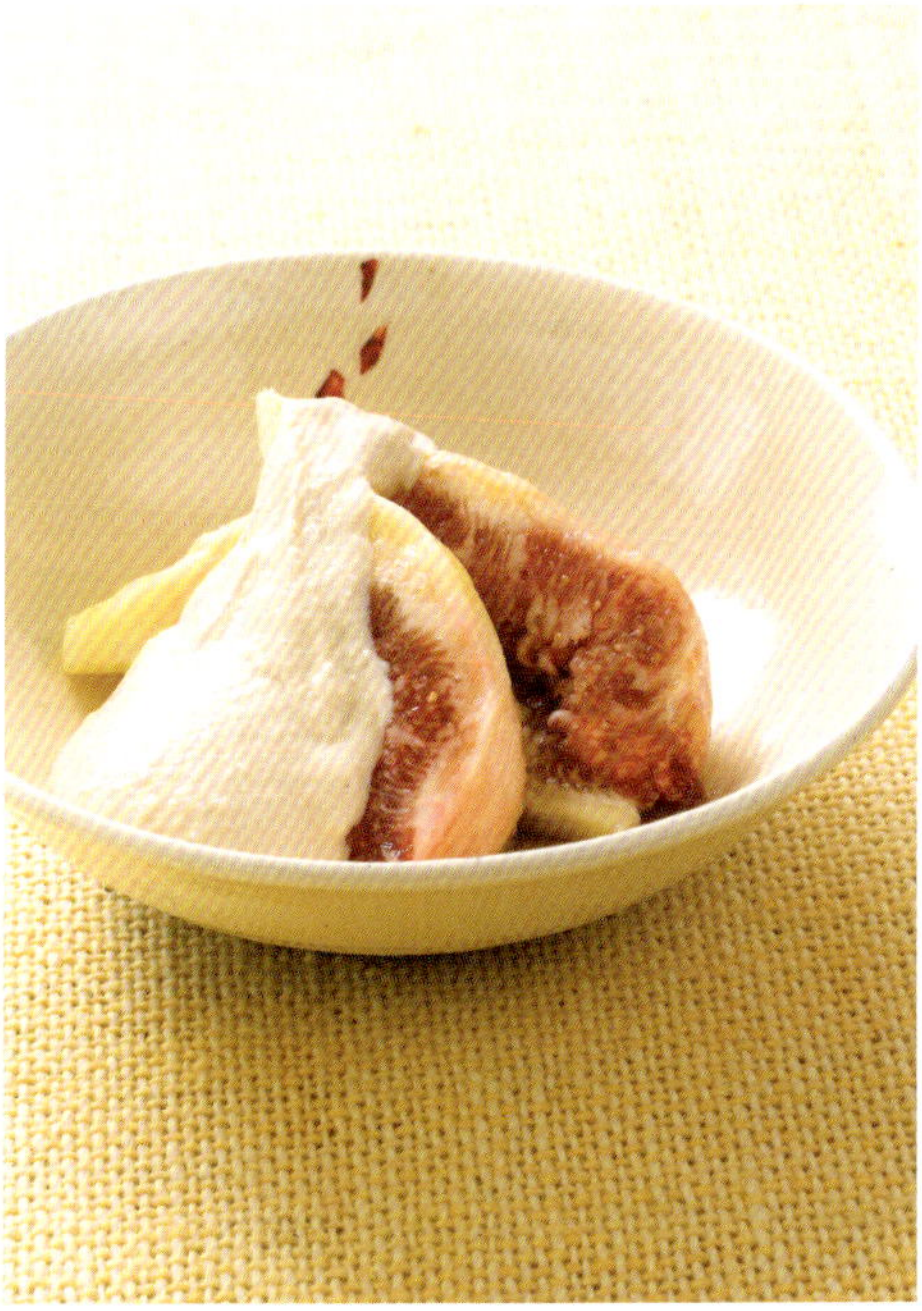

イチジクの白あえ

材料(2人分)

- ●イチジク…3個
- ●絹ごし豆腐…75g
- ●A
  - 白練りゴマ…大さじ2
  - 砂糖…小さじ2
  - 塩…少々

作り方

1. イチジクは皮をむいて食べやすい大きさに切る。
2. 絹ごし豆腐はキッチンペーパーに包んで重しをして、水切りをする。ボウルに入れ、Aの材料と混ぜてなめらかなソースをつくる。
3. イチジクを器に盛り、②のソースをかける。

果 秋

柿 かき

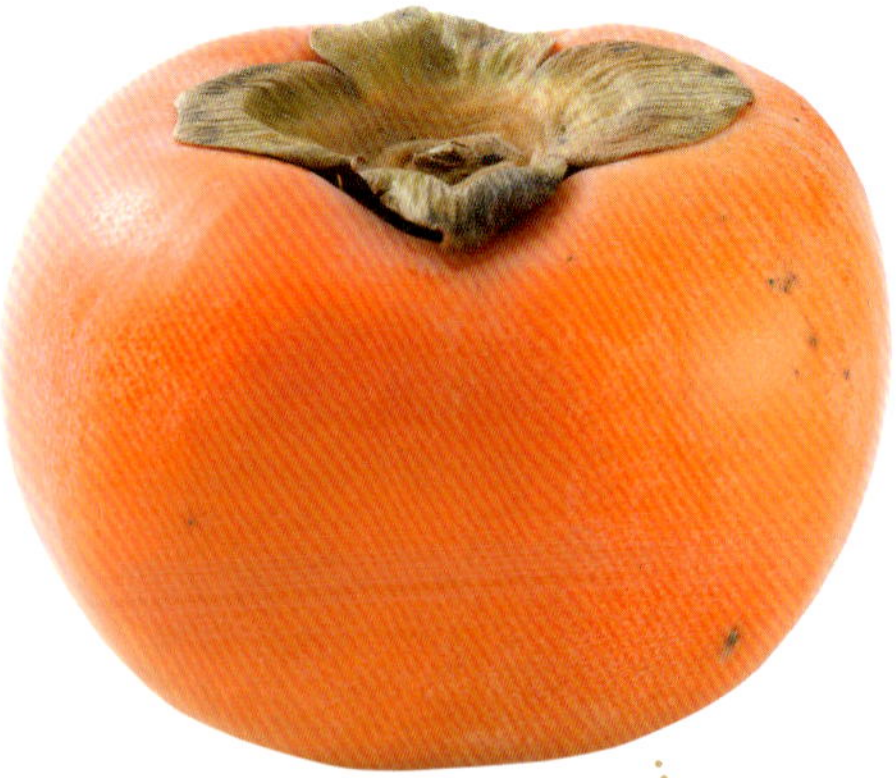

皮に白い粉〈ブルーム〉があるもの。熟すとヘタのつけ根まで濃いオレンジになる

便秘、肌のしわ、二日酔いの予防にも

体内の余分な熱を冷まし、津液をつくり出す作用があるので、口の渇き、便秘、髪のパサつき、肌のしわなどの症状が出やすい秋に適した食材です。とくに肺を潤す作用が強いので、から咳、かすれ声、のどの痛みによいでしょう。また、酒の毒を分解するので、酒を飲み過ぎた時に食べるとすっきりします。

寒性なので、刺身や生野菜サラダなど、生ものと食べるのは避けましょう。とくにカニとの組み合わせはよくありません。

●保存法

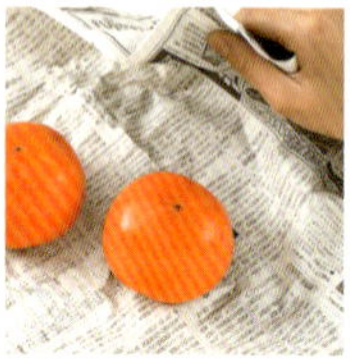

新聞紙に包んでから冷蔵庫に入れて保存する。

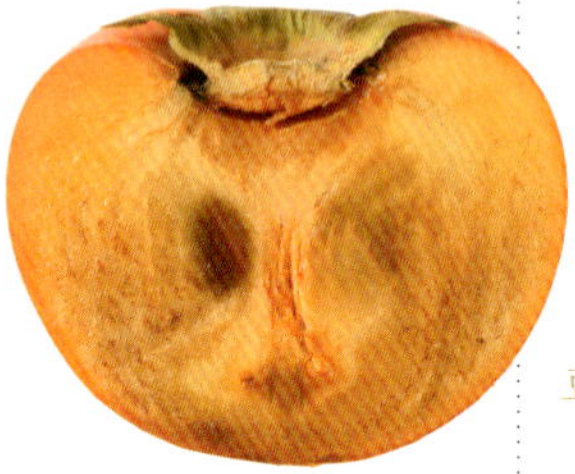

豆知識

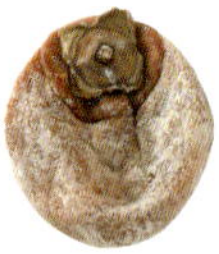

干し柿

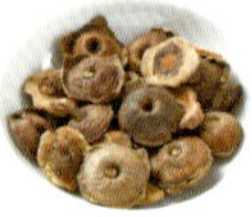

柿蒂(シテイ)

ヘタは「柿蒂」、干し柿の表面の白い粉は「柿霜(シソウ)」、柿のシブは「柿漆(シシツ)」と、柿の各部位は生薬として使われています。また、中国の干し柿には、下痢、咳、痔を改善する作用があります。

五味●甘・渋
五性●寒
帰経●心・肺・胃・大腸
体質●陰虚・気滞

＋効果アップの組み合わせ

咳やのどの痛みを予防する

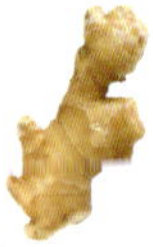

＋ショウガ

柿とショウガには肺を高める作用があり、乾燥した時季の咳やのどの痛みをやわらげる組み合わせです。シロップが温かいうちに干し柿を漬けるとかたくなるので注意。

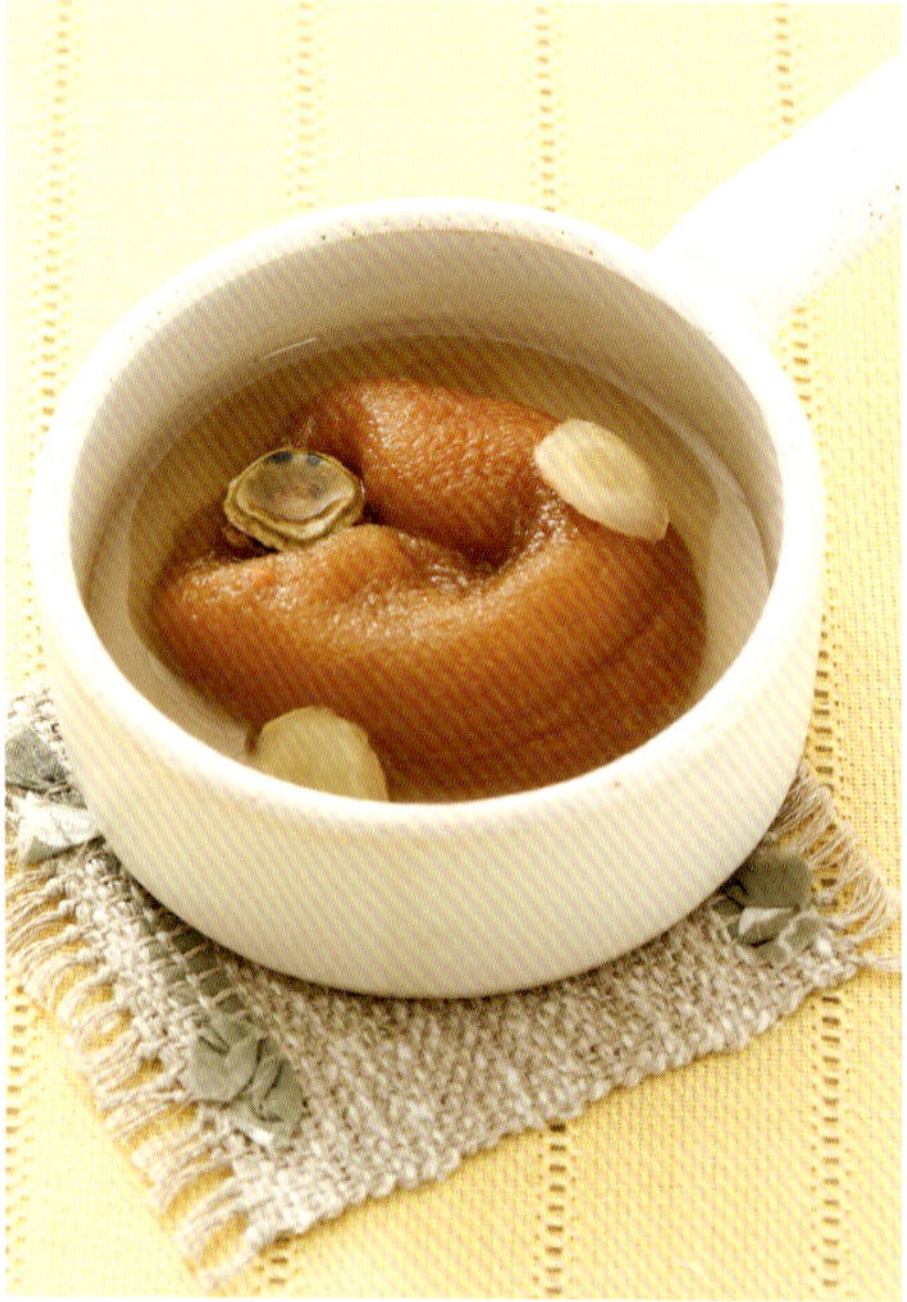

干し柿のショウガコンポート

材料(作りやすい分量)

●干し柿…4個
●A
　ショウガの薄切り…50g
　白ワイン…2カップ
　水…3カップ
●はちみつ…大さじ2

作り方

❶鍋にAを入れ、半分の量になるまで煮詰める。ショウガを10枚残して取り除き、はちみつを加えて火を止める。粗熱が取れたら冷蔵庫で冷やす。
❷密閉保存容器に干し柿を入れ①をかぶるくらいまで注ぎ、ひと晩冷蔵庫において味をふくませる。

秋 果

かりん

花梨

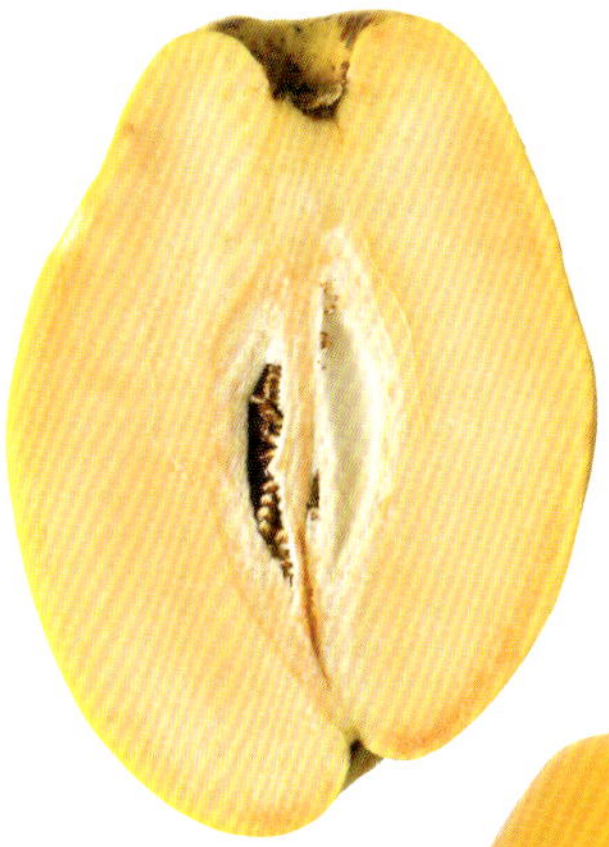

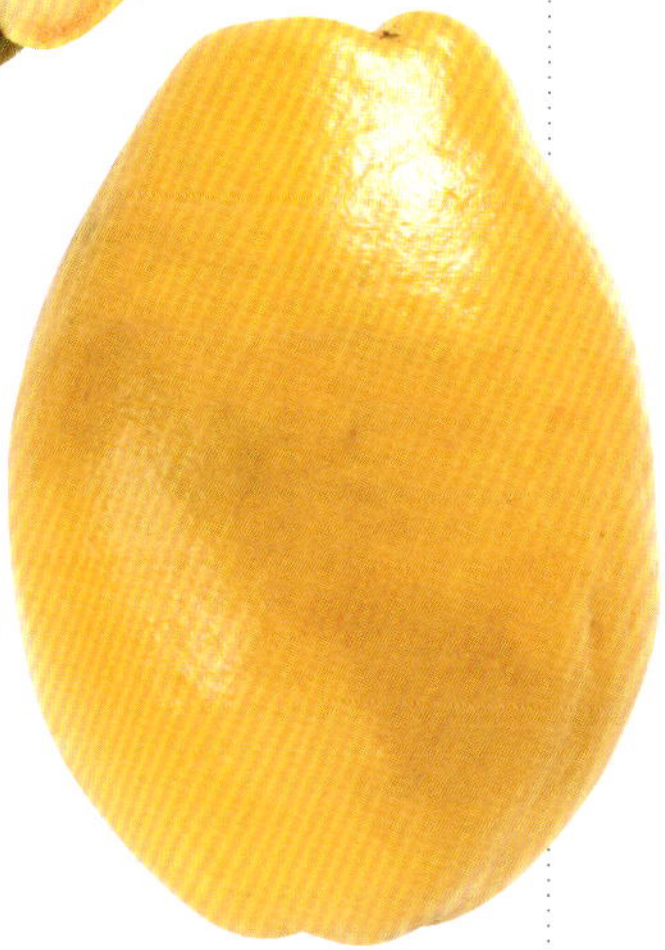

皮にハリとツヤがあり、ふっくらと丸いもの。香りが強いものを選ぶ

肺を潤し、乾燥を防ぐ。咳止めやぜんそく予防に

津液を補い乾燥の症状を防ぐカリンは、髪のパサつき、目の充血、便秘の改善に適した食材です。咳を止め、ぜんそくを予防し、痰を取り除く作用もあります。これらの症状は乾燥した秋に起こりやすいので、「カリンはちみつ」をつくり、お茶代わりに飲んで予防するとよいでしょう。

また、弱った胃の働きを高めるので、食欲不振、消化不良、吐き気、胃のむかつきなどを抑えます。酒の毒を消す働きもあるので二日酔いにもおすすめです。

✚効果アップの組み合わせ

のどのトラブルを解消する

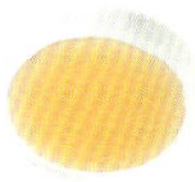

✚はちみつ

のどに潤いを与える作用をもつカリンとはちみつの組み合わせは、のどのトラブル全般にむいています。のどの腫れやかすれ声の時に、お湯で割って飲むとよいでしょう。

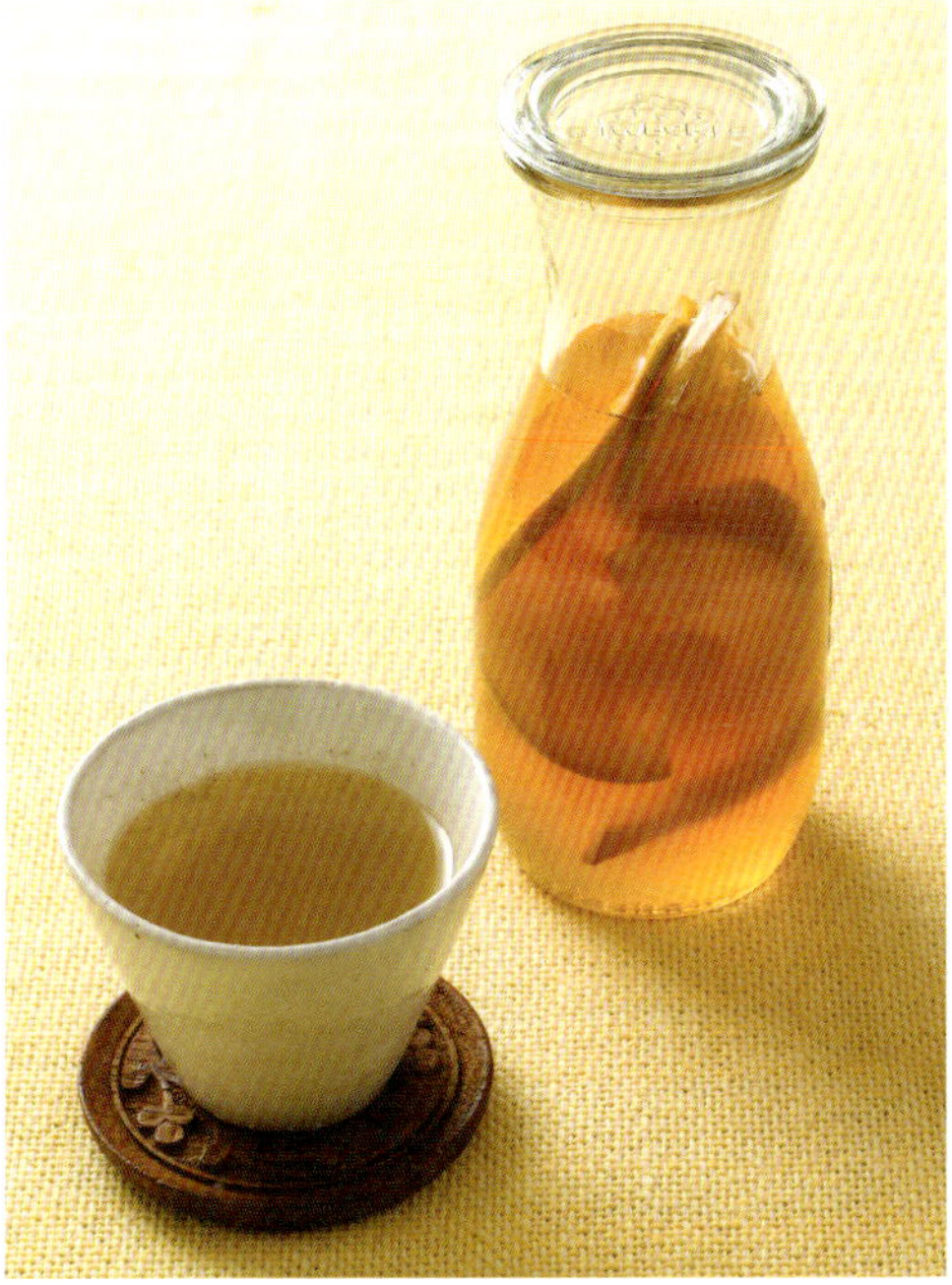

カリンはちみつ

材料（作りやすい分量）

- ●カリン…2個
- ●はちみつ…適量

作り方

❶カリンは水で洗い、水気をよくふき取る。薄切りにし、種は水洗いして水気をふき取りティーバッグに入れる。

❷煮沸消毒した保存瓶に、カリンと種を入れ、カリンがかぶるくらいまではちみつを注ぐ。

❸冷暗所で保存し、2日に一度瓶をゆすってカリンのエキスをなじませる。2～3カ月で完成し、お湯で割って飲むことができる。

五味◉酸・渋

五性◉平

帰経◉肺・胃・肝

体質◉気虚・陰虚・気滞

果 秋 きんかん 金柑

●保存法

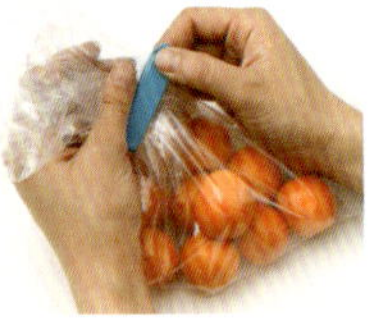

ビニール袋に入れて口を閉じ、冷蔵庫に入れて保存する。

のどのトラブルが多く、ストレスをためやすい人に

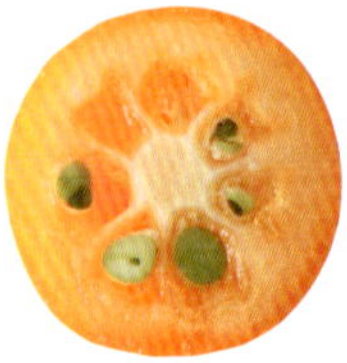

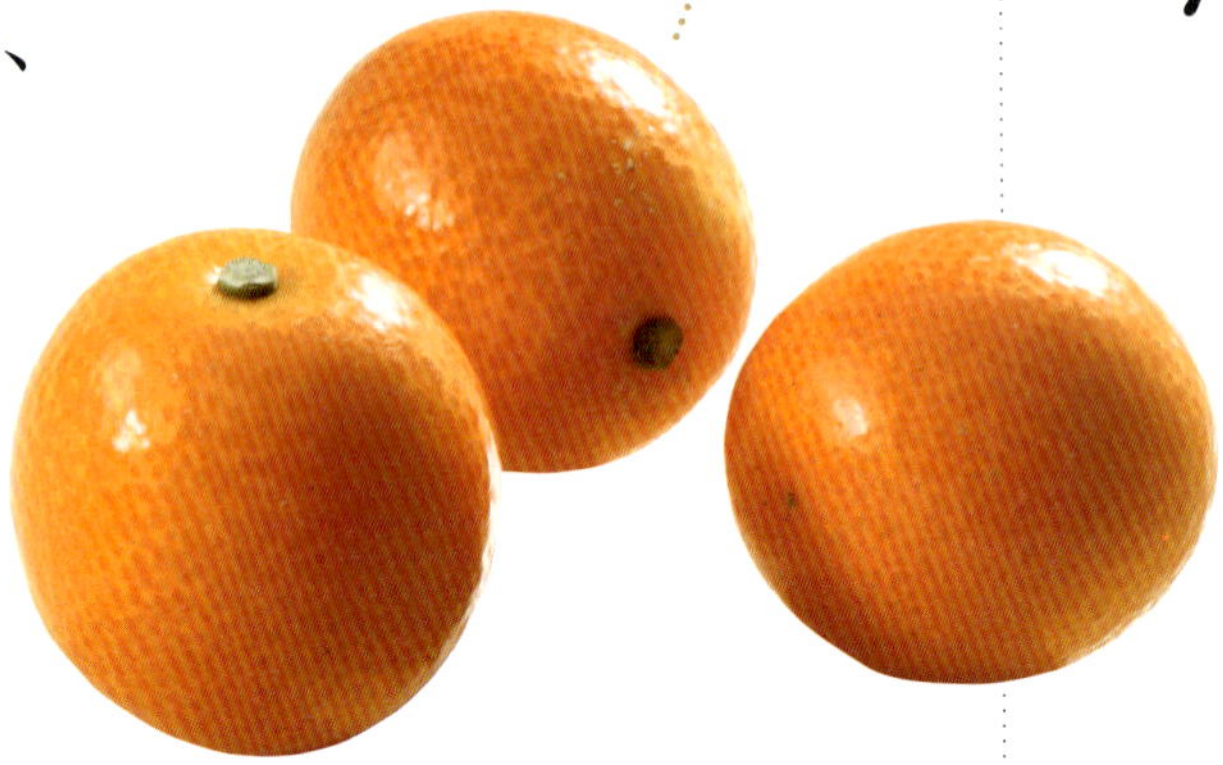

昔からカゼやのどの痛みによい民間薬として使われているキンカン。薬膳でも咳や痰を止め、のどを潤す作用があるといわれています。口やのどが乾燥する人や、のどに痛みがある人は、積極的に食べるとよい食材です。

また、さわやかな香りで、滞った気の巡りを活発にする作用があり、落ち込みを防ぎ、お腹の張りや不眠など、ストレスで起きる症状に適しています。二日酔いの予防にもよいので、お酒を飲んだ時のデザートにもむいています。

✚効果アップの組み合わせ

のどの痛みやかすれ声に

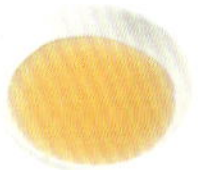

✚はちみつ

キンカンとはちみつには、のどを潤す作用があります。口の渇きを防ぎ、のどの痛み、かすれ声を改善するので、のどが弱い人は常食するとよいでしょう。

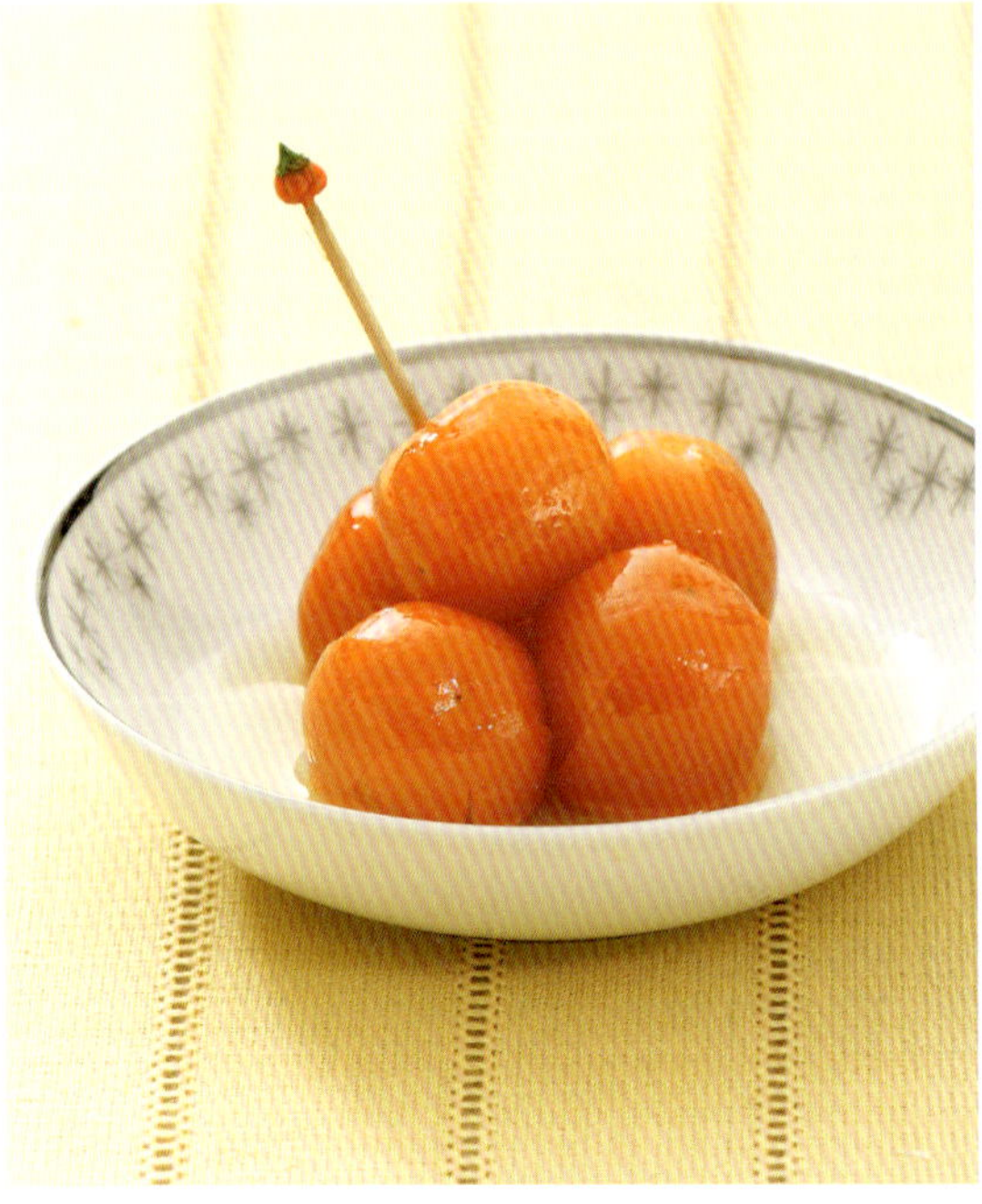

キンカンの甘露煮

材料(作りやすい分量)
- ●キンカン…300g
- ●米酢…¼カップ
- ●水…¾カップ
- ●はちみつ…大さじ3

作り方

1. キンカンは水でよく洗い、ヘタを取り除く。縦に5ケ所切れ込みを入れ、水に10分漬けてアクを取る。
2. 鍋にキンカン、米酢、水、はちみつを入れ、弱めの中火で煮る。
3. アクが浮いてきたらきれいに取り、煮汁が⅓程度になったら火を止める。

五味◉辛・酸・甘
五性◉温
帰経◉肺・脾・胃・肝
体質◉陽虚・気滞・瘀血・湿痰

▼きんかん ▼ざくろ

秋 果

ざくろ

石榴

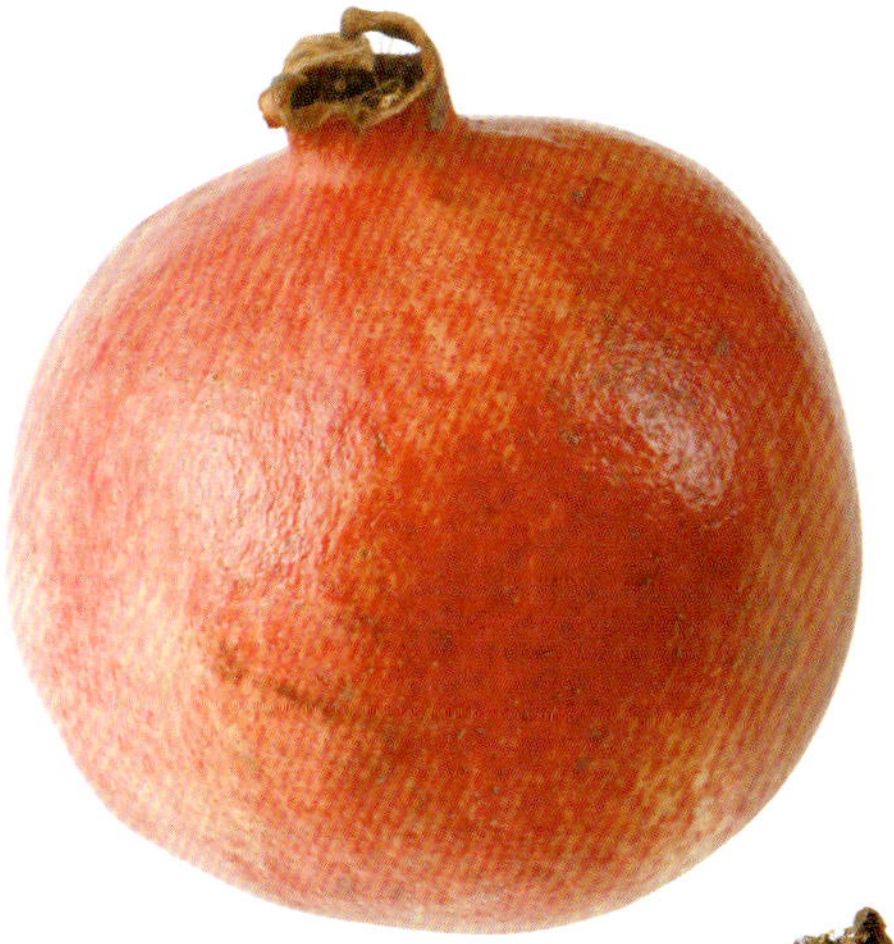

皮の色が濃いものがよい。熟すと割れるが、割れ過ぎるとカビが生えやすくなるので注意

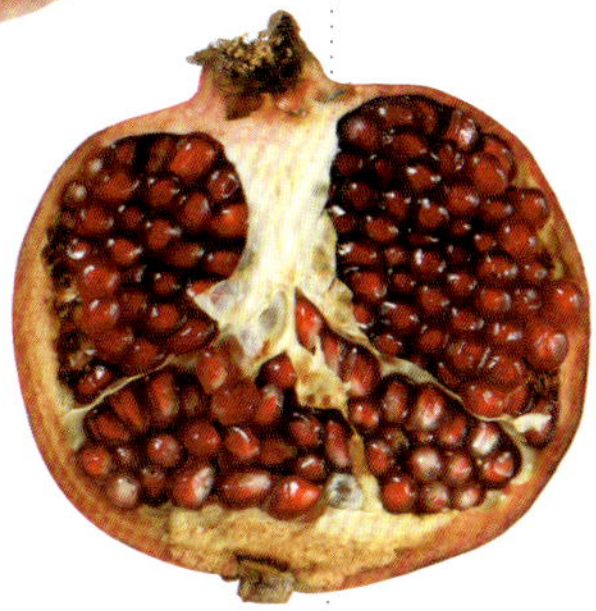

咳や下痢、女性の不調の改善に

ザクロは、津液をつくり出し、口やのどの渇きを抑える働きがあります。咳や痰、のどの痛み、声がれの症状を改善し、乾燥からのどを守ってくれるので、秋に適した食材です。

また、腸の働きを正常にする作用があり、慢性的な下痢の症状緩和にも役立ちます。

さらに、体を温める働きがあるので、血行不良の解消に効果的。なかでも、肌のくすみや生理痛など、女性のトラブルにむいている食材です。

●下ごしらえ

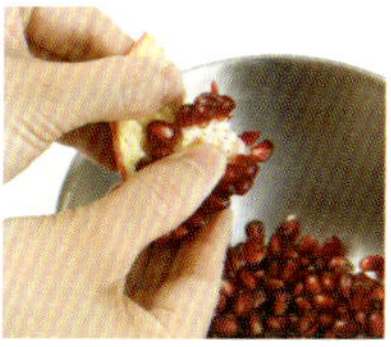

外の皮を割って、手で中の実をつぶさないようにやさしく取り出す。

豆知識

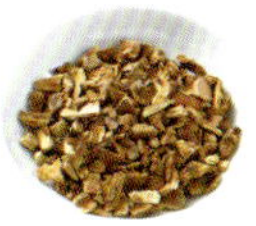

石榴皮
（セキリュウヒ）

ザクロの果皮からつくられたものが、生薬の「石榴皮」です。下痢や脱肛の改善を促します。殺虫作用もあるので寄生虫にも効果があるといわれています。また、ザクロの花には止血作用があり、ザクロは昔から広く利用されていました。

五味●甘・酸・渋
五性●温
帰経●肺・胃・大腸・腎
体質●気虚・陽虚・気滞・瘀血

✚効果アップの組み合わせ

体を温める作用がアップ

✚酢

ザクロと酢には、温めて血の流れを促す作用があります。冷え、肩こりなど、血行不良の症状改善によいでしょう。お湯で割ったり、ソースとして使う方法がおすすめ。

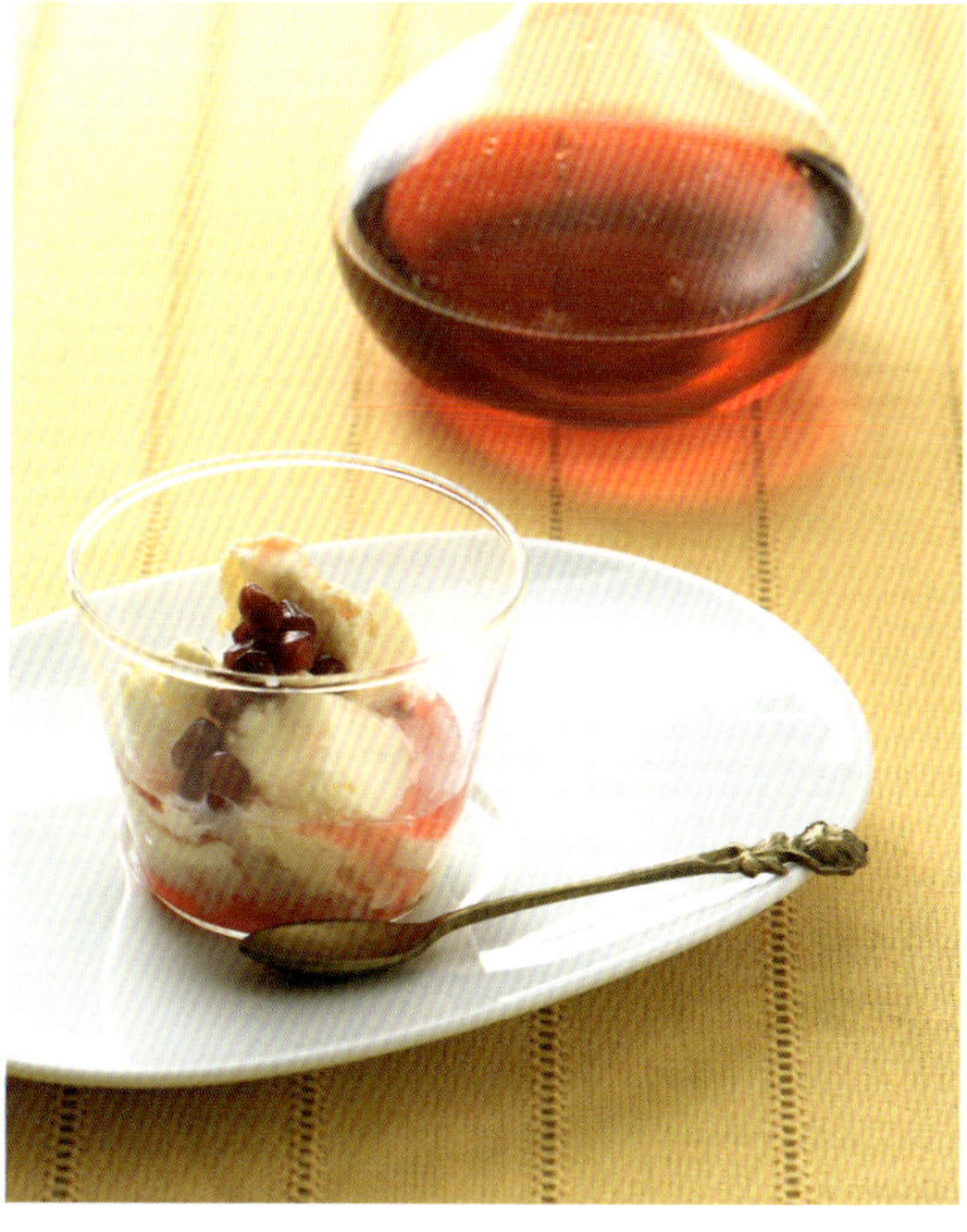

ザクロ酢

材料（作りやすい分量）

- ●ザクロの実…200g（約1個分）
- ●米酢…1カップ
- ●氷砂糖…100g

作り方

❶煮沸消毒した保存瓶に、ザクロの実、氷砂糖の順に入れ、上から米酢を注ぐ。

❷冷暗所で保存し、1日1回は全体を混ぜる。約2週間後に完成。赤く色づいたら酢を使うことができる。保存する時は、実を取り出す。実はジャムやお菓子づくりに利用するとよい。

※マスカルポーネチーズにかけて食べるとおいしい。

秋 果 なし

梨

潤いを与えて熱を冷ます。のどの渇きや扁桃腺に

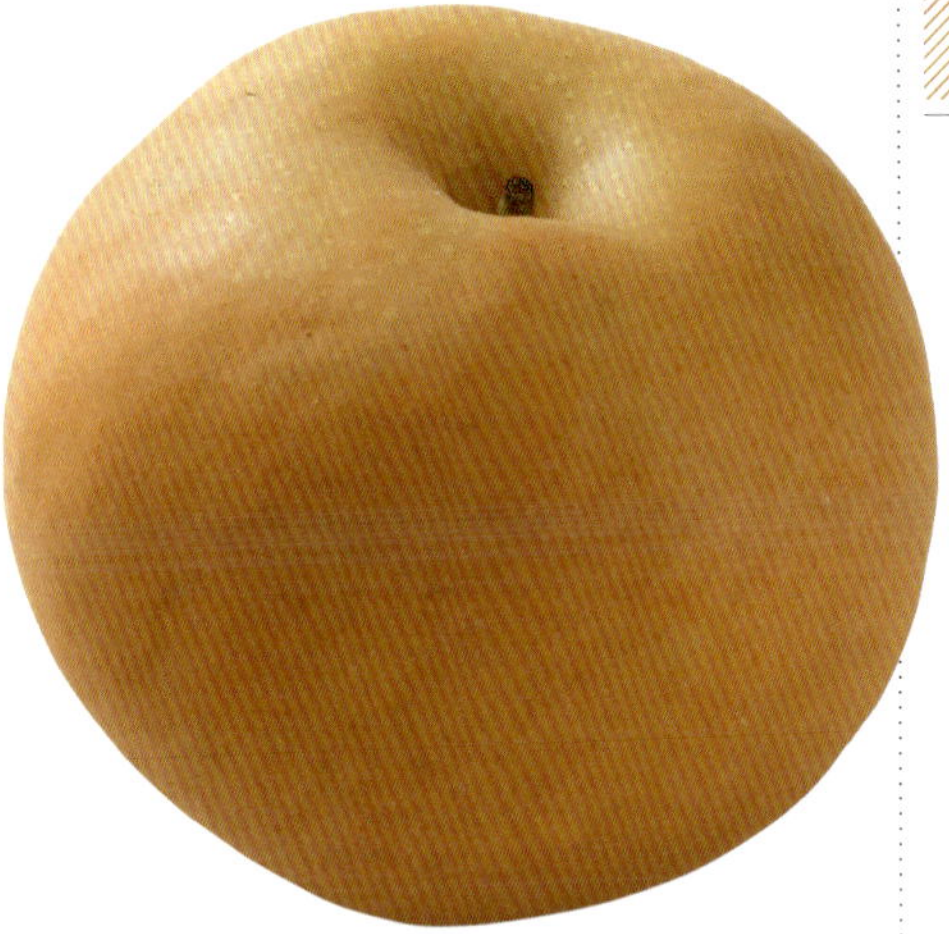

古くから中国で「百果《ひゃっか》の宗《そう》」と呼ばれ、珍重されてきた梨。潤いを与えて、体の熱を冷ます作用があるので、空気が乾燥している中国では大切な果物だったと考えられます。肌の乾燥、髪のパサつき、のどの痛み、から咳、発熱をともなうカゼ、痰が出る時におすすめです。ジュースやデザートスープにするなど食べやすく調理するとよいでしょう。

ただし、寒性の食材なので、同じ寒性の食材や生ものなどと一緒に食べるのは避けましょう。

● 保存法

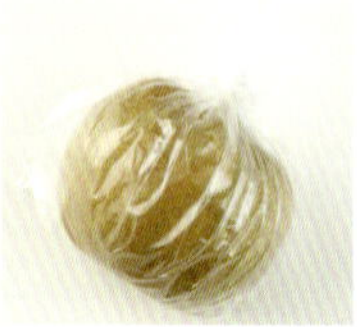

ビニール袋に入れて冷蔵庫で保存する。

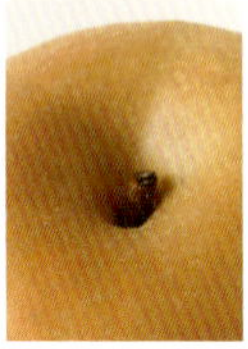

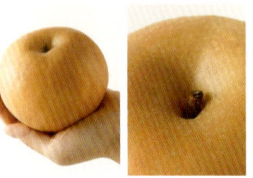

ずっしりと重く、軸が太めでしっかりとしたものがよい。色ムラや傷のないものを選ぶ

五味◉甘・微酸
五性◉寒
帰経◉肺・胃
体質◉陰虚・気滞

✚効果アップの組み合わせ

のどを潤す定番コンビ

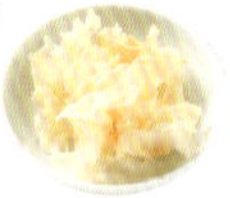

＋銀耳〈白キクラゲ〉

梨と銀耳《ぎんじ》は、肺を潤す黄金コンビです。空気が乾燥した中国の定番デザートで、のどの痛み、から咳、かすれ声の予防に適しています。温めて食べるとよいでしょう。

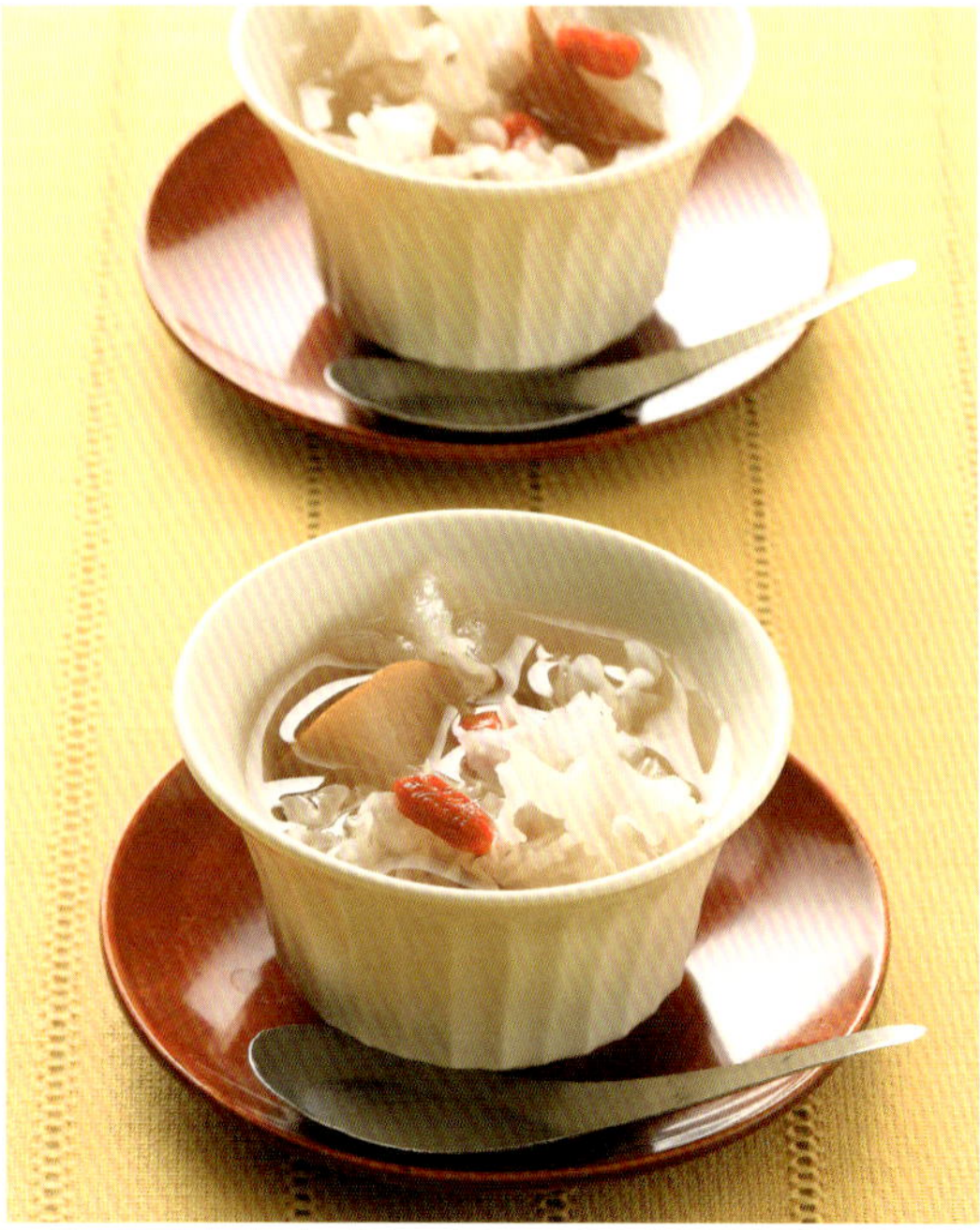

梨と銀耳の糖水

材料(2人分)

- ●梨…1個
- ●銀耳〈白キクラゲ〉…5g
- ●枸杞子〈クコの実〉…5g
- ●氷砂糖…25g
- ●水…4カップ

作り方

1. 銀耳はたっぷりの水で戻し、石づきを取って食べやすい大きさに切る。
2. 梨はよく洗って、皮のまま食べやすい大きさに切る。
3. 土鍋にすべての材料を入れて弱火で40分ほど煮込み、器に盛る。

▼なし ▼ぶどう

秋 果

ぶどう

葡萄

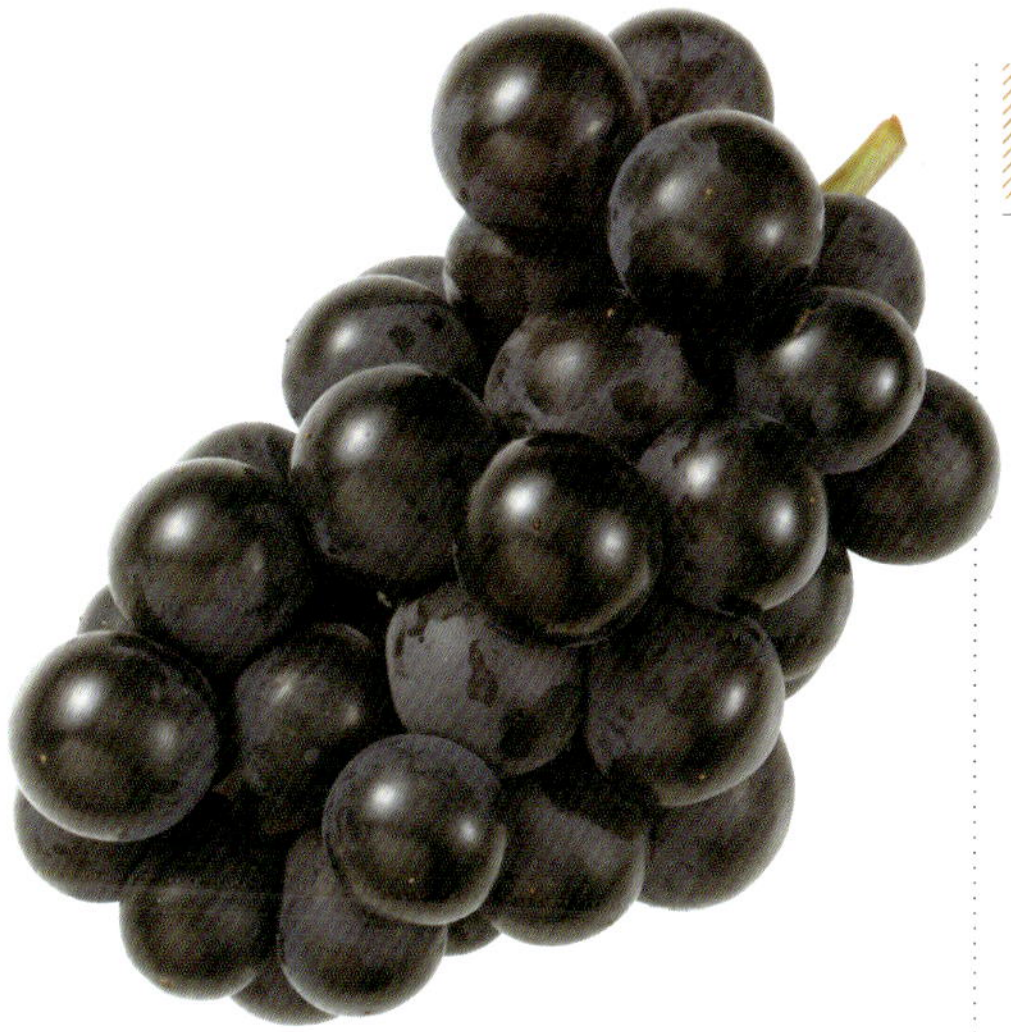

疲労、めまい、むくみにも

気と血を補う作用があるブドウ。力が出ない、食欲不振、息切れなど、気の不足が引き起こす症状や、貧血、目のかすみ、めまい、生理不順など、血の不足が起こす症状の改善に適しています。また、肝と腎の働きを高める作用もあるので、アンチエイジングによい食材です。妊娠中に胎児を安定させる「安胎《あんたい》」の作用もあります。

さらに、利尿作用があるので、むくみを解消します。余分な水分が体にたまっている湿痰体質や湿熱体質にも有効です。

保存法

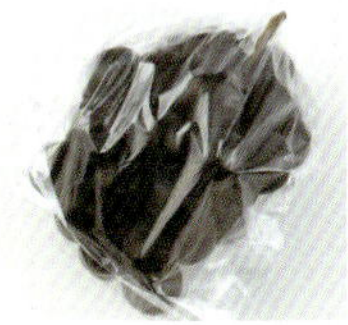

洗わずに、ビニール袋に入れて冷蔵庫で保存する。

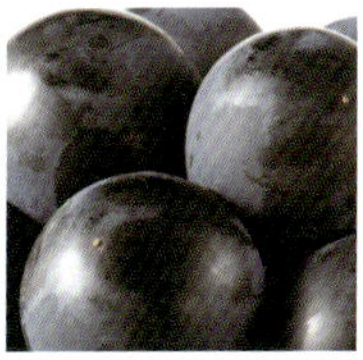

表面に白い粉〈ブルーム〉がつき、粒が揃ったものがよい

＋効果アップの組み合わせ

腎を高める作用がアップ

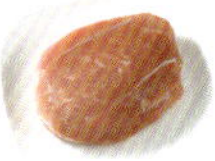

＋豚肉

ブドウと豚肉は、腎の機能を高める作用があります。成長促進、足腰の痛み、白髪予防などに効果があるので、老化防止にもおすすめの組み合わせです。

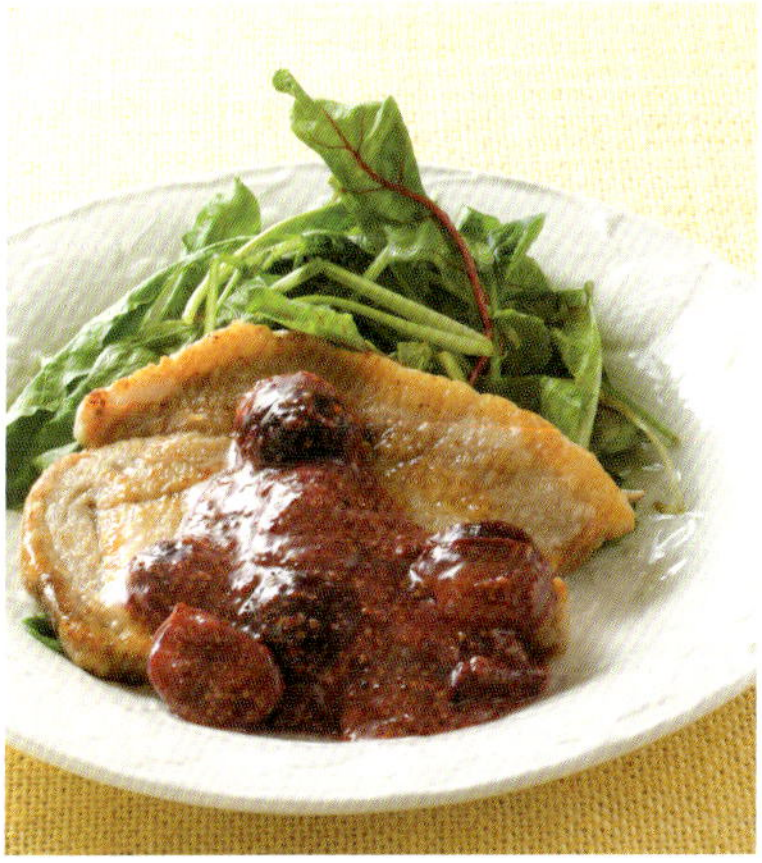

豚のソテーブドウソース

材料(2人分)

- 豚ロース厚切り肉…2枚
- 塩、こしょう…各少々
- 薄力粉…大さじ1　●サラダ油…小さじ2
- A
  - ブドウ…大10粒　バター…15g
  - 粒マスタード…大さじ2
  - 白ワイン…大さじ3　塩…少々
- B
  - コーンスターチ…小さじ½　水…小さじ2
- 粗びき黒こしょう…少々
- ミックスリーフ…適量

作り方

1. 豚肉は縮みを防ぐため包丁で脂身と赤身の間の筋を切り、塩、こしょうをふって薄力粉をまぶす。ブドウは皮のまま半分に切り、種がある場合は取る。
2. フライパンにサラダ油を中火で熱し、豚肉を入れ両面を色よく焼き、ミックスリーフをのせた皿に盛る。
3. ②のフライパンの余分な油をふき取り、Aを入れて中火にかける。ブドウの汁気が出てきたら、Bを加えてトロミをつける。豚肉の上にかけ、粗びき黒こしょうをふる。

豆知識

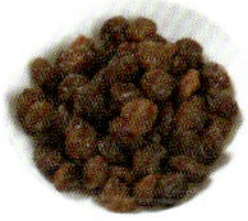

干しブドウ

ブドウを乾燥させた「干しブドウ」は、そのまま食べることもでき、お菓子や料理にも気軽に使える便利食材です。

五味◉甘・酸

五性◉平

帰経◉肺・脾・肝・腎

体質◉気虚・陽虚・血虚・陰虚・湿熱・湿痰

秋 果

りんご
林檎

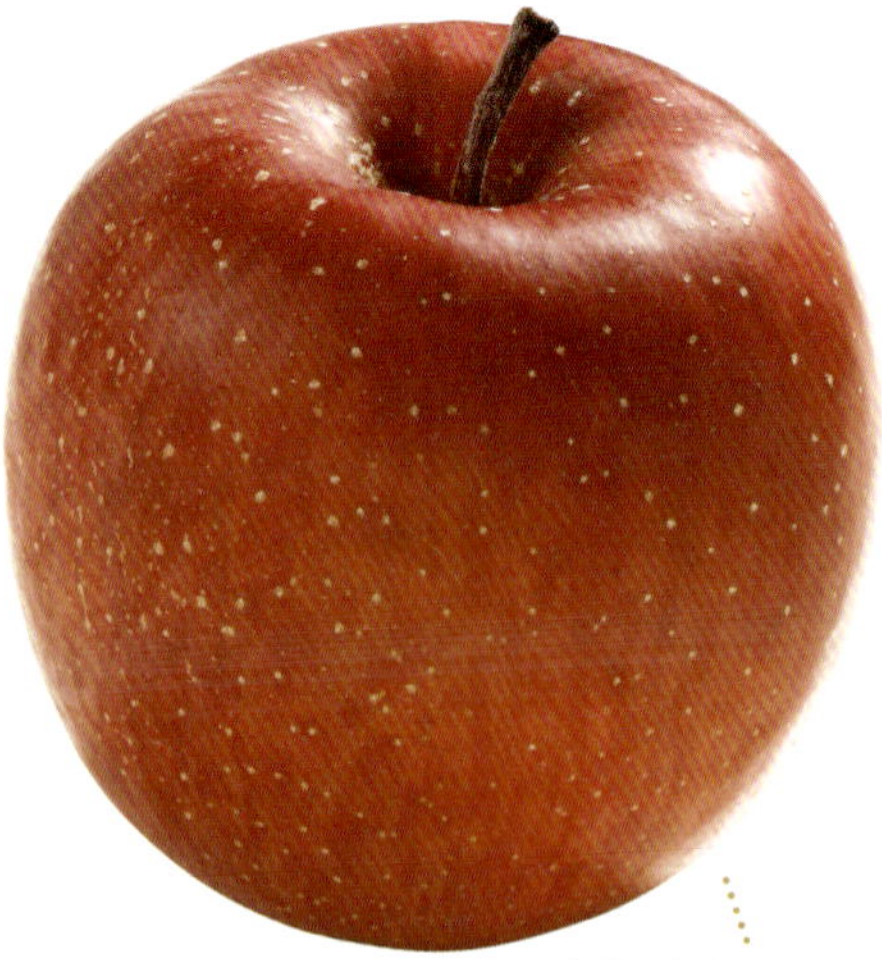

全体に色が回っているもの。ハリがありずっしりと重いもの。軸が太く、ピンとしているもの

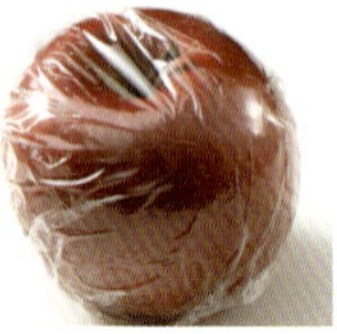

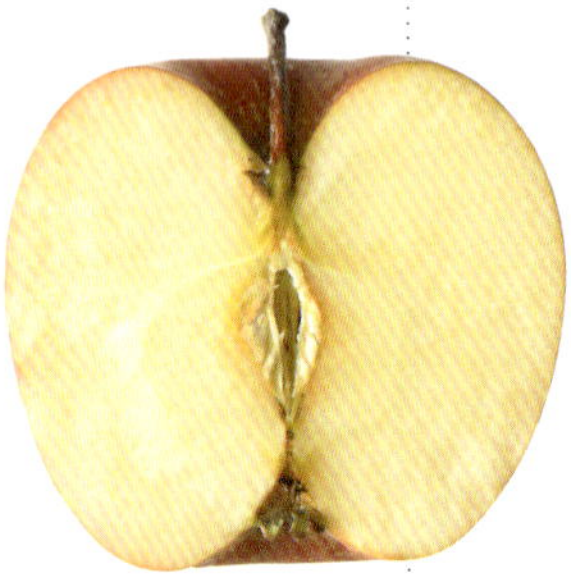

● 保存法
ぴったりとラップをするかビニール袋に入れ、冷蔵庫へ。冷蔵すると長期保存も可能。

ストレス性の熱の症状や、秋の乾燥に

体内にこもった余分な熱を抑える作用があるので、イライラや興奮、のぼせ、ほてりの改善に有効です。ストレスがたまって疲れやすい時は、常食するとよいでしょう。また潤いを与える作用があるので、秋に多い乾燥の症状改善に適しています。とくに肺を潤して働きを高めるので、のどの渇きや咳に効果的です。

　さらに脾の働きを高め、下痢や便秘を解消し、食欲を促す作用があります。吐き気を抑える作用もあり、二日酔いにも有効です。

✚ 効果アップの組み合わせ

美肌力がアップ

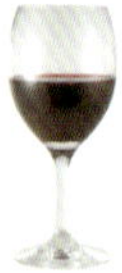

✚ 赤ワイン

体に水分を補うリンゴと、体を温める赤ワインは、潤いのある美しい肌をつくる組み合わせです。干しブドウを加えると、より効果が期待できます。

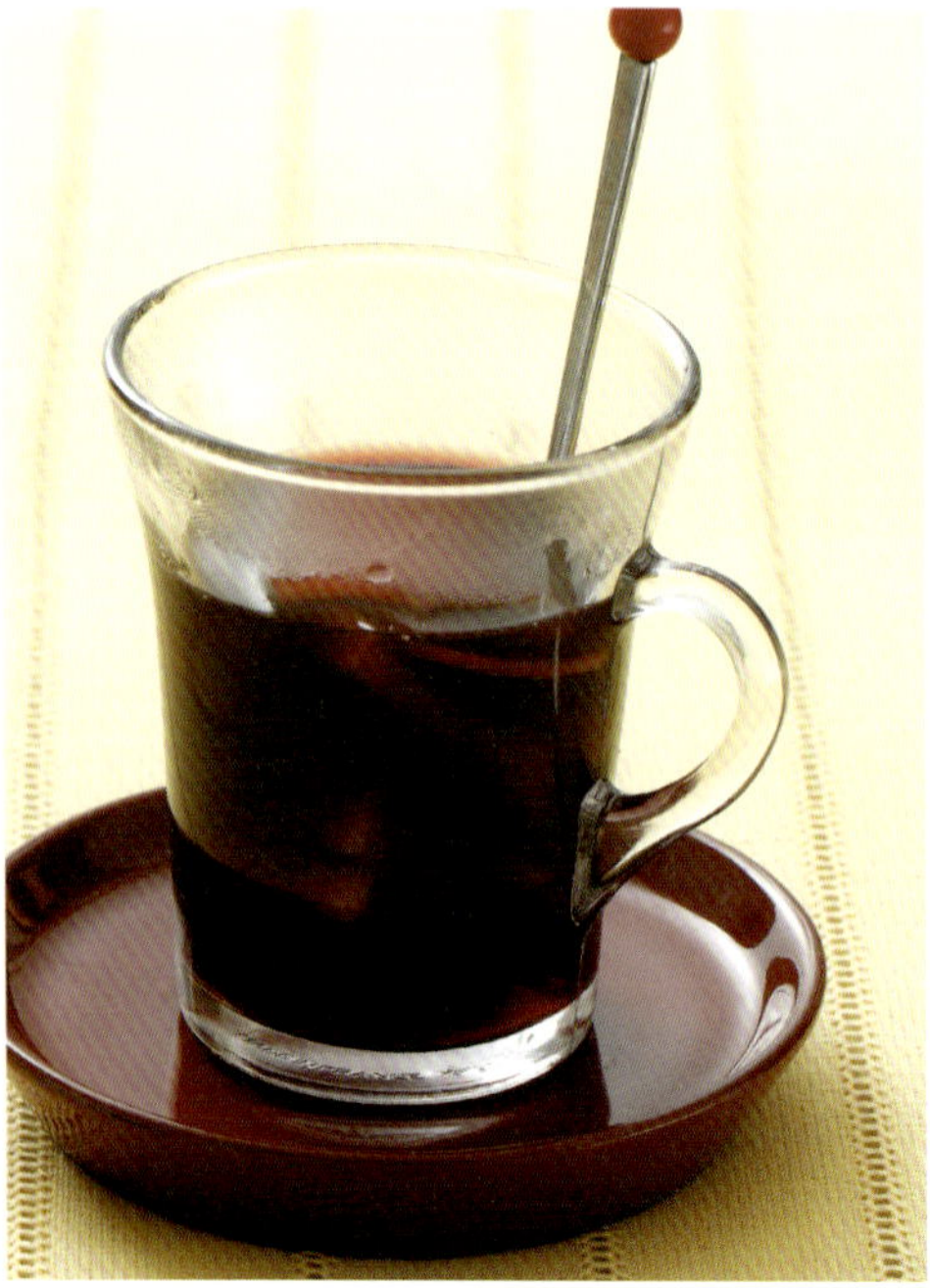

リンゴのホットワイン

材料（2人分）

- ●リンゴ…½個
- ●A
  - 水…¾カップ
  - ショウガの薄切り…1かけ分
  - シナモンスティック…1本
  - はちみつ…大さじ2 ½
- ●赤ワイン…1 ½カップ

作り方

1. リンゴは縦半分に切ってから2㎜厚さのくし形切りにする。
2. 鍋にリンゴとAを入れて中火にかけ、煮立ったら弱めの中火にして5分ほど煮る。
3. 赤ワインを加えて中火にし、沸騰したら火を止めて耐熱の器に注ぐ。

五味◉酸・甘
五性◉平
帰経◉肺・脾・腎・肝
体質◉気虚・血虚・陰虚・気滞

▼りんご ▼レモン

果 秋

レモン
檸檬

熱を鎮めて、水分を補う。イライラ、肌、髪の乾燥に

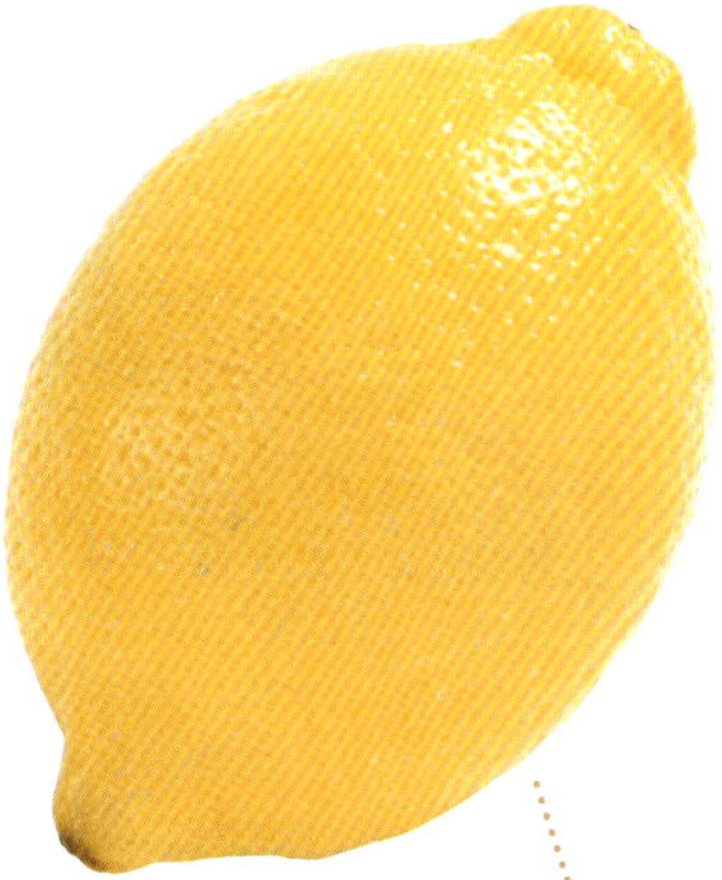

皮にハリがあり、重みのあるものがよい

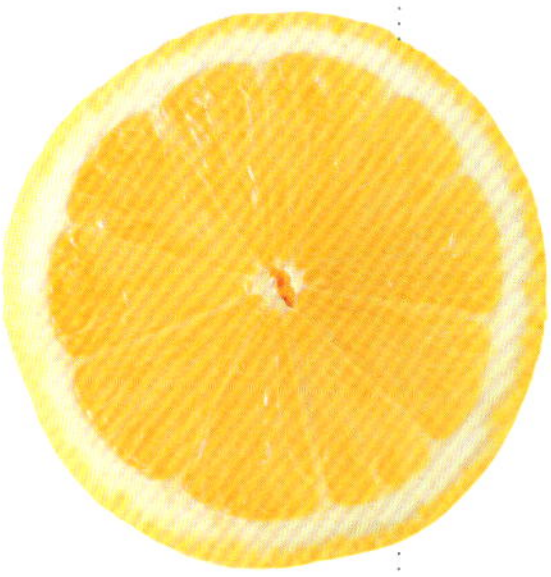

体を冷やす性質があり、イライラ、発熱、のぼせ、ほてりなど、熱の症状を改善へと導きます。また、体内の水分を増やすので、口やのどの渇き、から咳、ドライアイ、肌や髪の乾燥にもよいでしょう。夏の暑さが残る初秋に適した食材です。

さらに、「安胎《あんたい》」という妊娠中に胎児を安定させる働きがあるので、妊娠中の人にもおすすめです。

レモンの皮には、気の流れを活発にする作用があります。ストレスを感じている時は、皮ごとお茶に入れて飲みましょう。

●保存法

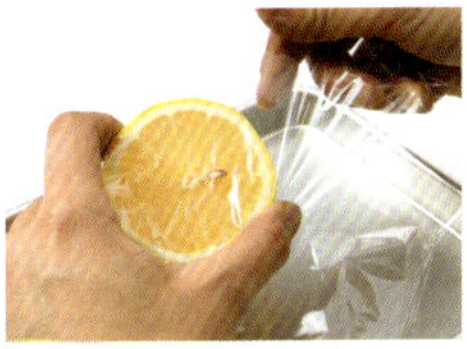

使いかけはぴったりとラップをして冷蔵し、なるべく早く使いきる。

五味◉甘・酸
五性◉平
帰経◉肺・胃
体質◉陰虚・気滞

✚効果アップの組み合わせ

残暑の暑さをクールダウン

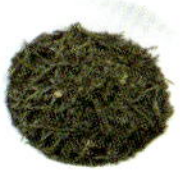

✚緑茶

レモンと緑茶には、体内の熱を冷まし、潤いを与える作用があります。残暑を過ごしやすくしてくれ、怒りっぽい人には感情のクールダウンによい組み合わせです。

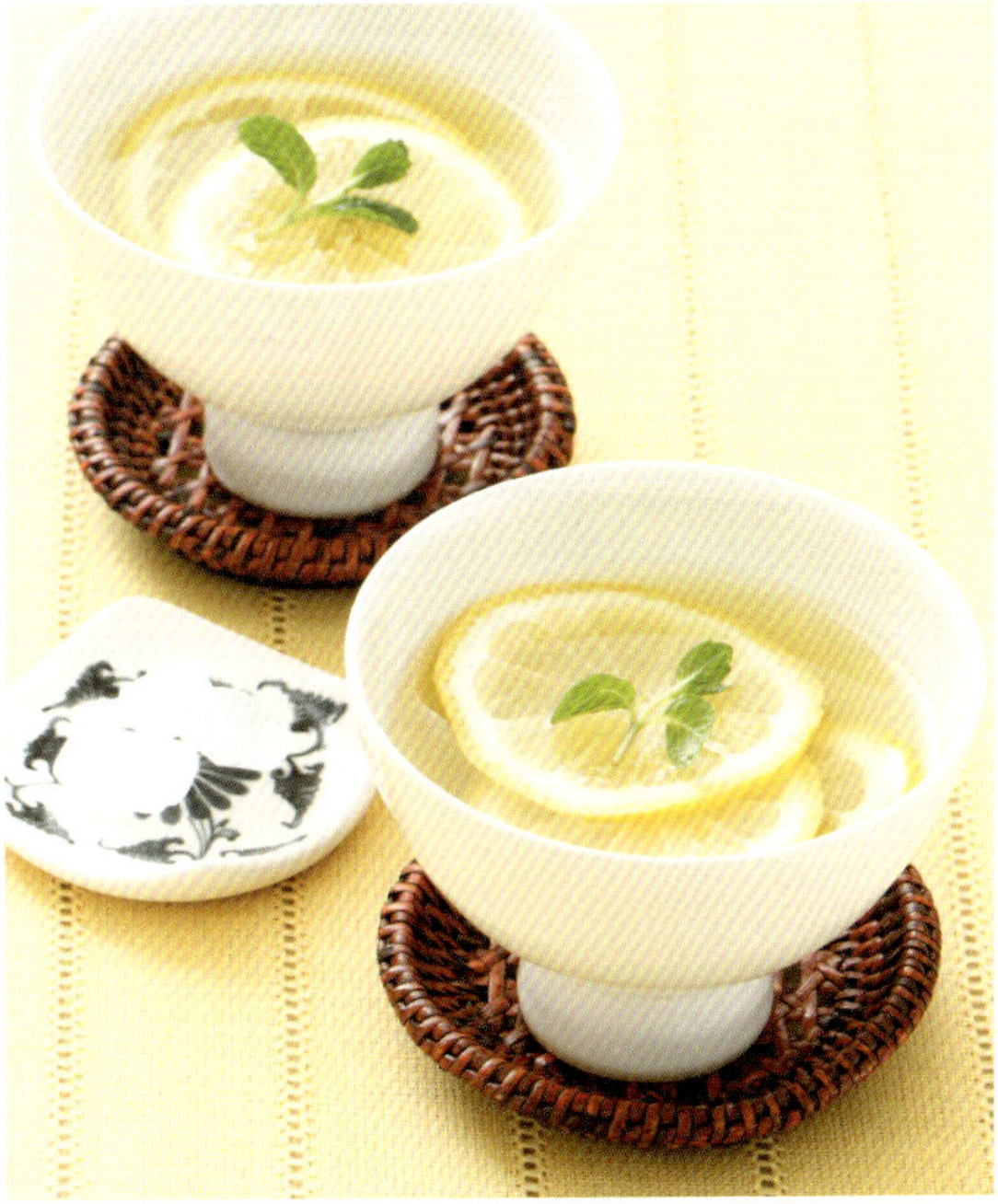

レモン緑茶

材料（2人分）
- ●レモンの輪切り…½個分
- ●緑茶…大さじ1
- ●ミントの葉…少々
- ●湯…1 ½カップ
- ●氷砂糖（好みで）…少々

作り方
1. 耐熱の器にレモンとミントを入れる。
2. 急須に緑茶と湯を入れて蒸らし、①の器に注ぐ。
3. 好みで氷砂糖を加え、溶かしながら飲む。

秋の体調改善ごはん

秋に起きやすい不調を改善する、薬膳レシピを紹介します。各料理の下で挙げている「食材の組み合わせ」を参考にアレンジしてみてもよいでしょう。

秋のカゼに

秋薬膳レシピ 1

肉だんごと銀耳の豆乳鍋

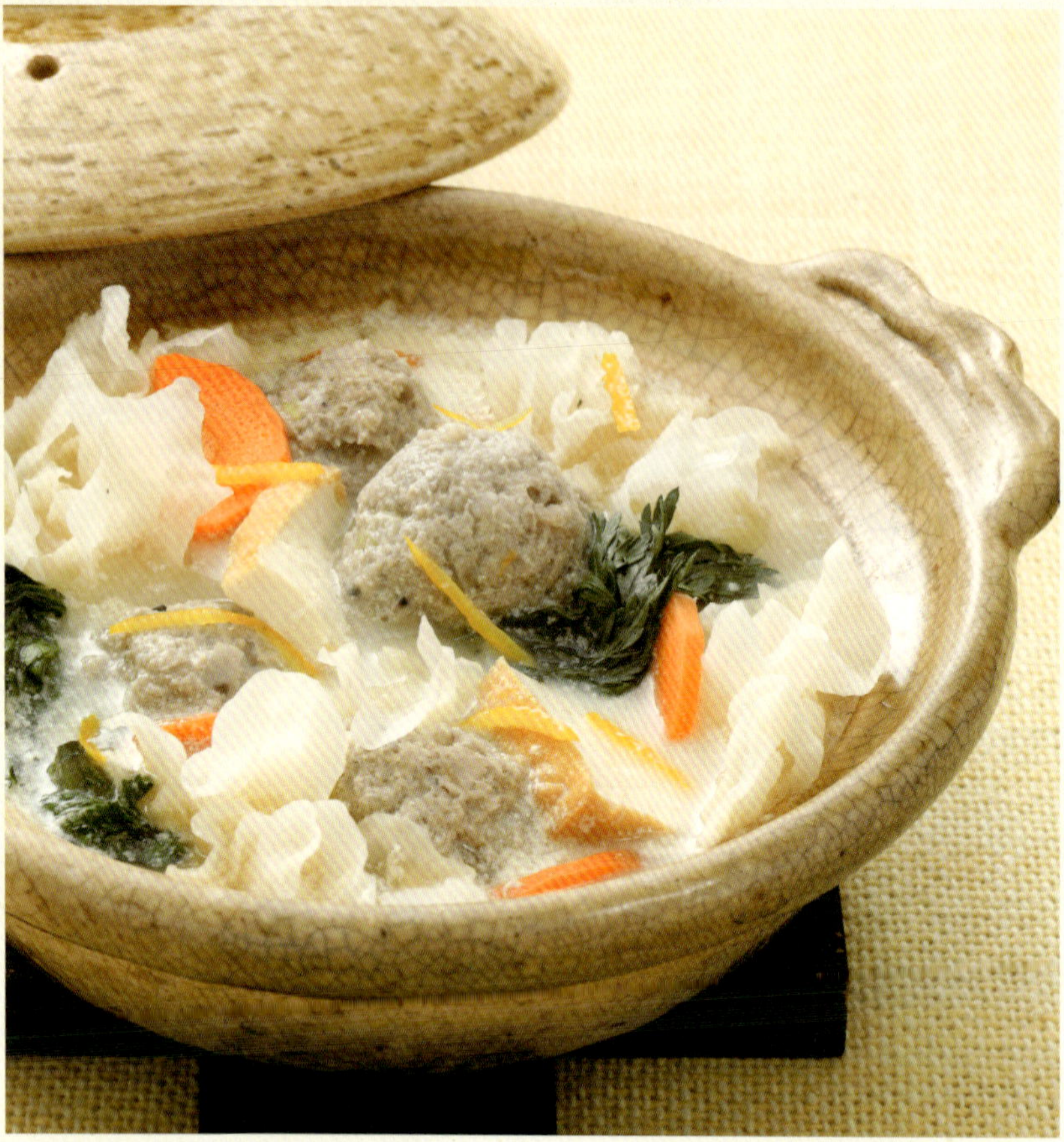

材料（2人分）

- ●肉だんご
  - 豚ひき肉…200g
  - レンコン…150g
  - ショウガみじん切り…1かけ分
  - 長ネギのみじん切り…¼本分
  - みそ…小さじ1
- ●銀耳〈白キクラゲ〉…15g
- ●ニンジン…½本　●シュンギク…½束
- ●厚揚げ…½枚
- ●カツオの水だし（P.92）…1 ½カップ
- ●みそ…大さじ2　●豆乳…1 ½カップ
- ●白すりゴマ…大さじ2
- ●ユズ皮の細切り…少々

作り方

1. レンコンは⅓量をみじん切りにし、残りはすりおろす。肉だんごの材料をボウルに入れ、手でよく混ぜる。
2. 銀耳は水で戻し、石づきを取って食べやすい大きさに切る。ニンジンは半月切りにし、シュンギク、厚揚げは食べやすい大きさに切る。
3. 土鍋にカツオの水だし（P.92参照）を入れて中火にかけ、1を丸めて落とし入れる。肉だんごが煮えたら、銀耳、ニンジン、厚揚げを加える。
4. 弱火にしてみそを溶かし、豆乳をゆっくりと注ぐ。シュンギクを加えてフタをして1分蒸し、白すりゴマとユズ皮を散らす。

レンコン　銀耳　豆乳　豚肉

肺に潤いを与える（レンコン・銀耳・豆乳）　津液を補う（豚肉）

燥邪《そうじゃ》が引き起こす秋のカゼは、口や鼻の乾燥、咳、痰、のどの痛みが特徴です。肺に潤いを与える「レンコン」「銀耳」「豆乳」、不足した津液を補う「豚肉」で症状を改善しましょう。

のぼせに

秋薬膳レシピ2

サバと豆腐の酒蒸し

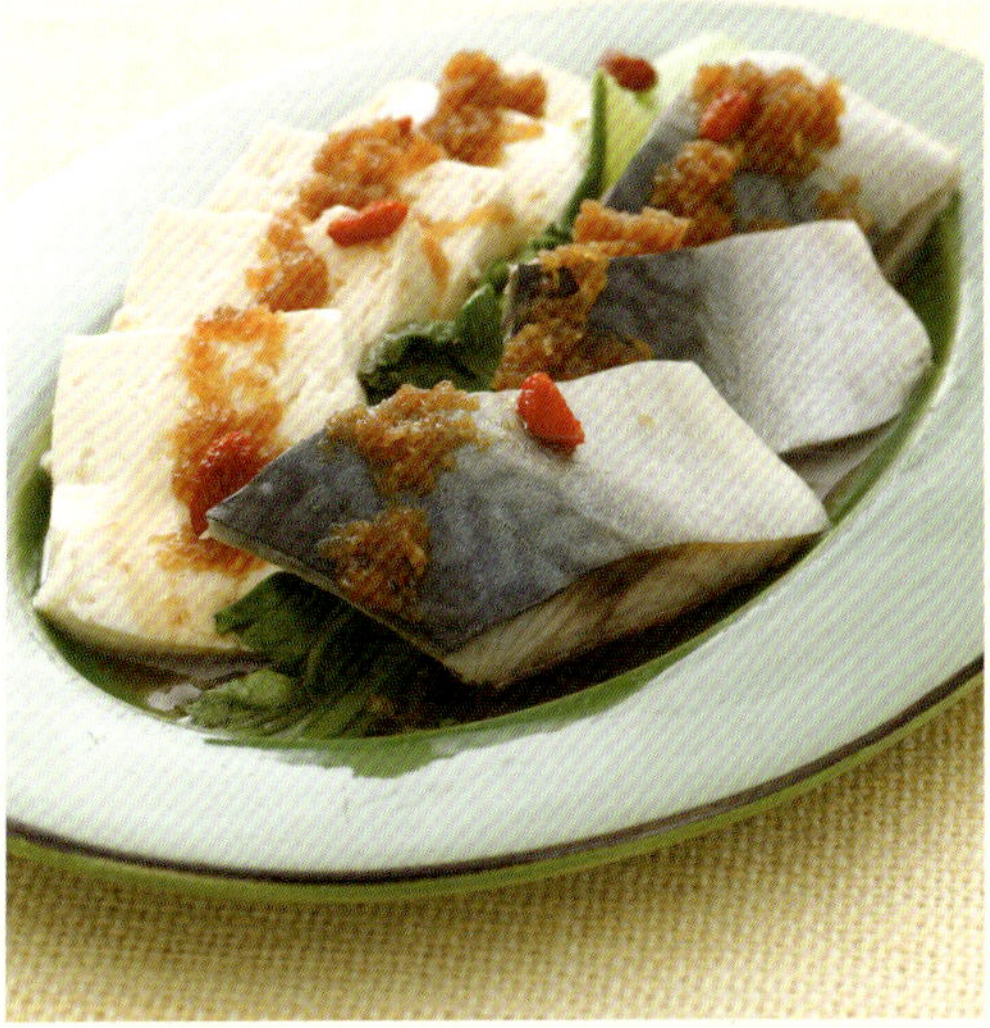

材料(2人分)

●サバの切り身…2切れ　●塩…小さじ⅓
●木綿豆腐…½丁　●チンゲンサイ…1株
●枸杞子〈クコの実〉…少々　●酒…大さじ2
●おろしソース
　ダイコンおろし…大さじ1　しょうゆ…大さじ1
　オイスターソース…小さじ1　米酢…小さじ1
　ゴマ油…小さじ1

作り方

❶サバは食べやすい大きさに切り、塩をふって10分おく。豆腐は1㎝厚さに切り、チンゲンサイはざく切りにし、枸杞子は水で戻す。ダイコンおろしは軽く水気を切り、ほかのソースの材料とよく混ぜておく。
❷フライパンに水気をふき取ったサバ、豆腐、チンゲンサイ、酒を入れ、フタをして中火にかける。煮立ったら火を弱め、8～10分ほど蒸し煮にする。
❸蒸し上がった②を器に盛り、おろしソースをかけ、枸杞子をのせる

豆腐　枸杞子　サバ　チンゲンサイ　ダイコン
潤いを与える　体を冷やす

体内の乾燥は、熱を冷ます働きを弱めます。改善には、潤いを与え、体を冷やす食材を取りましょう。

肌あれ・乾燥肌に

秋薬膳レシピ3

手羽先と甘栗のオイスター煮

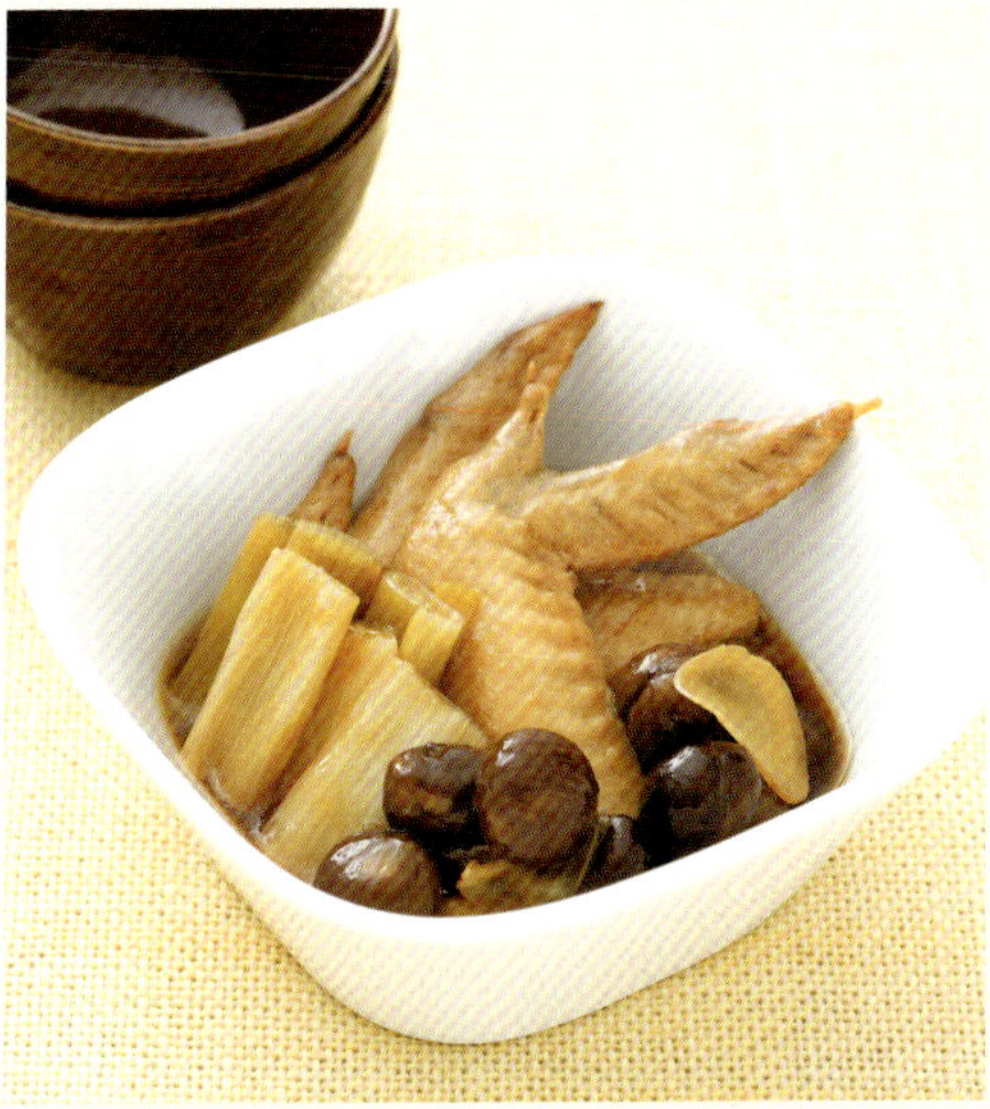

材料(作りやすい分量)

●手羽先…8本
●長ネギ…½本
●ショウガの薄切り…1かけ分
●A
　酒…大さじ1
　オイスターソース…大さじ2
　しょうゆ…大さじ1
　はちみつ…小さじ2
　水…1 ½カップ
●むき甘栗…70g

作り方

❶手羽先は骨にそって切り込みを入れ、熱湯でサッとゆでて水気をふき取る。長ネギは4㎝長さに切る。
❷鍋に手羽先、ショウガ、Aを入れて中火にかけ、ひと煮立ちしたら火を弱めて15分煮る。
❸アクが出たらきれいに取り、長ネギと甘栗を加えて5分ほど煮て味をふくませる。

はちみつ　手羽先　栗　ショウガ　ネギ
潤いを与える　体を温めて巡りをよくする

燥邪《そうじゃ》と冷えの影響で、肌も乾燥します。潤いを与え、体を温めて巡りをよくして予防を。

肌のしわに

五色揚げ餅あんかけ

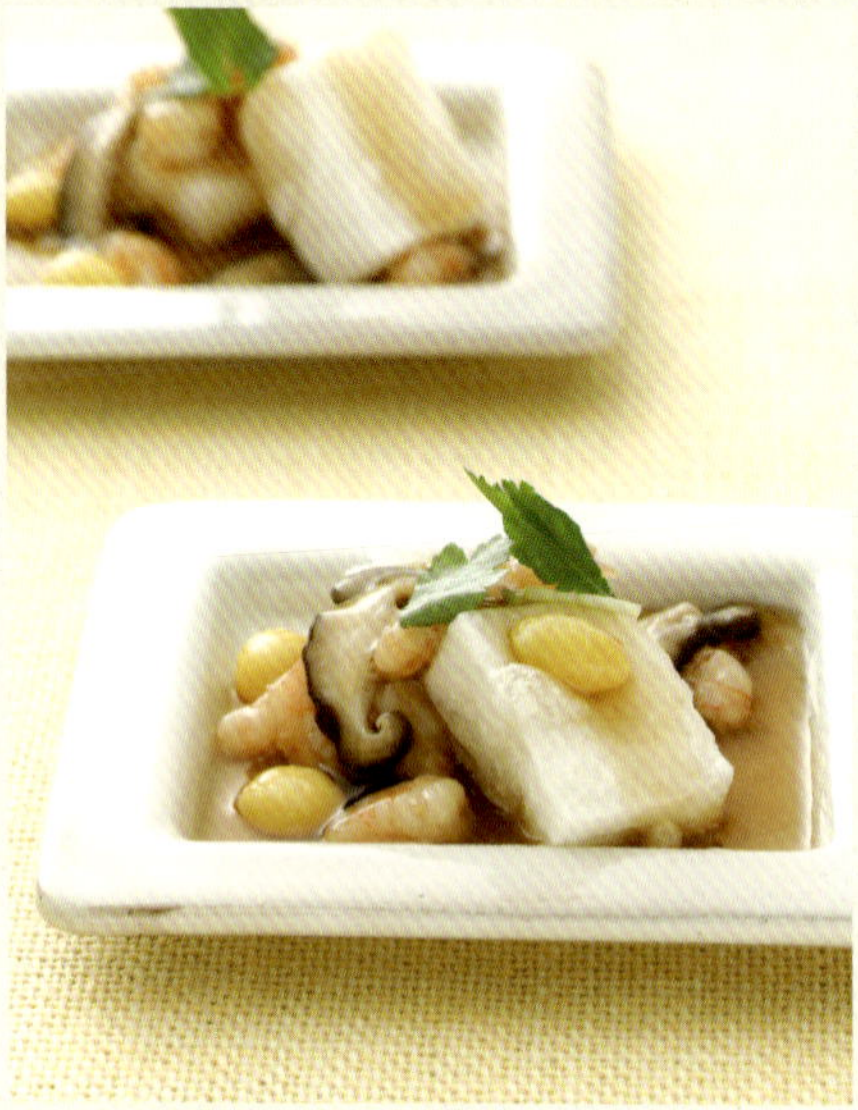

材料(2人分)

●切り餅…3個　●揚げ油…適量　●むきエビ…50g
●ゆでギンナン…10個　●シイタケ…2枚
●ミツバのざく切り…少々　●コンブの水だし(P.224)…1カップ
●A
塩…少々
酒…小さじ1
●B
酒…大さじ1　しょうゆ…小さじ2
みりん…大さじ1
●水溶き片栗粉
片栗粉…大さじ1　水…大さじ2

作り方

❶餅は半分に切る。エビは背ワタを取り、塩と片栗粉各適量(分量外)でもんでからよく水で洗い、水気を切ってAをまぶす。シイタケは薄切りにする。
❷鍋にコンブの水だし(P.224参照)とBを入れて中火にかけ、煮立ったらエビ、ギンナン、シイタケを加える。再び沸騰したら水溶き片栗粉を加えてトロミをつける。
❸揚げ油を180℃に熱し、切り餅を2～3分ほど揚げる。皿に盛り、②のあん、ミツバをのせる。

ギンナン　肺を高める
エビ　腎を高める
餅〈もち米〉　シイタケ　気を補う

肺と腎が弱まると水分代謝が乱れ、しわができやすくなります。肺と腎の機能を高め、気を補い、肌を回復しましょう。

ストレス(悲しみ、落ち込み)に

白菜とカキのミルクスープ煮

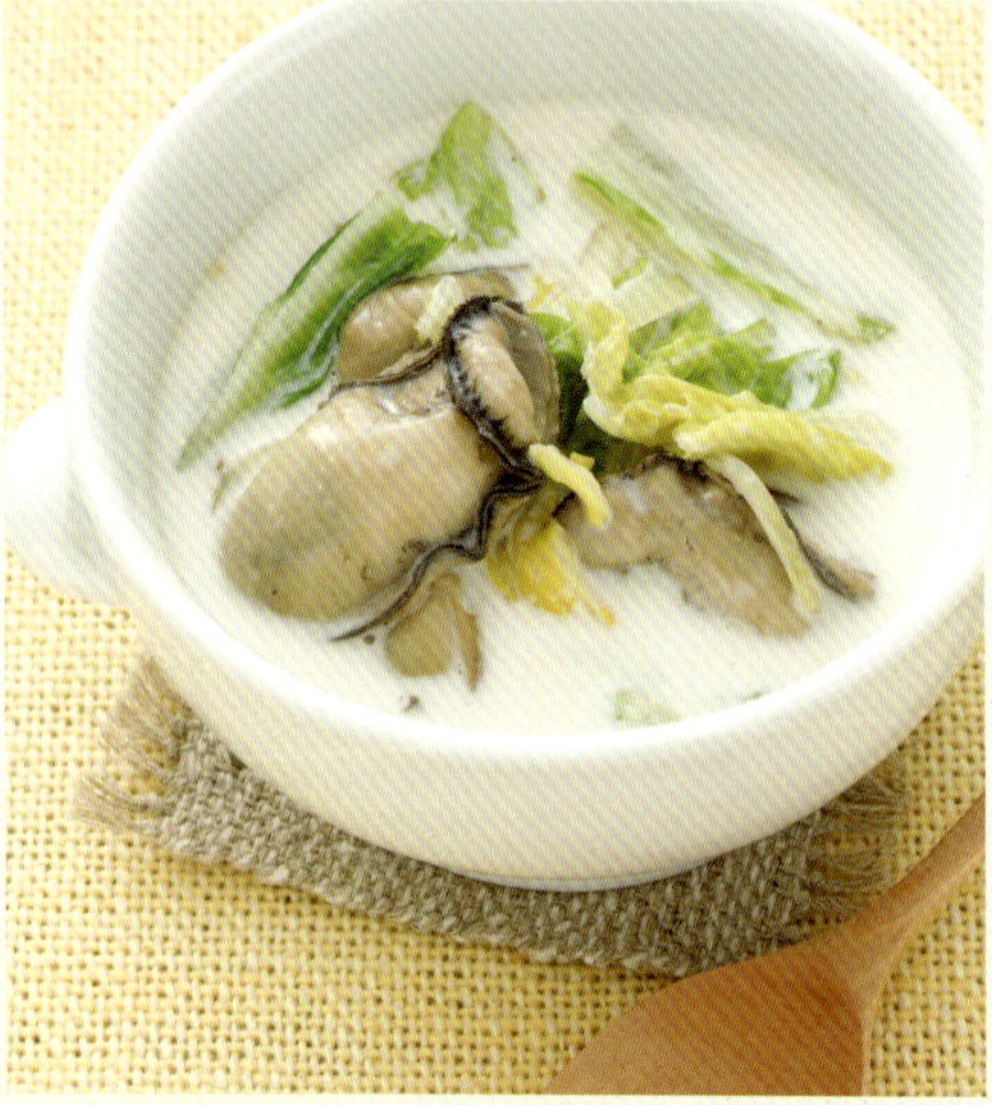

材料(2人分)

●白菜…⅛株　●タマネギ…¼個　●カキ…8個
●水…½カップ　●酒…大さじ1
●オリーブオイル…小さじ2　●牛乳…1カップ
●塩…小さじ½　●こしょう…少々

作り方

❶白菜は葉と茎に分け、葉はざく切り、茎は5㎝長さの拍子木切りにする。タマネギは薄切りにし、カキは水でよく洗って水気をふき取る。
❷鍋に水と酒を入れ、煮立ったらカキを入れる。カキがふっくらとなったら取り出し、煮汁も取り出しておく。
❸空いた鍋にオリーブオイルを熱し、白菜の茎、タマネギ、葉の順に加えて炒める。しんなりとしたらカキの煮汁と牛乳を加える。
❹ひと煮立ちしたら、火を弱めてカキを戻し入れ、塩とこしょうで味をととのえる。

カキ　気持ちを安定
白菜　牛乳　肺を潤して高める

強い悲しみの感情は、五行で同じ金に属する、肺の働きを弱めます。気持ちを安定させる食材と、肺を潤して機能を高める食材を取りましょう。

便秘に

秋薬膳レシピ6

根菜とクルミのきんぴら

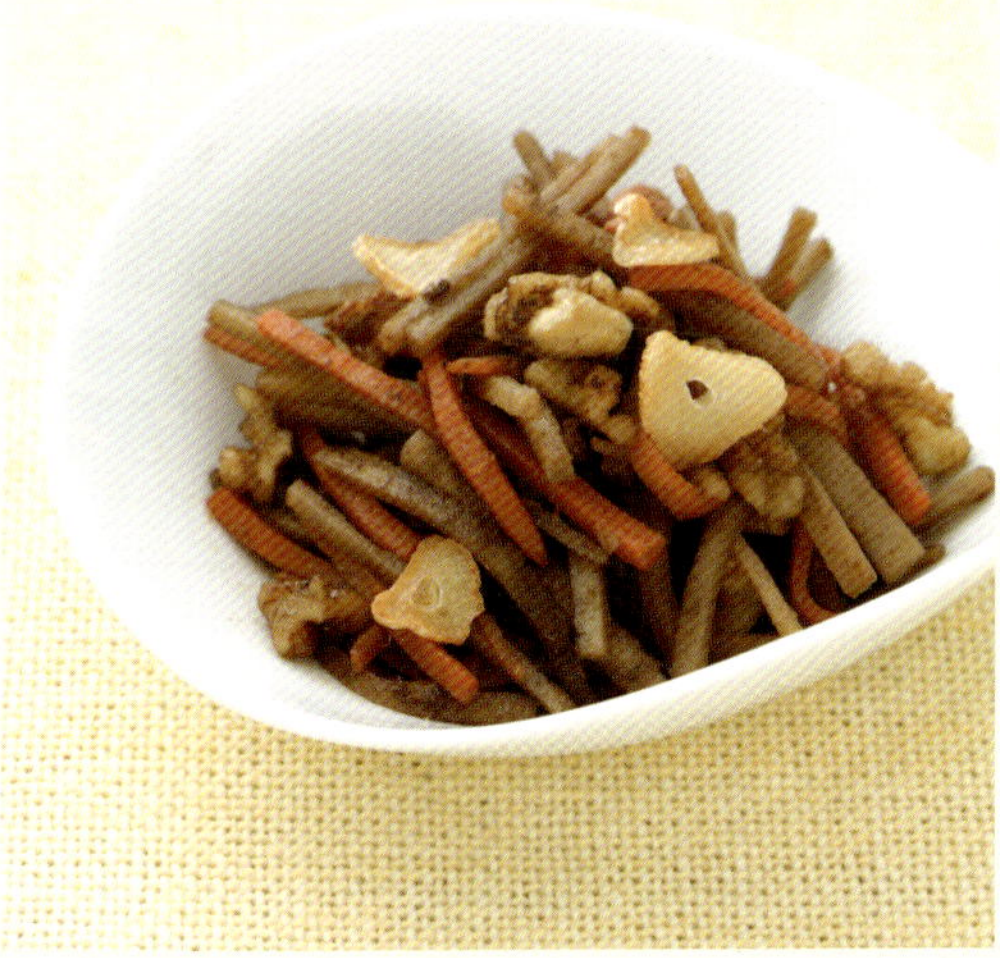

材料(2人分)

●サツマイモ…100g　●ゴボウ…小1本
●ニンジン…½本　●クルミ…少々
●サラダ油…大さじ1　●酒…大さじ1
●ニンニクの薄切り…1かけ分
●しょうゆ…大さじ1 ½　●はちみつ…小さじ½

作り方

❶サツマイモは皮つきのまま斜め薄切りにしてから細切りにする。皮を薄くこそげたゴボウは細切りにして水にさらし、水気を切る。ニンジンは細切りにする。クルミはフライパンでから炒りして、粗みじん切りにする。
❷フライパンにサラダ油とニンニクを入れて弱火にかけ、薄いきつね色になったらニンニクを取り出し、ニンジンとゴボウを炒める。
❸サツマイモを加えて炒め、火が通ったらクルミとニンニクを加え、酒、しょうゆ、はちみつで味をととのえる。

クルミ	サツマイモ	ゴボウ
腸を潤す	脾の働きを高める	便意を促す

乾燥の症状が進むと、腸の潤いも失われ、便秘の症状が表れます。腸を潤す食材、脾の働きをよくする食材、便意を促す食材で改善しましょう。

だるい・疲れやすい体に

秋薬膳レシピ7

鶏飯(けいはん)

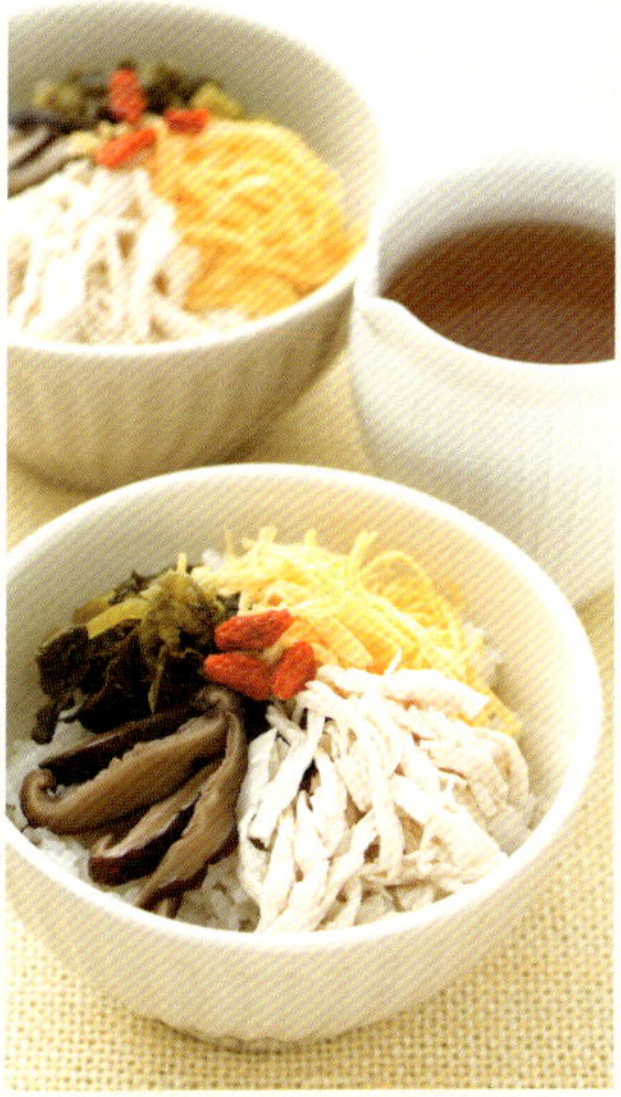

材料(2人分)

●鶏むね肉…1枚　●干しシイタケ…3枚
●A
　コンブ(10㎝角)…1枚
　長ネギの青い部分…適量
　酒…大さじ3　水…2カップ
●B
　酒…小さじ2　しょうゆ…小さじ1
　砂糖…小さじ¼
●タマゴ…1個
●C
　塩…ひとつまみ
　水溶き片栗粉…少々
●高菜(漬け物)…少々
●しょうゆ…小さじ½　●塩…少々
●ごはん…軽く茶碗2杯分
●枸杞子〈クコの実〉…少々

作り方

❶鍋に鶏むね肉とAを入れて中火にかけ、煮立ったらコンブを取り除き、弱火にして15分煮る。アクが浮いたら取り、鶏肉に火が通ったら火を止める。粗熱が取れたら鶏肉を手で細かく裂き、ゆで汁は取っておく。
❷干しシイタケは½カップのぬるま湯(分量外)で戻し、薄切りにする。シイタケ、戻し汁、Bを鍋に入れて中火にかけ、煮汁が少なくなるまで煮る。タマゴはCを加えてよく溶きほぐし、フライパンで薄く焼き、粗熱が取れたら細く切って錦糸玉子をつくる。高菜は水で洗ってから細かく切る。
❸①のゆで汁をこして鍋に入れて中火にかけ、しょうゆと塩で味をととのえる。
❹器にごはんを盛り、鶏肉、シイタケ、錦糸タマゴ、高菜、水で戻した枸杞子をのせ、③のスープを注ぐ。

シイタケ	鶏肉	米	タマゴ
気を補う			血を補う

夏の疲れが残ると、秋になってやる気や集中力が出ないことがあります。気を補う食材と血を補う食材で改善しましょう。

冬

寒さと乾燥が厳しく、陰が一番盛んな季節です。
自然界では、植物が枯れ落ち、動物は冬眠し、
万物が春に備えてエネルギーを蓄えます。
私たちも無理をせずに、じっくりと体を休ませましょう。

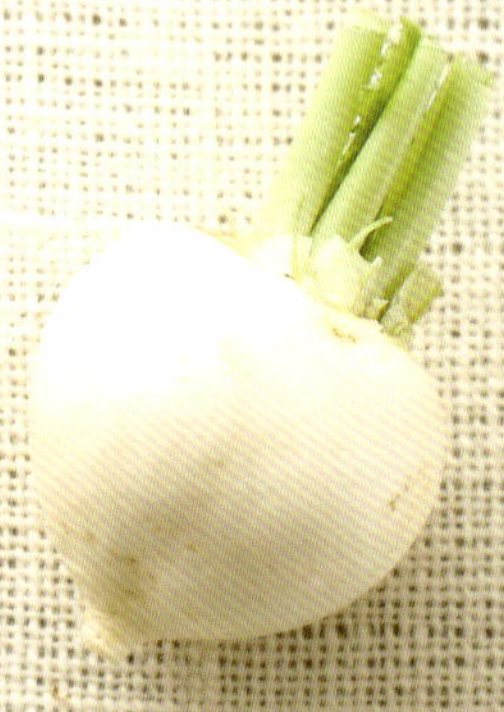

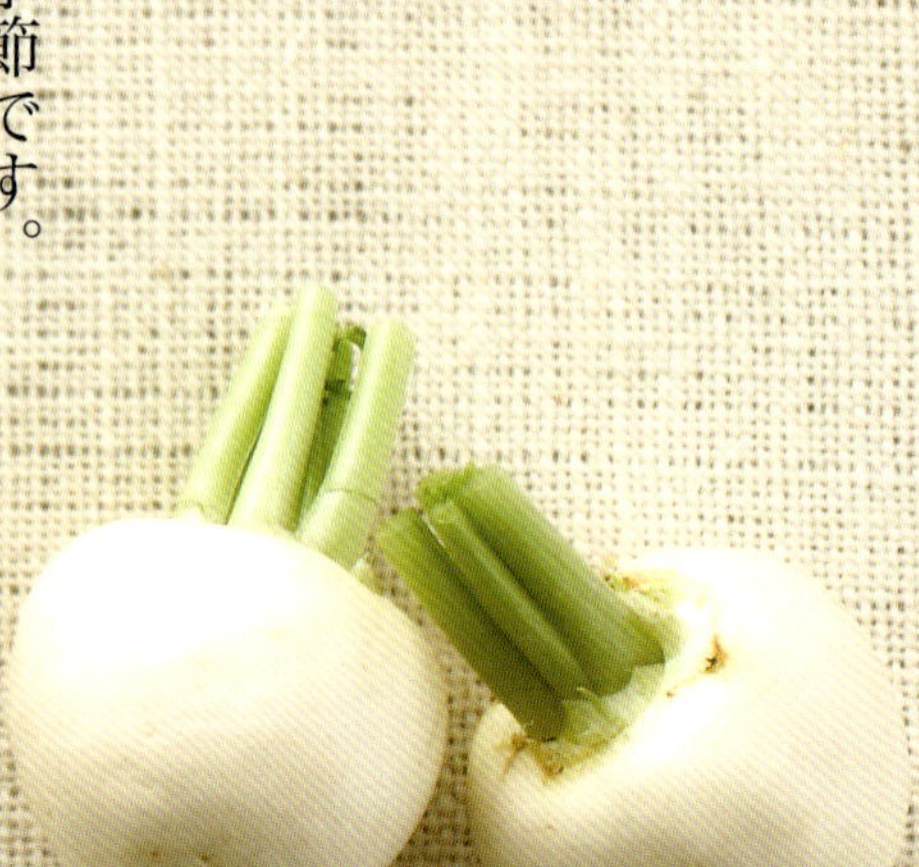

冬の邪気「寒邪《かんじゃ》」から身を守る

「寒邪」は、体の熱を奪う冬の邪気です。肌や呼吸器から侵入したり、冷たい物を食べ過ぎた時に直接内臓へと入り込んだりします。カゼ、全身の冷え、腹痛、気・血・津液の巡りが悪くなったために起こる痛みの症状の原因です。寒邪を防ぐには、〝温性や熱性の食材〟、〝気・血・水の巡りを活発にする食材〟が効果的です。

「腎」を養う

冬は体力を消耗させずに、できるだけ体を休め、エネルギーを蓄えましょう。過度な疲れは、成長、発育、生殖活動をコントロールする「腎」を痛めます。腎の働きが弱まると、子どもの成長の遅れ、老化の進行、精力減退、生理不順といった症状が起こりやすくなります。冬の間は、〝腎の働きを高める食材〟〝黒い色の食材〟を積極的に食べましょう。

「燥邪《そうじゃ》」に気をつける

空気が乾燥しているため、秋に引き続き「燥邪」の進入に注意が必要です。強い乾燥の性質があるので、体に潤いを与える〝津液を補う食材〟〝甘味と酸味食材の組み合わせ〟で対抗しましょう。体を温める作用が強い〝熱性の食材〟は冬に適していますが、取り過ぎると乾燥を悪化させる原因になります。乾燥の症状が強い時は、食べる量を控えましょう。

「感情」を安定させる

冬は体だけでなく、気持ちも穏やかでいることが重要です。師走や正月と何かと忙しい時季なので、イライラしやすい時は〝気の巡りを活発にする食材〟や〝香りのよい食材〟を取り入れて、ストレスをためない工夫をしましょう。また、気持ちがふさぎこんでしまい、恐れや悲しみの感情がある時は、〝気を補う食材〟〝血を補う食材〟を食べるとよいでしょう。

旬の食材 INDEX

冬

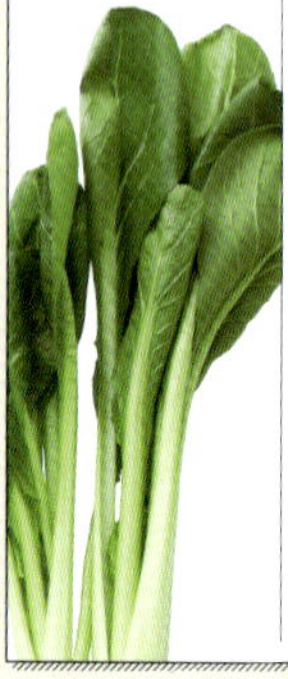

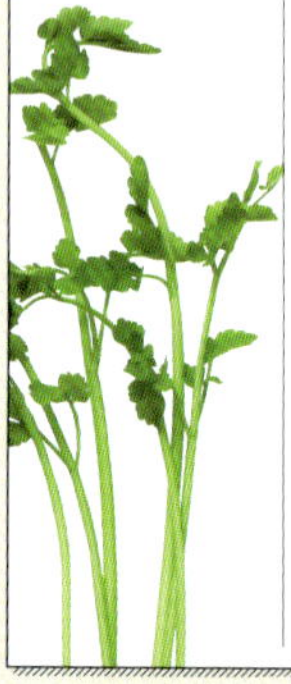

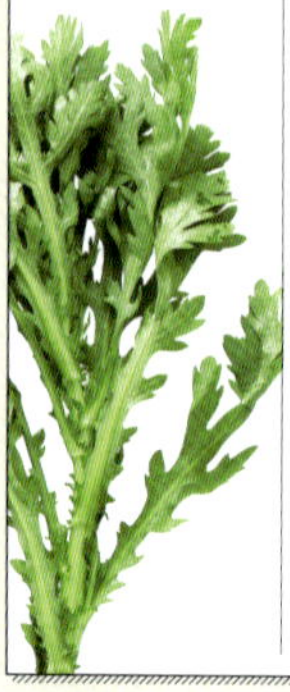

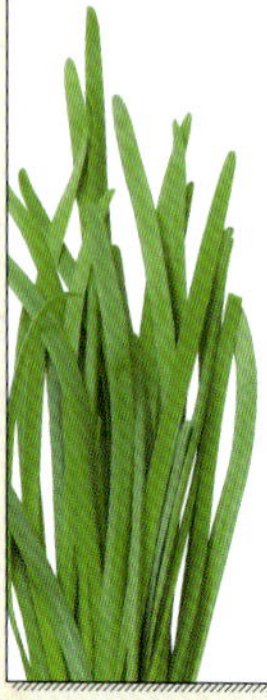

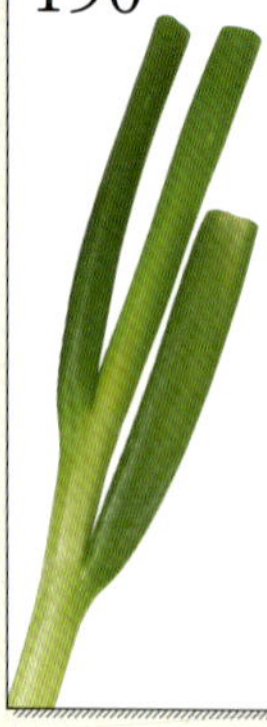

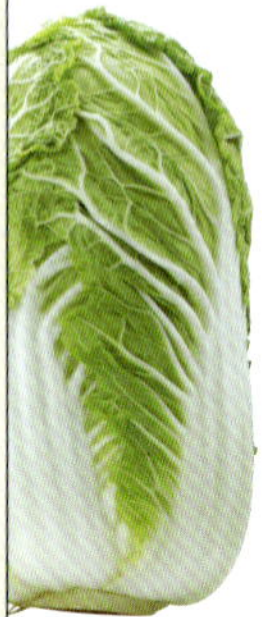

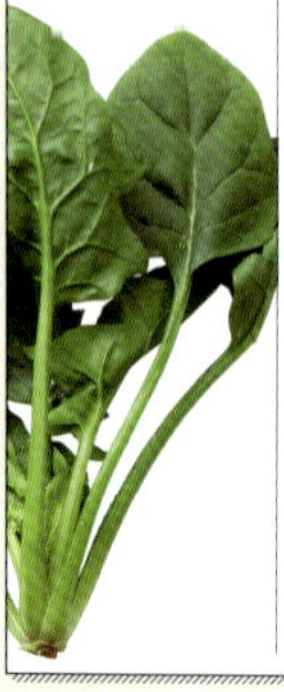

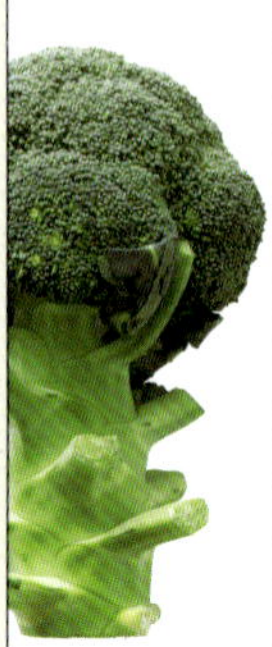

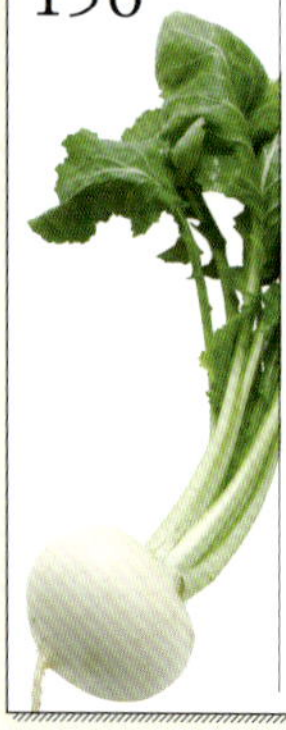

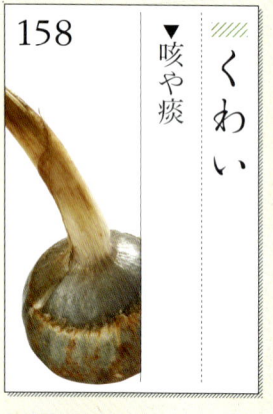

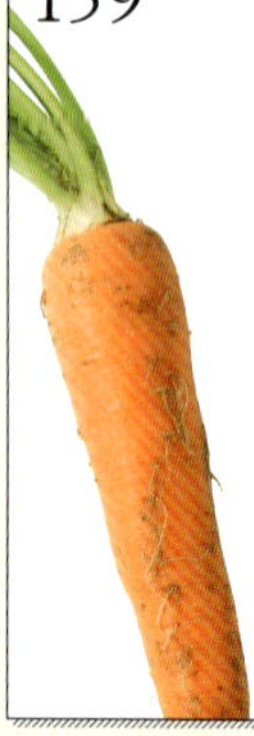

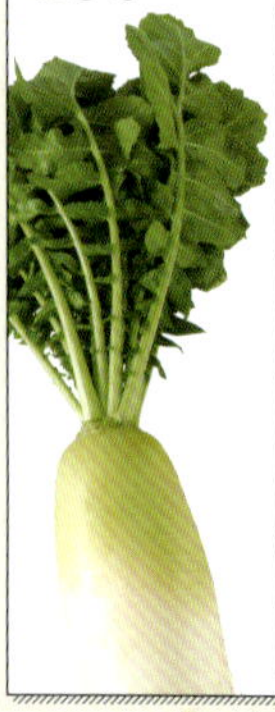

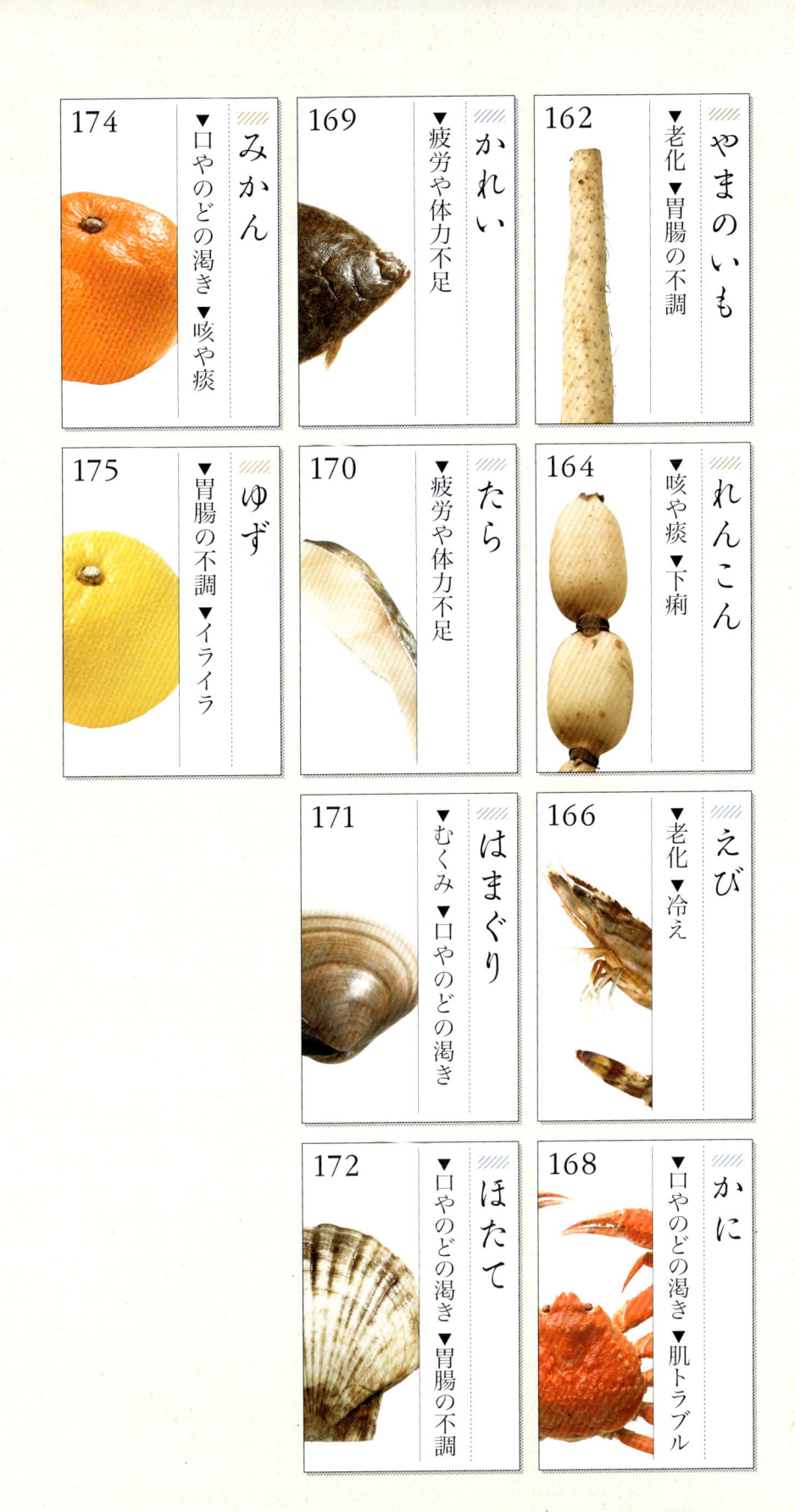

162

やまのいも

▼老化 ▼胃腸の不調

164

れんこん

▼咳や痰 ▼下痢

166

えび

▼老化 ▼冷え

168

かに

▼口やのどの渇き ▼肌トラブル

169

かれい

▼疲労や体力不足

170

たら

▼疲労や体力不足

171

はまぐり

▼むくみ ▼口やのどの渇き

172

ほたて

▼口やのどの渇き ▼胃腸の不調

174

みかん

▼口やのどの渇き ▼咳や痰

175

ゆず

▼胃腸の不調 ▼イライラ

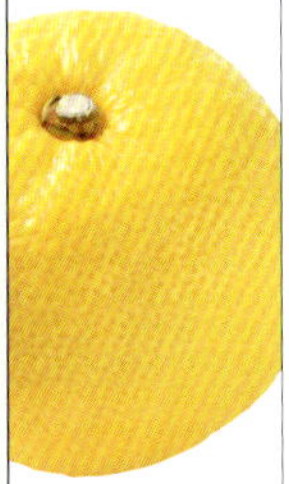

冬 葉 こまつな
小松菜

熱の症状を抑え、脾と胃の働きを促す

涼性のコマツナは、体を冷やす作用があります。イライラなどの情緒不安、発熱、口の渇き、ほてりといった、熱をともなう症状の改善に適しています。寒い冬でも、辛い料理を食べ過ぎたり、過剰なストレス、乾燥による潤い不足など熱を生み出す原因はあるので、体内のバランスを取るためにも、コマツナを上手に取り入れましょう。

また、脾と胃の働きをサポートするので、便秘、ゲップ、お腹の張り、胃もたれの解消に有効です。

● 保存法

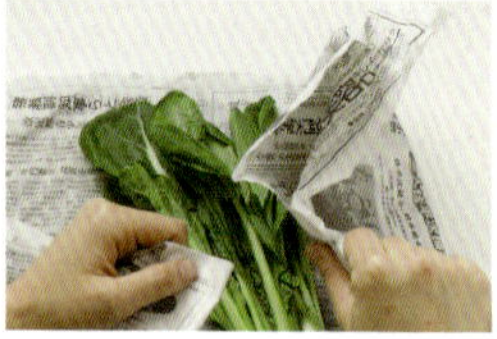

湿らせた新聞紙かペーパータオルで包み、ビニール袋に入れて冷蔵庫で立てて保存する。

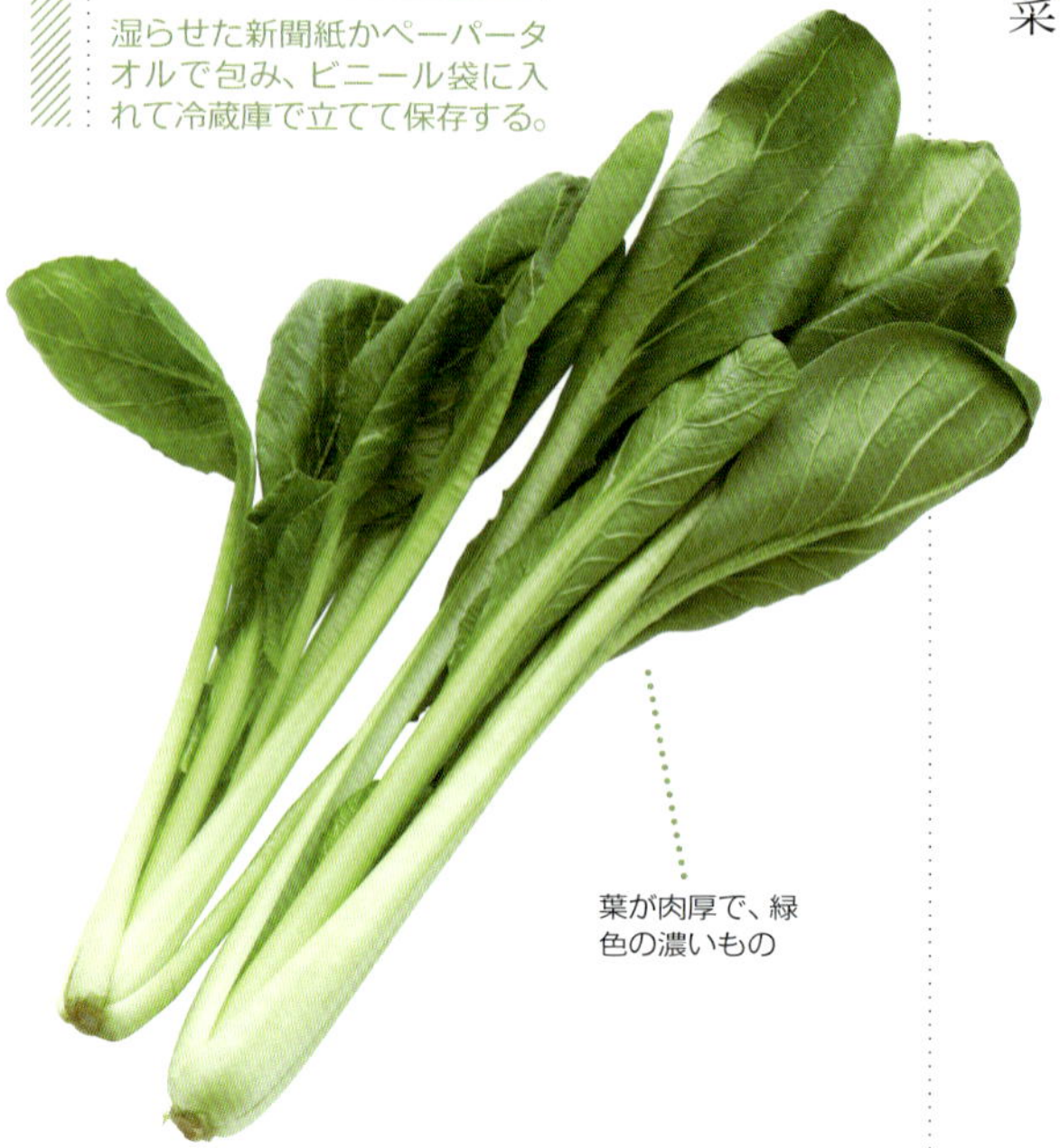

葉が肉厚で、緑色の濃いもの

五味◉甘
五性◉涼
帰経◉脾・胃
体質◉陰虚・気滞・湿熱

✚ 効果アップの組み合わせ

体を潤す作用がアップ

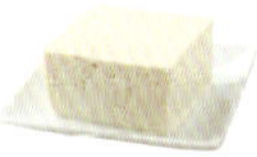

✚ 豆腐(厚揚げ)

コマツナと豆腐には、ともに体を潤す作用があります。口やのどの渇き、便秘、肌や髪のパサツキなど、乾燥した冬によくみられる症状の改善に適した料理です。

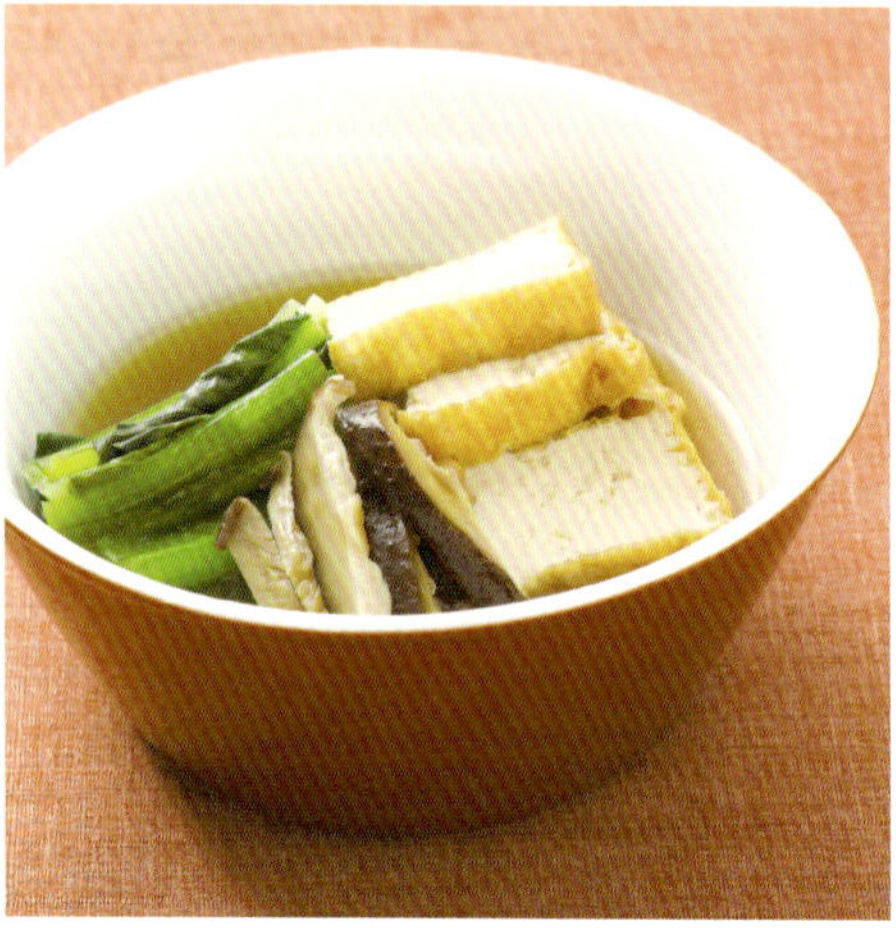

コマツナと厚揚げのさっと煮

材料(2人分)
- ●コマツナ…½束
- ●厚揚げ…½枚
- ●干しシイタケ…4枚
- ●A
  - 水＋干しシイタケの戻し汁…1 ½カップ
  - しょうゆ…大さじ1
  - みりん…大さじ1
  - 塩…少々

作り方
1. コマツナは5㎝長さに切る。厚揚げは熱湯をかけて油抜きをし、縦半分に切ってから1㎝厚さに切る。
2. 干しシイタケは水で戻し、細切りにする。戻し汁は水と合わせて1 ½カップにする。
3. 鍋に干しシイタケとAを入れて中火にかけ、煮立ったら火を弱め、厚揚げを加えて3分煮る。さらにコマツナを加えて2分煮て火を通す。

冬 葉 せり

芹

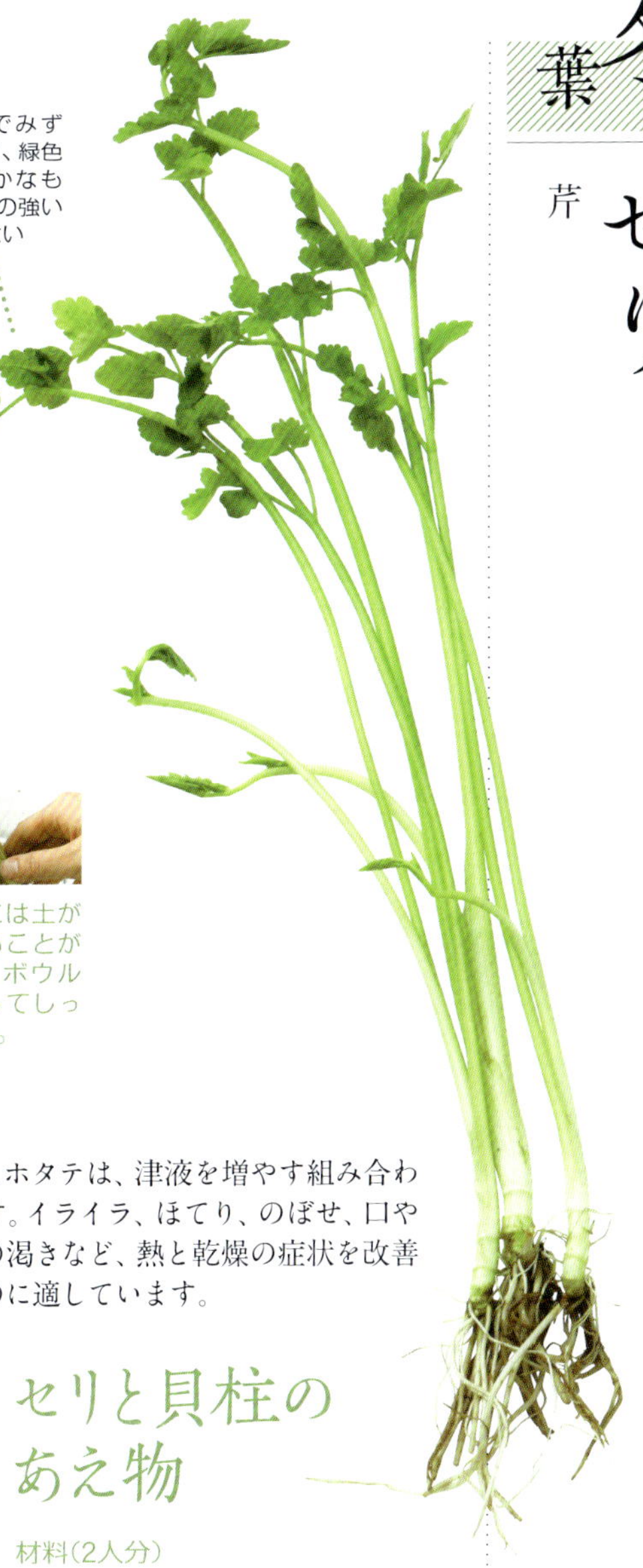
葉先までみずみずしく、緑色が鮮やかなもの。香りの強いものがよい

春の七草のひとつ。イライラやむくみの改善に

冬の最も寒い時季に芽吹くセリ。邪気を追い払う作用があるとされ、春の七草のひとつに選ばれています。涼性で体内にこもった余分な熱を取る作用があるので、イライラ、発熱、ほてり、吹き出物の改善にむいています。

また、余分な水分を排出する作用もあります。水分代謝の乱れが引き起こす、全身のむくみ、手足のだるさ、重みを感じる頭痛に適しています。湿と熱の両方を改善するので、とくに湿熱体質の人におすすめの食材です。

●下ごしらえ

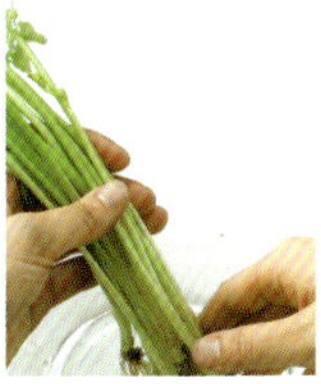

根元近くには土がついていることが多いので、ボウルに水をはってしっかりと洗う。

五味◉甘・辛
五性◉涼
帰経◉肺・胃
体質◉気滞・湿熱・瘀血・湿痰

✚効果アップの組み合わせ

乾燥を防いで潤いを与える

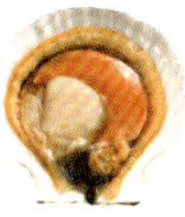

✚ホタテ

セリとホタテは、津液を増やす組み合わせです。イライラ、ほてり、のぼせ、口やのどの渇きなど、熱と乾燥の症状を改善するのに適しています。

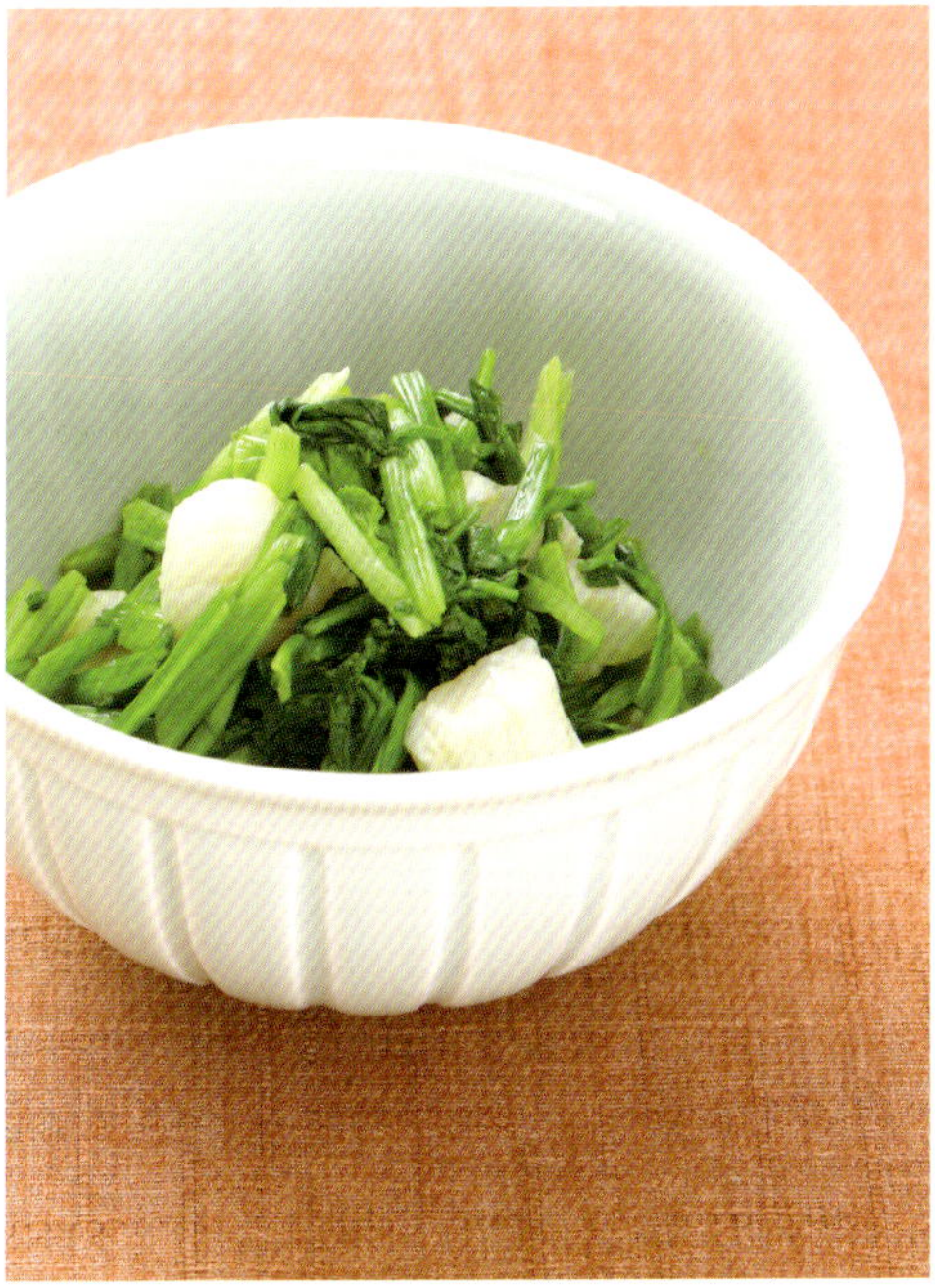

セリと貝柱のあえ物

材料（2人分）
- ●セリ…1束
- ●ホタテの貝柱（刺身用）…4個
- ●A
  - しょうゆ…小さじ2
  - レモン汁…小さじ2

作り方

❶セリは熱湯でサッとゆでて冷水に取って水気を絞り、2cm長さに切る。貝柱は熱湯に入れ、まわりが白くなったら冷水に取る。水気をよくふき取って、4等分に切る。

❷Aをボウルに入れてよく混ぜる。

❸②のボウルにセリと貝柱を加え、全体をあえる。

冬 葉

しゅんぎく

春菊

五味◉辛・甘
五性◉平
帰経◉肝・肺・胃
体質◉気滞・湿熱・瘀血・湿痰

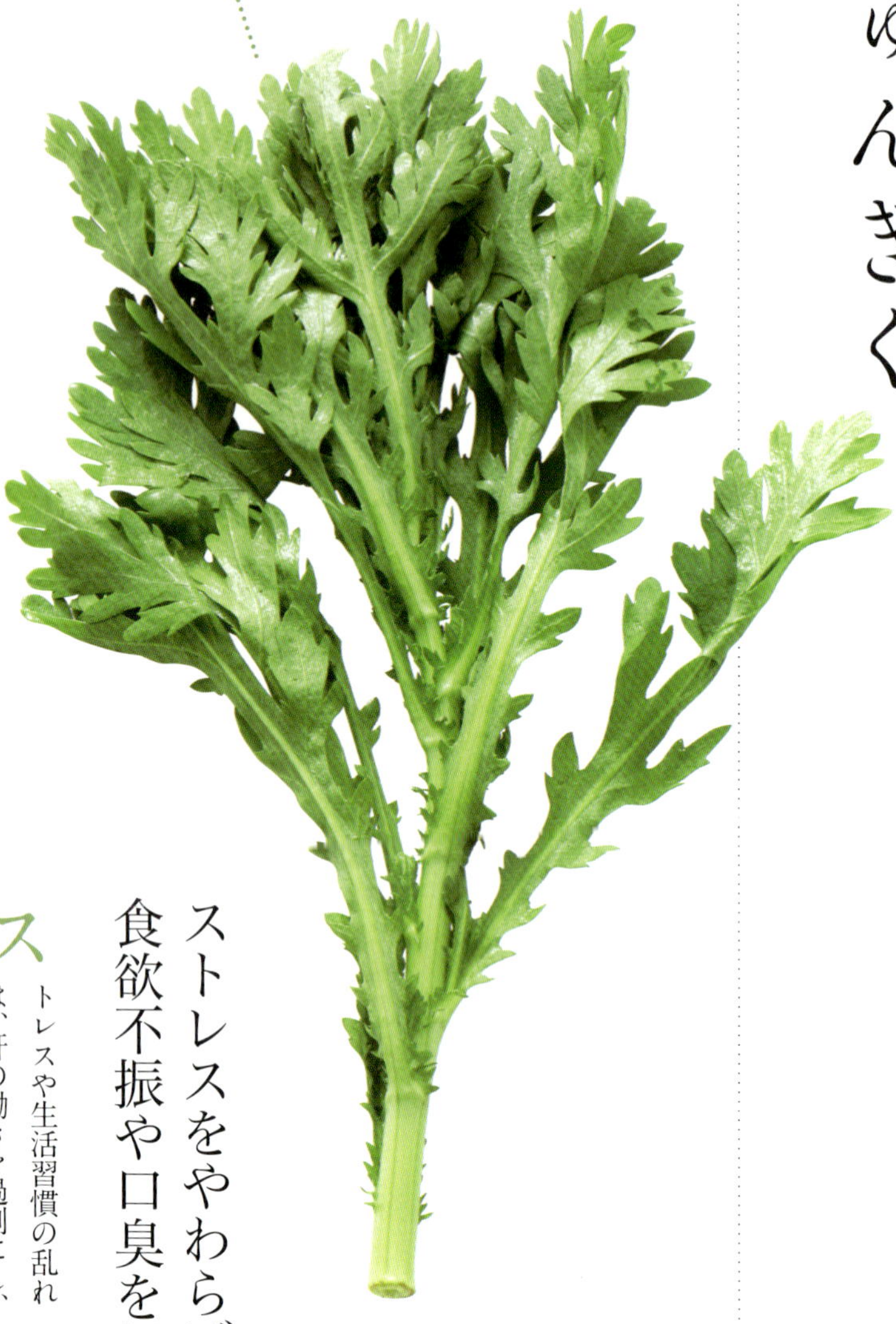

葉、茎ともにピンとしていて、香りの強いものがよい

ストレスをやわらげ、食欲不振や口臭を解消

ストレスや生活習慣の乱れは、肝の働きを過剰にし、相克の関係にある脾や胃の働きに悪影響を与えます。シュンギクにはこの過剰な肝の働きをなだめるとともに、胃の不調をやわらげる作用があります。ストレスを感じやすい人、食欲不振、お腹の張り、口臭が気になる人に適した食材です。

また、怒りや不安などの感情を落ちつかせる作用もあるので、不眠にも効果的です。

さらに、肺の機能を高め、痰の排出を促す働きもあります。のどの痛み、かすれ声、から咳に有効なので、乾燥した冬にぴったりの食材です。

シュンギクは香りにも作用あり

菊の花にも似た豊かな香りには、胃の働きを活発にする作用があります。効果を十分に発揮させるためにも、香りを生かして調理しましょう。ゆで過ぎると香りが飛んでしまうので、加熱は手短に。

下ごしらえ

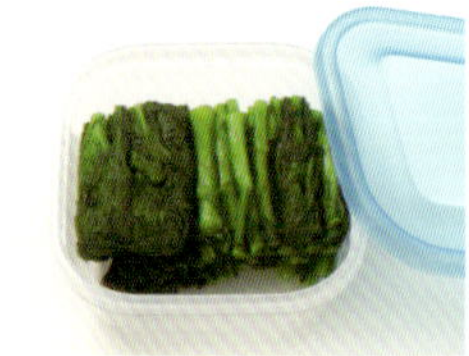

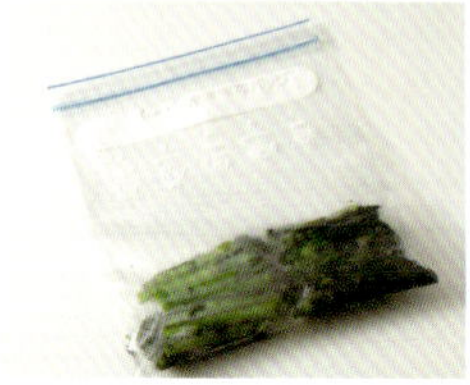

サッとゆでて水気を絞り、タッパーや密閉保存袋に入れておくとすぐに使えて便利。日持ちはしないので早めに食べきる。

保存法

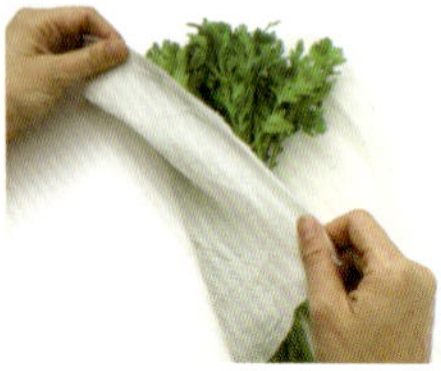

とくに葉は傷みやすくデリケートなので注意。湿らせたペーパータオルか新聞紙で包んでから密閉保存袋に入れ、立てて冷蔵庫で保存を。

✚効果アップの組み合わせ 1
ストレスを発散する

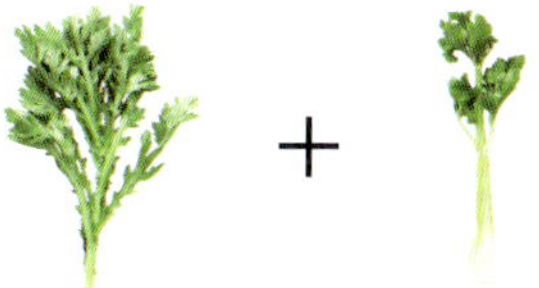

シュンギク　セロリ

シュンギクとセロリには、ストレス性の症状をやわらげる作用があります。日頃からイライラしやすい人は、シュンギクの香りを生かしたサラダにして食べるとよいでしょう。

✚効果アップの組み合わせ 2
咳や痰を抑える

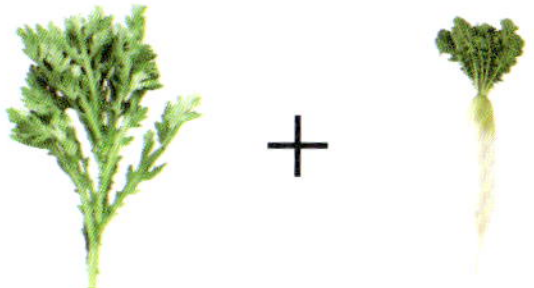

シュンギク　大根

どちらの食材にも、痰を取り除く作用があります。カゼの予防にもよく、乾燥した冬にはぴったりの組み合わせです。体が温まる、鍋の具やみそ汁にしましょう。

✚効果アップの組み合わせ 3
乾燥タイプの便秘を解消

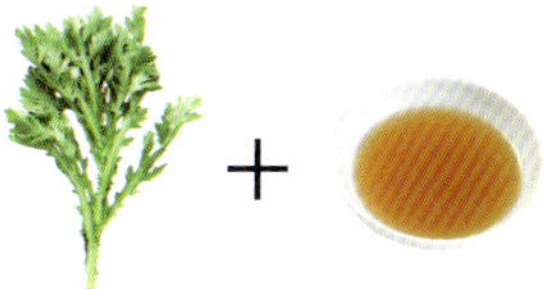

シュンギク　ゴマ油

胃の働きを高めるシュンギク、腸を潤すゴマ油の組み合わせは、便秘の改善に適しています。とくに、潤いが不足した乾燥タイプの便秘や高齢者の便秘の改善によいでしょう。

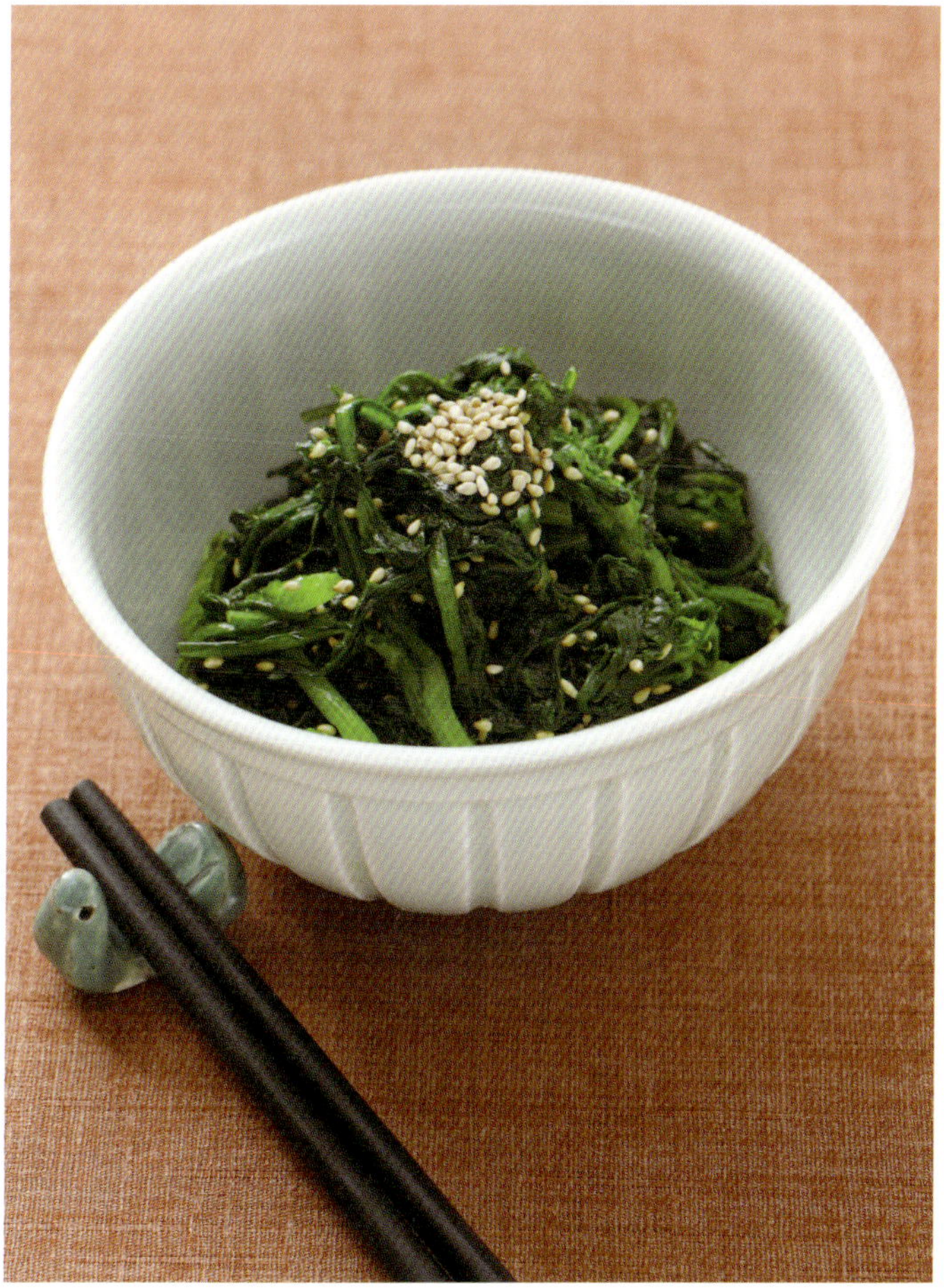

シュンギクのナムル

材料（2人分）

- ●シュンギク…1束
- ●白いりゴマ…小さじ2
- ●ゴマ油…小さじ2
- ●塩…適量

作り方

❶シュンギクの葉は手で摘み取り、茎は5cm幅に切る。

❷塩少々を入れた熱湯に、シュンギクの茎、葉の順番に入れてサッとゆで、ゆで上がったらザルに上げる。

❸シュンギクの粗熱が取れたら水気を絞り、白いりゴマ、ゴマ油とともにボウルに入れてあえ、塩で味をととのえる。

冬 葉 にら

韮

下ごしらえ

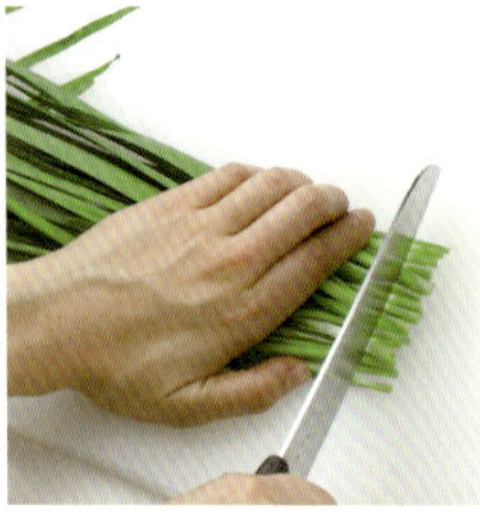

根元は先端よりも香り成分が強いため、1㎝ほど切り落とす程度にして、ギリギリまで食べるようにしたい。

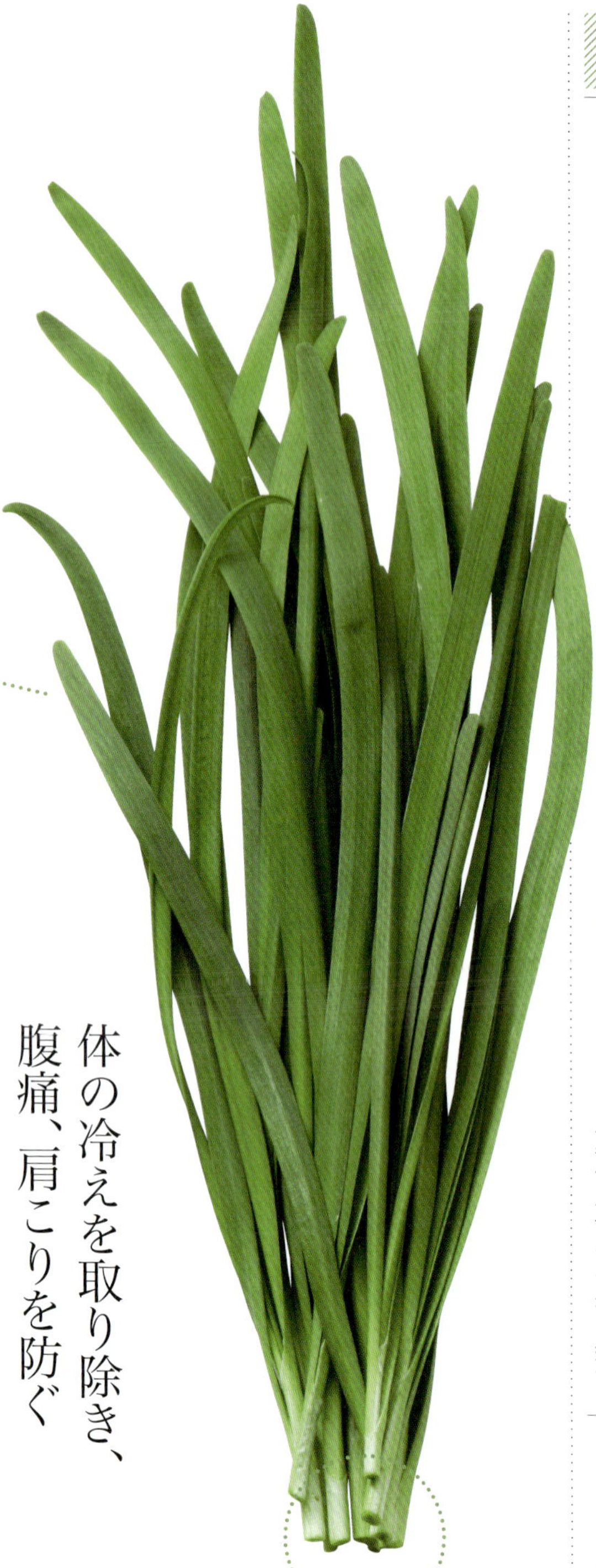

全体に緑色が鮮やかで、しなびていないものがよい

根元がみずみずしく、変色していないもの。香りの強いものは鮮度がよい

体の冷えを取り除き、腹痛、肩こりを防ぐ

ニラには、体の熱となる陽を補う働きがあり、別名「起陽草《きようそう》」と呼ばれています。冷えて弱くなった五臓の機能を、温めることで回復へと導きます。とくに、脾と胃に作用するので、冷えが引き起こす腹痛、下痢、便秘、消化不良の改善によいでしょう。

また、血の巡りを活発にするので、肩こり、肌のくすみ、目の下のクマ、生理痛、血栓の予防にもおすすめです。体が冷える冬の時季に、積極的に食べたい食材です。

腎を補う作用もあるので、耳鳴り、腰やひざのだるさ、アンチエイジングにも。

豆知識

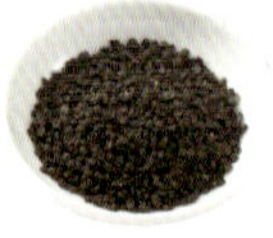

韮子（キュウシ）

ニラの種子は葉よりも効果が高く、生薬名で「韮子」といいます。インポテンツ、頻尿、下痢といった、腎の働きが弱ったために起きる症状によく使われます。煎じ汁でつくったお粥は、下痢に効果があるといわれています。

五味●辛
五性●温
帰経●肝・胃・腎
体質●気虚・陽虚・気滞・瘀血・湿痰

✚効果アップの組み合わせ 1

腎を補う作用がアップ

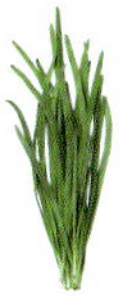

ニラ

＋

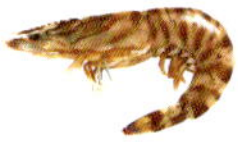

エビ

どちらの食材にも、腎を補う作用があります。体のだるさ、白髪、脱毛、物忘れ、老化などの予防に適しています。炒め物や餃子、チャーハンにするとよいでしょう。

✚効果アップの組み合わせ 2

冷え、むくみの解消に

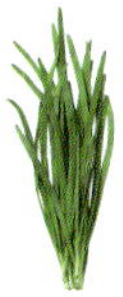

ニラ

＋

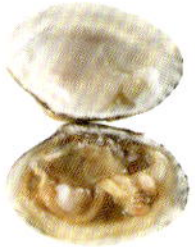

アサリ

温める作用をもつニラと利尿作用があるアサリの組み合わせは、冷え性のむくみに適しています。アサリのだしを生かしたスープや雑炊にしていただきましょう。

✚効果アップの組み合わせ 3

疲労回復力がアップ

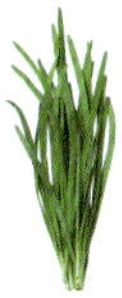

ニラ

＋

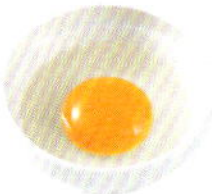

タマゴ

温める作用をもつニラと、血を補うタマゴの料理は、疲労回復にぴったりです。体力がない、疲れやすい、元気が出ない時のおやつにおすすめです。

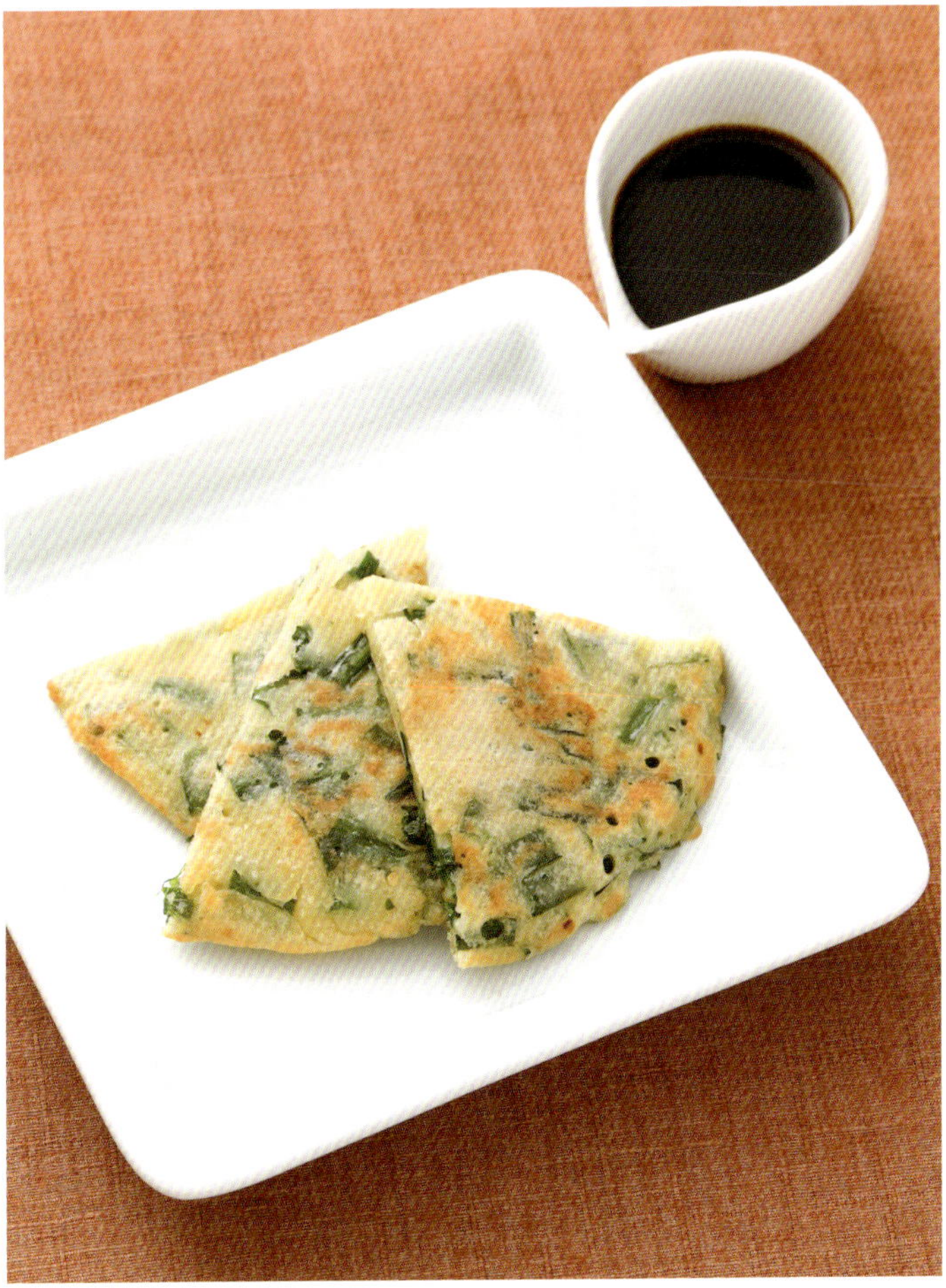

ニラせんべい

材料（2人分）

●ニラ…50g

●A

　溶きタマゴ…½個分

　水…½カップ

　砂糖…大さじ1

　みそ…大さじ½

●薄力粉…100g

●サラダ油…小さじ2

●黒糖じょうゆ

　しょうゆ…大さじ1

　粉黒砂糖…大さじ1強

作り方

❶ニラは1㎝長さに切る。黒糖じょうゆの材料はよく混ぜておく。

❷ボウルにAを入れてよく混ぜ、薄力粉とニラを加えてさらに混ぜ合わせる。

❸フライパンにサラダ油を中火で熱し、②の半量を流し入れ、両面をこんがりと焼く。焼き上がったら残りの生地も同じように焼く。食べやすい大きさに切り、黒糖じょうゆをつけて食べる。

ねぎ

葱

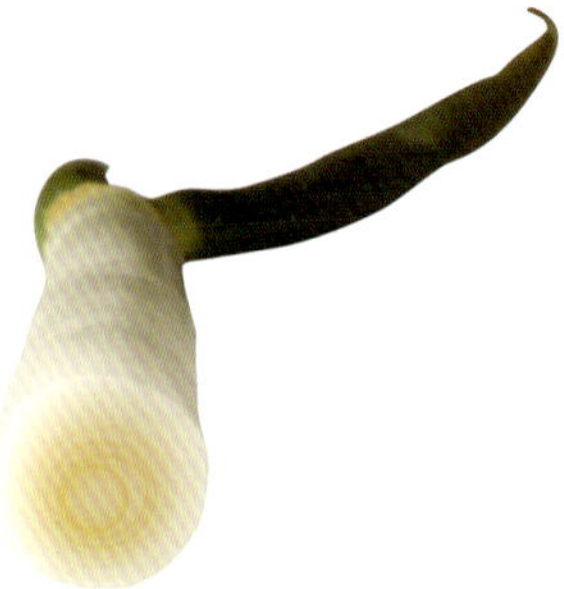

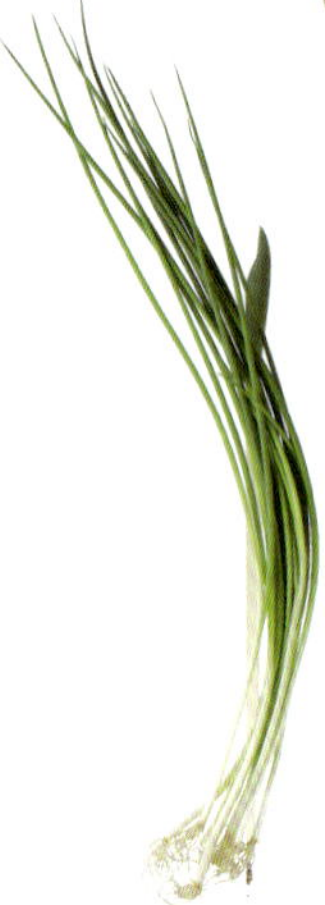

万能ネギ

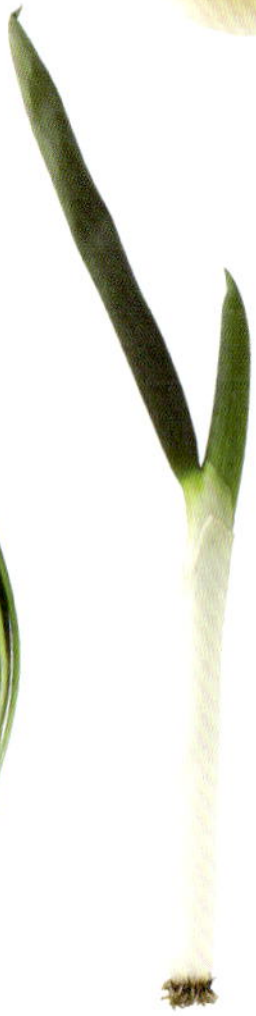

下仁田ネギ

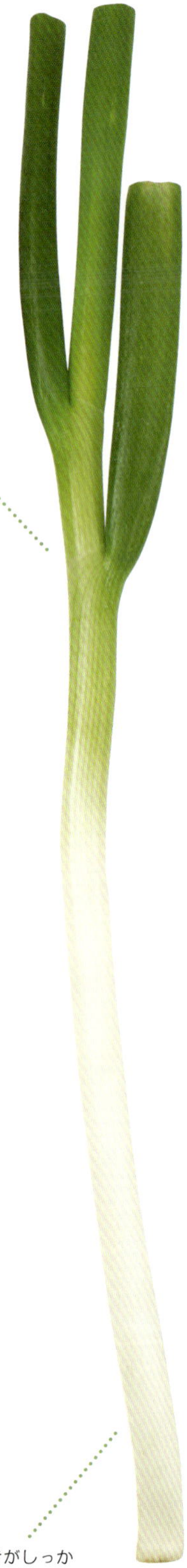

緑と白のコントラストがはっきりとして、表面にハリがあるものを選ぶ

巻きがしっかりしていて、ふかふかしていないもの

ネギの種類

東日本では白くて長い「根深ネギ」が、西日本では全体が青い葉の「葉ネギ」が主に出回る。

根深ネギと葉ネギの違い

下仁田ネギのように、白い部分が長いものが根深ネギ。一方、全体が緑色の万能ネギや、あさつきなどが葉ネギ。

悪寒や関節の痛みに作用する、冬のカゼの特効薬

体を温めて体内の巡りを活発にするので、冷えが引き起こした痛みの症状改善に適した食材です。なかでも発汗を促す作用があるので、悪寒、発熱、頭痛、胃痛、関節の痛みなど、冬のカゼの症状をやわらげてくれます。

胃を温める働きもあるので、寒い時に悪化する下痢、便秘、腹痛、むくみの改善にもよいでしょう。

また、炎症を抑えて、痛みや熱を取り除く作用があるので、扁桃腺、咳、痰、かすれ声の改善にも適しています。

冬の間は積極的に食べたい食材ですが、多食すると体内に過剰な熱をつくり出すので注意しましょう。とくに、熱がこもりやすい陰虚体質と湿熱体質の人は、食べ過ぎに注意を。

豆知識

カゼ対策の民間療法として、ネギをたっぷり入れた「ネギ湯」や、のどの痛みを抑える「ネギ湿布」が伝わっています。その高い作用から、ネギの白い部分は、生薬の「葱白（ソウハク）」としても使われています。

五味◉辛
五性◉温
帰経◉肺・胃
体質◉気虚・陽虚・血虚・気滞・瘀血・湿痰

▼ねぎ

✚効果アップの組み合わせ 1

痛みをともなうカゼに

ネギ

＋

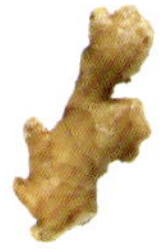

ショウガ

ネギとショウガには、強い発汗作用があります。とくに体のふしぶしに痛みをともなうカゼの時には、スープやお粥の薬味として使うと、治りが早いといわれています。

✚効果アップの組み合わせ 2

肩こりをやわらげる

ネギ

＋

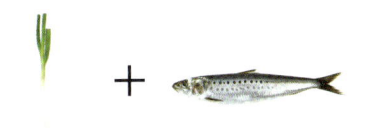

真イワシ

ともに温性の食材ですが、真イワシには血の巡りを活発にする働きがあります。肩こりがひどい時は、ネギをたっぷり入れた真イワシのだんご汁を飲むとよいでしょう。

✚効果アップの組み合わせ 3

冬の元気不足を解消

ネギ

＋

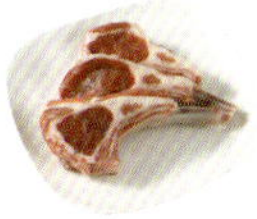

羊肉

お互いに体を温める作用をもつ食材の組み合わせです。羊肉には気を補う作用があるので、体が冷える、元気がない、やる気が出ない、体力不足の時にも適した料理です。

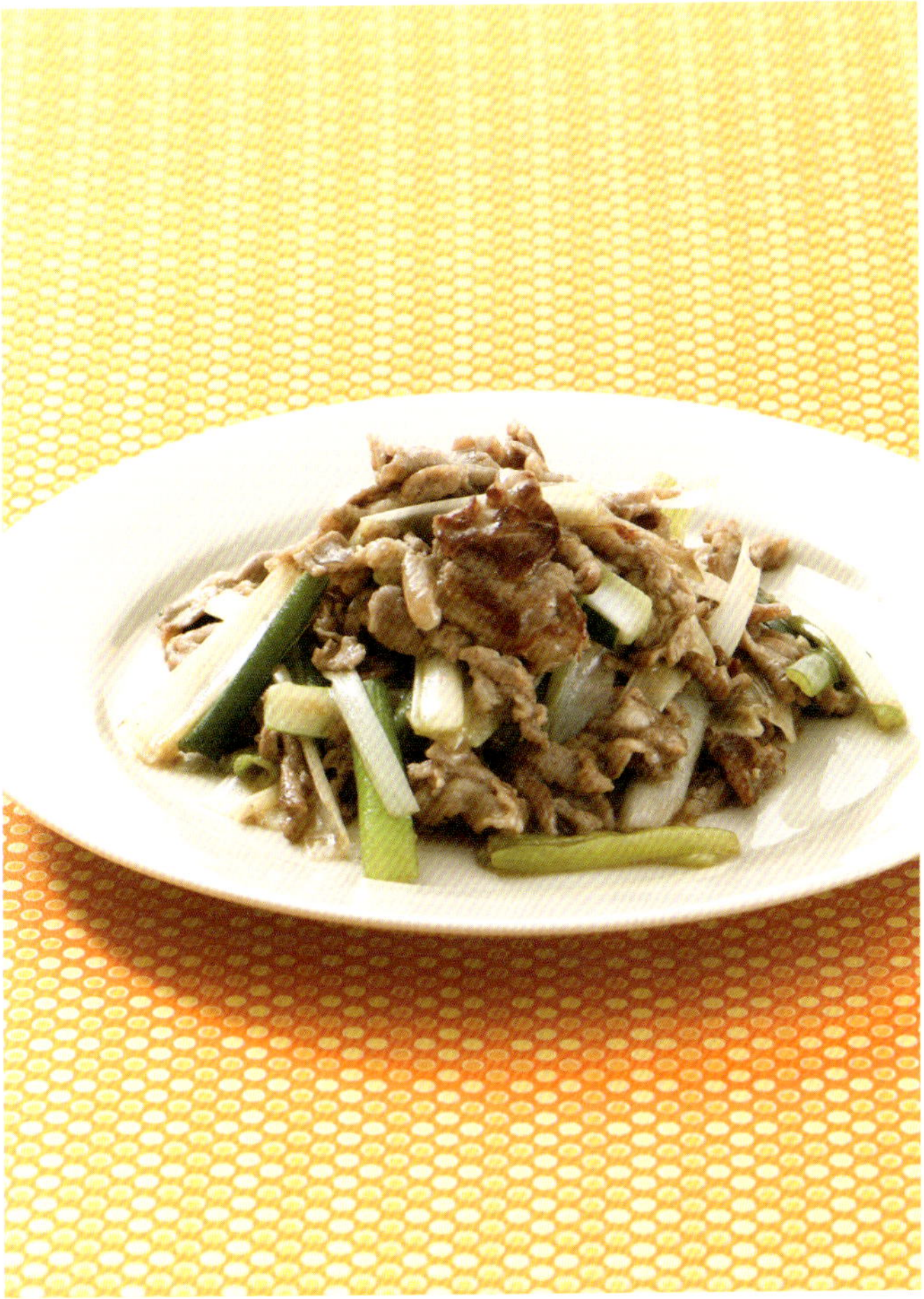

ネギと羊肉の炒め物

材料（2人分）

●長ネギ…1本
●羊肉（ラム）の薄切り…200g
●A
　塩…ひとつまみ
　こしょう…少々
　黒酢…小さじ1
　片栗粉…小さじ1
　酒…小さじ2
●サラダ油…小さじ2
●B
　しょうゆ…大さじ1 ½
　黒酢…大さじ1
　砂糖…小さじ1 ½
　こしょう…少々

作り方

❶長ネギは5㎝長さに切ってから縦4つ割りにし、羊肉は食べやすい大きさに切ってAをよくもみこむ。
❷フライパンにサラダ油を入れて中火にし、羊肉を炒める。肉の色が変わってきたら長ネギを加える。
❸長ネギがしんなりとしてきたらBを加え、サッとからめて火を止める。

冬 葉 はくさい

白菜

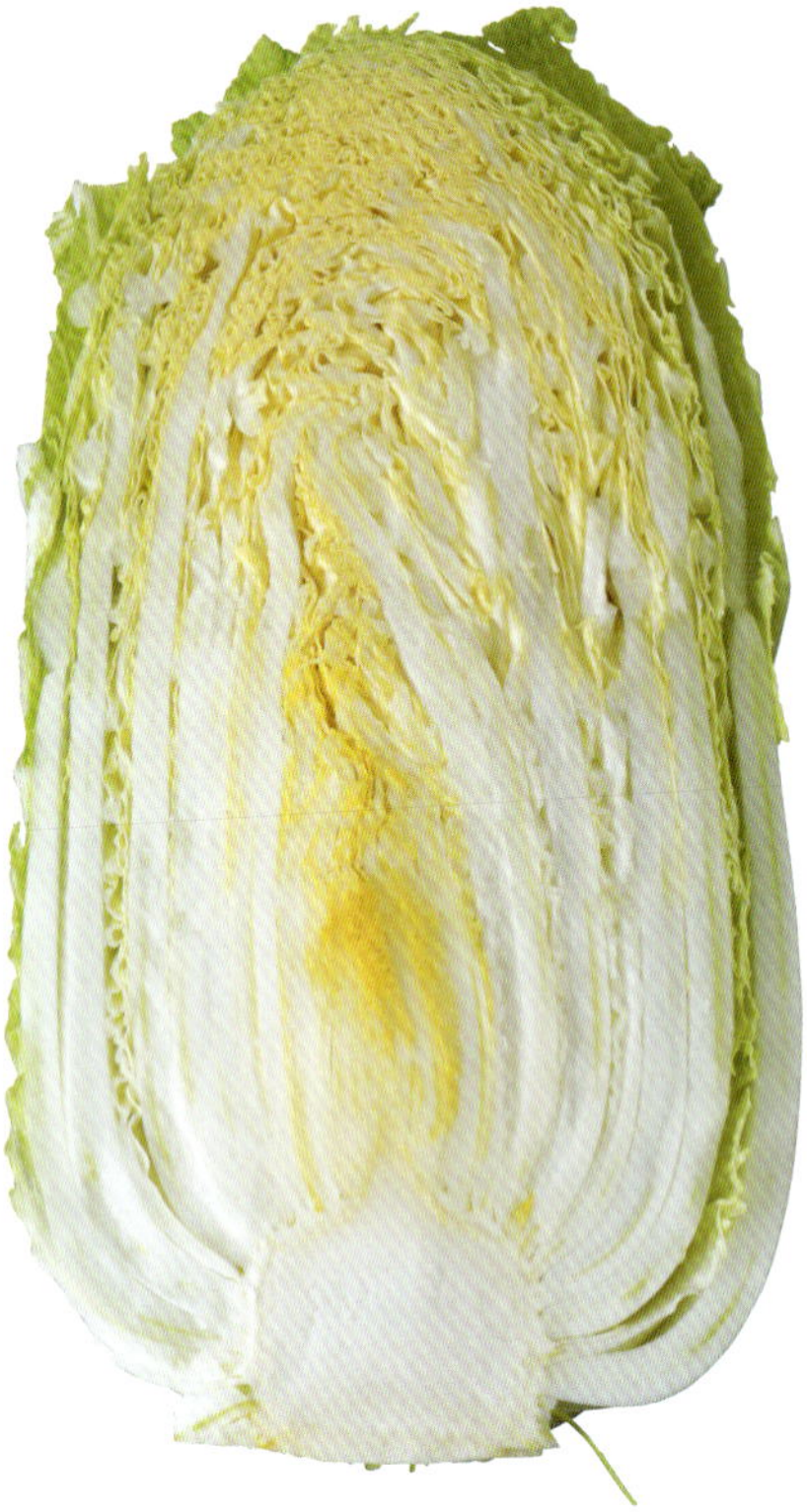

カットしたものは、断面がみずみずしく、盛り上がっていないものが新鮮

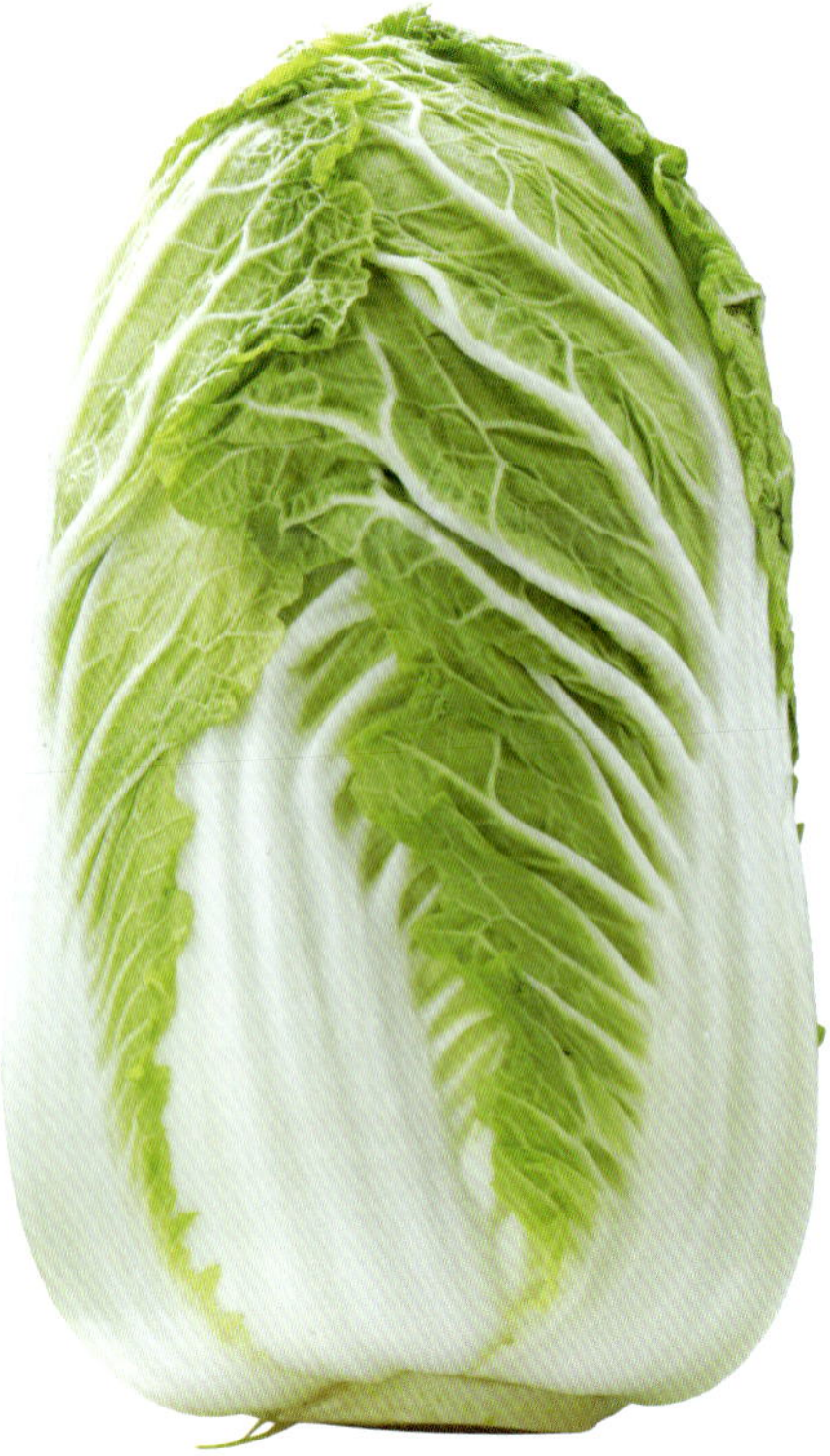

葉がしまって密集しているもの。ずっしりと重いもの

● 下ごしらえ

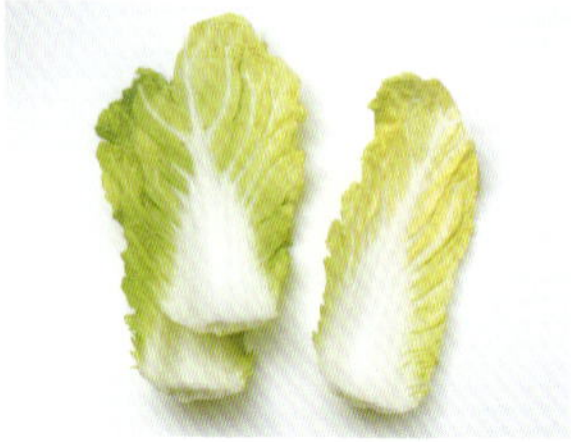

切り口から劣化するため、丸ごと購入したら半分に切らずに、葉を外側から１枚ずつはがして使う方が長持ちする。

● 保存法

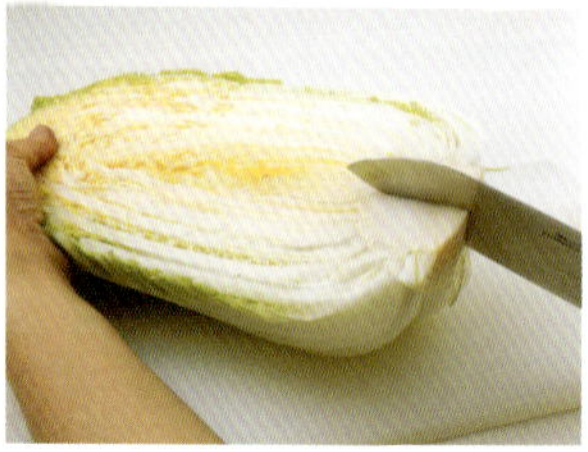

芯に垂直に切り込みを入れると、保存中に成長して盛り上がったり、劣化したりするのを抑制できる。全体をラップで包み、冷蔵庫へ。

五味●甘
五性●涼
帰経●脾・肺・胃
体質●気虚・陰虚・気滞・湿熱・湿痰

胃腸トラブル、むくみの改善にも

体を冷やす作用があり、体内にこもった余分な熱を鎮めます。目の充血、ほてり、のぼせ、胸のむかつきを感じる時に適しています。感情の高ぶりを抑える働きがあるので、怒った時やイライラした時に食べるとクールダウンし、気持ちを落ち着かせることができます。

また、脾と胃の働きを高め、利尿と、便意を促す作用があります。むくみやすい人や便秘の人は継続して食べるとよいでしょう。さらに、酒の毒を消す作用があるので、二日酔いの時にはハクサイ料理で調子をととのえましょう。

✚効果アップの組み合わせ 1

体に潤いを与える

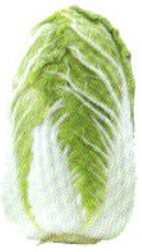

ハクサイ

＋

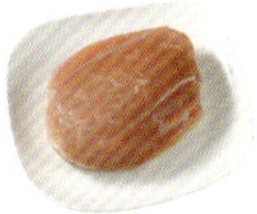

豚肉

体の熱を取るハクサイと、潤いを与える豚肉は、乾燥の症状によい組み合わせです。重ね蒸しやスープなど、薄味で汁も無駄にせず食べられるような料理がよいでしょう。

✚効果アップの組み合わせ 2

不安やイライラを鎮める

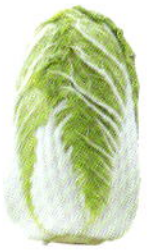

ハクサイ

＋

牛乳

精神状態を安定させる牛乳とハクサイの組み合わせは、不安感やイライラなどの気持ちを落ちつかせます。体が温まるハクサイのミルク煮がおすすめです。

✚効果アップの組み合わせ 3

むくみを解消する

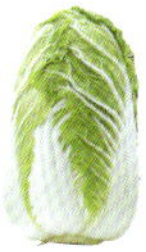

ハクサイ

＋

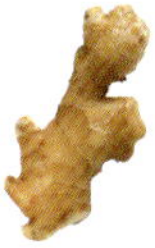

ショウガ

体を温めて巡りを促すショウガが、ハクサイの利尿作用を高めます。むくみ、体がだるい、頭が重い、胸苦しいといった症状によく、湿痰体質の改善にも適した組み合わせです。

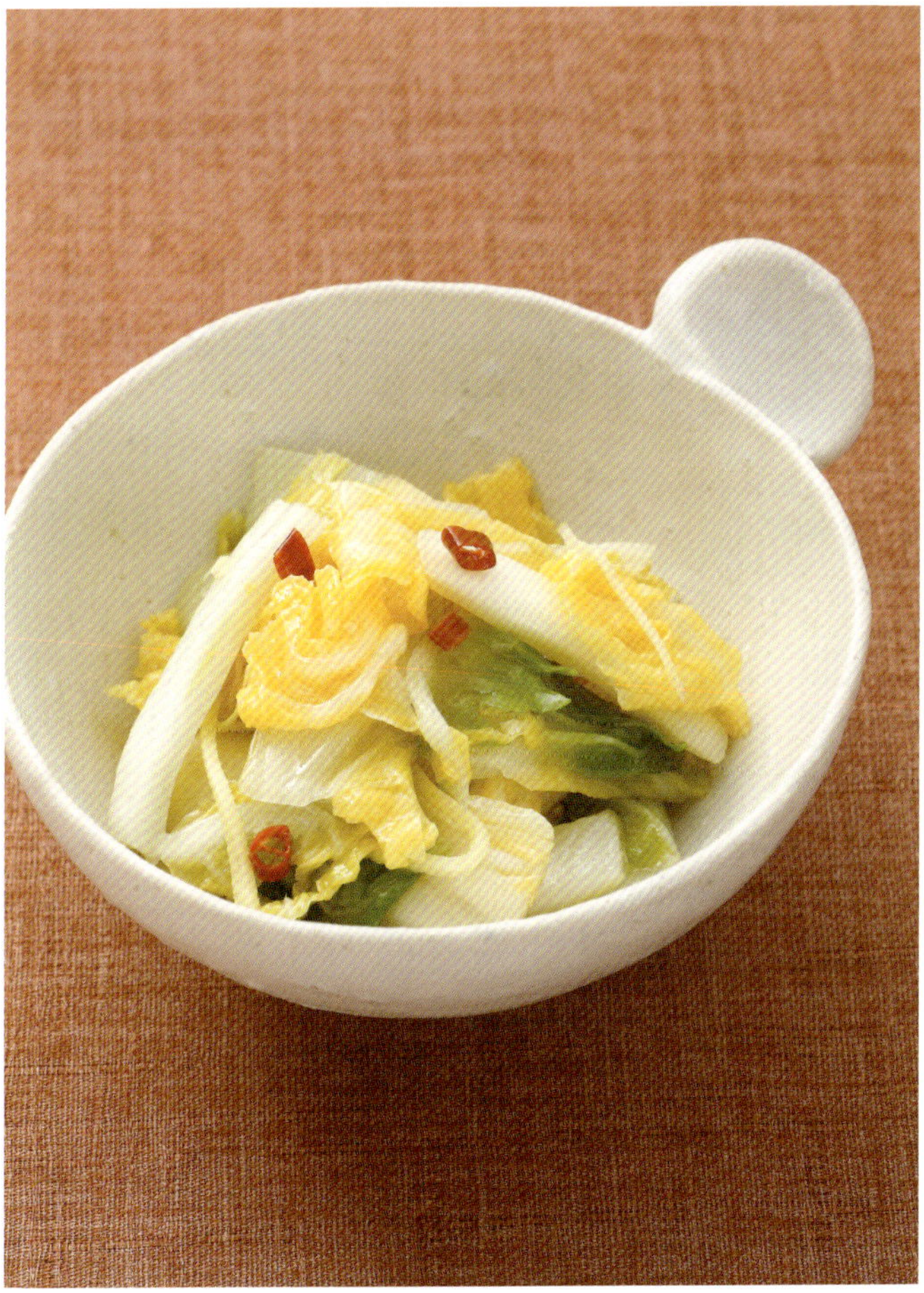

ハクサイの甘酢漬け

材料（作りやすい分量）

- ハクサイ…¼株
- 塩…小さじ1
- 甘酢
  - 米酢…大さじ4
  - 砂糖…大さじ1 ⅓
- ゴマ油…大さじ1
- ショウガの細切り…1かけ分
- タカノツメの小口切り（好みで）…適量

作り方

❶ハクサイは茎と葉に分け、茎は5㎝長さの拍子木切り、葉はざく切りにする。両方に塩をまぶしてひと晩おく。

❷鍋に甘酢の材料を入れて中火にかけ、砂糖が溶けたらゴマ油を加える。

❸水気を絞ったハクサイの上にショウガとタカノツメをのせ、アツアツの甘酢を加える。冷蔵庫でひと晩おく。

冬 葉 ほうれんそう

菠薐草

血のバランスを調整し、疲れ目やめまいを改善

涼性で体内にこもった熱を鎮め、津液と血を補うホウレンソウは、全身の乾燥症状、ドライアイ、眼の疲れ、めまい、物忘れ、生理不順に適した食材です。陰虚体質と血虚体質の人は、毎日の食事に取り入れて体質改善に役立てましょう。また便意を促すので、慢性的な便秘にも有効です。

さらに、イライラや不安などの感情を落ち着かせ、安定へと導くので、ストレス過多の人にもおすすめです。根元にも栄養があるので、無駄なく調理しましょう。

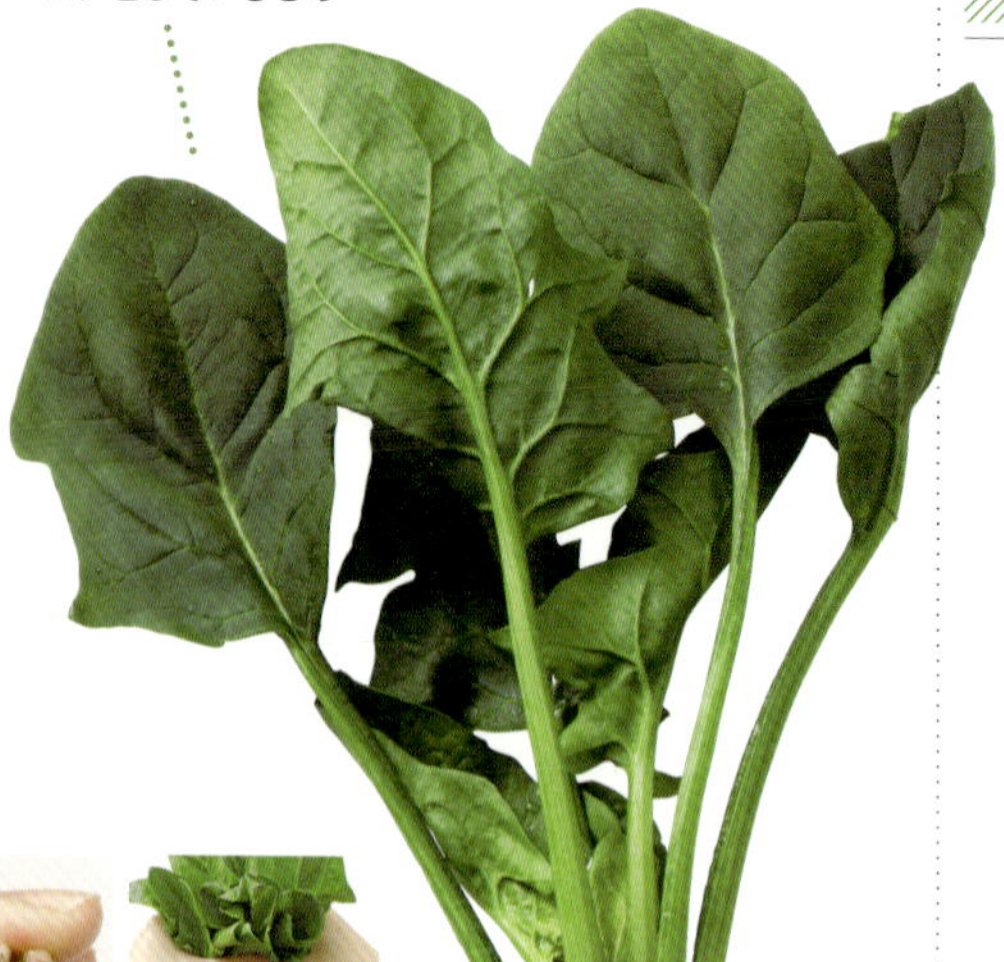

葉が肉厚で緑色が濃いものを選ぶ。茎が太く、ピンとしているもの

根の部分が赤いものは甘さが強い

●下ごしらえ

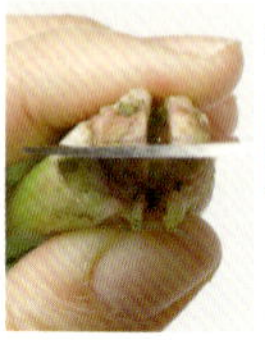

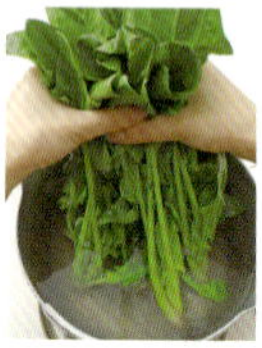

根に十字の切り込みを入れてすき間に入った土をよく洗い流す。かたい根元部分から先にゆで、時間差で葉を入れる。

五味◉甘
五性◉涼
帰経◉肝・胃
体質◉血虚・陰虚・気滞

✚効果アップの組み合わせ

血不足の症状を改善

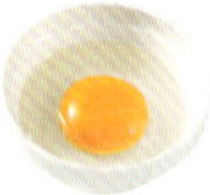

✚タマゴ

ホウレンソウとタマゴには、ともに血を補う作用があります。肌のくすみ、細い髪、めまい、生理不順の人に適した組み合わせです。黒ゴマを加えると、さらに作用が高まります。

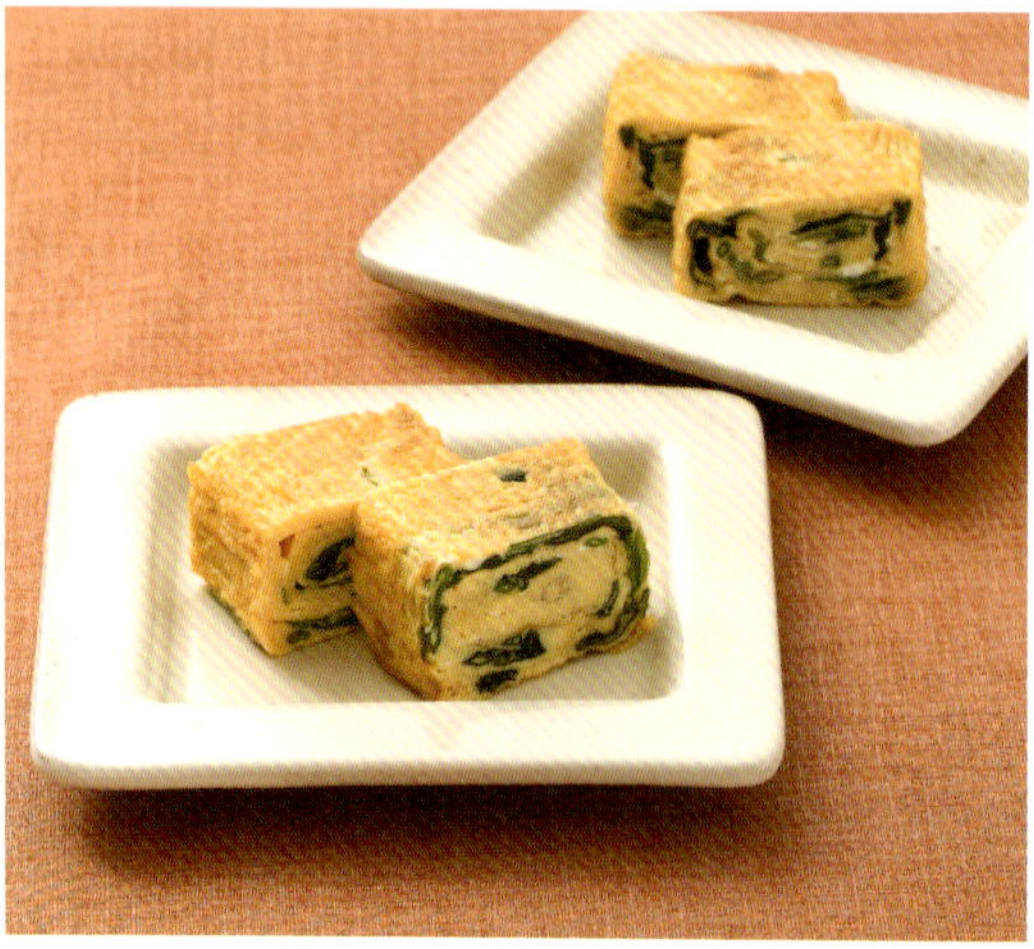

ホウレンソウのタマゴ焼き

材料(2人分)

- ●ホウレンソウ…⅓束
- ●しょうゆ…小さじ⅓
- ●タマゴ…3個
- ●塩…小さじ⅓
- ●ゴマ油…適量

作り方

❶ホウレンソウは熱湯でサッとゆで、冷水に取って水を絞る。2cm長さに切り、しょうゆで下味をつける。
❷ボウルにタマゴを割り入れてよく溶きほぐし、ホウレンソウと塩を加えて混ぜる。
❸フライパンにゴマ油を中火で熱し、②のタマゴ液の⅓量を流し入れる。火が通りはじめたら手前に巻き、これを芯にして残りのタマゴ液も1～2回に分けて同じように焼き上げる。

冬
蕾

ブロッコリー

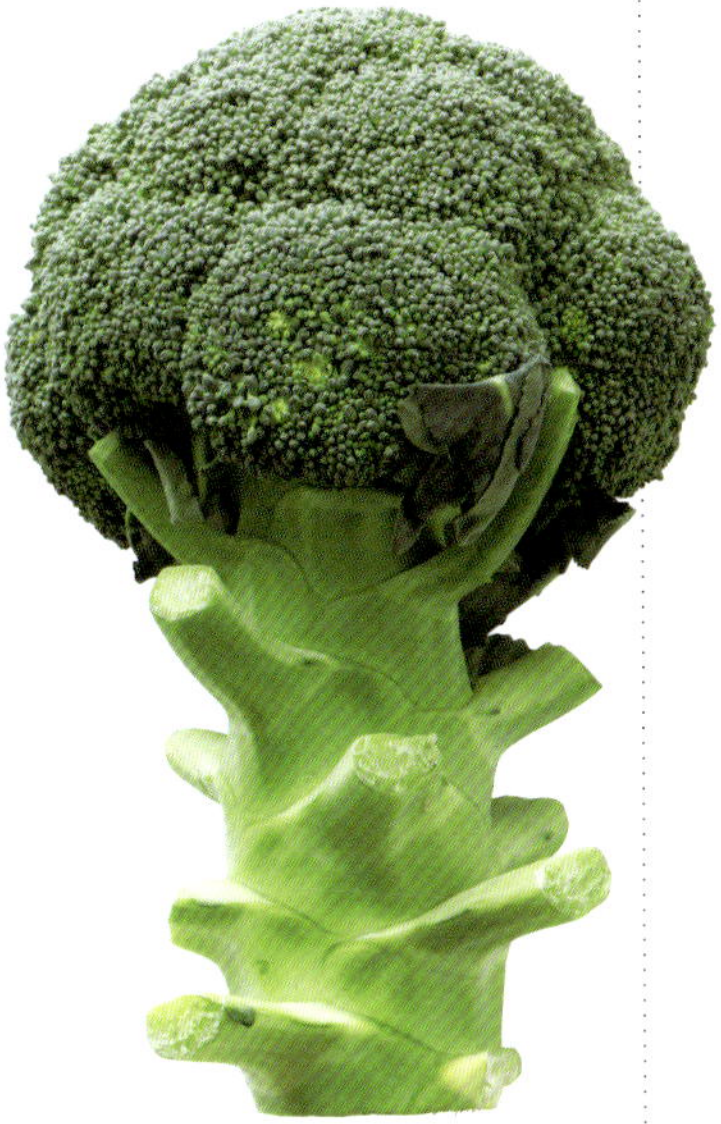

● 下ごしらえ

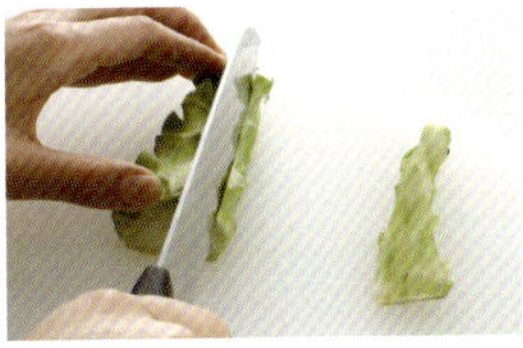

茎は、皮のかたい部分を包丁で切り落としてから、房と同様にゆでたり、炒めたりして使える。

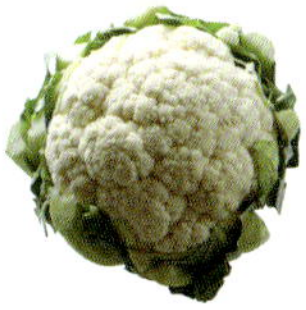

カリフラワー

ブロッコリーを改良したもの。もともとブロッコリーも、野生のキャベツから品種改良されたもので、薬膳ではキャベツ、ブロッコリー、カリフラワーには似た働きがあると考えられます。

腎の働きを高めて、体力不足を解消する

ブロッコリーには、弱った五臓の働きを回復する働きがあります。とくに、腎の機能を高めるので、アンチエイジング、耳鳴り、むくみ、脱け毛などの症状に有効です。また、脾の機能をととのえる作用があるので、消化不良や食欲不振などの症状がある時に食べるとよいでしょう。

平性なので、どの体質にもよい食材ですが、虚弱体質でスタミナがない人、疲れが取れにくい人、元気が出ない人は、継続して食べると体力不足を補ってくれます。

五味◉甘
五性◉平
帰経◉肝・脾・腎
体質◉気虚・陽虚・血虚・陰虚・気滞・湿熱・瘀血・湿痰

✚効果アップの組み合わせ

便秘解消作用がアップ

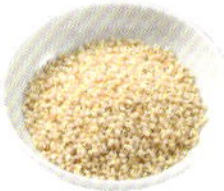

✚白ゴマ

五臓の働きをよくするブロッコリーと腸を潤す白ゴマは、便秘の解消によい組み合わせです。腸の働きが弱い気虚体質の便秘、乾燥した陰虚体質の便秘によいでしょう。

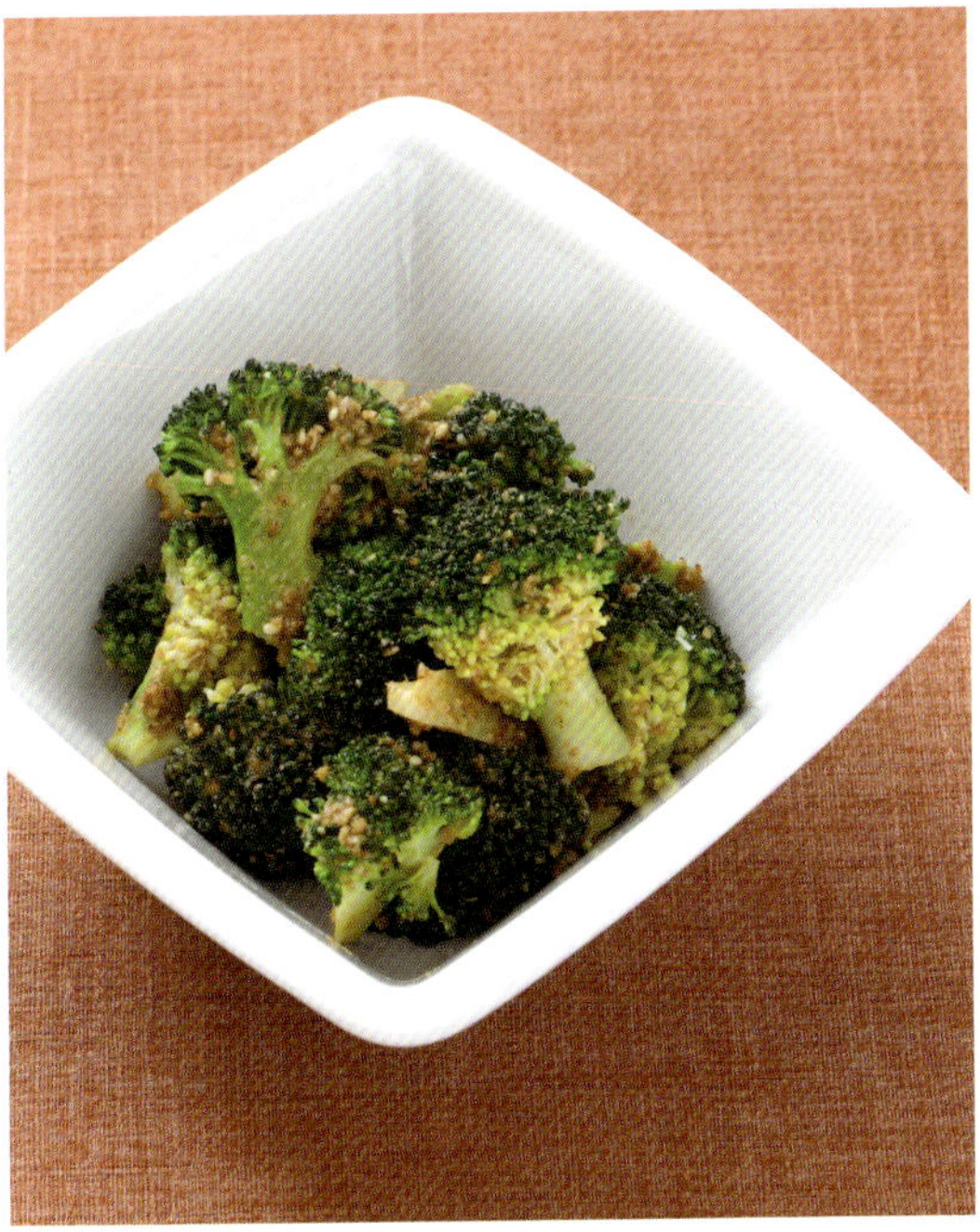

ブロッコリーのゴマあえ

材料(2人分)

- ●ブロッコリー…½個
- ●塩…少々
- ●A
  - 白すりゴマ…大さじ2
  - しょうゆ…小さじ2
  - 砂糖…小さじ½
  - ゴマ油…小さじ½

作り方

❶ブロッコリーは小房に分け、塩を加えた熱湯でゆでてザルに上げる。
❷Aをボウルに入れてよく混ぜ合わせる。
❸2のボウルにブロッコリーを加え、全体をあえる。

冬 根

かぶ

蕪

五味●甘・辛・苦
五性●温
帰経●脾・胃・肺・心
体質●気虚・陽虚・血虚・陰虚・気滞・瘀血・湿痰

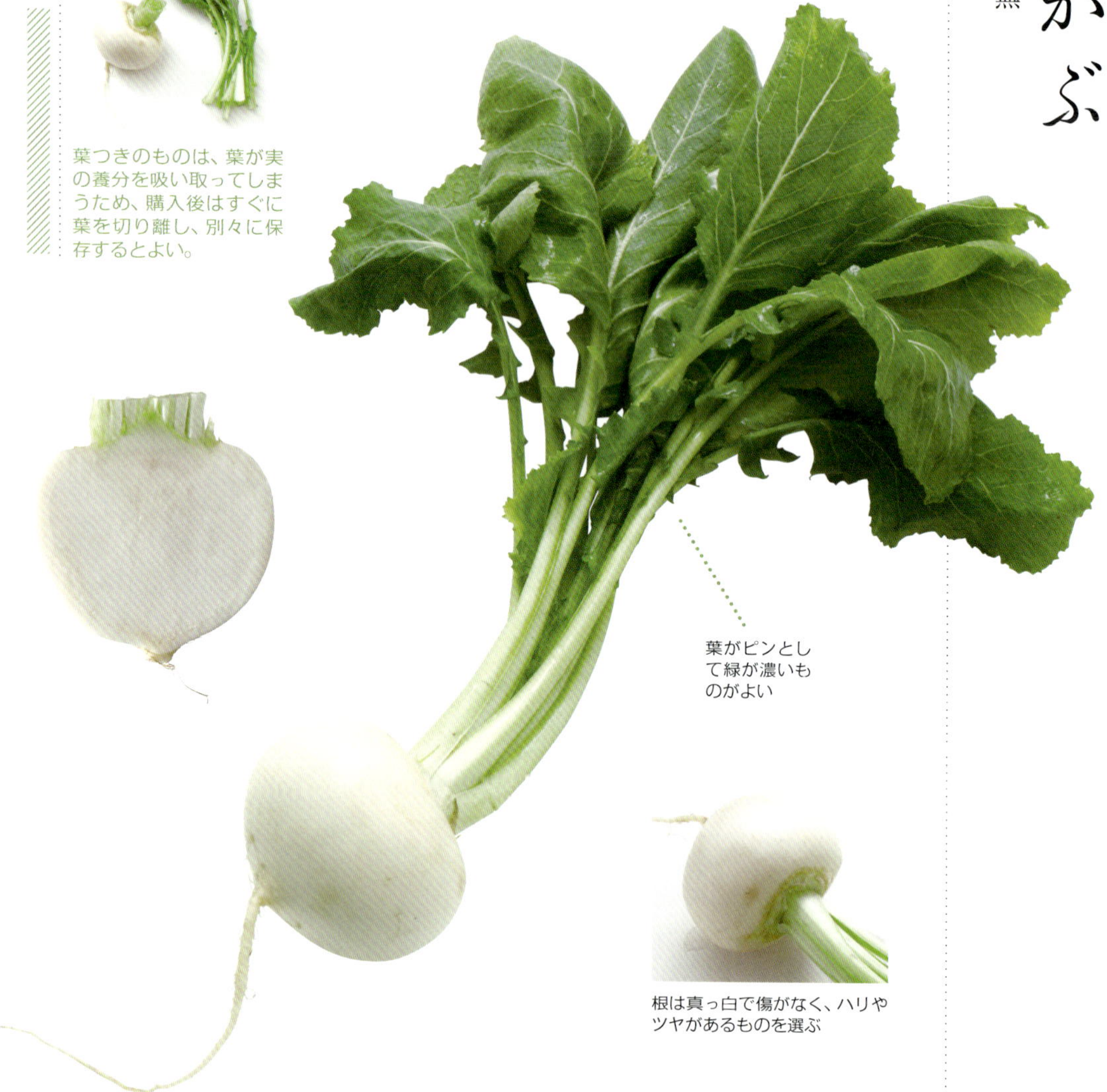

葉がピンとして緑が濃いものがよい

根は真っ白で傷がなく、ハリやツヤがあるものを選ぶ

保存法

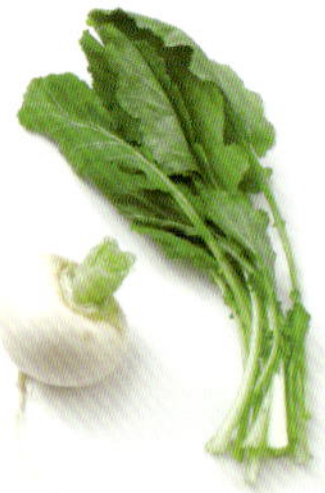

葉つきのものは、葉が実の養分を吸い取ってしまうため、購入後はすぐに葉を切り離し、別々に保存するとよい。

冷えと熱を調節するバランスのよい食材

胃を温める作用があり、冷えからくる腹痛、下痢、便秘、消化不良の改善に有効です。その一方で、体に潤いを与えて熱をもった腫れを抑えるので、ニキビ、皮膚の炎症、口やのどの渇き、咳、のぼせ、ほてりを落ちつかせます。カブは、〝温める〟と〝熱を落ち着かせる〟という両方の働きをもつ珍しい食材です。

また、五臓の働きをよくするので、心と体の不調に有効です。とくに慢性的に疲れを感じている気虚体質や血虚体質の人に適しています。食欲を増進するので、食欲がない時は飲みやすいスープにするとよいでしょう。

✚効果アップの組み合わせ 1
解毒作用がアップ

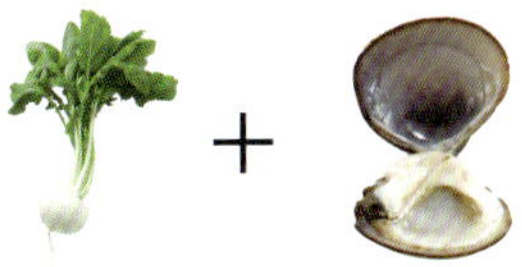

カブ　シジミ

カブとシジミには、炎症や老廃物を取り除く解毒作用があります。皮膚の炎症、のどの痛みの改善によいでしょう。シジミのうまみを生かしたみそ汁がおすすめです。

✚効果アップの組み合わせ 2
スタミナ不足を解消する

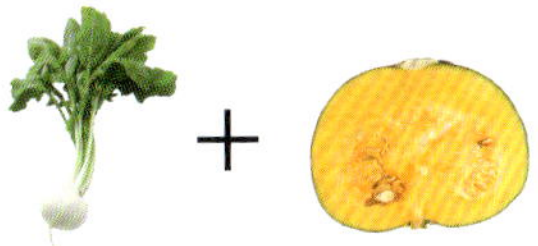

カブ　カボチャ

五臓を養うカブと、気を補うカボチャの組み合わせは、虚弱体質を改善するのに有効です。それぞれの食材のうまみを味わえる温野菜サラダがおすすめの料理法です。

✚効果アップの組み合わせ 3
冷えの症状を改善する

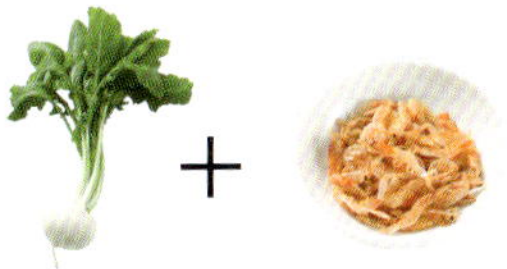

カブ　桜エビ

温性食材の組み合わせなので、冷えの症状全般によく、冬に適した料理です。とくに胃腸を温める作用が強いので、冷たいものを食べ過ぎた時によいでしょう。

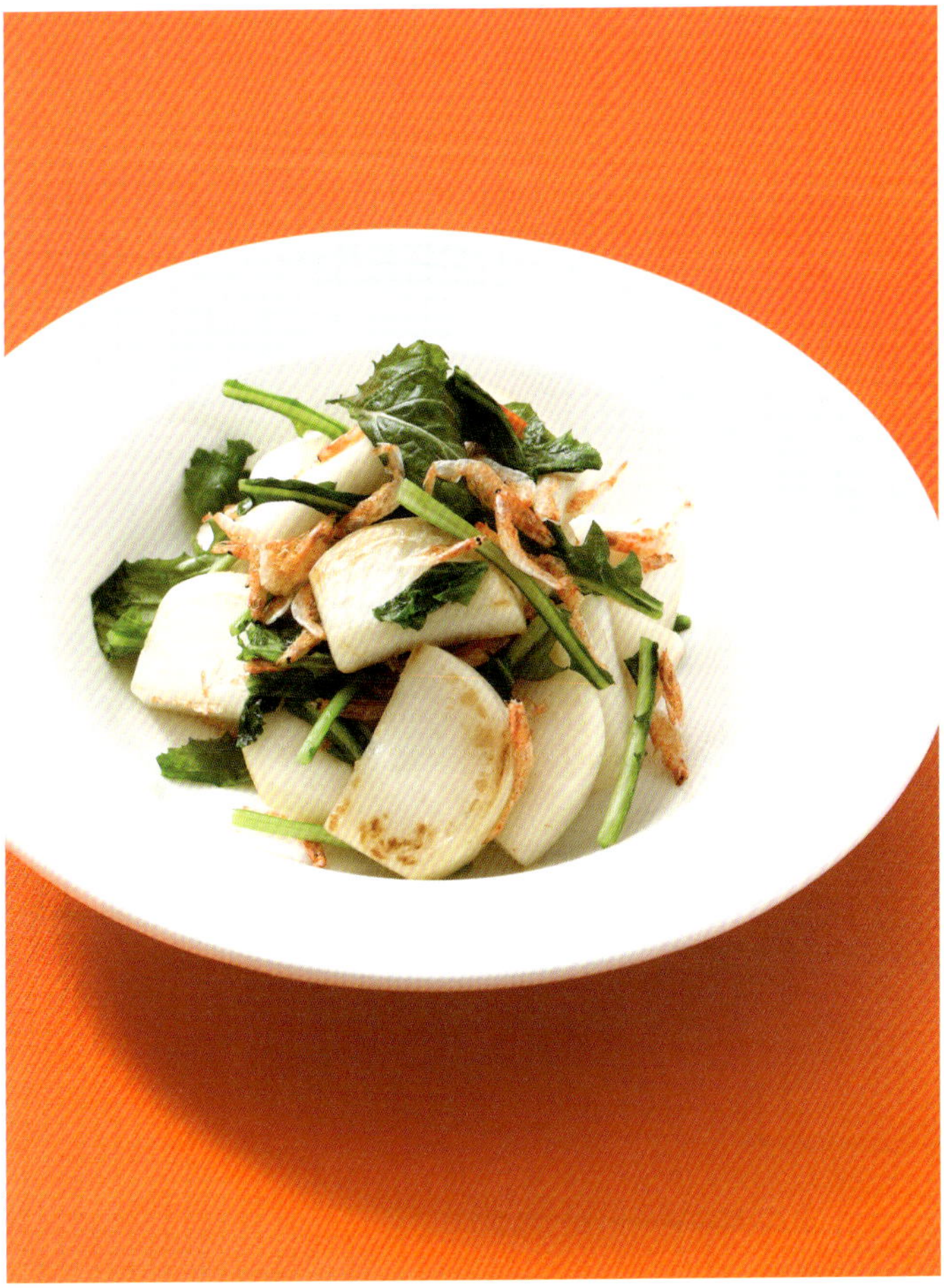

カブと桜エビのソテー

材料（2人分）

- カブ…2個
- カブの葉…1個分
- 桜エビ…5g
- サラダ油…大さじ1
- 塩…小さじ⅓

作り方

1. カブは皮つきのまま1cm厚さの半月切りにし、葉は5cm長さに切る。
2. フライパンで桜エビをから炒りし、香りが立ったら一度取り出す。
3. フライパンにサラダ油を熱してカブを炒め、しんなりしてきたら葉を加える。桜エビを戻し、塩で味をととのえる。

冬 根 くわい

慈姑

のどの不調、むくみや炎症を抑える

茎の先に芽がみえることから「芽出たい」とされ、おせち料理に欠かせない食材です。

クワイには、肺を潤す作用があり、咳止め、痰切り、口やのどの渇きを解消します。冬の乾燥から身を守ってくれるので、1年の始まりを健康的に過ごすためにも、正月に食べるとよいでしょう。

また、尿トラブルによいので、頻尿の人、むくみがちな人にもおすすめです。

血の巡りをよくする作用と炎症を抑える作用があるので、鼻血などの出血や、ニキビや皮膚の腫れ物にも適しています。

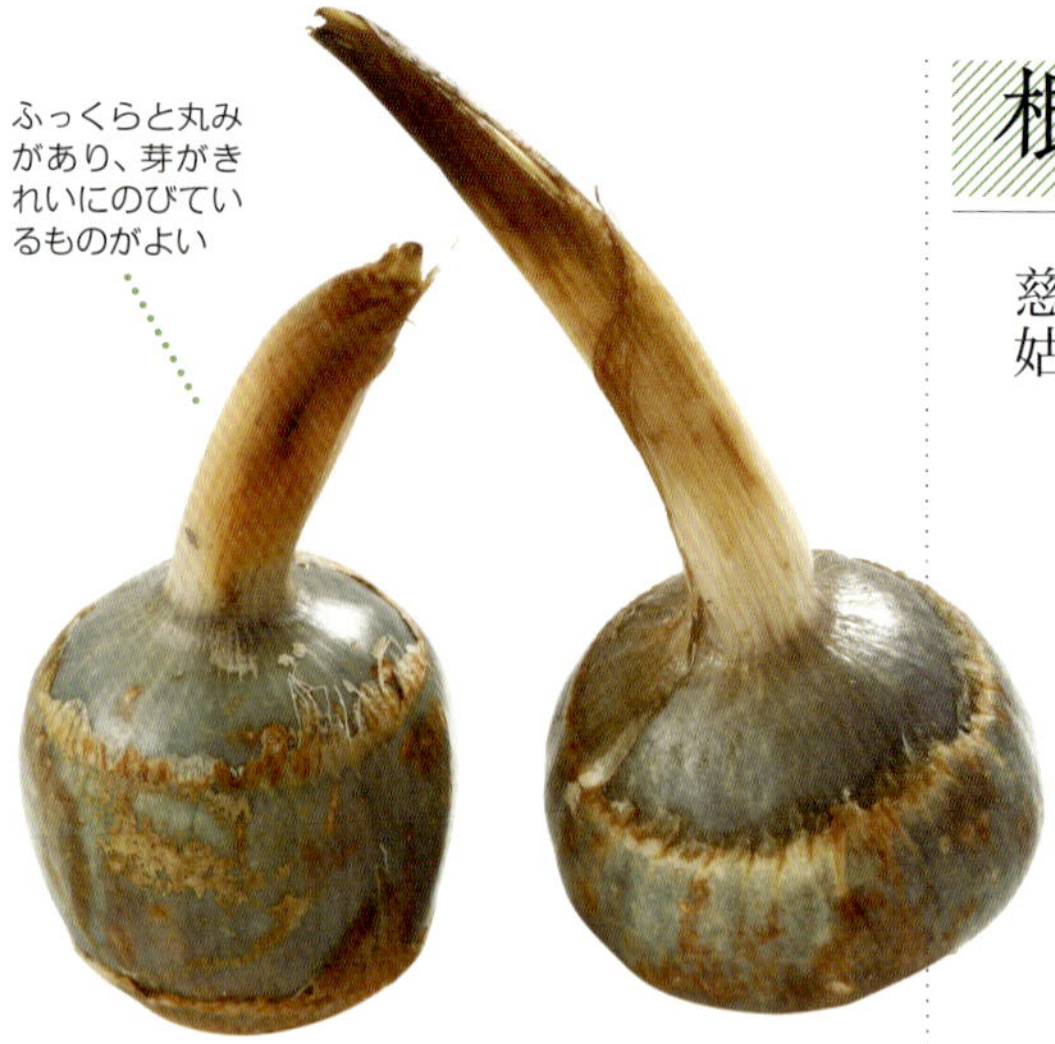

ふっくらと丸みがあり、芽がきれいにのびているものがよい

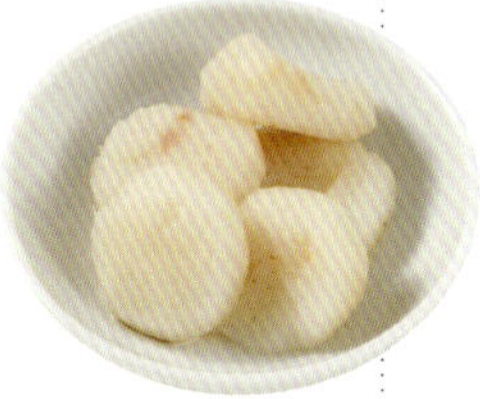

黒グワイ

中華料理の黒グワイ「馬蹄（マーティ）」は、日本のクワイとは別種です。寒性の性質をもち、痰をおさめ、目と耳の働きを高める作用があります。日本で生のものは手に入りにくいので、水煮の缶詰を使うとよいでしょう。

五味◉甘・苦
五性◉微寒
帰経◉心・肝・肺
体質◉陰虚・気滞・湿熱・瘀血・湿痰

✚効果アップの組み合わせ

余分な熱と水分を取る

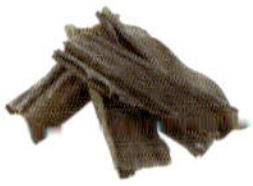

✚コンブ

クワイとコンブには、体を冷やす性質と利尿作用があります。お正月に食べ過ぎて、余分な熱と水分が体にたまっている時にぴったりの組み合わせです。

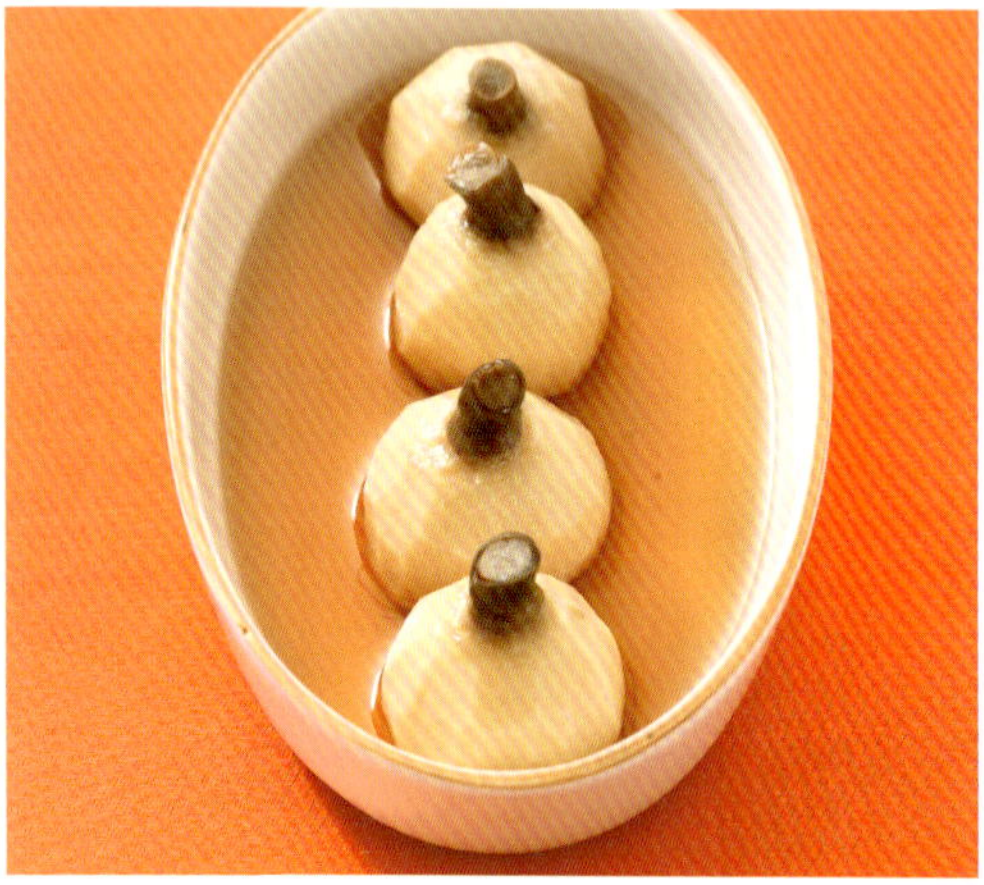

クワイの煮物

材料（作りやすい分量）

- クワイ…6個
- コンブの水だし…1カップ

※コンブの水だしは、P.224「コンブ」につくり方を掲載しています。

- A
  - しょうゆ…大さじ1
  - みりん…大さじ1
  - 塩…小さじ¼

作り方

❶クワイは芽を1㎝残して切り落とし、底を切って平らにする。根のつけ根にぐるりと切り目を入れ、下から上に向かって皮をむき、すぐ水にさらす。

❷鍋にクワイとたっぷりの水を入れて中火にかけ、煮立ったら火を弱めて7分ほど煮てよく水で洗う。

❸鍋にクワイ、コンブの水だし、Aを入れ、落としブタをして15分ほど弱めの中火で煮て味をふくませる。

冬 根

にんじん

人参

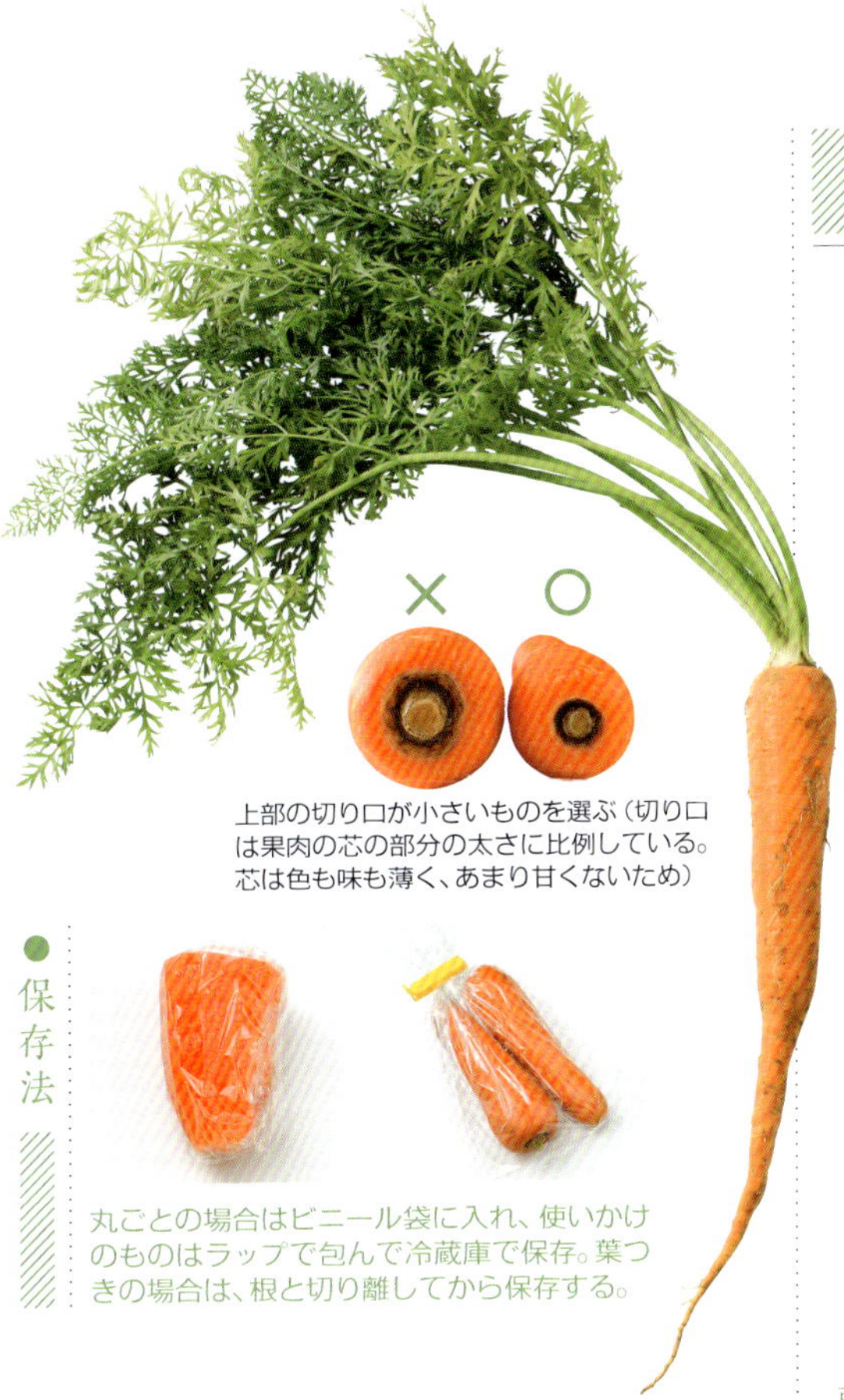

上部の切り口が小さいものを選ぶ（切り口は果肉の芯の部分の太さに比例している。芯は色も味も薄く、あまり甘くないため）

●保存法

丸ごとの場合はビニール袋に入れ、使いかけのものはラップで包んで冷蔵庫で保存。葉つきの場合は、根と切り離してから保存する。

胃もたれ、食欲不振、血の不足を解消

ニンジンには脾の働きを高め、消化不良を解消する作用があるため、胃もたれ、食欲不振、体力不足の改善に有効です。

また、血と津液を補う作用があり、めまい、生理不順、爪の変形といった栄養不足が原因の症状を改善します。とくに目に作用するので、目のかすみ、目の疲れ、充血によいでしょう。パソコンなどで目を酷使している人は、継続して食べたい食材です。平性の食材でバランスがよく、五臓を調和する働きがあります。

豆知識

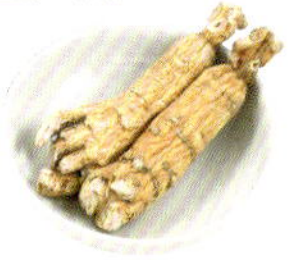

人参

中国で「人参」は、生薬の「人参〈高麗人参〉」（P.197参照）を指します。野菜のニンジンの根が高麗人参に似ていて、葉がセリと同じだったことから、日本ではセリニンジンと呼ばれ、その後、ニンジンと呼ばれるようになりました。

五味◉甘
五性◉平
帰経◉肺・脾・肝
体質◉気虚・陽虚・血虚・陰虚・気滞

✚効果アップの組み合わせ

血を補う作用がアップ

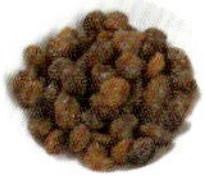

✚干しブドウ

どちらの食材にも血を補う作用があるので、血虚体質の改善に適した組み合わせです。また、美肌作用もあるので、多めにつくって常備食にするとよいでしょう。

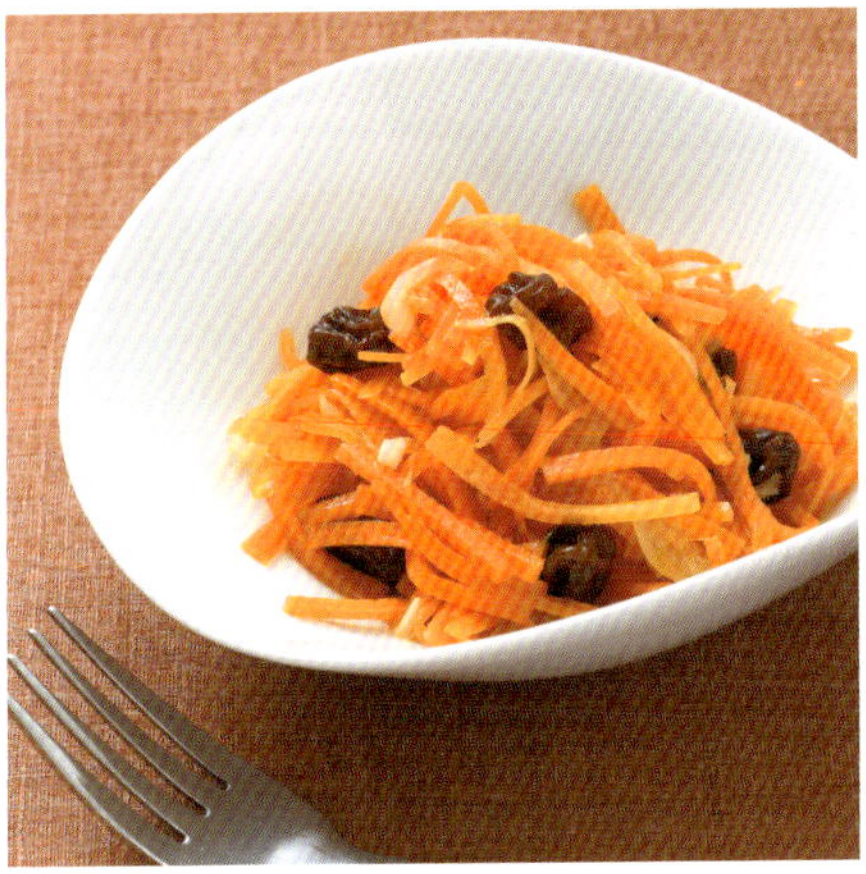

ニンジンと干しブドウのサラダ

材料（作りやすい分量）

- ニンジン…1本
- タマネギ…¼個
- 干しブドウ…30g
- サラダ油…小さじ2
- ニンニクのみじん切り…1かけ分
- ドレッシング
  - 酢…大さじ2
  - はちみつ…小さじ2
  - 塩…小さじ⅓

作り方

1. ニンジンは5㎝長さの細切りにし、タマネギは薄切りにする。干しブドウは水に5～7分つけて戻す。ドレッシングの材料をボウルに入れて混ぜておく。
2. フライパンにサラダ油とニンニクを入れて弱火にかけ、香りが立ったらニンジン、タマネギの順に加え炒める。
3. ニンジンに火が通ったらドレッシングの入ったボウルに入れ、干しブドウを加えて30分おいて味をなじませる。

冬 根

だいこん

大根

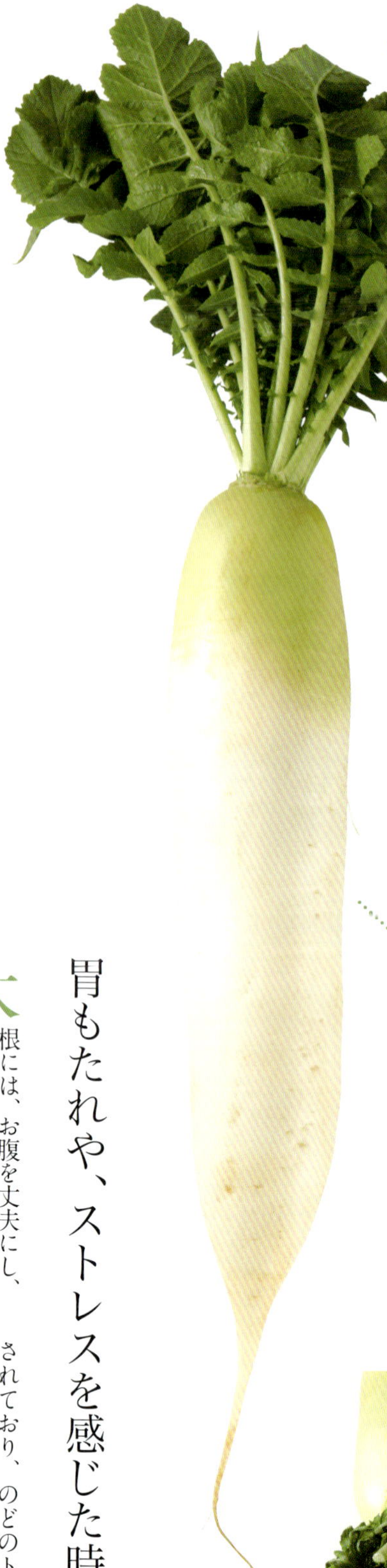

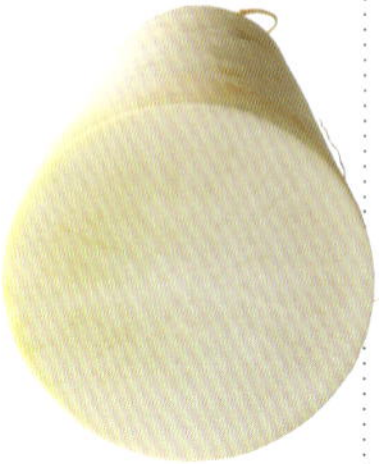

断面のきめが細かく、みずみずしいものが新鮮

白くハリとツヤがあり、ずっしりと重いもの

● 下ごしらえ

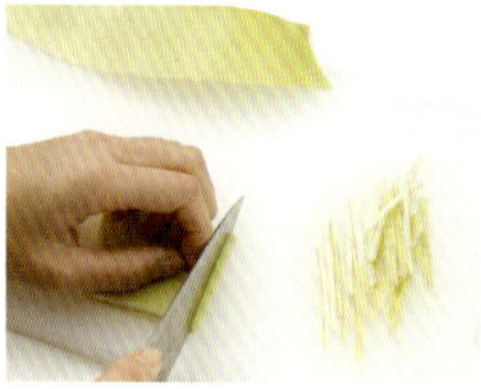

むいた後の皮も捨てずに使う。細切りにして炒め、きんぴらにするのがおすすめ。ザルに広げて天日で干せば、自家製切干大根に。

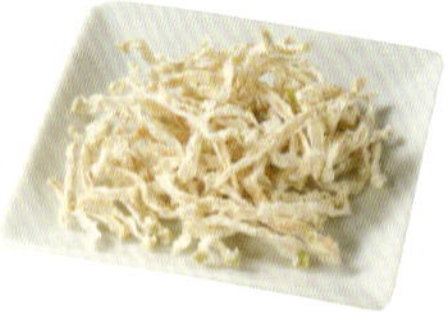

切干大根

大根のうまみがギュッと詰まった切干大根は、歯ごたえがよく、ストレスを感じている人にはとくにおすすめ。干すことにより栄養価もアップし、保存もきくので便利です。

胃もたれや、ストレスを感じた時に

大根には、お腹を丈夫にし、消化を促進する作用があります。食べ過ぎた時、胃が重い時、お肉料理を食べた後など、お腹の張りを感じたら、大根おろしを食べたり、おろし汁を飲んだりすると緩和されます。

また昔から大根には、痰を切って咳を止める作用があるとされており、のどのトラブルを解消する「大根飴」が民間療法として使われていました。

さらに、気の流れをととのえて興奮状態を抑え、気持ちを落ちつかせる作用もあります。怒りっぽい人やストレスを感じやすい人は、大根を常備しておくとよいでしょう。

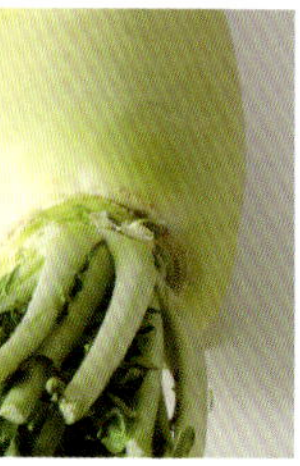

葉のつけ根が茶色く変色していないものがよい。葉はみずみずしく緑色のものを

豆知識

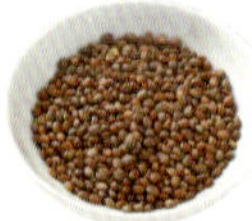

萊菔子（ライフクシ）

大根の薬効は古くから知られ「大根好きの医者いらず」といわれていました。種子は生薬の「萊菔子」として消化促進や痰切りに使われ、葉は入浴剤に利用され、冷え性やおりもの過多の解消に使われています。

五味◉辛・甘
五性◉涼
帰経◉肺・胃
体質◉陰虚・気滞・湿熱・瘀血・湿痰

▼だいこん

✚効果アップの組み合わせ 1

消化を促進する

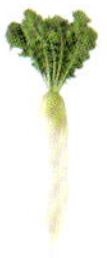

大根

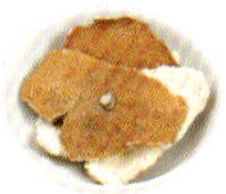

陳皮(チンピ)

両方に消化を促す働きがあるので、食べ過ぎで胃が重い時によいでしょう。口の中がさっぱりする漬物がおすすめです。また、ストレスを感じている人にもよい組み合わせです。

✚効果アップの組み合わせ 2

乾燥からくるのどの不調に

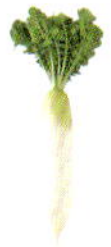

大根

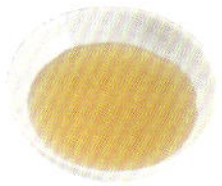

はちみつ

はちみつと大根は、のどのトラブル全般によい組み合わせです。スライスした大根をはちみつに漬けた「大根飴」をつくりおきしておくとよいでしょう。

✚効果アップの組み合わせ 3

ストレスを解消する

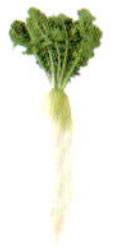

大根

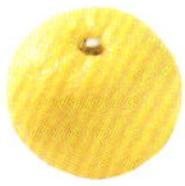

ユズ

香りのよいユズと大根は、気の巡りを活発にする作用があります。気の滞りが引き起こす、不安感や落ちこみ、イライラなど、気持ちの浮き沈みを落ちつかせるのに有効です。

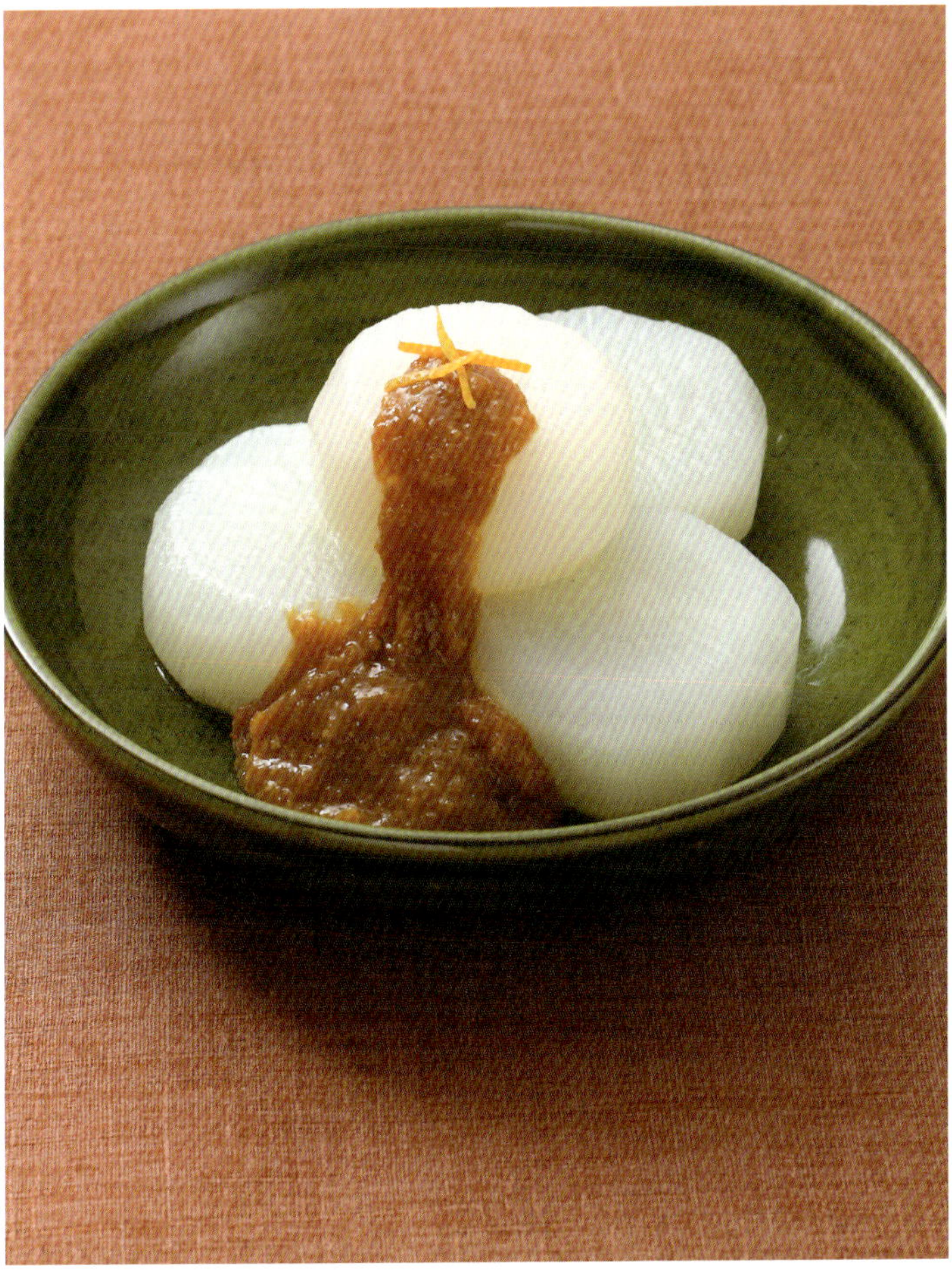

ふろふき大根

材料(2人分)

- 大根…⅓本
- 米の研ぎ汁…4カップ
- コンブ(10㎝角)…1枚
- A
  - 酒…大さじ2
  - 塩…小さじ1
- ユズみそ
  - ユズの絞り汁…大さじ½
  - みそ…大さじ3
  - 砂糖　大さじ1
- ユズ皮の細切り…少々

作り方

❶大根は3㎝厚さの輪切りにして皮をむき、面取りをして十字の切り込みを入れる。

❷鍋に大根と米の研ぎ汁を入れ、中火で20分ゆでて取り出す。

❸鍋に大根、コンブ、A、かぶるくらいの水を入れ、落としブタをして強火にする。煮立ったら火を弱め、串がスッと通るまで30分煮る。

❹小鍋にユズみその材料を入れ、弱火で混ぜて砂糖を溶かす。大根を皿に盛り、ユズみそをかけ、ユズ皮を飾る。

根 冬

やまのいも

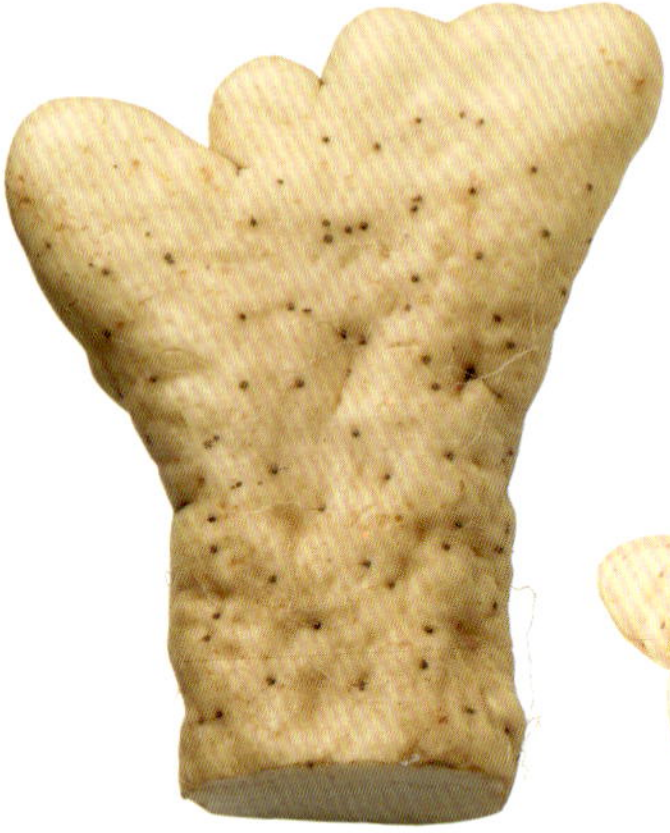

イチョウイモ
イチョウのような平べったい形が特徴。粘り気が強い。

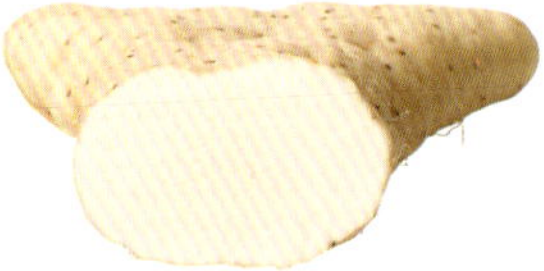

新鮮なものは断面がみずみずしく、変色せずきれいな白色

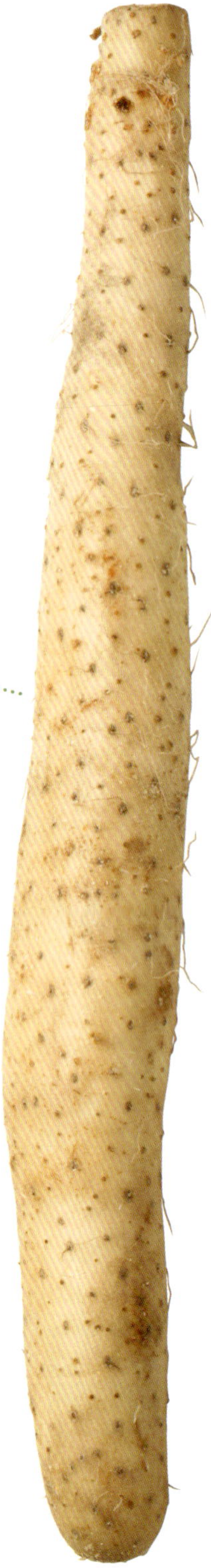

全体が自然なクリーム色のものを選ぶ

長イモ
細長い形状が特徴。栽培品種で、最も多く流通しているタイプ。

ヤマノイモの種類

ヤマノイモには、サクサクとした歯ごたえのある「長イモ」、イチョウの葉に似ている「イチョウイモ（大和イモ）」、山野に自生している「自然薯」、粘り気の強い「ツクネイモ」などがある。

スタミナ不足、免疫力低下、虚弱体質の改善に

脾と胃を養い、消化吸収力を高め、スタミナ不足の改善によいとされるヤマノイモ。気を補うので、疲れやすい、集中力がない、不安になりやすい、食欲がない、免疫力がなくカゼをひきやすいといった時によいでしょう。また、肺の粘膜を潤す作用があるので、のどの乾燥や痛みを予防します。肌を潤す作用もあり、肌のたるみや乾燥にもよいので、美容効果を望む人にもおすすめです。

さらに、衰えた腎の働きをサポートする作用もあるので、虚弱体質の改善、老化予防、子どもや高齢者の健康維持にも適しています。

豆知識

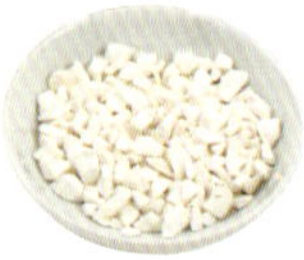

山薬（サンヤク）

ヤマノイモは、生薬の「山薬」として使われ、食欲不振、咳、精力減退に効果を発揮します。スライスタイプのものは、水で戻すと料理に使用できます。モチッとした食感がおいしく、クセになる味わいです。

五味 ● 甘
五性 ● 平
帰経 ● 肺・脾・腎
体質 ● 気虚・陽虚・血虚・陰虚

✚効果アップの組み合わせ 1

スタミナ不足を解消

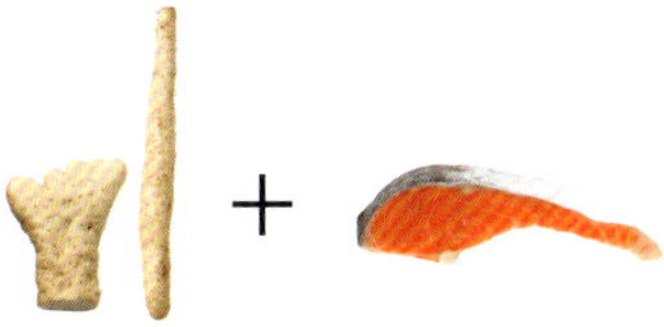

ヤマノイモ　鮭

師走の忙しさで疲れた体を養う組み合わせです。脾の働きをよくし、気と血を補うので、虚弱体質の改善によいでしょう。ヤマノイモのホクホクした食感を生かしたグラタンがおすすめ。

✚効果アップの組み合わせ 2

のどに潤いを与える

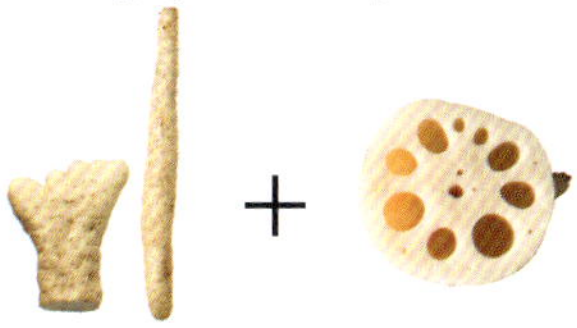

ヤマノイモ　レンコン

どちらも肺を潤す作用があるので、のどのトラブル全般の改善に効果を発揮します。炒め物や煮物などに積極的に使用して、冬の乾燥から肺を守りましょう。

✚効果アップの組み合わせ 3

アンチエイジング効果がアップ

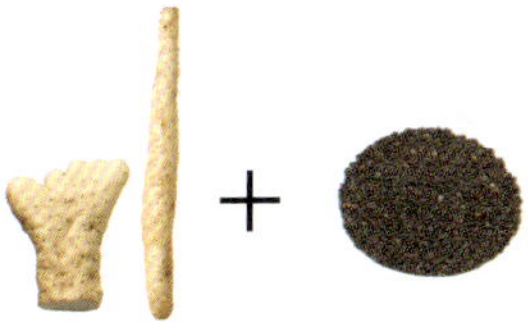

ヤマノイモ　黒ゴマ

腎を補う食材の組み合わせです。老化の予防によく、白髪、抜け毛、足腰の衰えを防ぎます。潤いのあるたるみのない肌をつくるので、美肌効果を求める人にも。

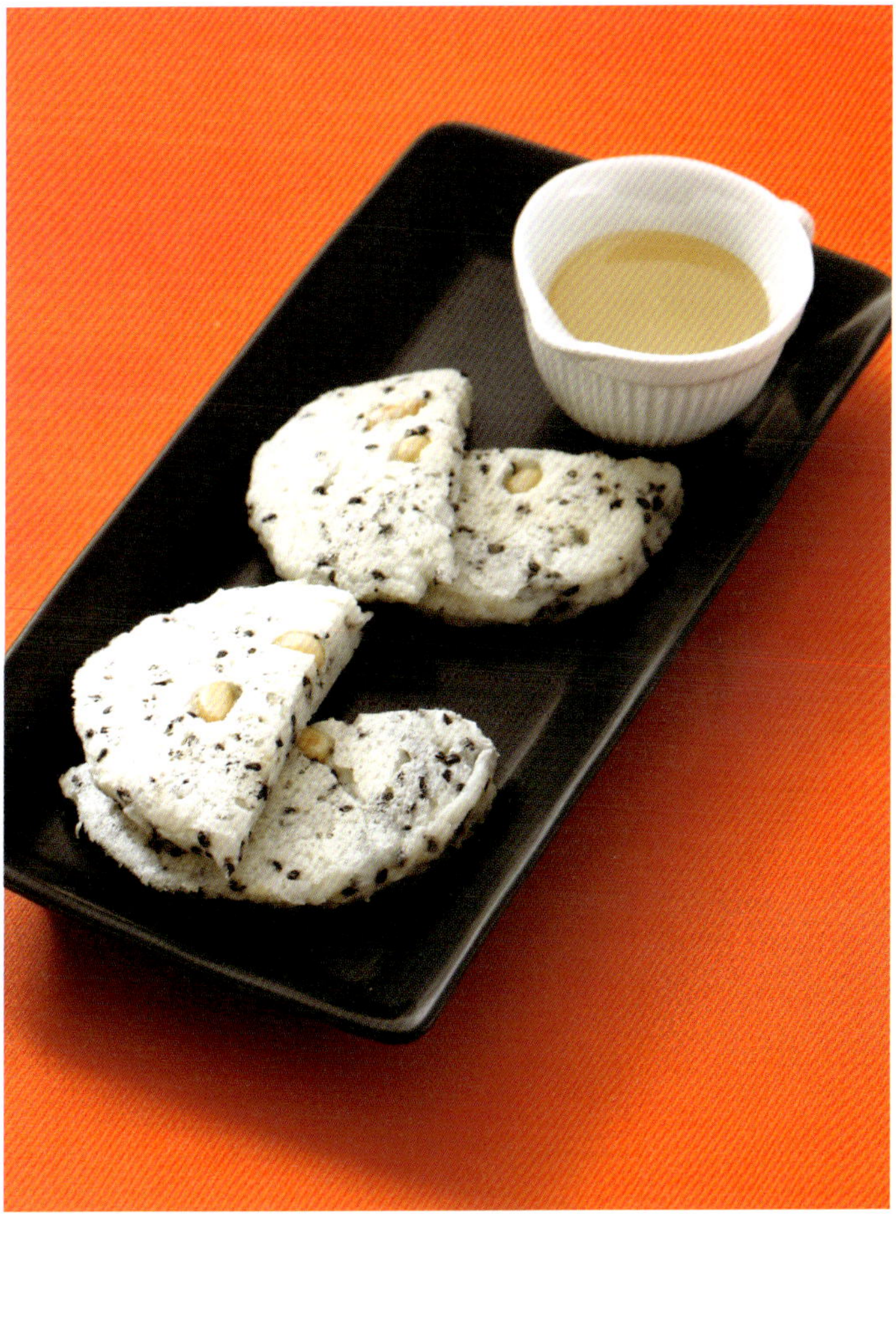

長イモのおやき

材料(2人分)

- ●長イモ…150g
- ●黒いりゴマ…小さじ½
- ●塩…ひとつまみ
- ●海松子〈松の実〉…少々
- ●サラダ油…小さじ2
- ●はちみつ…大さじ3

作り方

❶長イモは皮をむいてボウルの中にすりおろし、黒いりゴマ、塩を加えて混ぜ合わせる。
❷海松子はフライパンでから炒りする。
❸フライパンにサラダ油を弱火で熱し、スプーンで①の生地を¼ずつ落としていく。
❹生地の上に海松子をのせ、両面を色よく焼く。焼き上げた4枚を皿に盛り、はちみつを添える。

冬 根

れんこん

蓮根

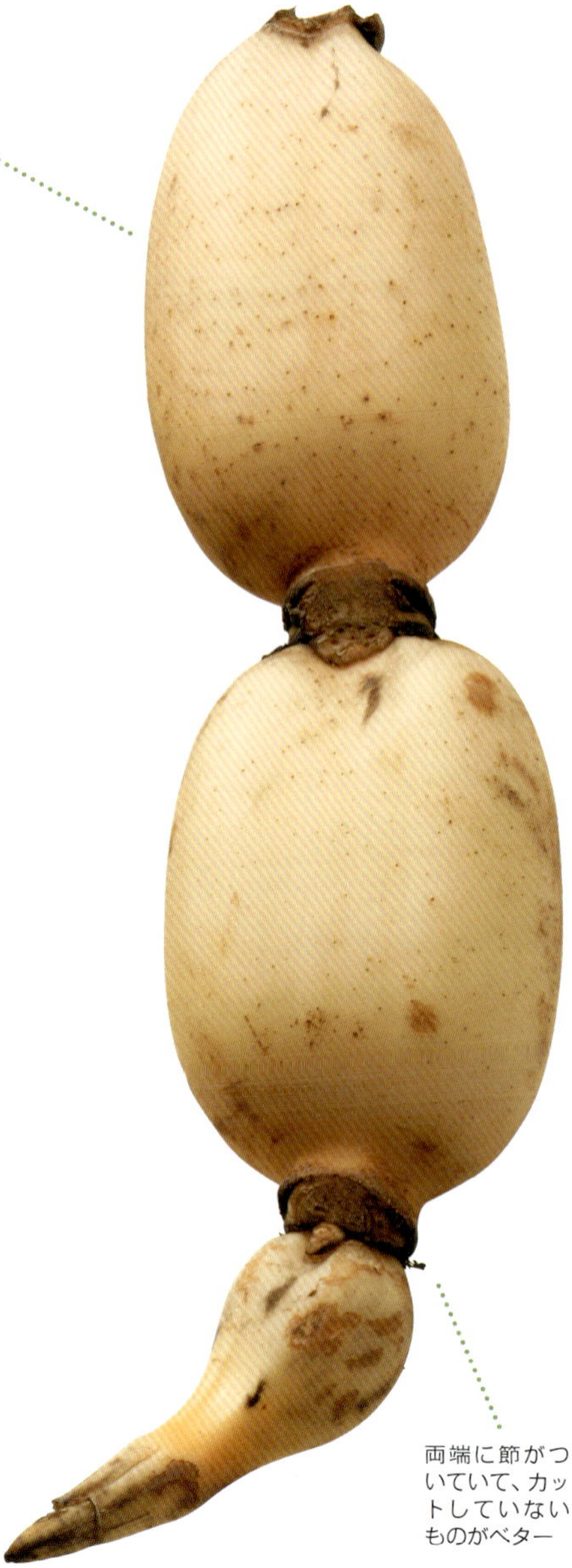

自然なクリーム色で、ふっくらとして重みがあるもの

両端に節がついていて、カットしていないものがベター

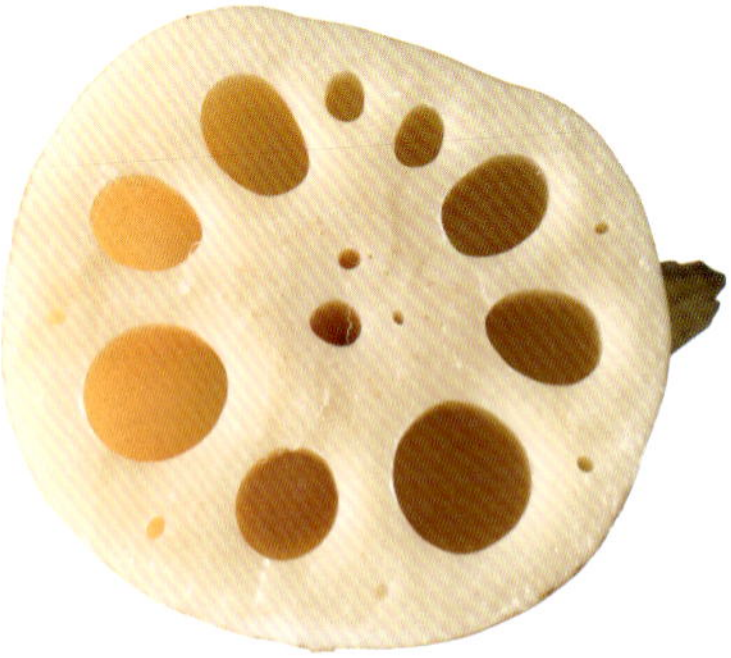

カットしたものは断面がみずみずしく、黄ばんでいないものがよい

乾燥や血の不足、食欲不振にも

レンコンは、加熱することで作用が変わります。生のレンコンには脾と胃の機能を高める働きがあります。津液を補い、体の余分な熱を取り除く作用があり、口やのどの渇きを潤し、咳や痰を鎮めます。また、血にこもった熱を冷まし、鼻血などの出血を止める作用も。

加熱したレンコンにも、脾と胃の働きを高め、食欲不振や下痢を抑える働きがあります。また、血を補い、美しい肌をつくる効果も。症状によって加熱と生の調理法を使い分けるとよいでしょう。

豆知識

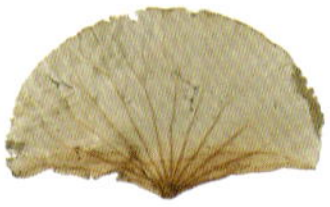

荷葉（カヨウ）

蓮の効能はレンコンだけではなく、種子は「蓮肉（レンニク・P.202参照）」、葉は「荷葉」と、それぞれ生薬に使われています。荷葉には体内の余分な熱と水分を取り除く作用があり、暑気払いに使われます。

五味◉甘

五性◉寒

帰経◉心・脾・胃

体質◉気虚・血虚・陰虚・気滞

✚効果アップの組み合わせ 1

のどの乾燥やほてりに

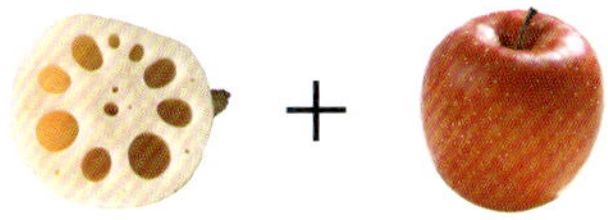

レンコン　リンゴ

体の熱を抑えて潤いを与える強い作用があります。のどの不調やほてりを感じた時は、一緒にすりおろしてジュース代わりにして飲むとよいでしょう。

✚効果アップの組み合わせ 2

ニキビや腫れ物を解消

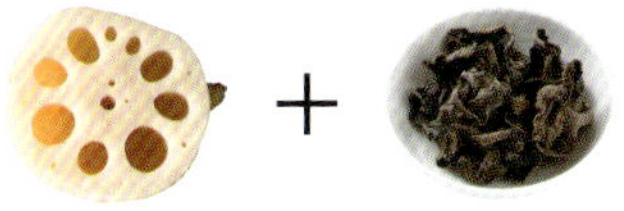

レンコン　黒木耳

血をきれいにし、皮膚の炎症を抑える組み合わせです。レンコンには血を補う作用もあるので、乾燥肌の改善にも。熱を抑えるみそを使った炒め物にすると、より効果が高まります。

✚効果アップの組み合わせ 3

食欲不振や冷えを改善

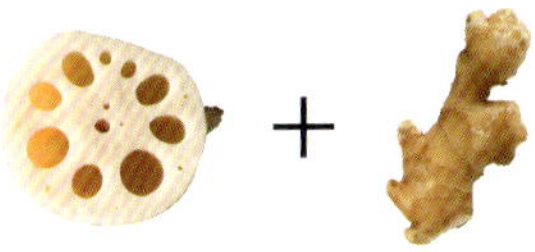

レンコン　ショウガ

レンコンは、胃の働きを活発にする作用をもち、食欲不振、胃のモヤモヤを改善するのに有効です。ショウガを加えることで、体を温める高い作用も期待できます。

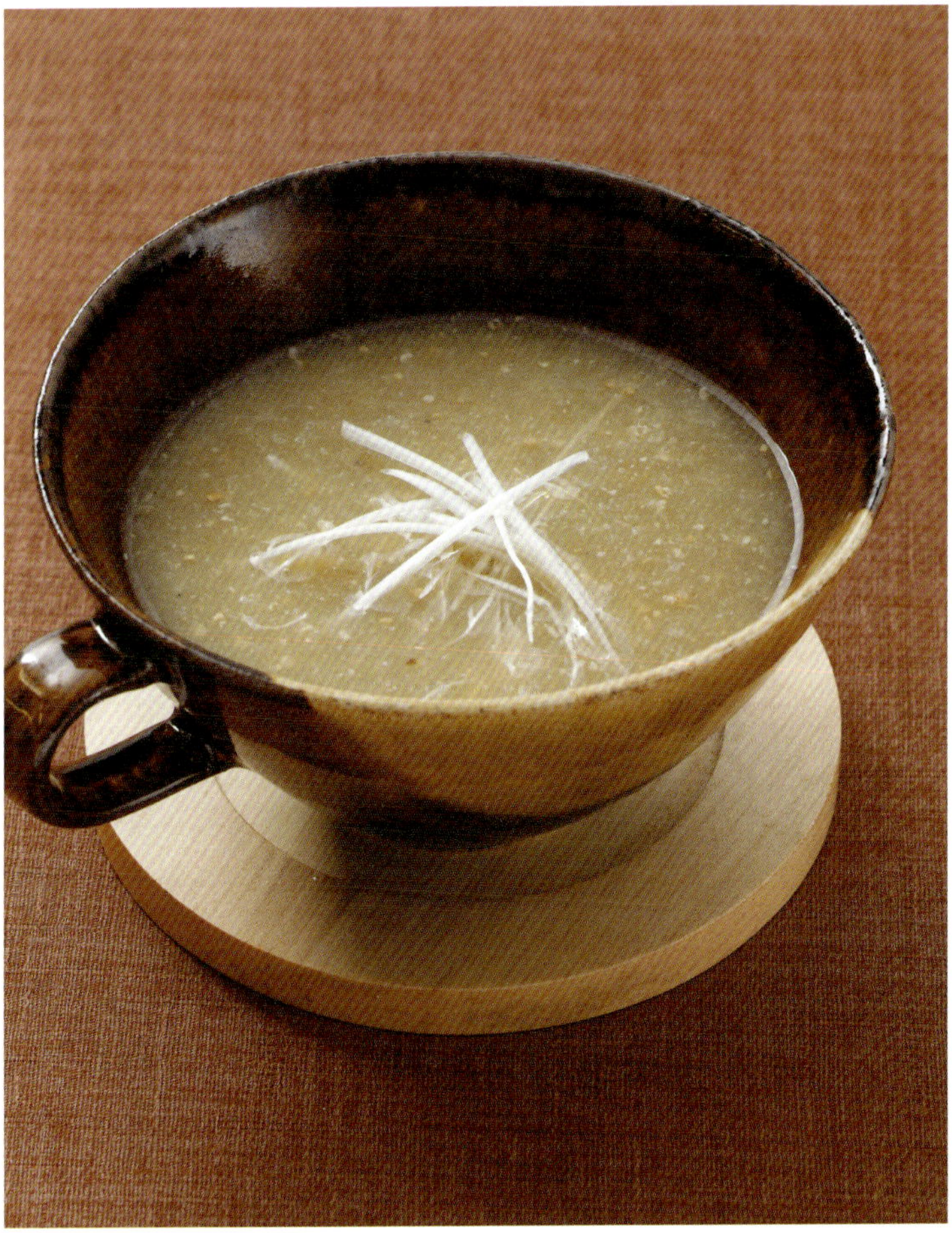

レンコンのポタージュ

材料（2人分）

- レンコン…100g
- ショウガのすりおろし…5g
- カツオの水だし…2カップ

※カツオの水だしは、P.92「カツオ節」につくり方を掲載しています。

- みそ…大さじ2
- 白髪ネギ…少々

作り方

❶レンコンはよく洗い皮のままおろし金ですりおろす。

❷鍋にカツオの水だしを入れて中火にかけ、煮立ったら①のレンコンとショウガを加える。

❸トロミがついたら、みそを加えて火を止める。器に盛って白髪ネギをのせる。

冬 魚 えび 海老

五味●甘・鹹
五性●温
帰経●肝・腎・胃
体質●気虚・陽虚・血虚・瘀血

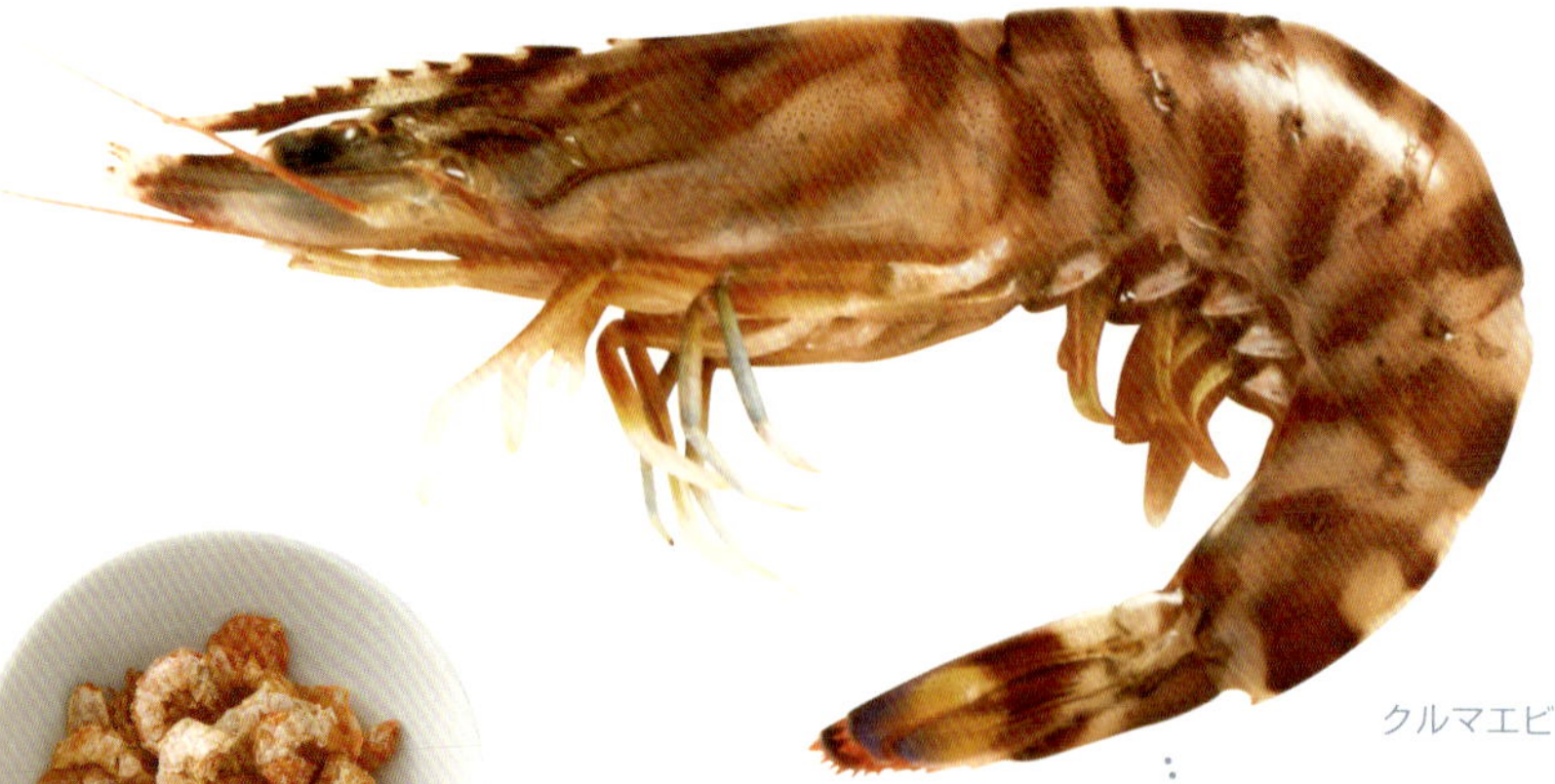

クルマエビ

身がしっかりと詰まっていて、殻が透けて見え、模様がはっきりとしたもの

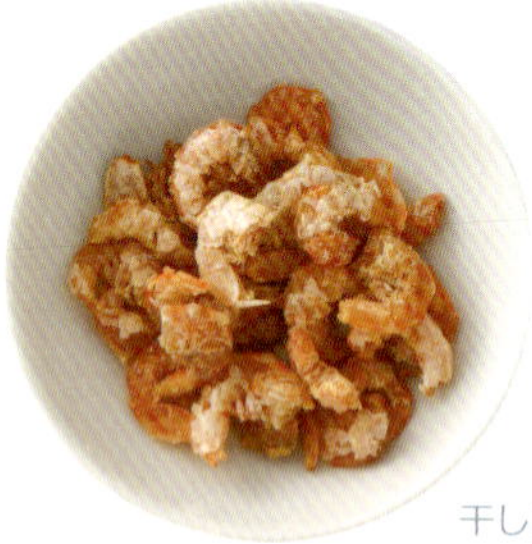

干しエビ

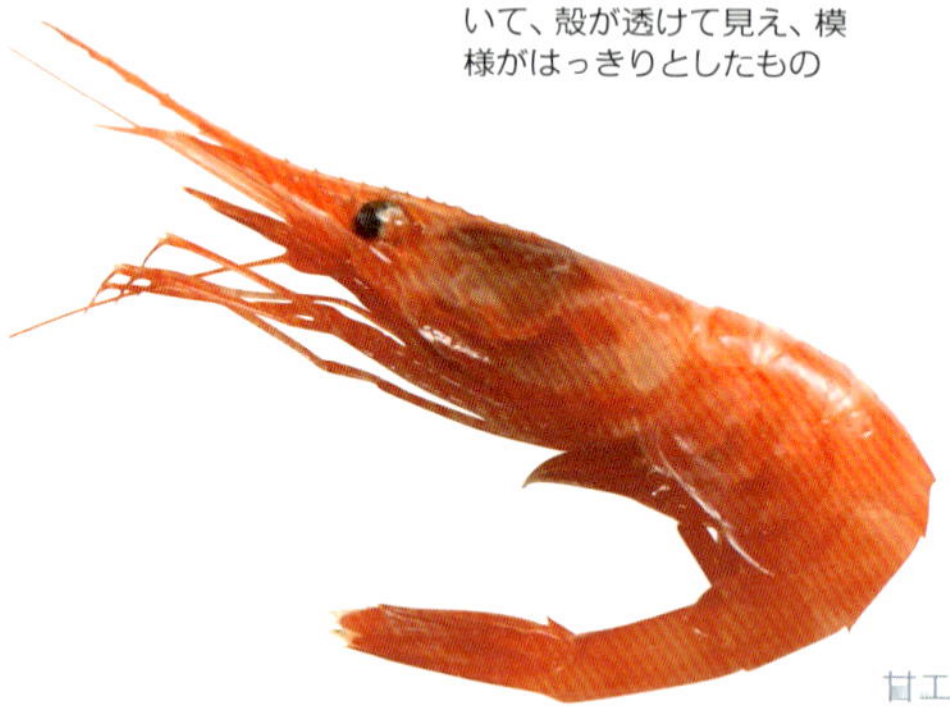

甘エビ

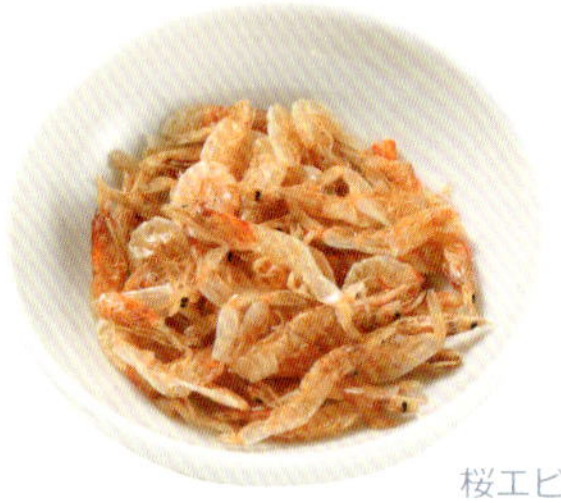

桜エビ

足腰のだるさ、白髪、老化による症状を改善

エビには、気を補う作用と、腎の機能を高める作用があり、疲れ、足腰のだるさ、白髪、筋力と精力の低下を改善する効果が期待できます。子どもや高齢者、老化で悩んでいる人も、継続して食べるとよい食材です。

体を温めて冷えを改善する作用もあり、手足の冷え、むくみ、肩こり、目の下のクマなどの症状が出やすい、体内の巡りが悪い人に適しています。とくに殻には血の巡りを活発にする作用があるので、瘀血体質の人は殻ごと食べるとよいでしょう。また、食欲増進作用もあるので、前菜にむいている食材です。

●下ごしらえ

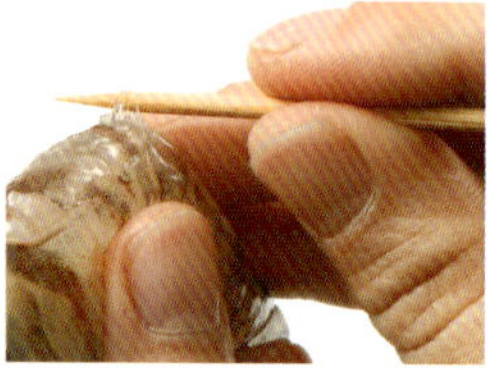

背中に竹串を刺して外側にひっぱり、背ワタを取り除く。殻つき場合は、頭から2、3節目の殻の間に竹串を刺す。

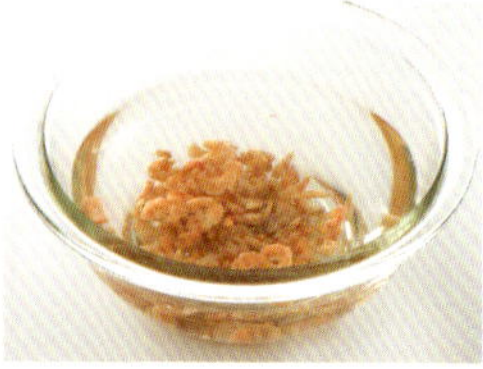

干しエビはぬるま湯にひと晩つけて戻す。戻し汁はだしに使い、残りは刻んでチャーハンなどに入れるとよい。

▼えび

✚効果アップの組み合わせ 1

エビのアレルギー症状を防ぐ

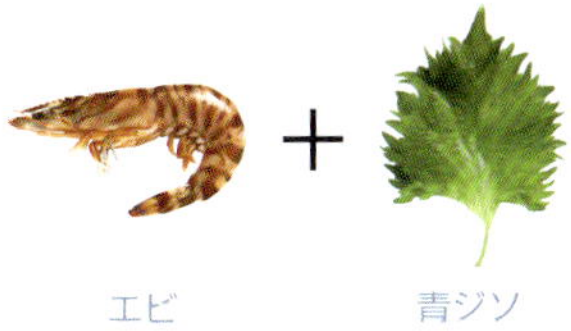

エビの多食はアレルギーを引き起こすことがあります。青ジソにはアレルギーを予防する作用があるので、蒸し物や炒め物など一緒に調理するとよいでしょう。

✚効果アップの組み合わせ 2

腎を補う作用がアップ

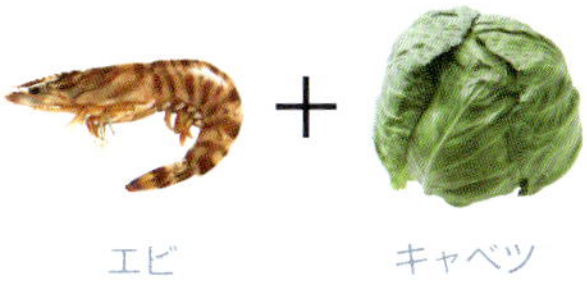

エビとキャベツは、ともに腎を補う作用があります。元気がなく疲れが取れない時や、虚弱体質の人は、炒め物やスープ、お好み焼きなどにするとよいでしょう。

✚効果満点のメニュー

老化や冷えの予防に

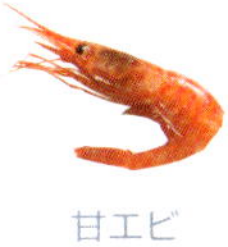

エビの効能を丸ごと吸収できる料理です。殻ごと食べることで、エビがもつ効能のすべてを取り入れることができます。ただし、熱を生み出す作用が強いので、湿熱体質や湿痰体質の人は、多食するのを避けましょう。

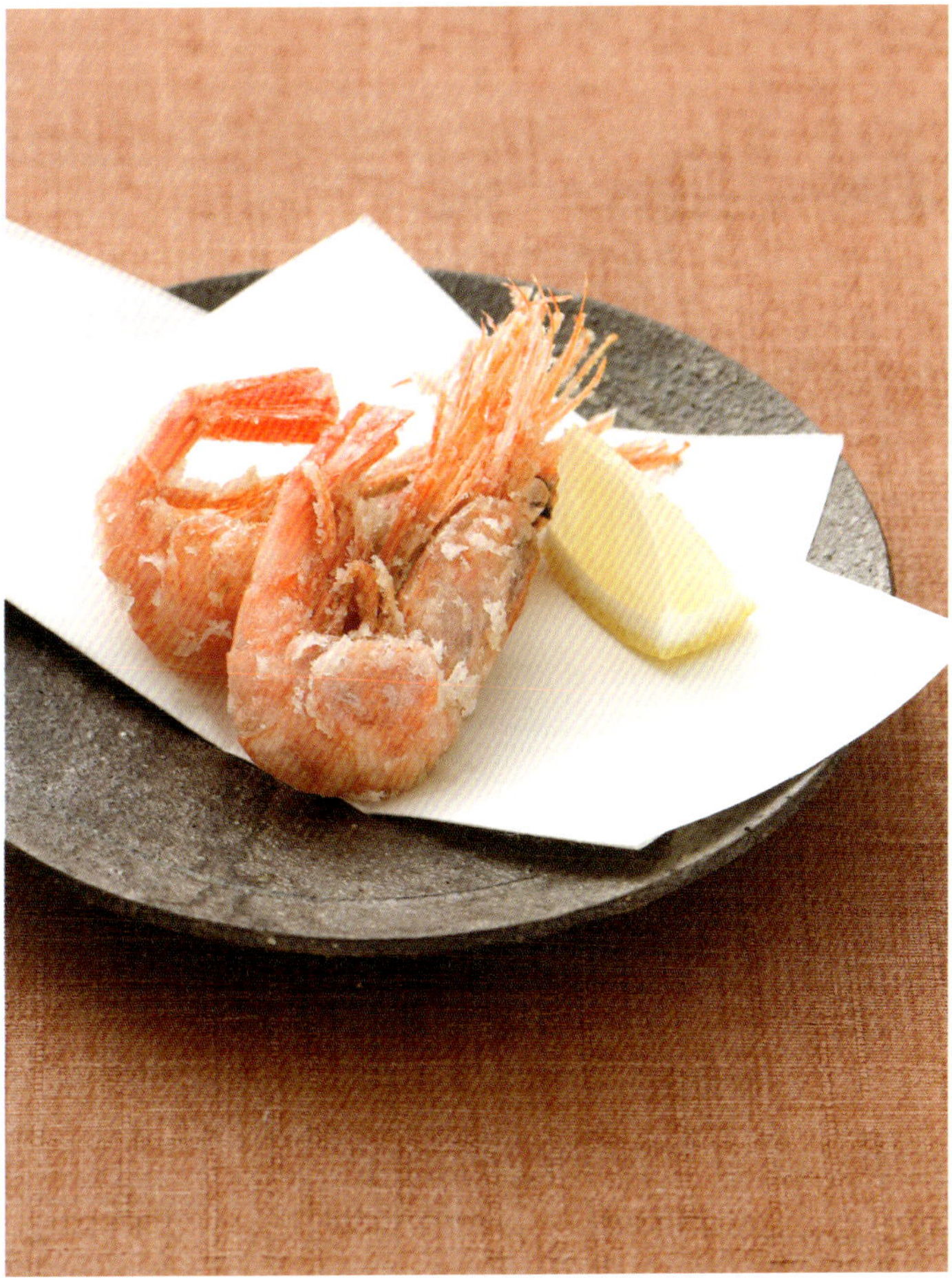

甘エビのから揚げ

材料(2人分)

- 甘エビ…10個
- 塩…ひとつまみ
- 片栗粉…適量
- 揚げ油…適量
- レモンのくし形切り…適量

作り方

1. 甘エビは水で洗ってから、ペーパータオルなどで水気をよくふき取る。
2. ビニール袋に甘エビと塩を入れてふる。片栗粉も加えてふり、まんべんなく衣をつける。
3. 180℃に熱した揚げ油でカリッとなるまで揚げる。皿に盛り、レモンを添える。

冬 魚 かに 蟹

体を冷やす強い作用で熱の症状を抑える

体内の余分な熱を取り除く作用と、津液を補う働きがあるので、口やのどの渇き、のぼせ、便秘といった、熱と乾燥が引き起こす症状に適しています。血にこもった熱を鎮めて、滞った血の巡りを促すので、鼻血、ニキビ、内出血にも有効です。ただし、生食すると内臓を冷やす原因になります。冷え性の人は加熱調理をしましょう。

また、肝と腎を補うので、めまい、筋力の低下、足腰の疲れ、物忘れといった症状にも有効です。

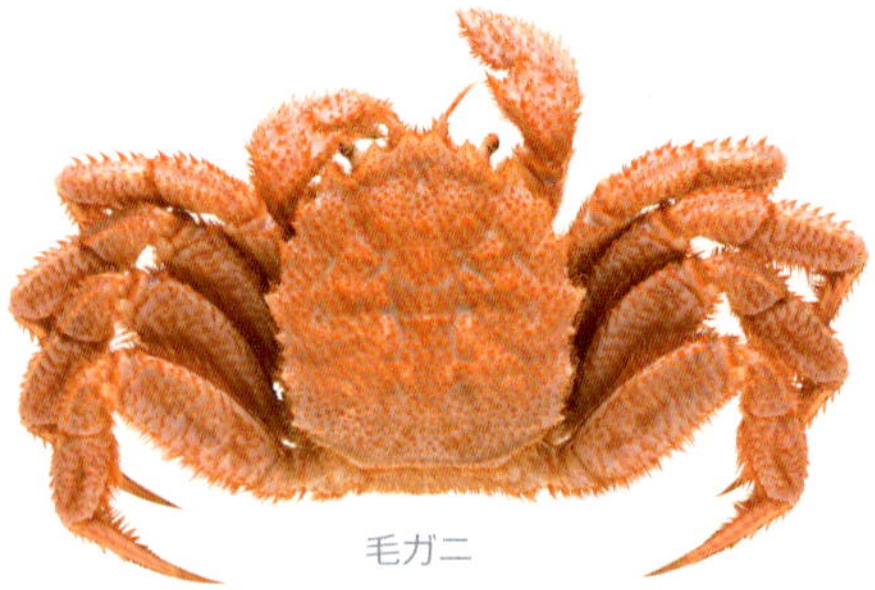
毛ガニ

足を触って弾力があるものが新鮮

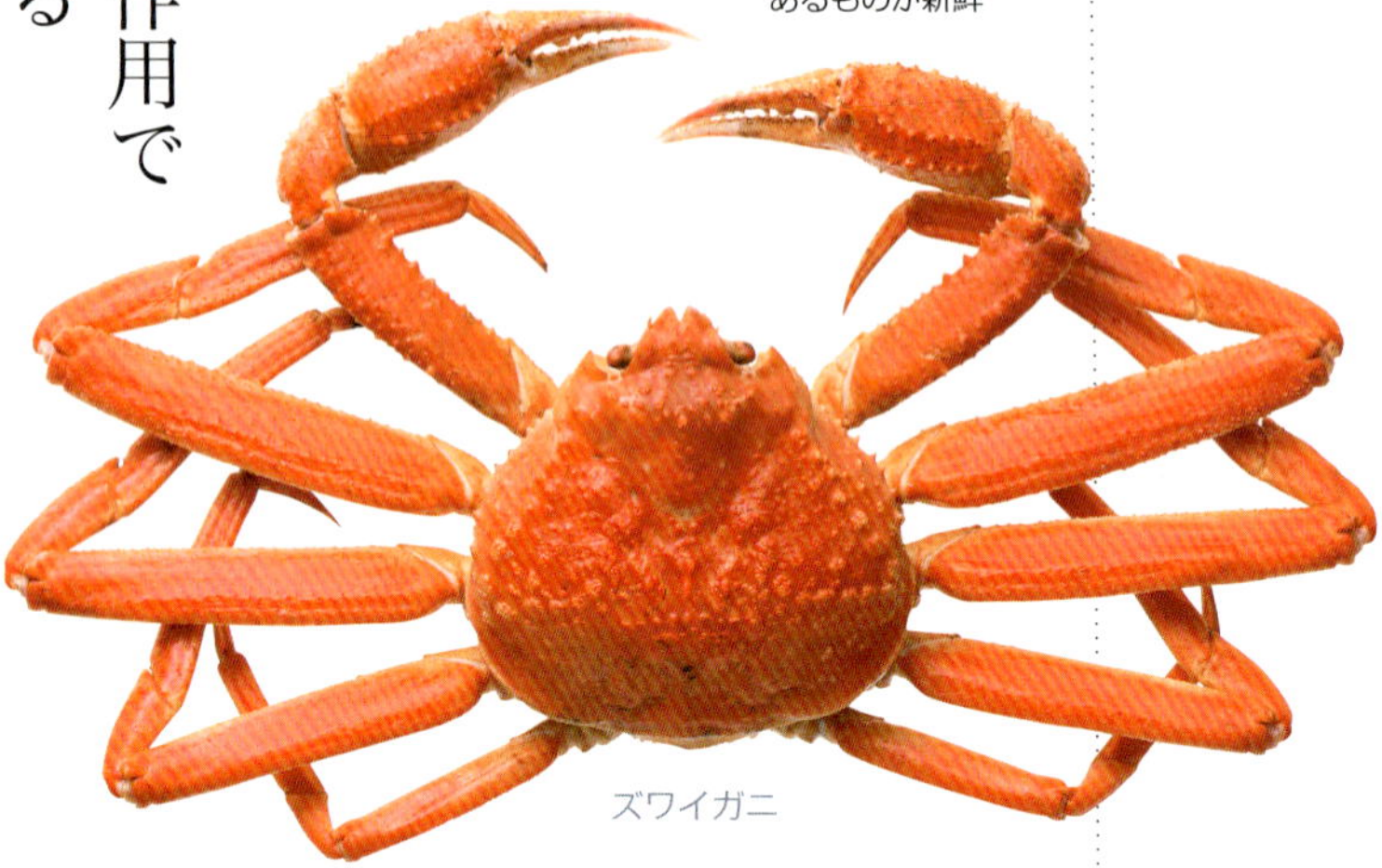
ズワイガニ

＋効果アップの組み合わせ

乾燥の症状を改善

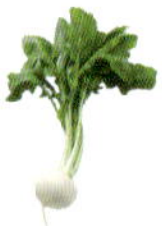
＋カブ

カニとカブは、津液不足や老化による症状を改善する組み合わせです。また、カブは温性なので、カニの寒性の性質をやわらげることができます。

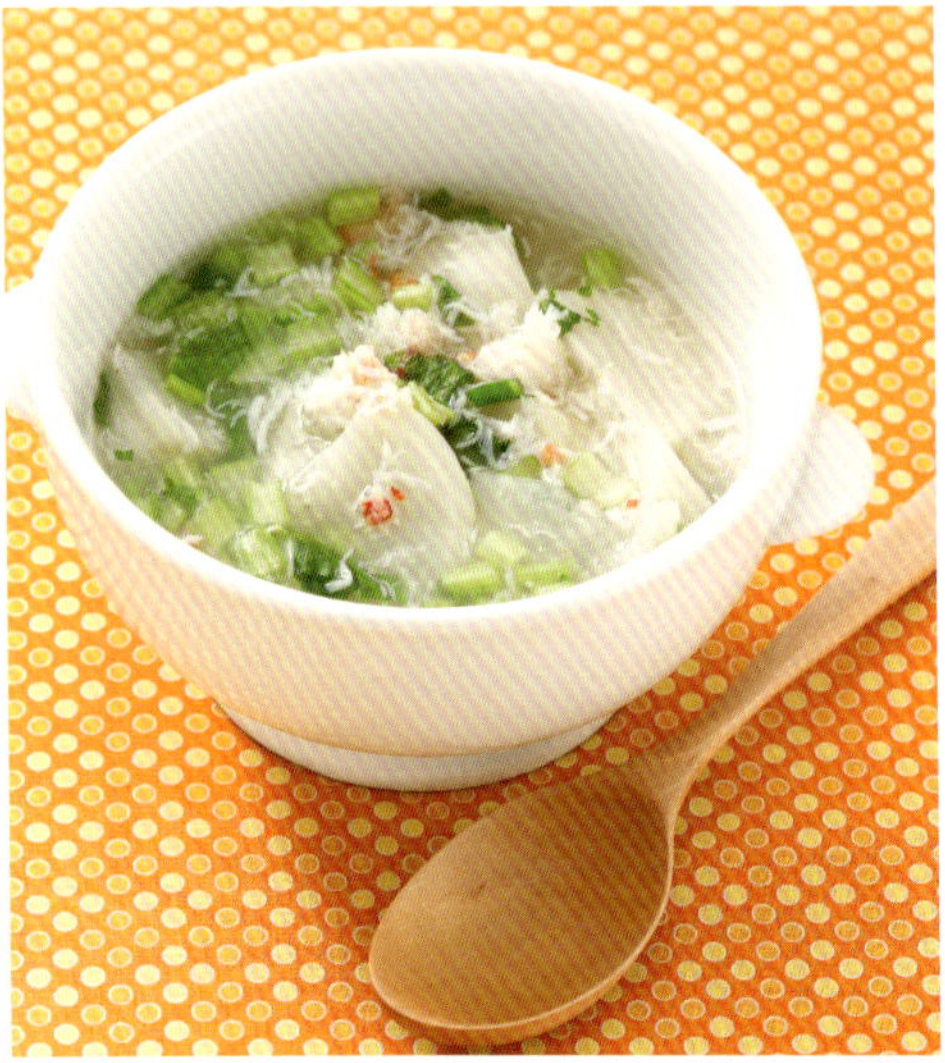

カブのカニあんかけ

材料(2人分)

- ●カブ…小2個
- ●カブの葉…1個分
- ●カニの身(缶詰でも可)…40g
- ●A
  - 酒…大さじ1
  - 塩、砂糖…各小さじ⅓
  - ショウガの絞り汁…小さじ1強
  - 水…1カップ
- ●B
  - 葛粉…小さじ2
  - 水…小さじ4

作り方

1. カブは皮つきのまま縦に8つ割りにし、カブの葉は小口切りにする。カニの身はほぐしておく。
2. 鍋にカブとAを入れて中火にかけ、3～4分ほど煮て火を通す。
3. カブの葉とカニを加え、火が通ったらよく混ぜたBを加えてトロミをつける。

豆知識

寒性のカニと、同じ体を冷やす性質の食材との組み合わせは避けましょう。とくに生で食べることが多い、柿、ナシ、スイカ、メロンなどのフルーツはよくありません。食べる量と調理法にも気をつけましょう。

五味◉鹹
五性◉寒
帰経◉肝・腎
体質◉陰虚・気滞・湿熱

▼かに
▼かれい

冬の魚

かれい　鰈

身に厚みがあり、触ってかたいものがよい。冬にはタマゴがついた子持ちの場合も

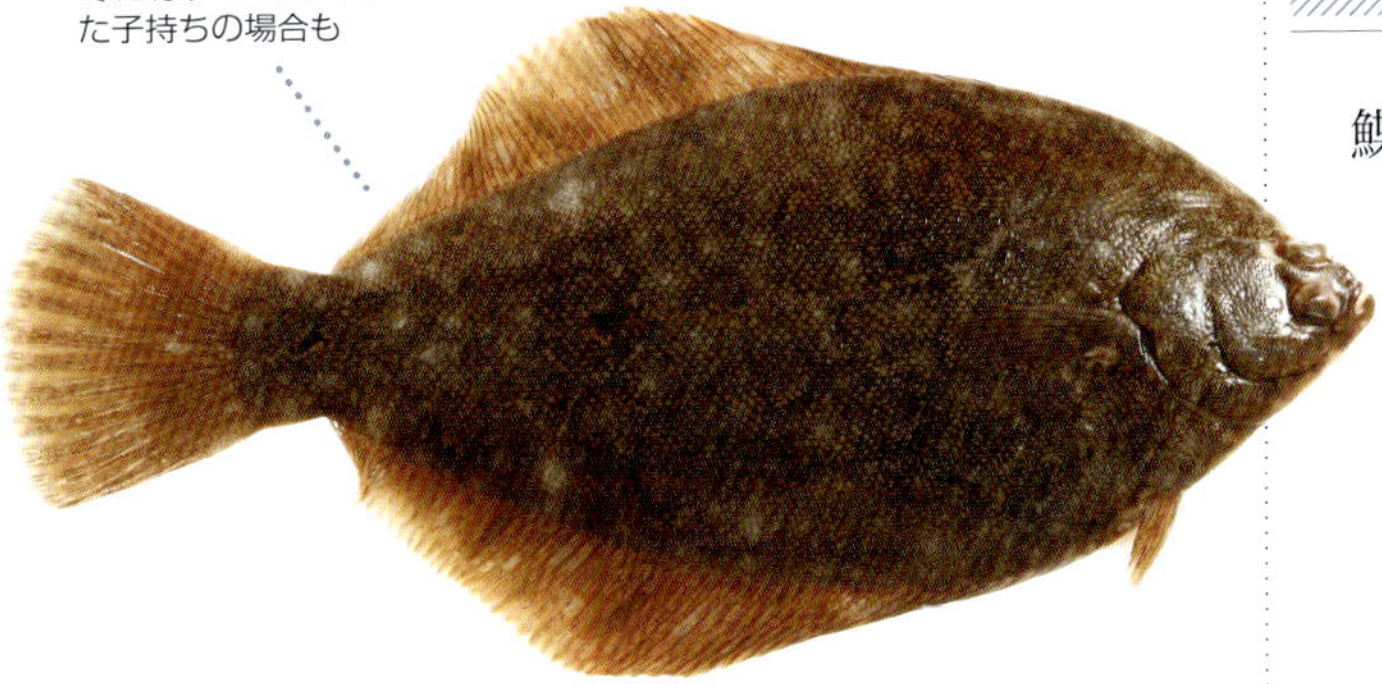

消化がよく病後の体力を回復する

脂肪が少なく、あっさりとした味わいのカレイ。消化がよいので、消化不良や食欲不振などで胃や脾が弱っている時や病後に適しています。

また、エネルギー源である気を補う作用もあるので、カゼをひいた時をはじめ、全身の疲れ、息切れ、落ち込み、集中力が続かないような時に食べるとよいでしょう。

骨が多く、身が少ないカレイですが、骨は捨てずに低温の油でじっくり揚げて、骨せんべいにするとよいでしょう。

下ごしらえ

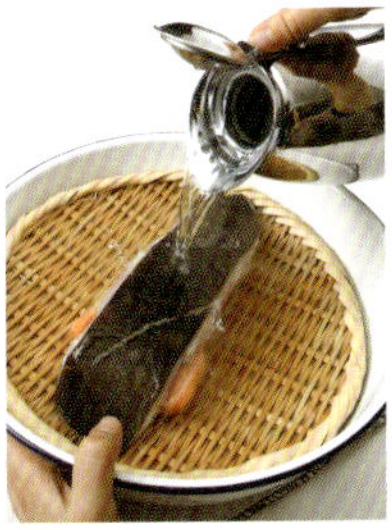

煮つけなどにする場合、調理前に切り身の状態で熱湯をかけ、洗い残したぬめりや細かいウロコを完全に取り除く。

- 五味 ● 甘
- 五性 ● 平
- 帰経 ● 胃・脾
- 体質 ● 気虚・陽虚・血虚

➕効果アップの組み合わせ
全身の疲れを癒す
➕大根

カレイが補った気を、大根が全身へと送ります。疲労、息切れ、元気不足など、スタミナ不足を解消します。また、気持ちが不安定な時にも適した料理です。

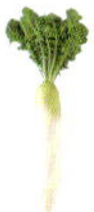

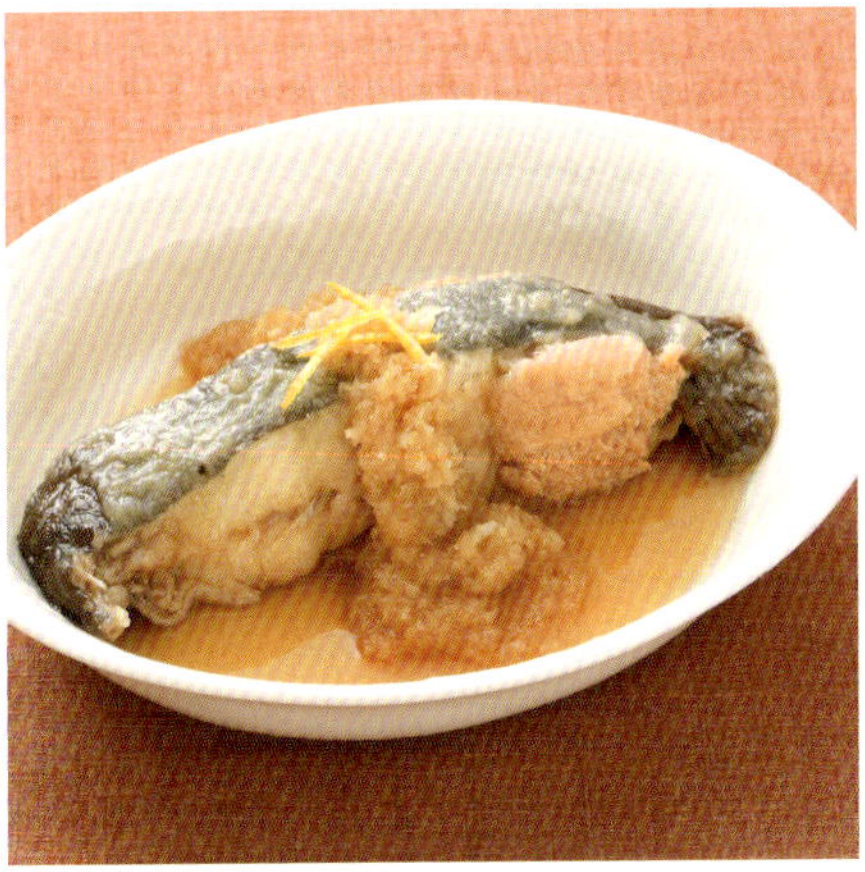

カレイのみぞれ煮

材料（2人分）
- カレイの切り身…2切れ
- 塩…ひとつまみ　●片栗粉…適量
- サラダ油…小さじ2
- 大根おろし…200g
- A
  - 酒…大さじ2
  - しょうゆ…大さじ1½
  - みりん…大さじ1½
  - 塩…少々
- 水…2カップ　●ユズ皮の細切り…少々

作り方

❶カレイは塩をふって15分おいてから水気をふき取り、片栗粉をまぶす。フライパンにサラダ油を熱し、カレイを入れて表面を色よく焼いて取り出す。

❷鍋にAと水を入れて中火にかけ、煮立ったら火を弱めてカレイを入れる。落としブタをして15分煮て、皿に取り出す。

❸❷の煮汁にアクが浮いていたら取り、軽く水気を切った大根おろしを加えて火を通す。煮汁をカレイにかけ、ユズ皮の細切りをのせる。

冬 魚 たら
鱈

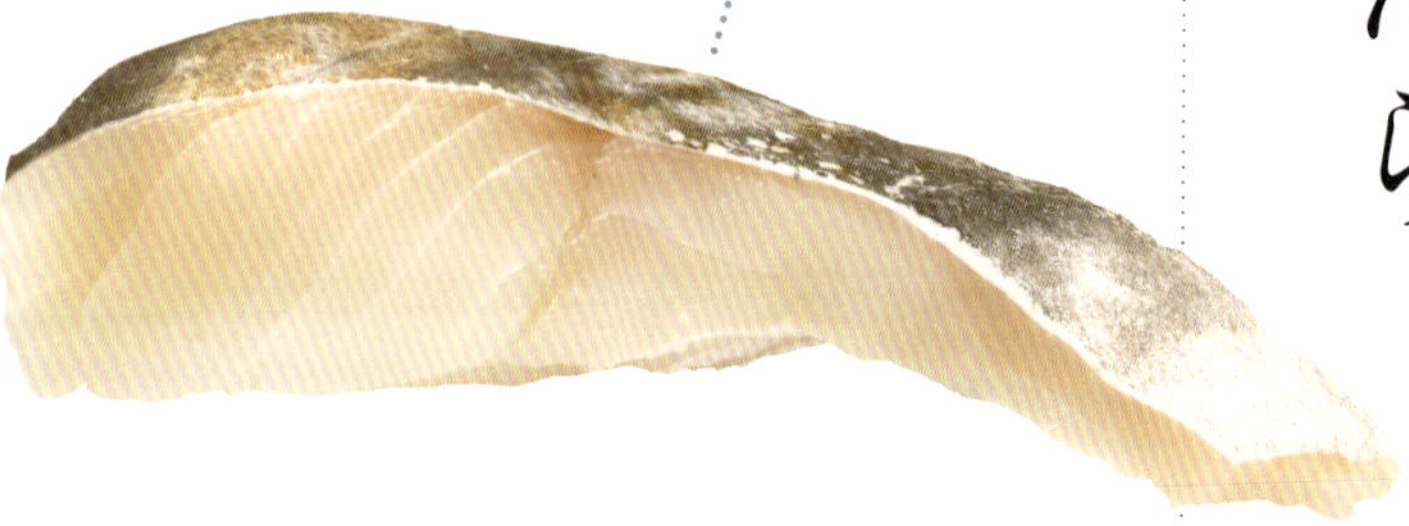
皮にツヤがあり、身が透き通って白いものを

体内の気と血を調節し、体力不足を解消

カニや貝を大きい口で食べる魚であることから、「たらふく食べる」という言葉の語源にもなっているタラ。淡白な味わいで消化がよく、気と血を補う作用があります。全身の疲れ、食欲不振、息切れ、情緒不安、目の乾き、めまい、生理不順といった症状を改善に導きます。気虚体質と血虚体質の人にもよいでしょう。

また、血の巡りを活発にし、出血を抑える作用もあります。肌のくすみ、肩こり、生理痛、鼻血や内出血にも有効。瘀血体質の人にもおすすめです。

下ごしらえ

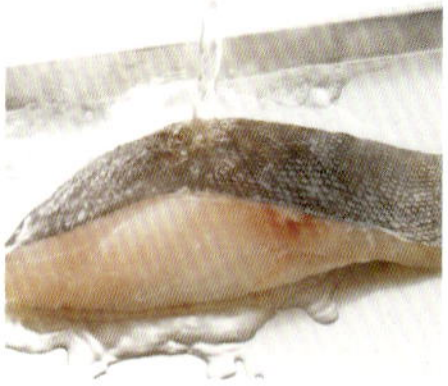

皮にぬめりやウロコが残っている場合もあるので、皮の表面に熱湯をサッとかけておくとよい。

五味●甘
五性●平
帰経●肝・腎・脾
体質●気虚・陽虚・血虚・陰虚・瘀血

✚効果アップの組み合わせ
体を温めて気を補う

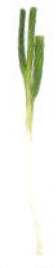
✚ネギ

気を補うタラと、内臓の冷えを改善するネギは、冷え性で体力がない人によい組み合わせです。冷えの症状が強い陽虚の人は、唐辛子を加えるとより効果が高まります。

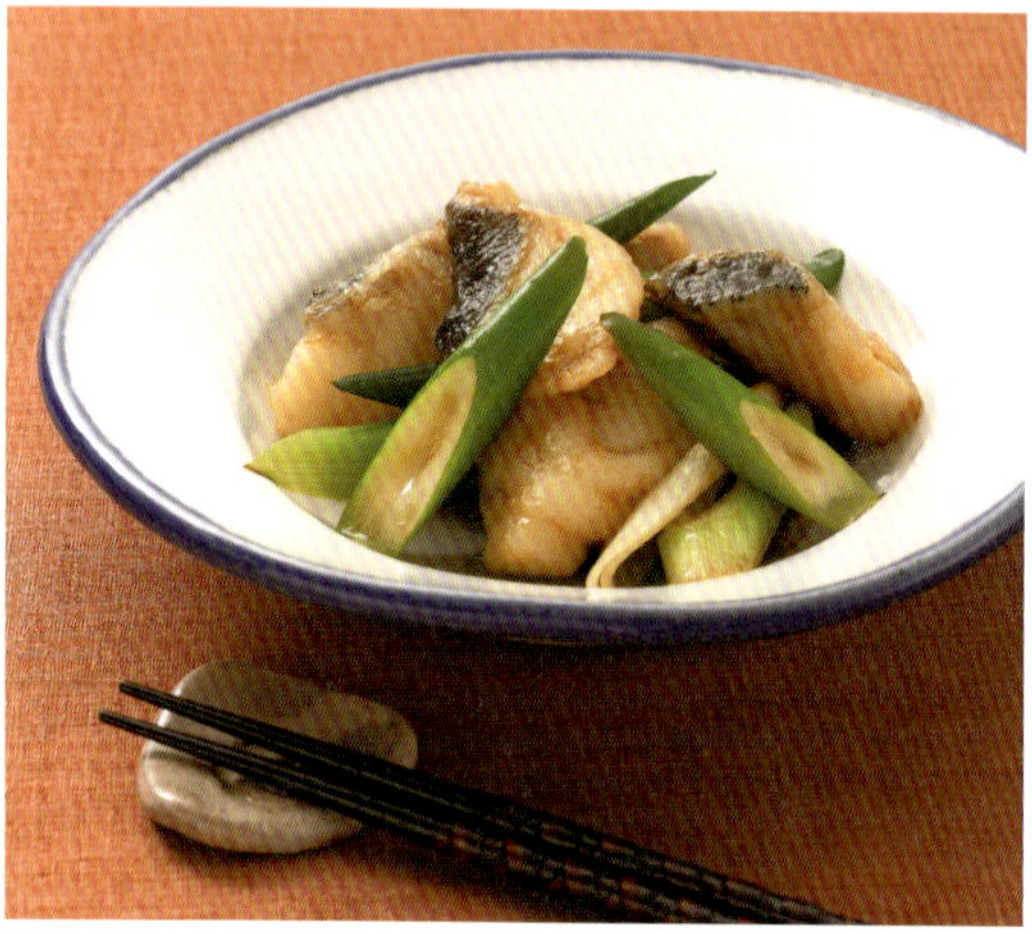

タラとネギの炒め物

材料(2人分)

- タラの切り身…2切れ
- 塩…少々
- 片栗粉…大さじ1 ½
- 長ネギ…1本
- サラダ油…小さじ2
- A
  - しょうゆ…大さじ1
  - みりん…大さじ1
  - 酒…大さじ1

作り方

❶タラは5～6等分のそぎ切りにし、塩で下味をつけ片栗粉をまぶす。長ネギは厚めの斜め切りにする。
❷フライパンに半量のサラダ油を中火で熱し、タラを色よく焼いて取り出す。
❸フライパンに残りのサラダ油を入れ、長ネギを炒めて火を通し、タラを加えて炒め、Aを回し入れて全体にからめる。

冬 魚

はまぐり

蛤

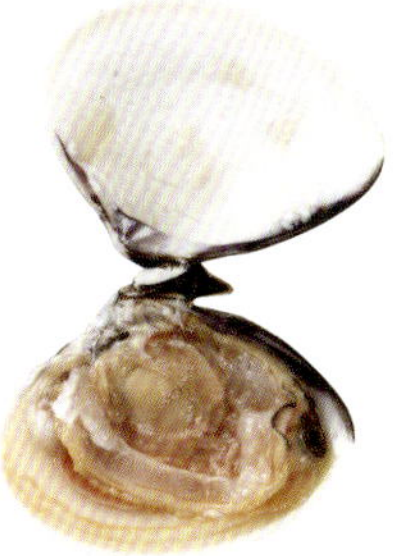

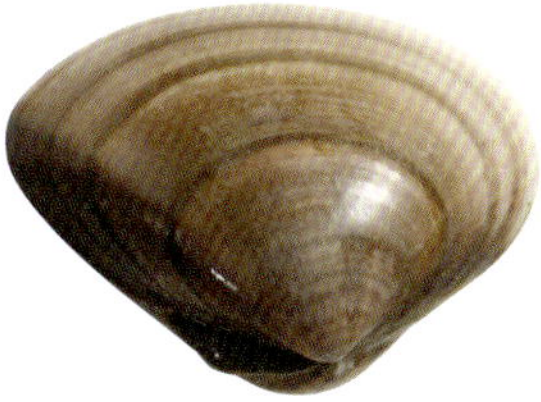

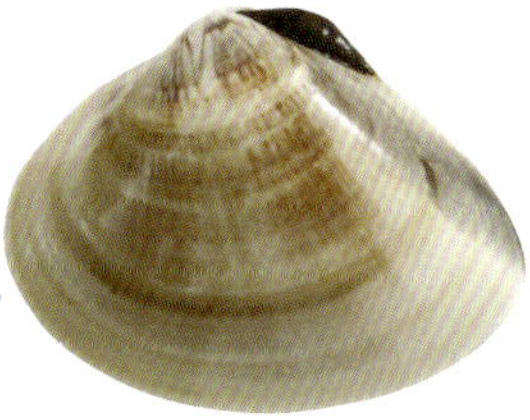

生きているものは水管が殻の外に出ている場合もある

● 下ごしらえ

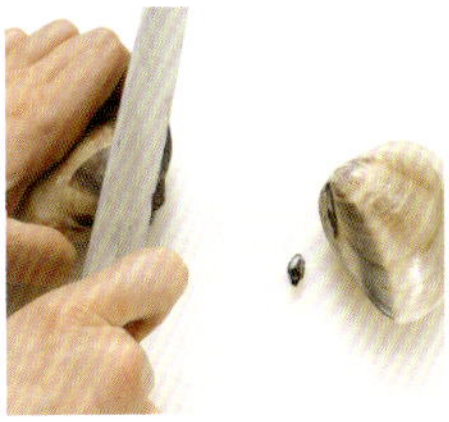

直火で焼く時には、ちょうつがいを切り落としておくと、ひっくり返って汁がこぼれることがない。

口やのどの渇き、肌のかゆみやイライラに

不足した津液を補う働きと、余分な水分を排出する働きがあります。口やのどの渇き、肌や髪のパサツキ、むくみ、皮膚のかゆみなど、水分代謝の乱れが引き起こす症状の改善によいでしょう。湿熱体質の人にむいているので、ハマグリの風味を生かしたスープや蒸し物などにし、継続して食べましょう。

また、寒性の食材なので、体の余分な熱を鎮めます。とくに血に作用して、血の老廃物を取り除くので、ニキビなどの吹き出物、ふらつきの症状がある人にもおすすめです。

五味◉甘・鹹
五性◉寒
帰経◉肝・胃・肺
体質◉陰虚・気滞・湿熱

✚ 効果アップの組み合わせ

ストレスを解消する

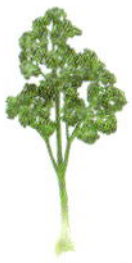

✚ パセリ

清熱作用をもつハマグリと、気の巡りを活発にするパセリは、ストレスによる興奮を抑えます。落ち込みやすい人は、五臓の働きを高めるニンニクを増やしましょう。

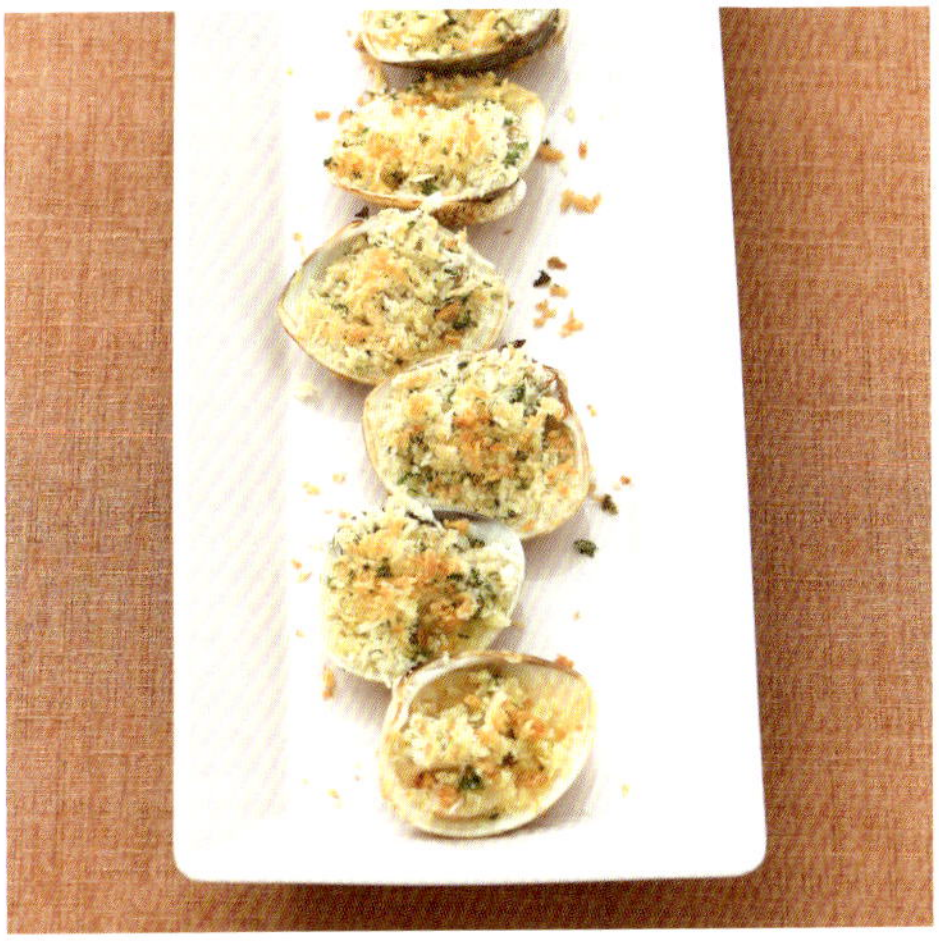

ハマグリのパン粉焼き

材料(2人分)

- ●ハマグリ(砂抜き済み)…中8個
- ●酒…大さじ1
- ●A
  - パン粉…15g
  - パセリのみじん切り…少々
  - 粉チーズ…大さじ1
  - ニンニクのすりおろし…5g
- ●オリーブオイル…少々

作り方

1. ハマグリは殻をこするようにして洗い、ザルに上げる。Aをボウルに入れて混ぜておく。
2. 鍋にハマグリと酒を入れ、フタをして中火にかけ、口が開いたら火を止める。ハマグリの身がついていない方の殻を外す。蒸し汁は少し煮詰め、大さじ1をAに加えて混ぜる。
3. 身がついた殻に②のパン粉をのせ、オリーブオイルをかける。予熱したオーブントースターでパン粉がこんがりとなるまで焼く。

冬の食材

魚 冬 ほたて

帆立

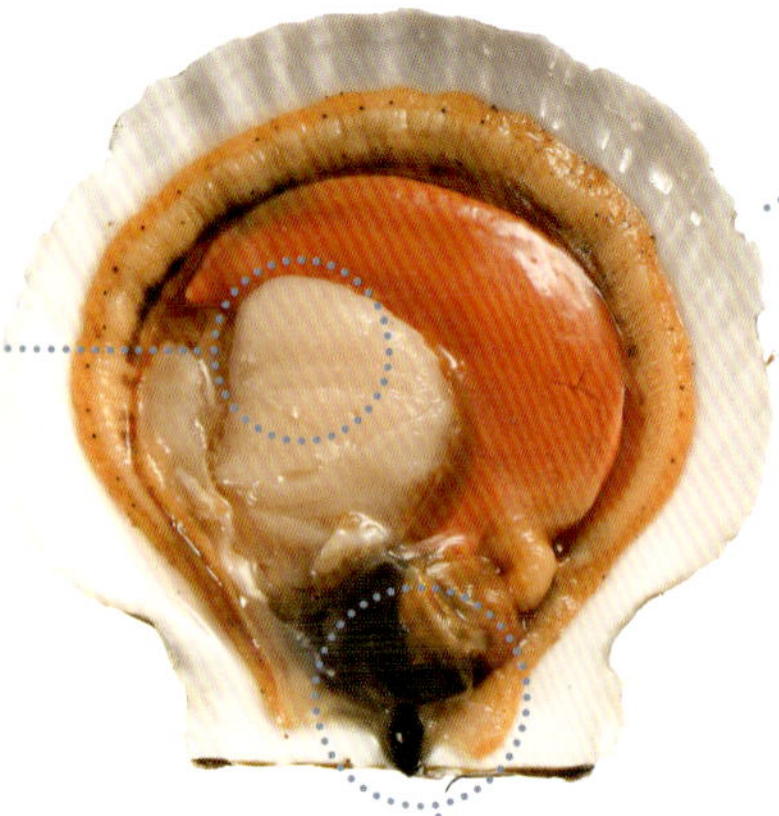
殻つきの場合は、触って動くものが活きがよい
貝柱のハリとツヤのよいものを選ぶ
黒いウロに毒がある場合があるので、食べるのは避ける

下ごしらえ

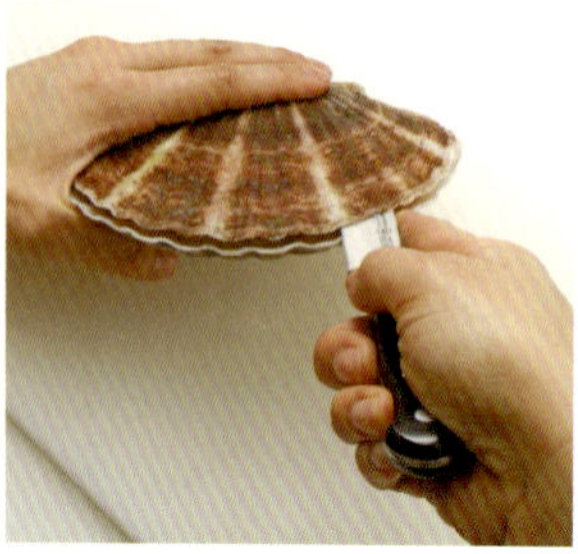

貝の表面が平らな方を上にして、上ブタに沿わせるようにナイフを動かして身をはがす。貝柱の部分もナイフを動かして切り離す。

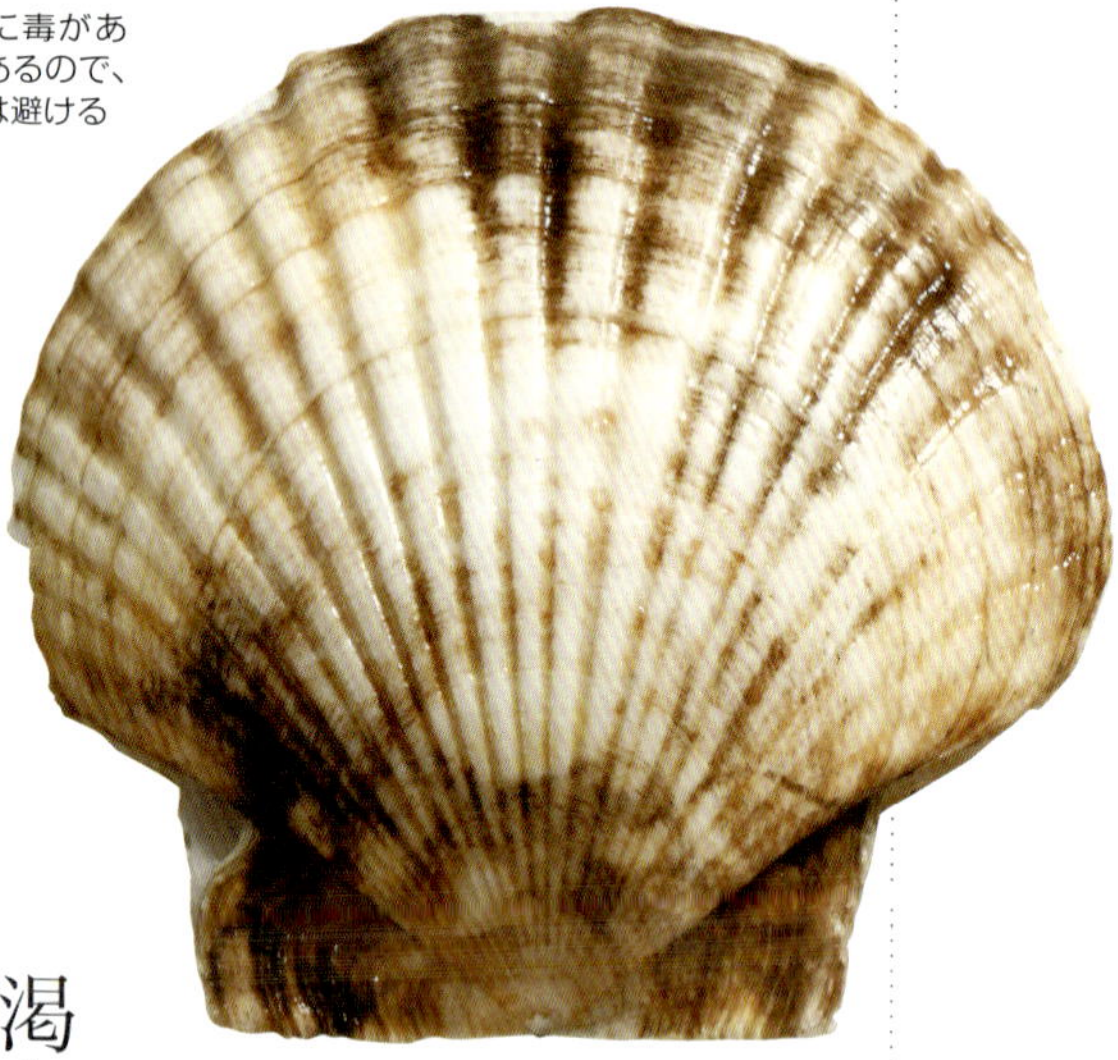

渇きを潤し、余分な水分を排出する

ホタテには、唾液、胃液、涙などの体の水分を補い、各臓器の機能を調節する働きがあります。口やのどの渇き、目の乾き、肌のパサつきなど、冬の乾いた空気が引き起こす乾燥の症状改善に適しています。
また、脾と胃の機能を回復して、尿の出をよくする働きがあり、消化不良、食欲不振、むくみの改善に役立ちます。食べ過ぎて胃が重い時や、むくみがちな人は、お粥や煮物にして食べ、調子をととのえるとよいでしょう。平性で胃腸に優しい食材なので体質を選びません。ただし、冷え症の人は生食を避けて、加熱調理を心がけましょう。

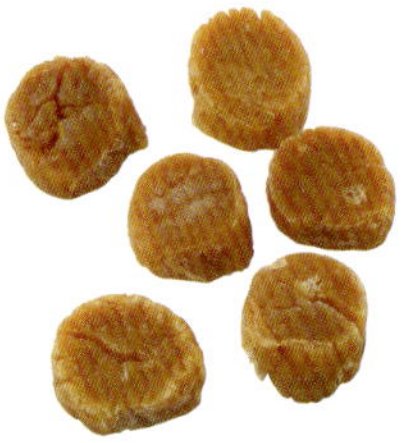

干し貝柱

干し貝柱には、ホタテの作用以外にも、腎の働きを高める作用があります。老化予防に適しているので、戻し汁と貝柱をムダなく使うとよいでしょう。使う時は、ぬるま湯にひと晩つけて戻します。

五味●甘・鹹
五性●平
帰経●肝・脾・胃・腎
体質●気虚・陽虚・血虚・陰虚・気滞・湿熱・瘀血・湿痰

✚効果アップの組み合わせ 1

食欲を増幅させる

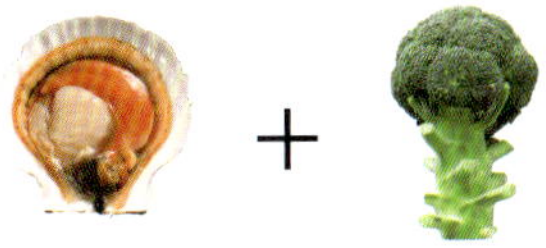

ホタテとブロッコリーには、消化を促進する働きがあります。胃がもたれている時はお粥にして食べるとよいでしょう。食欲がない時は炒め物がおすすめです。

✚効果アップの組み合わせ 2

気持ちをリラックスさせる

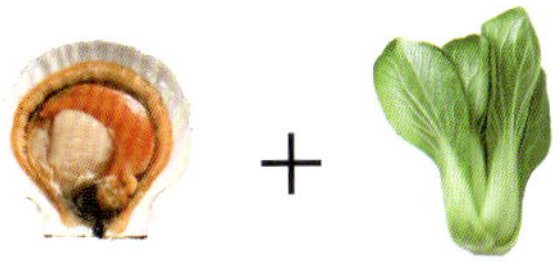

精神を安定させる組み合わせです。興奮した気持ちを落ちつかせる作用があるので、イライラする日や不安を感じる時は、蒸し物や炒め物にするとよいでしょう。

✚効果アップの組み合わせ 3

疲労回復作用がアップ

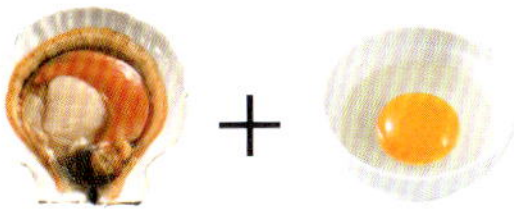

消化がよいホタテと、体力を回復するタマゴの組み合わせは、やる気や元気がない時におすすめです。また、潤いを与える作用もあり、乾燥の症状にも適しています。

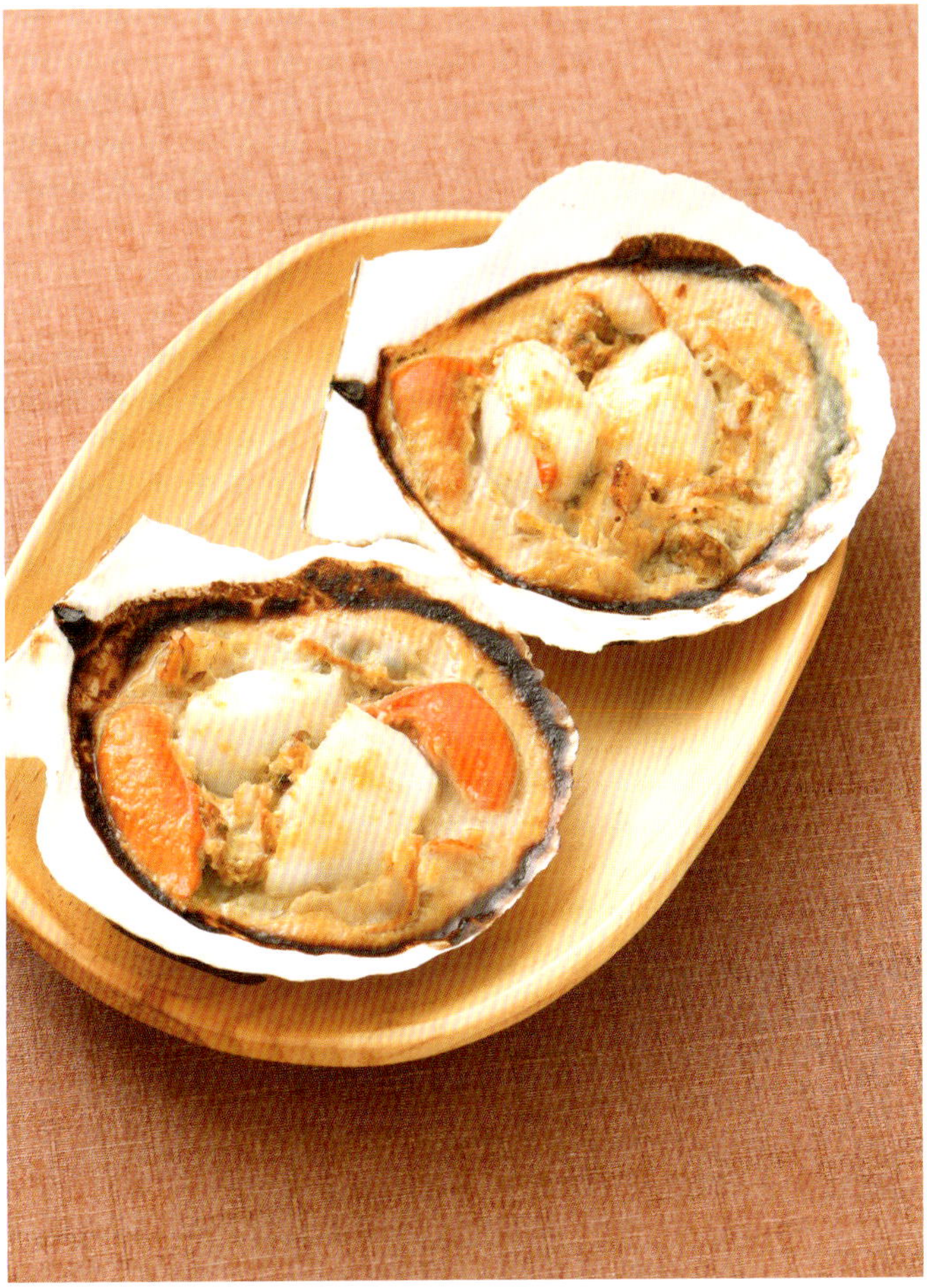

ホタテの貝殻焼き

材料（2人分）

- 殻つきホタテ…4個
- A
  - みそ…大さじ1
  - 酒…大さじ1
  - 溶きタマゴ…½個分

作り方

1. 殻つきホタテの口を開いて身を取り出す。塩水でサッと洗って食べやすい大きさに切り、黒いウロを取り除く。深さがある方の殻をよく洗い、取っておく。
2. 洗った殻にホタテと、よく混ぜたAをのせ、予熱しておいた魚焼きグリルでこんがりと焼く。

※アルミホイルを丸めて輪をつくり、その上にホタテをおくと安定する。

冬の食材

冬 果 みかん
蜜柑

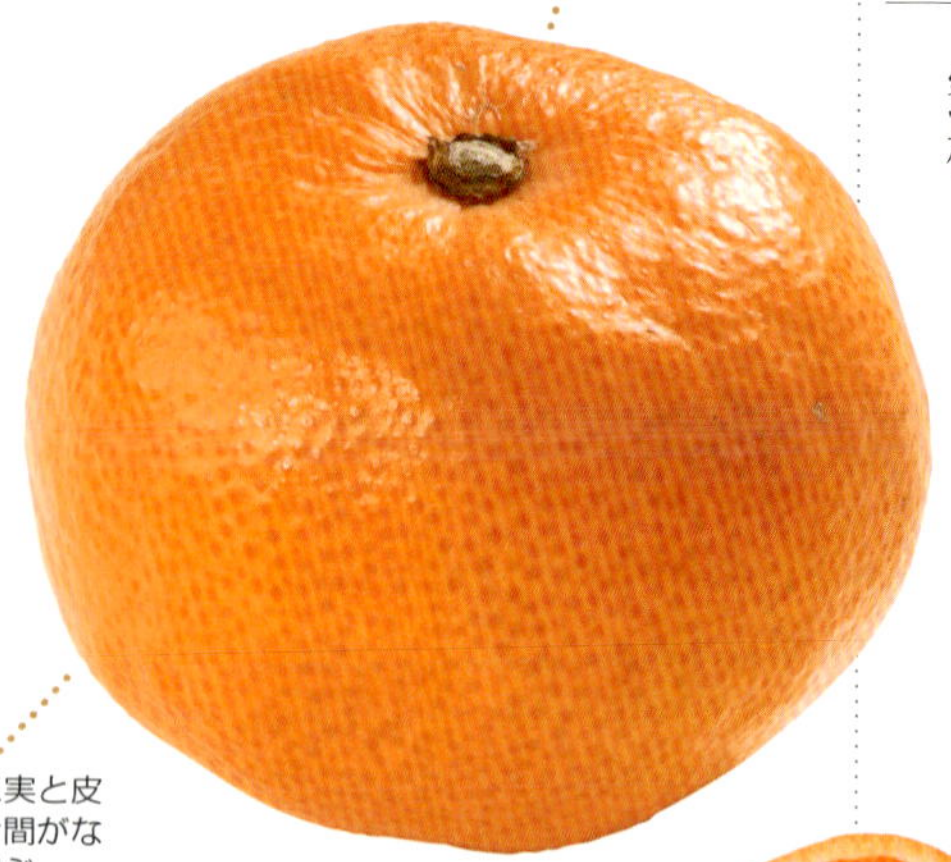
ヘタが小さい方が甘く、味が濃いといわれる
触った時に実と皮の間にすき間がないものを選ぶ

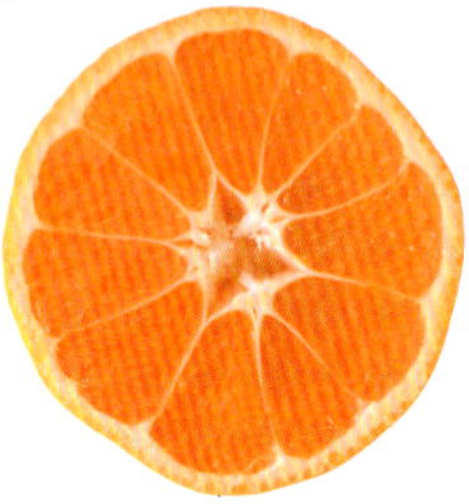

口やのどの渇き、ストレスの解消にも

実と皮に異なる効能があるミカン。実には、肺に潤いを与えて機能を高める作用があり、から咳、かすれ声、のどのかゆみ、口やのどの渇きを解消するのに有効です。空気が乾燥した冬に適していますが、多食すると痰を生み出すといわれているので注意しましょう。

皮には、滞った気の巡りを活発にして消化を促す作用と、余分な水分の排出を促す作用の2つがあります。中国では料理やお菓子にも利用され、生薬の「陳皮《ちんぴ》」（P195参照）としても使われています。

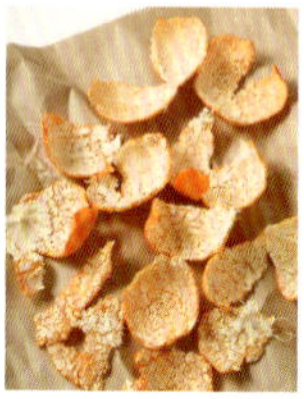

「陳皮」のつくり方

ミカンをぬるま湯でよく洗い、皮をむく。内側を上にしてザルや紙などの上に広げ、5～7日天日で干し、乾燥したら使いやすい大きさに切っておくと便利。

＋効果アップの組み合わせ

体内の巡りをアップ

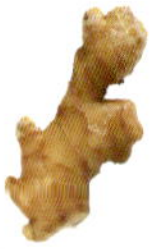

＋ショウガ

気の流れを促進するミカンと、温めて体内の巡りをよくするショウガの組み合わせです。ストレスの初期段階、むくみ、血行不良など、体内の巡りが悪い時によいジャムです。

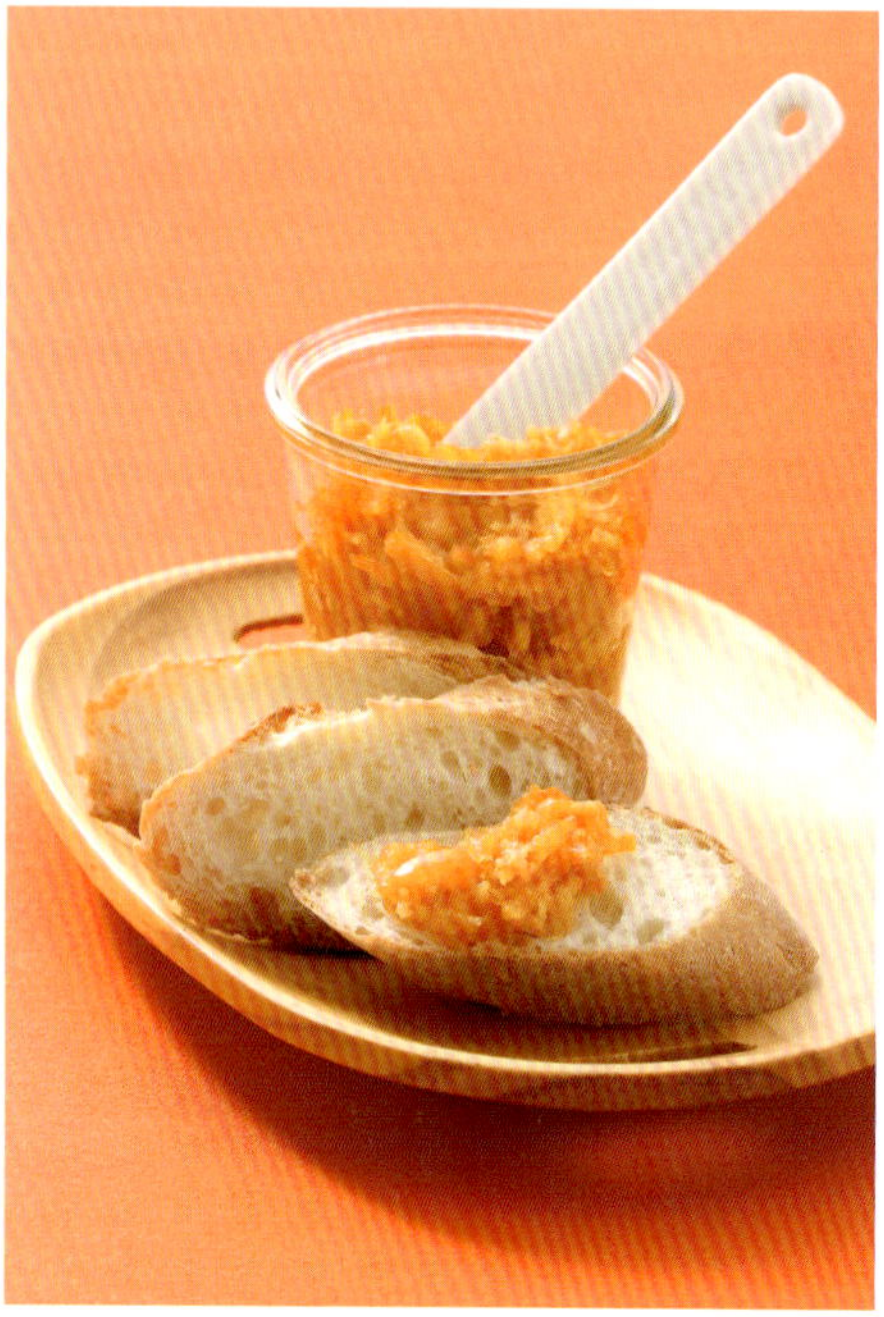

ミカンとショウガのジャム

材料（作りやすい分量）

- ●ミカン…5個
- ●ショウガの絞り汁…大さじ2
- ●ショウガの千切り…10g
- ●砂糖…適量

作り方

1. ミカンは丸ごとよく水で洗い、沸騰した湯に入れて3分ほどゆでて水にさらす。ザルにあげ、皮をむく。
2. 皮は汚れた部分とヘタを取り除いて千切りにし、実はみじん切りにする。皮と実の重さを測り、合計数の½量の砂糖を準備する。
3. 鍋にすべての材料を入れて中火にし、木ベラで混ぜながらアクを取り除き、好みの濃度に煮詰める。

五味◉甘・酸
五性◉微温
帰経◉肺・脾
体質◉陽虚・陰虚・気滞・瘀血・湿痰

▼みかん ▼ゆず

冬 果

ゆず

柚子

食欲不振や二日酔い、ストレス性の症状にも

実を食べず、皮や絞り汁を利用するユズですが、実と皮ではもつ作用が異なります。

実には、胃をととのえて消化を高める働きがあり、食欲不振や消化不良の改善に効果を発揮します。また、酒や魚の毒を抑える作用があるので、魚の下ごしらえ、料理や飲み物などに絞り汁を活用するとよいでしょう。

皮には、気を全身に巡らせる作用があり、イライラ、不眠、お腹の張りを解消します。また咳や痰を抑えるので、のどが弱い人は、皮ごと使った「ユズ茶」を継続して飲むとよいでしょう。

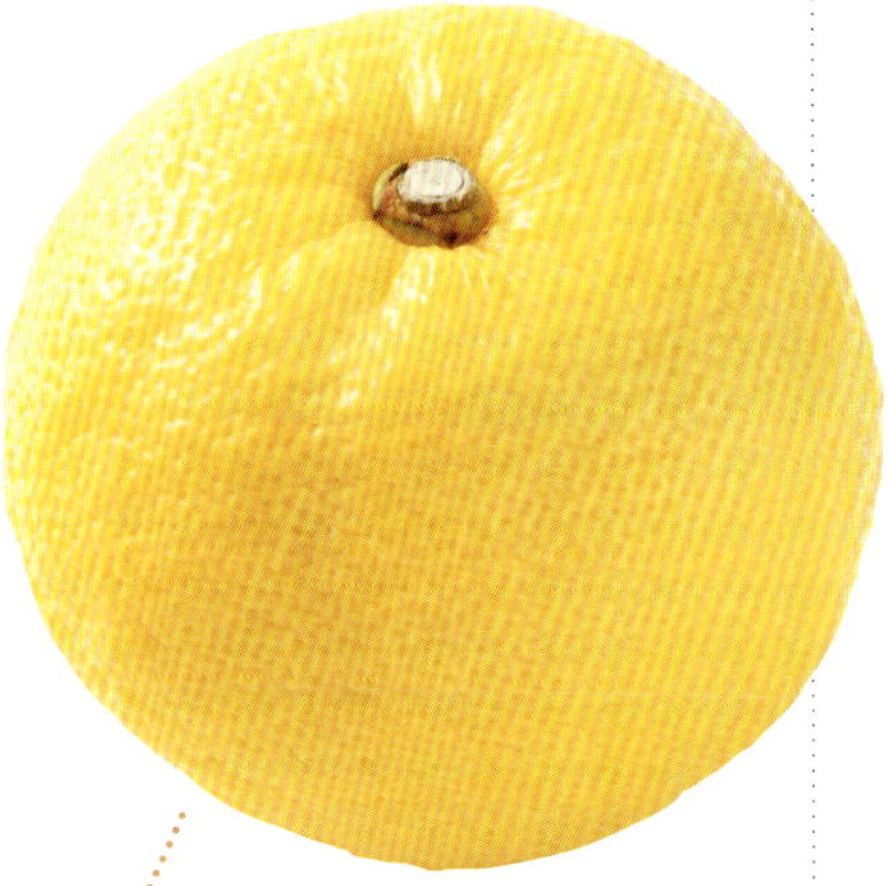

皮はみずみずしくハリがあり、色ムラがなく、重みがあって香りが強いものを選ぶ

五味●酸・甘
五性●涼
帰経●肺・脾・肝
体質●陰虚・気滞・湿熱・瘀血・湿痰

＋効果アップの組み合わせ

のどのトラブルを改善

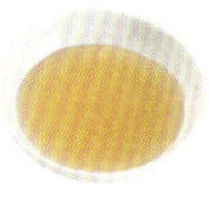

＋はちみつ

ユズとはちみつには、のどの不調を改善する作用があり、のどの痛みや咳を抑えます。また、はちみつには潤いを与える作用があるので、美肌効果も期待できます。

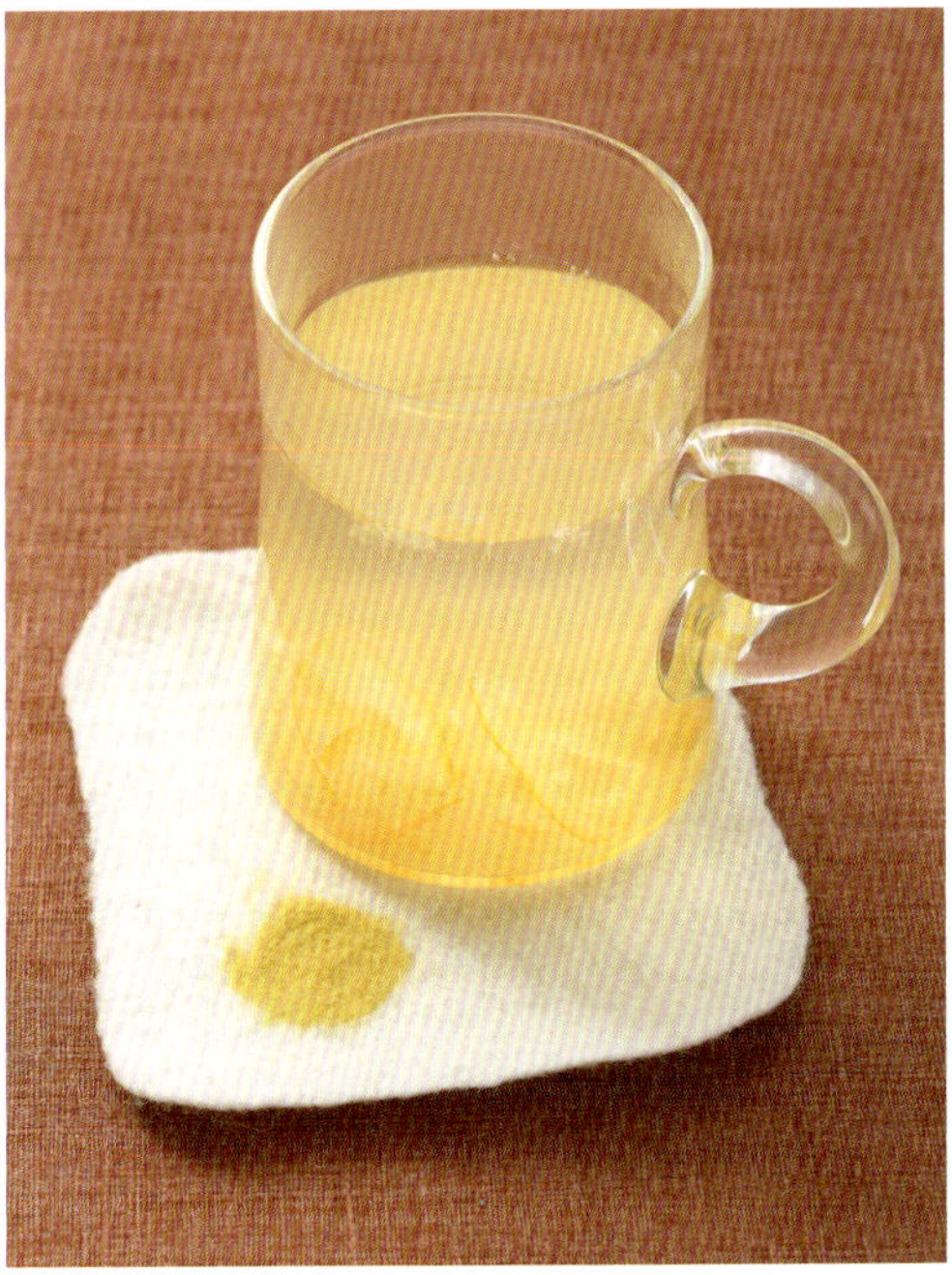

ユズ茶

材料(作りやすい分量)

- ●ユズ…3個
- ●はちみつ…適量

作り方

1. ユズの重さを測り、同量のはちみつを用意する。
2. ユズはよく水で洗って水気をきれいにふき取る。半分に切って種を取り除き、果汁を絞り出す。
3. ユズの皮と実を分けて、皮は細切りにし、実はみじん切りにする。
3. 煮沸消毒した密閉容器に、はちみつ、ユズの皮と実を交互に入れ、最後に果汁を加えてスプーンで全体を混ぜる。冷蔵庫で1週間おいたら完成。適量をカップに入れ、湯を注いでいただく。

冬の体調改善ごはん

冬に起きやすい不調を改善する、薬膳レシピを紹介します。各料理の下で挙げている「食材の組み合わせ」を参考にアレンジしてみてもよいでしょう。

冬のカゼに

冬薬膳レシピ1

鶏肉の香味野菜鍋

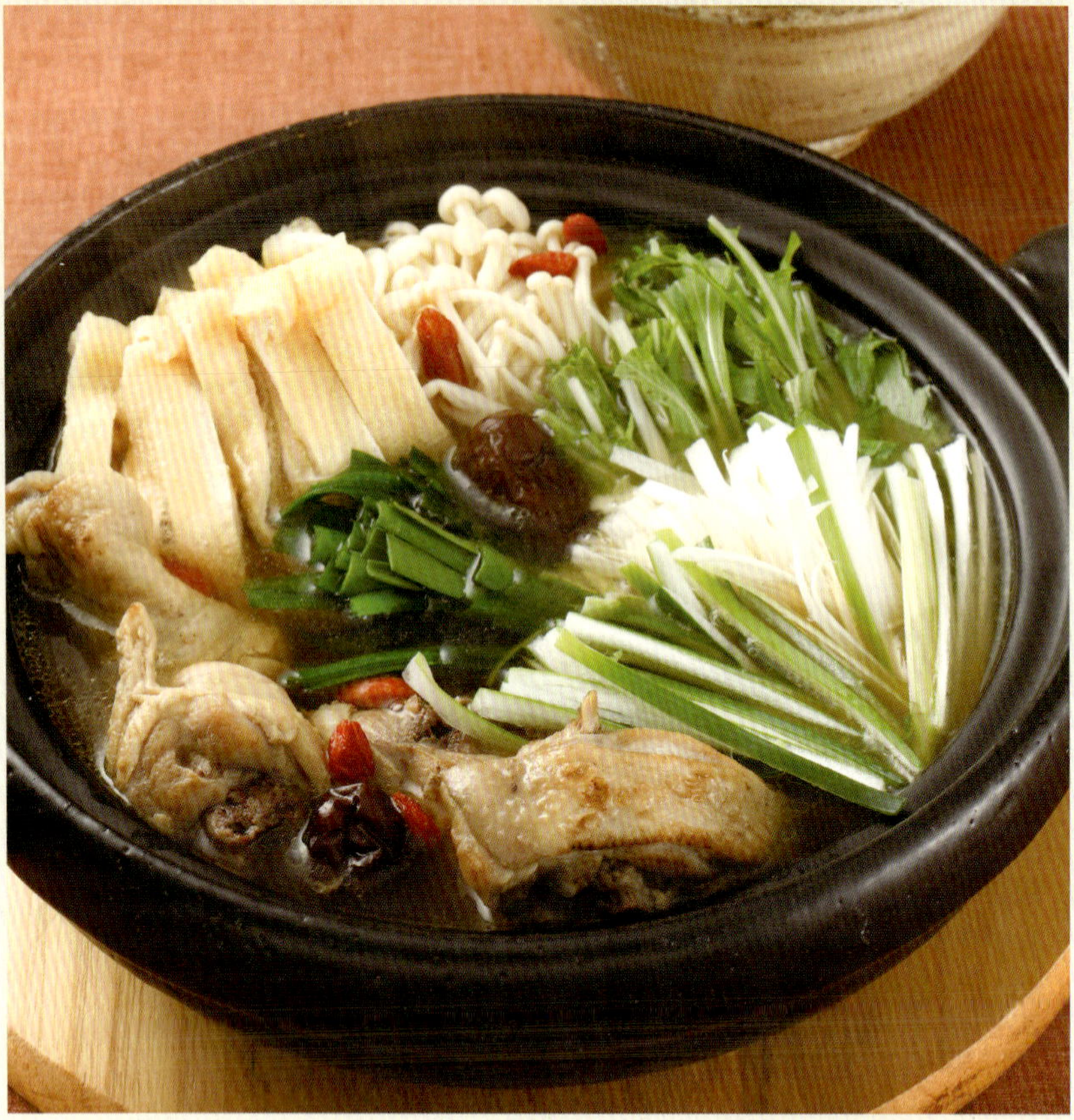

材料(2人分)

- 鶏骨つき肉(ぶつ切り)…350g
- A
  - 塩…小さじ1
  - ニンニクのすりおろし…10g
- ゴマ油…大さじ1
- B
  - 水…3 ½カップ　酒…¼カップ
- 大棗〈乾燥ナツメ〉…2個
- 枸杞子〈クコの実〉…小さじ2
- 長ネギ…1本　●ニラ…½束
- ミズナ…½束　●油揚げ…1枚
- エノキダケ…½パック
- ショウガの細切り…10g
- 塩…少々　●こしょう(好みで)…少々

作り方

1. 鶏肉にAをまぶして20分おき、フライパンにゴマ油を熱し、鶏肉を入れて中火で両面を色よく焼く。フライパンの鶏肉を汁ごと土鍋に入れ、Bを注いで強火にかける。沸騰したら火を弱めて大棗、枸杞子を加え、アクを取りながら20分煮てスープをつくる。
2. 長ネギは7㎝長さの細切りにし、ニラとミズナは食べやすい長さに切りそろえる。エノキダケは根元を切り落として手でほぐす。油揚げは熱湯をかけて油抜きして7㎜幅に切る。
3. ①のスープの味をみて、薄いようなら塩で調節し、②の具とショウガを食べる分だけ入れる。火が通った順から器に取り、好みでこしょうをかける。

ニラ	ネギ	ニンニク	ショウガ	大棗	鶏肉
冷えを取り除く				気を補う	

冬のカゼには、冷えを取り除く食材、気を補う食材がむいています。冷えを感じた時は、体が温まる鍋料理で、カゼを予防しましょう。

冷えに

冬薬膳レシピ 2

羊肉じゃが

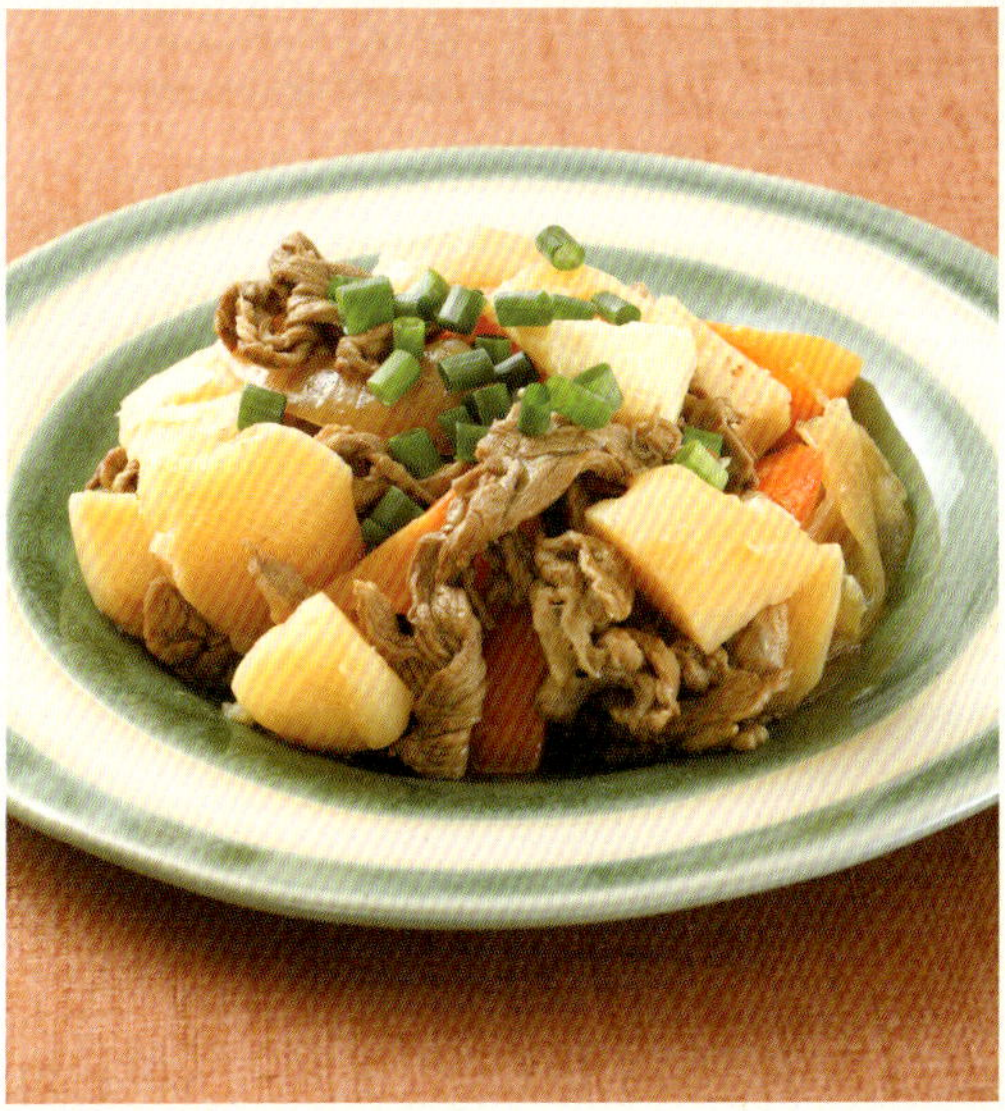

材料(2人分)

●羊(ラム)薄切り肉…100g　●ジャガイモ…2個
●ニンジン…½本　●タマネギ…¼個
●A
　水…1カップ　酒…大さじ1
　しょうゆ…大さじ1 ½
　粉黒砂糖…大さじ1
●万能ネギの小口切り…少々

作り方

❶羊肉は食べやすい大きさに切る。ジャガイモは皮をむいて6等分に切り、ニンジンは小さい乱切り、タマネギはくし形切りにする。
❷鍋に羊肉を入れて中火にかけ、火が通ったら一度取り出す。羊肉から出た脂でニンジン、ジャガイモ、タマネギを順に加えながら炒める。
❸A、羊肉を加え、落としブタをして弱火で15分ほど煮込む。煮汁が少なくなったら火を止め、器に盛って万能ネギをのせる。

羊肉　ネギ　タマネギ　黒砂糖
温性・熱性

体が冷えやすい冬は、温まる料理を食べましょう。温性と熱性の食材を組み合わせるとより効果が高まります。

眼の下のクマ・顔のくすみに

冬薬膳レシピ 3

ホウレンソウと大豆のドライカレー　目玉焼き添え

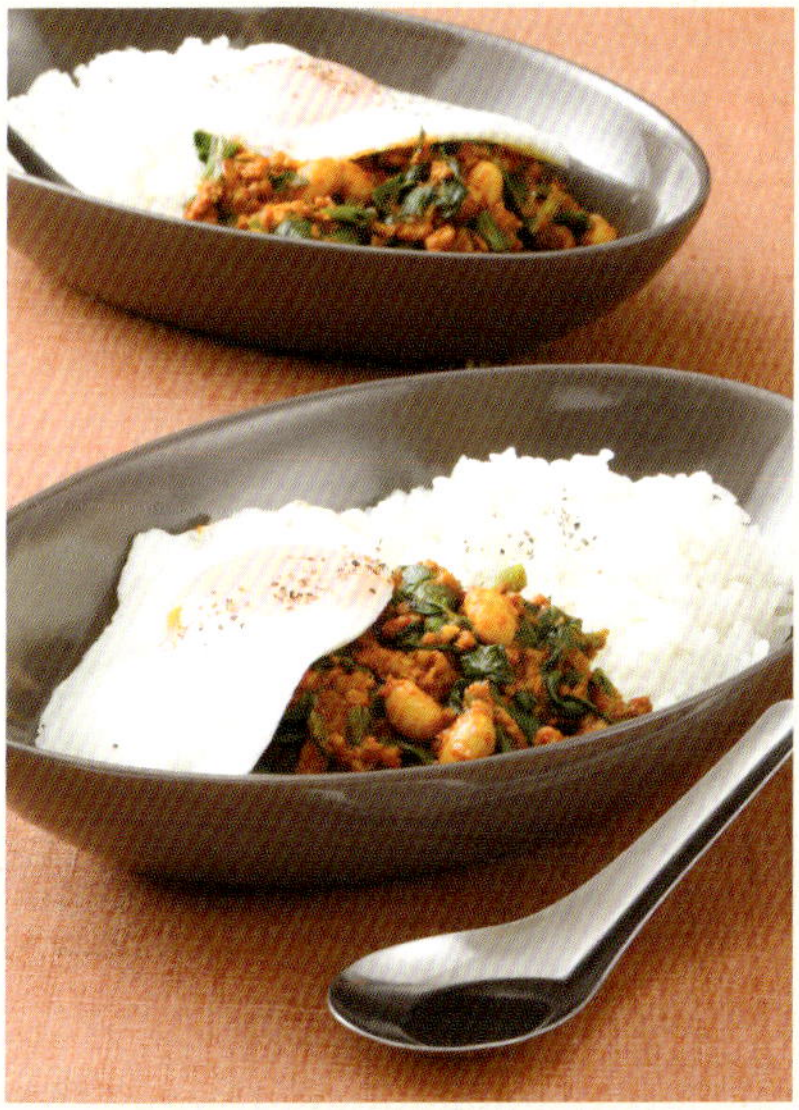

材料(2人分)

●ホウレンソウ…½束　●サラダ油…大さじ1 ½
●タマネギのみじん切り…¼個分　●鶏ひき肉…150g
●ニンニクのすりおろし…1かけ分　●ショウガのすりおろし…1かけ分
●カレー粉…大さじ2　●水煮大豆…50g　●塩…少々
●温かいごはん…2杯分　●粗びき黒こしょう…少々　●目玉焼き…2個
●A
　トマトの水煮…½缶　トマトケチャップ…小さじ2
　中濃ソース…大さじ1

作り方

❶ホウレンソウはサッとゆでて水にさらし、水気を絞ってから細かく切る。トマトの水煮は手でつぶしておく。
❷フライパンにサラダ油を熱し、タマネギを入れて炒め、色が変わったら鶏ひき肉、ニンニク、ショウガを加えて炒める。鶏肉の色が変わってきたら、カレー粉を加えてさらに炒める。
❸大豆、Aを加え、木ベラで混ぜながら13～15分煮る。煮詰まったらホウレンソウを加えて混ぜ、塩で味をととのえる。器にごはん、カレー、目玉焼きをのせ、粗びき黒こしょうをふる。

ホウレンソウ　鶏肉　タマゴ　ニンニク　ショウガ
血を補う　巡りを高める

疲労と冷えが重なると、血の状態が悪くなるため、クマや肌くすみが出ます。血を補い、巡りを高めて。

肩こりに

冬薬膳レシピ 4

海鮮と黒木耳のトマト鍋

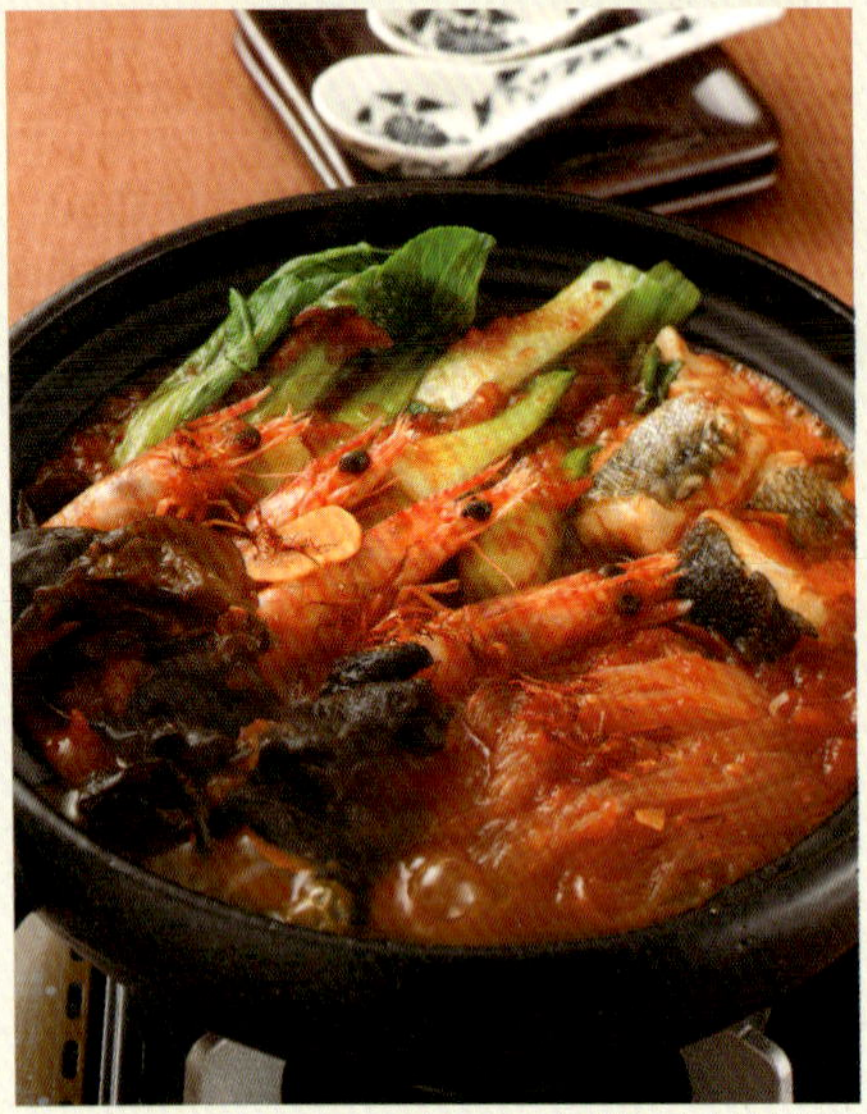

材料(2人分)

●有頭エビ(背ワタを除く)…6尾　●タラの切り身…2切れ
●チンゲンサイ…2株　●黒木耳〈黒キクラゲ〉…10g
●緑豆春雨…30g　●トマトの水煮…1缶　●紅花…小さじ1
●オリーブオイル…大さじ1　●ニンニクの薄切り…1かけ分
●A
水…2カップ　しょうゆ…大さじ1 ½
砂糖…小さじ2　塩…少々

作り方

❶タラは食べやすい大きさに切り、黒木耳は水で戻して石づきを取り、食べやすい大きさに切る。緑豆春雨は水で戻し、食べやすい長さに切る。チンゲンサイはざく切りにする。
❷鍋にオリーブオイルとニンニクを入れて弱火にかけ、香りが立ったらトマトの水煮を手でつぶしながら加えて中火にする。ひと煮立ちしたら火を弱めて5分煮る。
❸②を土鍋に移してAを加え、弱めの中火で10分煮る。
❹エビ、タラ、紅花を入れ、火が通ったら残りの具を少しずつ加え、煮えた順から食べる。

タラ　エビ　紅花　黒木耳
血を補う　血行をよくする　血の汚れを取る

冷えて血流が悪くなると、肩こりや痛みの症状が出ます。血を補い、血行をよくする食材、血の汚れを取る食材で改善を。

腰痛に

冬薬膳レシピ 5

エビとニラの七味炒め

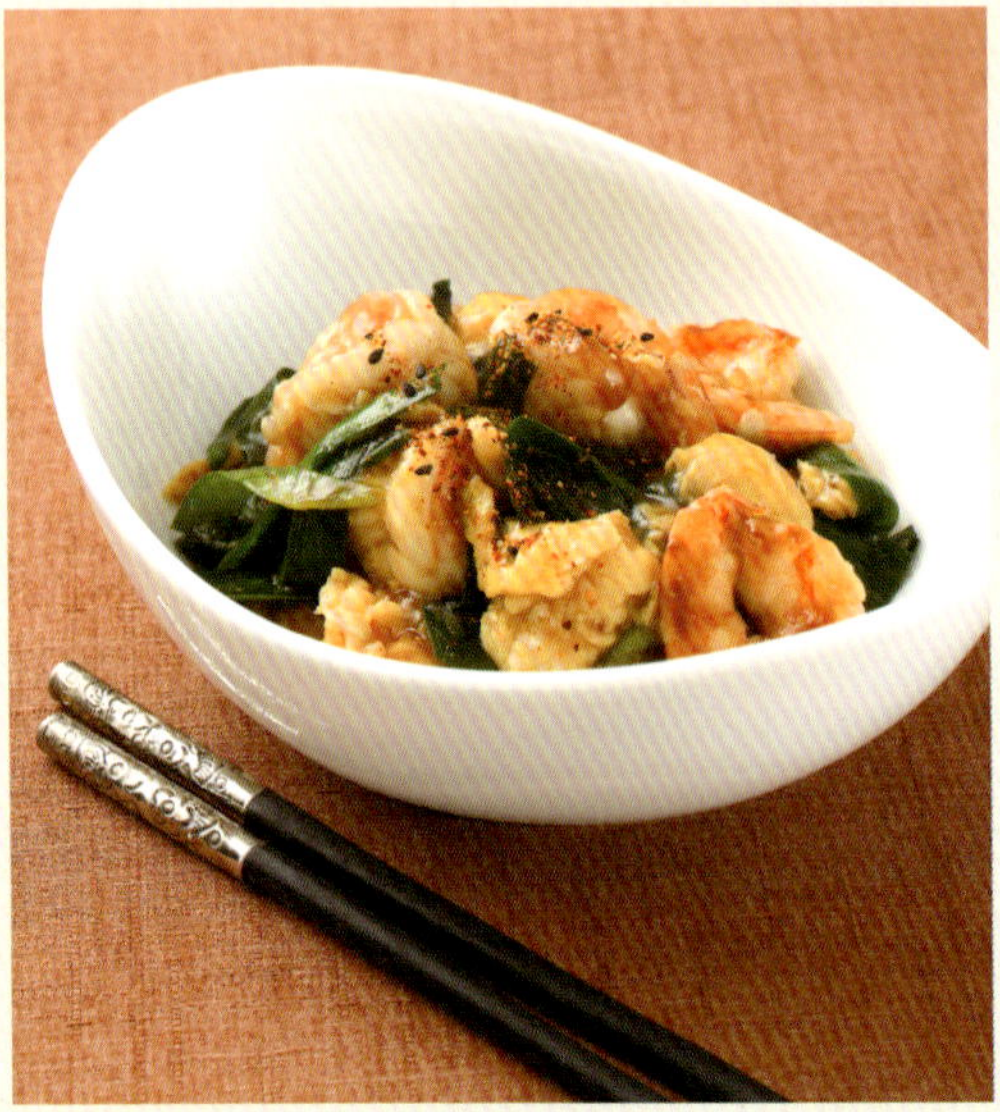

材料(2人分)

●殻つきエビ…8尾
●サラダ油…大さじ1　●七味唐辛子…少々
●ニラ…½束　●タマゴ…2個
●A
塩…ひとつまみ　酒…小さじ½
●B
塩…ひとつまみ　こしょう…少々
●C
しょうゆ…大さじ1　みりん…小さじ2
片栗粉…小さじ1　水…小さじ2

作り方

❶エビは殻をむき、背に包丁で切れ目を入れて背ワタを取り除く。塩と片栗粉各適量(分量外)でもんでからよく水で洗い、水気を切ってAをまぶす。ニラは5cm長さに切る。タマゴはBと混ぜよく溶きほぐす。
❷フライパンにサラダ油の半量を熱してタマゴ液を入れて炒め、半熟状態で皿に取り出す。
❸残りのサラダ油でエビを炒めて、ニラ、②のタマゴ、合わせたCを加える。皿に盛り、七味唐辛子をふる。

エビ　ニラ　七味唐辛子
腎の働きを高める　体を温める

「腰は腎の府」といわれ、腎の働きが弱まると、腰に痛みやだるさを感じるようになります。腎の働きを高めながら、体を温めて改善しましょう。

髪のパサつきに

冬薬膳レシピ 6

ブロッコリーと黒ゴマのペンネ

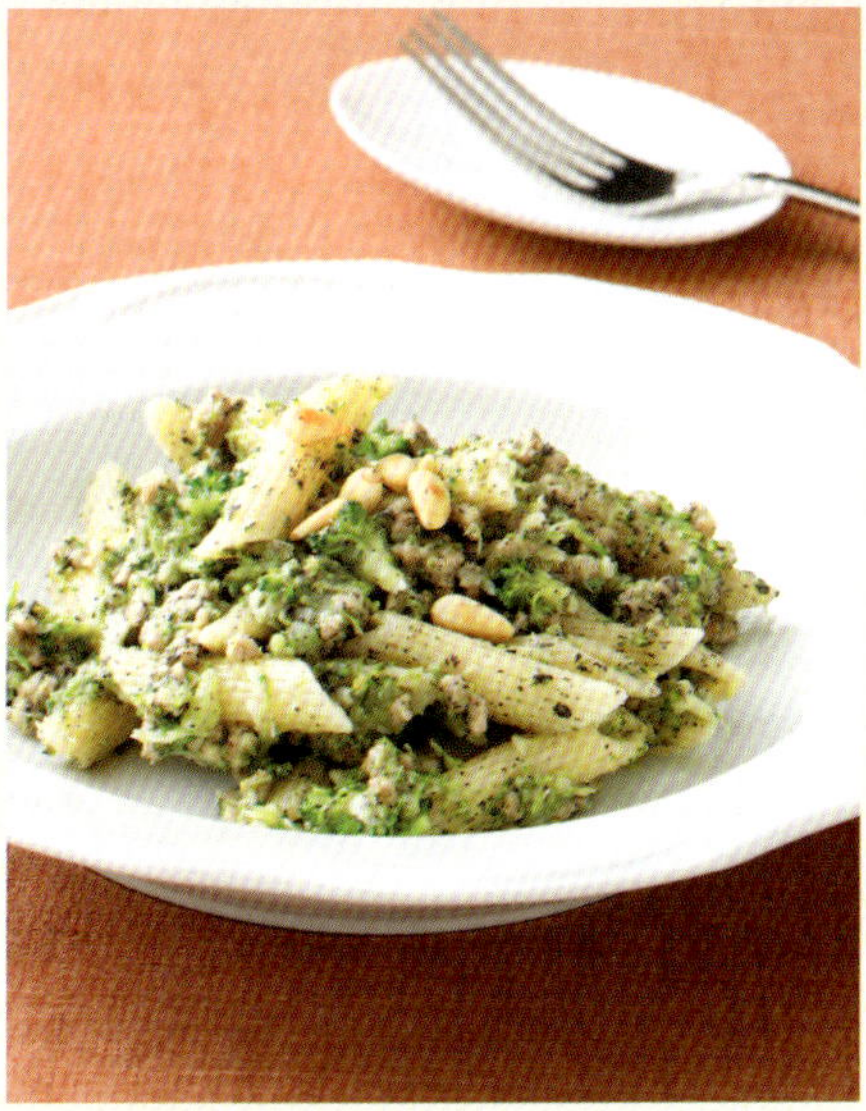

材料（2人分）

●ブロッコリー…½株　●ニンニク…1かけ　●ペンネ…160g
●海松子〈松の実〉…少々　●オリーブオイル…大さじ1
●豚ひき肉…100g　●粉チーズ…大さじ1　●塩…適量
●黒すりゴマ…大さじ2

作り方

❶ブロッコリーは小房に分け、茎は拍子木切りにする。ニンニクは包丁の背でつぶす。海松子はフライパンでから炒りする。
❷ペンネは塩適量を加えた熱湯でゆで、パッケージ表示のゆで上がり時間の7分前にブロッコリーを加えて一緒にゆでる。
❸フライパンにオリーブオイルとニンニクを入れて弱火にかけ、香りが立ったらニンニクを取り出して豚ひき肉を加えて炒め、火が通ったら火を止める。
❹ペンネがゆで上がる直前に③を強火にする。ゆで上がったペンネとブロッコリー、ゆで汁大さじ3を少しずつ加え、木べらでブロッコリーをくずしながら煮詰める。粉チーズ、塩少々、黒すりゴマを加えて味をととのえ、器に盛って海松子をのせる。

豚肉　ブロッコリー　海松子（腎の働きを高める）　黒ゴマ（血を補う）

髪は血・腎と深い結びつきがあります。腎の働きを高める食材と血を補う食材で、抜け毛や白髪を防ぎましょう。

ストレスに

冬薬膳レシピ 7

スペアリブと長イモのスープ

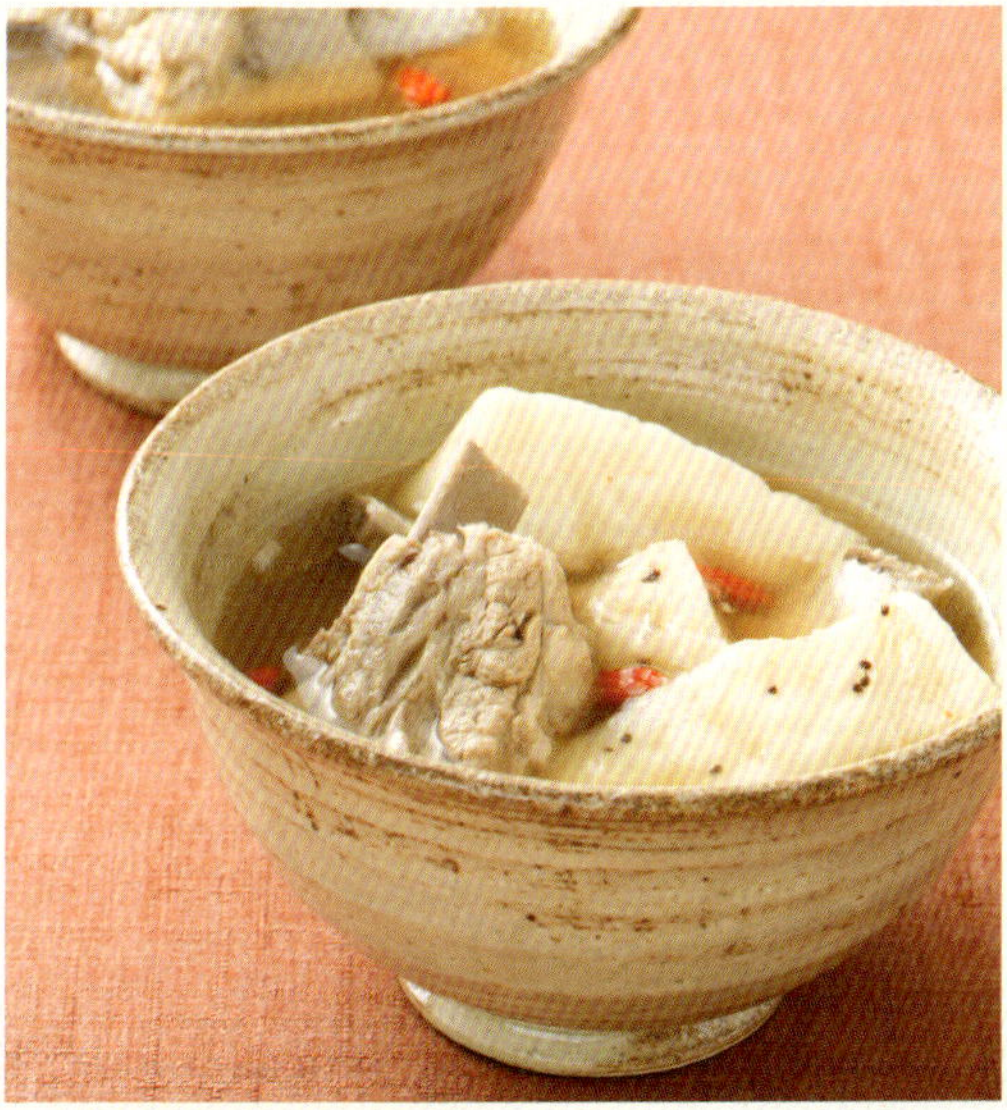

材料（作りやすい分量）

●豚肉のスペアリブ…400g
●長イモ…300g
●枸杞子〈クコの実〉…20g
●水…1500cc
●長ネギのぶつ切り…10 g
●ショウガの薄切り…1かけ分
●氷砂糖…5g
●塩…小さじ1

作り方

❶スペアリブは熱湯で下ゆでし、水でよく洗う。長イモはひと口に切る。
❷土鍋にスペアリブ、水を入れて強火にかける。沸騰したら臭み消し用の長ネギとショウガを加え、アクを取りながら弱火にして2時間半煮込む。
❸土鍋の長ネギとショウガを取り出し、長イモと枸杞子を加えて1時間煮込む。
❹氷砂糖を加え、塩で味をととのえる。

豚肉　長イモ　枸杞子（腎の働きを高める）

五行説では腎が弱ると、恐怖感を抱いたり、驚きやすくなると考えます。腎の働きを高める食材を食べて、気持ちを安定させましょう。

3章

漢方をもっと身近に

漢方・薬膳素材や、普段食卓によく登場する日常的な食材の効能を紹介します。漢方・薬膳素材を使う時は、左ページの解説を参考にしてください。

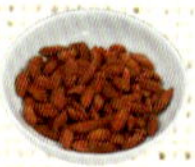

漢方・薬膳素材

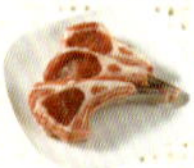

肉・タマゴ

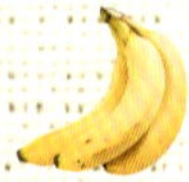

通年食材

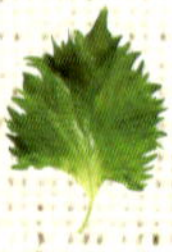

香辛料

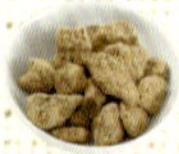

調味料

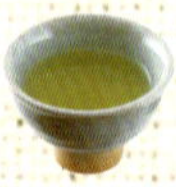

飲み物

「漢方・薬膳素材」は50音順に掲載しています。

「肉・タマゴ」「通年食材」「香辛料」「調味料」「飲み物」はジャンルごとに掲載しています。

漢方・薬膳素材の主な使い方

山楂子

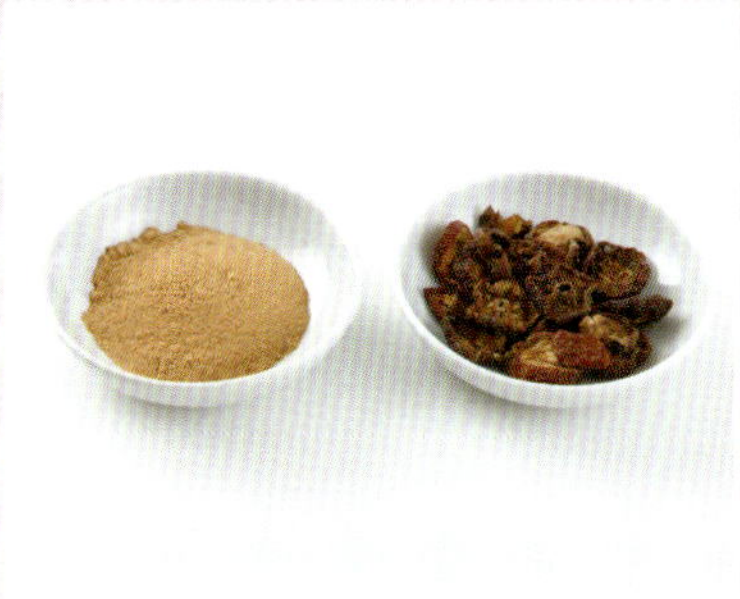

「粉末タイプと固形タイプ」

粉や固形など、複数の形状で売られているものは、粉もの料理には粉末を、お茶などには固形をと、料理によって使い分けて。

金針菜

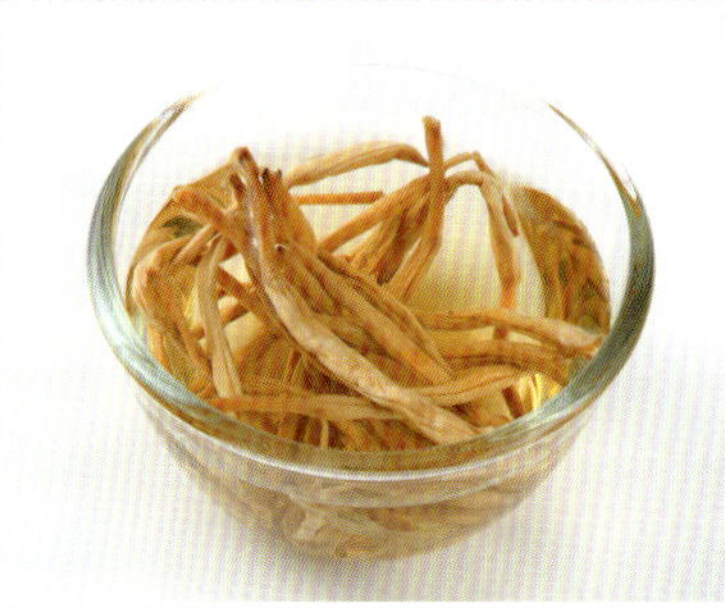

「水で戻す」

金針菜や枸杞子など乾燥状態で売られているものは、水で戻してから使います。切干大根などの乾物と同様の扱いです。

紅花と枸杞子

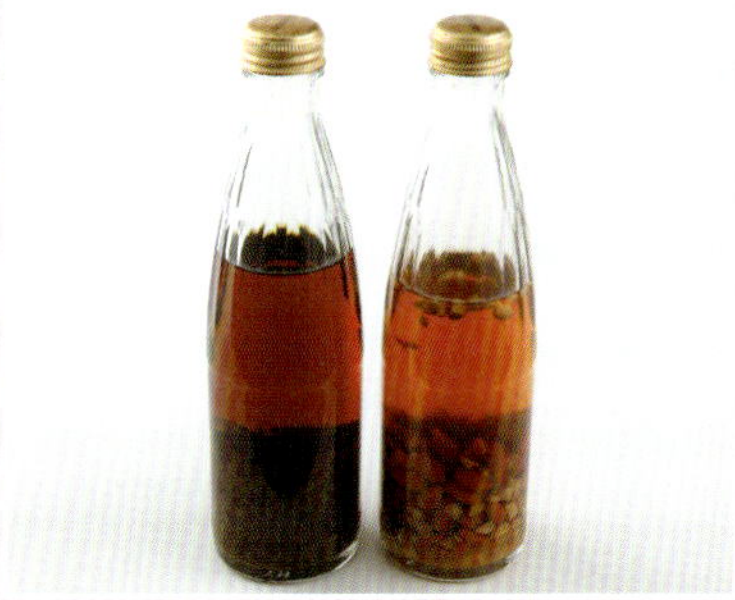

「薬酒にする」

漢方・薬膳素材は、そのまま食べるだけでなく、酒に漬けてエキスを抽出することもできます。

海松子

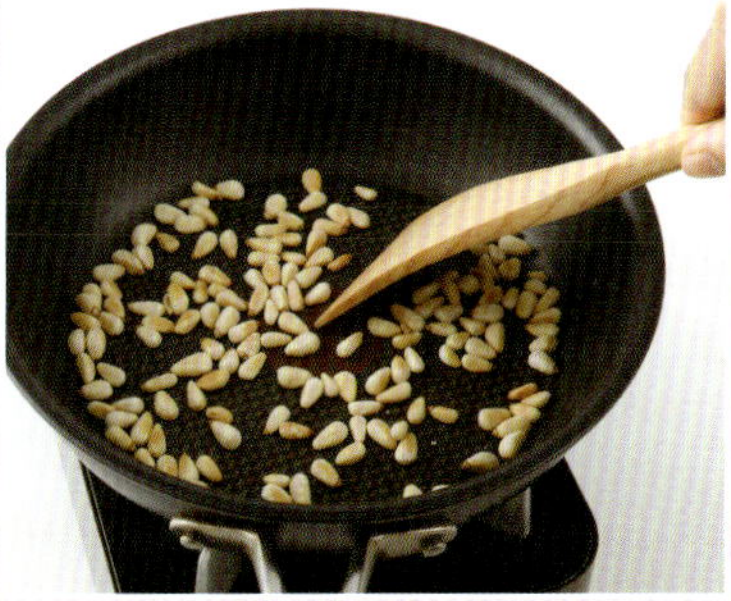

「炒る」

生のナッツ類はフライパンでから炒りしてから使います。

蓮肉

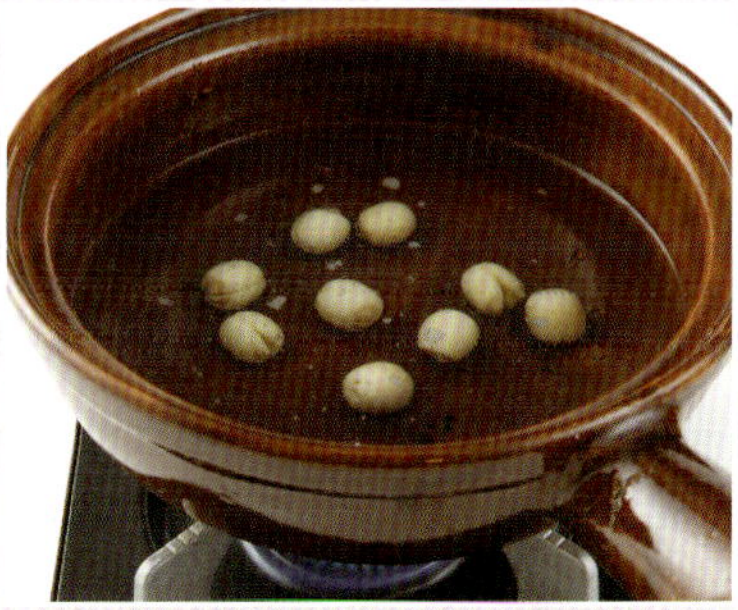

「下ゆでする」

蓮肉や薏苡仁など、かたい固形のものは、下ゆでしてから使用します。

※漢方・薬膳素材の効能を生かすためにも、煮物やスープなど長時間加熱するものは、土鍋、陶器、ガラス製の調理器具を使いましょう。鉄や銅などの金属製の鍋は、効能を変質させる場合があるので注意しましょう。

当帰

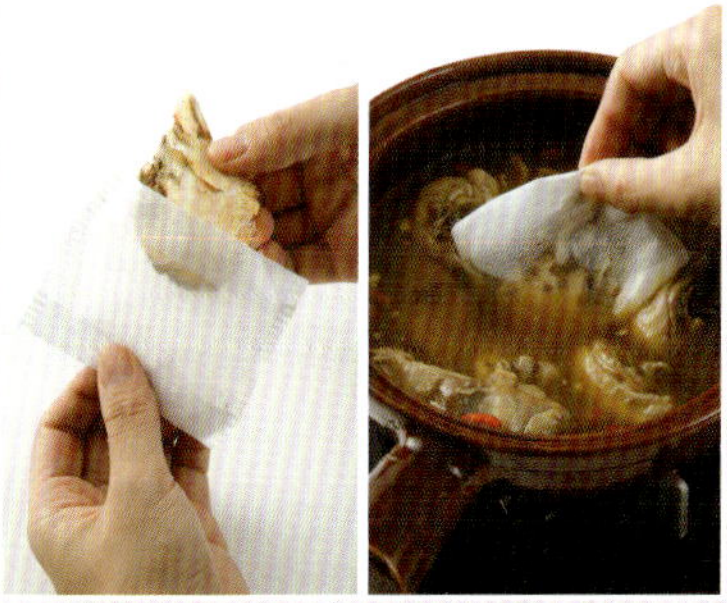

「煮出す」

かたくて食べられないものは、スープで煮出します。市販のお茶パックに入れるとすぐに取り出せて便利です。

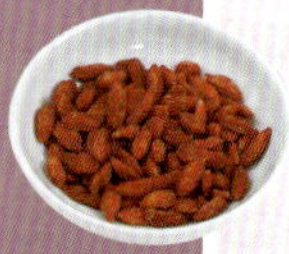

海《かい》松《しょう》子《し》

【別名】マツノミ（松の実）

肺と腸を潤して、から咳や便秘を改善

海松子は、料理やケーキによく使われる「松の実」のことです。肺や腸を潤す作用があるので、から咳、肌の乾燥、便秘の改善に適しています。ただし、体に余分な水分がたまっている湿熱体質や湿痰体質の人は、常食を避けましょう。

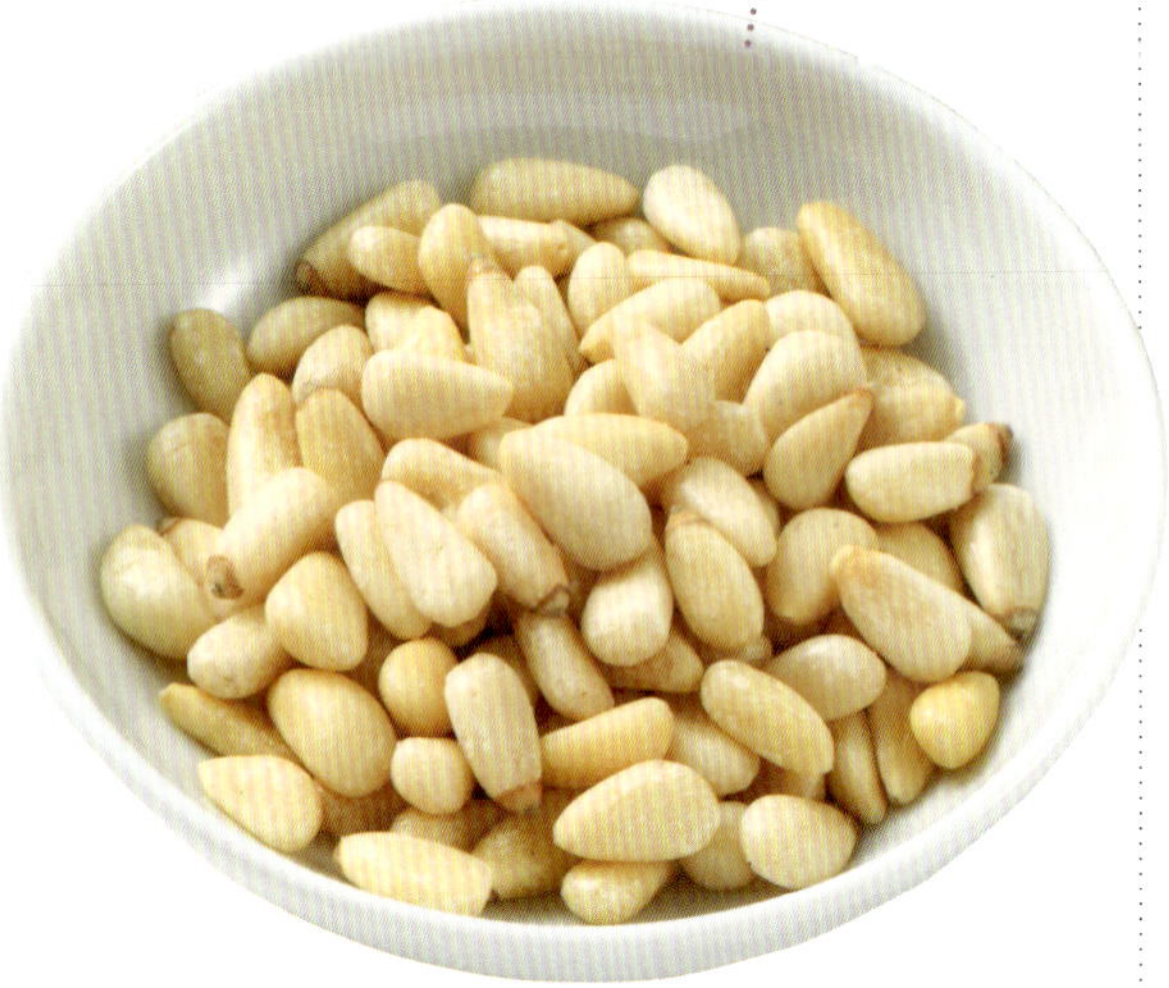

粒が大きく、ふっくらしたものがよい

豆知識

生では食べられないので、フライパンで香ばしく炒ってから料理に使いましょう。また酸化しやすいので、少量ずつ購入しましょう。

五味●甘
五性●温
帰経●肺・肝・大腸
体質●気虚・陽虚・血虚・陰虚
瘀血

＋効果アップの組み合わせ

腎の働きをサポート

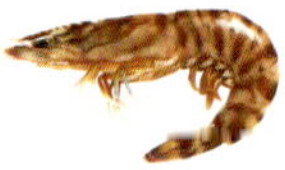

＋エビ

腎を養うエビ、潤いを与える海松子との組み合わせです。老化防止や、子どもの成長促進によいでしょう。

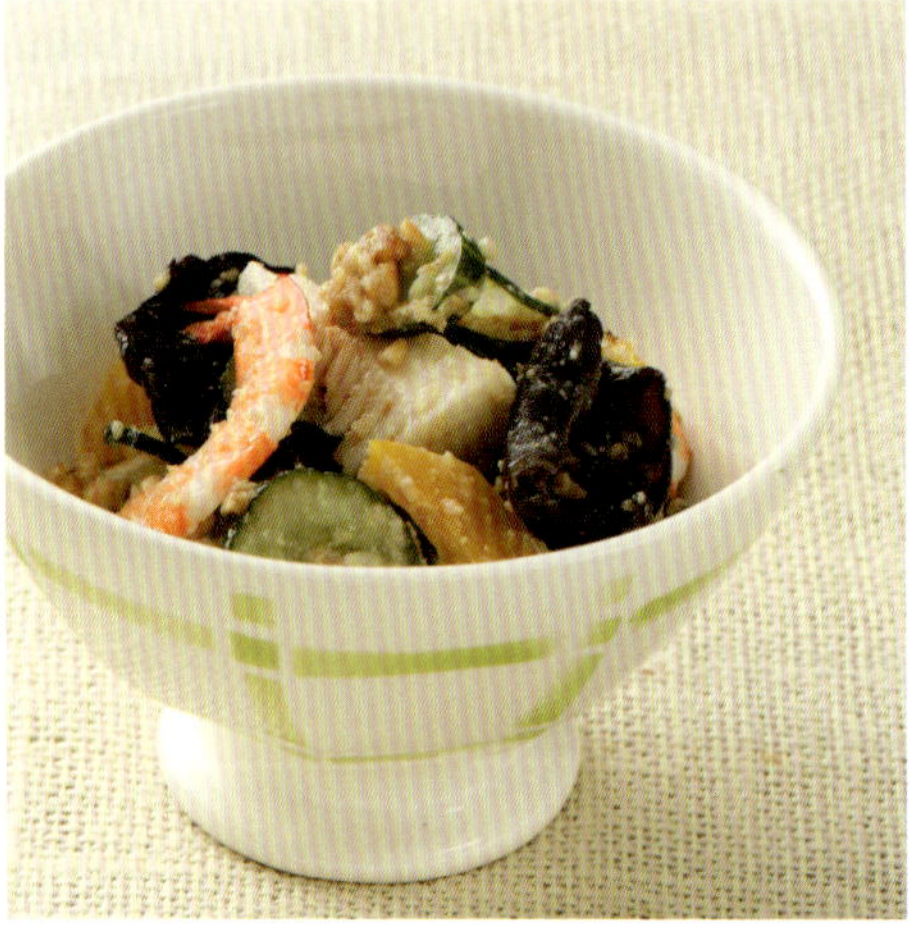

エビの海松子あえ

材料（2人分）

- 殻つきエビ…4尾
- A
  - 酒…大さじ2　水…½カップ
  - 塩…小さじ⅓
- 黄パプリカ…⅕個
- ゆでタケノコ…20g
- 黒木耳〈黒キクラゲ〉…3g
- キュウリ…¼本
- 海松子ソース
  - 海松子〈松の実〉…15g
  - ゴマ油…小さじ1　塩…小さじ1強
  - エビのゆで汁…大さじ1

作り方

1. Aを鍋で沸騰させてエビをゆで、殻をむいて半分に切る。ゆで汁を大さじ1取っておく。水で戻した黒木耳は石づきを取り、パプリカ、タケノコとともに食べやすく切る。それぞれ熱湯でサッとゆでる。キュウリは薄い小口切りにし、塩適量（分量外）でもみ、水気を絞る。
2. 海松子はから炒りして細かいみじん切りにし、ボウルに入れ、ほかのソースの材料と混ぜる。
3. ①を②のボウルに入れ、全体をあえる。

▼海松子　▼菊花

菊《きく》花《か》

【別名】ショクヨウギク（食用菊）

こもった熱を取り、目の充血やのどの痛みを防ぐ

熱を鎮めて炎症を抑える作用をもつ菊花は、のどの痛みをともなうカゼ、頭痛、腫れ物の症状をやわらげます。目の働きを改善する作用もあるので、疲れ目、目のかすみ、充血にも効果的。生の食用菊は手早く調理をし、独特の風味と香りを生かしましょう。

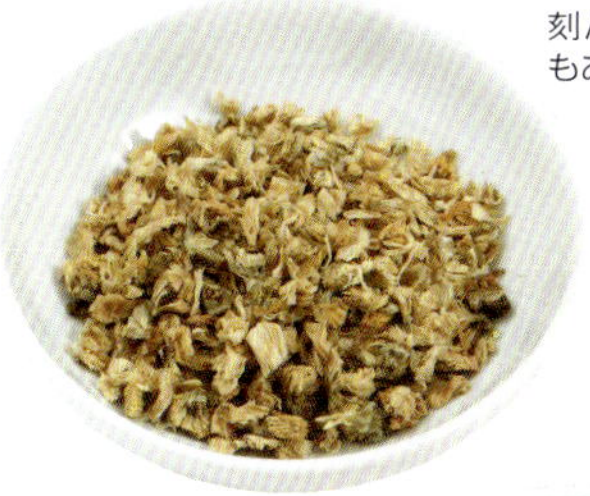

刻んだものもある

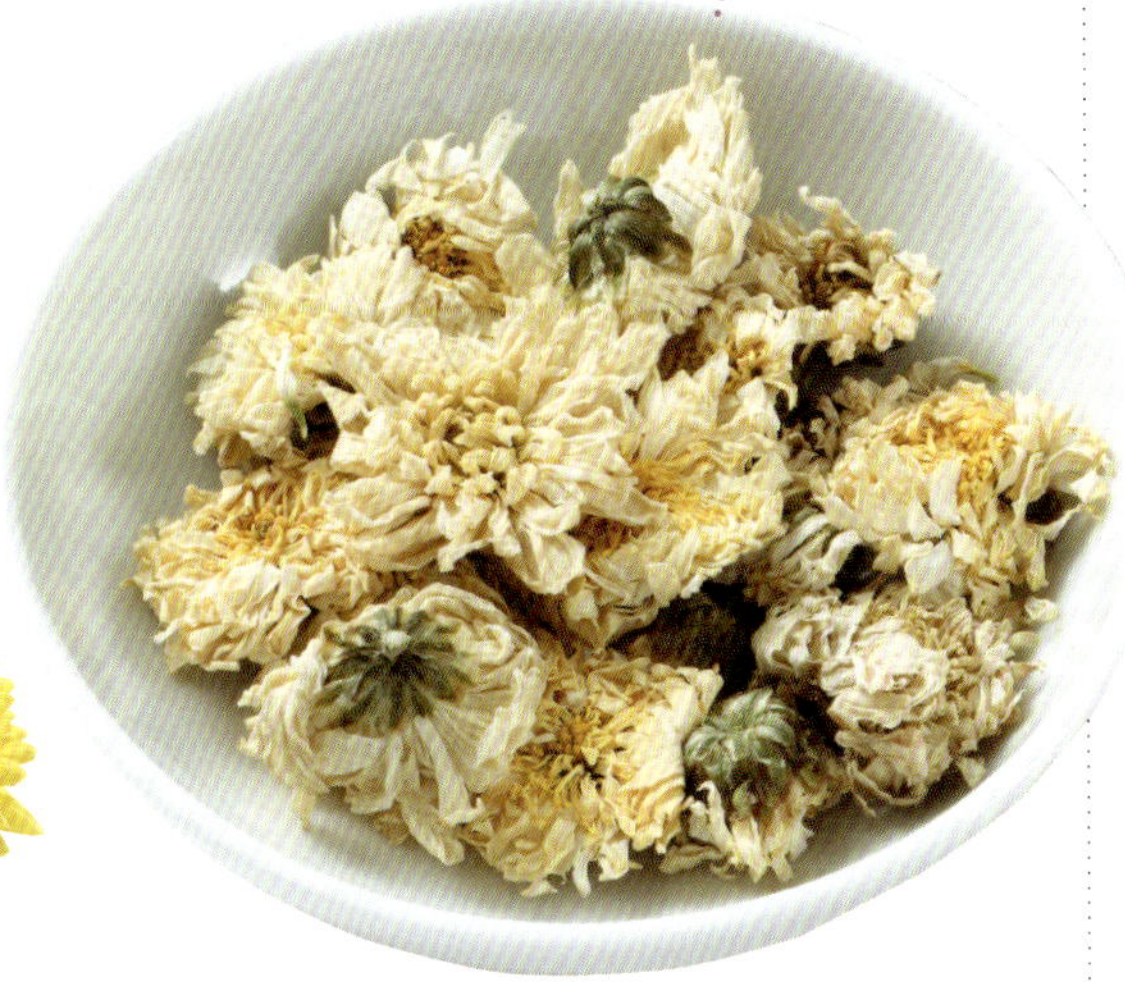

色がきれいで、香りが高いもの

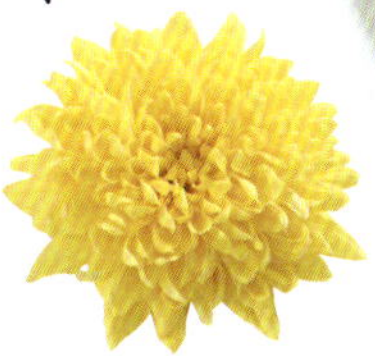

食用菊

＋効果アップの組み合わせ

目の疲れをやわらげる

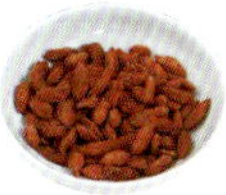

＋枸杞子

菊花と枸杞子は、どちらも目の疲れを癒す高い作用があります。八宝はたくさんという意味で、縁起がよいお茶とされています。

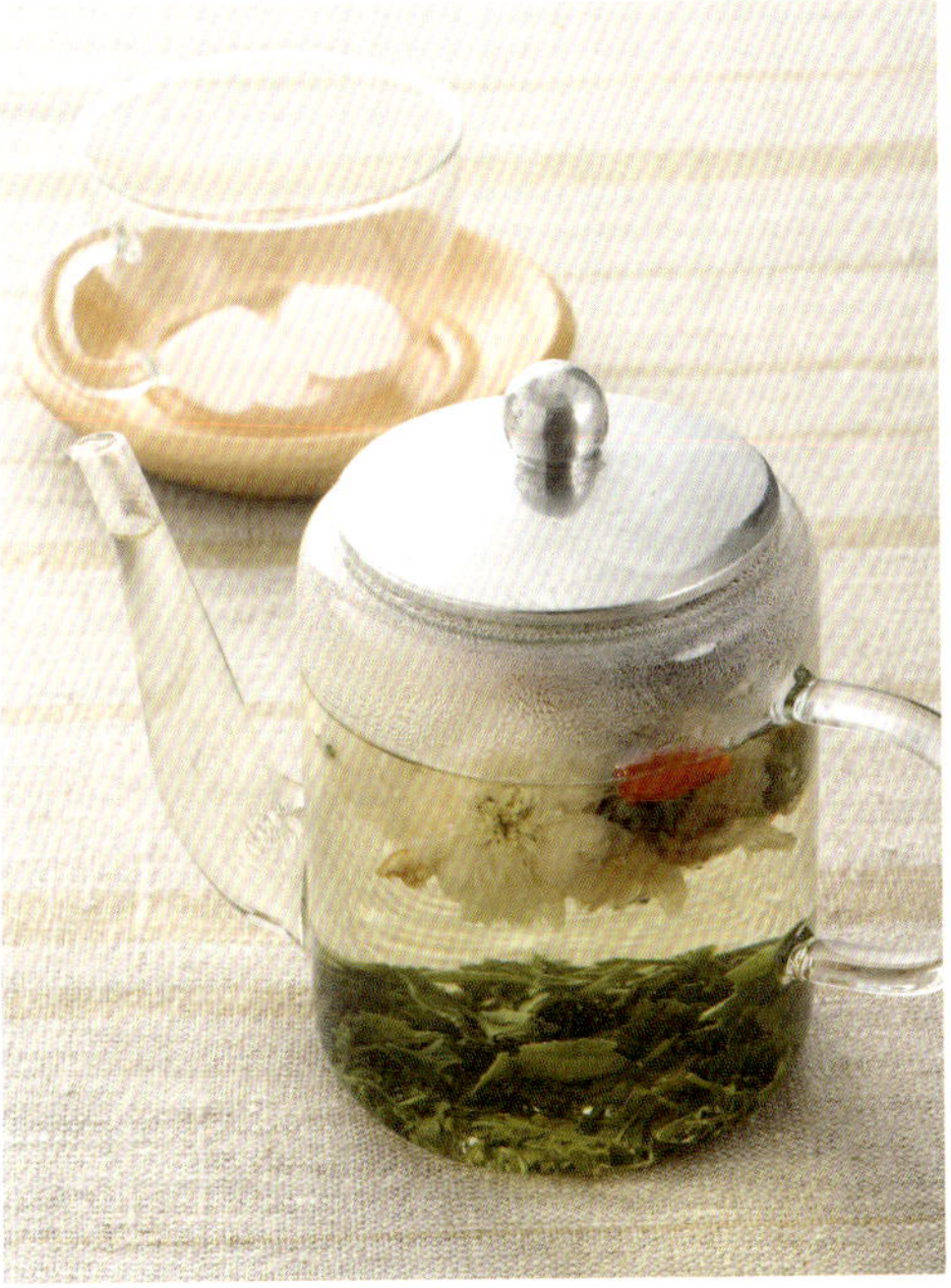

八宝茶

材料（作りやすい分量）

●A
- 菊花（乾燥）…6個
- 枸杞子〈クコの実〉…6個
- 大棗〈乾燥ナツメ〉…2個
- 龍眼肉〈乾燥リュウガン〉…2個
- 陳皮…1g
- 銀耳〈白キクラゲ〉…小2個
- 緑茶…1g

●氷砂糖（好みで）…適量
●熱湯…適量

作り方

1. 大棗は縦十文字に切り込みを入れる。
2. フタつきのおわんや急須にAを入れ、熱湯を注ぎフタをして3分蒸らす。好みで氷砂糖を溶かしながら飲む。※熱湯を足し3回ほど楽しめる。

豆知識

中国では古くから「延寿客」と呼ばれ、命を延ばす効果があるといわれています。お茶以外にも菊花を煮出してエキスをつくり、お粥など料理のベースに使うこともできます。

五味◉辛・甘・苦
五性◉微寒
帰経◉肝・肺
体質◉陰虚・気滞・湿熱

杏仁《きょうにん》

【別名】アンニン

のどの痛みがある人、咳が多く出る人に

杏仁には、苦味のある北杏、甘味のある南杏があります。主に北杏が生薬として使われますが、デザートでは食べやすいように北杏と南杏をブレンドする場合もあります。肺と腸を潤す作用があるので、のどの痛み、咳、ぜんそく、便秘に有効です。

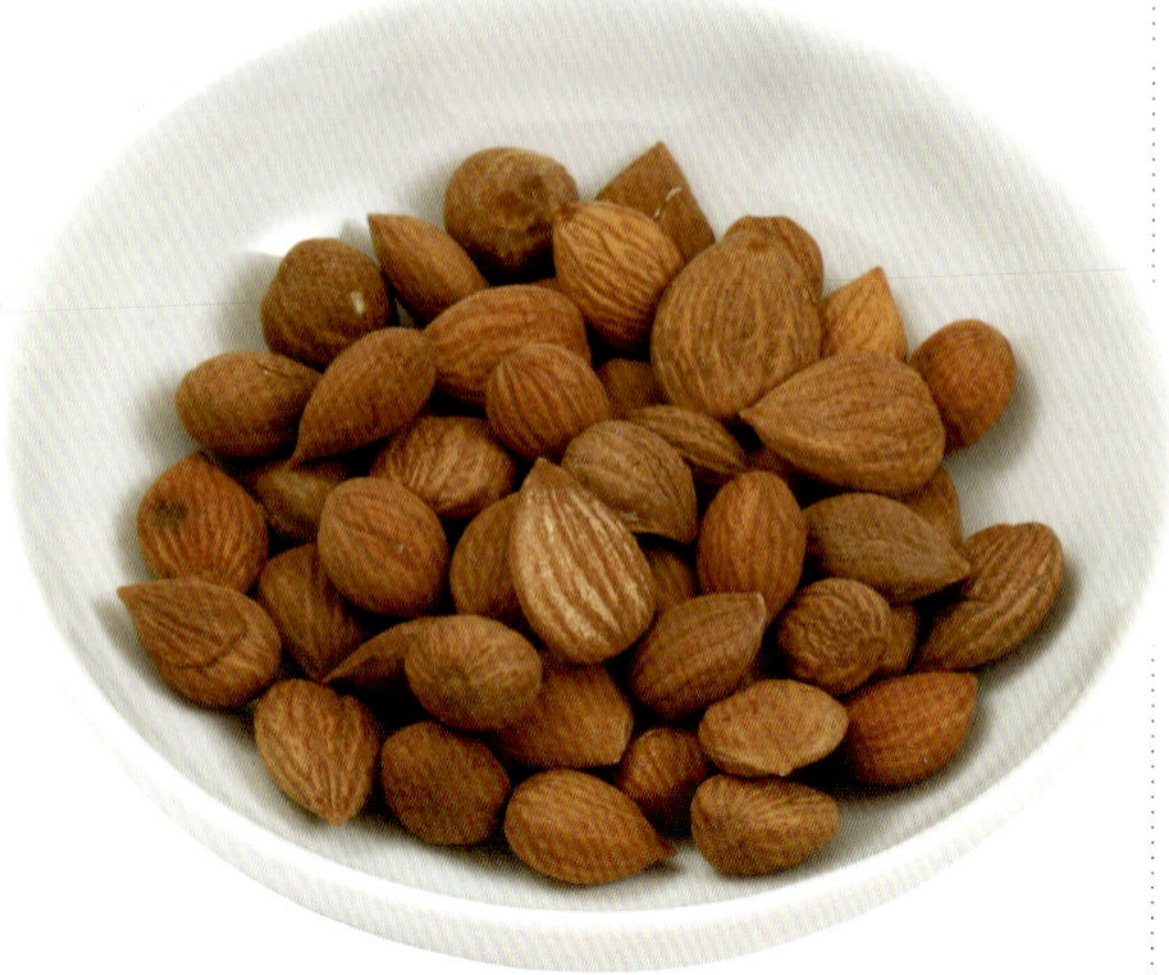

豆知識

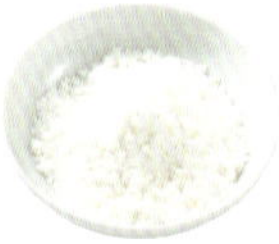

杏仁粉
（キョウニンコ）
杏仁霜
（キョウニンソウ）

杏仁は手に入りにくいので、そのまま粉末にした「杏仁粉」、粉末に甘味を加えた「杏仁霜」を代用するとよいでしょう。

五味◉苦
五性◉微温
帰経◉肺・大腸
体質◉陽虚・瘀血

✚効果アップの組み合わせ

のどの乾燥を潤す

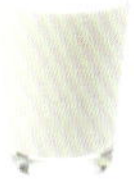

✚牛乳

潤いをアップする杏仁と牛乳のドリンクは、空気が乾燥する秋におすすめです。牛乳と同じ働きがある豆乳を使ってもおいしくつくれます。

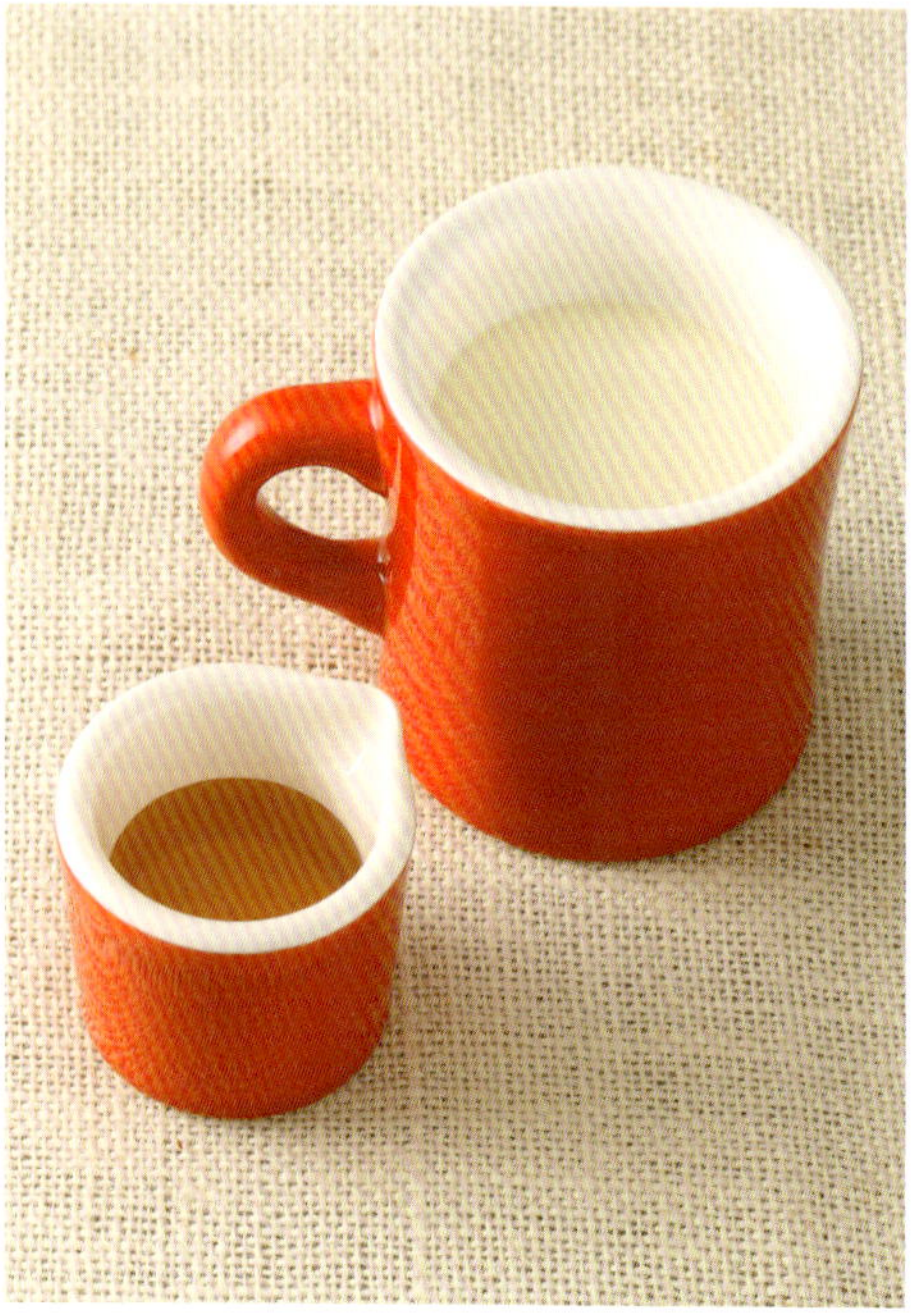

杏仁ホットミルク

材料（2人分）
- ●杏仁粉…大さじ2
- ●牛乳…2カップ
- ●はちみつ（好みで）…適量

作り方
❶鍋に杏仁粉と牛乳を入れて中火にかけ、沸騰直前に火を止める。
❷カップに注ぎ、好みではちみつを入れる。

銀《ぎん》耳《じ》

【別名】シロキクラゲ（白きくらげ）

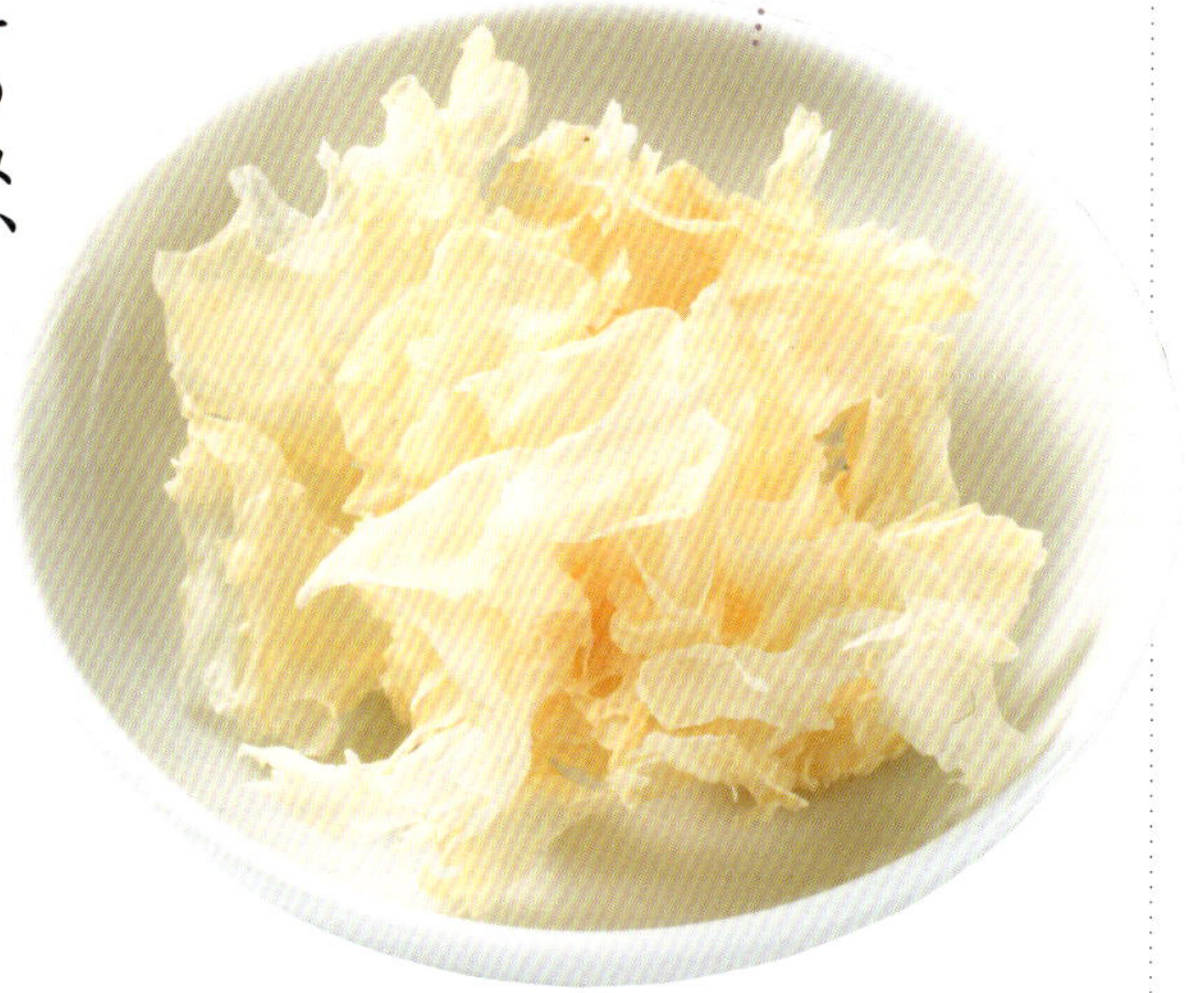
乳白色で厚みのあるものがよい

肌の乾燥やたるみ、美肌の薬膳料理に

津液を補って、弱った臓器を回復させる働きがあります。とくに肺を潤す作用が強いため、から咳、口の渇き、のどの痛み、粘つく痰の改善に役立ちます。

また、肺は肌の潤いを調節する機能があるため、乾燥やたるみを防ぐ美容効果も期待できます。とくに空気が乾燥しやすい秋は、積極的に食べましょう。

＋効果アップの組み合わせ

のどの炎症を防ぐ

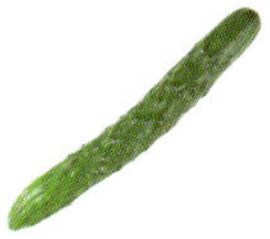
＋キュウリ

銀耳の歯ごたえが楽しめるあえ物です。炎症を抑えるキュウリとの組み合わせは、のどの痛みや咳の改善に適しています。

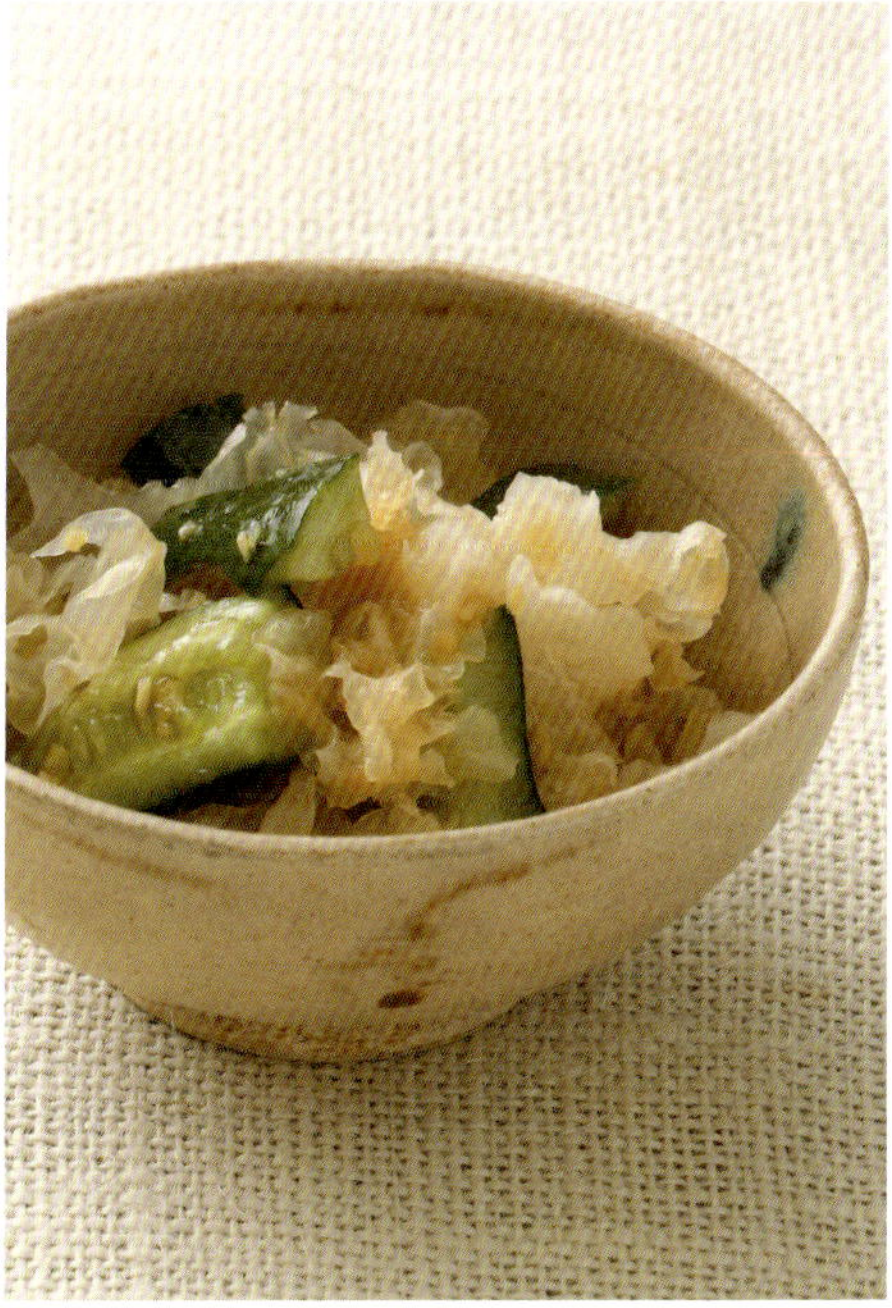

銀耳とたたきキュウリあえ

材料（2人分）

- 銀耳〈白キクラゲ〉…10g
- キュウリ…1本
- A
  - ショウガのみじん切り…10g
  - しょうゆ…小さじ2
  - 砂糖…小さじ½　米酢…小さじ1
  - サラダ油…大さじ1

作り方

1. 銀耳は水で戻し、石づきを取って食べやすい大きさに切る。熱湯でサッとゆでてザルに上げる。
2. キュウリはすりこぎなどでたたいてから、食べやすい大きさに切る。
3. ボウルにAを入れて混ぜ、銀耳、キュウリを加えてあえる。

豆知識

中国では、銀耳を果物と氷砂糖で煮たデザートがよく食べられています。P.132では「梨と銀耳の糖水」レシピを紹介しているので、つくってみてください。

五味◉甘・淡
五性◉平
帰経◉肺・胃・腎
体質◉陰虚・気滞

金《きん》針《しん》菜《さい》

血を補ってめまいや情緒不安を改善

金針菜は、ユリ科の「ホンカンゾウ」のつぼみを乾燥させたもの。血を補う作用があるので、めまい、生理不順、貧血、情緒不安の解消に有効です。また利尿作用もあり、むくみ改善にも効果的。涼性で解毒作用があるので、ほてりや吹き出物にも。

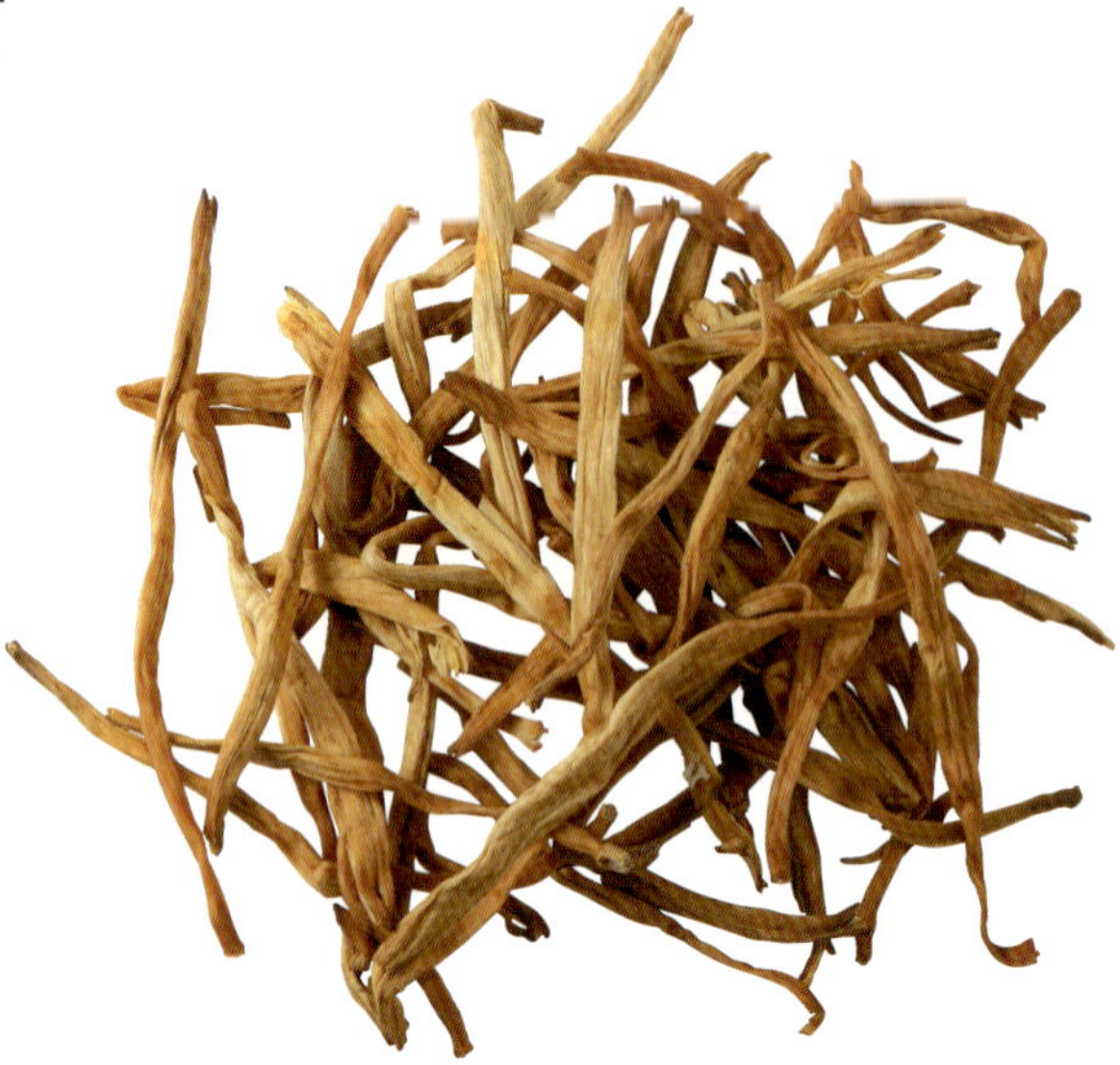

豆知識

生の金針菜には毒性があるので、加熱してから食べます。乾燥したものは問題ありませんが、多食は避けましょう。

五味◉甘
五性◉涼
帰経◉肝・腎
体質◉血虚・陰虚・気滞・湿熱・湿痰

✚効果アップの組み合わせ

血の不足を改善

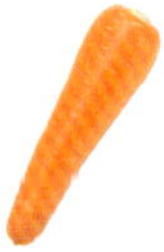

✚ニンジン

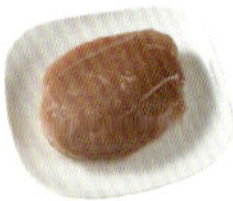

✚豚肉

金針菜、ニンジン、豚肉には血を補う作用があります。血虚体質の人にむいています。

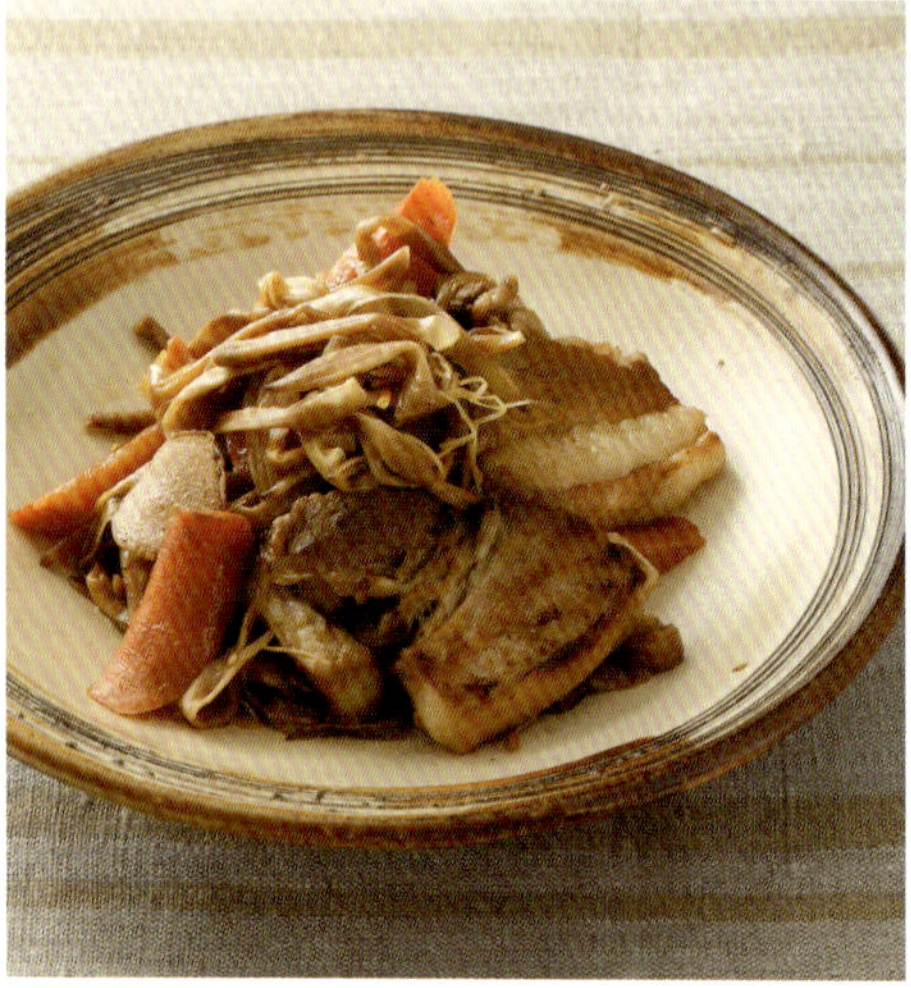

金針菜と豚バラ肉の煮物

材料(2人分)

- ●金針菜…30g
- ●豚バラかたまり肉…150g
- ●ニンジン…½本
- ●ショウガの薄切り…1かけ分
- ●サラダ油…小さじ1
- ●A
  - 酒…大さじ3 しょうゆ…大さじ2 ½
  - みりん…大さじ2
  - 砂糖…小さじ1　水…½カップ

作り方

1. 金針菜は水で戻し、熱湯でサッとゆでる。豚肉は8㎜厚さに切り、ニンジンは乱切りにする。
2. 鍋にサラダ油を熱し、中火で豚肉を炒める。肉の色が変わったらニンジン、ショウガを加えてさらに炒める。
3. 全体に油が回ったら金針菜とAを加え、煮立ったら火を弱め、汁気がなくなるまで煮る。

枸杞子《くこし》

【別名】クコノミ（クコの実）

薬膳の代表食材。老化や目の疲れに

不足した津液を補い、肝と腎の機能を高める作用があります。潤い不足、ふらつき、めまい、老化の予防に有効です。また、目の疲れを癒して視力を回復する作用があります。長時間パソコンを使う人は、温かいお茶に入れて飲み、疲れ目を予防しましょう。

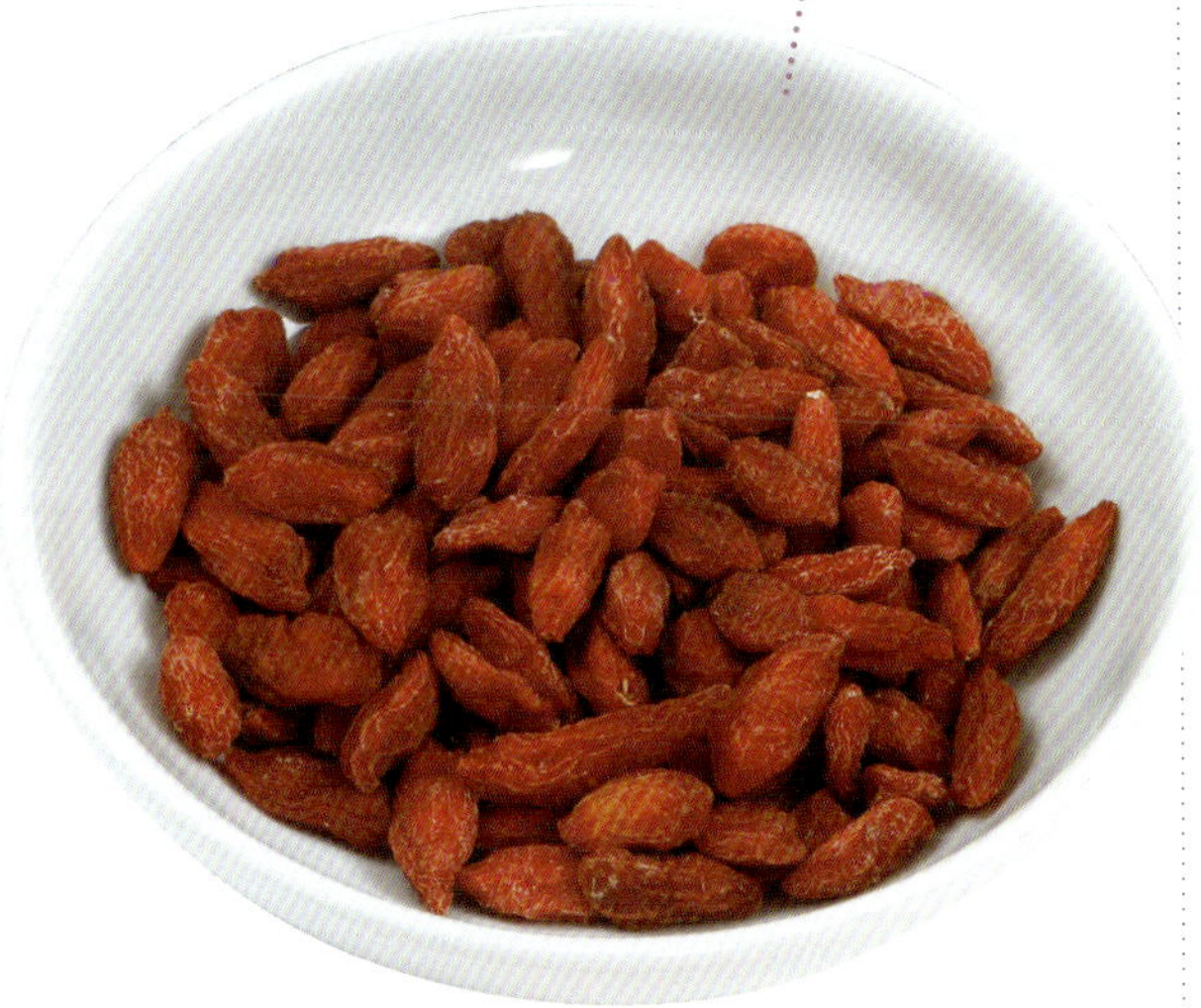
ふっくらとしているものがよい

✚効果アップの組み合わせ

皮膚の炎症を抑える

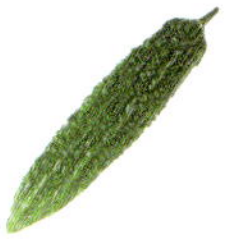

✚ニガウリ

余分な熱を鎮めるニガウリとの組み合わせです。ニキビや吹き出物など皮膚の炎症を改善へと導きます。

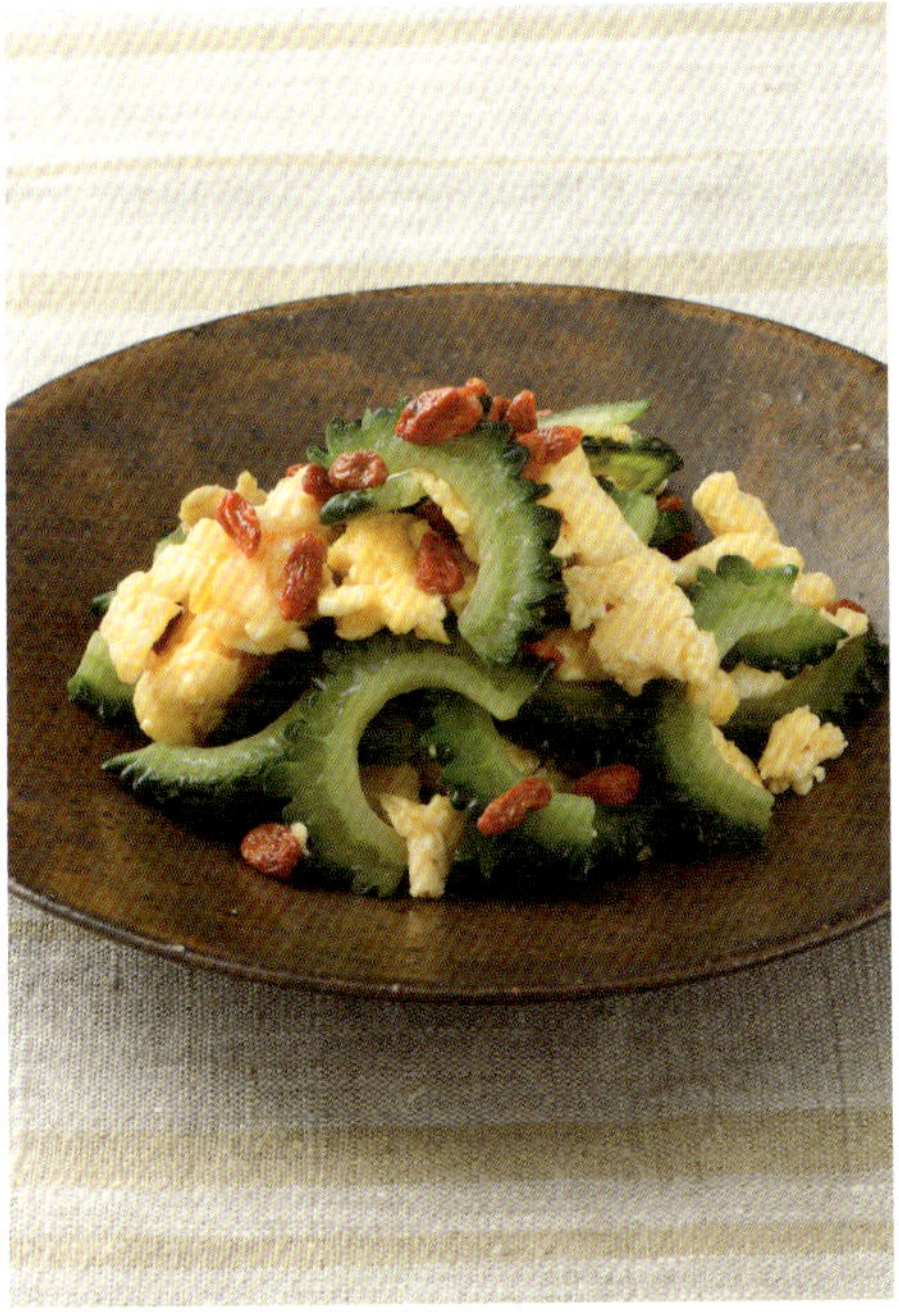

枸杞子とニガウリのタマゴ炒め

材料（2人分）

- ●枸杞子〈クコの実〉…20g
- ●ニガウリ…½本
- ●タマゴ…2個
- ●サラダ油…大さじ1　●塩…適量

作り方

1. 枸杞子は水で戻し、ニガウリは種とワタを取り、5㎜厚さに切る。タマゴはよく溶いて塩ひとつまみを加える。
2. フライパンにサラダ油小さじ2を熱してタマゴを炒め、火が通ったら一度取り出す。
3. 空いたフライパンに残りのサラダ油を入れ、ニガウリを炒める。火が通ったらタマゴ、枸杞子を加え、塩で味をととのえる。

豆知識

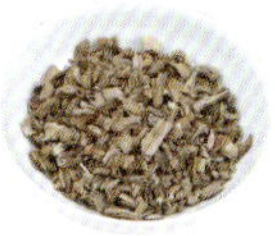

地骨皮（ジコッピ）

枸杞子の根皮が生薬の「地骨皮」です。解熱作用があり、発熱、高血圧、鼻血などに使われます。

五味◉甘
五性◉平
帰経◉肝・腎・肺
体質◉血虚・陰虚・気滞

黒《くろ》木《き》耳《くらげ》

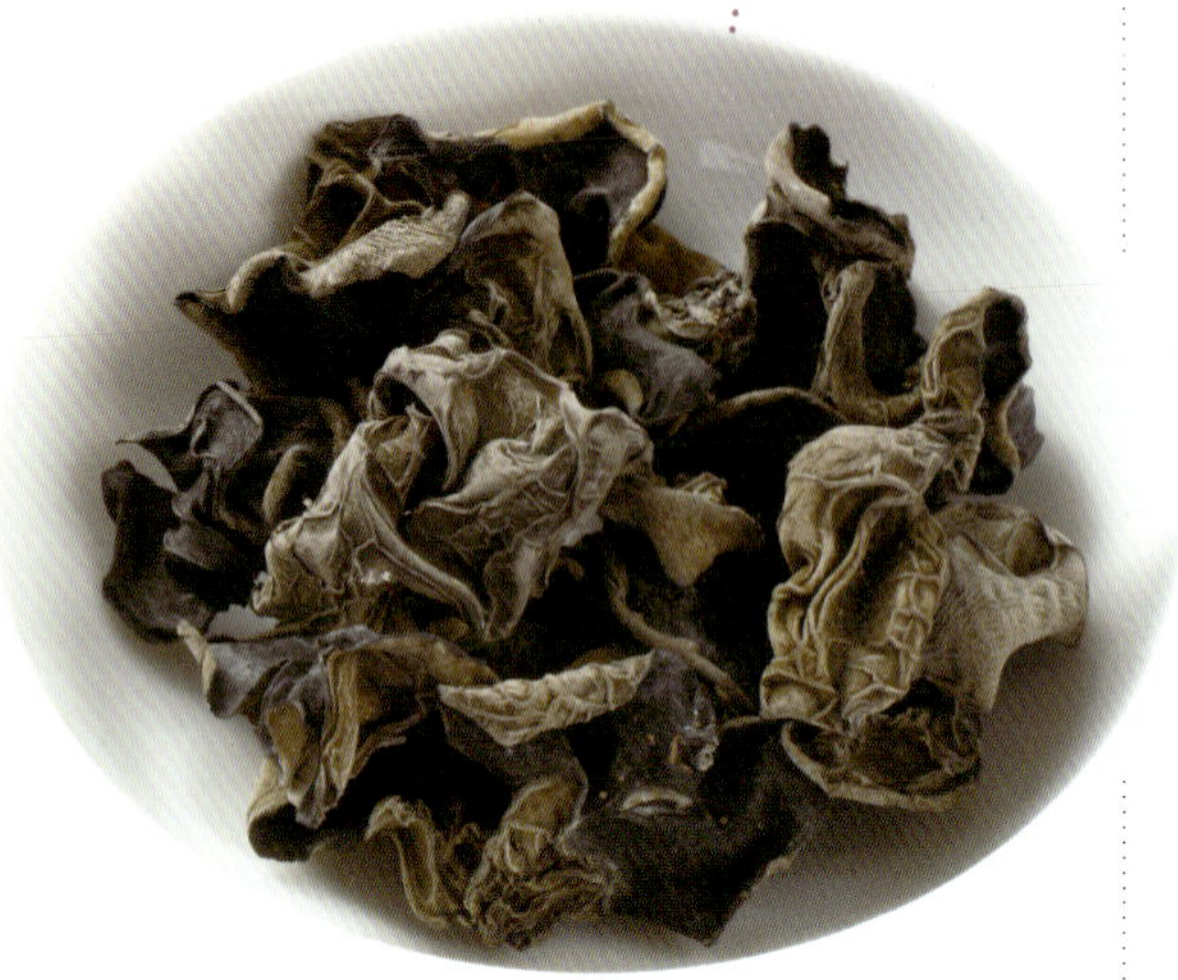
戻した時に弾力のあるものが高品質

血中の余分な熱を鎮め、ニキビを改善

中華料理によく使われる黒木耳も、薬膳には欠かせない食材のひとつ。血を補うので、疲れ目、生理不順によいでしょう。また、血にこもった余分な熱を鎮める働きがあり、ニキビの症状改善にも有効です。
　肺に潤いを与える作用もあるので、咳が出る時、肌が乾燥する時にもおすすめです。

豆知識

耳に似ていることから黒木耳と呼ばれます。8～10月に出回る生の黒木耳は、コリッとした独特の食感があり格別のおいしさです。

五味●甘
五性●平
帰経●胃・大腸・肝・腎
体質●血虚・陰虚・気滞・瘀血

＋効果アップの組み合わせ

吹き出物を解消する

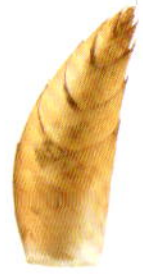

＋タケノコ

余分な熱を抑えるタケノコと組み合わせることで、ニキビや吹き出物の改善に役立ちます。

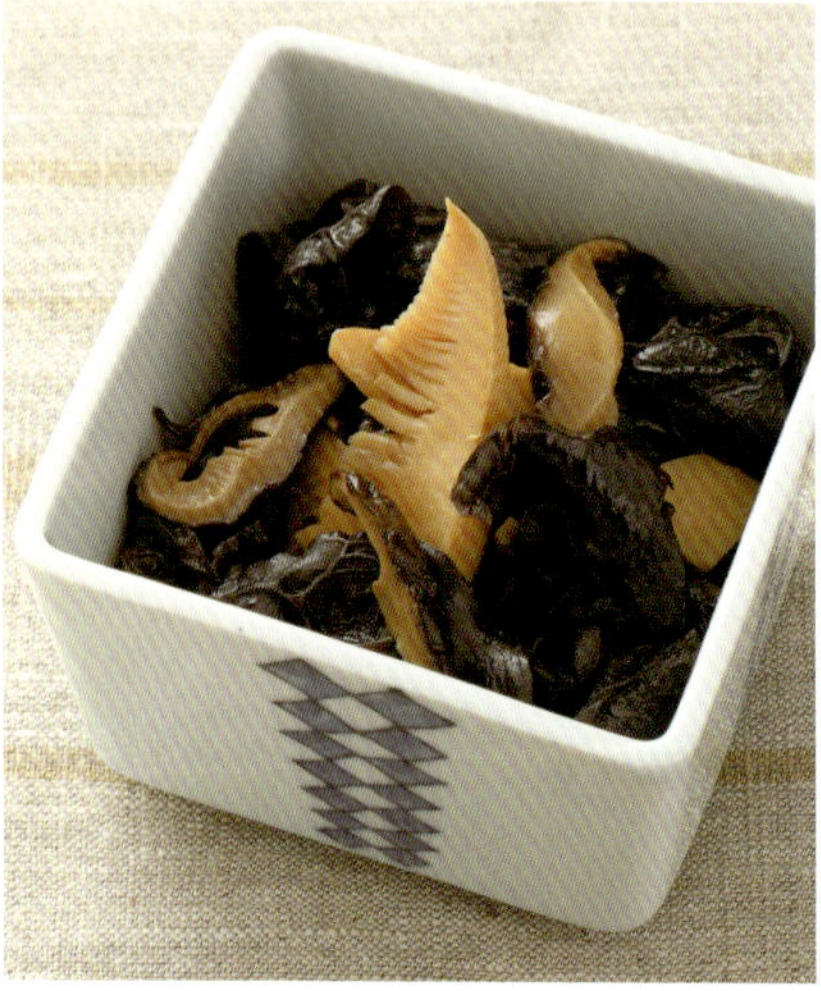

黒木耳の炒め煮

材料(作りやすい分量)

- ●黒木耳〈黒キクラゲ〉…10g
- ●ゆでタケノコ…100g
- ●干しシイタケ…2個
- ●サラダ油…小さじ2
- ●A
  - しょうゆ…大さじ1強
  - 酒…大さじ1
  - 砂糖…小さじ2
  - 干しシイタケの戻し汁 ＋ 水…1カップ

作り方

❶黒木耳は水で戻し、石づきを取って食べやすい大きさに切る。タケノコは食べやすい大きさに切る。干しシイタケは水で戻して細切りにし、戻し汁は水と合わせて1カップにする。
❷鍋にサラダ油を入れて中火にかけ、干しシイタケ、黒木耳、タケノコを加えて炒める。
❸油がなじんだらAを加え、沸騰したら火を弱めて水気がなくなるまで15分ほど煮る。

▼黒木耳 ▼桂皮

桂《けい》皮《ひ》

【別名】シナモンカシア

体を温めて、冬のカゼを予防する

体を温めることで、冷えが引き起こす痛みをやわらげます。胃痛、肩こり、腰やひざの痛み、生理痛で悩んでいる人は、桂皮を入れた温かい飲み物を継続して飲むとよいでしょう。また、悪寒、頭痛の症状が特徴的な冬のカゼにも効果的です。

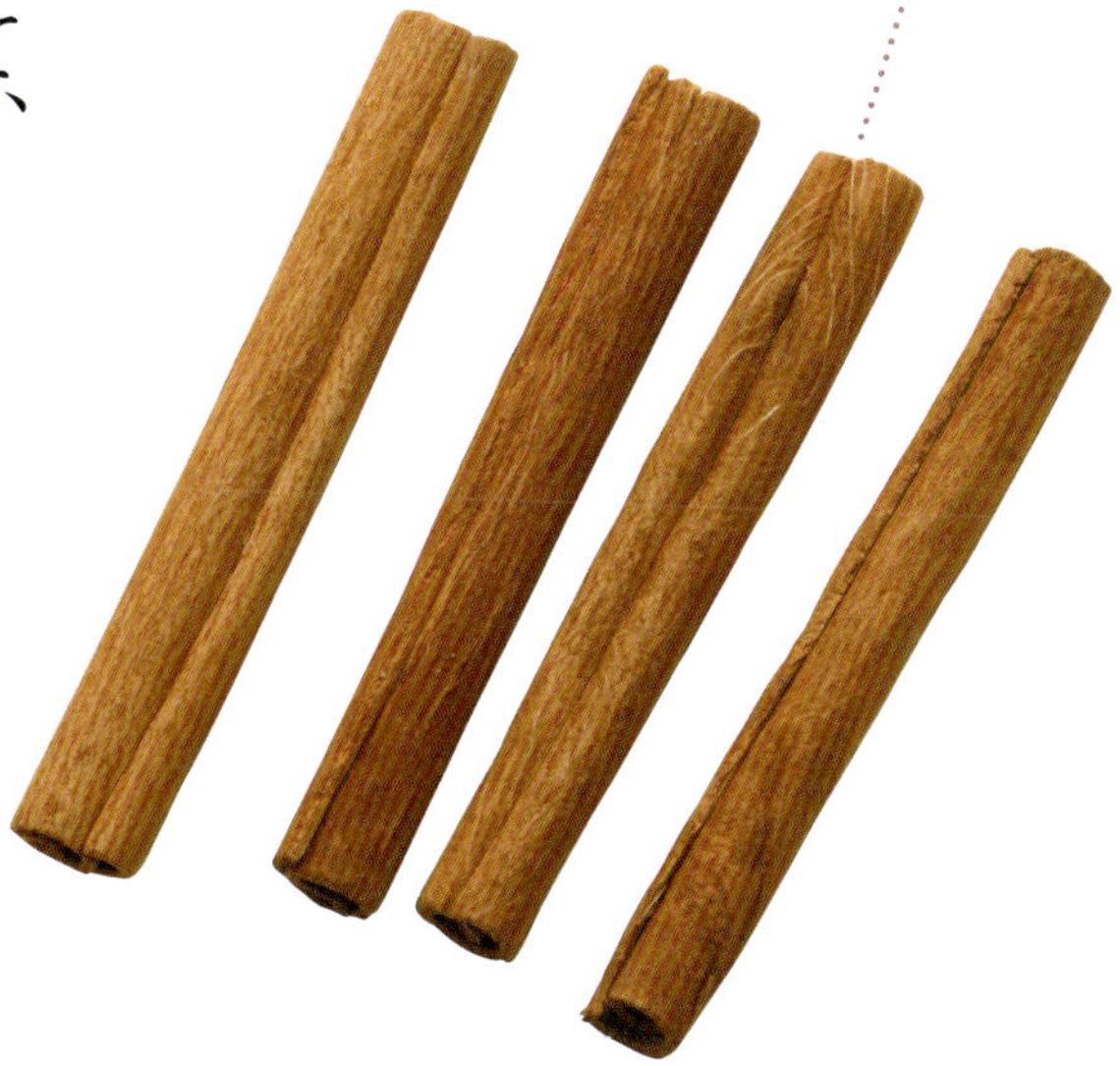

甘い香りが漂うものがよい

＋効果アップの組み合わせ

体を温めて腎を補う

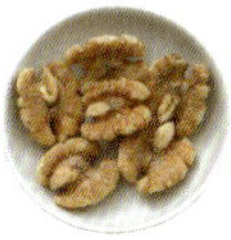

＋クルミ

熱性の桂皮に、腎の機能を補うクルミを組み合わせれば、アンチエイジング効果も期待できます。

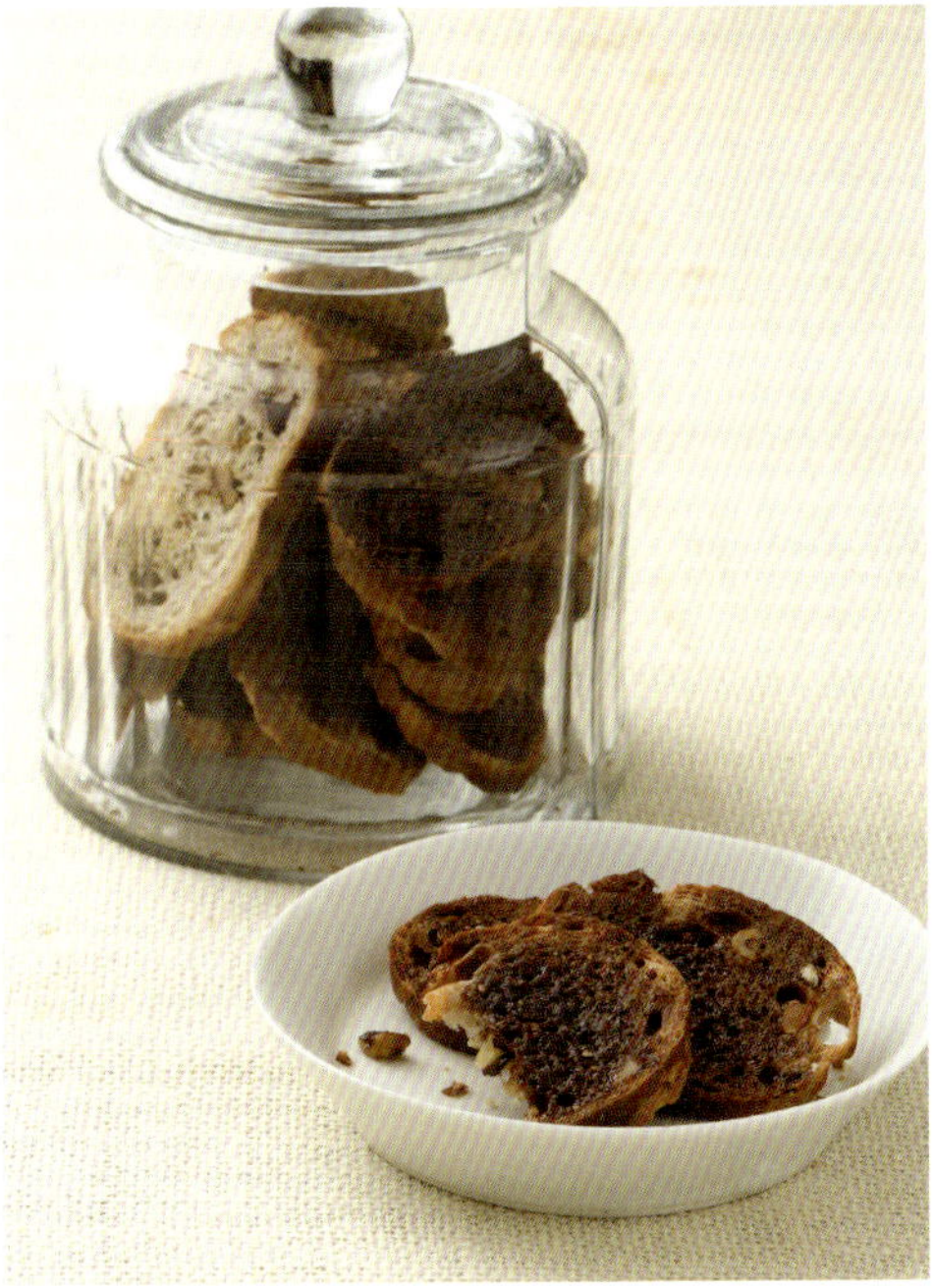

シナモン黒糖ラスク

材料（作りやすい分量）

- ●粉黒砂糖…50g
- ●シナモンパウダー…小さじ2
- ●バター…50g
- ●クルミ入りバゲット…中1本

作り方

1. バゲットは8㎜厚さに切る。
2. バターを室温に戻し、粉黒砂糖とシナモンパウダーを加えて混ぜ合わせる。
3. バゲットに②を塗り、150℃で予熱したオーブンで15分ほど焼き、粗熱を取る。

豆知識

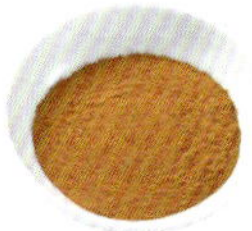

シナモンパウダー

「シナモンパウダー」にも桂皮とほぼ同様の作用があります。甘味と相性がよいので、デザートに使用するとよいでしょう。

五味◉甘・辛
五性◉熱
帰経◉肝・腎・心・胃・脾
体質◉気虚・陽虚・血虚・瘀血・湿痰

紅《こう》花《か》

【別名】ベニバナ（紅花）

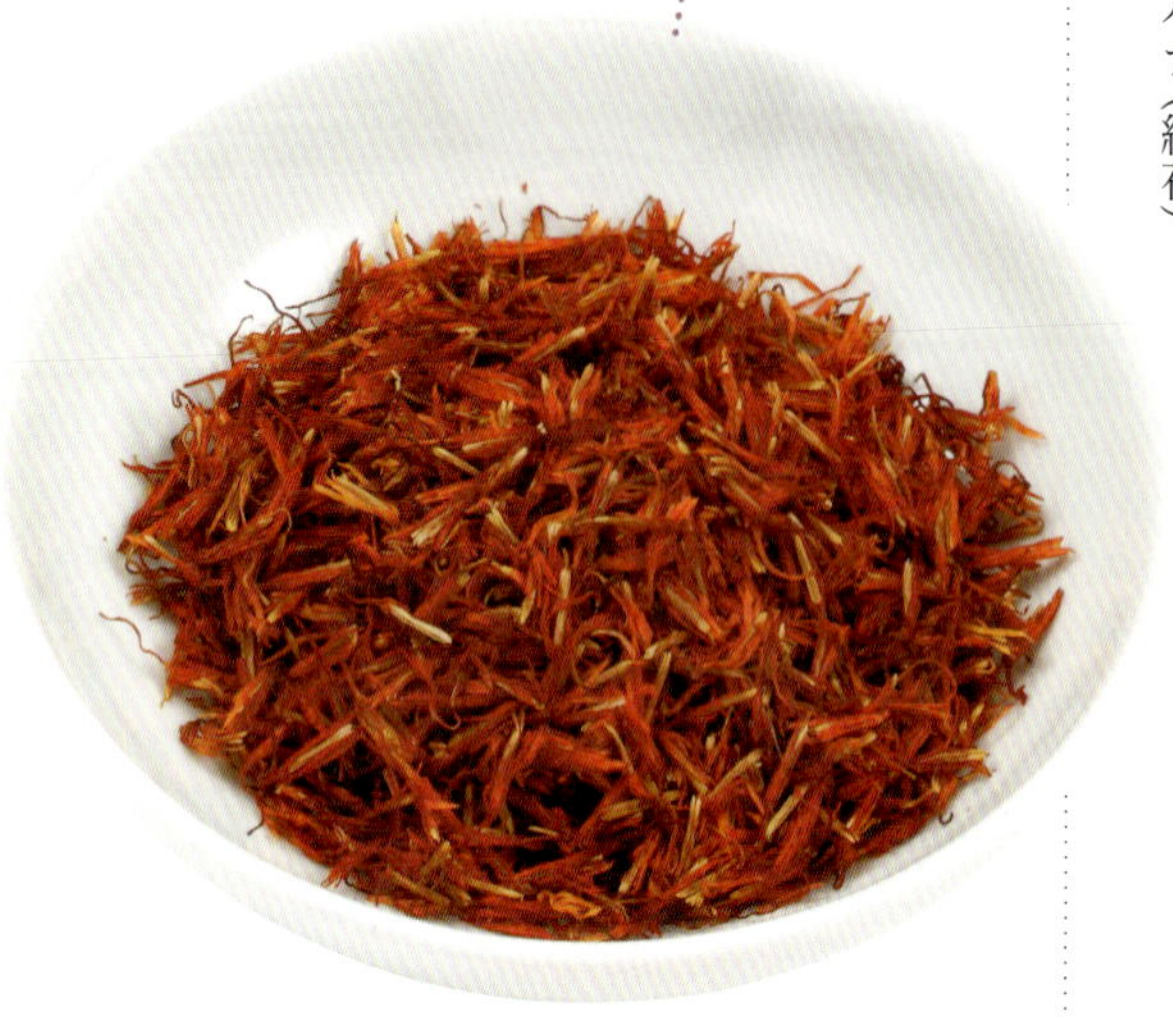
鮮やかな紅色で、香りの高いものがよい

血を活発に動かし、生理痛や肩こりを改善

血の流れを活発にする強い作用がある紅花。肩こり、腰やひざの痛み、しみや肌のくすみなど、血行不良の症状に適しています。とくに生理痛によく、生理前にお茶に加えて飲むと、痛みがやわらぐといわれています。ただし作用が強いため、妊娠中は食べないようにし、香りをかぐのも避けましょう。

豆知識

見た目が似ているので、よくサフランと間違えられます。特有の香りが苦手な場合は、から炒りすると少し抑えられます。

五味◉辛
五性◉温
帰経◉心・肝
体質◉気滞・瘀血

＋効果アップの組み合わせ

体内の巡りを促進

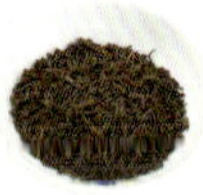

＋紅茶

温性の紅茶と紅花を組み合わせた、体内の巡りを活発にするお茶です。肩こりや肌のくすみに。

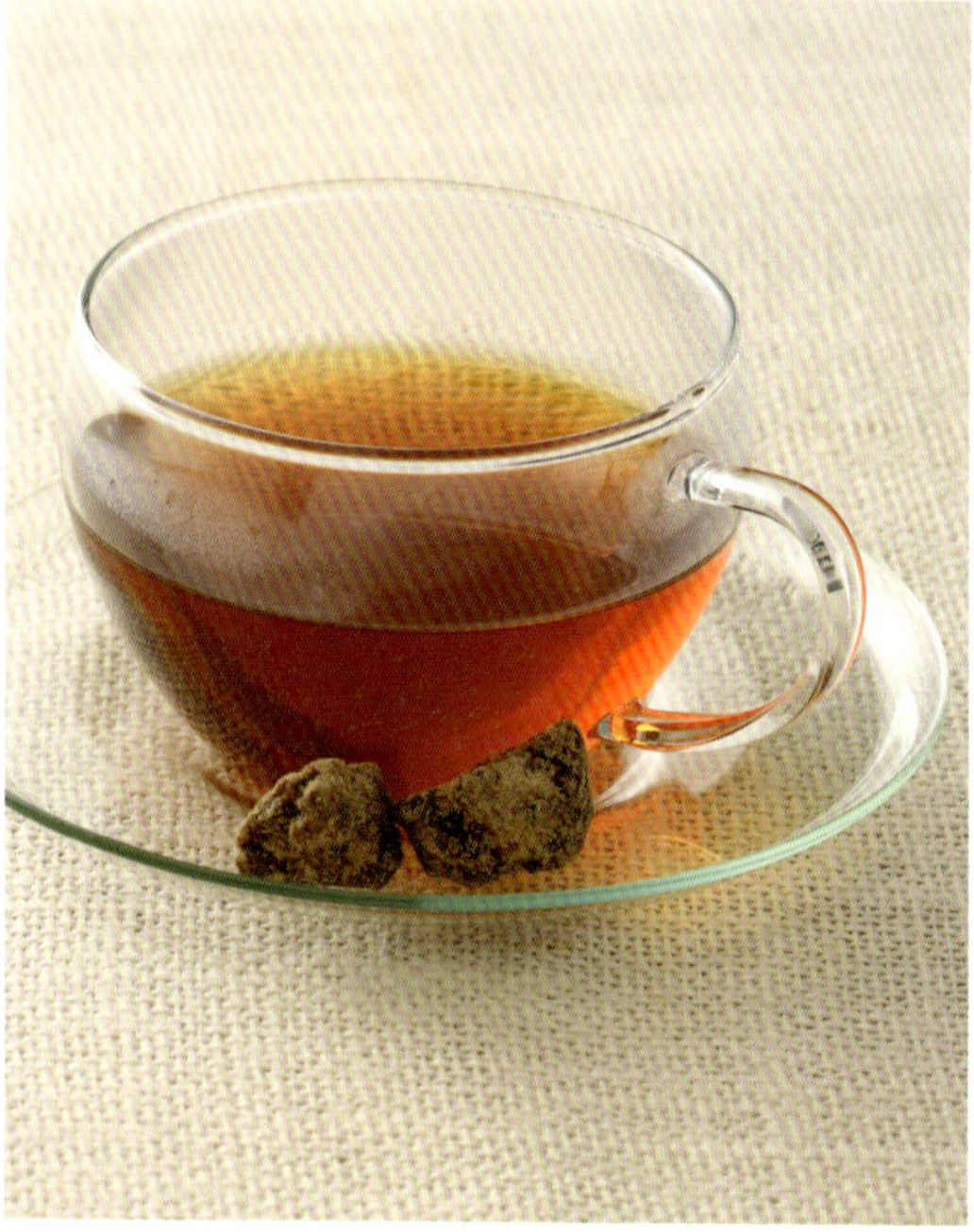

紅花紅茶

材料（2人分）

- ●紅花…3g
- ●紅茶…3g
- ●黒砂糖（好みで）…適量
- ●熱湯…1 ½カップ

作り方

❶ティーポットに紅花と紅茶を入れ、熱湯を注いでフタをして3分ほど蒸らす。

❷カップに注ぎ、好みで黒砂糖を溶かしながら飲む。

▼紅花
▼山楂子

山楂子《さんざし》

【別名】サンサ（山楂）

肉の食べ過ぎで胃がもたれている時に

消化を促進し、肉類の食べ過ぎによるお腹の張りや胃もたれを抑える働きがあります。

また、気と血の巡りを活発にする作用があり、血行不良による肩こりや、しみやくすみなどの肌トラブルへの効果が期待できます。リンゴのような甘酸っぱい味が特徴で、新鮮な山楂子の飴がけは北京の冬の風物詩になっています。

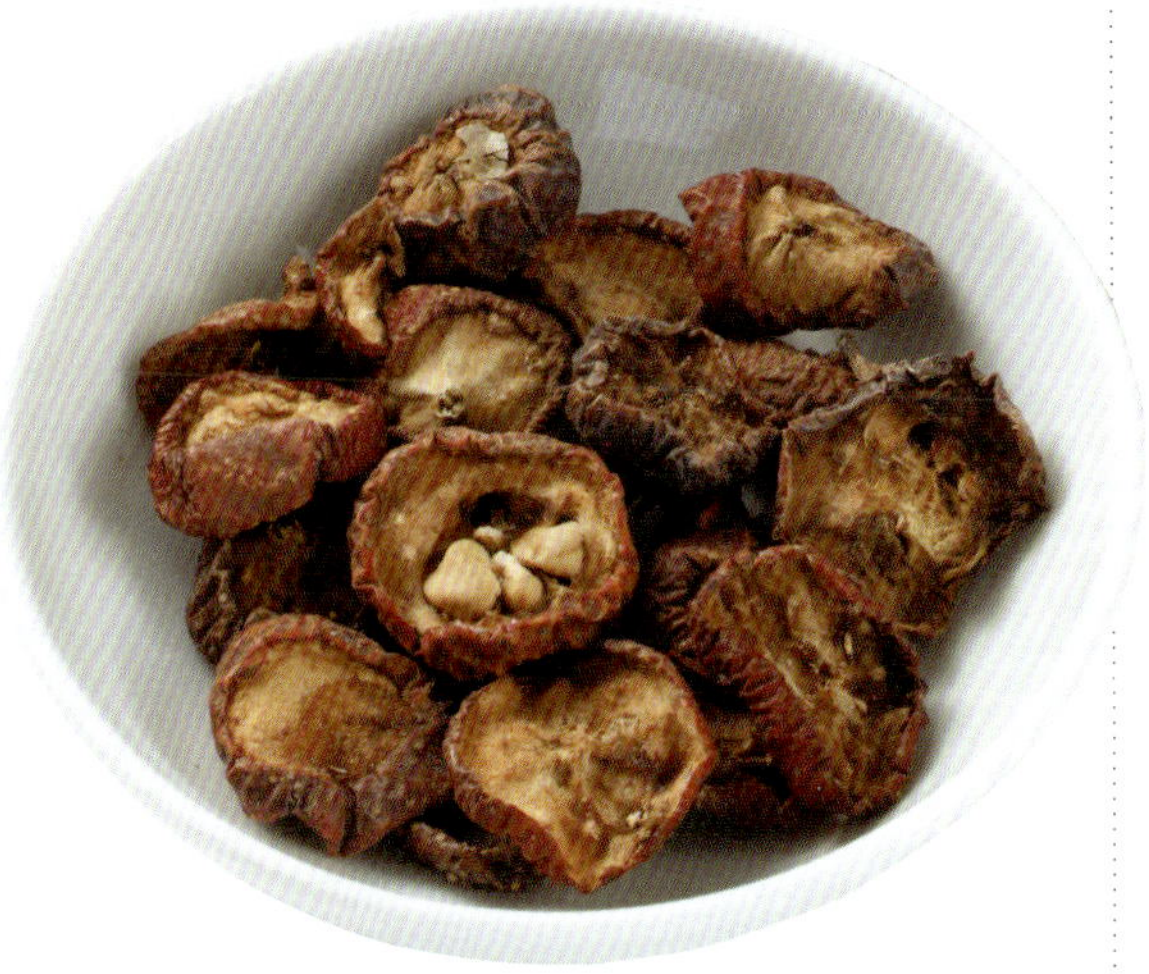

豆知識

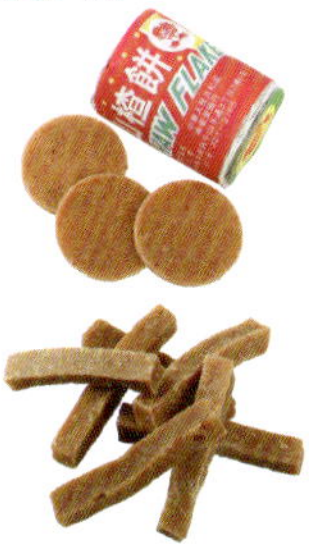

山楂子のお菓子

山楂子を煮詰めてかためたお菓子「山楂餅（上／サンザビン）」「山楂条（下／サンザシジョウ）」が手に入りやすいので利用しましょう。ドライフルーツ売場や、中国食材店で手に入ります。

五味◉甘・酸
五性◉微温
帰経◉脾・胃・肝
体質◉陽虚・気滞・瘀血・湿痰

＋効果アップの組み合わせ

血の汚れを取り除く

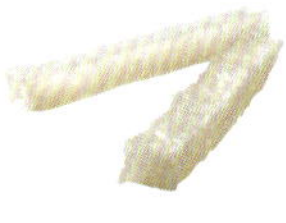

＋寒天

山楂子と寒天は、熱を鎮め、血をきれいにする組み合わせです。山楂子ソースはドレッシングにアレンジしてもよいでしょう。

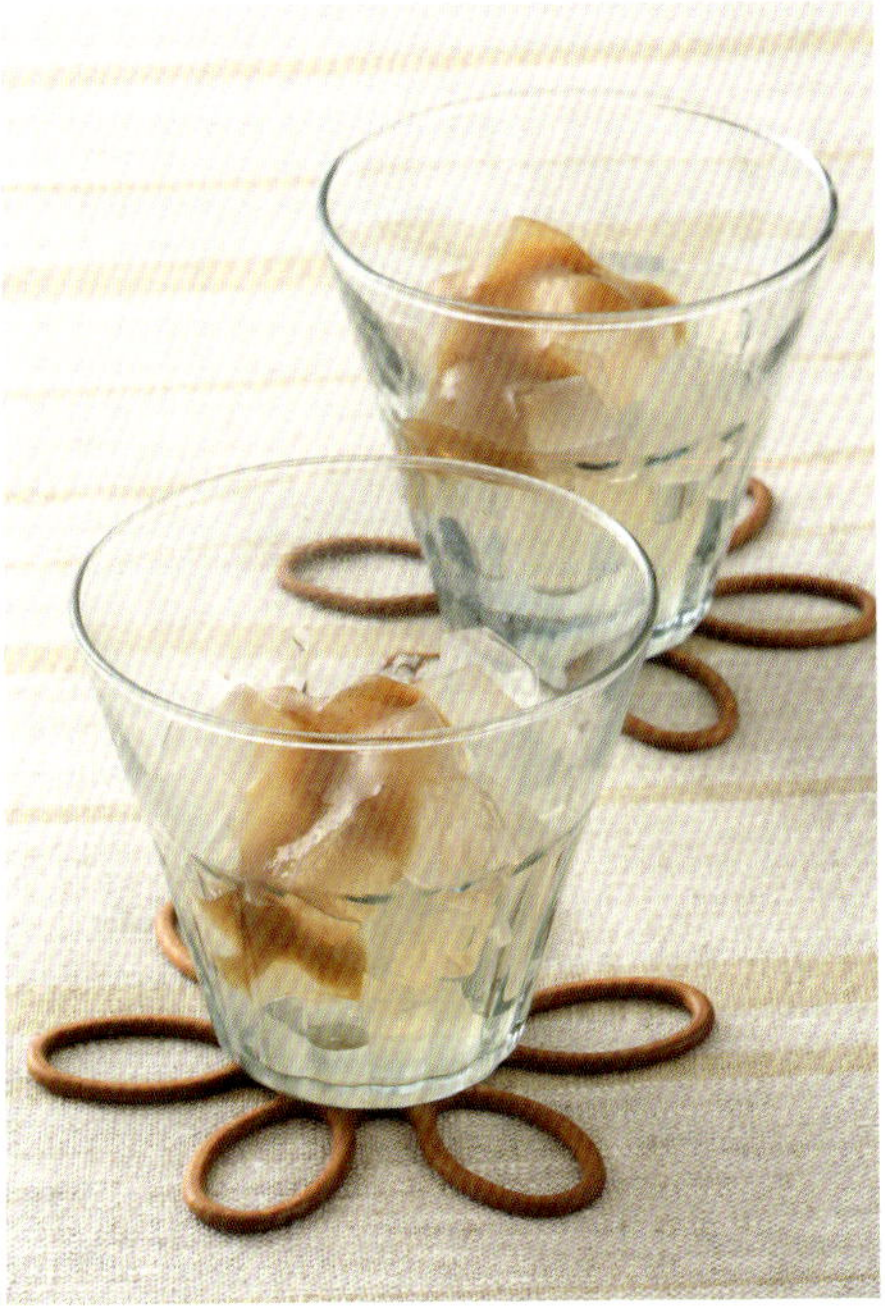

寒天の山楂子ソースがけ

材料（2人分）

●山楂子ソース
　山楂条（サンザシジョウ）…50g
　※右で紹介している山楂子のお菓子
　水…⅔カップ
●寒天（かためたもの。市販品）…適量

作り方

❶山楂条と水は鍋に入れて弱めの中火にかけ、木ベラで混ぜながら溶かす。トロミがついて半量になったら火を止める。
❷寒天をサイコロ状に切って器に盛り、①のソースをかける。

大茴香《だいういきょう》

【別名】ハッカク（八角）

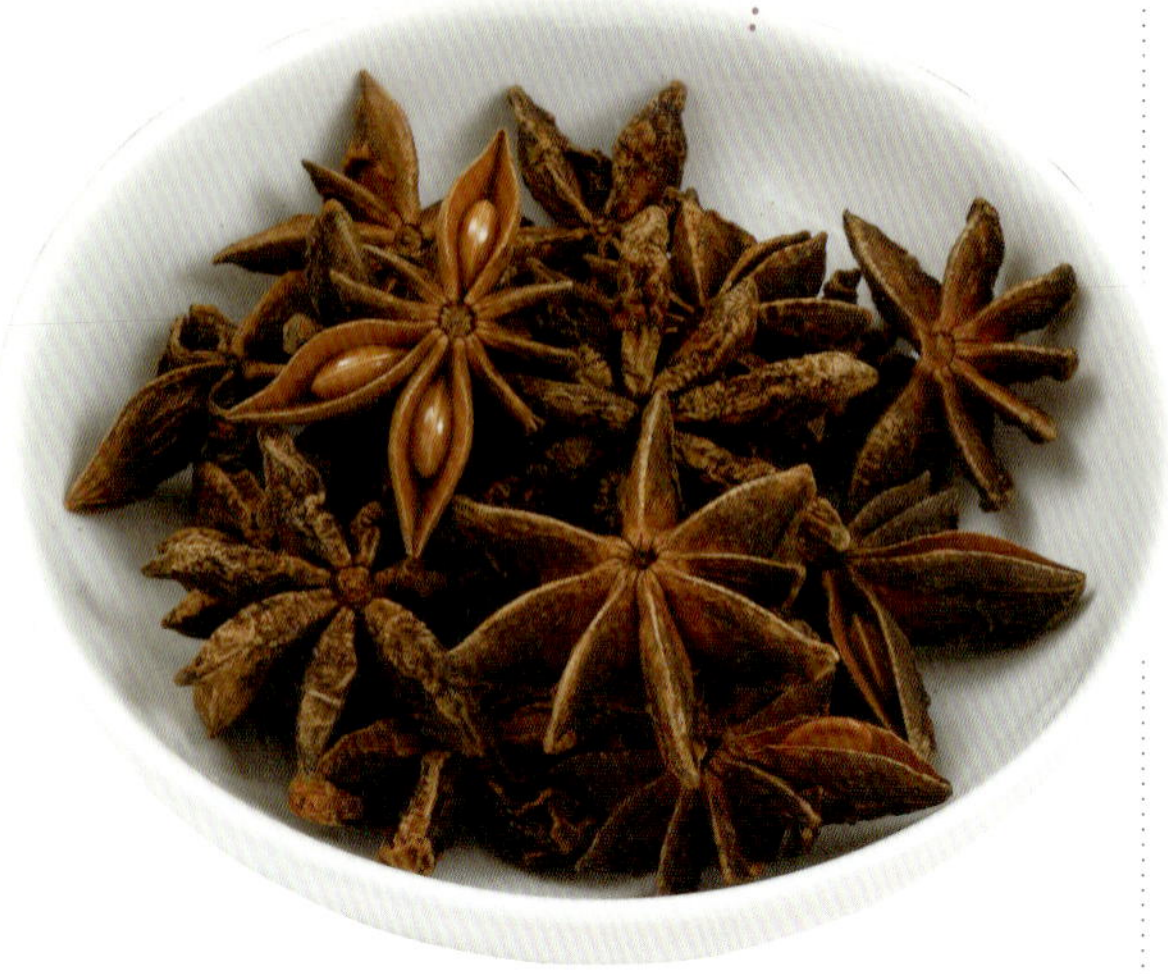

体の冷えを取り除き、腹痛や肩こりを抑える

温める作用をもつ大茴香は、冷えが引き起こす腹痛、腰やひざの痛み、肩こりといった症状をやわらげます。また滞った気の流れをよくして、胃の働きをととのえます。食欲不振、吐き気がある時に、大茴香をお茶に加えて飲むとよいでしょう。

✚効果アップの組み合わせ

手足の冷えを改善する

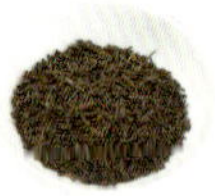

✚紅茶

台湾の人気料理「茶葉蛋」を、温性の紅茶を使ってアレンジしました。冷えや栄養不足などの症状改善にぴったりです。

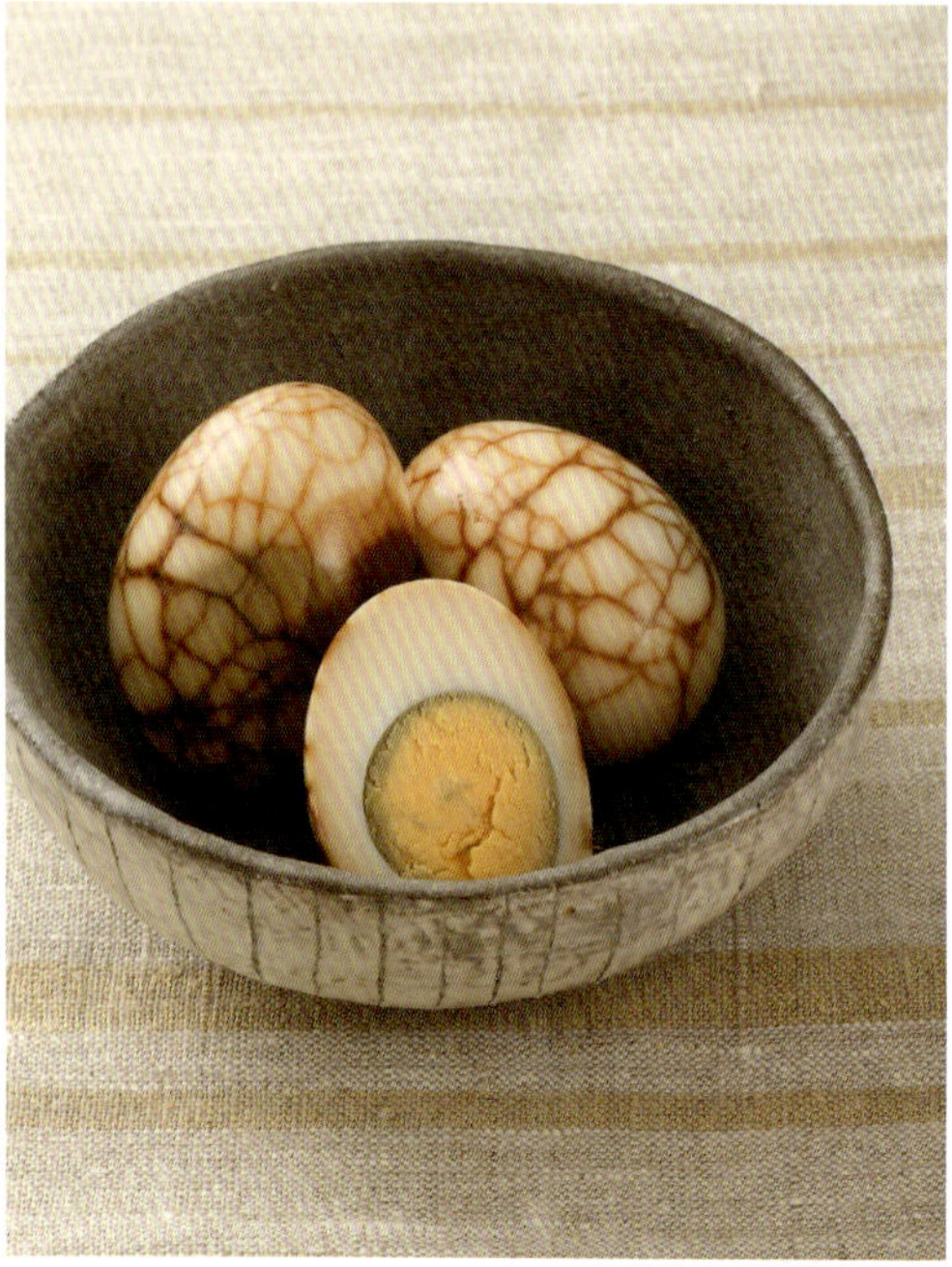

茶葉蛋《チャーイェダン》

材料（作りやすい分量）

- ●ゆでタマゴ…10個
- ●大茴香〈八角〉…2個
- ●紅茶の葉…10g
- ●しょうゆ…大さじ3
- ●砂糖…小さじ2

作り方

1. ゆでタマゴをスプーンなどでたたいて殻にひびを入れる。
2. 鍋にタマゴ以外の材料とタマゴがかぶるくらいの水を入れて中火にかけ、沸騰したら火を弱めてゆでタマゴを入れる。
3. 落しブタをしてとろ火で1時間ほど煮て、火を止めて粗熱を取る。

※煮ている途中で煮汁が少なくなってくるので、その場合は水を足す。

豆知識

中国の代表的な混合香辛料「五香粉（ウーシャンフン）」は、大茴香をはじめ、桂皮、丁字、花椒（カショウ）、フェンネル、陳皮といった、体を温める作用をもつ素材でつくられます。冷えの改善によいので、陽虚体質の人におすすめです。

五味◉辛
五性◉温
帰経◉肝・腎・脾・胃
体質◉陽虚・瘀血・湿痰

▼大茴香
▼大棗

大棗《たいそう》

【別名】コウソウ（紅棗）、ナツメ（棗）

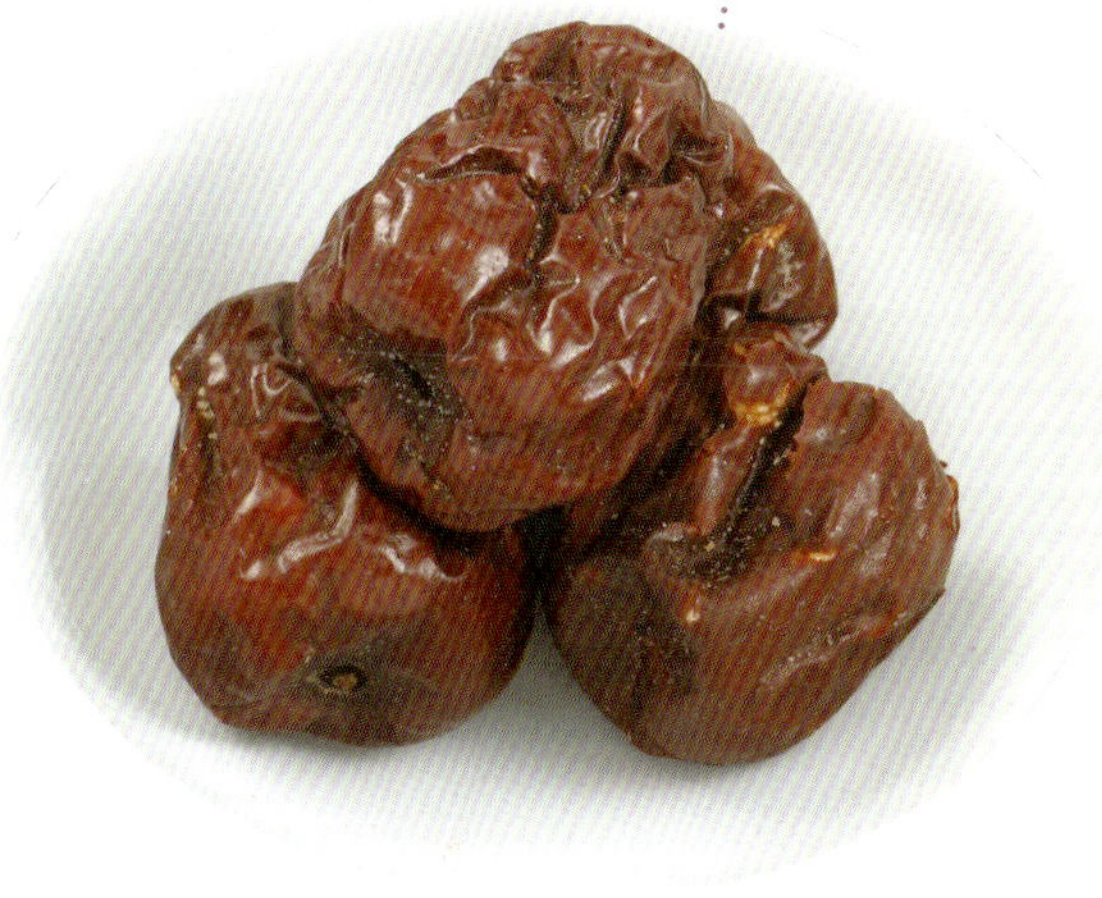

大粒で、しわの少ない赤色のものがよい

エネルギー源を補い、体力不足、疲れを回復

大棗は、脾と胃の機能を高めながら気を補うので、体力不足、疲れ、食欲不振の改善に適しています。また、血を補い、精神状態を安定させる働きもあります。不安感があり眠れない時には「大棗の甘露煮」の煮汁をお湯で割って飲むとよいでしょう。

＋効果アップの組み合わせ

冷えと疲れを取る

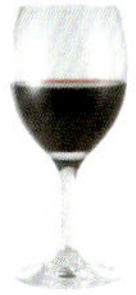

＋赤ワイン

冷えを改善する赤ワイン、体力不足に有効な大棗の組み合わせです。気虚体質の人は常食するとよいでしょう。

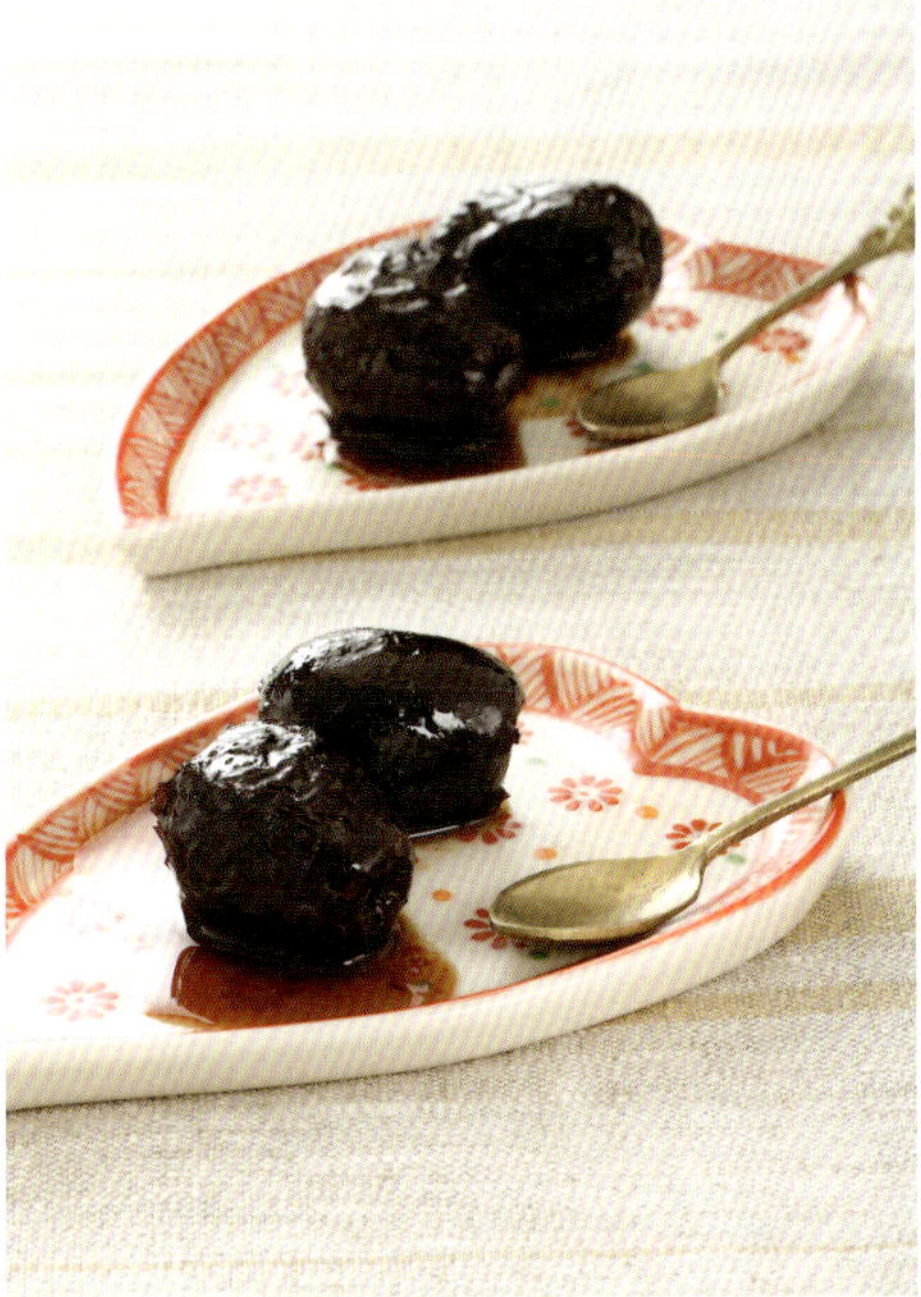

大棗の甘露煮

材料（作りやすい分量）

- 大棗〈乾燥ナツメ〉…20個（約100g）
- 水…3カップ
- A
  - 赤ワイン…1カップ
  - 砂糖…100g

作り方

1. 大棗は水にひと晩つける。
2. ①を汁ごと鍋に入れ、弱めの中火にかける。45～50分ほど、はしでつまんで中がやわらかくなるまで煮る。
3. Aを加えて煮詰め、煮汁が大棗の半分くらいになったら火を止め、粗熱を取る。

豆知識

古くから中国では、無毒で長期服用が可能な養命薬とされています。温性なので、体内に熱がこもりがちな人は食べる量に注意しましょう。

五味◉甘
五性◉温
帰経◉脾・胃
体質◉気虚・陽虚・血虚・瘀血

丁《ちょう》字《じ》

【別名】チョウコウ（丁香）、クローブ

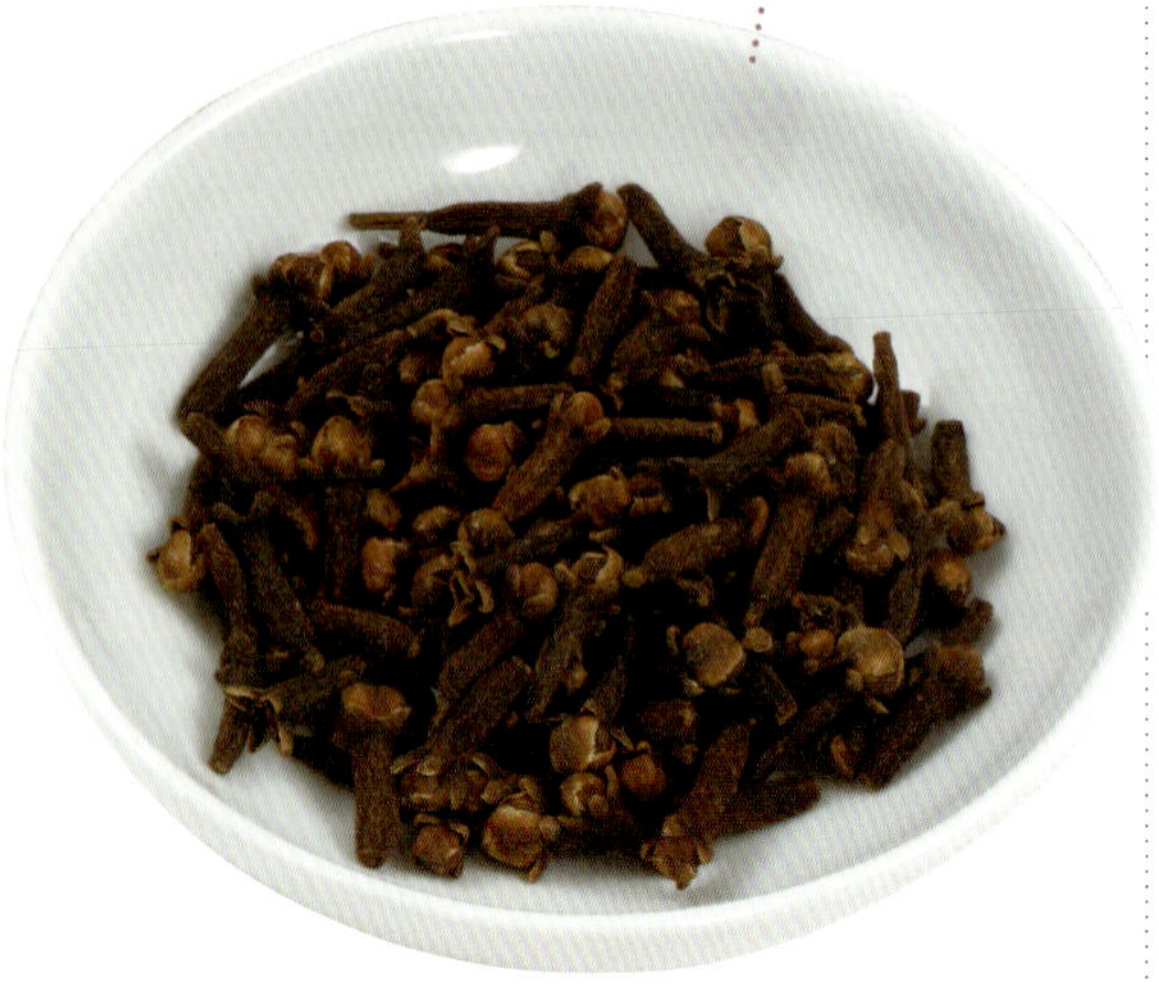

香りの強いものがよい

腎を温めて生理不順や腹痛を改善する

体の冷えを改善する、温性の漢方・薬膳素材です。とくに、胃、脾、腎が冷えたために起こる腹痛、吐き気、食欲不振、インポテンツ、おりもの過多、生理不順、腰痛などの症状を、温めることで改善へと導きます。

奈良時代には日本に伝わっており、当時は装飾材や香料などに使用されていました。

＋効果アップの組み合わせ

温めて冷えを改善

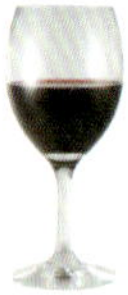

＋赤ワイン

冷えを改善する作用をもつ食材同士を組み合わせたデザートです。温めて食べると、より効果が高まります。

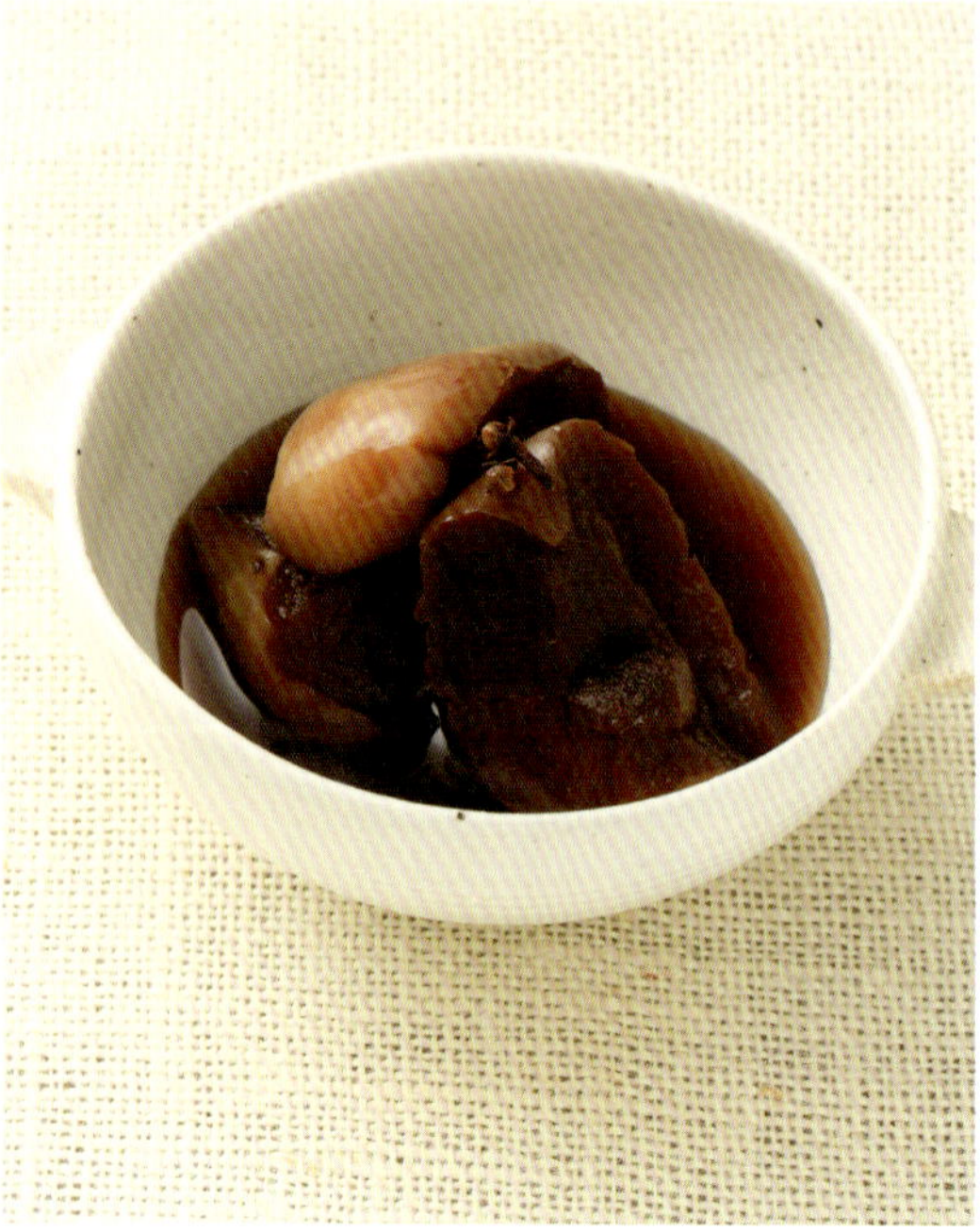

煮リンゴの丁字風味

材料（作りやすい分量）

- リンゴ…1個
- 丁字〈クローブ〉…2粒
- 黒砂糖…40g
- 赤ワイン…½カップ
- 水…½カップ

作り方

1. リンゴは縦4つ割りにし、芯を取る。
2. 鍋にリンゴ以外の材料をすべて入れて中火にかけ、黒砂糖を溶かす。
3. リンゴを加えて落しブタをし、30分ほど煮込む。

豆知識

クセのある強い香りなので使用量はほどほどに。また加熱し過ぎると香りの成分が飛んでしまうので調理時間に気をつけましょう。

五味◉辛

五性◉温

帰経◉脾・胃・腎

体質◉陽虚・瘀血・湿痰

陳《ちん》皮《ぴ》

イライラや落ち込み、ストレスを感じている人に

滞った気の流れを活発にして、弱った脾の働きをととのえる作用があります。イライラ、落ち込み、頭痛、咳や痰、お腹の張り、食欲不振、消化不良の改善によいでしょう。余分な水分を取り除く働きもあるので、下痢、むくみ、体のだるさにも有効です。

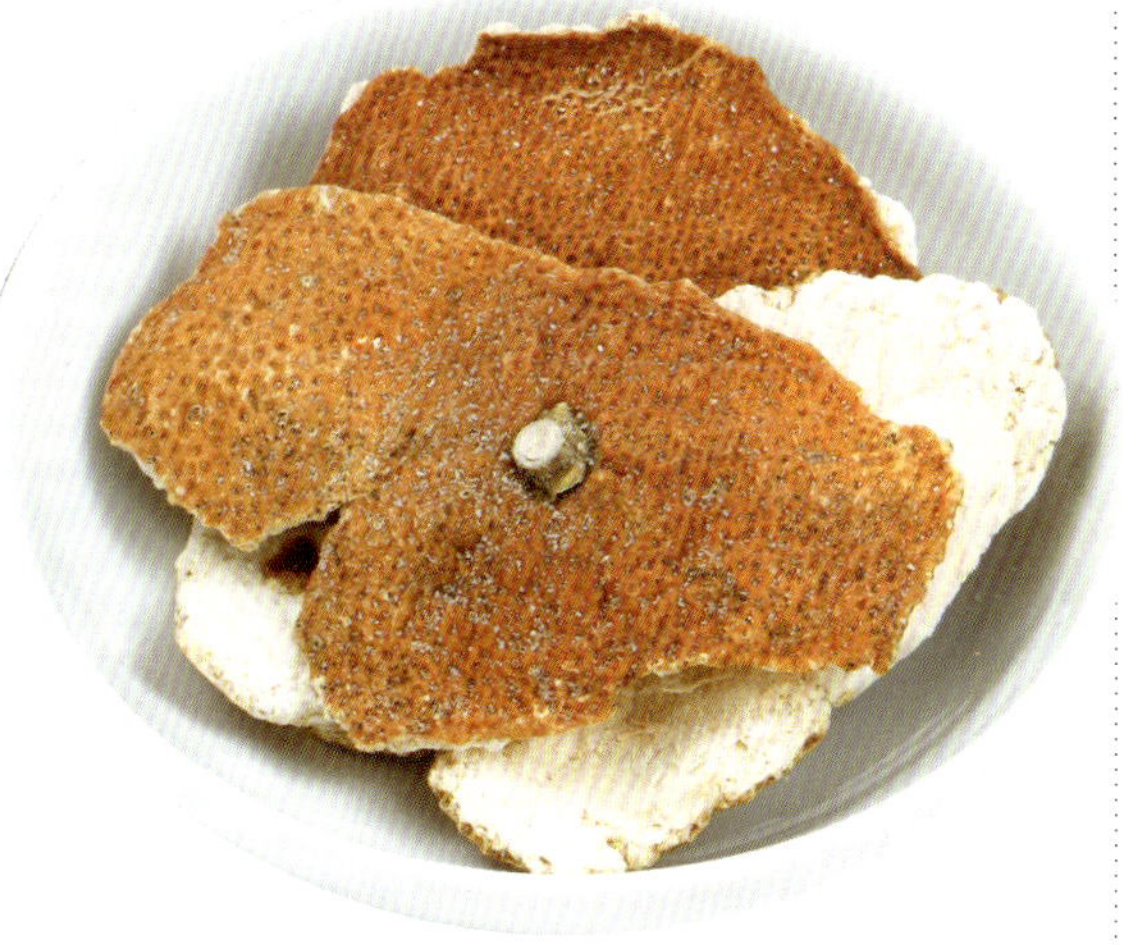

＋効果アップの組み合わせ

ストレスを発散させる

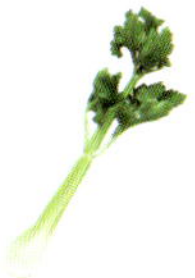

＋セロリ

気の巡りを活発にする陳皮とセロリの組み合わせです。ストレスを感じている人におすすめです。

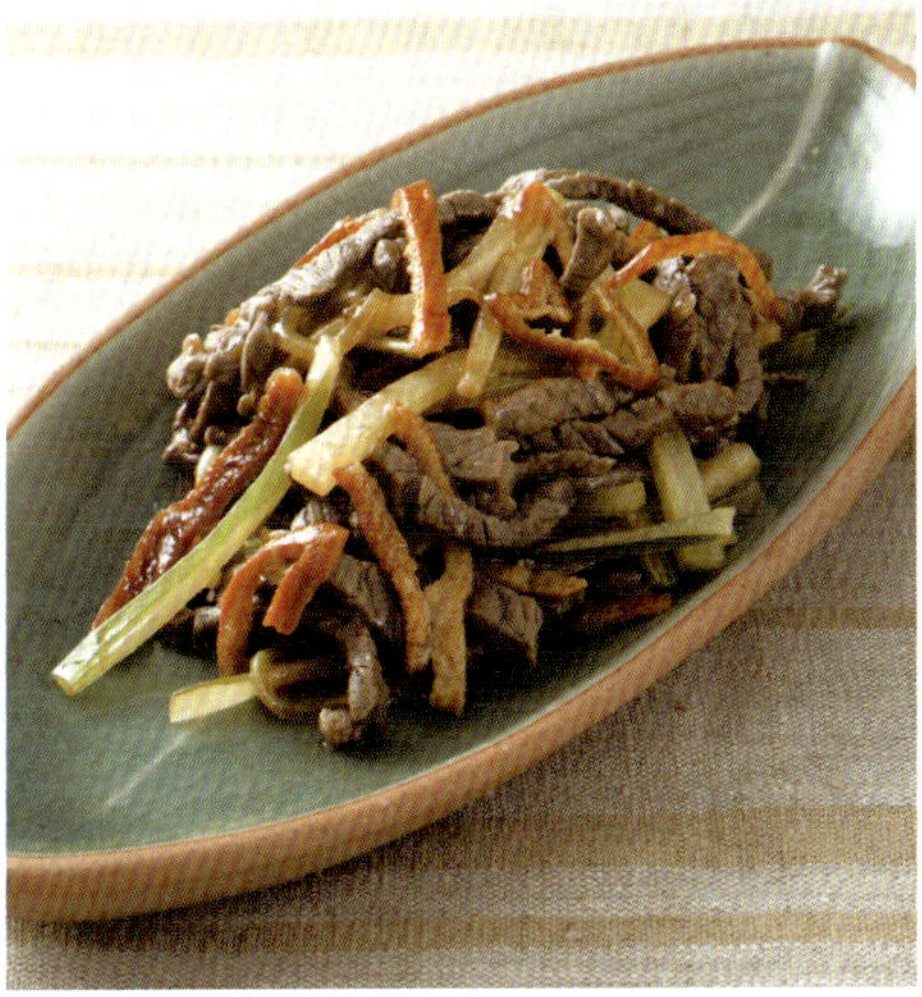

牛肉とセロリの陳皮炒め

材料（2人分）
- ●牛もも薄切り肉…150g
- ●A
  - 酒…小さじ1　しょうゆ…小さじ1
  - 片栗粉　小さじ1強
  - サラダ油…小さじ1強
- ●セロリの茎…1本分
- ●陳皮…10g
- ●サラダ油…小さじ2
- ●B
  - しょうゆ…大さじ1
  - 米酢…大さじ1　砂糖…小さじ1

作り方

1. 陳皮は水で戻して細切りにする。牛肉、セロリは5㎝長さの細切りにし、牛肉はAをまぶして下味をつける。
2. フライパンにサラダ油を熱し、中火で牛肉を炒め、肉の色が変わったらセロリを加えて炒める。
3. 陳皮とBを加えて全体を混ぜ合わせ、火を止める。

豆知識

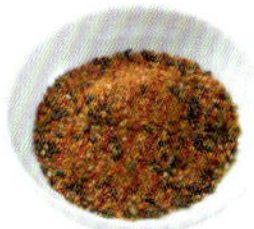

七味唐辛子

「七味唐辛子」には陳皮が入っているので、イライラしている人は、味のアクセントに使うとよいでしょう。また、陳皮は自宅で簡単につくれるのでお試しを（P174参照）。

五味◉辛・苦
五性◉温
帰経◉脾・肺
体質◉気滞・瘀血・湿痰

当帰《とうき》

生理痛、肩こり、血のトラブル全般に

不足した血を補い、体を温めながら全身へと巡らせる働きがあるので、貧血、生理トラブル、ふらつき、肌のくすみ、肩こりなど、血のトラブル全般の改善によいでしょう。

また腸を潤す作用があり、便秘の解消にもむいています。台湾では、アヒルの肉などと一緒に煮込んだスープ「当帰鴨《ダングイヤー》」が人気です。

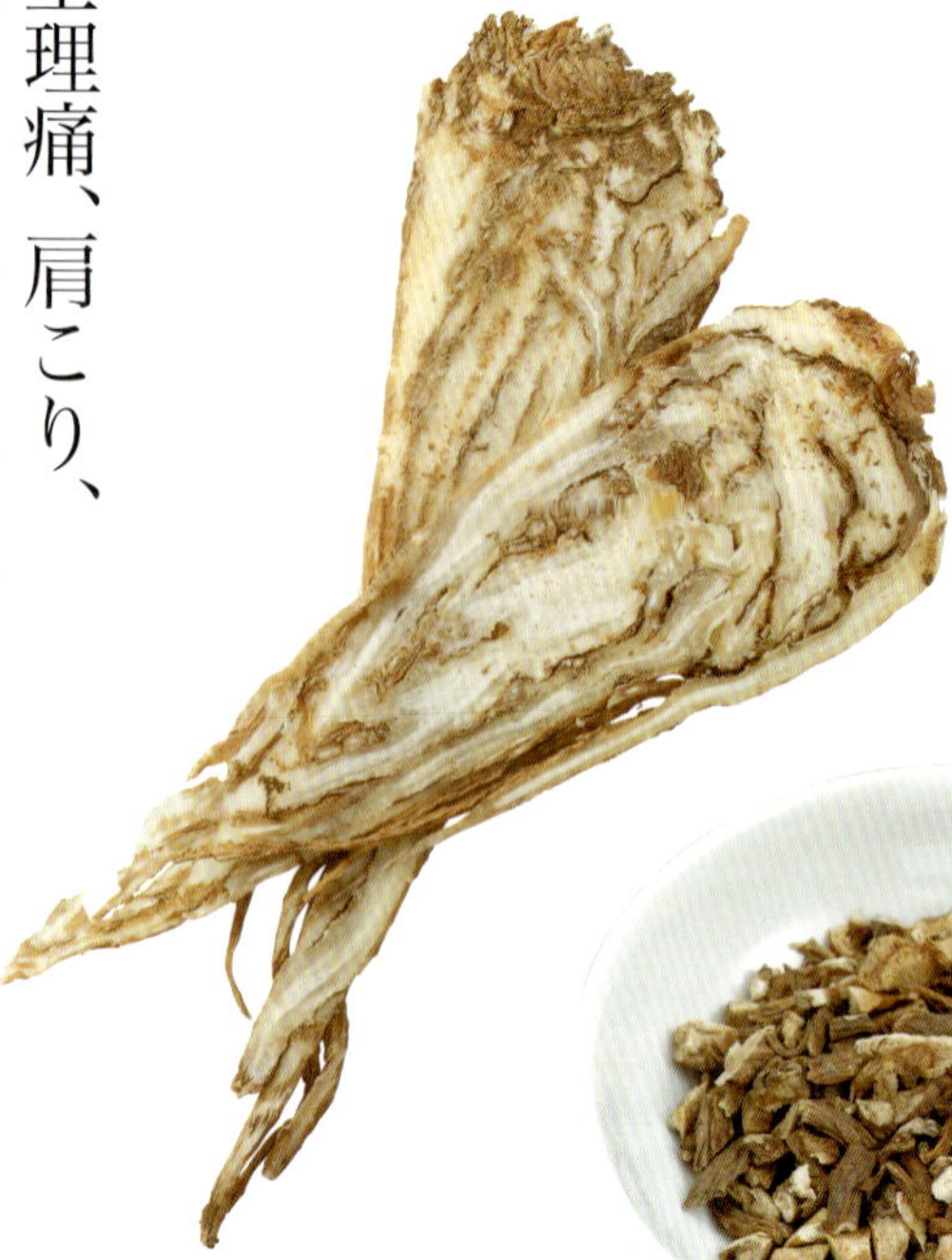

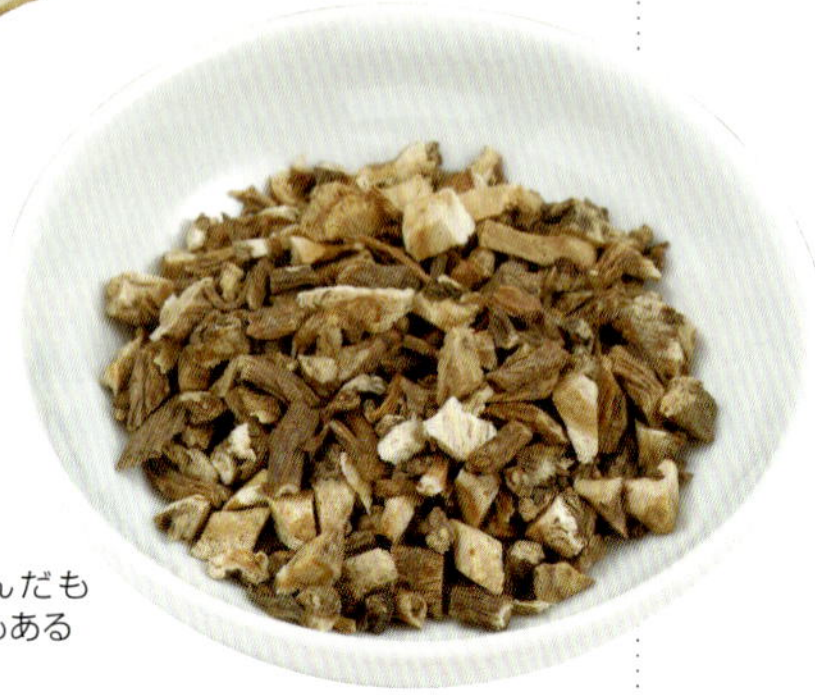

刻んだものもある

豆知識

独特の香りが強いため、苦手な人は、煮出した液を入浴剤にするとよいでしょう。冬でも体がポカポカになります。

五味◉甘・辛
五性◉温
帰経◉心・肝・脾
体質◉陽虚・血虚・気滞・瘀血

✚効果アップの組み合わせ

体の栄養不足を改善

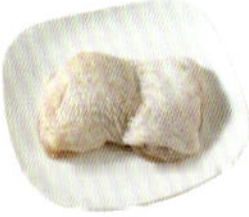

✚鶏肉

台湾の家庭料理「麻油鶏」です。ともに血を補う食材の組み合わせで、ふらつき、ドライアイなど、全身の栄養不足の改善におすすめです。

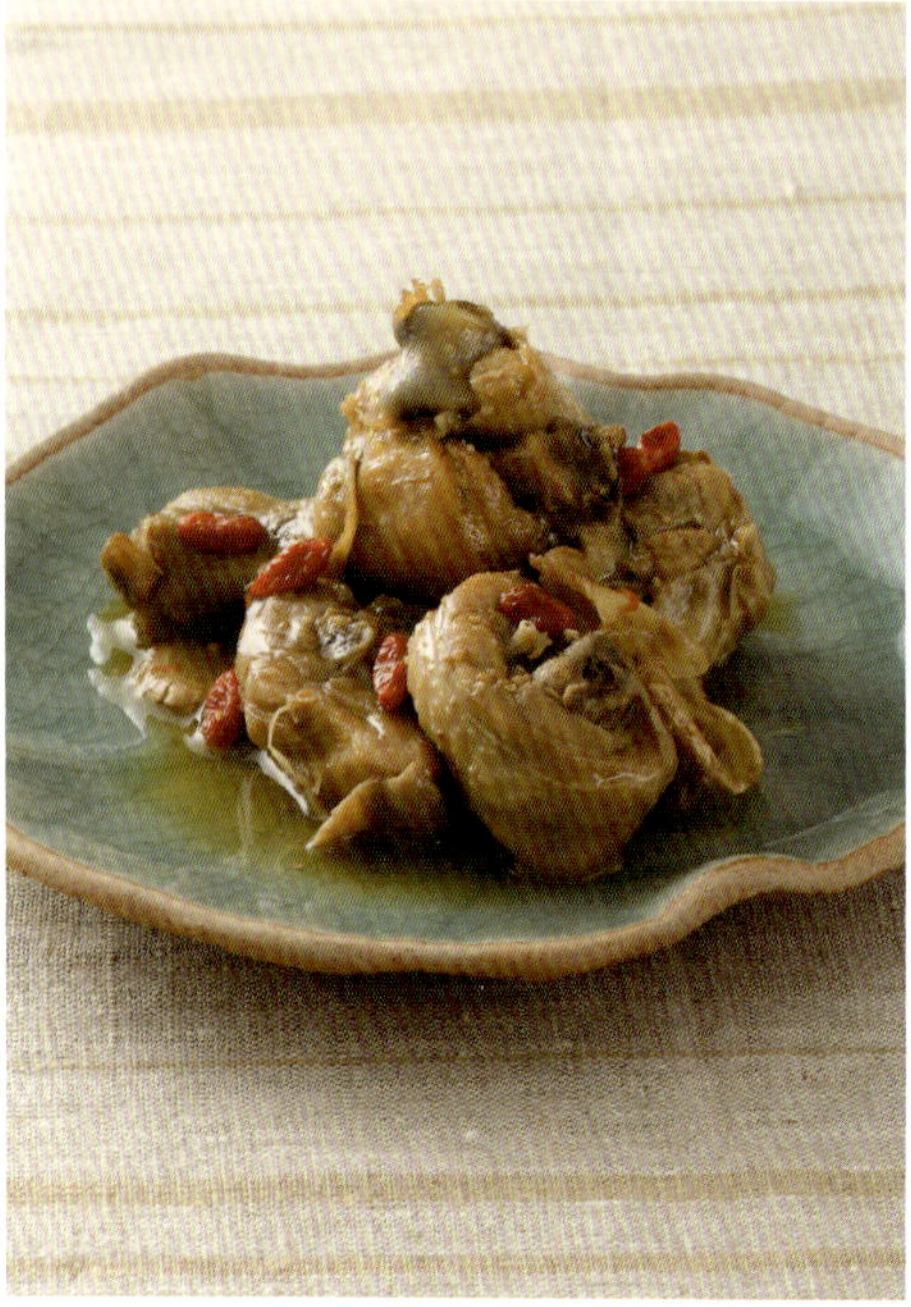

麻油鶏《マーヨーヂー》

材料(2人分)

- ●当帰…5g
- ●鶏骨つき肉(ぶつ切り)…2本分
- ●ショウガの薄切り…20g
- ●枸杞子〈クコの実〉…10g
- ●ゴマ油…大さじ2 ½ ●酒…½カップ
- ●A
  - 水…½カップ
  - 塩…小さじ½

作り方

❶当帰はティーバッグに入れる。鶏肉は熱湯でサッとゆで、水でよく洗う。
❷フライパンにゴマ油とショウガを入れて炒め、香りが立ったら鶏肉を加えて炒める。酒を加えて5分ほど煮込む。
❸土鍋に当帰、枸杞子、A、②を汁ごと入れ、弱めの中火で煮込む。汁気がなくなってきたら火を止める。

人参《にんじん》

【別名】コウライニンジン（高麗人参）、チョウセンニンジン（朝鮮人参）、オタネニンジン

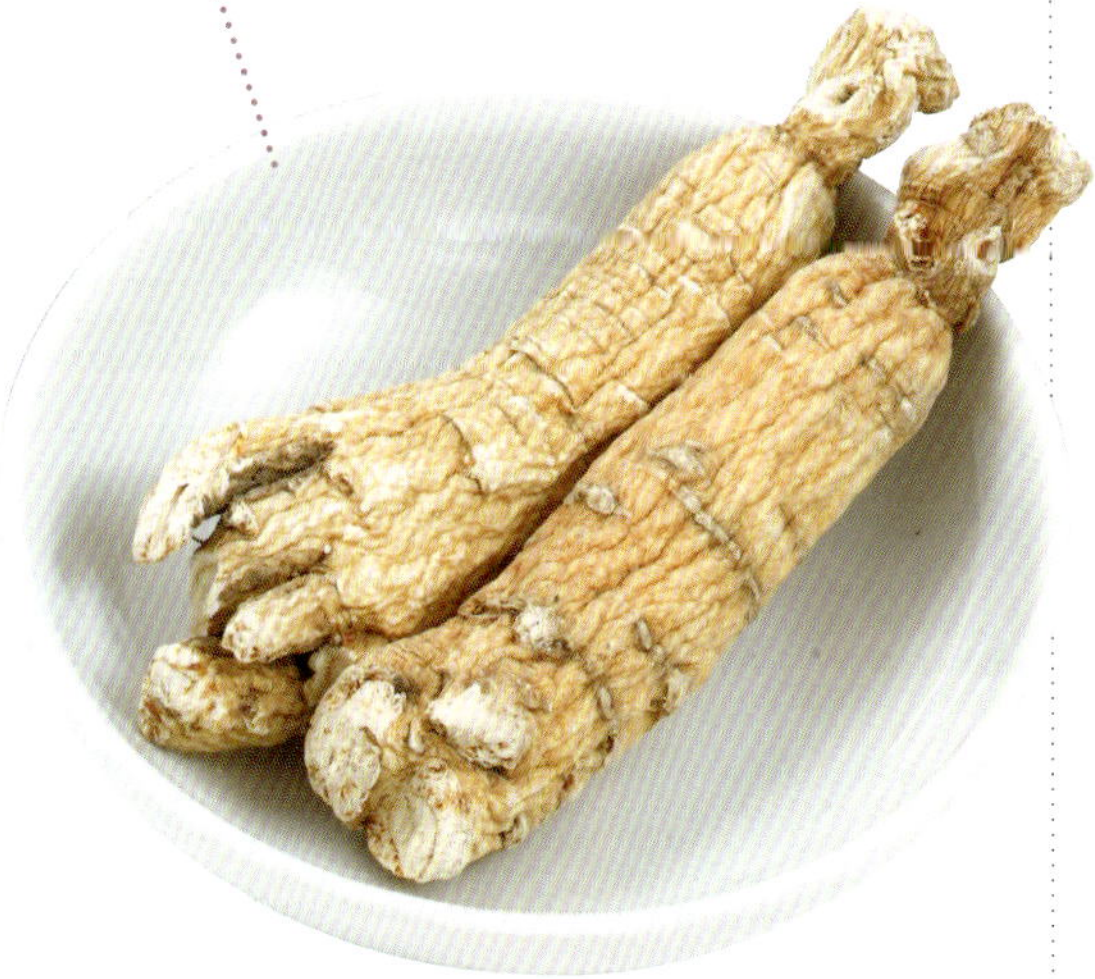

気を補う高い作用で、心と体を癒す

気を補う高い作用があり、慢性的な疲労、元気不足、全身の倦怠感、めまい、病後の体力の衰えなどの改善に効果が期待できます。その効果が高いことから、不老長寿の薬として昔から珍重されていました。また、津液を補って体の乾燥を解消する働きと、精神を安定させて不眠や動悸を改善へと導く作用もあります。

✚効果アップの組み合わせ

エネルギー源の気を補う

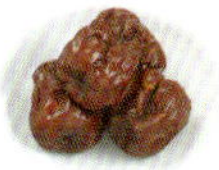

✚大棗

韓国料理の人気メニュー「参鶏湯」。気を補う食材同士なので、虚弱体質の改善、疲労や夏バテの予防におすすめです。

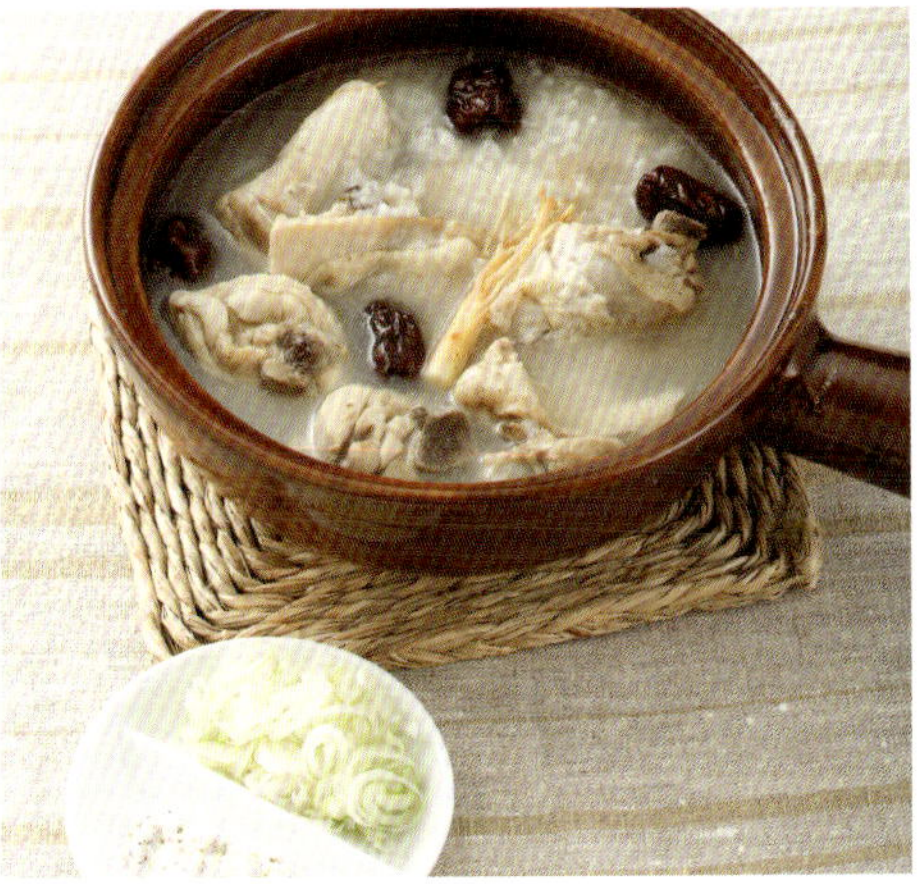

参鶏湯《サムゲタン》

材料（作りやすい分量）
- ●人参（生の高麗人参）…½本
- ●大棗〈乾燥ナツメ〉…4個
- ●鶏骨つき肉（ぶつ切り）…300g
- ●もち米…45g
- ●水…5カップ
- ●長ネギのぶつ切り…⅓本
- ●ショウガの薄切り…1かけ分
- ●ニンニク…2かけ
- ●長ネギの小口切り…適量
- ●塩、こしょう…各少々

作り方

❶鶏骨つき肉は熱湯でサッとゆで、水でよく洗う。もち米は洗って水に浸す。
❷土鍋に鶏肉、長ネギ、ショウガ、水を入れて強火にかけ、ひと煮立ちしたらアクを取り、フタをして弱火で30分煮込む。
❸長ネギとショウガを取り出し、人参、大棗、ニンニク、水気を切ったもち米を加えて煮込む。もち米が粥状になったら火を止め、長ネギの小口切り、混ぜた塩とこしょうを添える。
※乾燥した人参を使用する時は水につけて戻し、汁ごと使用する。

豆知識

生の人参は、韓国食材店で手に入ります。はちみつ漬け、薬酒、コーヒーなど加工品も多いので自分に合ったものを探してみるとよいでしょう。

五味◉甘・微苦
五性◉微温
帰経◉肺・脾
体質◉気虚・陽虚・血虚・陰虚

百合《びゃくごう》

【別名】ユリネ（百合根）

肺を潤す働きで、咳や肌の乾燥を改善

肺を潤して、から咳を止める作用があります。粘つくような痰、口やのどの渇き、肌のパサつきなど、空気が乾燥した季節に起きやすい症状の改善にむいています。また、気持ちを落ちつかせる働きがあり、情緒不安、動悸、不眠、物忘れにも効果的です。

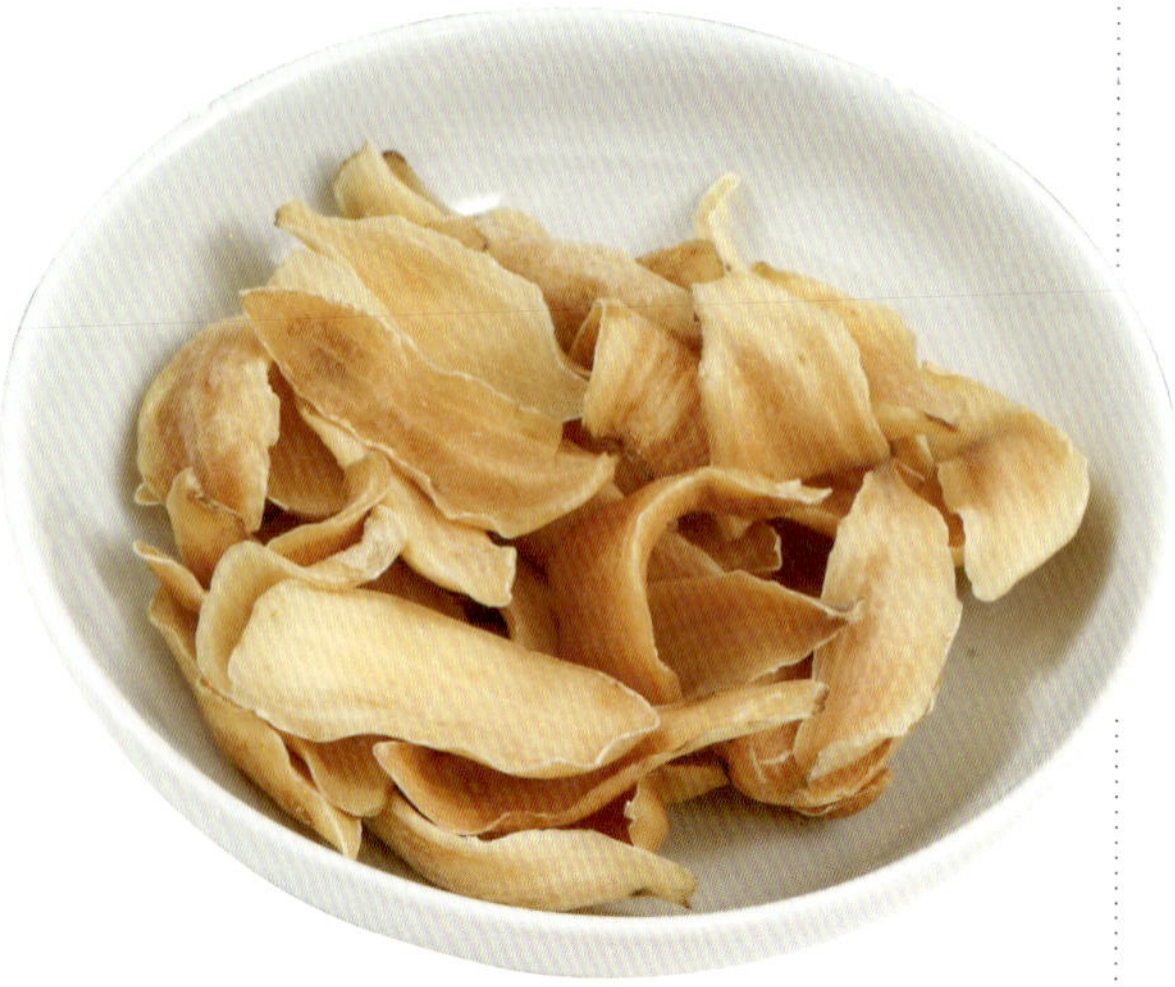

豆知識

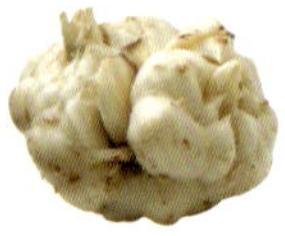

生の百合根

乾燥したものは手に入りにくいので、生の百合根を使いましょう。クセがないので、いろいろな料理に使えて便利です。

五味◉甘・微苦
五性◉微寒
帰経◉心・脾
体質◉陰虚・気滞

＋効果アップの組み合わせ

乾燥を改善する

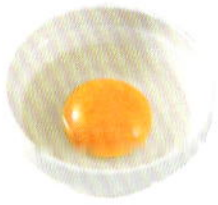

＋タマゴ

どちらも潤いを与える食材です。から咳など乾燥の症状が出ている時によく、落ち込んでいる人にもおすすめです。

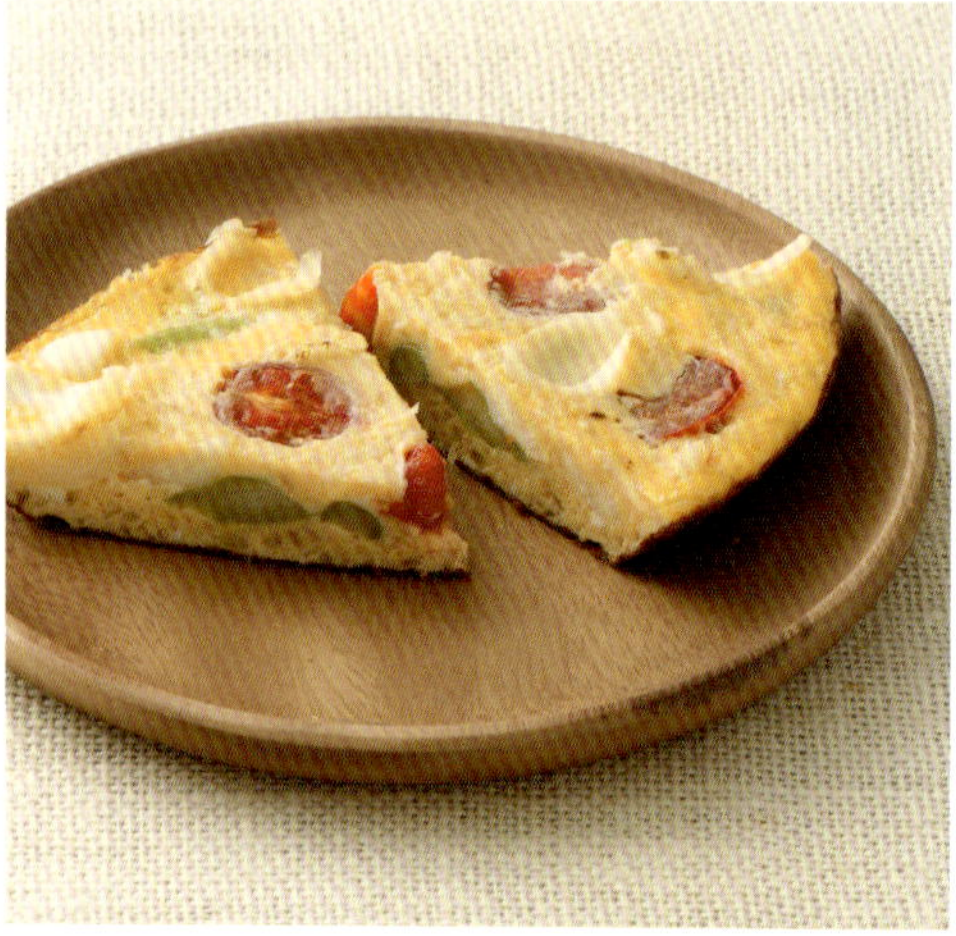

百合根のオープンオムレツ

材料（2人分）

- ●百合根（生）…½個
- ●タマネギ…½個
- ●ミニトマト…4個
- ●グリーンアスパラガス…3本
- ●サラダ油…小さじ2
- ●A
  - タマゴ…3個
  - 牛乳…大さじ2
  - 塩…小さじ⅓
  - こしょう…少々

作り方

❶百合根は1枚ずつはがし、熱湯でサッとゆでる。タマネギはみじん切りにし、ミニトマトは半分に切る。グリーンアスパラガスは食べやすい大きさに切り、熱湯でサッとゆでる。
❷Aの材料をボウルに入れてよく混ぜ合わせる。
❸フライパンにサラダ油を熱し、中火でタマネギを炒める。②を流し入れ、百合根、ミニトマト、グリーンアスパラガスをのせ、火を弱めてフタをして火を通す。

▼百合
▼薏苡仁

薏《よく》苡《い》仁《にん》

【別名】ハトムギ（はと麦）

水分代謝の乱れによるむくみ、食欲不振に

利尿作用と、脾と肺の働きをととのえる作用があります。むくみ、下痢、食欲不振、痰、胸の苦しさなどの改善によいでしょう。また、炎症を抑える作用があるので、のどの痛み、ニキビなどの腫れ物の改善にも適しています。肌の水分バランスがよくなることから、イボ取りや美白などの美容効果も期待できます。

色が白く、ふっくらしているものがよい

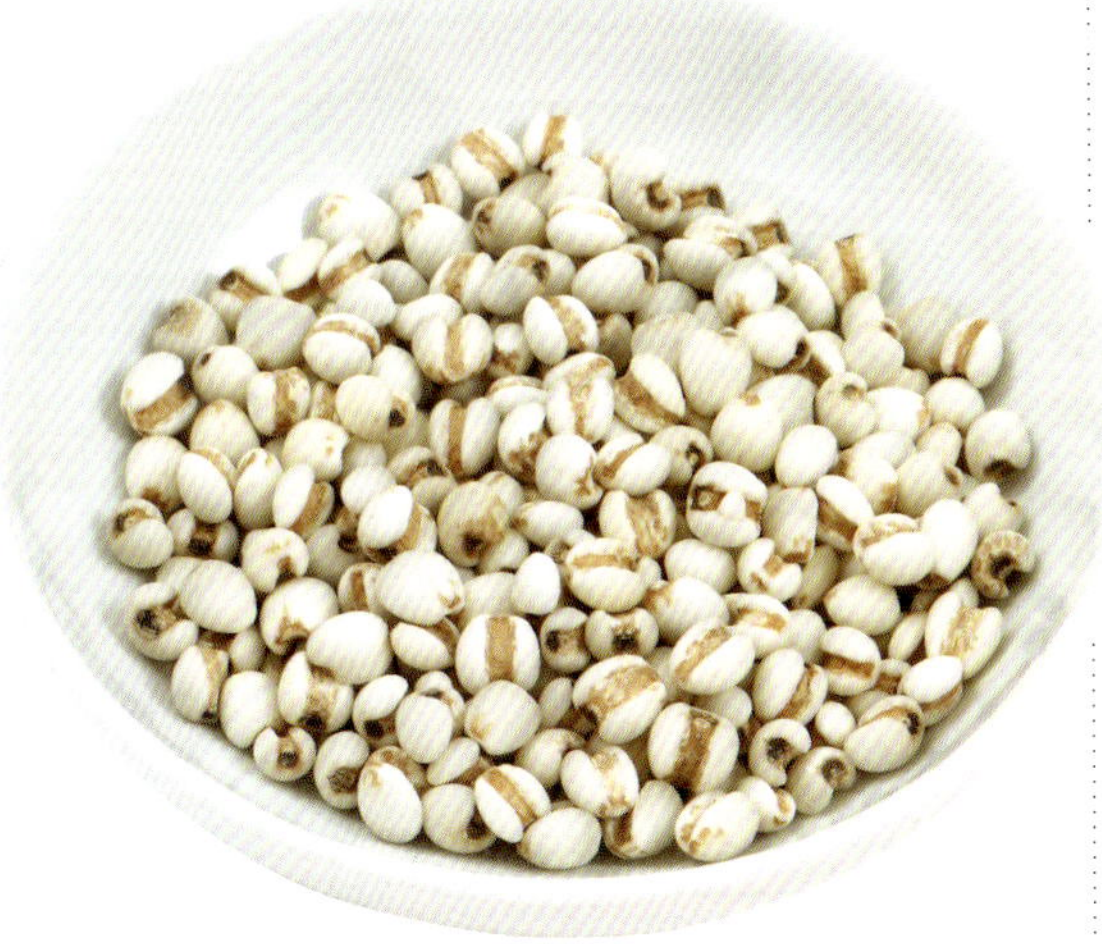

✚効果アップの組み合わせ

余分な水分を排出

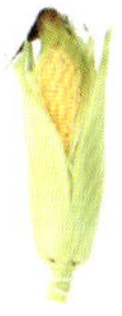

✚トウモロコシ

水分代謝の乱れをととのえる薏苡仁とトウモロコシは、とくにむくみを改善したい人におすすめです。

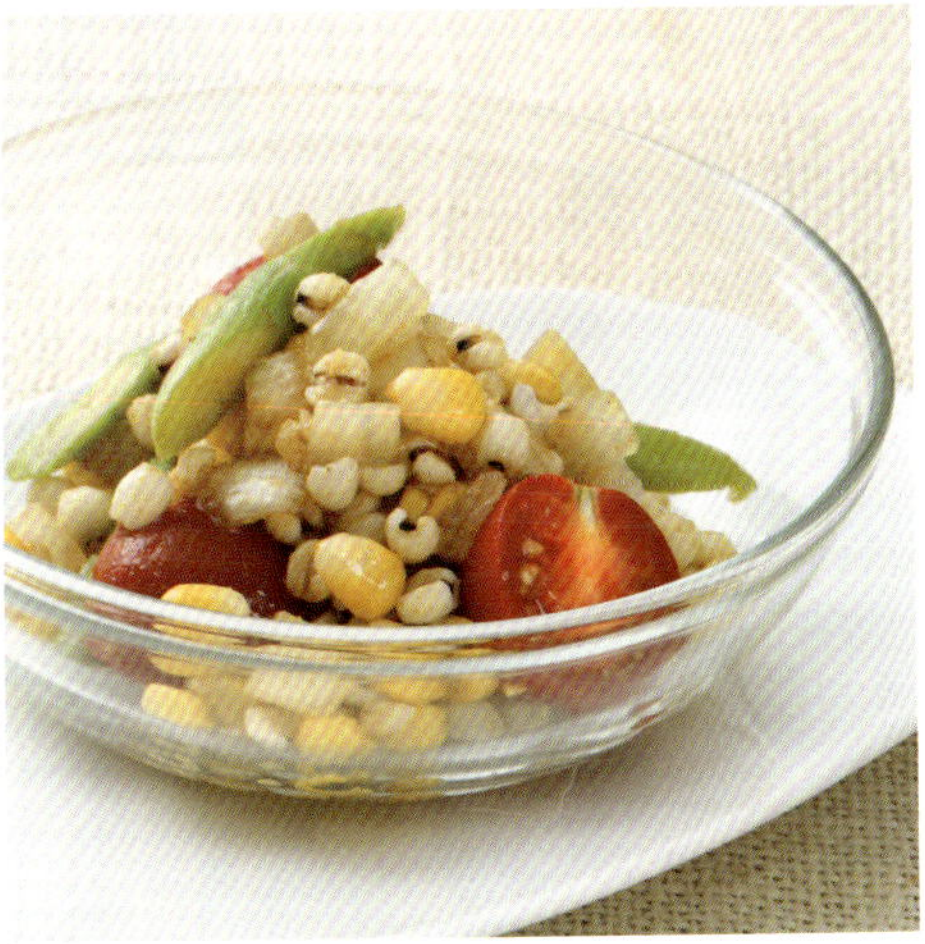

薏苡仁のカレーサラダ

材料（作りやすい分量）

- ●薏苡仁〈ハトムギ〉…50g
- ●グリーンアスパラガス…3本
- ●トウモロコシ…⅓本
- ●ミニトマト…4個　●タマネギ…¼個
- ●A
  - カレー粉…小さじ1
  - しょうゆ…大さじ1
  - 砂糖…小さじ1
  - 米酢…大さじ2
  - サラダ油…大さじ2

作り方

1. 薏苡仁はきれいになるまで水をかえながら洗い、たっぷりの水とともに鍋に入れて中火にかけ、約30分やわらかくなるまでゆで、ザルに上げる。
2. グリーンアスパラガスは斜め薄切りにしてゆで、トウモロコシはゆでてから実を外す。ミニトマトとタマネギは1cm角に切り、タマネギは塩適量（分量外）でもみ、水にさらす。
3. ボウルにAの材料を入れてよく混ぜ、①と②を入れて全体をあえる。

豆知識

味にクセがないので、どんな調理にもむいています。むくみやすい人は、多めにゆでて継続して食べましょう。冷蔵庫で保存すれば、2～3日もちます。

五味◉甘・淡
五性◉微寒
帰経◉肺・胃・脾
体質◉気滞・湿熱・湿痰

蓮肉《れんにく》

【別名】レンシ(蓮子)、ハスノミ(蓮の実)

心の機能を高め、気持ちを落ちつかせる

脾の機能を高める作用があり、慢性的な下痢や食欲不振などの症状に適した食材です。また、腎の機能を高めて、頻尿やおりもの過多を改善へと導きます。弱った心を安定させる働きもあるので、情緒不安、不眠、動悸がある時に食べるとよいでしょう。

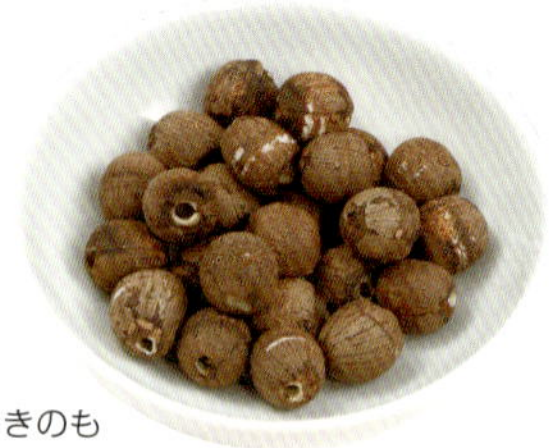

皮つきのものもある

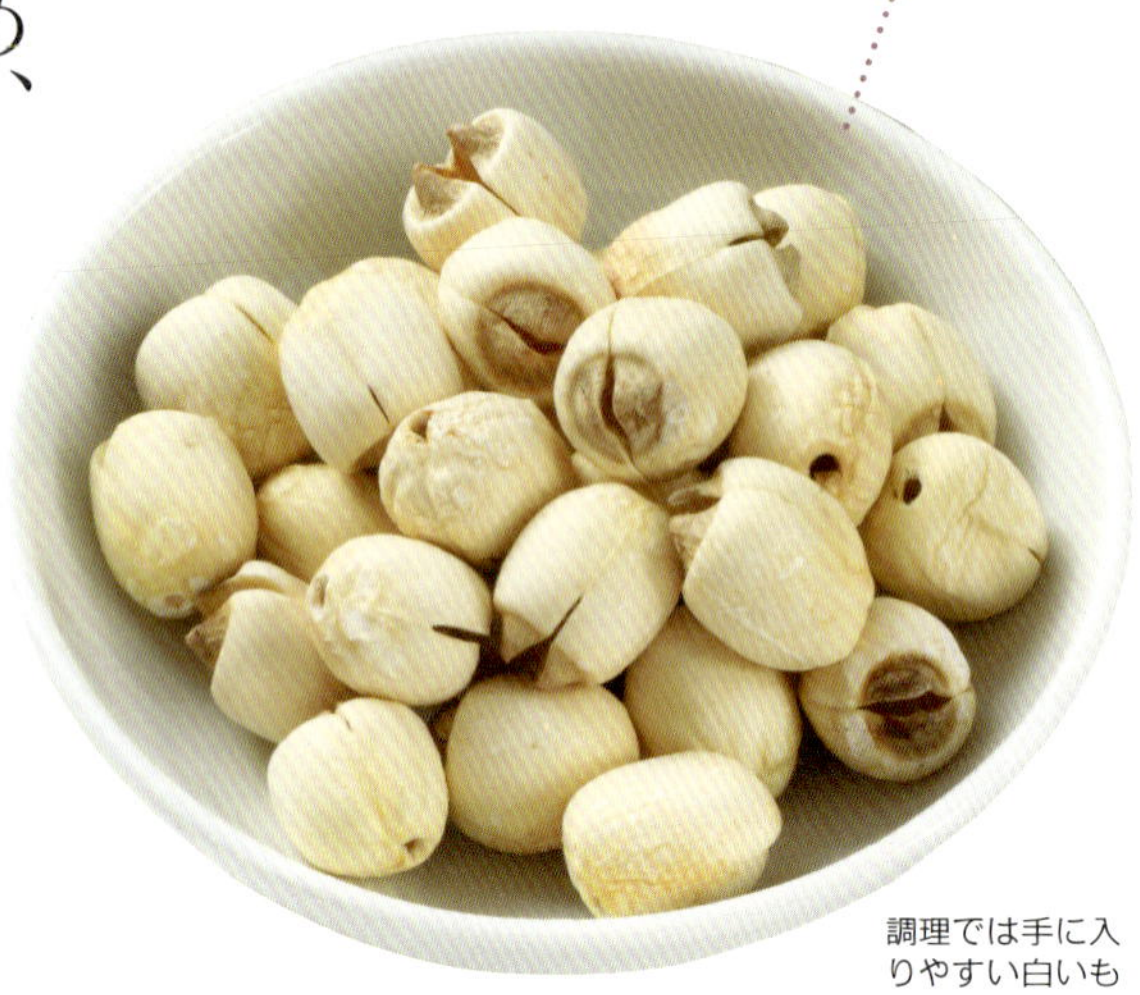

黄色がかった白色で、ふっくらしたものがよい

調理では手に入りやすい白いものを使用する

✚効果アップの組み合わせ

スタミナ不足に

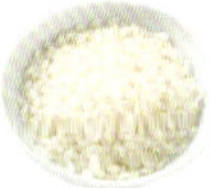

＋米

蓮肉が腎を補い、米がエネルギー不足を解消します。ゆでた蓮肉は、スープなどに使うこともできます。

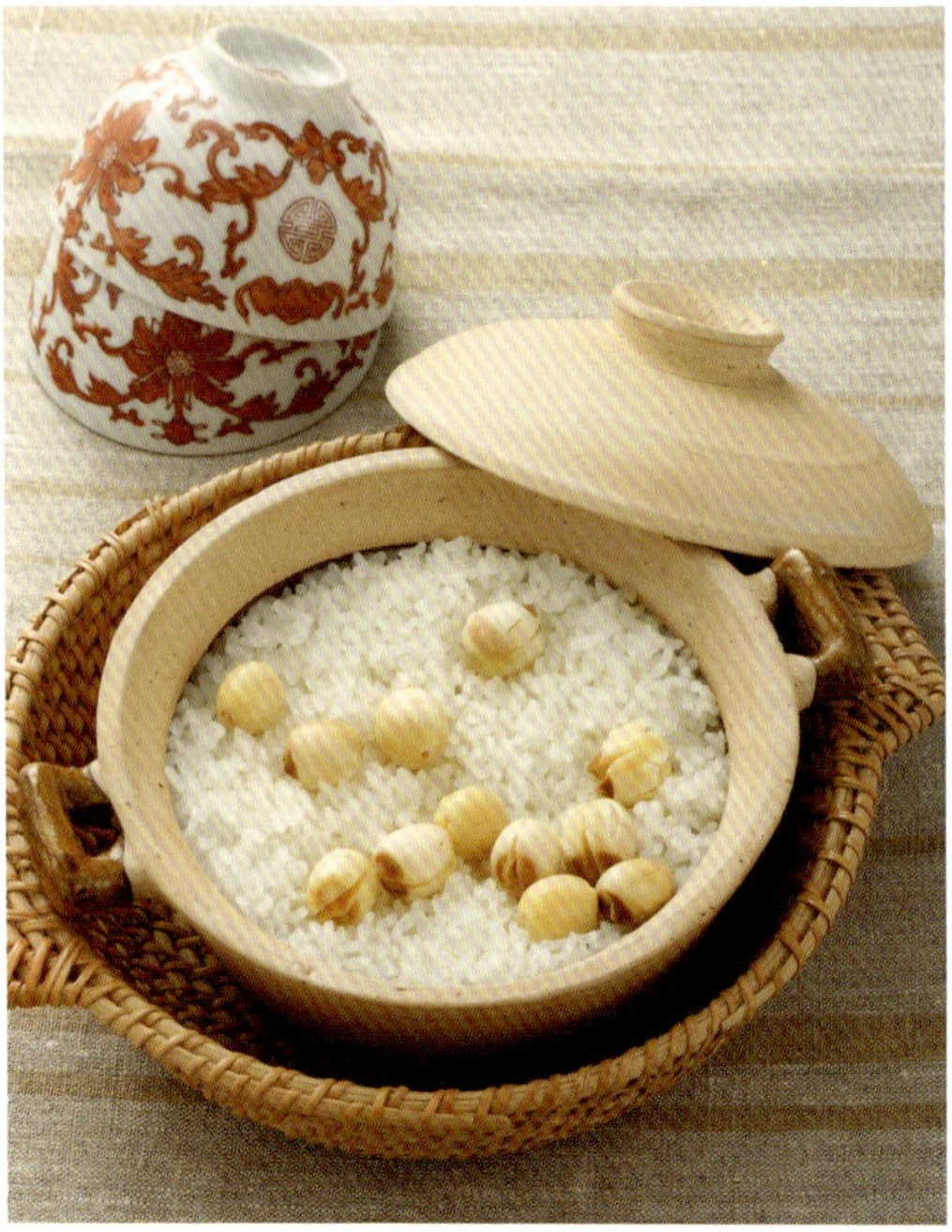

蓮肉ご飯

材料(2人分)

●蓮肉(乾燥ハスの実)…12個
●米…1合　●酒…大さじ1
●水…185cc　●塩…小さじ⅓

作り方

❶蓮肉は水に30分ほどつけてから、たっぷりの水とともに鍋に入れて弱めの中火で20分ほどゆでて、ザルに上げる。
❷研いで浸水させた米を水を切って入れ、蓮肉、酒、水、塩を土鍋に加え、フタをして中火にかける。
❸ブクブクと音がしたら火を弱めて10分炊き続け、パチパチと音がしてきたら強火にして10数え火を止める。15分ほど蒸らす。

豆知識

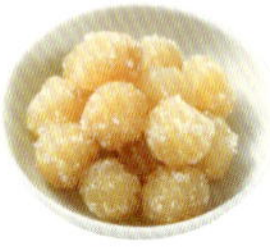

蓮の実甘納豆

蓮肉は蓮の種子で、中国食材店で取り扱われています。手に入りやすい蓮の実甘納豆は、デザートづくりに使うとよいでしょう。

五味●甘・渋
五性●平
帰経●脾・腎・心
体質●気虚・陽虚・血虚・気滞

▼蓮肉

肉・タマゴ

- とりにく（鶏肉）
- とりレバー（鶏レバー）
- とりすなぎも（鶏砂肝）
- てばさき（手羽先）
- けいらん（鶏卵）
- うずらのタマゴ（鶉の卵）
- ひつじにく（羊肉）
- ぶたにく（豚肉）
- ぶたレバー（豚レバー）
- ぶたハツ（豚ハツ）
- ラード
- ぎゅうにく（牛肉）
- ぎゅうレバー（牛レバー）
- ぎゅうすじ（牛筋）
- うしのちょう（牛の腸）
- その他の肉
  - かもにく（鴨肉）
  - しかにく（鹿肉）
  - ばにく（馬肉）
  - うこっけい（烏骨鶏）
  - うさぎにく（兎肉）

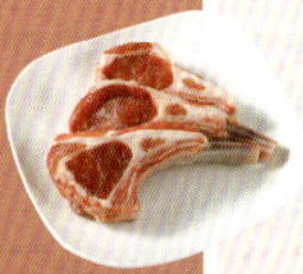

とりにく

鶏肉

五味◉甘
五性◉温
帰経◉脾・胃
体質◉気虚・陽虚・血虚・瘀血

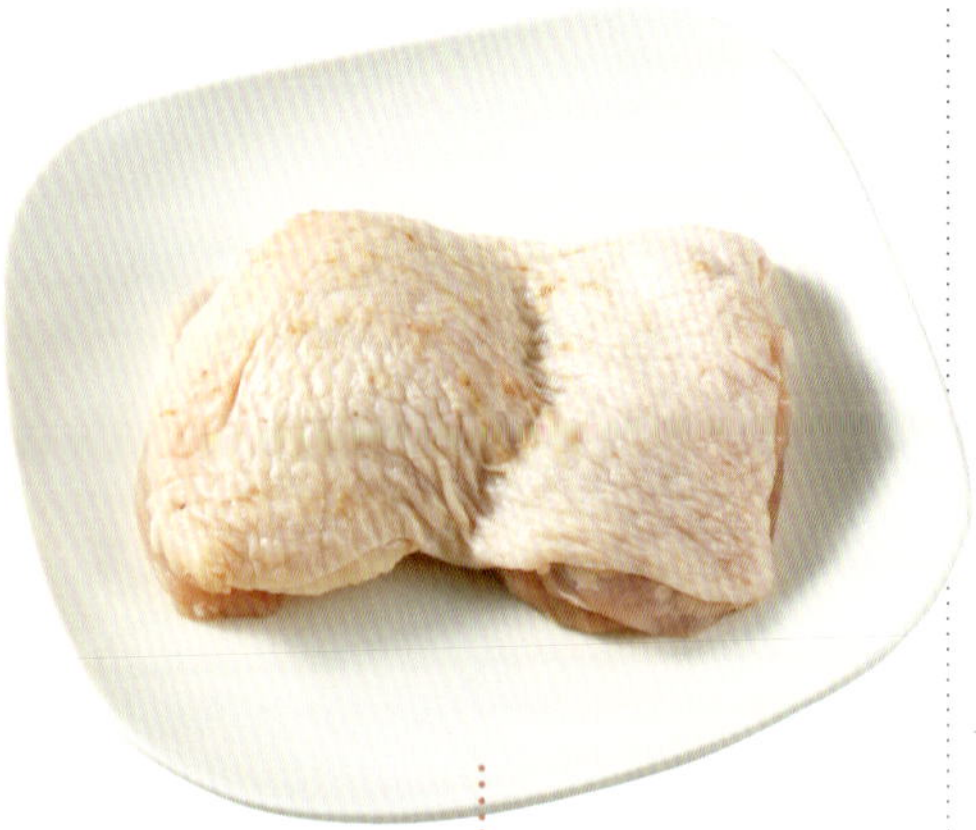

ふっくらとして、ツヤ、透明感があり、みずみずしいものがよい。毛穴が盛り上がっていて、皮にしっかりとした弾力のあるものを選ぶ

気と血を補い、体を温める。スタミナ不足や老化予防に

鶏肉は気と血を補う作用があり、スタミナ不足、疲労、めまいなどの症状改善に適しています。また、脾と胃を温めて働きを活発にするので、消化不良や腹痛によいでしょう。

腎の機能を高める働きがあり、虚弱体質や老化が気になる人にもおすすめです。台湾では、産後の肥立ちをよくするために、鶏肉の料理「麻油鶏（P196参照）」を食べる習慣があります。

とりレバー

鶏レバー【別名】鶏肝

五味◉甘・苦
五性◉温
帰経◉肝・腎・脾
体質◉気虚・陽虚・血虚・陰虚・瘀血

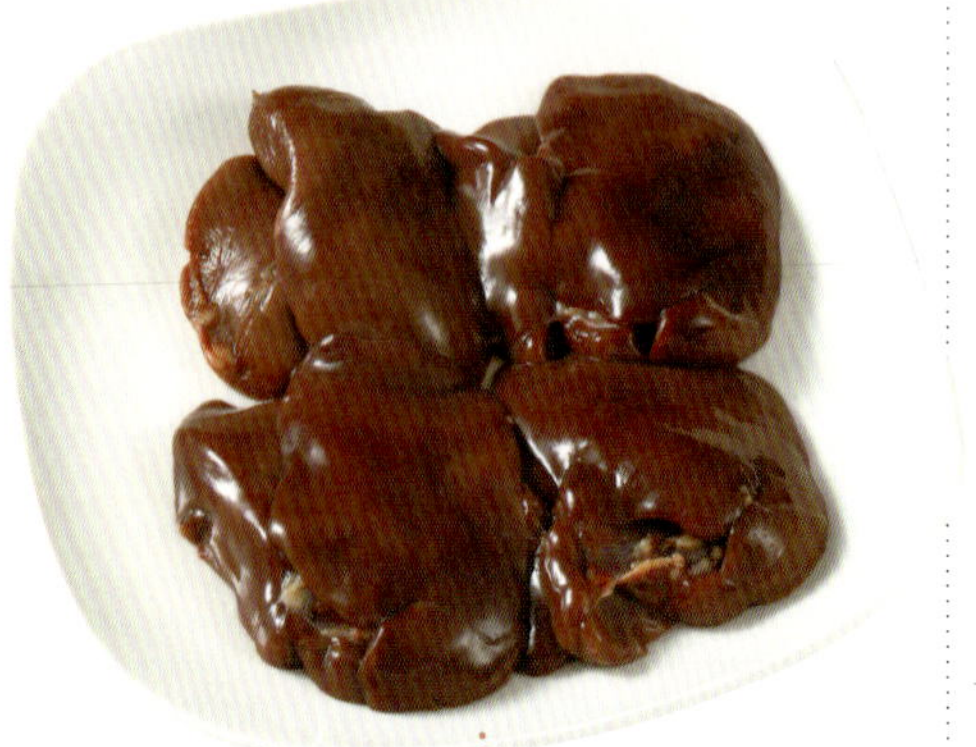

鮮やかな赤色で、断面に弾力のあるものがよい

血を補う高い作用で、視力の低下を防ぐ

血を補い、肝と腎の働きを高める作用があり、めまい、動悸、生理不順を改善へと導きます。また、筋肉強化や気持ちを安定させる働きもあるので、虚弱体質の改善や子どもの健康維持にもおすすめです。とくに目に作用するので、ドライアイや視力低下を予防します。長時間パソコンを使うなど、日頃から目を酷使している人は、鶏レバーの料理を食べるとよいでしょう。

とりすなぎも

鶏砂肝

五味◉甘
五性◉平
帰経◉胃・小腸・膀胱
体質◉気虚・陽虚・血虚

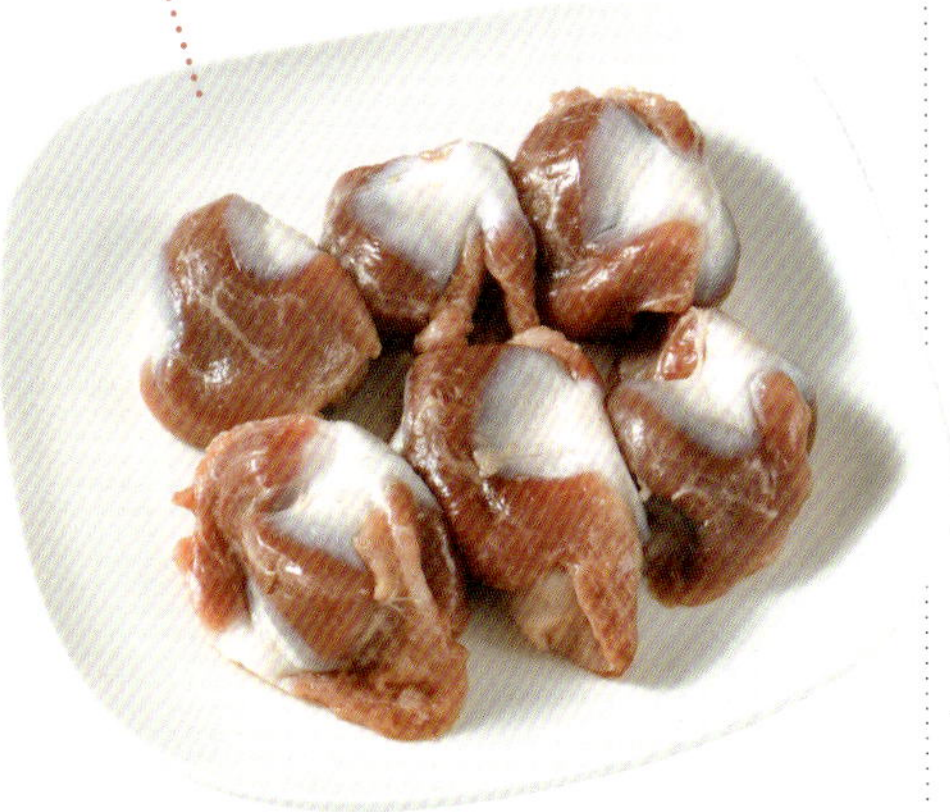

色が鮮やかで、しっかりとした弾力のあるものを選んで

胃腸の不調による、食欲不振に

砂肝とは、鶏の胃袋の「砂嚢《さのう》」といわれる部分で、脾の働きを高め、消化を促す作用があります。食べ過ぎて胃がすっきりしない時、食欲がない時、お腹が張っている時、胃が重い時などに適しています。食べ過ぎた次の日には、砂肝を入れたお粥やスープを食べるとよいでしょう。匂いやクセがなく使いやすい食材です。コリッとした独特の歯ごたえを生かして料理にアクセントを加えましょう。

砂肝からつくられる「鶏内金」

砂肝の内膜を原料としたものが、生薬の「鶏内金」です。消化を促す高い作用があり、お腹の張り、下痢、嘔吐、頻尿などに使われています。

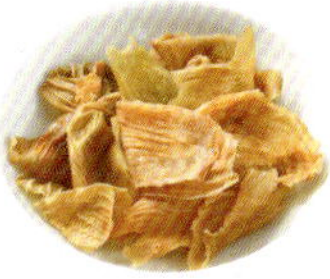

鶏内金（ケイナイキン）

てばさき

手羽先

五味◉甘
五性◉温
帰経◉脾・胃
体質◉気虚・陽虚・血虚・気滞・瘀血

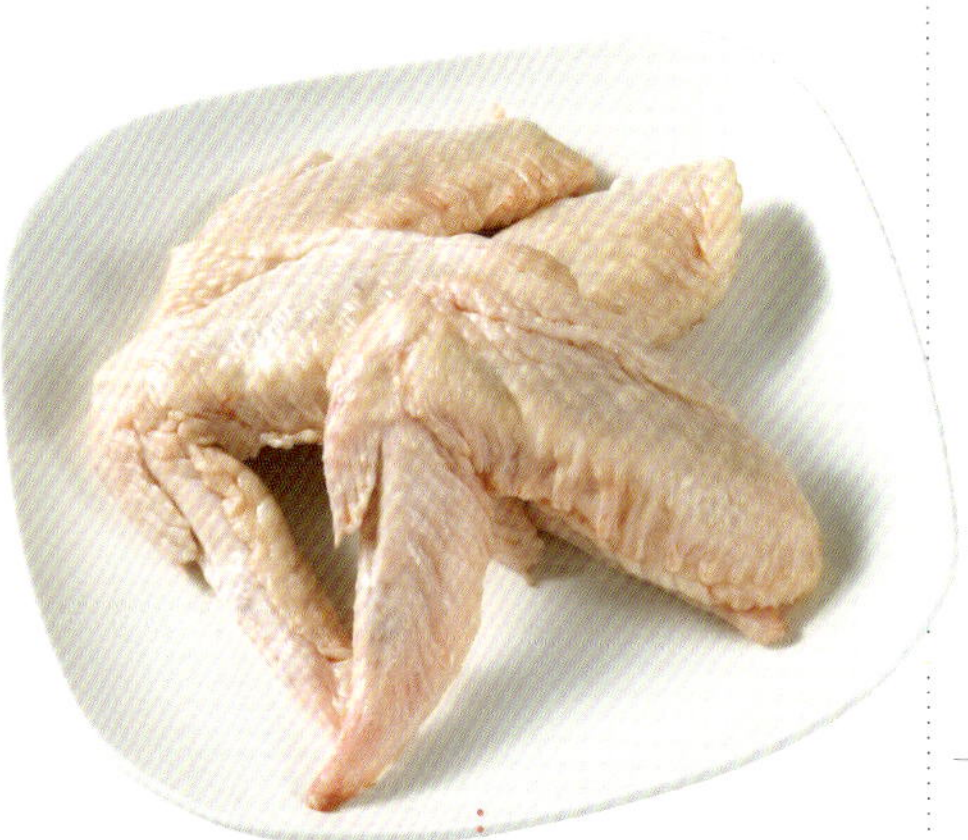

毛穴がきちんと盛り上がっていて、乾いていないもの

肌のたるみや小じわ、慢性的な疲労に

温性の手羽先には、お腹の冷えを取り除き、気を補う作用があります。腹痛、食欲不振、下痢、疲労、元気不足、肌のたるみや小じわといった症状が出た時には、手羽先でとったスープを使った料理がおすすめです。

また、滋養強壮作用があります。足腰が弱っている人、慢性的に疲労を感じる人、子どもや高齢者の健康維持、産後の体力回復にもおすすめです。

けいらん

鶏卵

五味◉甘
五性◉平
帰経◉肺・脾・胃・心・肝・腎
体質◉血虚・陰虚・気滞

卵白と卵黄がしっかりとふくらんでいるもの

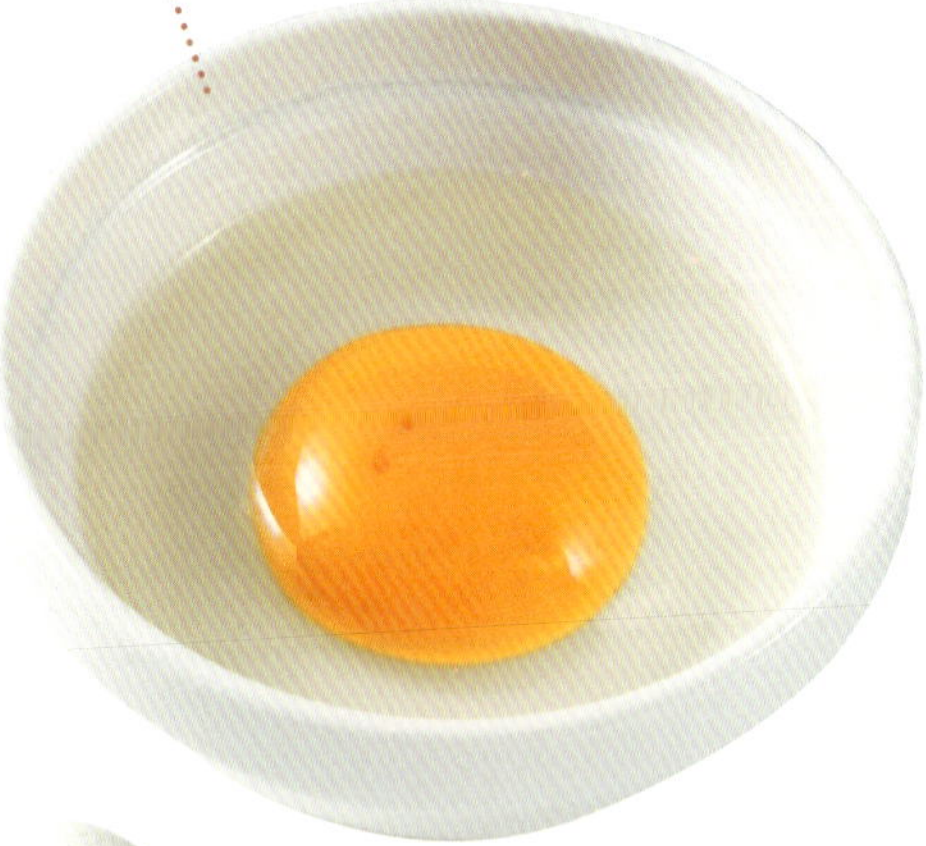

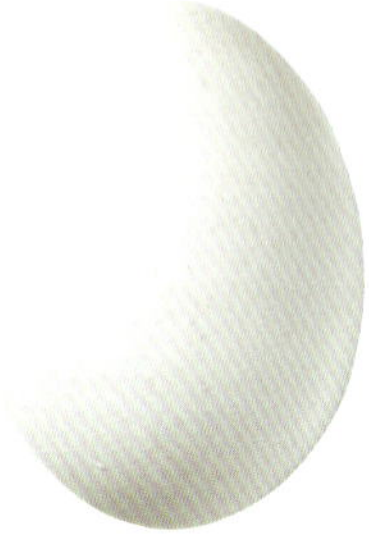

効果が異なる「卵白」と「卵黄」

「卵白」と「卵黄」には、それぞれ異なる作用があります。微寒性の卵白には熱を抑える作用があり、卵黄は温性で津液と血を補う作用があります。

津液と血を補う。口の渇きやかすみ目に

津液を補って体内の乾燥を改善する作用があり、口やのどの渇き、から咳、かすれ声、肌のたるみや乾燥、便秘といった症状に効果が期待できます。また、血を補う作用もあります。目のかすみ、ドライアイ、めまいやふらつき、貧血、手足のしびれ、生理不順にもよいでしょう。心の機能を回復するので、落ち込みや悲しみを落ちつかせて、不眠や胸苦しさを改善へと導きます。

うずらのタマゴ

鶉の卵

五味◉甘
五性◉平
帰経◉脾・胃・腎
体質◉気虚・陽虚・血虚

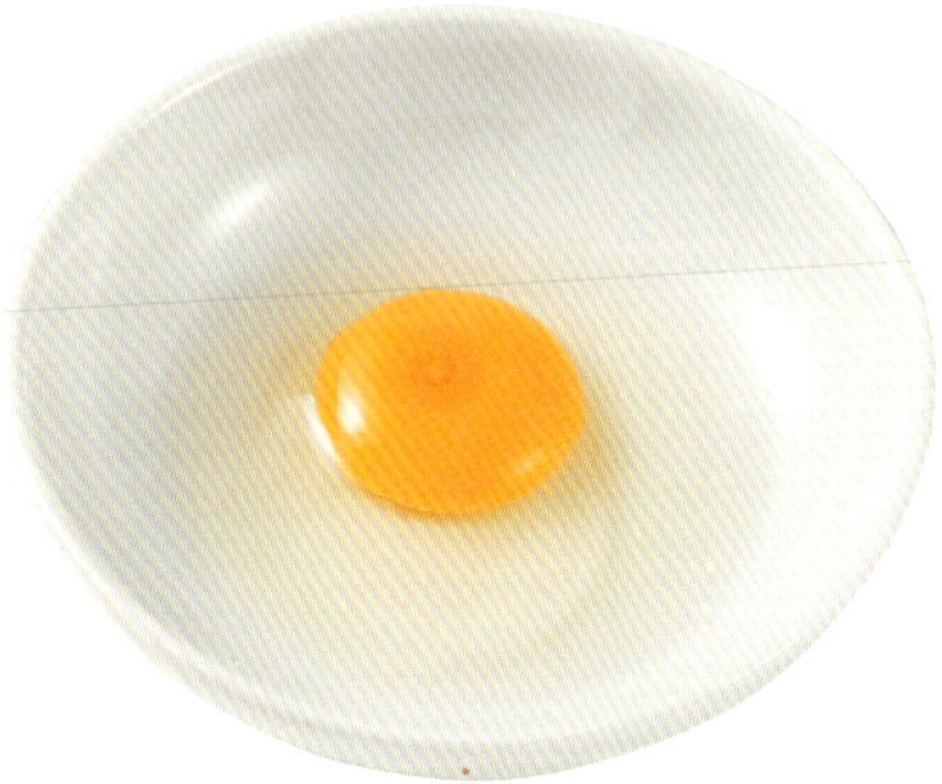

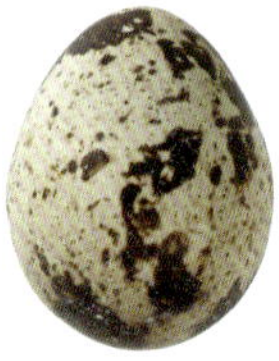

卵白、卵黄がぷっくりとふくらんでいるもの

五臓の働きを高めて、慢性的な疲労を解消

五臓の働きを高め、気を補う作用があります。慢性的な疲労、スタミナ不足、やる気が出ない、食欲不振、筋力の低下といった症状に適しています。平性の食材なので、どのような人にも適していますが、骨を強くする働きがあるので、高齢者にはとくにおすすめです。

また、脳の働きを活発にする作用もあるので、集中力低下や物忘れにもよいでしょう。

▼けいらん ▼うずらのタマゴ ▼ひつじにく

ひつじにく

羊肉　【別名】マトン、ラム

体を温める強い作用で、冷えの症状を改善

熱性で体を温める強い作用があり、手足や腰の冷え、むくみ、腹痛、食欲不振、下痢など、冷えが引き起こす症状の改善に高い効果が期待できます。冬に積極的に食べたい食材ですが、たくさん食べてしまうと過剰な熱を生み出し、体内バランスを崩す原因になります。とくに夏の時期、熱の症状がある陰虚体質や湿熱体質の人は多食を避けましょう。

不足した気と血を補い、腎の働きを高める作用もあるので、慢性的な疲労、元気不足、ふらつき、老化予防におすすめです。また、母乳の出をよくする作用もあります。

鮮やかな赤色のものが新鮮。ラム（子羊）とマトンの２種類があり、ラムは臭みが少ない

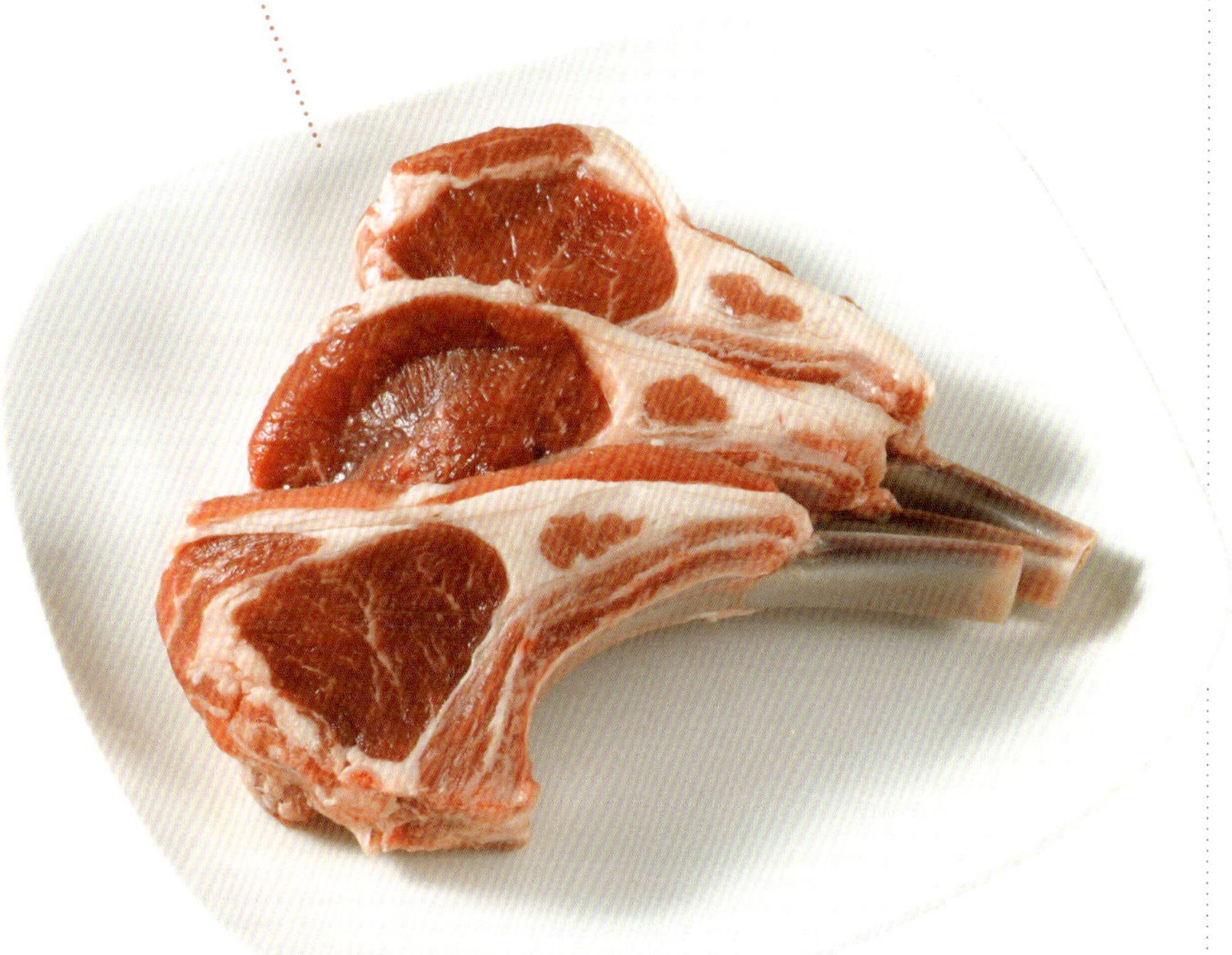

五味◉甘
五性◉熱
帰経◉腎・脾
体質◉気虚・陽虚・血虚・瘀血・湿痰

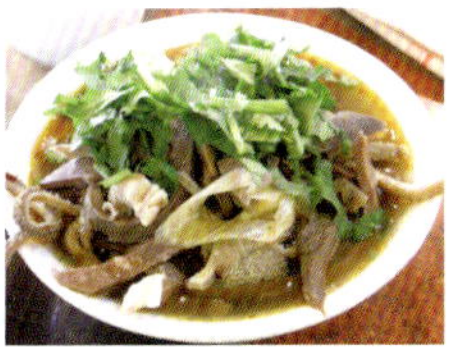

中国各地の羊肉名物料理

寒さが厳しい地域では、体を温める羊肉を使った名物料理があります。新疆（しんきょう）の「串焼き」、内モンゴルの「頭の水煮」「内臓スープ」（左の写真）、北京では「しゃぶしゃぶ鍋」が冬の風物詩となっています。

ぶたにく

豚肉

五味●甘・鹹
五性●平
帰経●脾・胃・腎
体質●気虚・陽虚・血虚・陰虚・気滞・瘀血

肉の部分が灰色がかったうすいピンク色のもの、脂肪が真っ白のものが新鮮

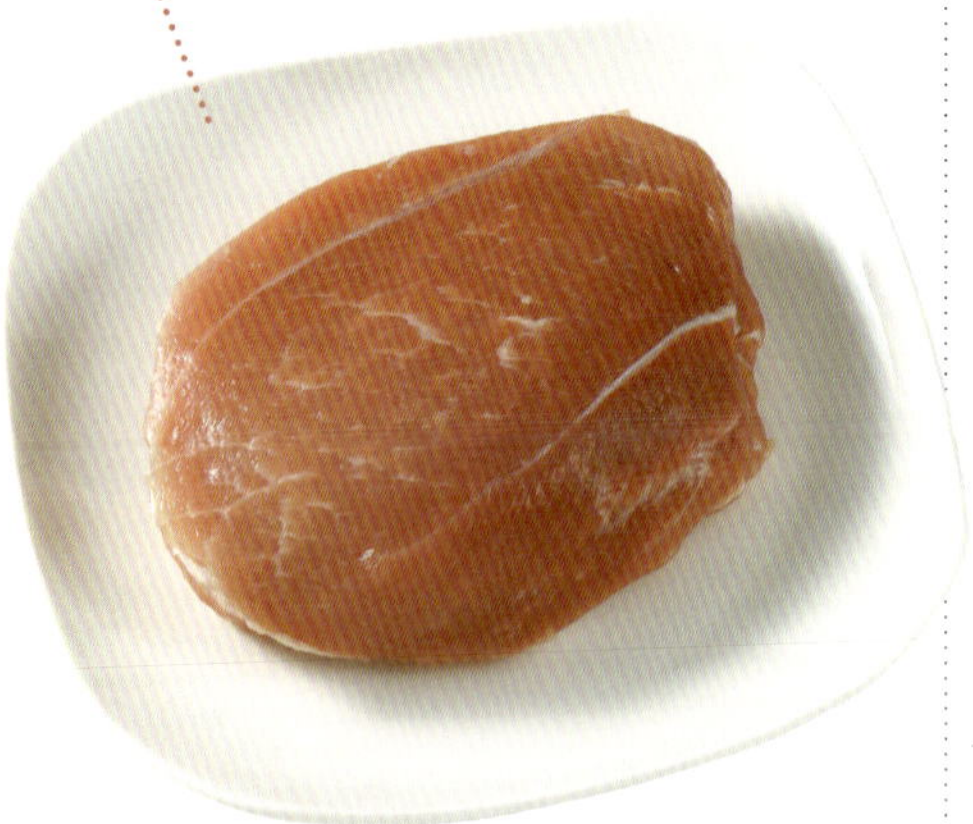

気・血・津液を補う。疲れた時におすすめ

津液をつくり出し、体内の乾燥を改善する働きがあるので、口やのどの渇き、肌や髪の乾燥、から咳、かすれ声、便秘の解消によく、糖尿病の薬膳料理にも使われます。また、腎の機能を高める作用と、気と血を補う作用もあります。慢性的な疲労、元気が出ない、発育不良、白髪、爪が割れるといった症状に適しています。疲れを感じた時は、豚肉料理を食べるとよいでしょう。

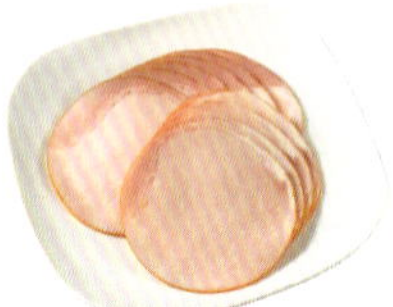

豚肉の加工品を使いこなそう

「ハム」「ベーコン」「ソーセージ」は、原料となる豚肉の効能を参考に考えるとよいでしょう。凝縮されたうまみがあるので、そのまま焼いて食べたり、スープのだしとして使うこともできます。

ぶたレバー

豚レバー　【別名】豚の肝臓

五味●甘・苦
五性●温
帰経●肝・脾・胃
体質●気虚・陽虚・血虚・気滞・瘀血・湿痰

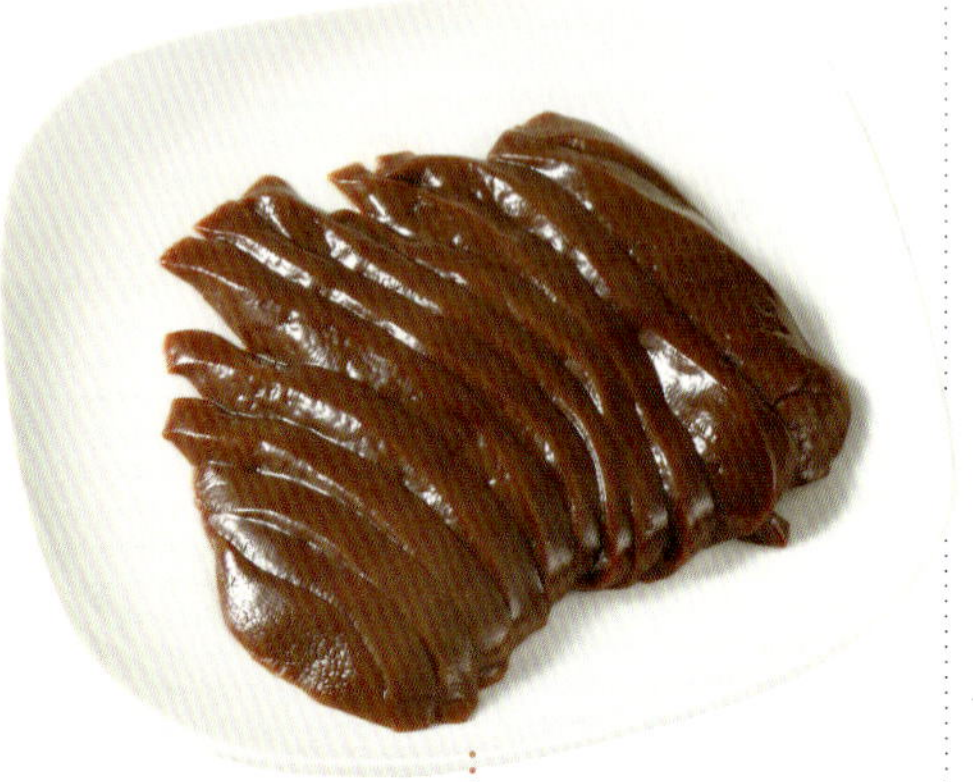

赤色が鮮やかで、全体的にツヤのあるもの

肝の働きを高め、不足した血を補う。疲れ目やドライアイに

薬膳には、臓の不調には動物の同じ臓を食べて補う「以《い》臓補臓《ぞうほぞう》」の考え方があり、レバーには肝の働きを高める作用があるといわれています。血を補う働きもあるので、視力低下、ドライアイ、情緒不安、貧血、肌や髪の乾燥、ふらつき、生理不順といった症状に有効です。

また、余分な水分を排出するので、むくみや下痢にもよい効果が期待できます。

▼ぶたにく　▼ぶたレバー　▼ぶたハツ　▼ラード

ぶたハツ

豚ハツ【別名】豚の心臓

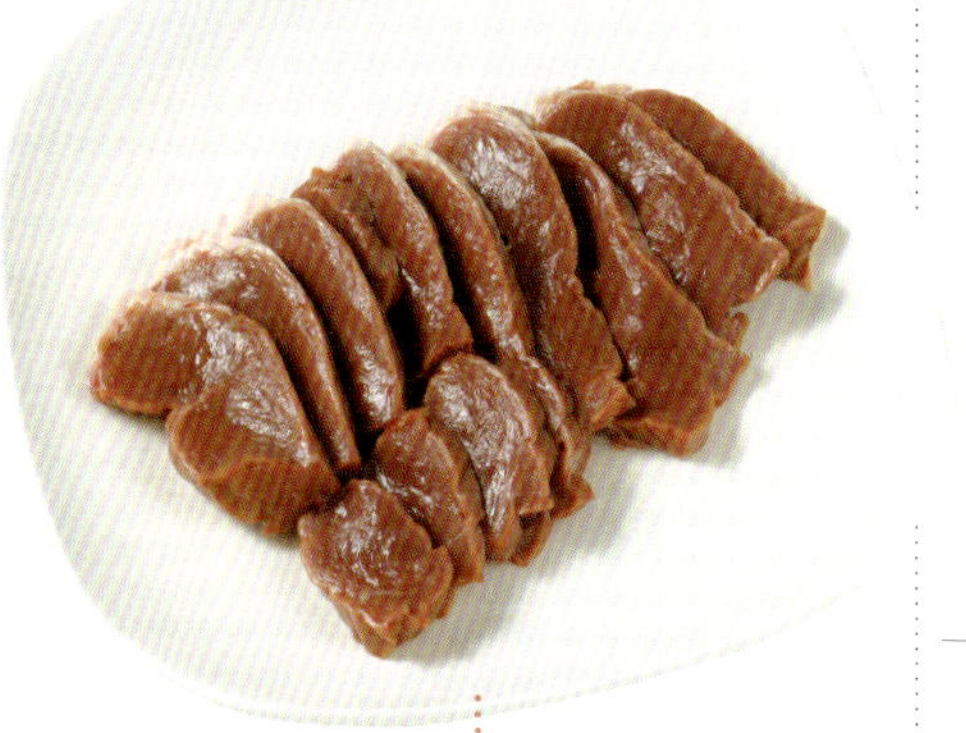

五味◉甘・鹹
五性◉平
帰経◉心
体質◉血虚・陰虚

色が鮮やかで、弾力があるもの。パックで売られているものは、容器にたまった水分が少ないものを選ぶ

めまい、ふらつき、物忘れ、不安で眠れない時に

コリコリとした独特の食感をもつ豚のハツには、血を補って心の機能を高める働きがあります。めまい、ふらつき、ドライアイ、爪の割れなど血が不足して起こる症状や、動悸、不眠、物忘れなどの心が弱ったために起こる症状に有効です。

とくに、気持ちを安定させる作用があるので、不安で眠れない日が続いている時は、ハツを使った料理を食べると落ちつきます。

ラード

【別名】トンシ（豚脂）

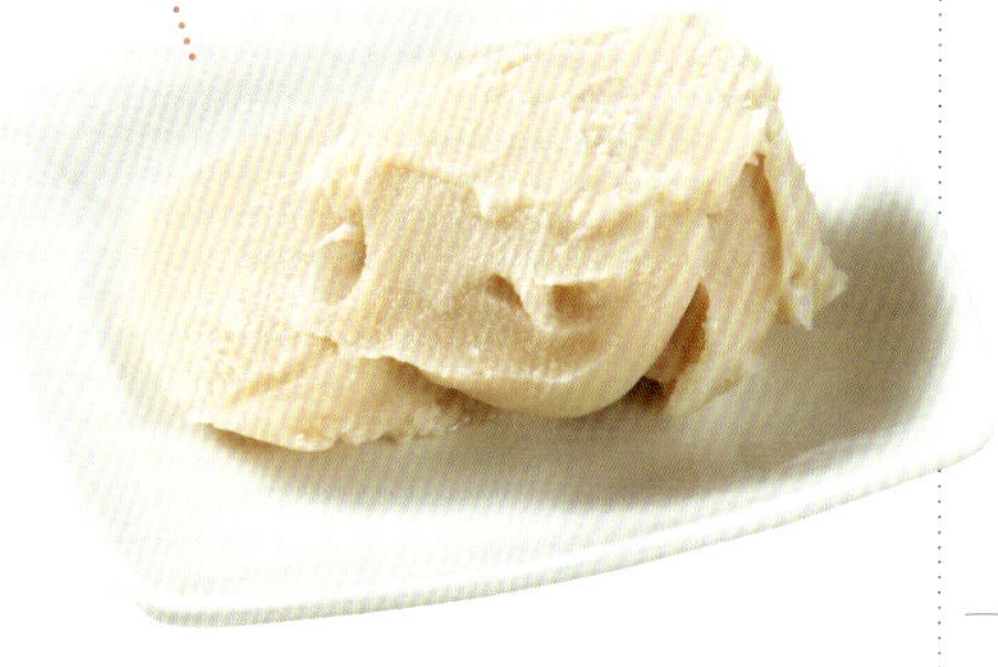

きれいな白色のものが新鮮

五味◉甘
五性◉涼
帰経◉脾・肺・大腸
体質◉気虚・血虚・陰虚

心と体の疲れを癒す。疲労をやわらげる

体内に潤いを与えて、乾燥の症状をやわらげるので、肌の乾燥や小じわ、から咳、かすれ声などの症状改善に適しています。また、便意を促す作用もあるので、慢性的な便秘の人にもよいでしょう。

滋養強壮作用もあり、慢性疲労やストレスを感じている人は、積極的に使用するとよいでしょう。炒め物やスープに使うとコクが出てうまみがアップします。

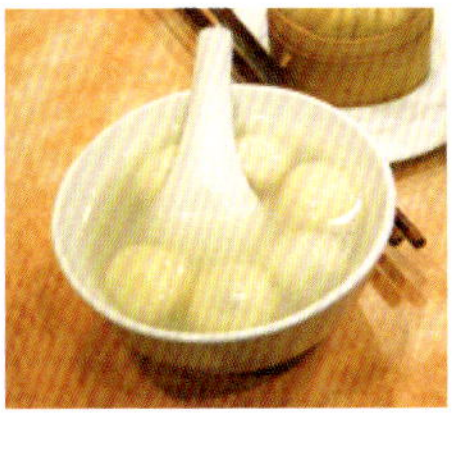

ラードの特性を生かしたデザート「湯圓」

中国の旧正月に食べられている「湯圓（タンユェン）」は、融点の低いラードをあんこに使うことで、トロリとした食感を楽しむことができます。北方では「元宵（ユェンシャオ）」と呼ばれているので、挑戦してみてください。

ぎゅうにく

牛肉

五味●甘
五性●平
帰経●脾・胃
体質●気虚・陽虚・血虚・瘀血

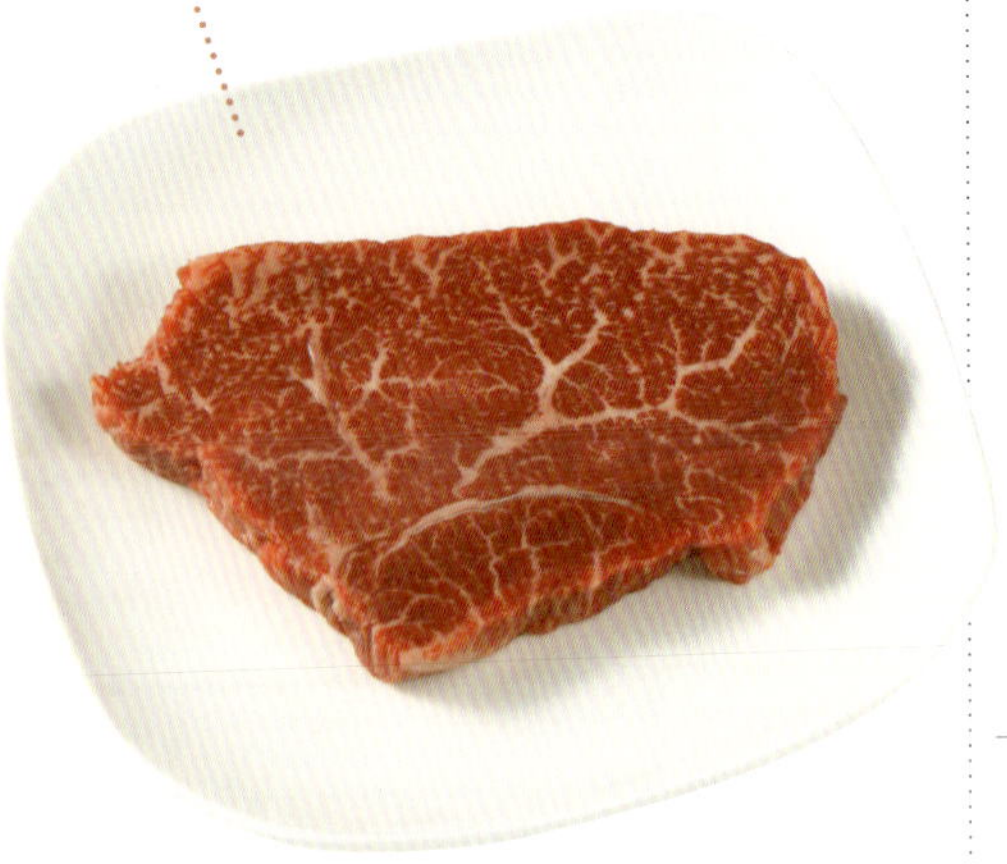

鮮やかな赤色で、脂身の部分がクリーム色のものが新鮮

牛の胆石からつくられる「牛黄」

牛の胆管にできる結石は、古くから不老長寿の薬として珍重されていました。生薬名を「牛黄（ゴオウ）」といい、水戸黄門として知られている水戸光圀が、印籠の中に入れて携帯していたというエピソードがあります。

気と血を与えて、疲れや貧血を解消

牛肉にはエネルギー源である気を補い、脾と胃の機能を高める作用があります。気の不足による疲労、スタミナ不足、集中力低下、食欲不振、肌のたるみなどの改善に有効です。

また、血を補う作用と、血の巡りを促す作用もあるので、目のかすみ、貧血、情緒不安、血行不良などの症状にも適しています。筋肉と骨を丈夫にする働きがあるので、高齢者におすすめです。

ぎゅうレバー

牛レバー【別名】牛の肝臓

五味●甘
五性●平
帰経●肝・脾
体質●血虚・陰虚

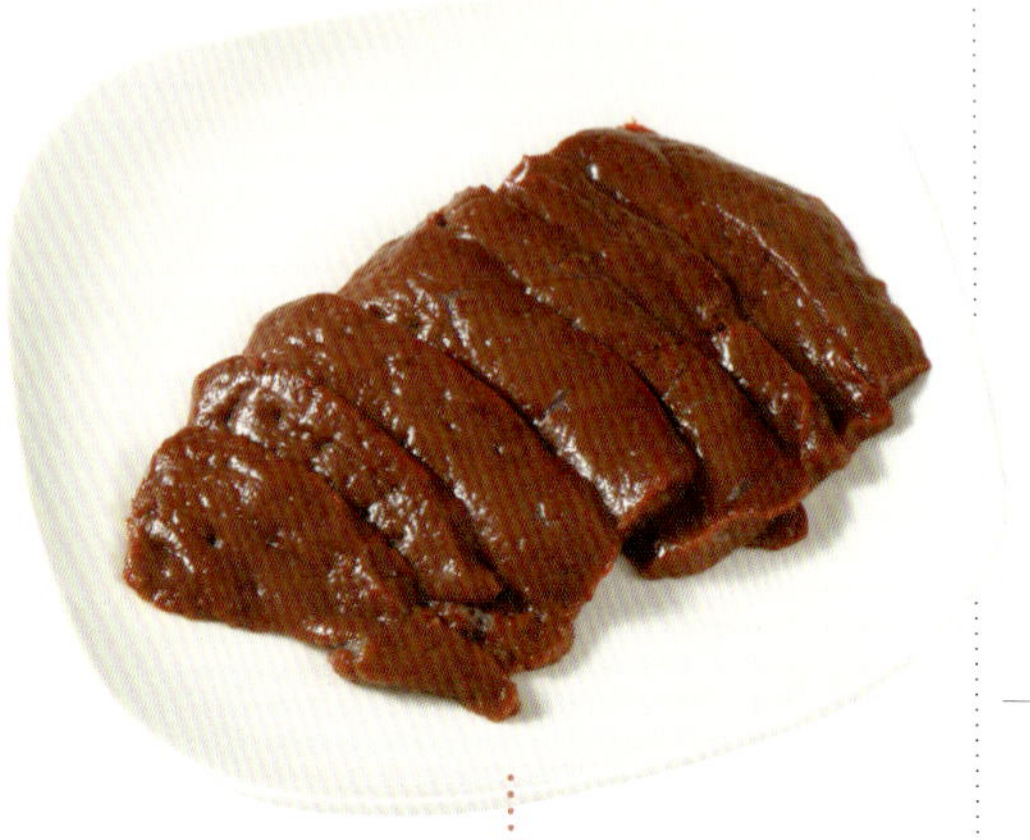

色が鮮やかで、弾力があり、切り口がだれていないものがよい

不足した血を補う。目が疲れている時に

牛レバーは、血を補い肝の働きを高める作用があり、悲しみや落ち込みなどの情緒不安、筋力の低下、手足のしびれ、貧血、生理不順といった症状を改善に導きます。血虚体質の人におすすめしたい食材です。

また、目のトラブルを改善するので、かすみ目、ドライアイ、目の疲れ、視力低下に悩んでいる人は、牛レバーを使った料理を継続して食べるとよいでしょう。

▼ぎゅうにく ▼ぎゅうレバー ▼ぎゅうすじ ▼うしのちょう

ぎゅうすじ

牛筋

五味◉甘・鹹
五性◉温
帰経◉肝
体質◉気虚・陽虚・血虚

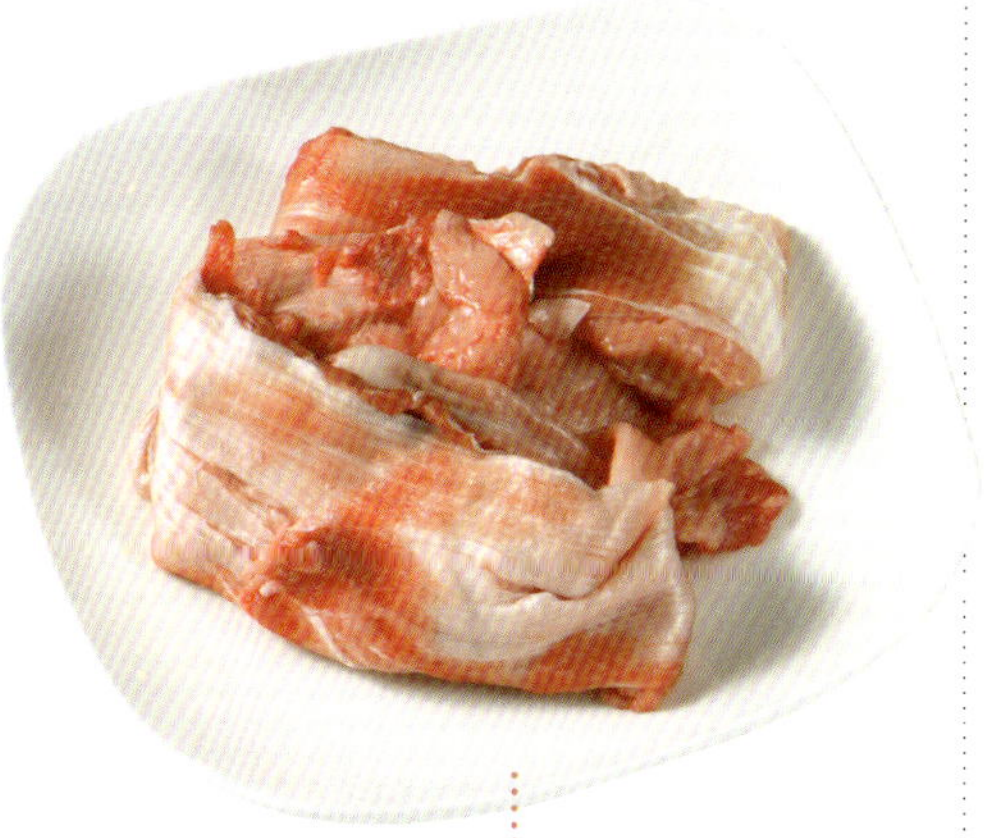

色がよく、パックで売られているものは、容器にたまった水分が少ないものを選ぶ

気と血を補い、筋肉や骨を強くする

長時間煮込むことで、独特のトロミとうまみが出る牛筋。気と血を補う作用があるので、疲労、スタミナ不足、やる気が出ない、ふらつき、爪の割れ、肌のくすみやたるみといった症状によいでしょう。気虚体質と血虚体質の改善にむいている食材です。

また、筋肉や骨を強くする作用もあります。足腰の弱りや筋力の衰えによいので、高齢者やスポーツをする人におすすめです。

うしのちょう

牛の腸

五味◉甘
五性◉平
帰経◉脾・大腸・小腸
体質◉気虚・陽虚・血虚

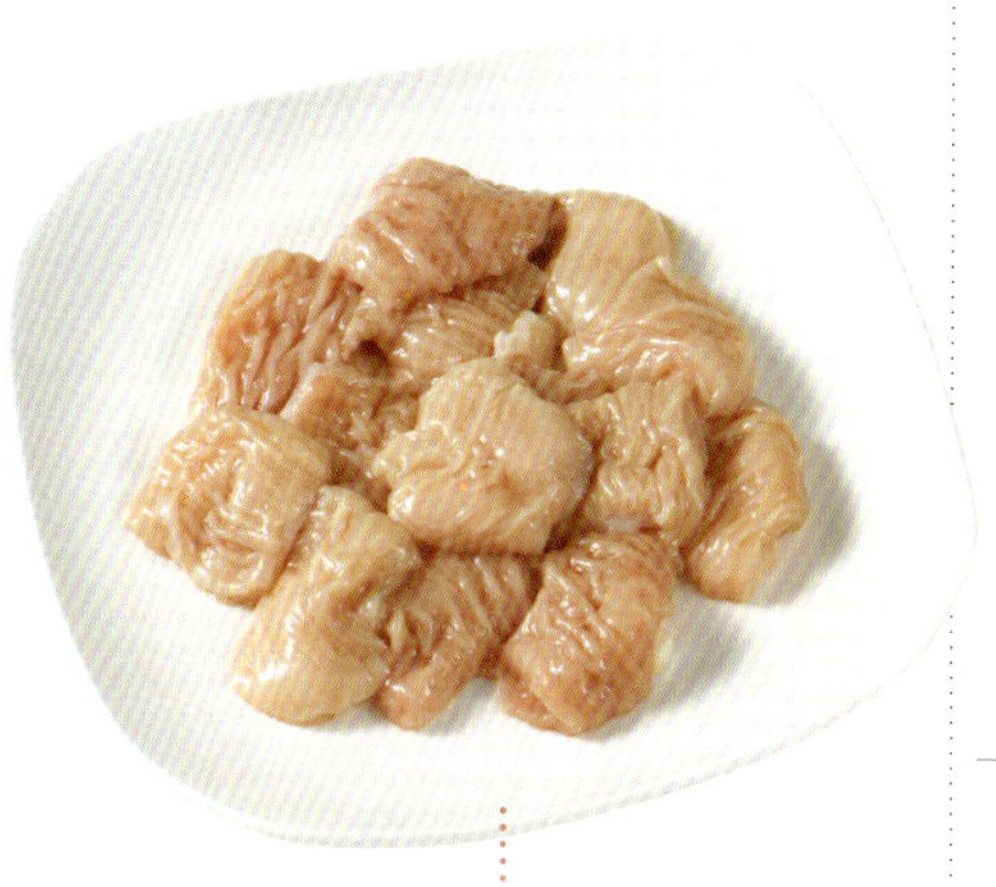

ツヤと弾力があるものがよい

腸の働きを高め、便秘や痔を予防する

焼肉の人気メニューで、ホルモンやテッチャンなどの名前で知られている牛の腸。腸の粘膜を強くして、機能を高める作用があります。脾や腸の機能低下が引き起こす慢性的な軟便、下痢などの症状によく、食材のエネルギーを吸収できていない気虚体質や血虚体質に適した食材です。また腸内の熱や老廃物を取り除く働きがあり、痔の予防に効果があるといわれています。

その他の肉

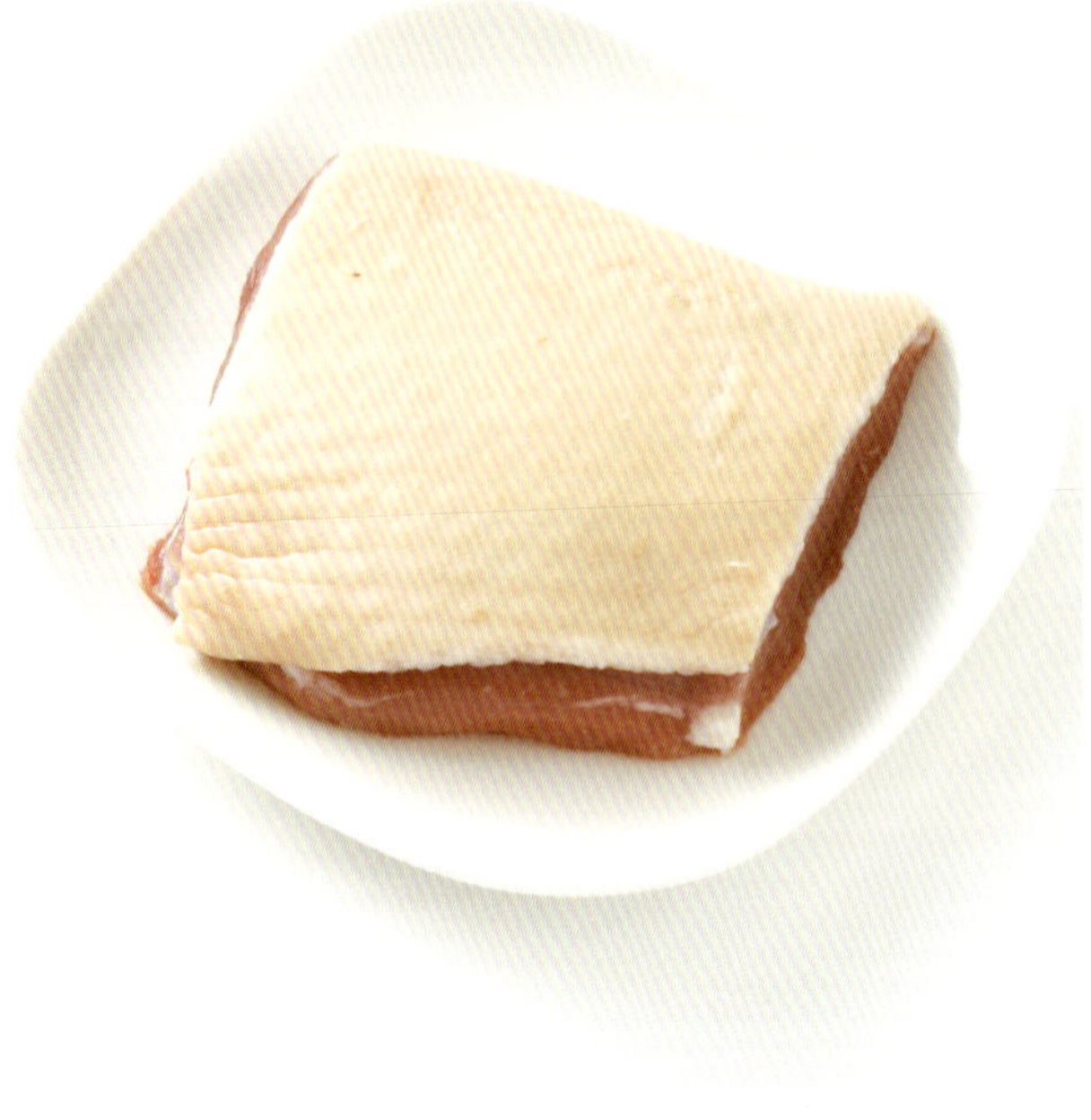

かもにく

鴨肉

五味◉甘・鹹　五性◉平　帰経◉脾・肺・胃・腎
体質◉気虚・陽虚・血虚・陰虚・気滞・湿熱・湿痰

胃と脾の働きを高め、血を補う作用があるので、貧血、めまい、生理不順を改善へと導きます。また不足した津液を補い、余分な水分を排出するので、水分代謝の乱れに適しています。

しかにく

鹿肉

五味◉甘　五性◉温　帰経◉脾・胃・肝・腎
体質◉気虚・陽虚・血虚・気滞・瘀血

五臓を補い、血の流れをととのえる作用や、腎を温めて機能を高める作用、母乳の出をよくする作用もあります。慢性的に疲れている人、冷え性の人、生理不順の人にむいています。

ばにく

馬肉

五味◉甘・酸　五性◉寒　帰経◉肝・脾
体質◉気虚・血虚・陰虚・気滞・湿熱

余分な熱を鎮める作用があるので、イライラ、目の充血、のぼせの解消に有効です。また、筋肉や骨を強くするので、足腰が弱い人、筋力が低下している人によいでしょう。冷え性の人は加熱調理を。

うこつけい

烏骨鶏

五味◉甘　五性◉平　帰経◉肝・腎・肺
体質◉気虚・陽虚・血虚・陰虚

気と血を補うので、生理不順、スタミナ不足の時に適しています。また、肝と腎の働きを高めるので、情緒不安、慢性的な下痢、おりもの過多の改善、老化予防に効果が期待できます。

うさぎにく

兎肉

五味◉甘　五性◉涼　帰経◉肝・大腸・脾・胃
体質◉気虚・血虚・陰虚・湿熱・瘀血

お腹の調子をととのえて気を補うので、集中力の低下、体力不足によいでしょう。また血にこもった熱を取り除くので、のぼせによる鼻血などの出血の症状、ニキビや腫れ物をやわらげるのに効果的です。

通年食材

■ぎゅうにゅう
■ヨーグルト ■チーズ
■こんにゃく ■くらげ
■とうにゅう ■とうふ
■だいず ■もちごめ
■こめ ■くろまい
■あわ ■きび
■おおむぎ ■ひえ
■しろごま ■くろごま
■くろまめ ■あずき
■のり ■こんぶ
■そば ■こむぎこ
■バナナ ■アボカド
■グレープフルーツ ■オレンジ
■パイナップル ■キウイフルーツ

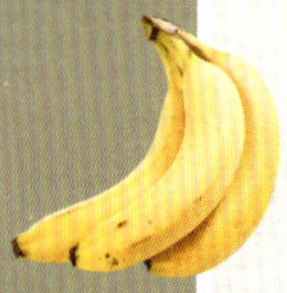

ぎゅうにゅう

牛乳

▼ぎゅうにゅう　▼ヨーグルト　▼チーズ

五味◉甘
五性◉平
帰経◉心・肺・胃
体質◉気虚・血虚・陰虚

口やのどの渇き、乾燥肌、津液の不足に

不足した津液を補う働きがあるので、乾燥の症状全般に適した食材です。とくに肌に潤いを与えるので、高い美肌効果が期待できます。肌の乾燥やしわが気になる人は、継続して飲み、症状の改善に役立てましょう。また、肺と胃の機能を活発にする作用があります。口やのどの渇き、から咳、便秘などの症状にもよいでしょう。

さらに高い滋養強壮作用もあり、心身の疲れを感じている時に飲むと、効率よく回復できると考えられています。

ヨーグルトなどの乳製品には、原料の牛乳と似た作用があります。使用する際は、牛乳の効能を参考にするとよいでしょう。

母乳にも薬膳作用があります

中国の古い薬学著作『本草綱目』によると、母乳には甘味と鹹味、平性の性質があるとされています。血と津液を補い、体の渇きを潤すので、乳児の成長発育には欠かせない栄養源なのです。

ヨーグルト

五味●甘・酸
五性●平
帰経●肺・脾・肝
体質●気虚・血虚・陰虚・気滞

腸内の乾燥を潤し、便秘を改善

原料の牛乳と同様に、不足した津液を補う作用があります。とくに脾と腸に作用するので、便秘の改善に適した食材です。かたい便しか出ない乾燥タイプの便秘や、脾の働きが弱くて息んでも出ない便秘の改善にむいています。ただし、冷やして食べることが多いため、食べ過ぎると体内が冷えて、脾の働きが弱まります。とくに体の熱が少ない陽虚体質の人は食べ過ぎに注意しましょう。

チーズ

五味●甘・酸
五性●平
帰経●肺・肝・脾
体質●気虚・血虚・陰虚・気滞

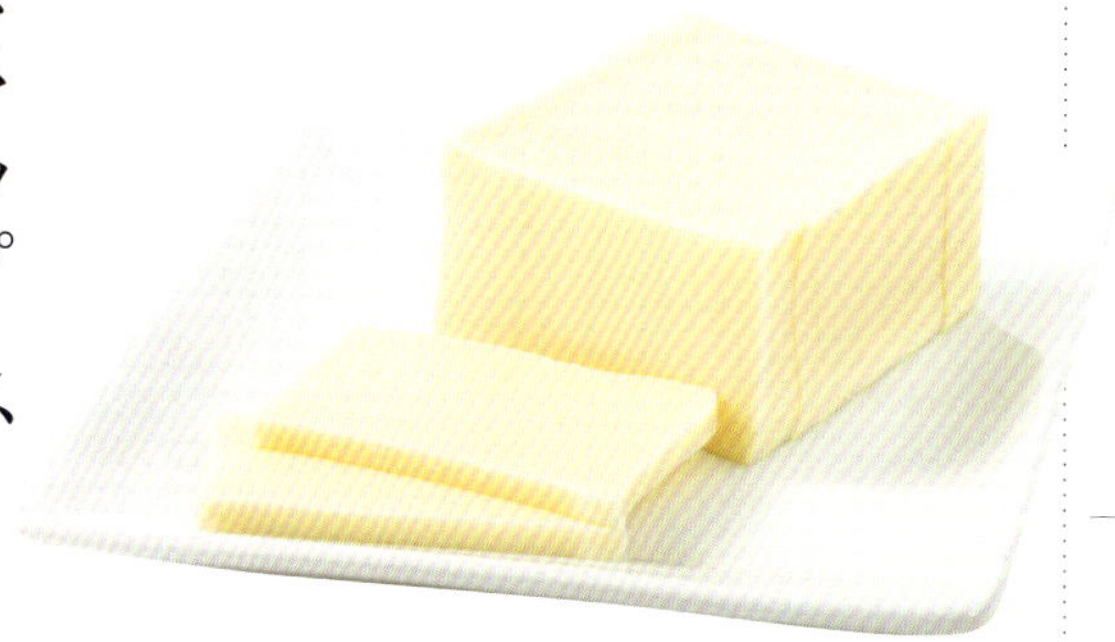

肺の潤いをアップし、咳やカゼを予防する

肺に潤いを与え、熱と乾燥が引き起こす症状を改善に導きます。から咳、かすれ声、痰のつまり、口やのどの渇きなどの症状によく、粘膜を潤すことで免疫力が高まるので、乾燥した時季のカゼ予防にもおすすめです。肌トラブルにもよく、肌の乾燥やたるみ、小じわの改善にも適しています。

腸内にも潤いを与えるので、便秘にも効果的です。

こんにゃく

蒟蒻

五味◉甘・辛
五性◉寒
帰経◉肺・脾・大腸・胃
体質◉陰虚・気滞・湿熱・瘀血・湿痰

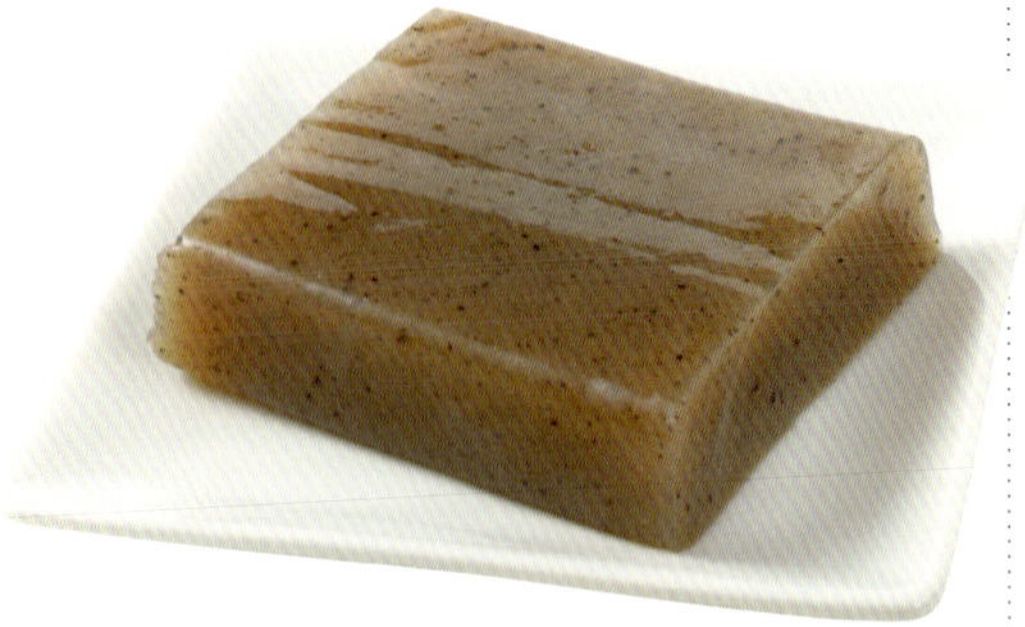

便秘がちな人、吹き出物がある人に

こんにゃくには、体の余分な熱を鎮めて便意を促す作用があるので、お腹の張りをともなうストレス性の便秘、かたい便しか出ない便秘に効果があります。消化を促進する作用もあるので、消化不良、胃もたれ、ゲップにもよいでしょう。また、血の巡りを活発にして、腫れを抑える作用もあります。ニキビや吹き出物に悩んでいる人は、継続してこんにゃくを食べるとよいでしょう。

くらげ

水母

五味◉鹹
五性◉平
帰経◉肝・腎
体質◉気滞・湿熱・湿痰

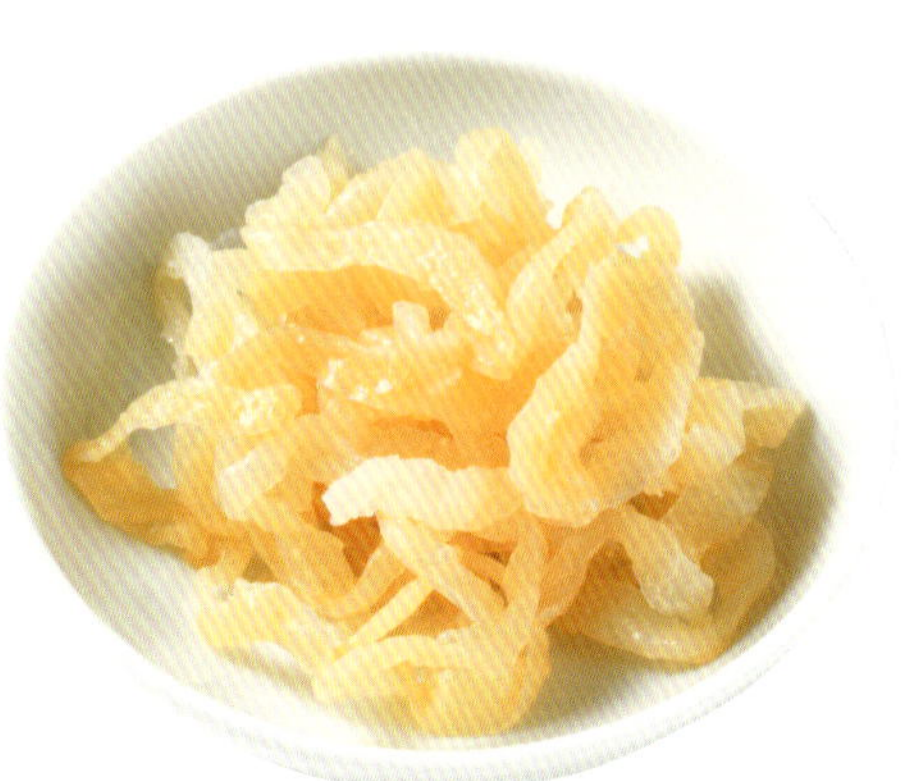

余分な熱と水分を取り除き、むくみや痰のつまりを解消

体内の過剰な熱を抑え、全身に停滞した余分な水分を取り除く作用があります。痰のつまり、むくみ、イライラや怒りの感情、ニキビや皮膚の腫れ物の改善によいでしょう。咳を止める作用もあるので、夏から初秋の熱をともなうカゼに適した食材です。また、消化を促して腸を潤すため、消化不良、胃のむかつき、胃もたれ、便秘といった症状がある時にもおすすめです。

とうにゅう
豆乳

五味◉甘
五性◉平
帰経◉肺・脾・大腸
体質◉気虚・血虚・陰虚・気滞・湿熱・湿痰

「おから」「きな粉」ダイズの仲間たち

「おから」と「きな粉」を使う際は、ダイズの薬膳作用を参考にするとよいでしょう。おからは潤す作用が弱く、きなこはダイズを炒ってつくられるので、やや温性の性質と考えます。

心と体を癒し、慢性的な疲れを取る

心身の疲労を癒す働きと、体の乾燥を潤す作用があります。慢性的な疲労、集中力低下、口やのどの渇きなどの症状に適しています。また肺にこもった余分な熱を冷ますので、から咳やかすれ声によく、痰のつまりの改善にも効果を発揮します。

尿の出をよくするので、むくみや排尿困難といった症状にもよいでしょう。さらに、母乳の出をよくする作用もあります。

とうふ
豆腐

五味◉甘
五性◉涼
帰経◉脾・胃・大腸
体質◉血虚・陰虚・気滞

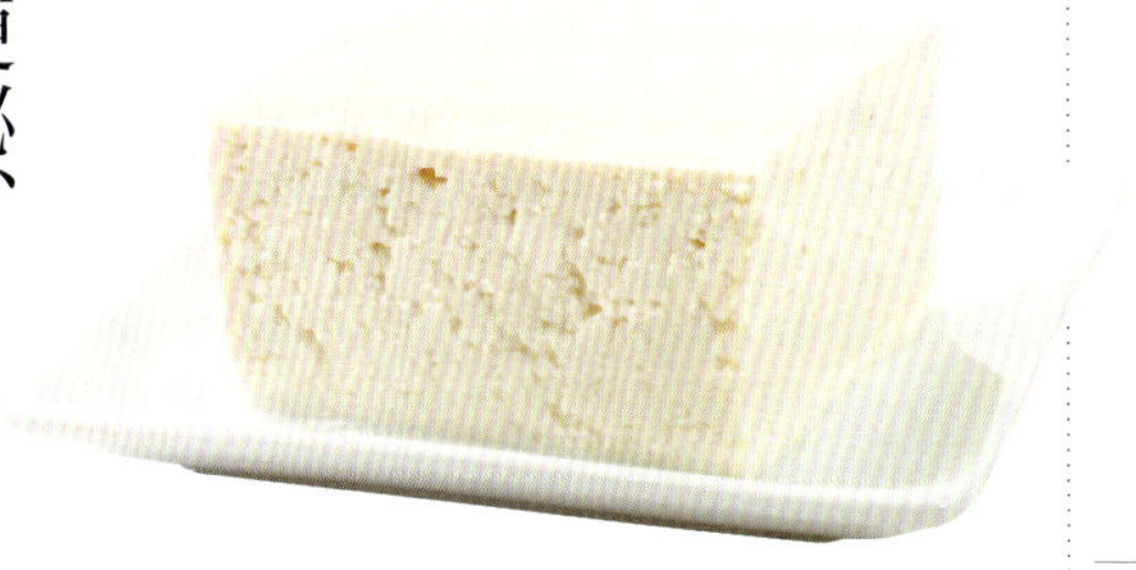

豆腐の加工食材について

「焼き豆腐」「厚揚げ」「油揚げ」「がんもどき」「生揚げ」などの、豆腐を加工してつくられる食材は、豆腐の薬膳作用に近い働きをもっています。

ほてり、便秘、のどの痛みにも

栄養面に優れていることから世界各国で食べられている豆腐。薬膳では、体内の余分な熱を冷まし、津液を補う作用があるとされ、ほてり、便秘、肌の乾燥、口やのどの渇きの改善に使われます。また炎症を抑える作用もあり、発熱、ニキビや皮膚炎、のどの痛みといった、腫れや痛みの症状をやわらげるのにも効果的。さらに母乳の出をよくするので、出産後にもおすすめです。

だいず

大豆

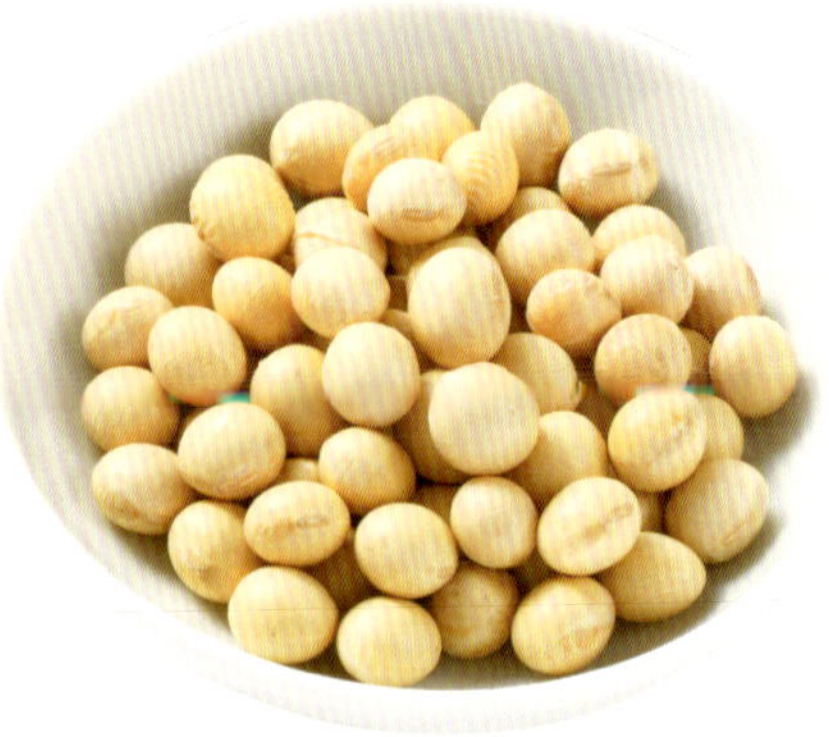

五味◉甘
五性◉平
帰経◉脾・大腸
体質◉気虚・陽虚・血虚・陰虚・気滞・湿熱・瘀血・湿痰

気・血・津液を与える万能食材

しょうゆ、みそ、豆腐などの原料で、私たちの食生活を支える重要な食材です。薬膳では、お腹の調子をととのえ、気と血を補う作用があると考えられています。日頃から疲労感があり、スタミナが不足している虚弱体質の改善によいでしょう。また、体内の乾燥を潤す作用と、余分な水分を排出する作用もあります。むくみや体がだるいといった、水分代謝が乱れた人にも有効です。

冷え性の人は「納豆」を食べましょう

ゆでたダイズを発酵させてつくる「納豆」には、温性の性質があります。気と血の巡りを活発にするので、イライラ、不眠、肩こり、肌のくすみ、しみ、そばかす、生理痛の症状がある人にむいています。

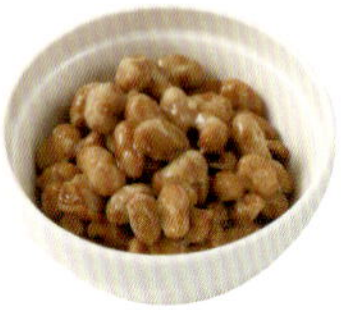

納豆

もちごめ

糯米

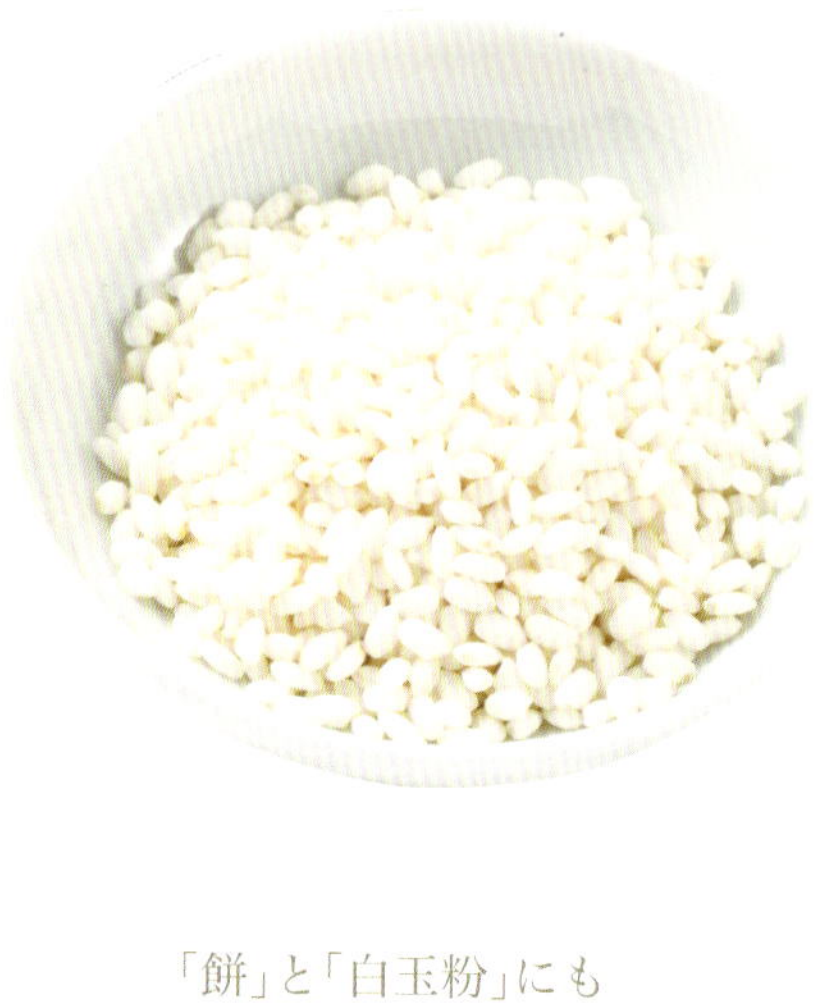

五味◉甘
五性◉温
帰経◉脾・胃・肺
体質◉気虚・陽虚・血虚・瘀血・湿痰

気を補い、冷えを解消する。下痢やスタミナ不足に

暑くもないのに、少し動いただけでダラダラと汗が流れる時は、体の表面を守る気の働きが弱っています。もち米には、お腹の働きを高めて、気を補う作用があるので、大量の汗を抑えるのに役立ちます。また、元気がない、集中力がない、動くとすぐに息切れしてしまう、体力がないといった人にもよいでしょう。温性なので、お腹の冷えや下痢、腹痛もやわらげます。

「餅」と「白玉粉」にも近い効果があります

もち米からつくられる「餅」や「白玉粉」は、もち米に近い薬膳作用があります。胃が重たい時は、消化のよい餅にするなど、体調にあわせて食べ分けるとよいでしょう。

▼だいず ▼もちごめ ▼こめ ▼くろまい

こめ

米

五味◉甘
五性◉平
帰経◉脾・胃
体質◉気虚・陽虚・血虚・陰虚・気滞・湿熱・瘀血・湿痰

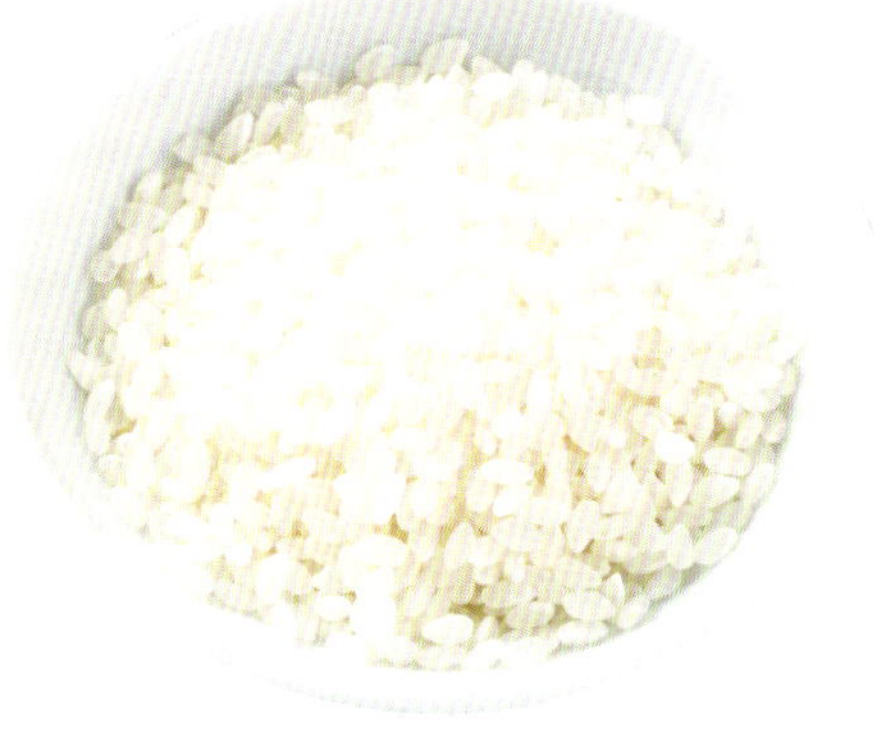

脾の働きをよくし、気を補う。すべての体質に

バランスのとれた平性の米は、すべての体質によい主食です。脾の働きをととのえて気を補うので、慢性的な疲労、集中力の低下、消化不良によいでしょう。また体内の熱を抑え、乾燥を改善する働きがあり、イライラやのどの渇きにもおすすめです。精米前の玄米には、これらの作用に加え、腎と肝を補う作用があります。ただし消化がよくないので、胃腸が弱い人は避けましょう。

米の加工食品を使いこなそう

この本のレシピで使用している、「上新粉」「ライスペーパー」「米はぜ」は、米の薬膳作用を参考にしています。ベトナムの「フォー（米のヌードル）」も同じように考えるとよいでしょう。

くろまい

黒米

五味◉甘
五性◉平
帰経◉脾・胃・腎
体質◉気虚・陽虚・血虚・瘀血

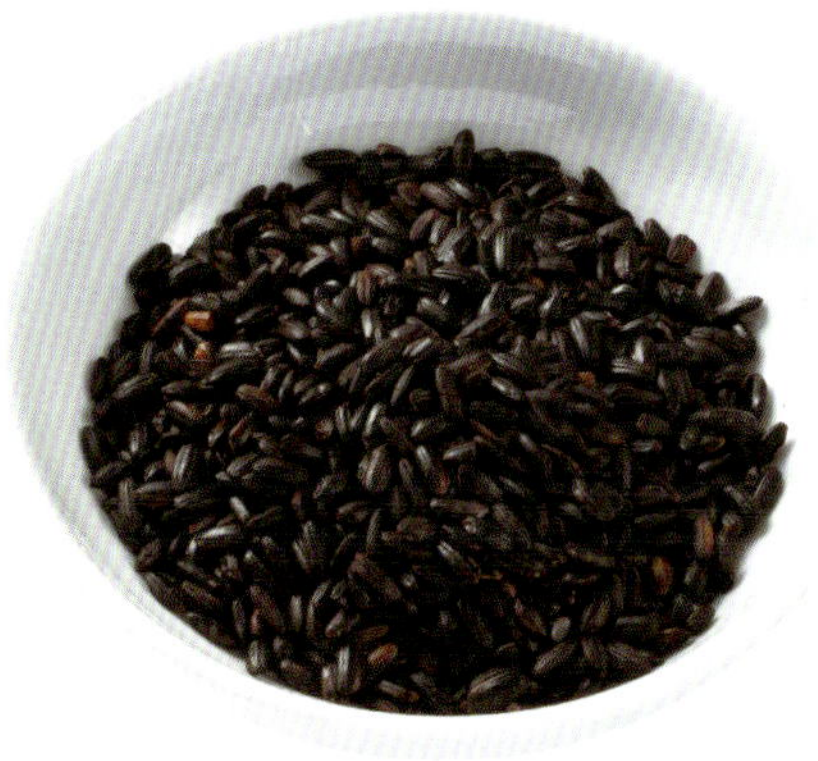

元気不足、貧血、老化予防に

黒米には、弱った脾と胃の機能を高める作用があり、食欲不振、消化不良、元気不足、疲労などの症状の改善に効果が期待できます。血を補って全身へ巡らせる作用もあるので、貧血や血行不良の症状にもおすすめです。とくに目のかすみやドライアイなど、目の不調によい食材です。

また、腎を補う作用もあるので、老化予防や子どもの健康維持にも適した食材です。

あわ

粟

五味◉甘・鹹
五性◉涼
帰経◉脾・胃・腎
体質◉陰虚・気滞・湿熱

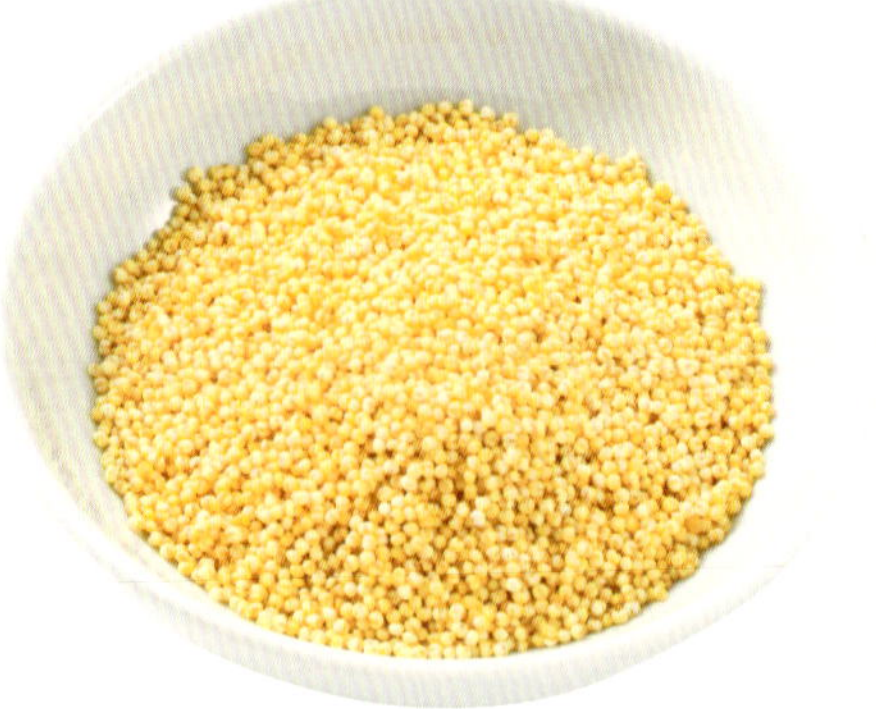

脾と胃の過剰な熱を鎮める。消化不良や便秘に

体の余分な熱を鎮め、胃と脾の働きをよくする作用があります。お腹に過剰な熱がこもることで起こる、消化不良、吐き気、胸やけ、下痢、便秘、口やのどの渇きなどの症状に有効です。このような症状がある時は、少量の粟を加えたごはんを継続して食べるとよいでしょう。

また、利尿作用があるので、だるさを感じる人や、むくみやすい人にもおすすめです。

きび

黍

五味◉甘
五性◉平
帰経◉脾・肺
体質◉気虚・陽虚・血虚・陰虚

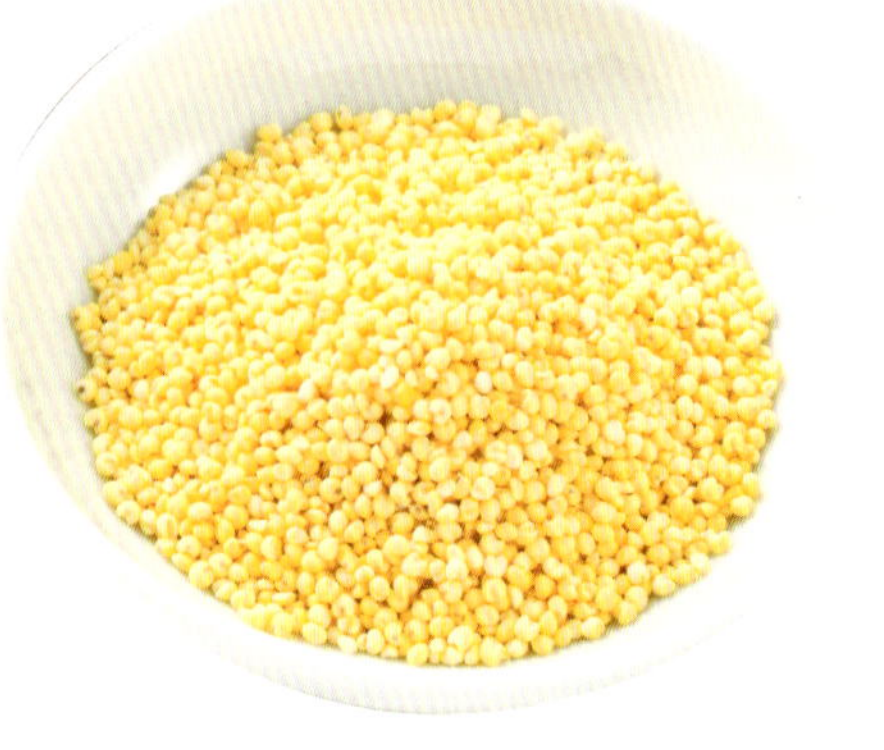

お腹の調子をととのえる。疲労や食欲不振に

桃太郎でおなじみの「きびだんご」の原料です。薬膳では、弱った脾と胃の機能を調節する作用があります。疲労、食欲不振、消化不良、元気不足、腹痛、ゲップ、吐き気といった、脾と胃の不調が引き起こす症状によいでしょう。また、肺の機能を高める作用もあり、のどの渇き、咳、痰、肌あれの解消に有効です。米と一緒に炊き込むと、おいしくいただけます。

▼あわ ▼きび ▼おおむぎ ▼ひえ

おおむぎ
大麦

五味●甘・鹹
五性●涼
帰経●脾・胃
体質●気虚・陰虚・湿熱・湿痰

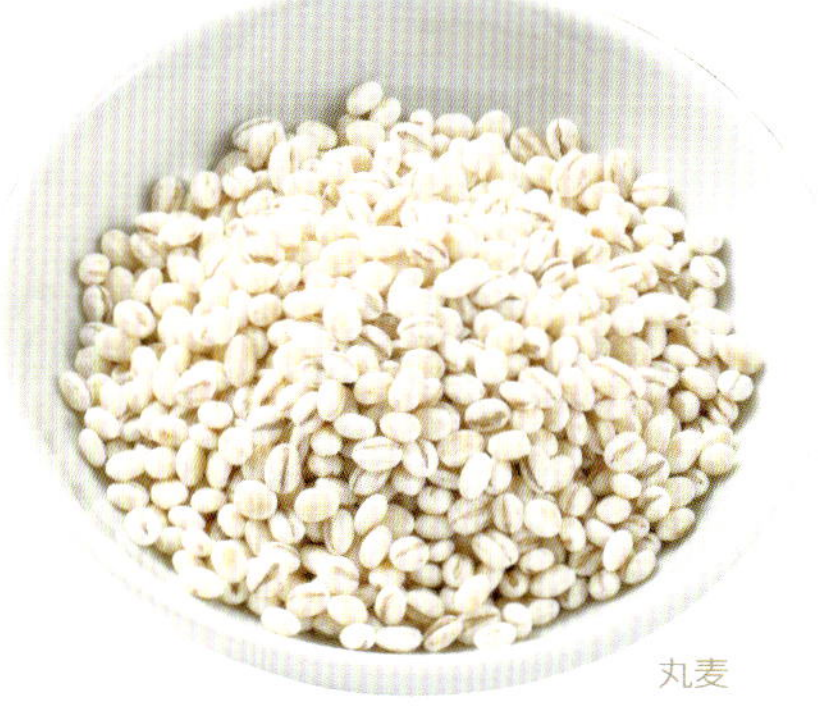
丸麦

料理に便利な
「丸麦」「押し麦」

スーパーや百貨店では、大麦の外皮を除去した「丸麦」、丸麦をローラーで加工した「押し麦」が販売されています。プチプチとした食感を生かしたスープやあえ物に使うとよいでしょう。

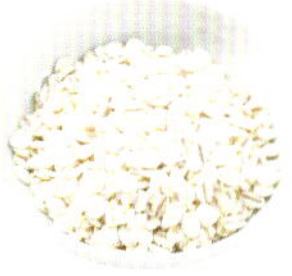
押し麦

消化不良や胃のむかつき、夏バテ予防にも

大麦には、体内にこもった熱を冷まし、脾や胃の働きを正しくする作用があります。消化不良、食欲不振、ゲップ、胃もたれ、口やのどの渇き、胃のむかつき、腹痛、便秘など、脾と胃の過剰な熱が引き起こす症状の改善に役立ちます。また利尿作用もあるので、むくみやすい人にもおすすめです。暑い夏の間には、米と一緒に炊いて食べると夏バテの予防になります。

ひえ
稗

五味●甘・苦
五性●微寒
帰経●脾・胃
体質●気虚・血虚・陰虚・気滞・湿熱・瘀血・湿痰

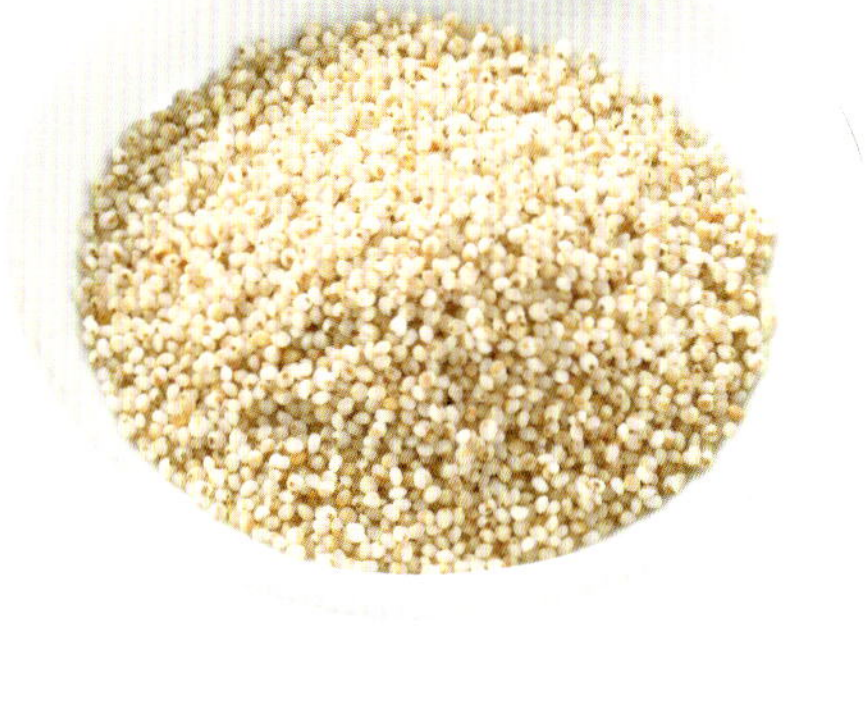

余分な熱を冷ます。疲労回復に

お腹の働きをよくし、エネルギー源である気を補います。食欲不振や消化不良など、脾と胃の虚弱が引き起こす症状や、慢性的な疲労、元気不足といった、気の不足がまねいた症状にも効果的です。また、血にこもった余分な熱を取り除くので、皮膚の腫れやのぼせによる鼻血にも有効です。米と一緒に炊くとおいしく食べられ、粥状にすれば料理のトロミづけにも使えます。

しろごま

白胡麻

五味◉甘
五性◉寒
帰経◉肺・脾・大腸
体質◉陰虚・気滞

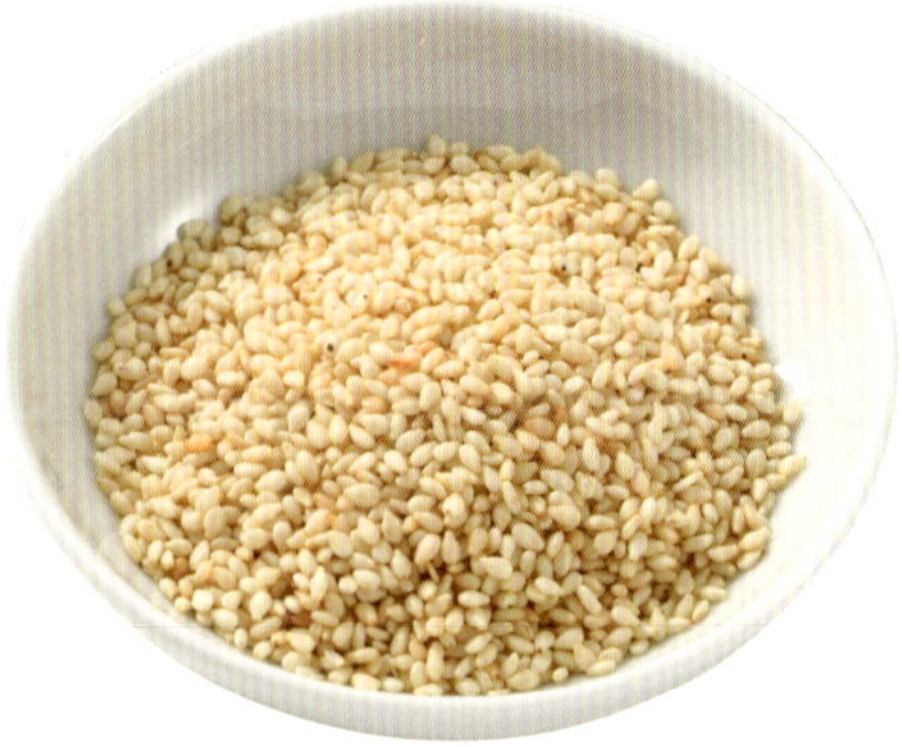

潤いを与え、便秘や肌の乾燥を解消

余分な熱を取り除いて渇きを潤すので、口やのどの乾燥、から咳、痰、目の充血、ほてりによいでしょう。とくに、カサつきや小じわなどの肌トラブル、かたい便しか出ない便秘に効果があります。ただし、殻がかたいため、消化されないでそのまま排出されることがあります。すりつぶして使ったり、市販のペーストを利用すると、無駄なく取り入れることができます。

練りゴマ

練りゴマを上手に使おう

炒ったゴマをすりつぶしてペースト状にした「練りゴマ」は、ゴマの効能をムダなく吸収することができます。ソースやドリンクに利用したり、バター代わりに使うとよいでしょう。

くろごま

黒胡麻

五味◉甘
五性◉平
帰経◉肝・腎
体質◉気虚・陽虚・血虚・陰虚

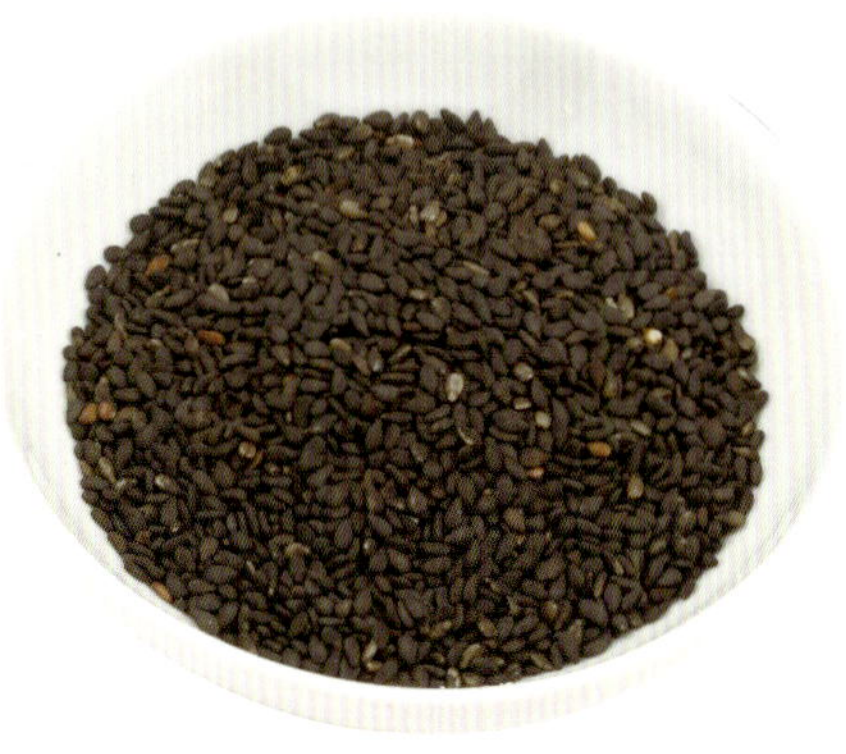

気と血を補い体の疲れを取る

高い滋養強壮作用があり、気と血の不足が引き起こす慢性的な疲労、筋力の低下、ドライアイ、情緒不安といった症状の改善に有効です。また、肝と腎の機能を高めるので、足腰のだるさ、耳鳴り、脱毛、精力減退、生理不順にもよいでしょう。中国では老化予防の薬膳料理によく使われています。腸に潤いを与えるので、空気が乾燥する季節の便秘におすすめです。

生薬として使われています

黒ゴマは生薬の「胡麻（ゴマ）」としても使われます。乾燥タイプの便秘、めまい、目のかすみによいといわれています。

くろまめ
黒豆

五味●甘
五性●平
帰経●脾・肝・腎
体質●気虚・陽虚・血虚・気滞・湿熱・瘀血・湿痰

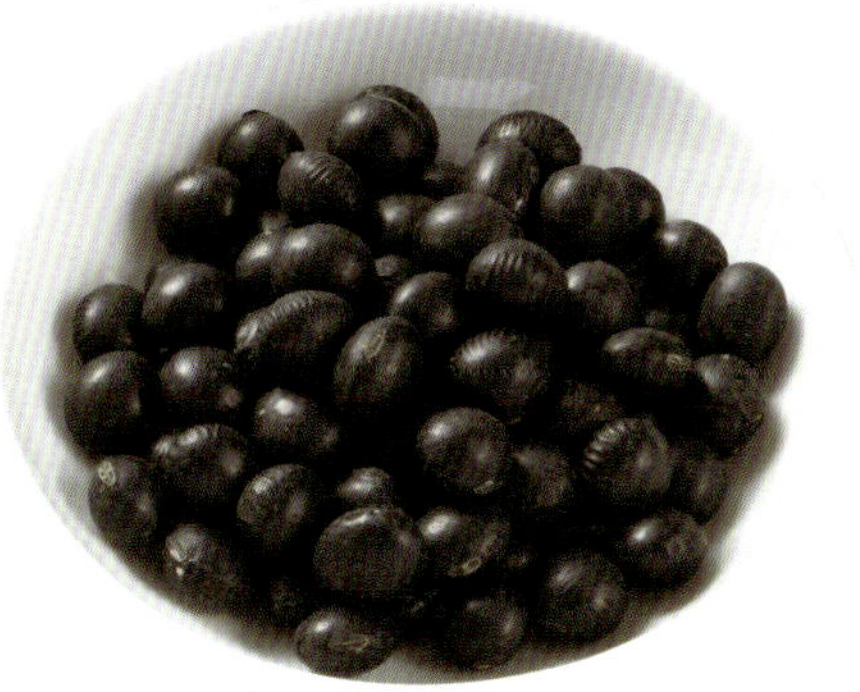

むくみ、めまい、皮膚炎、老化の予防に

全身の余分な水分を取り除くので、水分代謝が乱れている時によいでしょう。また、血を補って血の巡りを活発にします。継続して食べて、めまい、ふらつき、爪の割れ、生理不順、肌のくすみや乾燥、肩こり、抜け毛の予防に役立てましょう。解毒作用もあるので、熱をともなう皮膚の腫れなどの症状にも有効です。

腎を補う作用もあり、老化予防や視力回復も期待できます。

あずき
小豆

五味●甘・酸
五性●平
帰経●心・小腸
体質●湿熱・瘀血・湿痰

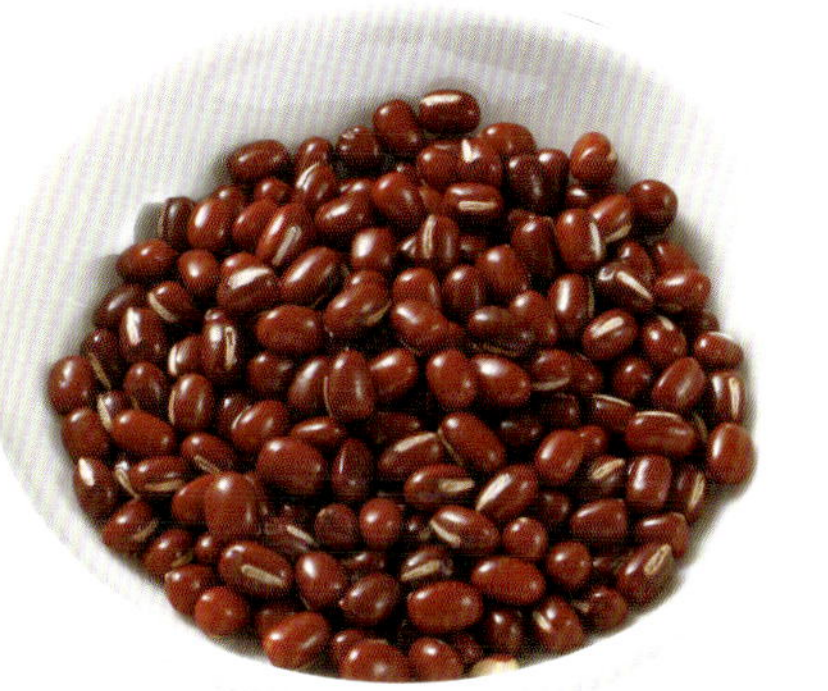

高い利尿作用がある。むくみやだるさに

生薬の「赤小豆《せきしょうず》」でもあるアズキには、高い利尿作用があり、むくみの改善を目的とした薬膳料理によく使われる食材です。お腹のポチャポチャ音、全身のだるさ、手足の冷え、下痢、ジュクジュクした皮膚のかゆみにもおすすめです。

また、解毒作用があるので、ニキビや吹き出物、目の充血、のどの痛みといった、化膿性の痛みや腫れを抑える働きをします。

のり

海苔

五味◉甘・鹹
五性◉寒
帰経◉肺・腎
体質◉気滞・湿熱・湿痰

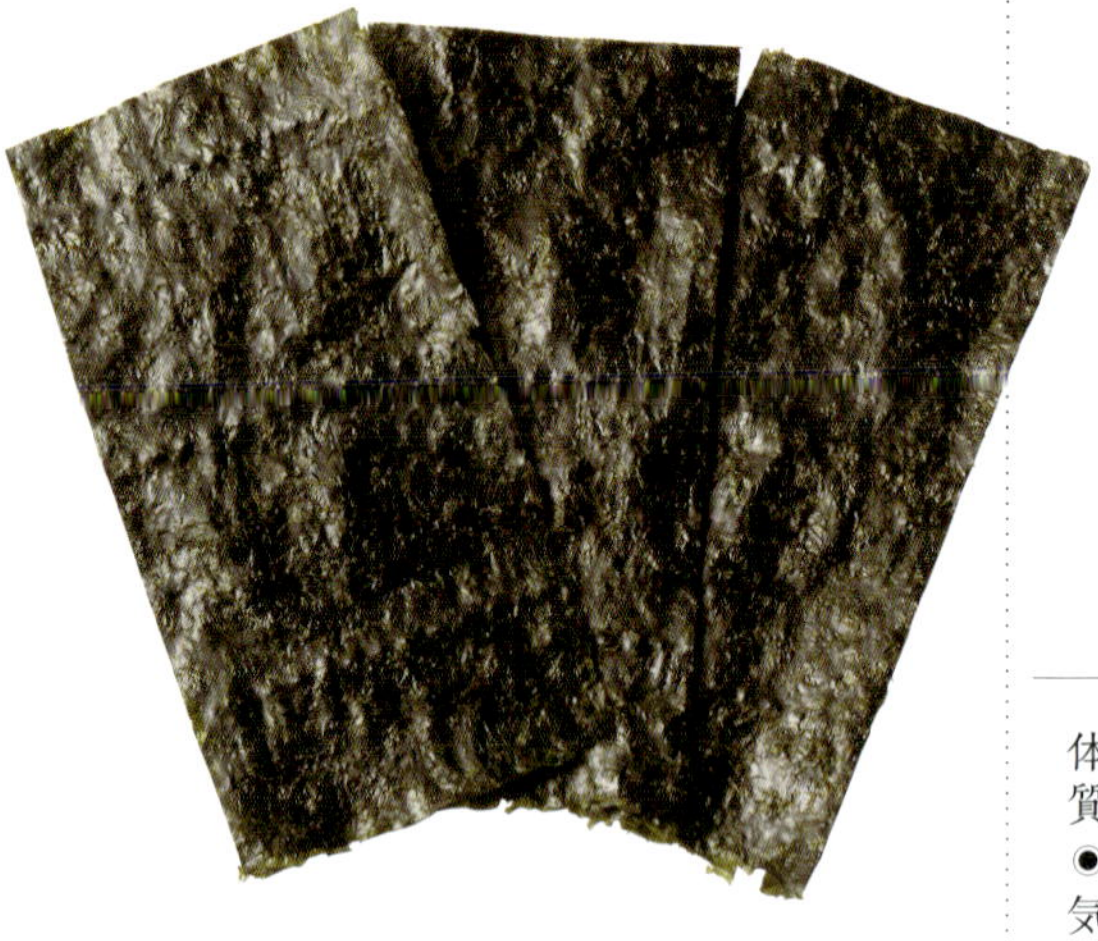

余分な熱と水分を取る。むくみ、のぼせに

水分バランスが乱れて体内に停滞した余分な水分を取り除く作用があります。むくみ、痰のつまり、リンパ腺の腫れによいでしょう。また、体の余分な熱を取り、のどの不調を改善するので、目の充血、のぼせ、イライラ、のどの痛み、咳にもよいでしょう。ただし、冷えの症状がある人や、陽虚体質の人は、症状を悪化させる原因になるので、食べる量に注意しましょう。

こんぶ

昆布

五味◉鹹
五性◉寒
帰経◉肝・腎・胃・脾
体質◉気滞・湿熱・湿痰

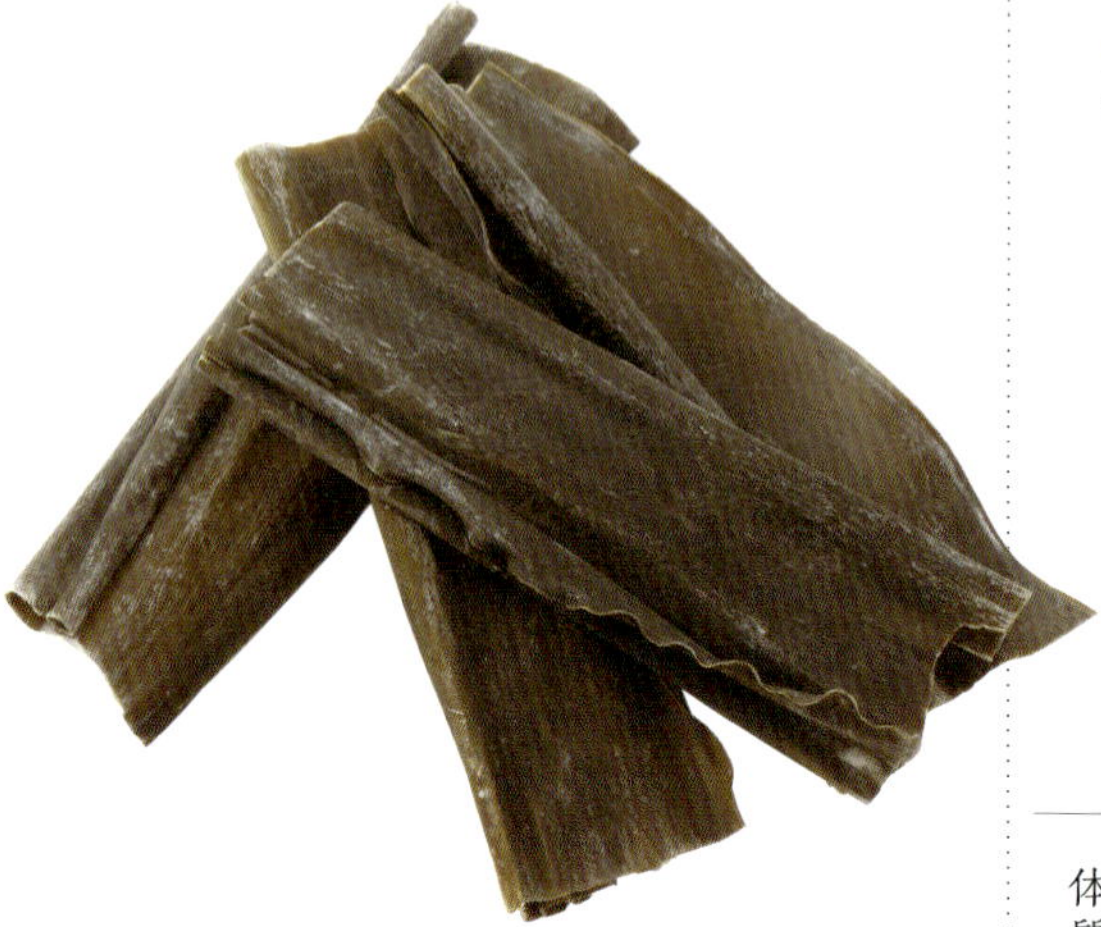

余分な熱と水分を改善。むくみや目の充血に

全身に停滞した余分な水分を取り除き、しこりをやわらかくする働きがあり、むくみ、下痢、痰、リンパ腺の腫れの改善に適しています。また、寒性の食材なので、目の充血、イライラを鎮めます。だしをとるのが面倒な時は、コンブ10gと水2½カップをひと晩冷蔵庫でおいて「コンブの水だし」をつくりましょう。継続して料理に取り入れることで、むくみにくい体をつくります。

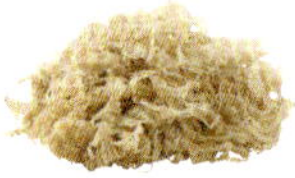

とろろコンブ

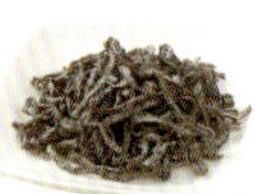

塩コンブ

コンブ製品を使ってうまみアップ

うまみが足りない時に便利なのが、「とろろコンブ」と「塩コンブ」です。炒め物やお吸い物などに気軽に使うことができます。ただし、塩分が強いので量に注意しましょう。

そば
蕎麦

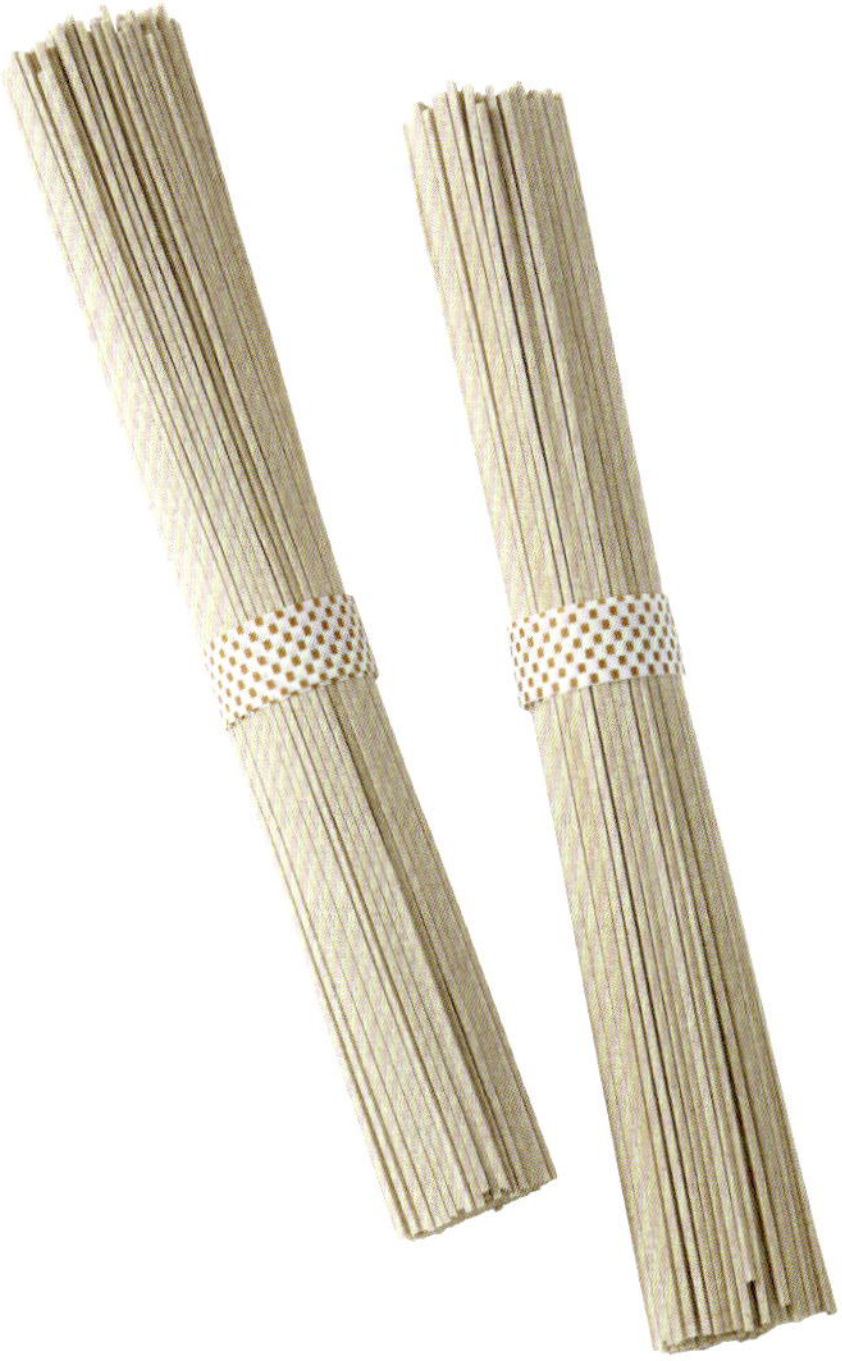

五味◉甘
五性◉涼
帰経◉脾・胃・大腸
体質◉陰虚・気滞・湿熱・瘀血

気の乱れを正し、頭痛、イライラを抑える

食欲を促し、腸の働きをととのえる作用があるので、食欲不振、腹痛、便秘に適した食材です。また、体の余分な熱を鎮め、気の乱れを正す作用もあります。頭痛、ほてりによく、イライラや怒りで逆上した気持ちを落ちつかせてくれます。胃のむかつき、お腹の張り、消化不良、吐き気、ゲップなど、脾と胃に流れる気が逆流して引き起こされた症状にもよいでしょう。

こむぎこ
小麦粉

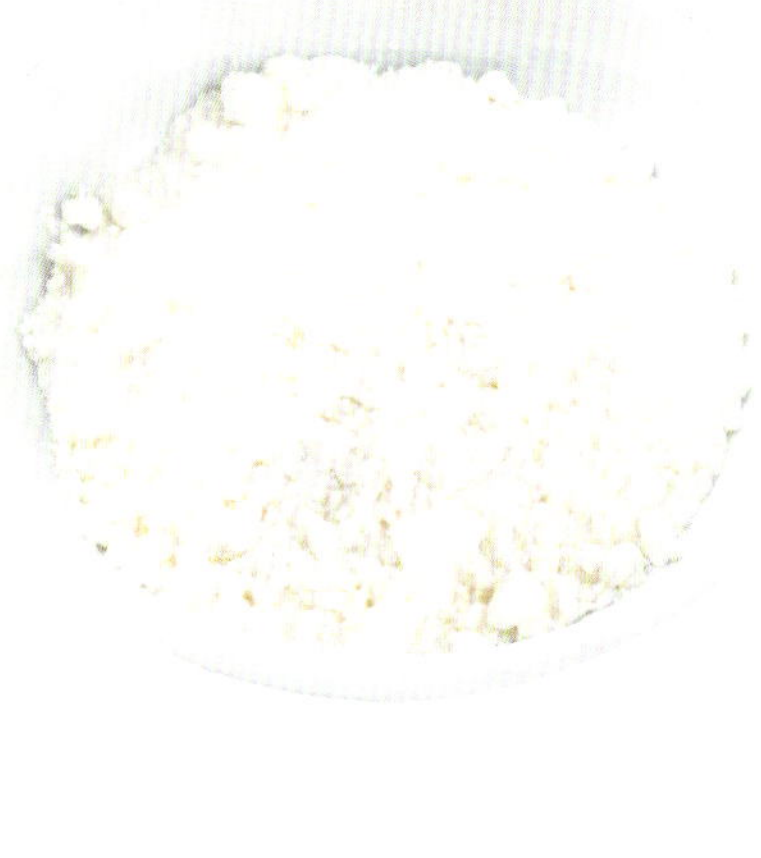

五味◉甘
五性◉温
帰経◉心・脾・腎
体質◉気虚・陽虚・血虚・瘀血

五臓の機能を高める。心と体の疲れに

小麦粉には、気を補い、弱った五臓の機能を助ける働きがあります。落ち込みやすい人、疲れやすい人、集中力がない人によく、とくに気虚体質や血虚体質に適した食材です。胃腸を丈夫にし、消化を促進する働きもあります。食べ過ぎた次の日は、小麦粉を使った料理がおすすめです。

小麦粉の原料である小麦は、生薬の「小麦《しょうばく》」としても使われています。

小麦粉でつくられる食材について

「パン」「うどん」「パスタ」を使う際は、小麦粉の薬膳作用を参考にしましょう。フスマ入りや全粒粉でつくられているものには、やや寒性の性質があります。

バナナ

五味◉甘
五性◉寒
帰経◉肺・脾・胃・大腸
体質◉陰虚・気滞

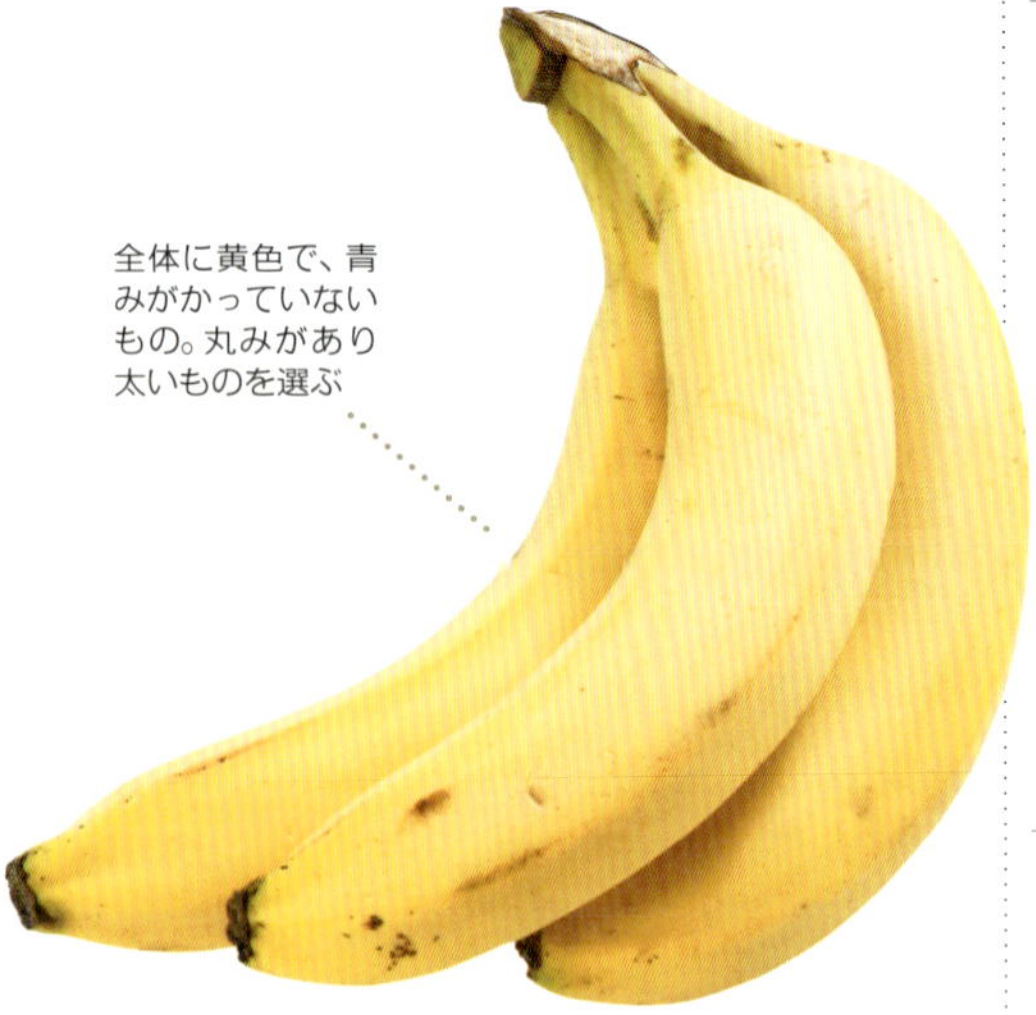

全体に黄色で、青みがかっていないもの。丸みがあり太いものを選ぶ

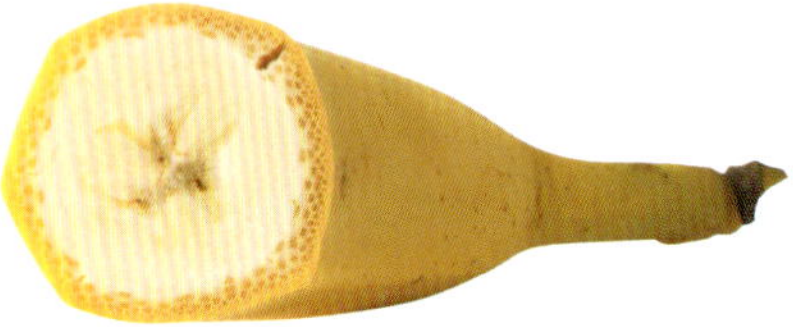

肌の乾燥、便秘、のどの痛みやニキビにも

体にこもった余分な熱を鎮め、肺に潤いを与えるので、口やのどの渇き、から咳、痰、肌の乾燥を予防します。バナナは便秘を改善する食材として知られていますが、薬膳でも腸を潤して便秘を解消する作用があると考えます。とくに体内が乾燥しやすい高齢者におすすめです。

解毒作用があるので、のどの痛み、ニキビなどの腫れや、不正出血にも効果的です。

アボカド

五味◉甘
五性◉平
帰経◉胃・大腸・肺
体質◉気虚・血虚・陰虚

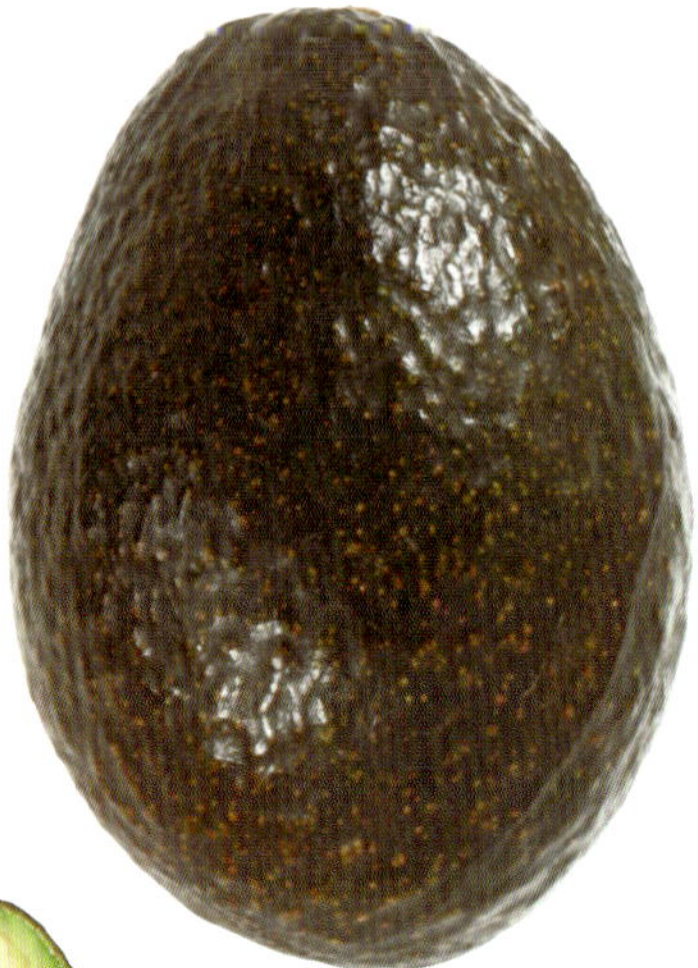

もってやわらかさを感じ、皮が緑から黒に変わったら食べ頃

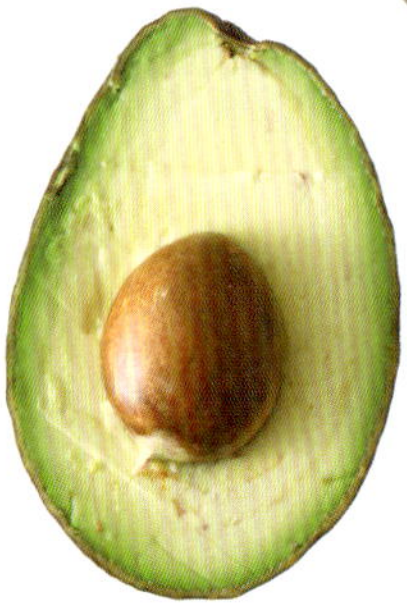

便秘や元気不足の人、美しい肌を目ざす人に

腸内の乾燥を潤す作用があるアボカドは、潤いが不足してかたい便しか出ない便秘の解消に適した食材です。また、お腹の調子をととのえ、エネルギー源である気を補う作用があるので、疲れが取れない、元気が出ない、集中力がない時によいでしょう。ただし、食べ過ぎると胃に負担がかかるのでほどほどに。美容効果も高く、肌の乾燥を改善し、たるみのない潤いのある肌へと導きます。

グレープフルーツ

五味◉甘・酸・苦
五性◉寒
帰経◉肺・肝・脾
体質◉陰虚・気滞・湿熱・瘀血

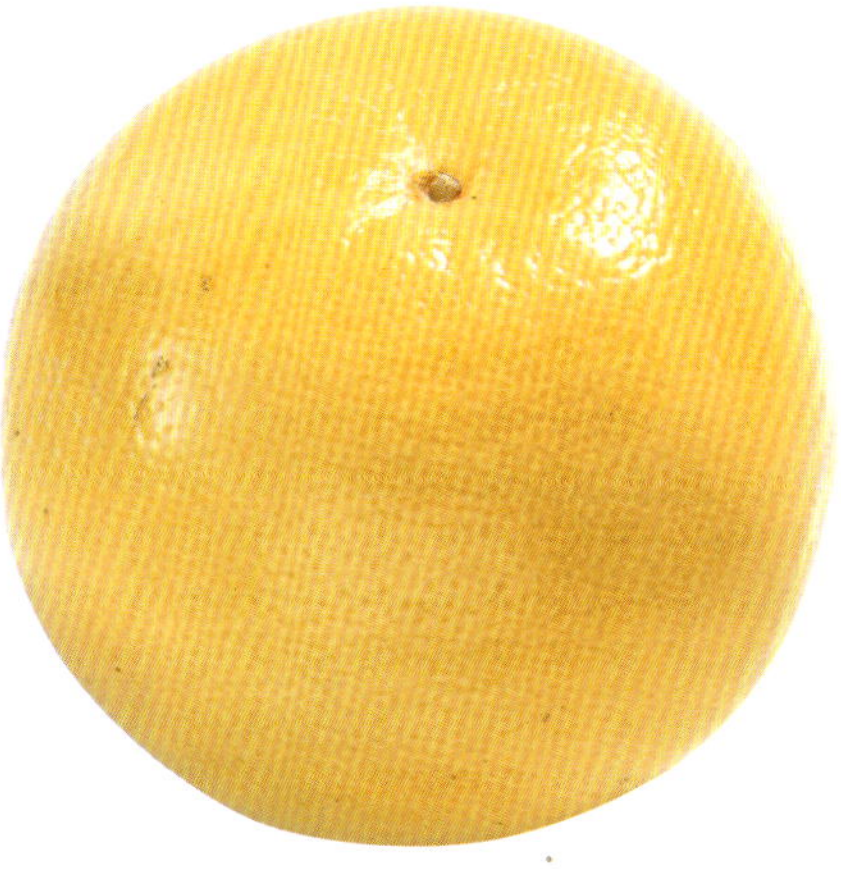

皮にハリとツヤがあり、ずっしりと重いものを選ぶ

実が胃の働きをととのえ、皮が気持ちを安定させる

実と皮に異なる作用があります。実は、体内の気の巡りを活発にし、胃の働きを調節するので、胃もたれやむかつき、食欲不振、ゲップによいでしょう。酒の毒を分解する作用もあるので、二日酔いの時に食べるのもおすすめです。また、血の滞りを改善するので、ニキビや吹き出物にも有効です。

皮には、イライラや怒りを抑えるリラックス効果があります。

オレンジ

五味◉甘・酸
五性◉涼
帰経◉肺・胃
体質◉陰虚・気滞

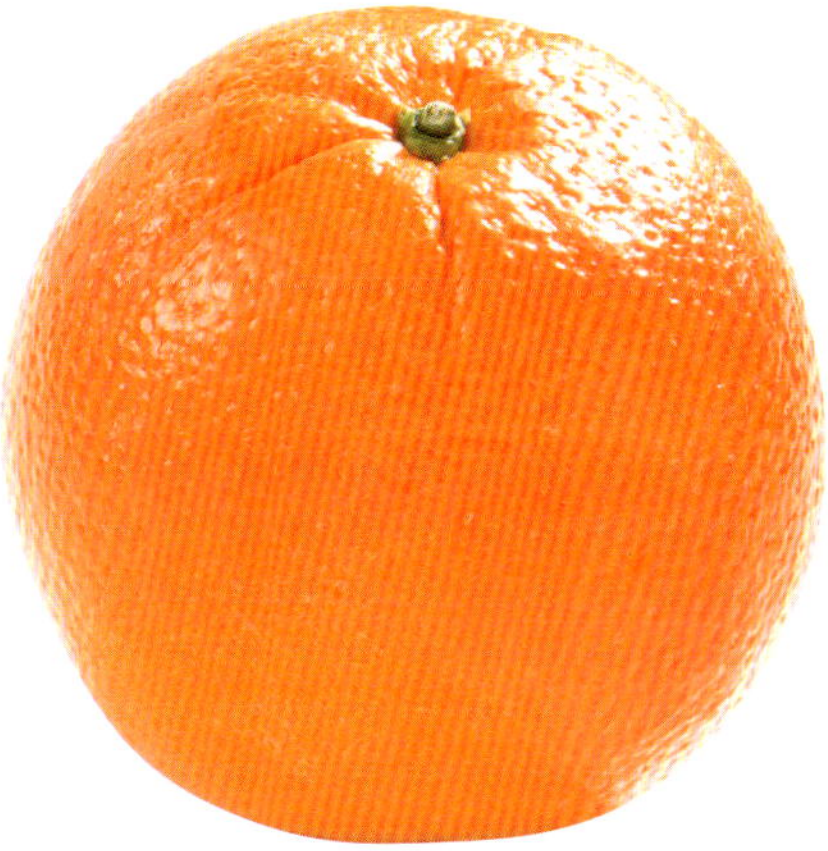

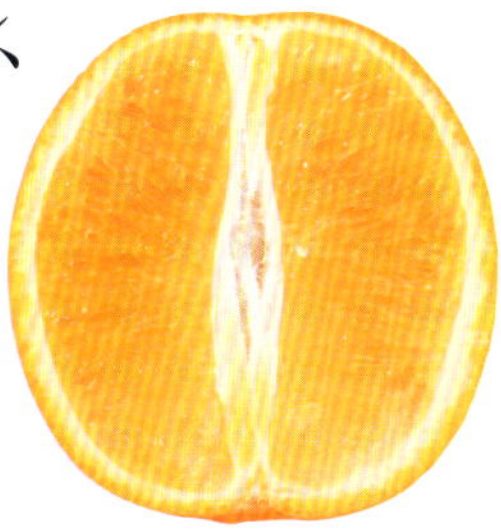

色が鮮やかで皮の表面がなめらかでハリがあるもの

豊かな香りで食欲を増進し、気の巡りをととのえる

さわやかな香りをもつオレンジには、食欲を増進させ、お腹の働きをととのえる作用があります。食欲がない時は、食事の前にオレンジジュースを飲むとよいでしょう。また、気の巡りをととのえて、吐き気、食べ過ぎによる胃もたれ、腹痛、消化不良を改善する作用もあります。

津液を補うので、のどの渇き、便秘、肌の乾燥、発熱などの症状や、飲酒後にもおすすめです。

パイナップル

五味◉甘・微酸
五性◉平
帰経◉胃・腎
体質◉陰虚・気滞・湿熱・湿痰

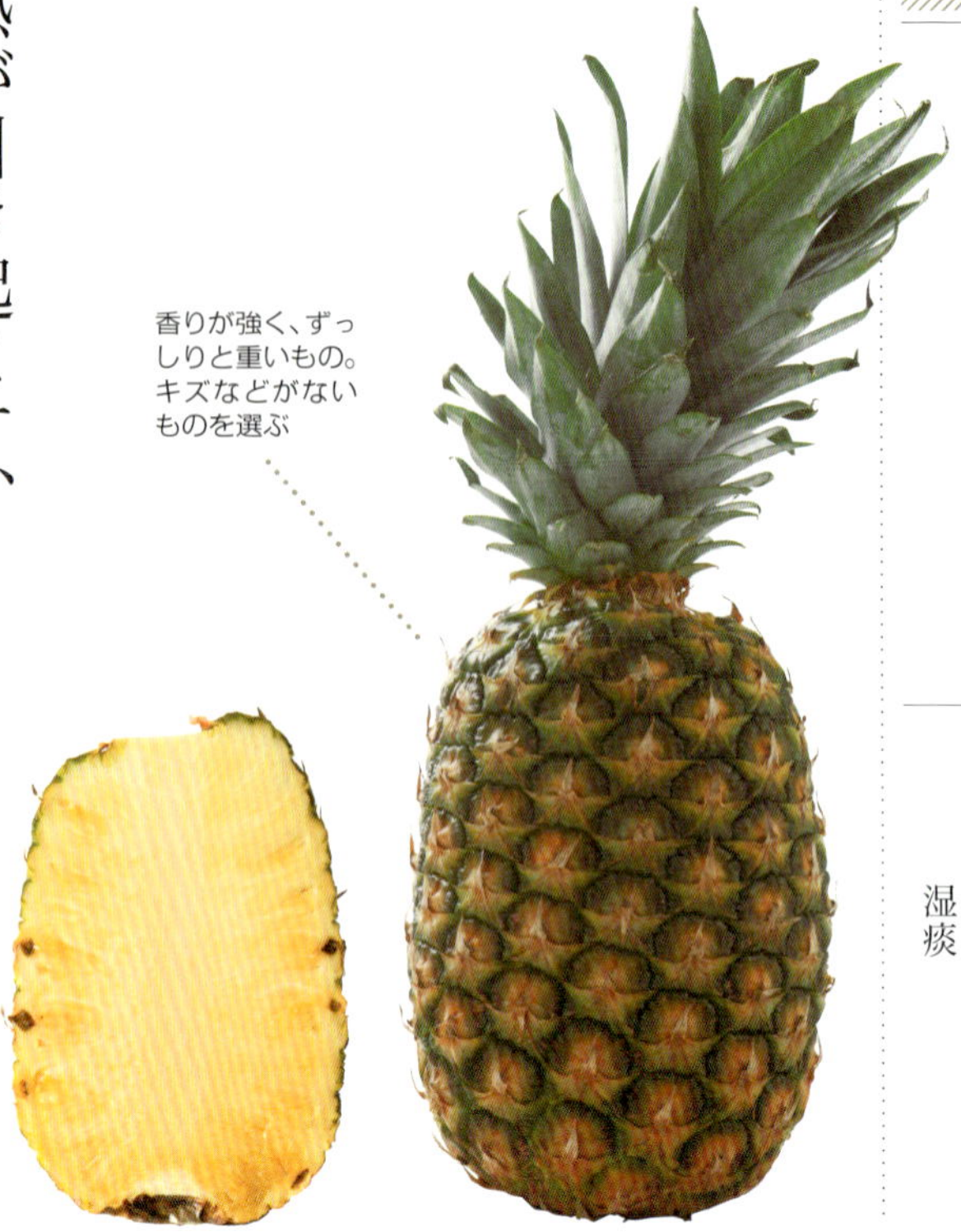

香りが強く、ずっしりと重いもの。キズなどがないものを選ぶ

熱が引き起こす、口の渇きやイライラに

体にこもった余分な熱を取るので、イライラしやすい人、ほてりがある人、目が充血している人によく、のどが渇きやすい夏にも適した食材です。また、脾と胃の働きをよくするので、消化不良、腹痛、胃もたれ、便秘の解消に効果的です。利尿作用もあり、むくみ、痰がたくさん出る、尿の出が悪いといった、水分代謝の乱れが引き起こす症状にもおすすめです。

キウイフルーツ

五味◉甘・酸
五性◉寒
帰経◉胃・腎
体質◉気滞・湿熱・瘀血

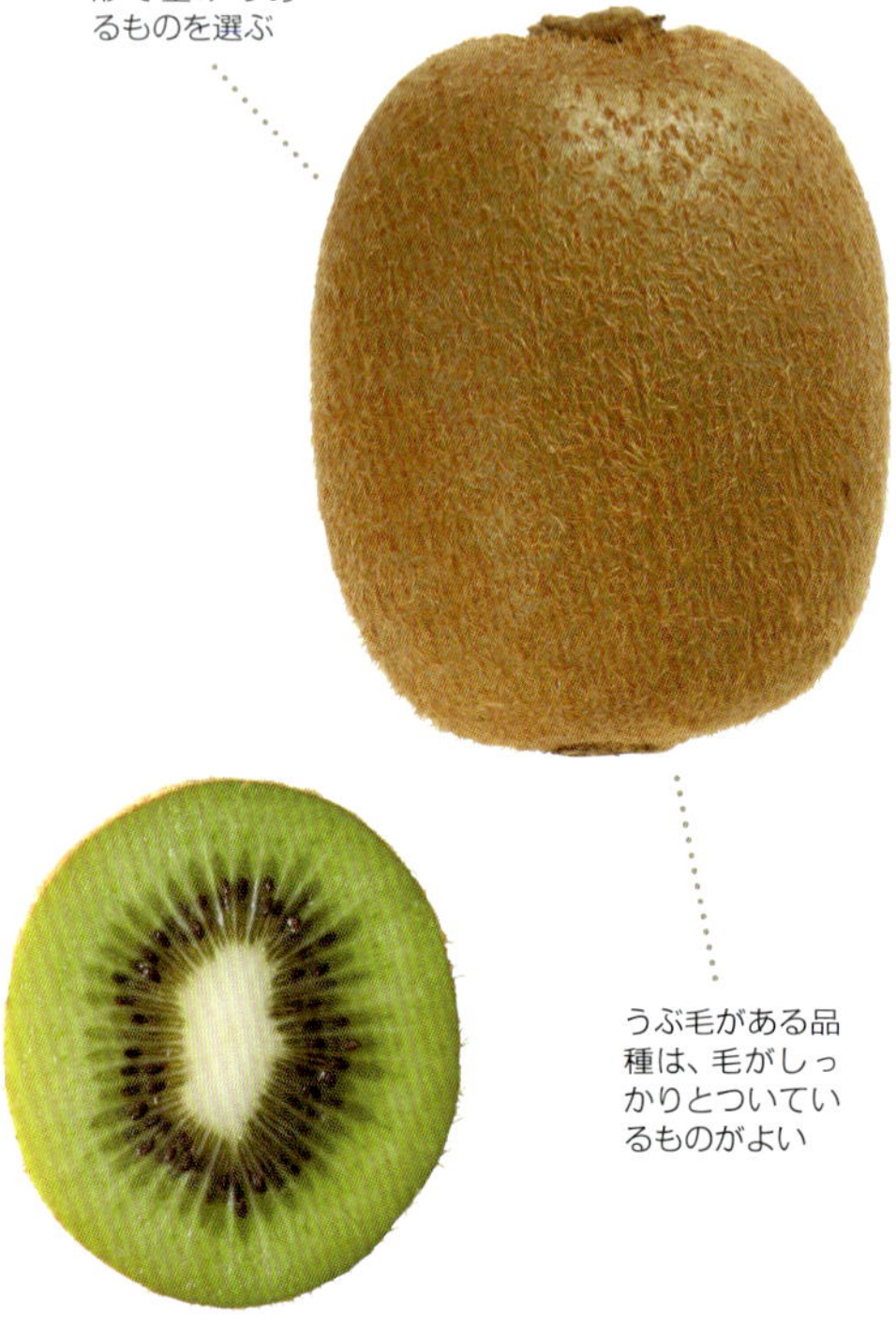

きれいな楕円形で重みのあるものを選ぶ

うぶ毛がある品種は、毛がしっかりとついているものがよい

ストレスを感じやすい人、むくみがちな人に

体にこもった余分な熱を鎮める、のどの渇きを止める作用があります。とくに頭にカーッと血が上った状態を落ちつかせるので、イライラしたらキウイフルーツを食べてひと息つくとよいでしょう。また胃の気が乱れたために起こる吐き気、しゃっくり、ゲップ、胃痛を改善する作用もあります。体内の余分な水分も排出するので、むくみや尿の出が悪い時にも有効です。

香辛料

- みつば
- しょうが
- みょうが
- しそ
- にんにく
- にんにくのめ
- こうさい
- パセリ
- わさび
- とうがらし
- フェンネル
- こしょう
- さんしょう
- かしょう

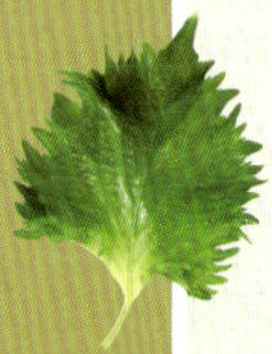

みつば

三葉

五味◉甘
五性◉微涼
帰経◉肝・脾・胃
体質◉気虚・陰虚・気滞・湿熱・瘀血・湿痰

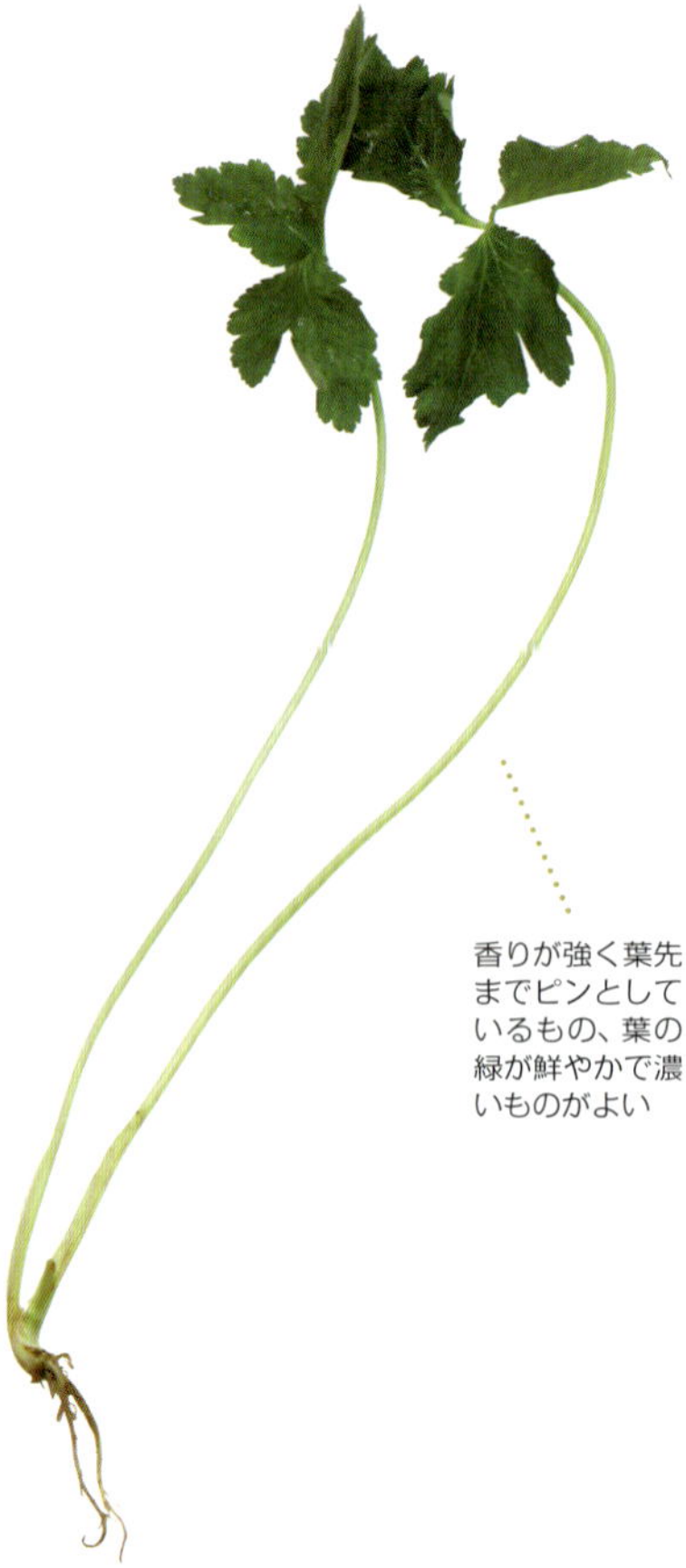

香りが強く葉先までピンとしているもの、葉の緑が鮮やかで濃いものがよい

ストレスを感じている人やニキビで悩んでいる人に

日本料理に欠かせない香味野菜です。気を補い、気の巡りをよくする作用があります。疲れて元気がない時や、イライラ、しゃっくり、ゲップ、お腹の張りなどを感じる時にもよいでしょう。また、ミツバの香りには、食欲を増進させる働きがあります。

血の滞りを解消する作用もあるので、ニキビや吹き出物といった肌の炎症、打ち身、頭痛などにも適しています。

しょうが

生姜

五味◉辛
五性◉温
帰経◉脾・胃・肺
体質◉気虚・陽虚・血虚・瘀血・湿痰

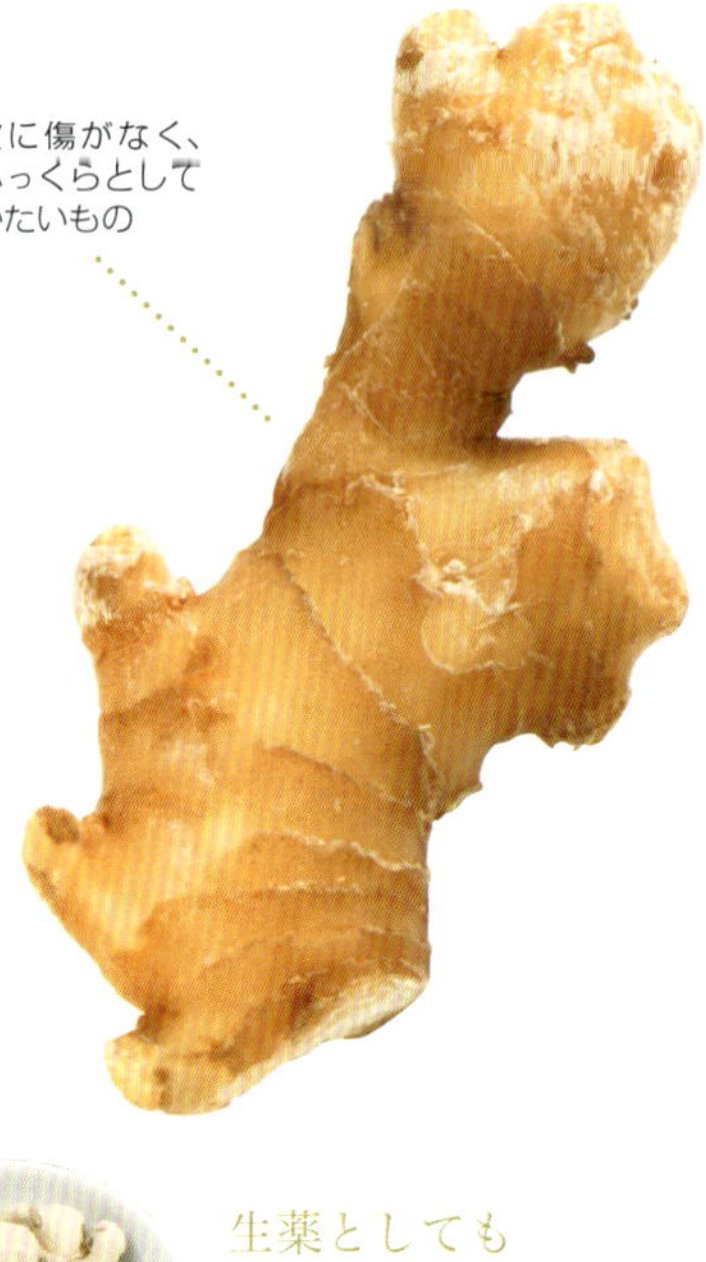

皮に傷がなく、ふっくらとしてかたいもの

冷えの症状全般やのどの痛み、咳、痰に

体を温める作用があるので、ゾクゾクする冬のカゼ、手足の冷え、血行不良など、冷えが引き起こす症状全般によい食材です。とくに胃に作用するので、腹痛、吐き気、下痢の改善にもよいといわれています。

また、肺の機能を高めるので、のどの痛み、かすれ声、胸の痛み、咳や痰の症状が出たら、すりおろしたショウガを加えた温かい飲み物を飲むとよいでしょう。

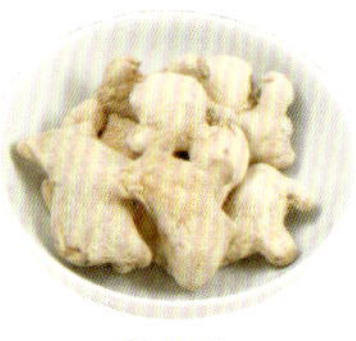

乾生姜
（カンショウキョウ）

生薬としても使われています

ショウガから、生薬の「乾生姜」、「乾姜（カンキョウ）」がつくられます。ともに温める作用をもち、解熱や鎮痛、咳止めの漢方薬に配合されています。

みょうが

茗荷

五味◉辛
五性◉温
帰経◉肺・大腸・膀胱
体質◉気虚・陽虚・血虚・気滞・瘀血・湿痰

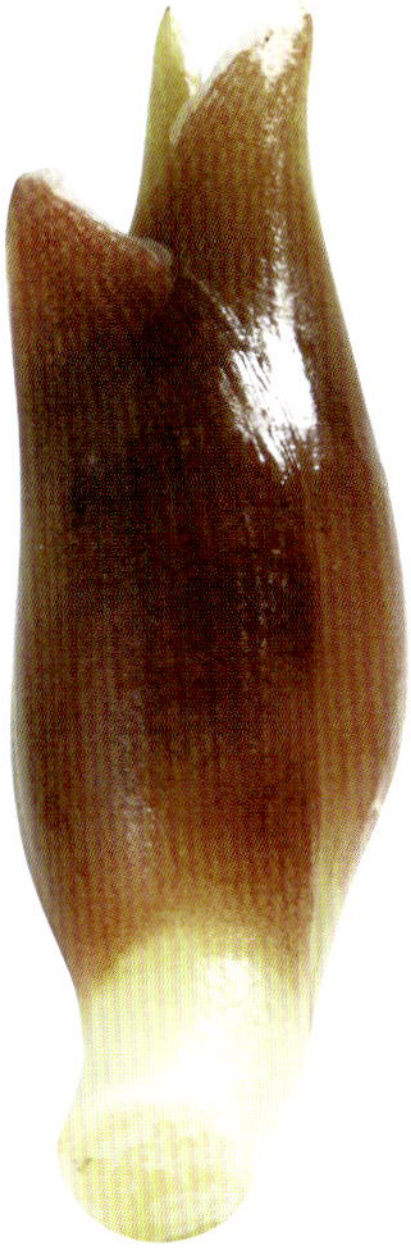

ハリとツヤがあり、実がしまっているものがよい。切り口が変色していないものを選ぶ

体を温めて発汗を促し、夏の冷えを防ぐ

食欲増進作用があるミョウガは、旬の夏には欠かせない薬味です。体を温める作用があるので、冷えの症状、生理痛、肩こりにも効果を発揮します。冷たい麺類や生野菜サラダのドレッシングにたっぷりと使って、冷えを予防しましょう。

　また発汗作用があるので、カゼのひき始めや、悪寒、発熱、頭痛、透明な鼻水といったカゼの症状にもよいでしょう。

しそ

紫蘇

五味◉辛
五性◉温
帰経◉肺・脾
体質◉気虚・陽虚・血虚・気滞・瘀血・湿痰

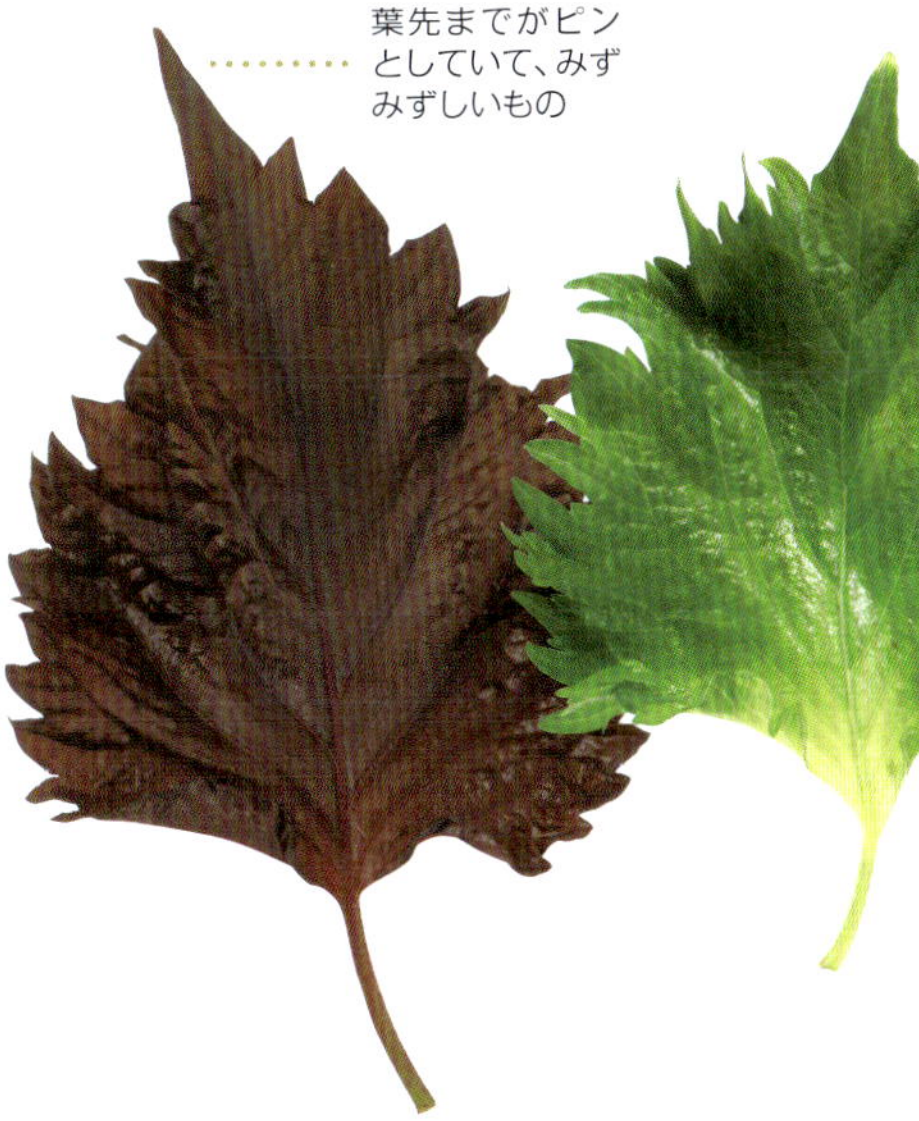

葉先までがピンとしていて、みずみずしいもの

生薬「蘇葉」「紫蘇子」としても使われています

赤いシソの葉は生薬の「蘇葉（ソヨウ）」、果実は「紫蘇子」としても使われています。それぞれカゼや咳止めなどの漢方薬に配合されています。

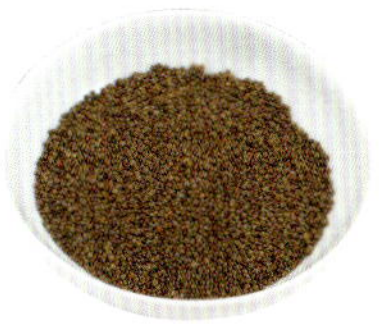

紫蘇子（シソシ）

冷えを改善し、気の巡りをよくする

赤いシソが本来の種で、青いシソは変種です。体を温める作用があるので、悪寒を感じるカゼや、お腹や手足の冷えによいでしょう。また、滞った気の流れを活発にし、胃の働きをととのえる作用があります。ストレスをためこんでいる時、ゲップ、消化不良、お腹の張り、食欲不振など、胃に不調がある時にもおすすめです。解毒作用もあり、魚の中毒を防いで生臭みをやわらげます。

にんにく

大蒜

五味◉辛
五性◉温
帰経◉脾・胃・肺
体質◉気虚・陽虚・血虚・瘀血・湿痰

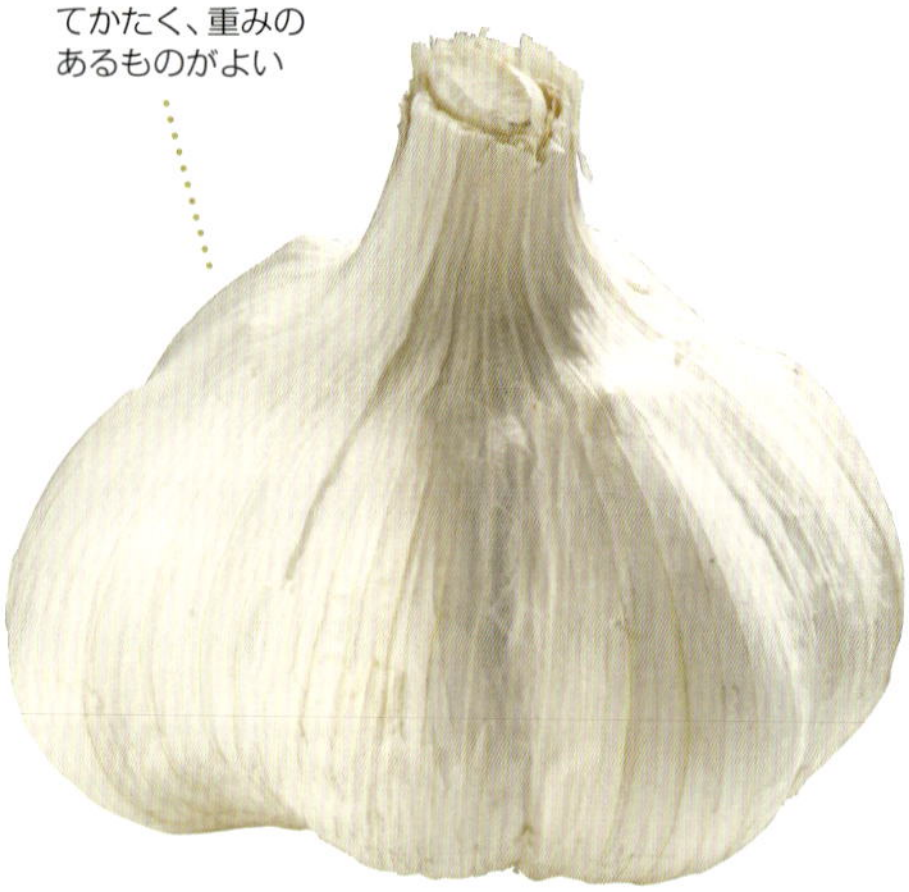
粒がそろっていてかたく、重みのあるものがよい

手足の冷えや冬のカゼ、弱った五臓の回復にも

ニンニクには体を温める作用があるので、手足や関節の冷え、悪寒をともなう冬のカゼ、血行不良など、寒さが原因で起こる症状に適しています。また胃の冷えを解消するので、消化不良、下痢の時にもよいでしょう。殺虫作用があるので、寄生虫駆除としても使われていました。五臓の働きをととのえる作用があるので、体力不足を防ぐために毎日の食事に取り入れるとよいでしょう。

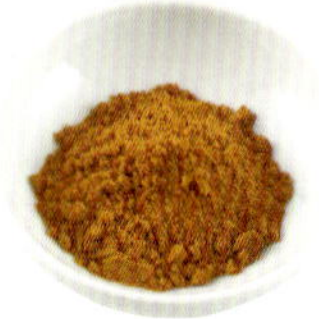
カレー粉

体を温めるスパイスがたっぷり入った「カレー粉」

カレー粉は、ニンニク、ショウガ、唐辛子、桂皮、フェンネルなど温性や熱性のスパイスを調合してつくられています。体を温める作用が強いので、冷えやむくみが気になる時に、味のアクセントとして加えるとよいでしょう。

にんにくのめ

大蒜の芽

五味◉辛
五性◉温
帰経◉脾・胃・肺・大腸
体質◉気虚・陽虚・血虚・気滞・瘀血・湿痰

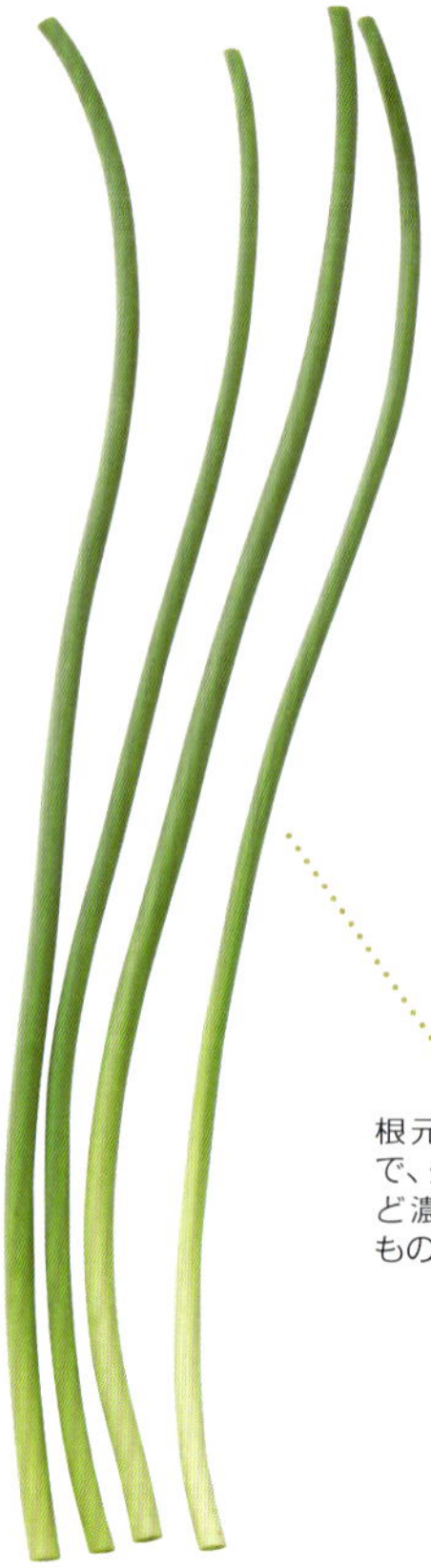
根元は薄緑色で、先にいくほど濃い緑色のものが新鮮

エネルギー不足の人、むくみがちな人に

脾の働きを活発にし、気を補う作用があるので、慢性的な疲労、元気が出ない、食欲がない時によいでしょう。また気の流れをよくする作用もあるので、ストレス、お腹の張り、ゲップ、便秘といった、気の滞りが引き起こす症状を改善へと導きます。

さらに、余分な水分である湿を体内から取り除く作用もあります。むくみ、アレルギー性鼻炎、皮膚のかゆみに有効です。

▼にんにく ▼にんにくのめ ▼こうさい ▼パセリ

こうさい

香菜【別名】シャンツァイ、パクナー

五味◉辛
五性◉温
帰経◉肺・脾
体質◉陽虚・気滞・瘀血・湿痰

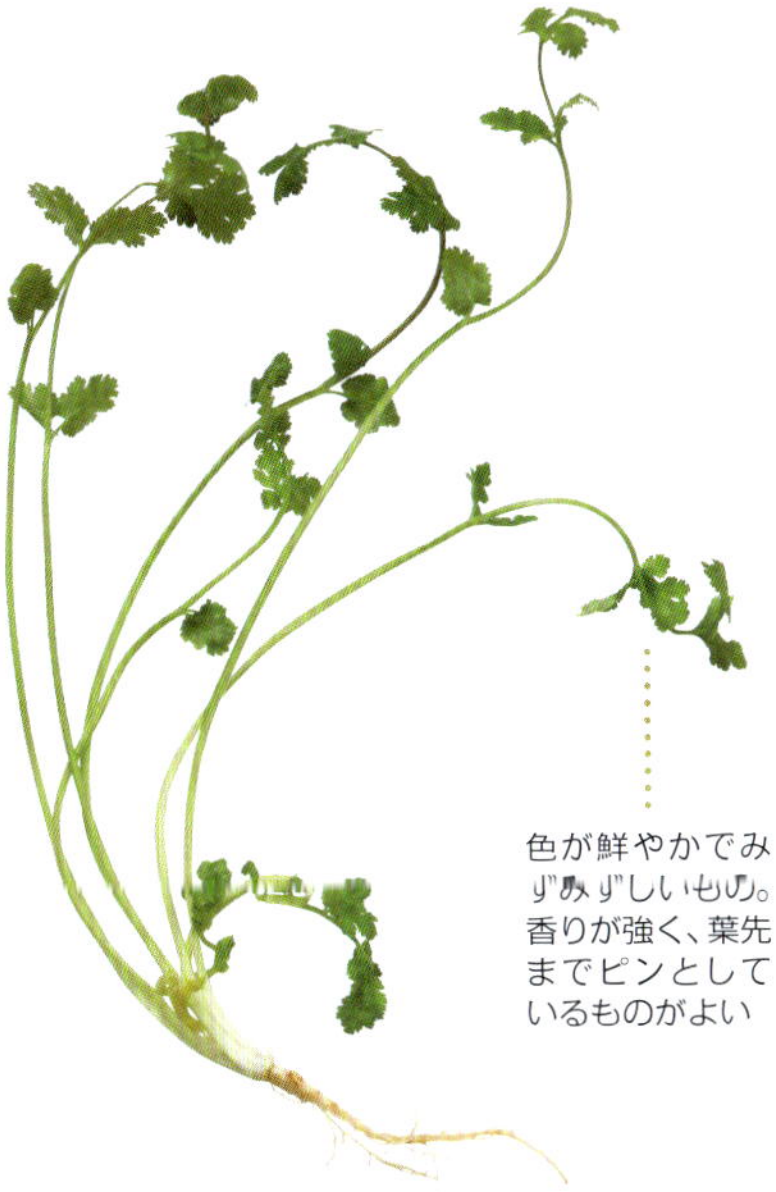

色が鮮やかでみずみずしいもの。香りが強く、葉先までピンとしているものがよい

発熱をともなうカゼ、消化不良、むくみに

発汗を促して熱を下げ、体内の老廃物を取り除きます。発熱をともなうカゼや、はしかの症状緩和に有効です。

また、消化力を高めて、気の流れを正しくする作用もあるので、消化不良、ゲップ、お腹の張りといった症状にもよいでしょう。さらに余分な水分を排出する働きもあります。むくみ、ジュクジュクした皮膚の腫れ、体のだるさを感じる時にもおすすめです。

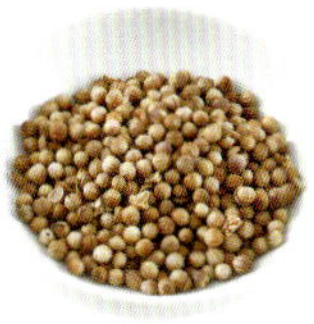

胡荽子（コズイシ）

生薬の「芫荽」「胡荽子」としても使われています

香菜は生薬の「芫荽（ゲンスイ）」、果実は「胡荽子」としても使われています。芫荽はカゼや皮膚炎の漢方薬に配合され、胡荽子は香辛料のコリアンダーとしても利用されています。

パセリ

五味◉辛
五性◉温
帰経◉肝・脾・肺
体質◉陽虚・気滞・瘀血・湿痰

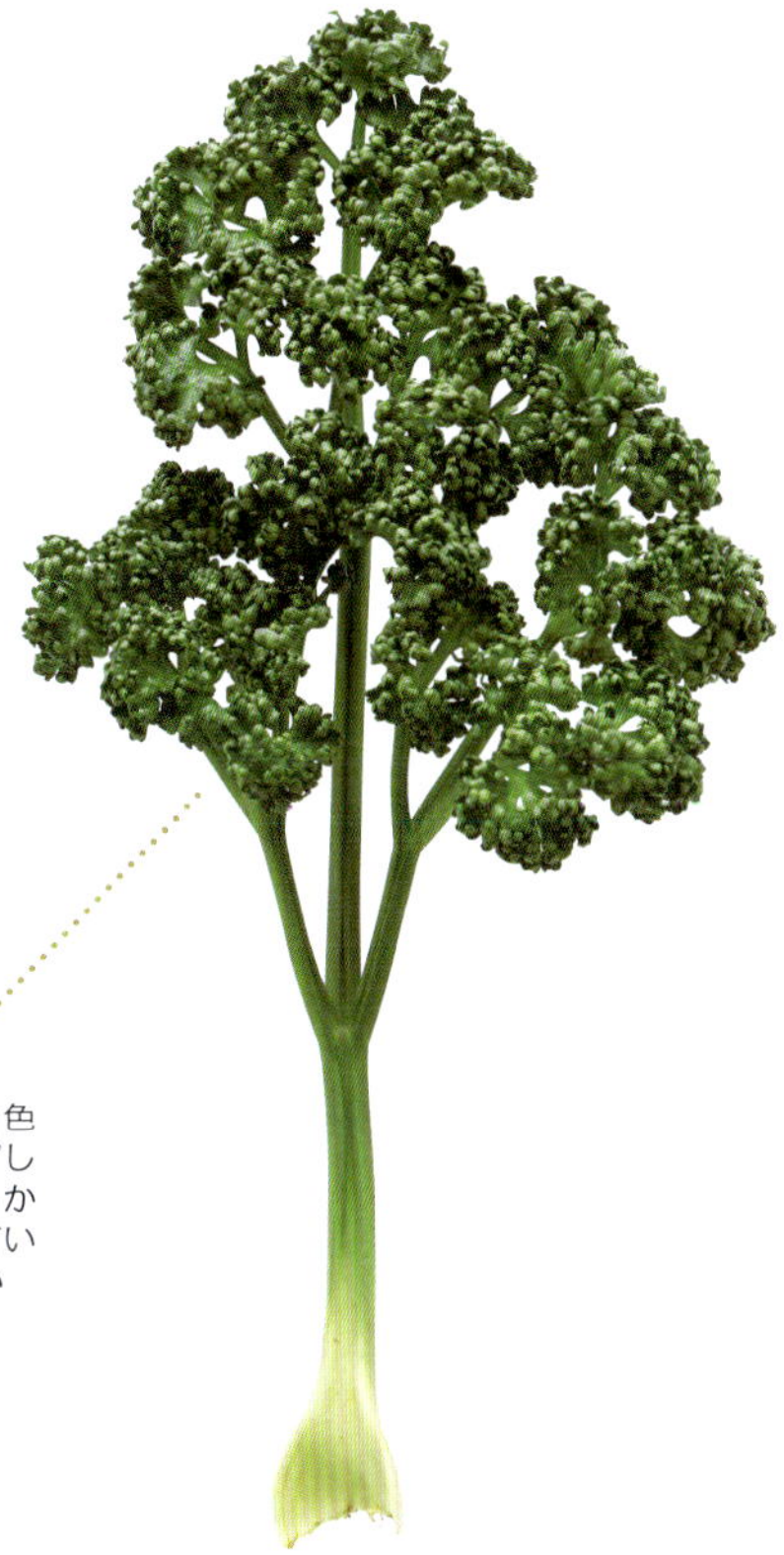

鮮やかな緑色で、みずみずしく、葉がしっかりとちぢれているものがよい

消化を促し、胃のむかつきを抑える

気の流れをととのえ、消化を促す作用があります。食欲不振、胃のむかつきがある時は、パセリを使ったフレッシュジュースを飲むとよいでしょう。発汗を促して熱を下げ、体内の老廃物を取り除くので、カゼの発熱を鎮めるといわれています。また血を補って巡りを活発にするので、貧血、肌のくすみ、しみ、そばかす、肩こり、生理不順の改善にも適しています。

わさび

山葵

五味◉辛・苦
五性◉温
帰経◉肺・脾・胃
体質◉陽虚・瘀血・湿痰

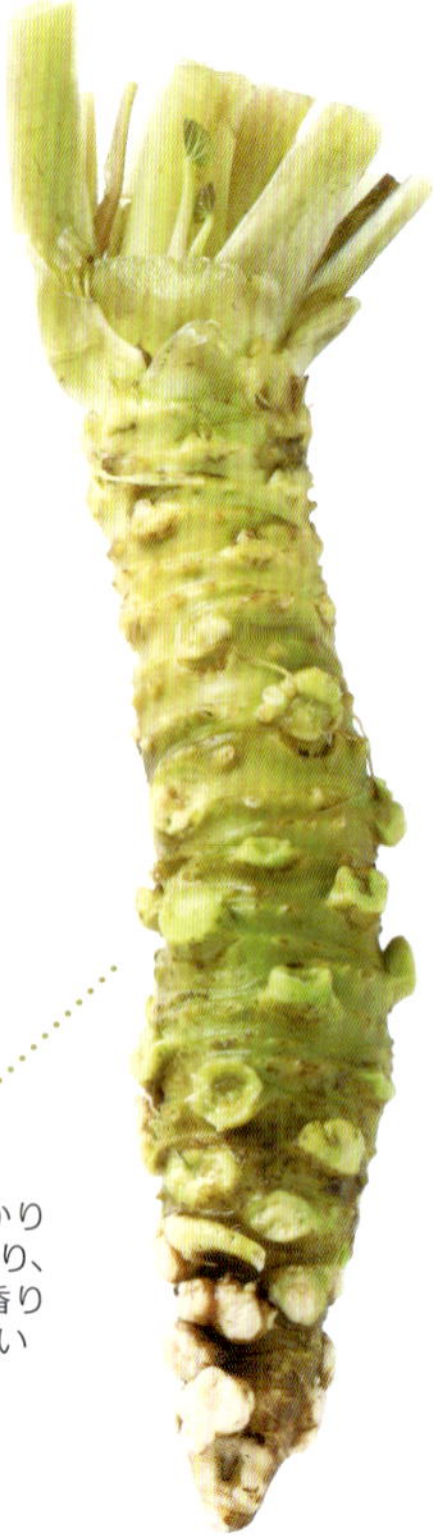

全体的にしっかりとした太さがあり、みずみずしく香りが強いものがよい

胃を温めて、食欲を増進。魚の毒を抑える

脾と胃を温める作用と、魚の毒を抑える作用をもち、刺身には欠かせない食材です。ワサビの辛味には胃腸を刺激して食欲を増進する作用があるので、食欲がない時はお粥や焼き物にワサビを添えるとよいでしょう。

また、咳を止めて痰の排出を促す作用もあり、のどに違和感がある時にもおすすめです。さらに余分な水分を尿として排出する働きがあります。むくみ、体のだるさ、尿量減少、下痢の症状にも有効です。

とうがらし

唐辛子

五味◉辛
五性◉大熱
帰経◉心・脾・胃
体質◉気虚・陽虚・血虚・瘀血・湿痰

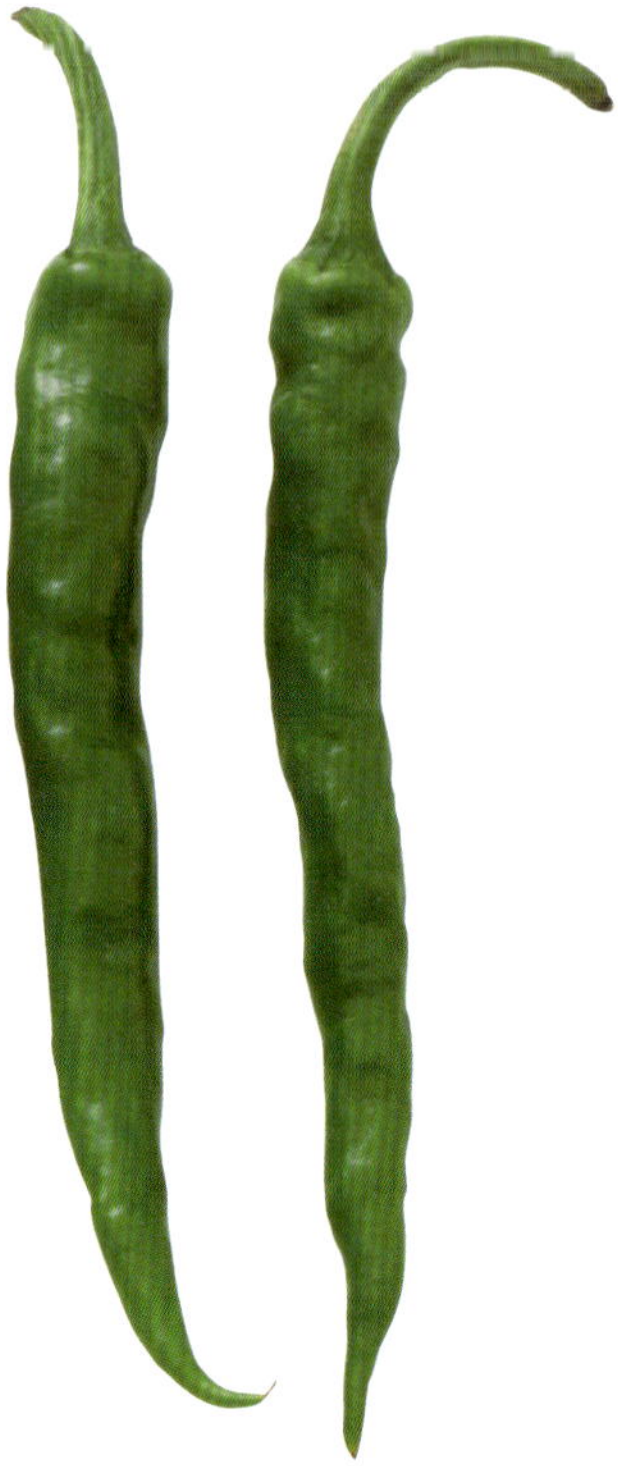

ツヤとハリがあり、色が鮮やかなものがよい

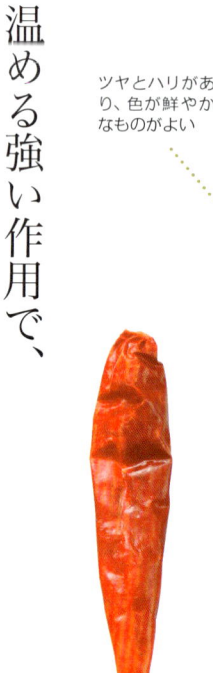

タカノツメ

温める強い作用で、冷えを改善

唐辛子には、体内の冷えを取り除く強い作用があります。寒さが厳しい冬は、料理のアクセントに使い、冷えを予防しましょう。とくに脾と胃に作用するので、冷えが原因の腹痛、下痢、便秘、食欲不振、消化不良、吐き気に適しています。また、利尿作用もあり、むくみにもおすすめです。

ただし大熱性なので、食べ過ぎると胃腸炎や痔を悪化させる原因になります。

フェンネル

【別名】ウイキョウ（茴香）

五味●辛
五性●温
帰経●肝・腎・脾・胃
体質●気虚・陽虚・血虚・気滞・瘀血・湿痰

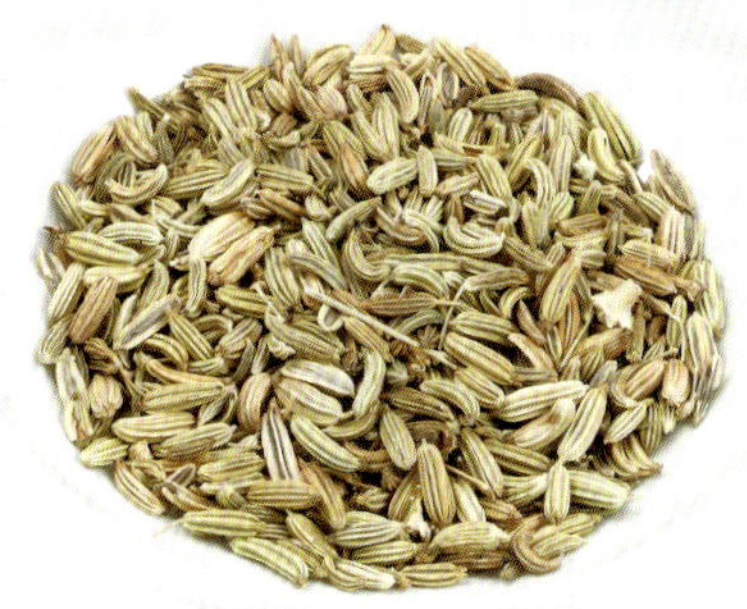

香りの高いものがよい

生薬「茴香（ウイキョウ）」としても使われています

生薬名を「茴香」といい、胃の不調や関節の痛みを改善する漢方薬に配合されています。生薬の「大茴香」（P.192参照）と区別して「小茴香」ともいいます。

体を温めて、腹痛、疲労、老化を防ぐ

高い香りをもつフェンネルには、消化を促進する働きがあります。また、胃の働きをととのえるので、冷えが引き起こす腹痛、吐き気の改善にもおすすめです。腎と肝を温める作用もあるので、疲労、老化の進行、生理不順、血行不良にも適しています。

胃の働きをととのえる作用は広く知られ、昔からヨーロッパやインドでは食欲不振や消化不良の際に食べられていました。

こしょう

胡椒

五味●辛
五性●熱
帰経●胃・大腸
体質●気虚・陽虚・血虚・瘀血・湿痰

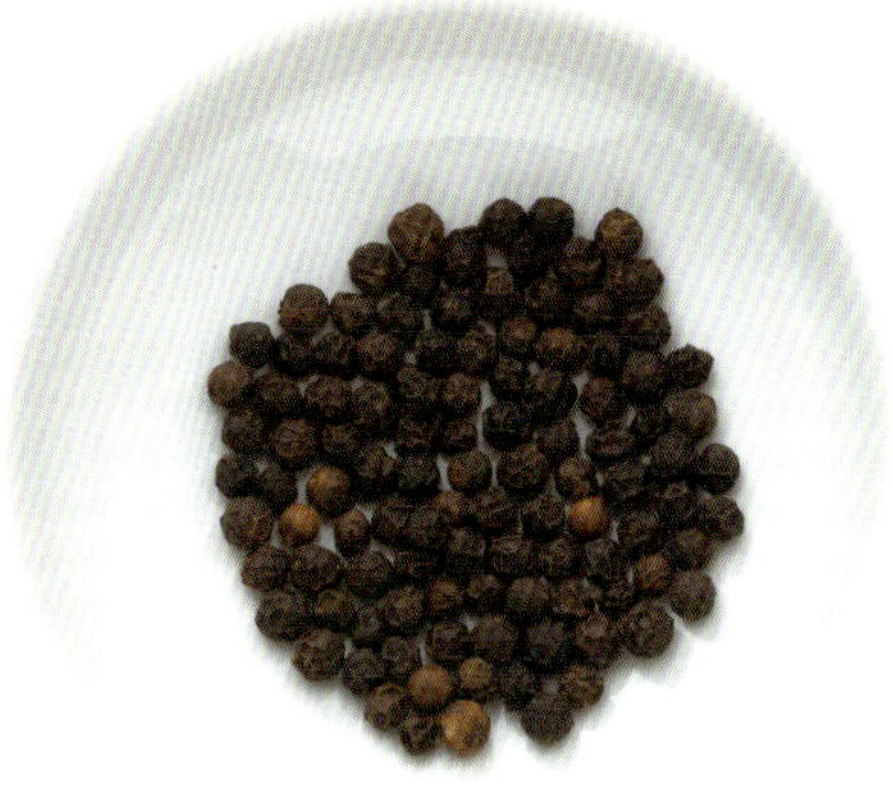

冷えを取り除き、腹痛や冬のカゼを予防

熱性で、体を温める高い作用があります。お腹の冷えによく、腹痛、下痢、吐き気、消化不良といった症状の改善に適した食材です。寒い時季のカゼ予防にもよいでしょう。ただし、肌あれの時に多食すると、体の水分が失われ、症状を悪化させるので注意を。白こしょうに比べ、黒こしょうに強い辛味と野性的な香りがあります。特性を生かして使い分けましょう。

黄金に変わる超高級食材

大航海時代、肉食を好むヨーロッパでは、消臭・防腐作用をもつこしょうは大変貴重なものでした。「こしょう一粒は黄金一粒」といわれ、当時の庶民の食事に使われることはなかったそうです。

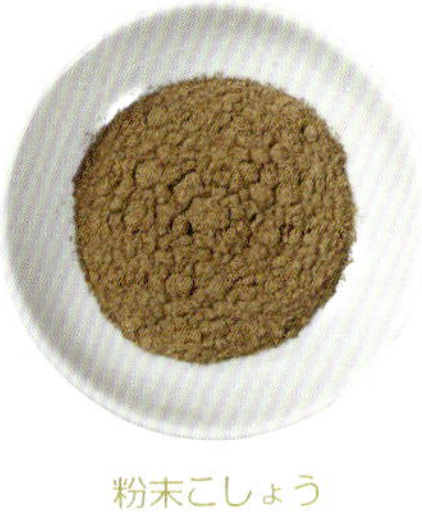

粉末こしょう

さんしょう

山椒

五味◉辛
五性◉温
帰経◉脾・肝
体質◉気虚・陽虚・気滞・瘀血・湿痰

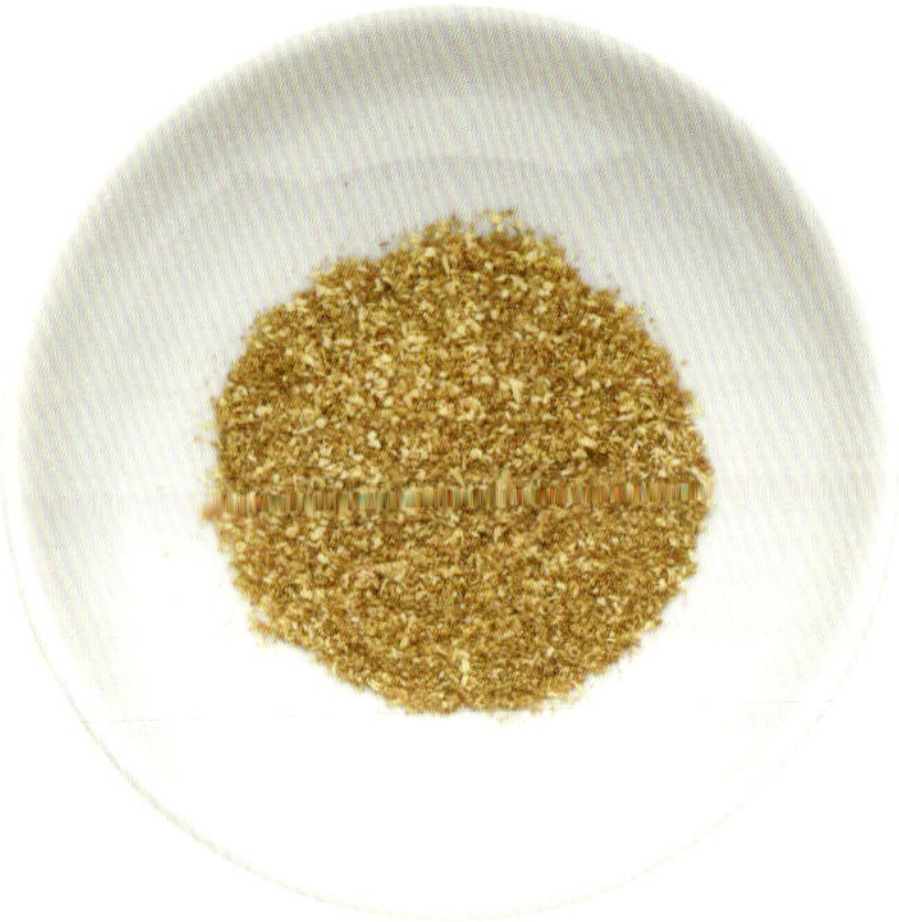

冷えによる腹痛や下痢、眠気冷ましにも

山椒には、体内の冷えを改善する働きがあります。とくに胃に作用するので、冷たいものの食べ過ぎによる腹痛、下痢によいでしょう。ただし、温性の食材なので、多食するとかえって胃を痛める原因になります。くれぐれも量には注意しましょう。

また、逆流した気の巡りを正しくする作用があり、激しい咳やしゃっくりをやわらげます。眠気覚ましにもよいでしょう。

かしょう

花椒【別名】ホワジャオ

五味◉辛
五性◉熱
帰経◉脾・胃・腎
体質◉気虚・陽虚・血虚・瘀血・湿痰

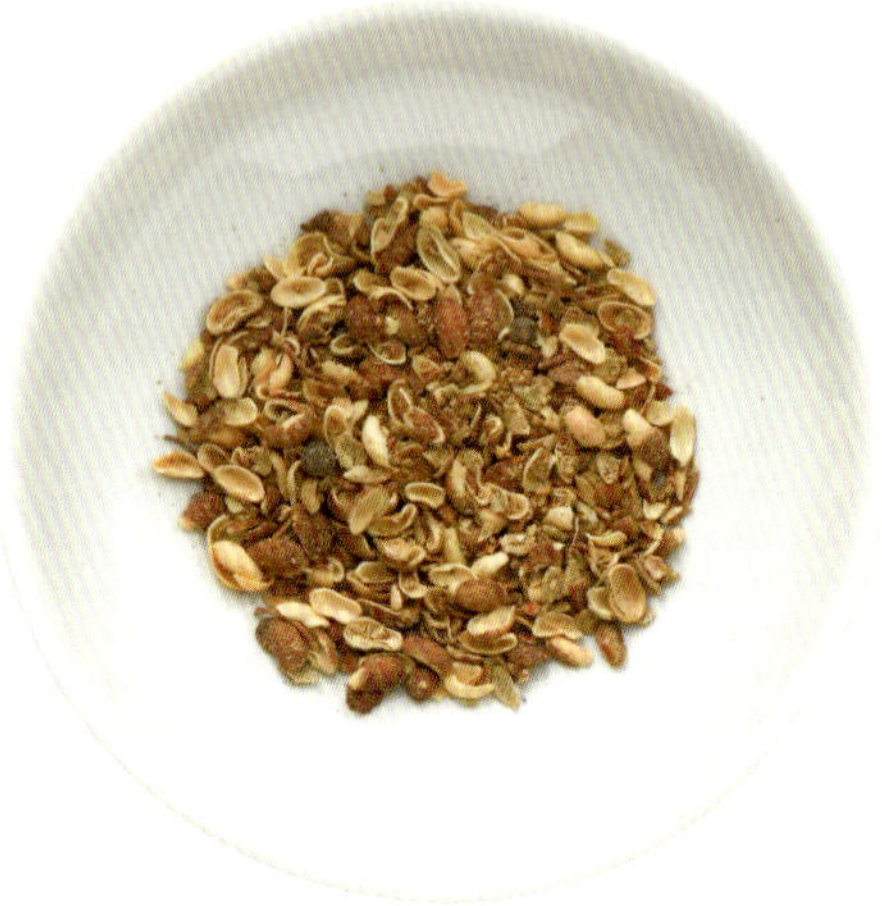

体を温めて、血行不良による痛みを緩和

四川料理特有の舌がしびれるような辛味「麻《マー》」をつくりだしているスパイスです。胃を温める作用があり、冷えによる腹痛、下痢に有効です。また、全身を温めることで体内の巡りをよくし、肩こり、生理痛、手足のしびれなど、冷えや血行不良が引き起こす痛みの症状をやわらげます。

さらに、余分な水分を取り除く作用もあるので、むくみや吐き気にもよいでしょう。

▼さんしょう ▼かしょう

調味料

- こおりざとう
- くろざとう
- はちみつ
- しお
- しょうゆ
- みそ
- す
- かきあぶら
- とうち（豆豉）
- くずこ
- ごまあぶら
- ピーナッツあぶら
- バター
- なたねあぶら

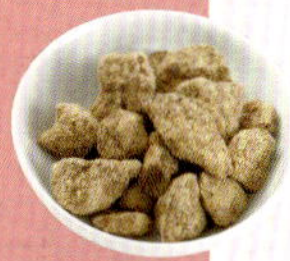

こおりざとう

氷砂糖

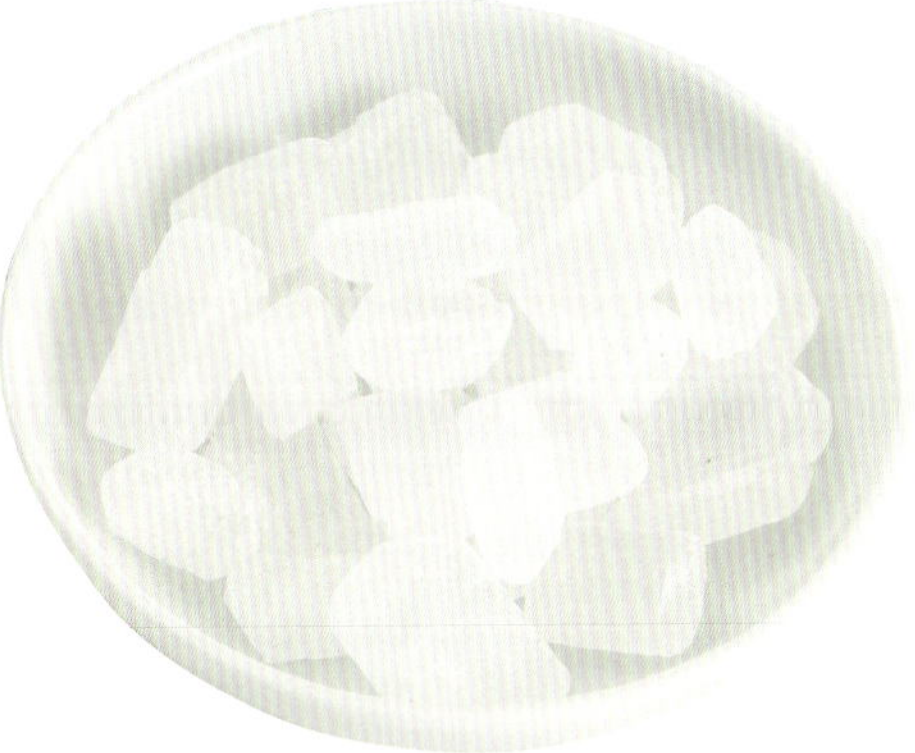

五味◉甘
五性◉涼
帰経◉脾・胃・肺
体質◉気虚・血虚・陰虚

肺に潤いを与える。から咳やかすれ声に

氷砂糖には肺に潤いを与え、機能を高める作用があります。から咳やかすれ声、口の渇き、のどの痛み、痰などの症状改善に有効です。空気が乾燥する秋には、お茶や料理に氷砂糖を使って、のどの不調を予防しましょう。

また、脾と胃の働きをととのえて気を補う作用と、熱を冷まして炎症を抑える作用があります。疲労を感じる時、皮膚の腫れがある時にもおすすめです。

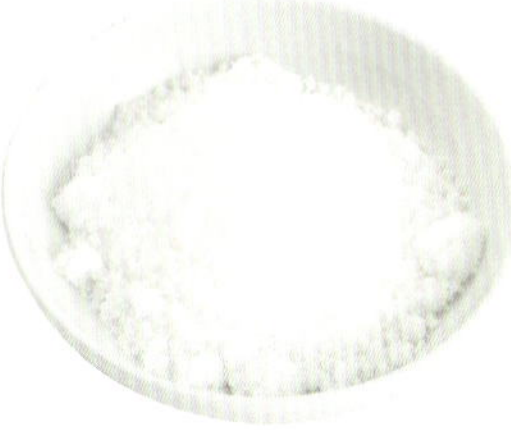

上白糖

氷砂糖と上白糖を使い分けよう

上白糖には氷砂糖と同じく、津液と気を補う作用があります。ただし上白糖は平性なので、熱を冷ます作用は氷砂糖よりも弱まります。気候や体質を考慮し、使い分けるとよいでしょう。

くろざとう

黒砂糖

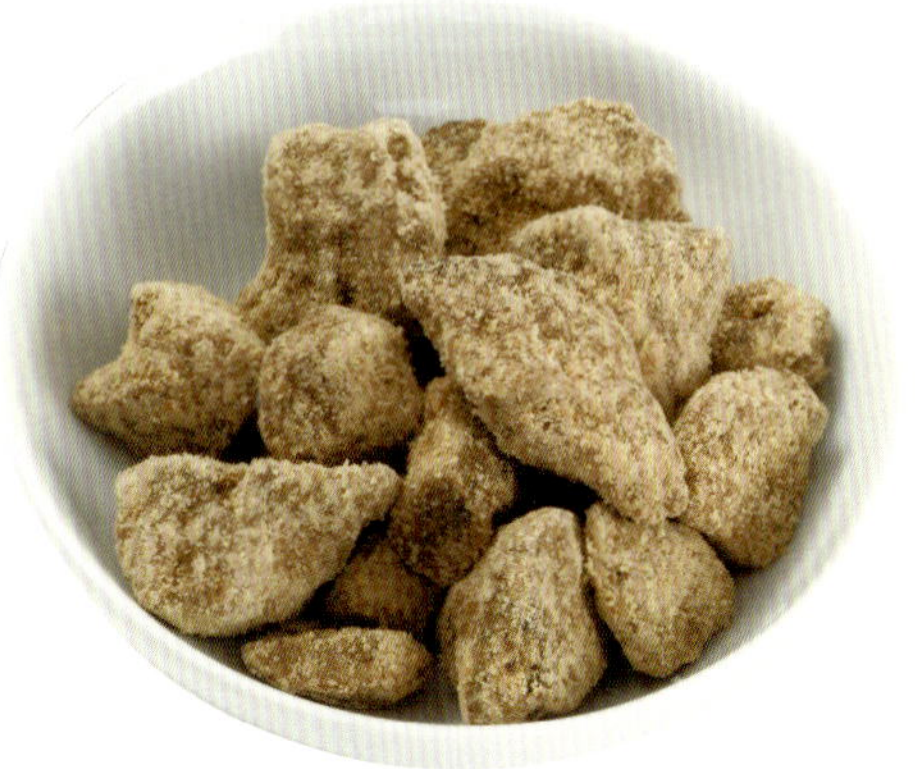

五味◉甘
五性◉温
帰経◉脾・胃・肝
体質◉気虚・陽虚・血虚・瘀血・湿痰

体を温めて、気・血・水の巡りをよくする

黒砂糖には体を温める作用があるので、手足や関節の冷え、悪寒をともなう冬のカゼに効果的です。体内の巡りを促すので、肩こり、生理痛、頭痛など、冷えや血行不良による痛みの改善に適しています。

また、水分代謝も活発になるため、体のだるさやむくみにもよいでしょう。胃の働きをととのえる作用もあり、冷えによる腹痛、下痢、吐き気、ゲップにも有効です。

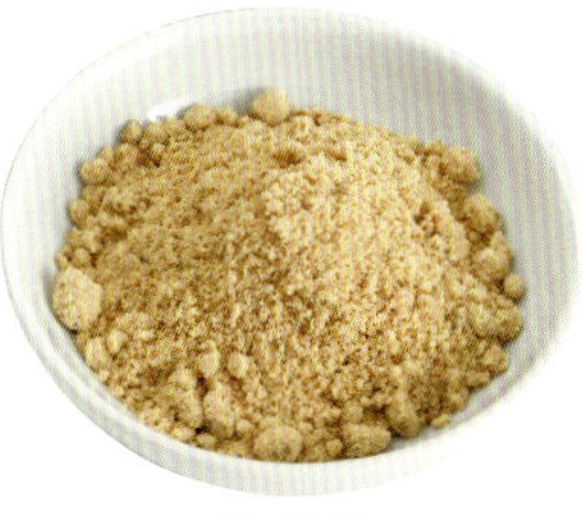

粉黒砂糖

はちみつ

蜂蜜

五味◉甘
五性◉平
帰経◉肺・脾・胃・大腸
体質◉気虚・血虚・陰虚

肺、大腸、肌を潤す。乾燥の症状全般に

はちみつには、肺、大腸、肌を潤す作用があり、口やのどの乾燥、から咳、かすれ声、便秘、肌のカサつき、小じわ、のぼせなどの、乾燥の改善に適しています。これらの症状がある時は、飲み物や料理の甘味づけに、はちみつを利用するとよいでしょう。

また、脾の働きをととのえながら、胃の痛みをやわらげる作用もあるので、腹痛、胃痛、胃のもたれ、食欲不振の解消に有効です。

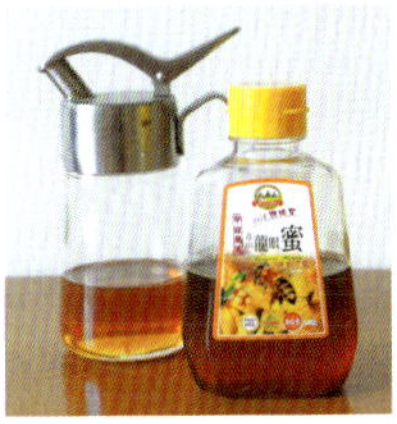

旅先ではちみつを購入しよう

台湾の「龍眼はちみつ」、中国の「枸杞はちみつ」「茴香はちみつ」など、生薬として使われる植物の花から採られたはちみつが、さまざまな国でつくられています。風味が異なるので、食べ比べてみるとよいでしょう。

しお

塩

五味◉鹹
五性◉寒
帰経◉胃・腎・大腸・小腸
体質◉陰虚・湿熱・瘀血

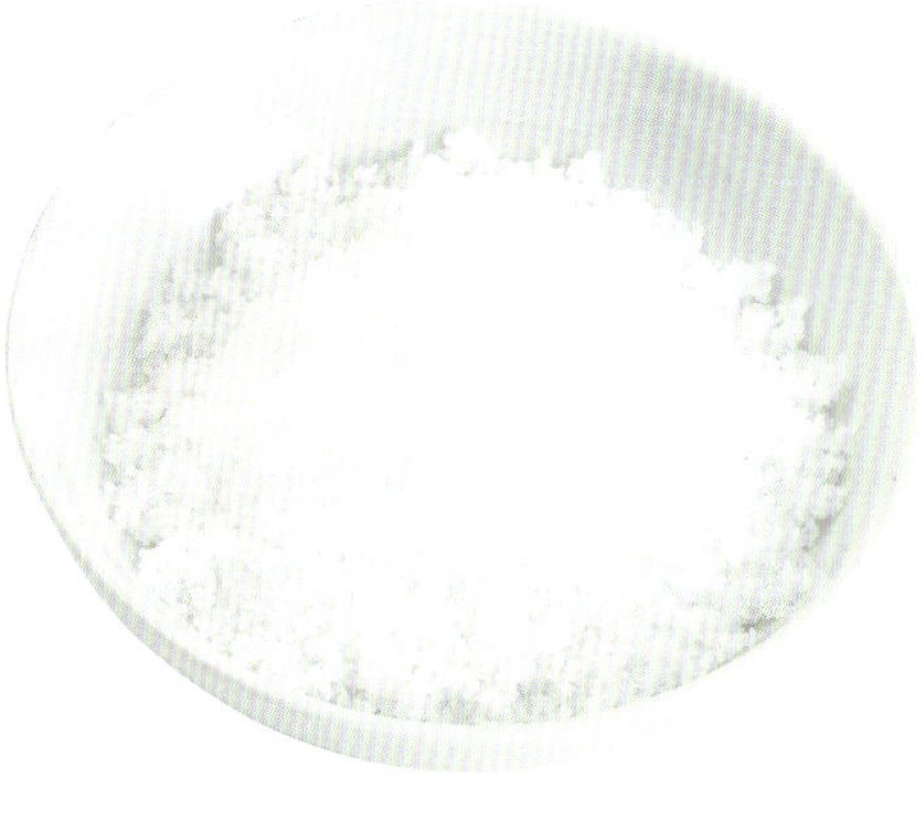

血にこもった熱を鎮めて、皮膚炎をやわらげる

塩は寒性で、体の熱を鎮める作用があります。とくに血にこもった余分な熱を鎮めるので、発熱、打ち身、痛みをともなう皮膚炎、肌のかゆみ、歯周病に適しています。濃い味や辛い料理が好きな人は、体内に熱をつくりやすい傾向にあるので、塩味のシンプルな料理を心がけるとよいでしょう。ただし、多食すると腎を痛め、白髪やむくみが出やすくなるので注意を。

しょうゆ

醤油

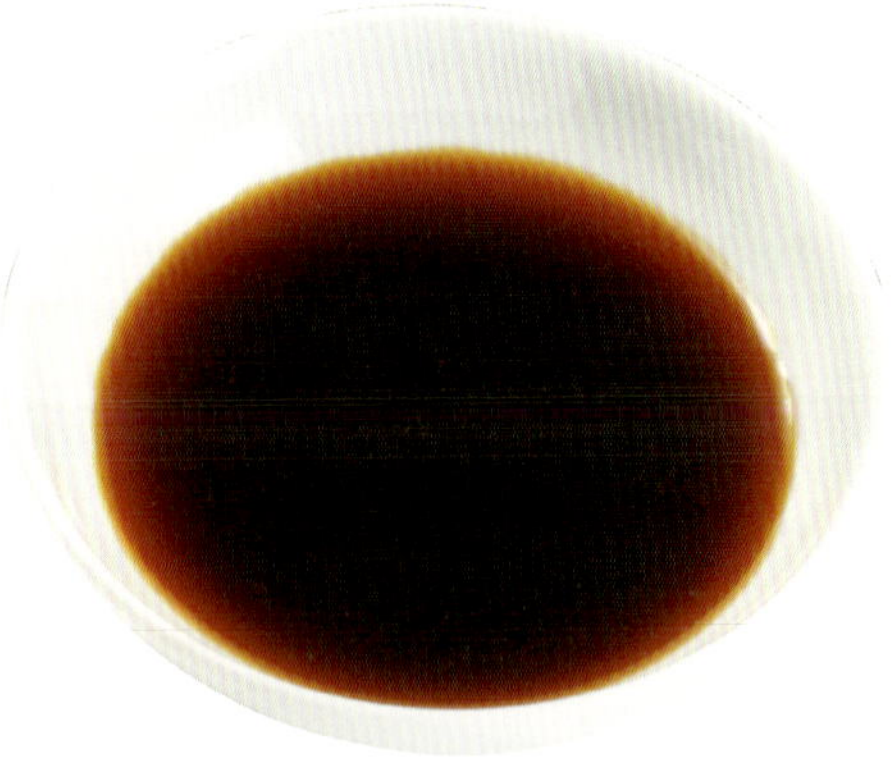

五味◉鹹
五性◉寒
帰経◉胃・脾・腎
体質◉陰虚・気滞・湿熱

体の熱を鎮める。イライラや食欲不振に

しょうゆには、体にこもった余分な熱を鎮め、炎症を抑える作用があります。発熱、目の充血、皮膚の腫れに効果的です。また、寒性で、興奮から生じた体の熱を冷ますことができるため、イライラや怒りなどのストレスを落ちつかせ、不眠、頭痛を予防できます。さらに脾の働きを高め、食欲を増進する作用があるので、食欲不振、消化不良などの症状にも適しています。

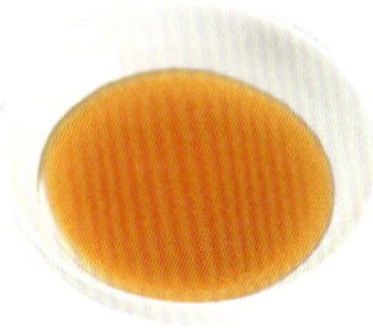

薄口しょうゆ

しょうゆの種類

しょうゆには、一般的な「濃口」、関西で使われる「薄口」、トロミとうまみがある「たまり」、濃厚な「さいしこみ」、色が薄く甘味が強い「白」と、大きく5つの種類があります。

みそ

味噌

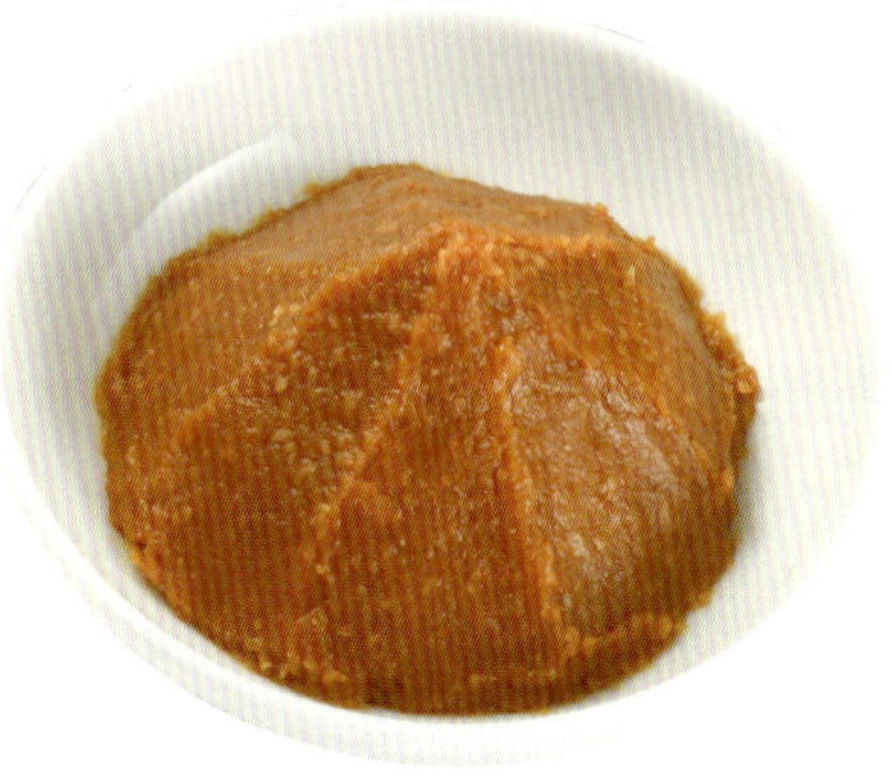

五味◉鹹
五性◉寒
帰経◉脾・胃・肝・腎
体質◉陰虚・気滞・湿熱

熱を冷まして、炎症を抑える。イライラや皮膚炎に

寒性のみそには、体の余分な熱を鎮める働きがあり、発熱、目の充血、ほてりを改善へと導きます。炎症を抑える作用もあり、のどの痛み、ニキビや吹き出物などの皮膚炎にもよいでしょう。また、ストレスでカーッと興奮して生じた熱を取り、気持ちをクールダウンさせます。

昔から、みそは便秘や宿便の解消によいとされ、お腹用の湿布として使われています。

す

酢

五味◉酸・苦
五性◉温
帰経◉肝・胃
体質◉気虚・陽虚・気滞・瘀血・湿痰

黒酢

黒酢も使いましょう

黒酢は酢と同じ作用がありますが、黒い色を生かした薬膳料理にもアレンジできます。SARS 発生時の中国では、黒酢を鍋で沸騰させて部屋を消毒する予防方法が流行しました。

血の流れを促し、肩こりや肌トラブルを改善

血の流れを活発にするので、肩こり、肌のくすみ、頭痛など、血行不良の症状改善に有効です。これらの症状がある人は、体内の巡りを高めるざくろなどの食材を漬け込んだ手づくり酢をつくり、少量を飲み物や料理に利用するとよいでしょう。

毛穴などを引き締める作用があるので、多汗、鼻血が出やすい人にもおすすめです。また、食欲不振、消化不良にも効果的です。

かきあぶら

牡蠣油【別名】オイスターソース

五味◉酸・苦
五性◉涼
帰経◉腎・脾・肝
体質◉気虚・血虚・陰虚

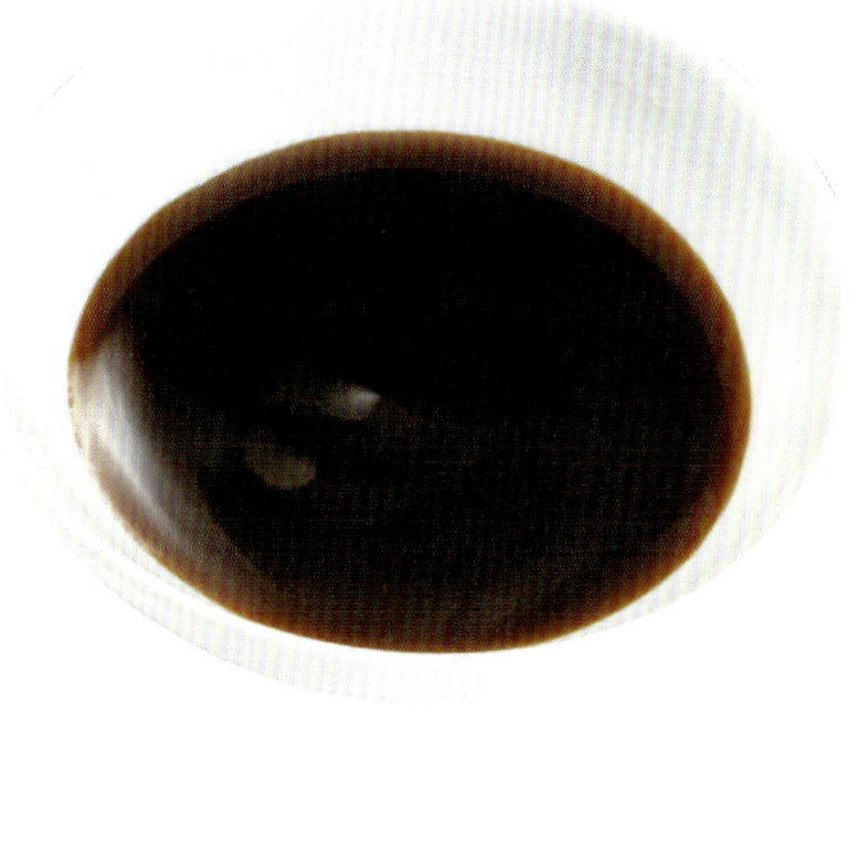

不足した血を補い、目のかすみや抜け毛を予防

干しカキをつくる際に出た上澄み液からヒントを受け、中国の広東省で誕生した比較的新しい調味料です。カキと同様に血を補う作用があり、貧血、目のかすみ、抜け毛、肌のしわ、爪がもろいなどの症状におすすめです。脾の働きをととのえ、食欲を増進するので、前菜の味つけに使用してもよいでしょう。腎を補う作用もあり、子どもや高齢者の健康維持、老化予防にむいています。

とうち

豆豉

五味◉鹹・苦
五性◉寒
帰経◉肺・胃
体質◉陰虚・気滞・湿熱

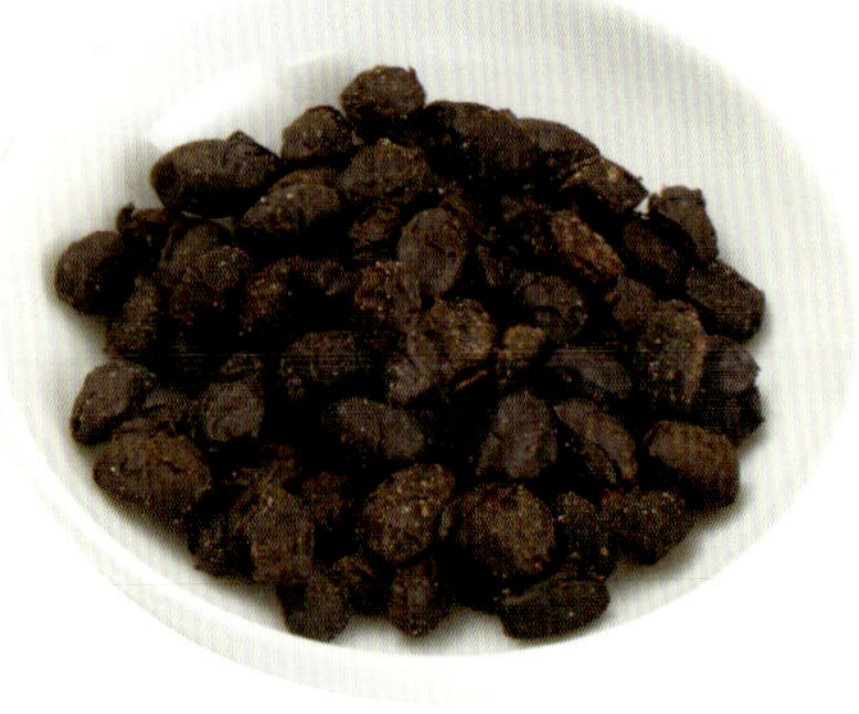

体の熱を取る。イライラや発熱に

日本ではあまり馴染みがない調味料ですが、広東、四川、湖南といった中国の代表的な地方料理によく使われています。

体にこもった過剰な熱を鎮める作用があり、発熱をともなうカゼ、頭痛、目の充血といった症状の改善に有効です。

また、イライラやストレスが引き起こす体の興奮を鎮めます。寝つきが悪い時や胸が苦しい時にもよいでしょう。

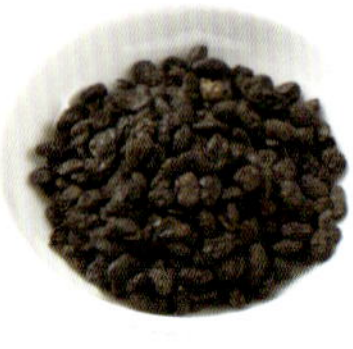
豆豉（ズシ）

熱の症状によい生薬「豆豉」

塩気のない豆豉は、生薬の「豆豉」として、発熱や悪寒をともなうカゼに使われています。ネギの白い部分「葱白（ソウハク）」とつくられる薬膳スープ「葱豉湯（ソウシトウ）」は、カゼの特効薬として知られています。

くずこ

葛粉

五味◉甘・辛
五性◉平
帰経◉脾・胃
体質◉気虚・陽虚・血虚

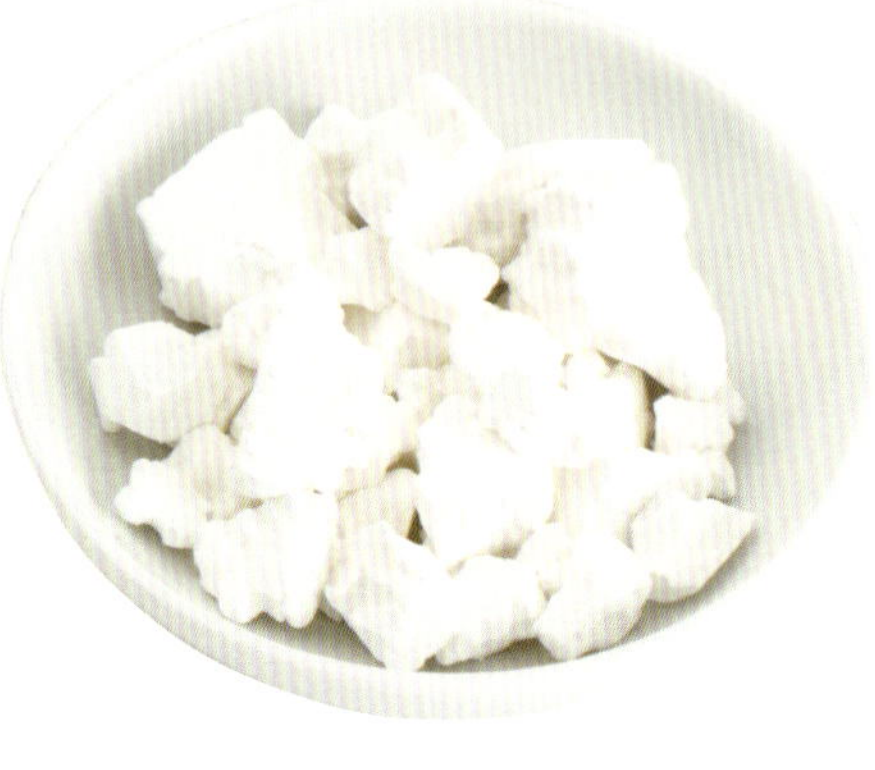

体内の寒さを追い払い、カゼ、肩や首のこりを改善

葛の根から取れるでんぷんが、葛粉です。水分と合わせて加熱するとトロミがつき、体を温めたい時の料理におすすめです。体内に入り込んだ寒気を追い払う作用があり、カゼの初期、悪寒があるカゼ、肩や首のこり、腹痛といった、寒さが原因で起きる症状に適しています。市販品には「馬鈴薯でんぷん」が配合されているものがあるので、葛粉１００％のものを選びましょう。

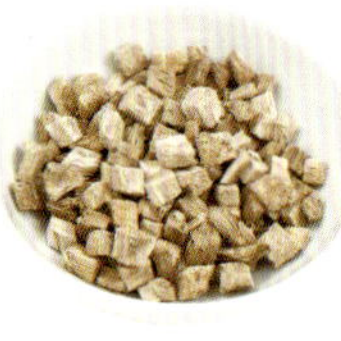
葛根（カッコン）

根が生薬「葛根」として使われています

葛の根からつくられたものが、生薬の「葛根」です。カゼ薬として有名な「葛根湯（カッコントウ）」に配合され、解熱や発汗作用があり、肩こりなどの痛みにも効果があります。

ごまあぶら

胡麻油

五味◉甘
五性◉涼
帰経◉肝・大腸
体質◉陰虚・気滞

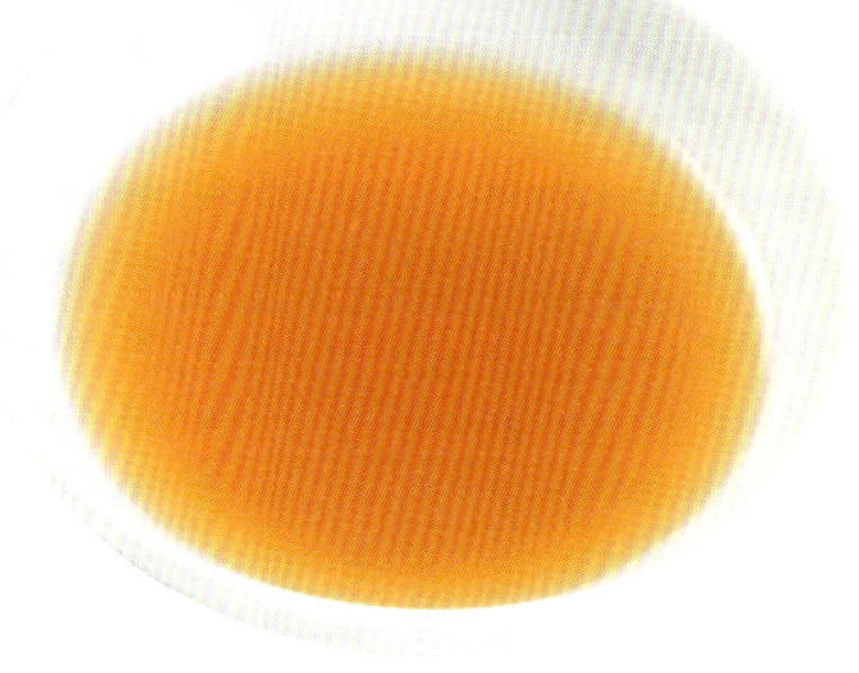

便秘や腹痛を解消し、炎症をやわらげる

体の余分な熱を鎮め、潤いを与える作用があります。とくに大腸に働きかけるので、かたい便しか出ないといった潤い不足の便秘に効果的。

また、消化不良、食べ過ぎが引き起こす腹痛にも効果があるとされています。

さらに、炎症など熱をともなう症状をやわらげる作用もあり、皮膚病、火傷、痔を解消する外用薬「紫雲膏《しうんこう》」にも使われています。

ピーナッツあぶら

ピーナッツ油【別名】落花生油

五味◉甘
五性◉平
帰経◉脾・肺・大腸
体質◉気虚・血虚・陰虚

乾燥が原因のかすれ声、肌のたるみに

風味づけに使われることが多いピーナッツ油には、脾と胃の消化吸収力を高め、腸を潤す作用があります。消化不良、胃酸過多、腹痛に効果があるとされ、乾燥の症状をともなう便秘にも有効です。これらの症状がある時は、サラダや炒め物にピーナッツ油を使うとよいでしょう。肺を潤す作用もあるので、口やのどの乾燥、から咳、痰やかすれ声、肌の乾燥やたるみにも効果を発揮します。

バター

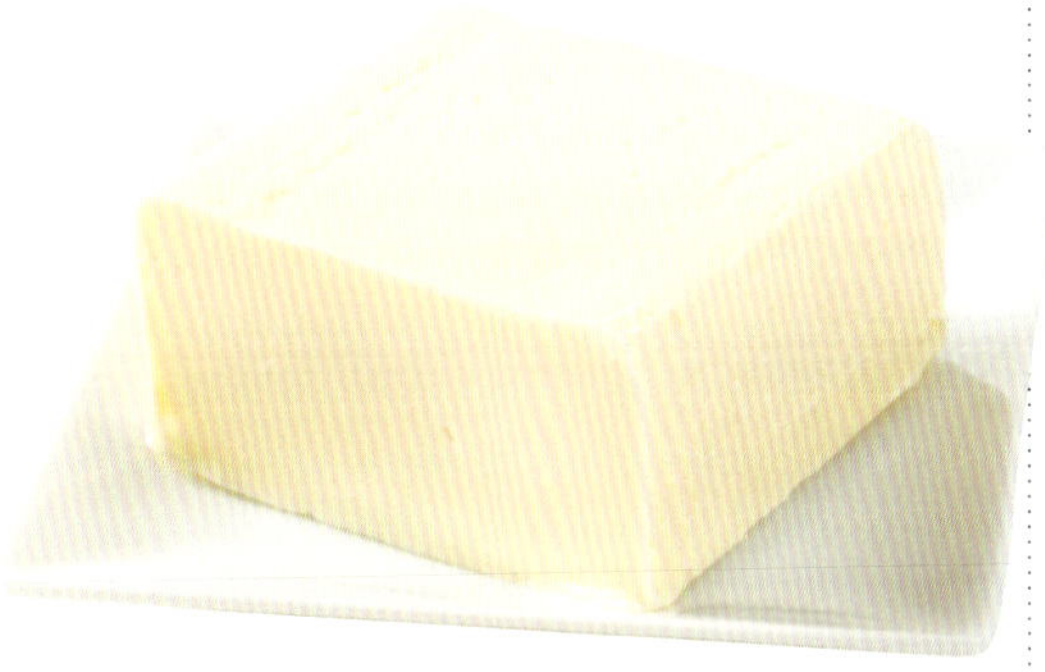

五味◉甘
五性◉微寒
帰経◉肝・脾・肺・腎・大腸・小腸
体質◉気虚・血虚・陰虚

気と血を補う。疲労やドライアイに

五臓の働きを高め、気と血を補う作用があります。慢性的な疲労、元気不足、貧血、ドライアイ、肌や髪の乾燥といった虚弱体質や栄養不足の症状に適しています。気虚体質、血虚体質、陰虚体質の改善に有効ですが、エネルギー過剰な湿熱体質や湿痰体質の人は使う量に気をつけましょう。

　また、潤いを与える作用もあるので、便秘や小じわなど乾燥による症状にも効果が期待できます。

なたねあぶら

なたね油

五味◉辛
五性◉温
帰経◉肝・肺・脾・大腸
体質◉気虚・陽虚・血虚・瘀血

腸に潤いを与え、乾燥タイプの便秘を解消

腸を潤して、便意を促す作用があります。潤いが不足した高齢者の便秘や、かたいコロコロした便しか出ない便秘の人におすすめの油です。また、食べ過ぎによる腹痛や消化不良にも適しています。ただし、慢性的な下痢の症状がある人は、多用しないように気をつけましょう。

　日本では、食用だけでなく、照明用の燃料として古くから使われていました。

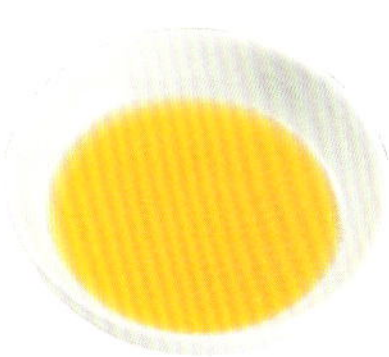

オリーブオイル

オリーブオイルもおすすめ

健康効果が広く知られ、身近な食材となったオリーブオイル。腸と肺を潤す作用があり、便秘の改善、かすれ声やのどの痛みにも適しています。便秘がちな人はパンに塗るバター代わりに使ってもよいでしょう。

飲み物

- こうちゃ
- りょくちゃ
- コーヒー
- ココア
- ウーロンちゃ
- ジャスミンちゃ
- プーアルちゃ
- キンモクセイ
- アルコール類
  - ビール
  - あかワイン（赤ワイン）
  - しろワイン（白ワイン）
  - にほんしゅ（日本酒）
  - しょうちゅう（焼酎）
  - しょうこうしゅ（紹興酒）

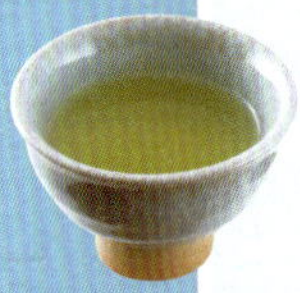

こうちゃ

紅茶

五味◉苦・甘
五性◉温
帰経◉心・肺
体質◉気虚・陽虚・血虚・瘀血・湿痰

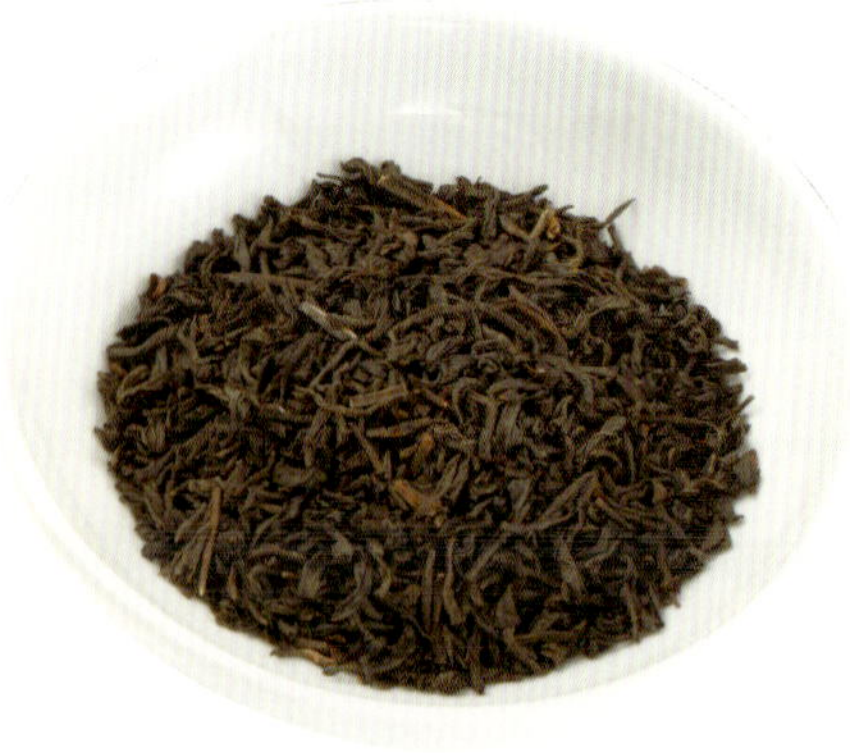

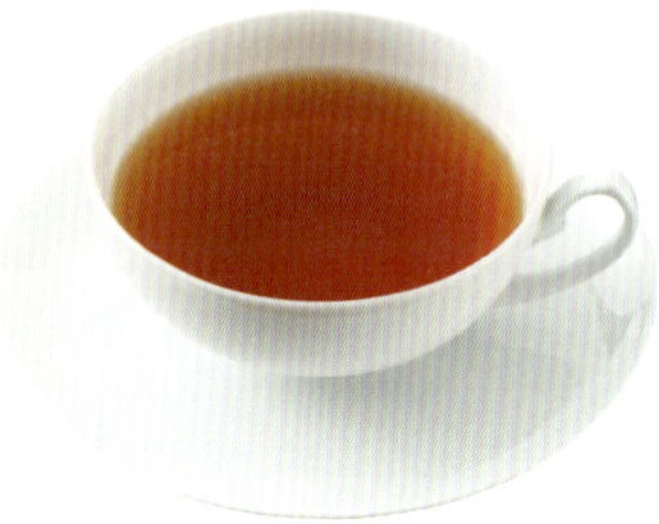

冷え性の人や、落ち込みやすい人に

心の働きをサポートし、気持ちを安定させる作用があります。動悸、物忘れ、不眠によく、ストレスを感じている時に飲むと、気持ちを落ちつかせることができます。紅茶は温性の食材ですが、体内にこもった熱を鎮め、炎症をやわらげる作用があります。目の充血、口の渇き、のどの痛みがある人によいでしょう。利尿作用もあるので、むくみやすい人にも適しています。

りょくちゃ

緑茶

五味◉苦・甘
五性◉涼
帰経◉心・肺・胃・肝
体質◉陰虚・気滞・湿熱・瘀血・湿痰

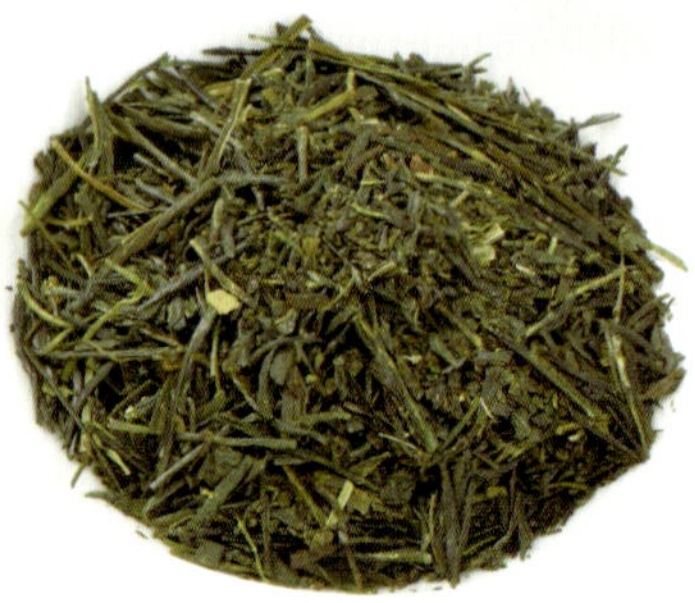

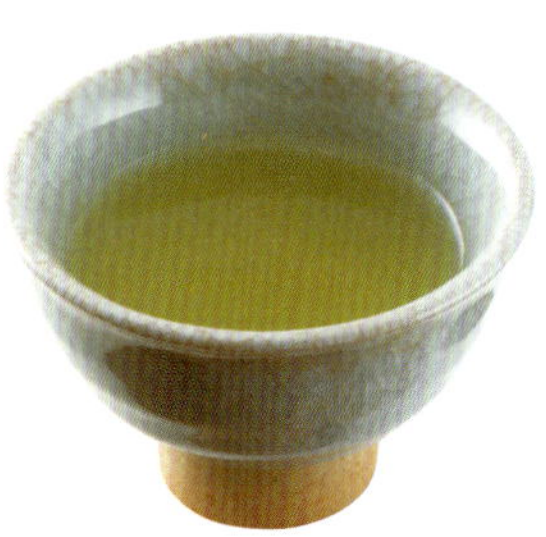

体内の余分な熱を鎮めて、口の渇きやイライラを解消

余分な熱を鎮めて潤いを与えるので、口やのどの渇き、から咳、便秘の改善に有効です。また気持ちを落ちつかせる作用があるので、ストレスが引き起こす頭痛や目の充血によく、視力を回復する働きもあります。高い利尿作用で体内の老廃物や毒素を排出するため、排尿痛、ニキビや肌の炎症にも適しています。消化促進作用もあるので、食べ過ぎた時は緑茶を飲むとスッキリします。

コーヒー

五味◉苦
五性◉平
帰経◉心・肺
体質◉陽虚・気滞・湿熱・湿痰

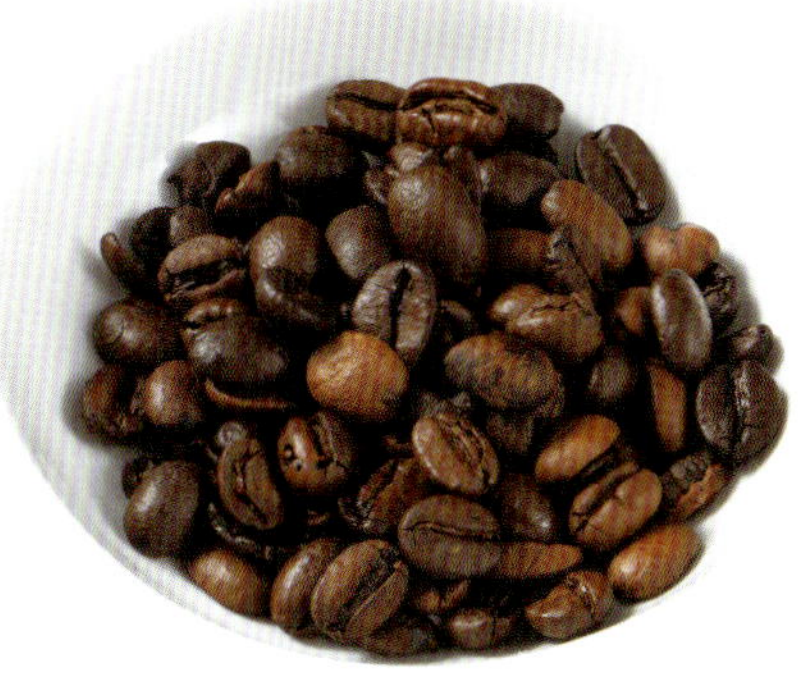

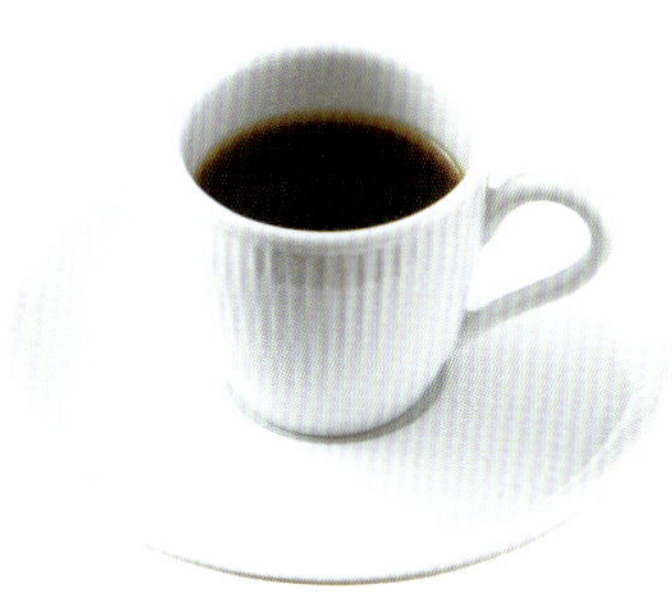

心の機能を高め、気持ちをリラックスさせる

コーヒーには、心の機能を高めて、精神を安定させる作用があります。不安や悲しみ、軽度なストレス、胸苦しさ、動悸、物忘れなどの症状の改善に有効です。

また、利尿作用があるので、むくみがある時やだるさを感じる時には、アイスではなくホットコーヒーを飲むとよいでしょう。眠気を感じる時、二日酔いの時にもおすすめです。

ココア

五味◉甘・苦
五性◉平
帰経◉肺・心・大腸・胃
体質◉気虚・陽虚・血虚・湿痰

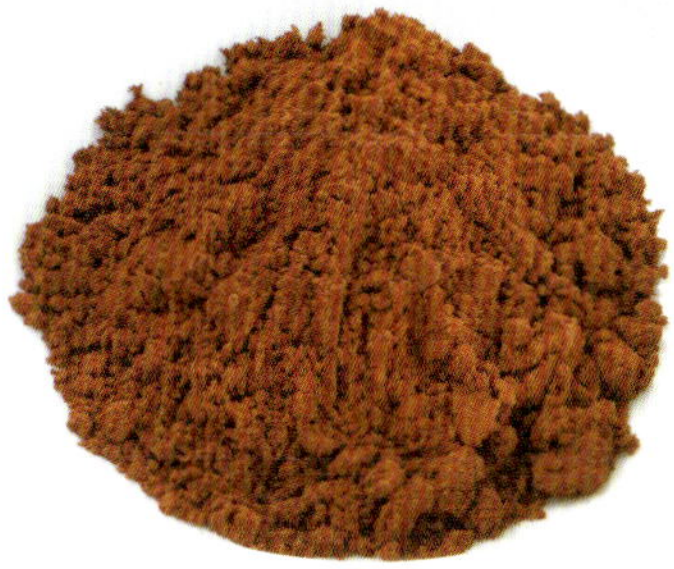

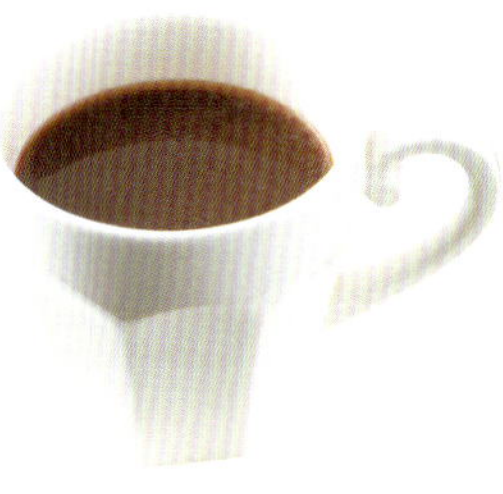

心の働きを高める。疲労、集中力の低下に

気を補い、心の機能を高める作用をもつココア。疲労、元気不足、集中力の低下、動悸、胸の痛み、物忘れ、不眠などの症状改善によいでしょう。気持ちを安定させる作用もあるので、心身の疲れを感じた時には、温かいココアでひと休みしましょう。

また、体内の余分な水分を尿として排出するので、慢性的なむくみ、体のだるさ、冷えを感じる時にもおすすめです。

ウーロンちゃ

烏龍茶

五味◉苦・甘
五性◉涼
帰経◉肝・脾
体質◉陰虚・気滞・湿熱・湿痰

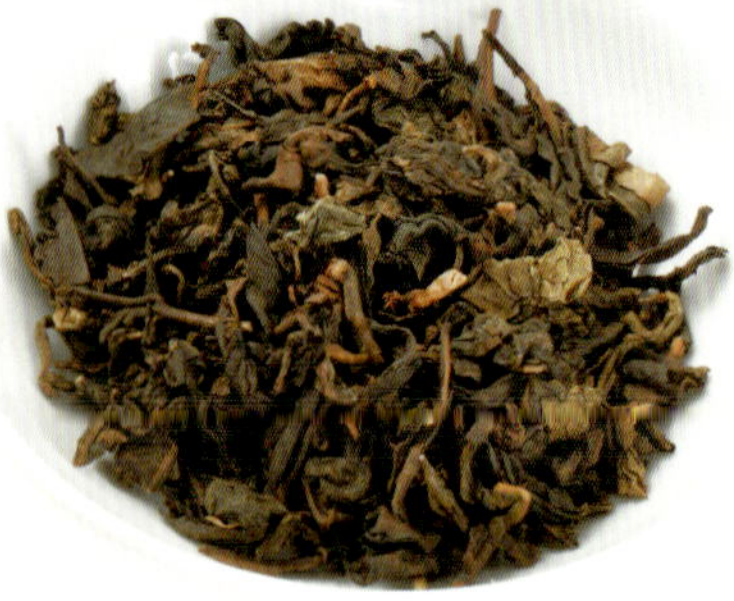

食べ過ぎによる胃の不調、むくみやイライラにも

さっぱりとした後味があるウーロン茶には、消化を促す働きがあります。食べ過ぎで胃が重い時に飲むとスッキリするのでおすすめです。利尿作用があるので、むくみ、だるさの改善にも役立ちます。

体の熱を冷ます涼性の食材なので、イライラや怒りによる興奮を鎮め、気持ちを落ちつかせることができます。不眠や胸苦しさ、皮膚の炎症にもよいでしょう。

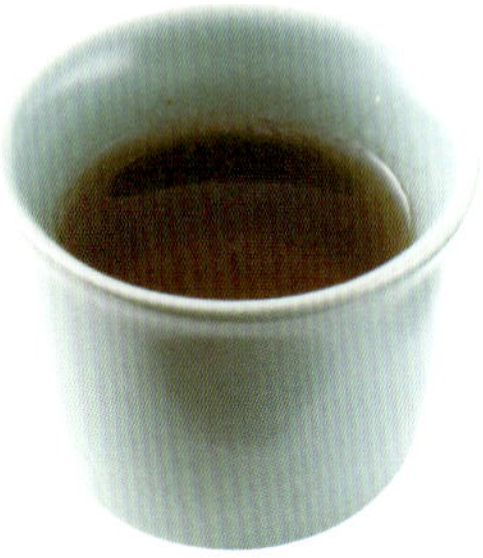

緑茶、紅茶、烏龍茶の違いを知ろう

紅茶は茶葉を発酵させた「完全発酵茶」で、緑茶は茶葉を発酵させずに乾燥させた「無発酵茶」です。茶葉の発酵途中で加熱をし、発酵を止めた烏龍茶は「半発酵茶」になります。

ジャスミンちゃ

ジャスミン茶

五味◉辛・甘
五性◉温
帰経◉心・脾・肝
体質◉陽虚・気滞・瘀血・湿痰

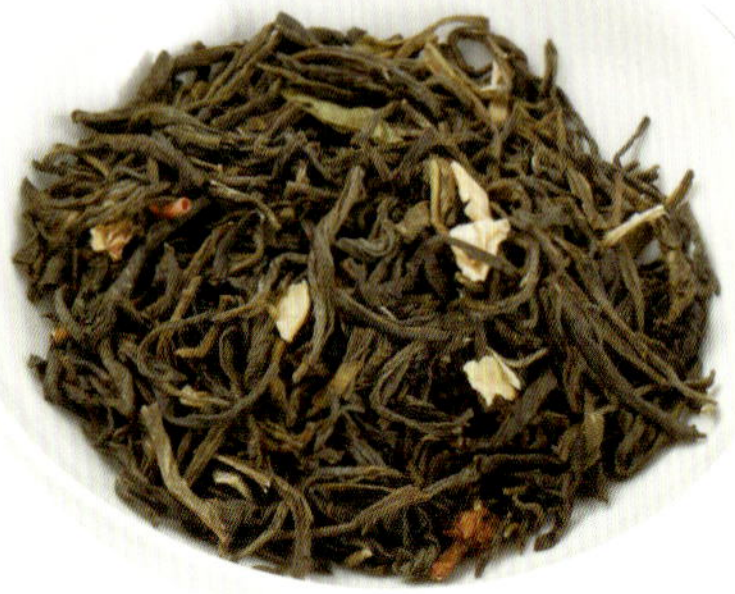

高貴な香りで気の流れを促し、気持ちをリラックスさせる

ジャスミン茶の華やかで高貴な香りには、気の巡りを活発にする作用があります。情緒不安、食欲不振、ゲップといった症状の改善に適しています。イライラを感じた時は、ジャスミン茶を飲んでホッとひと息つくとよいでしょう。

また、体を温めて血の滞りを解消する作用があり、肩こり、肌のくすみ、生理痛など血行不良が原因となる症状の改善に有効です。

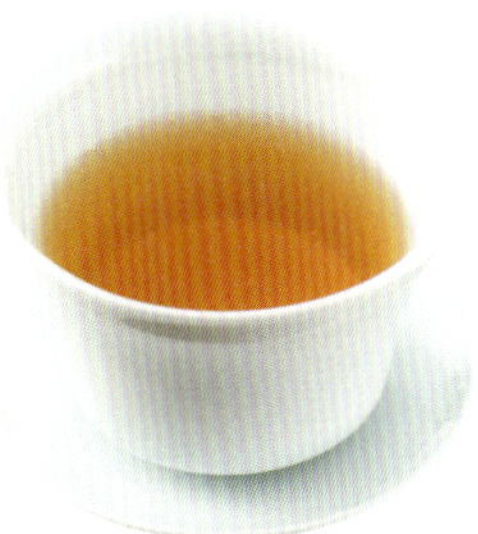

好みのジャスミン茶を探そう

ジャスミン茶には、ジャスミンの香りを茶葉に移したものや、ジャスミンの花弁と茶葉を丸めたものがあります。好みのタイプのお茶を探してみるとよいでしょう。

プーアルちゃ

普洱茶

五味●苦・渋
五性●涼
帰経●肝・胃
体質●陰虚・気滞・湿熱・瘀血・湿痰

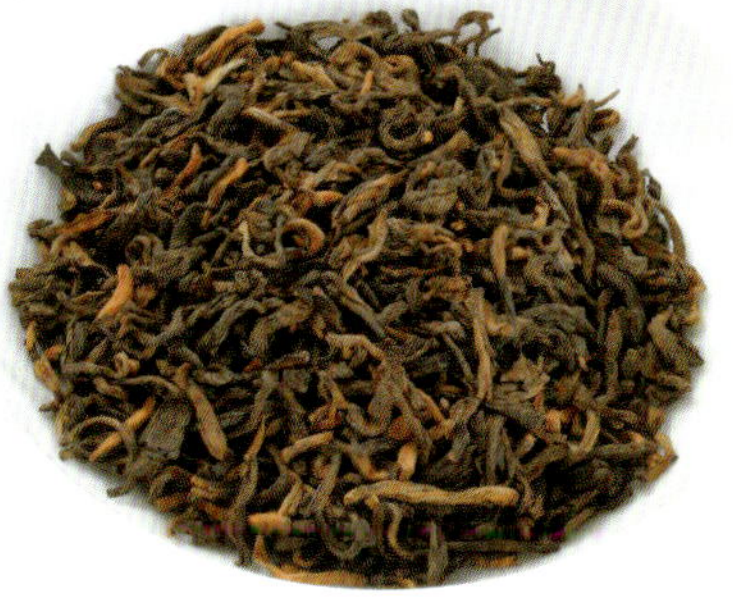

消化を促進し、体の老廃物を排出

プーアル茶には、胃の働きを高める作用があるので、消化を促進して腹痛やお腹の張りを解消するのに適しています。肉を食べて胃が重い時には、プーアル茶を飲むとスッキリします。

また、体にこもった熱を抑えて、潤いを与える作用があり、乾燥の症状改善に適しています。一方で利尿して老廃物を排出するので、むくみ、だるさ、ニキビや吹き出物の解消にも有効です。

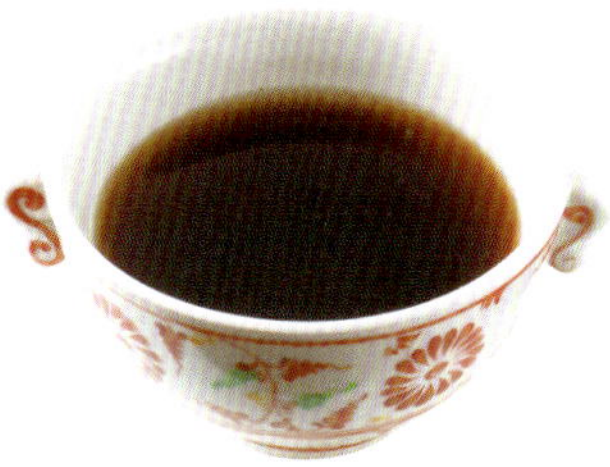

プーアル茶の種類

プーアル茶には、月日が経つごとに発酵が進んで、よい香りと甘味がでてくる「生茶」と、加速発酵させた「熟茶」があります。

キンモクセイ

金木犀【別名】ケイカ（桂花）

五味●辛
五性●温
帰経●心・肝・脾・胃
体質●陽虚・気滞・瘀血・湿痰

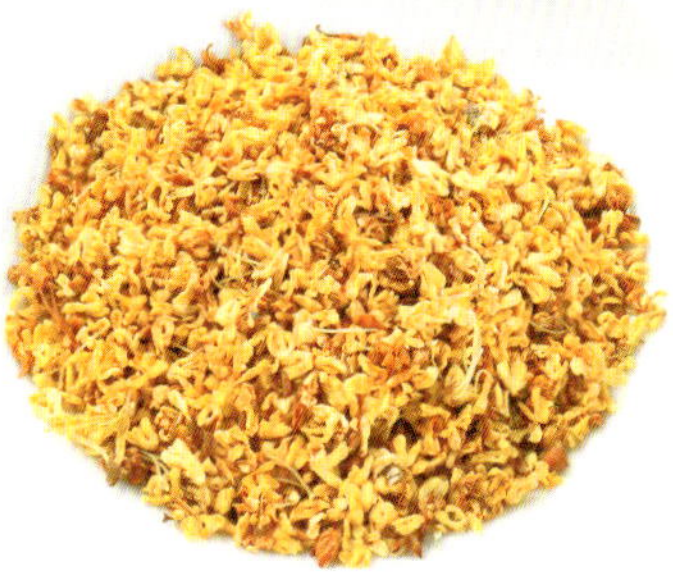

体を温め、気と血の巡りを促す

体を温める作用があり、お腹の冷えを解消するので、下痢、腹痛、食欲不振に有効です。また、気の巡りをよくし、血の滞りを改善する作用もあります。ストレス、お腹の張り、ゲップ、肩こり、生理痛によいでしょう。痰を出しやすくする作用もあり、のどがいがらっぽい時にもおすすめです。

キンモクセイの甘い花の香りには、口臭を抑える作用があります。

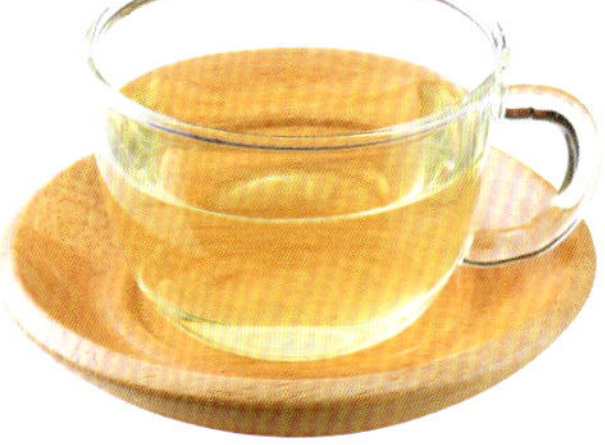

キンモクセイを使いこなそう

お茶以外にも、高い香りを生かして、デザートやお酒をつくるとよいでしょう。蘇州にはレンコンにもち米を詰めてキンモクセイで香りづけした「桂花糖藕（グイホワタンオウ）」という名物デザートがあります。

アルコール類

ビール

五味◉苦・辛
五性◉寒
帰経◉肝・脾
体質◉陰虚

あかワイン

赤ワイン

五味◉酸・甘・渋・辛
五性◉温
帰経◉心・肝・脾
体質◉気虚・陽虚・血虚・気滞・瘀血

しろワイン

白ワイン

五味◉辛・酸・甘
五性◉温
帰経◉心・肝・脾・肺
体質◉気虚・陽虚・血虚・気滞・瘀血

にほんしゅ

日本酒

五味◉甘・苦・辛
五性◉温
帰経◉肝・肺・胃
体質◉陽虚・瘀血

しょうちゅう

焼酎

五味◉辛・甘
五性◉温
帰経◉脾・胃・肝・腎・心
体質◉陽虚・瘀血

しょうこうしゅ

紹興酒

五味◉辛・苦・甘・酸
五性◉熱
帰経◉肝・腎・胃・脾・心
体質◉気虚・陽虚・血虚・瘀血

体内の冷えを改善し、気・血・水の巡りを活発にする

酒は「百薬の長」ともいわれ、古代中国では薬として使われていました。体を温める作用があり、冷えによる体の機能低下を解消し、気・血・水を活発に流す作用があります。ただし飲み過ぎると、体内バランスが崩れてしまうため「万病の元」にもなりかねません。

それぞれに効能があり、寒性のビールには利尿作用、日本酒にはのどの渇きを解消する作用、ワインにはリラックス作用があります。焼酎は二日酔いの予防によく、紹興酒は血を補うので、貧血、爪が割れるなどの症状に有効です。

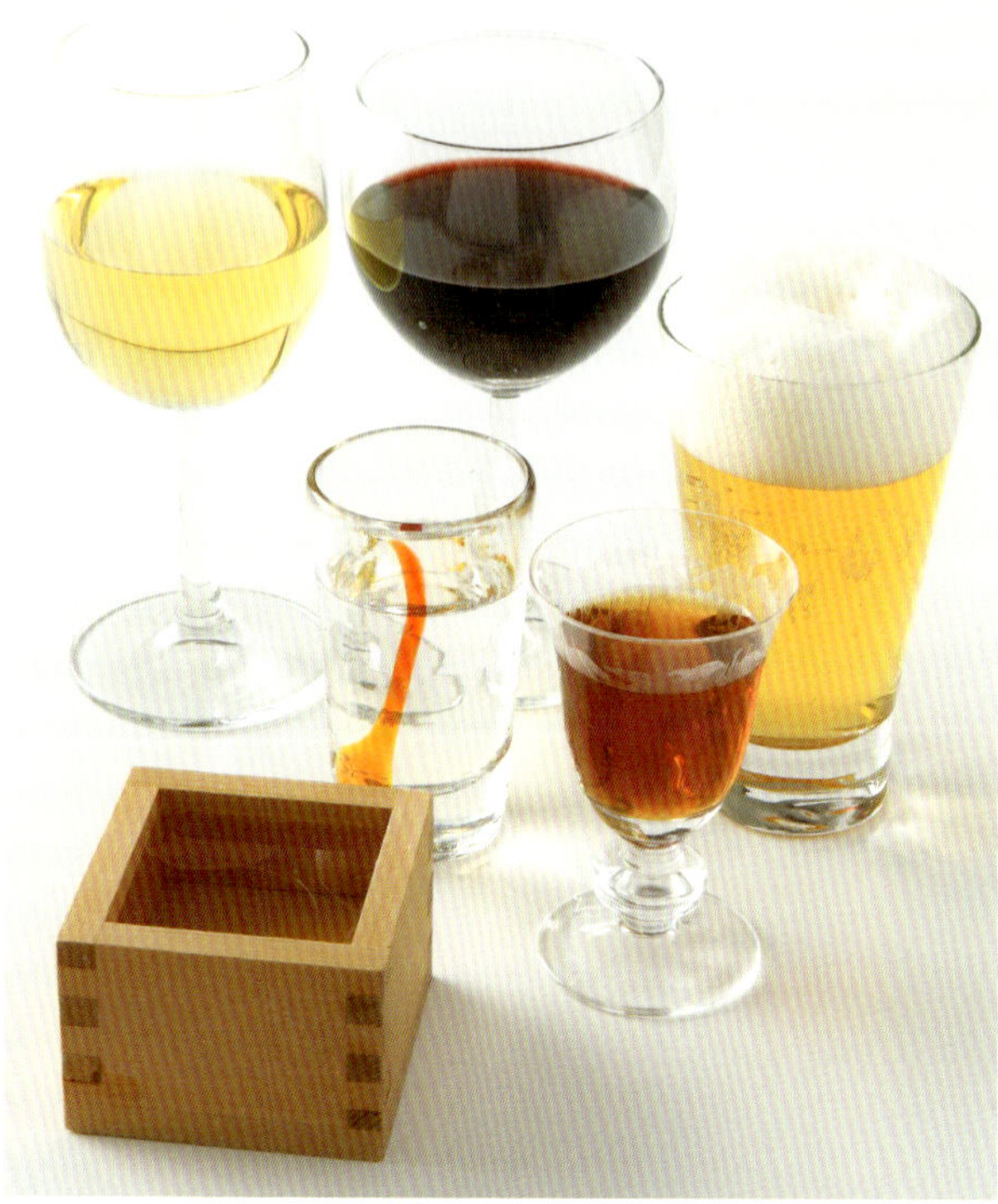

4章

体質別にオーダーメイド 体質改善ごはん

巻末の「体質チェックシート」で分類した8つの体質に関する解説と、体質改善のために、ふだんの食事に継続して取り入れやすいレシピを紹介します。

気虚《ききょ》

陽虚《ようきょ》

血虚《けっきょ》

陰虚《いんきょ》

気滞《きたい》

湿熱《しつねつ》

瘀血《おけつ》

湿痰《しつたん》

気虚の体質改善

気虚

［ききょ］

生きるための
エネルギー源である
気が不足しているため、
元気がなく、
疲れをひきずりがちです。

食べ物から気をつくる「脾」の働きが弱まり、エネルギーが不足しています。生まれつき生命力が弱い人、長期の病気をした人に多い体質です。顔色は青白く痩せ型で、元気がなく、すぐに疲れてしまいます。性格的には物静かでおとなしい人が多く、新しいことへのチャレンジを避けるタイプです。外から進入しようとする悪いものから身を守る気のバリア機能が弱いため、すぐカゼをひいてしまいます。

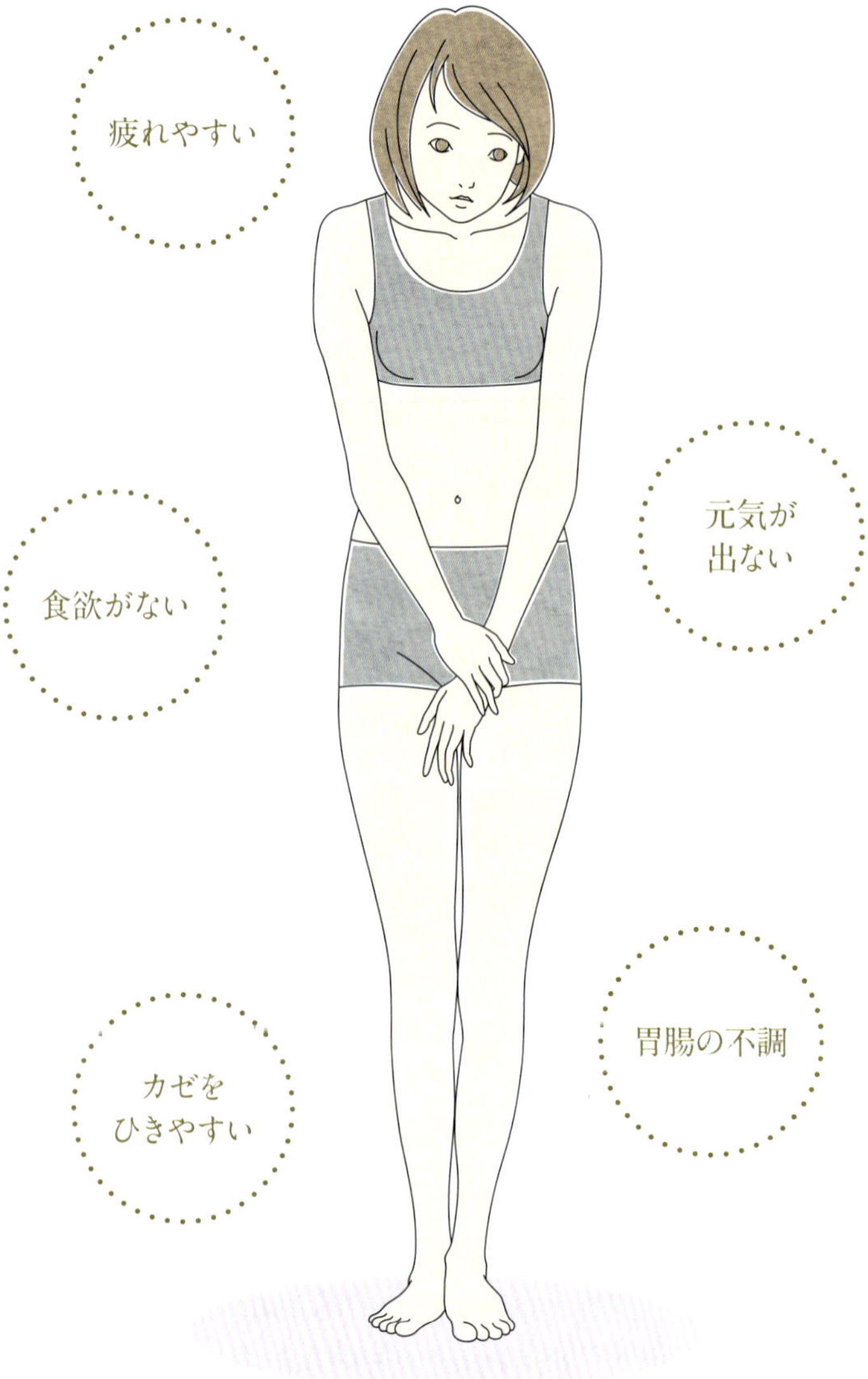
疲れやすい
元気が出ない
食欲がない
胃腸の不調
カゼをひきやすい

行動面での改善術

運動で気を動かそう

気を取り込みやすい体をつくるためにも、体を動かして体内の気を動かすことが大切。汗をかくような激しい運動よりも、ヨガやストレッチなどがむいています。

空腹を感じたら食事を

気を取り込もうとして、一度にたくさんの食事を取り過ぎると、「脾」に負担をかけてしまいます。1日3回の食事にこだわらず、お腹が空いたら適量を。

こんな行動はやめよう

ダラダラした生活を見直そう

元気が出ないからといって、ダラダラと1日を過ごすのは×。昼間に体を動かし、夜に体を休め、気がつくられやすい環境をととのえて。

体質改善の食べ方

エネルギー源を補う

気をつくり出す食材をメインに、「脾」の働きを高める食材も取り入れましょう。とくに穀物には気を補う作用があるので、炊き込みごはん、リゾット、パスタなど、主食を積極的に取る工夫をしましょう。少ない気を無駄使いしないためにも、気を巡らせる食材の取り過ぎには注意しましょう。

サポート食材&生薬

気を補う

●カブ ●ヤマノイモ ●シラス ●ウナギ ●カツオ ●タコ ●鮭 ●サバ ●真イワシ ●カレイ ●桃 ●鶏肉 ●鶉の卵 ●米 ●ヒエ ●小麦粉 ●アボカド ●大棗 ●人参 ●海松子

脾をサポートする

●キャベツ ●ジャガイモ ●カボチャ ●サツマイモ ●ニンジン ●タイ ●アジ ●サンマ ●ホタテ ●サクランボ ●ライチ ●リンゴ ●鶏砂肝 ●大豆 ●黒米 ●もち米 ●龍眼肉 ●はちみつ

こんな食べ方は避けて

生ものや果物、冷たい飲み物は、体を冷やす性質があるため、「脾」が弱い気虚体質にはむいていません。また、気の流れを活発にする食材は、少ない気を全身に流すため、取り過ぎると気を必要以上に消耗させることになるので量に注意しましょう。

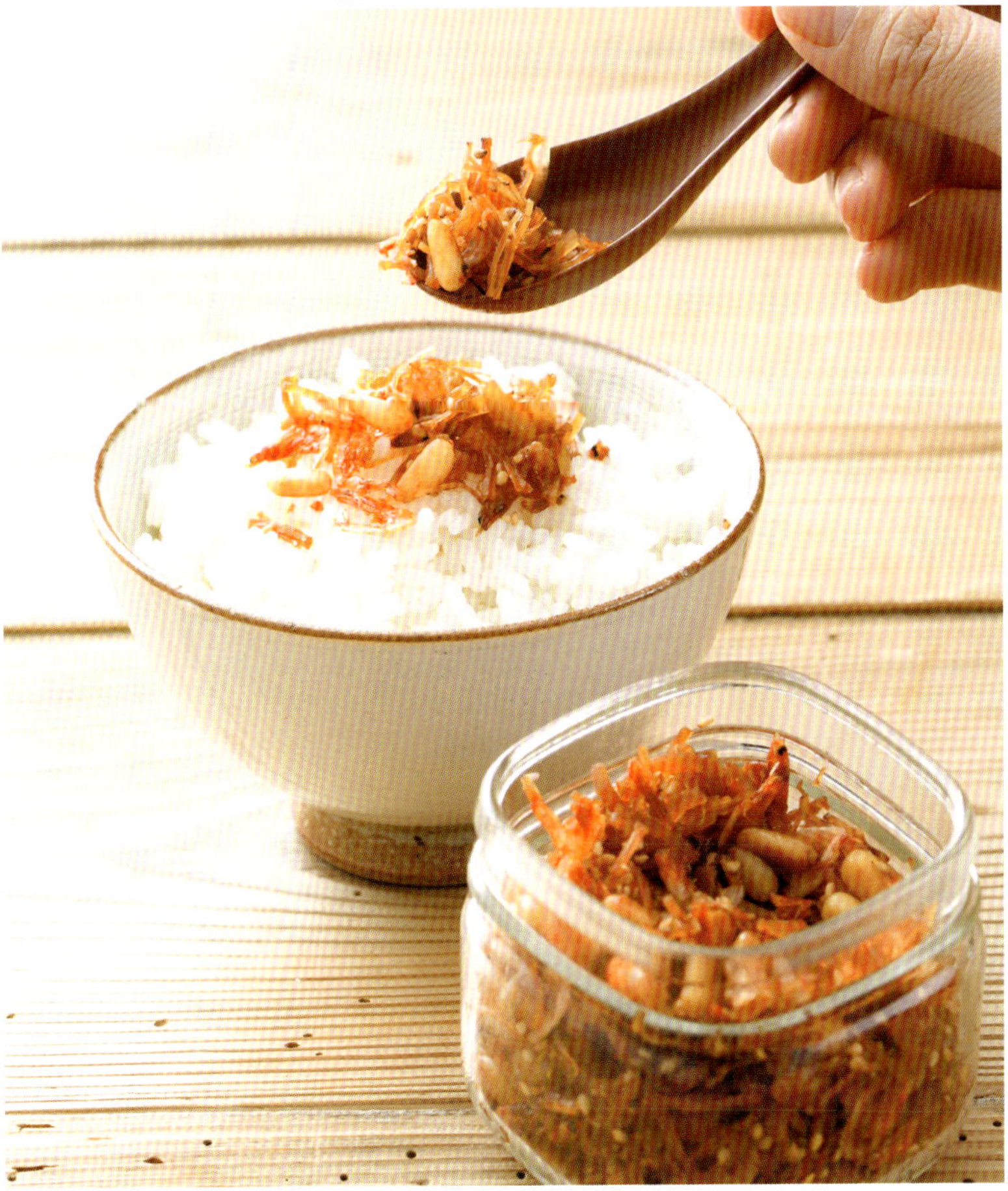

海松子《かいしょうし》の海鮮ふりかけ

材料(作りやすい分量)

●海松子〈松の実〉…20g　●桜エビ…12g　●干し貝柱…8個

●干し貝柱の戻し汁 ＋ 水…½カップ　●白いりゴマ…大さじ1

●A

しょうゆ…大さじ2

みりん…大さじ2

作り方

❶干し貝柱は水につけてひと晩おき、手で細かく裂く。戻し汁は水と合わせて½カップにする。海松子はフライパンでから炒りする。

❷フライパンに桜エビ、干し貝柱、戻し汁、Aを入れて中火にして、炒り煮する。

❸汁気がなくなってきたら、海松子と白いりゴマを加えて混ぜ、火を止める。

◎食べ方

白いごはんに、好みの量をのせてそのままいただく。

ほかに、こんな食べ方も

チャーハンや雑炊の具材、おひたしのあえ衣にも。

陽虚の体質改善

陽虚

［ようきょ］

体の熱と気が不足し、慢性的に強い冷えの症状があります。

熱をつくり出す力が不足しているため、全身が冷えています。また、冷えは津液の流れを悪くするため、むくみやすく、肌がポチャポチャしているのが特徴です。気虚と同様に、先天的な生命力やエネルギー源である気が少ないため、パワー不足で疲れやすく、体つきは華奢です。気虚体質から冷えの症状が加わり、陽虚体質になることも。とにかく寒がりで、手足がいつも冷たく、温かい飲み物や食べ物を好みます。

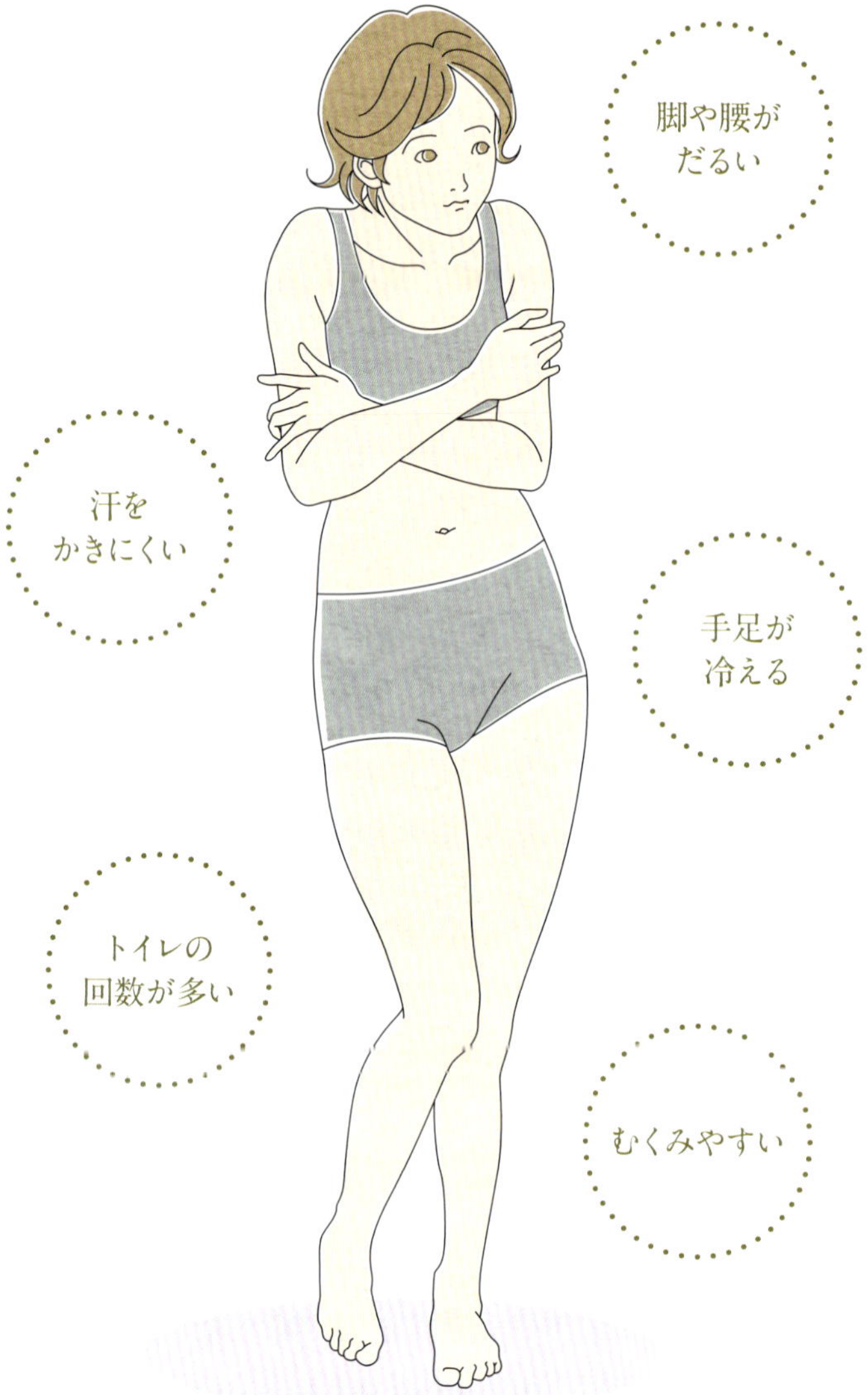
脚や腰がだるい
手足が冷える
むくみやすい
汗をかきにくい
トイレの回数が多い

行動面での改善術

服装で体内の熱を守る

靴下、長袖の洋服、腹巻は、少ない熱を逃がさない工夫のひとつ。また、重ね着やゆとりのある服装は、温かい空気の層をつくり、保温性を高めることができます。

熱をつくり出す運動を

運動は熱をつくり、体内の巡りを活発にします。また運動するとお腹が空き、食材の気を取り込みやすくなります。日頃から階段を使うなど、体を動かす工夫を。

こんな行動はやめよう

夏場の薄着はやめよう

素足にサンダル、ノースリーブも体を冷やす原因です。暑い夏に食べたくなる冷たい麺や飲み物も、内臓を冷やすため避けましょう。

体質改善の食べ方

食事で熱を生み出そう

冷えには、体を温める温性・熱性の食材と、スタミナ不足を改善する気を補う食材で対抗しましょう。また余分な水分がたまりやすいので、利尿作用をもつ食材をプラスするとよいでしょう。サラダや刺身など、触って冷たいものは避け、温野菜や煮物といった加熱調理がむいています。

サポート食材&生薬

熱を生み出す

•ラッキョウ•ニラ•ネギ•羊肉•黒砂糖•こしょう•ショウガ•唐辛子•ニンニク•フェンネル•紅茶•丁字•桂皮•大茴香

気を補う

•カボチャ•ヤマノイモ•シイタケ•ウナギ•鮭•サバ•エビ•桃•鶏肉•豚肉•大棗•人参

利尿を促進する

•ソラマメ•タマネギ•ウド•トウモロコシ•タイ•サクランボ•黒豆•大豆•花椒•ココア

こんな食べ方は避けて

体温が低いので、寒性や涼性の食材の多食は避けましょう。また、生野菜や刺身、冷たい飲み物も体の熱を奪う原因になります。余分な水分をためやすいので、水分の取り過ぎには注意を。

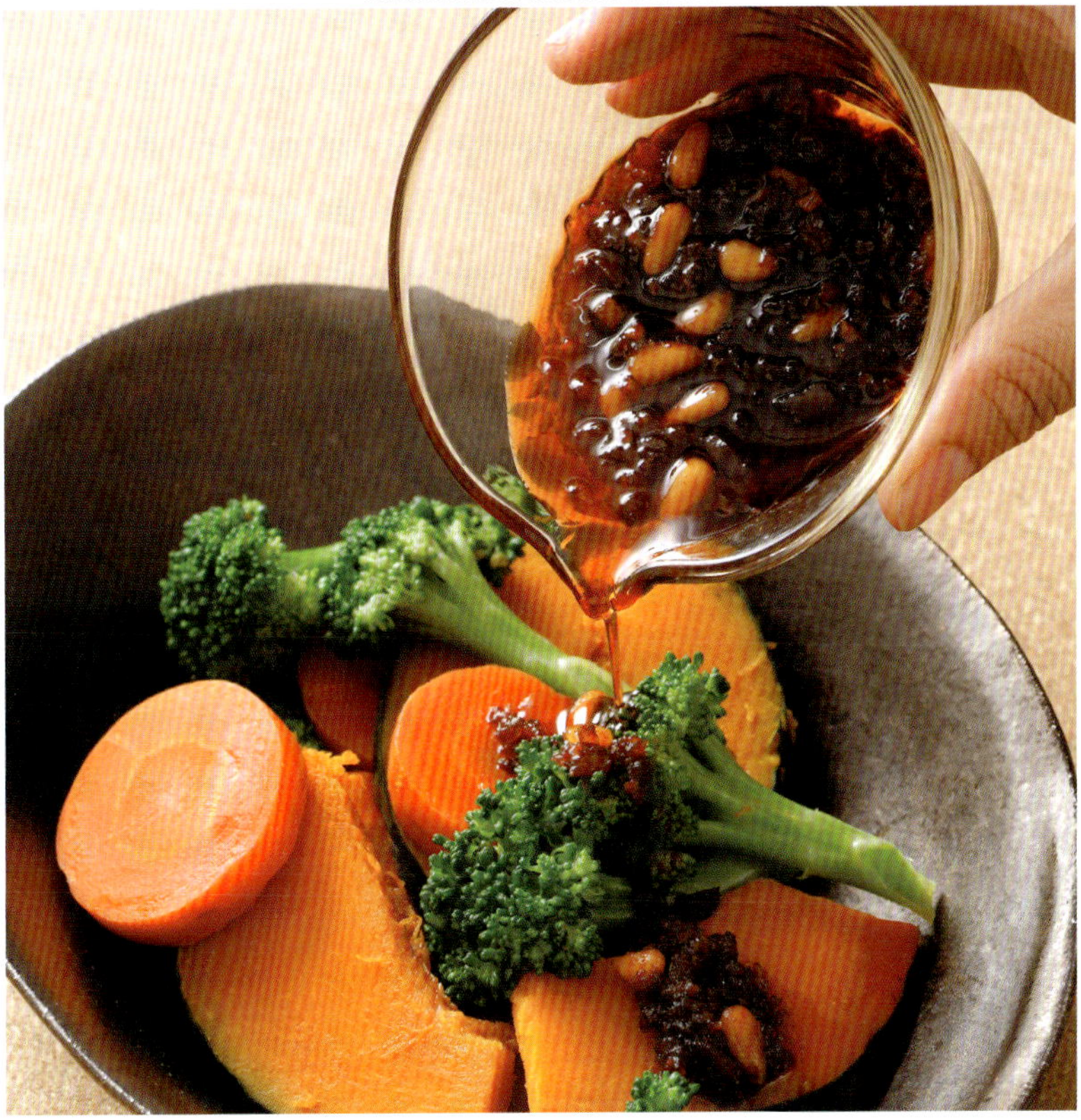

具だくさんラー油

材料(作りやすい分量)

●A

なたね油…¼カップ　ゴマ油…¼カップ
大茴香〈八角〉…1個　花椒…小さじ1
シナモンスティック…1本

●粉黒砂糖…小さじ1
●しょうゆ…小さじ1
●コチュジャン…小さじ1

●B

海松子〈松の実〉…10g
ニンニクのみじん切り…1かけ分
ショウガみじん切り…1かけ分
タマネギのみじん切り…¼個
干しエビのみじん切り…10g
一味唐辛子(粗びき)…大さじ1

作り方

❶フライパンにAを入れて中火にかけ、フツフツとしてきたら火を弱め、5分ほど煮て火を止める。
❷粗熱が取れたら香辛料を取り出す。残った油にBを加えて中火にし、エビの香りが強くなってきたら火を止め、粗熱を取る。
❸②に残った材料を加えてよく混ぜ、煮沸消毒した密閉容器に入れ、ひと晩おく。

◎食べ方

薄切りにしたニンジン、カボチャ、小房に分けたブロッコリーをゆで、具だくさんラー油をかける。

ほかに、こんな食べ方も

餃子やスープの仕上げにかけて。炒め物の味つけに。鍋のタレに加えても。

血虚の体質改善

血虚

［けっきょ］

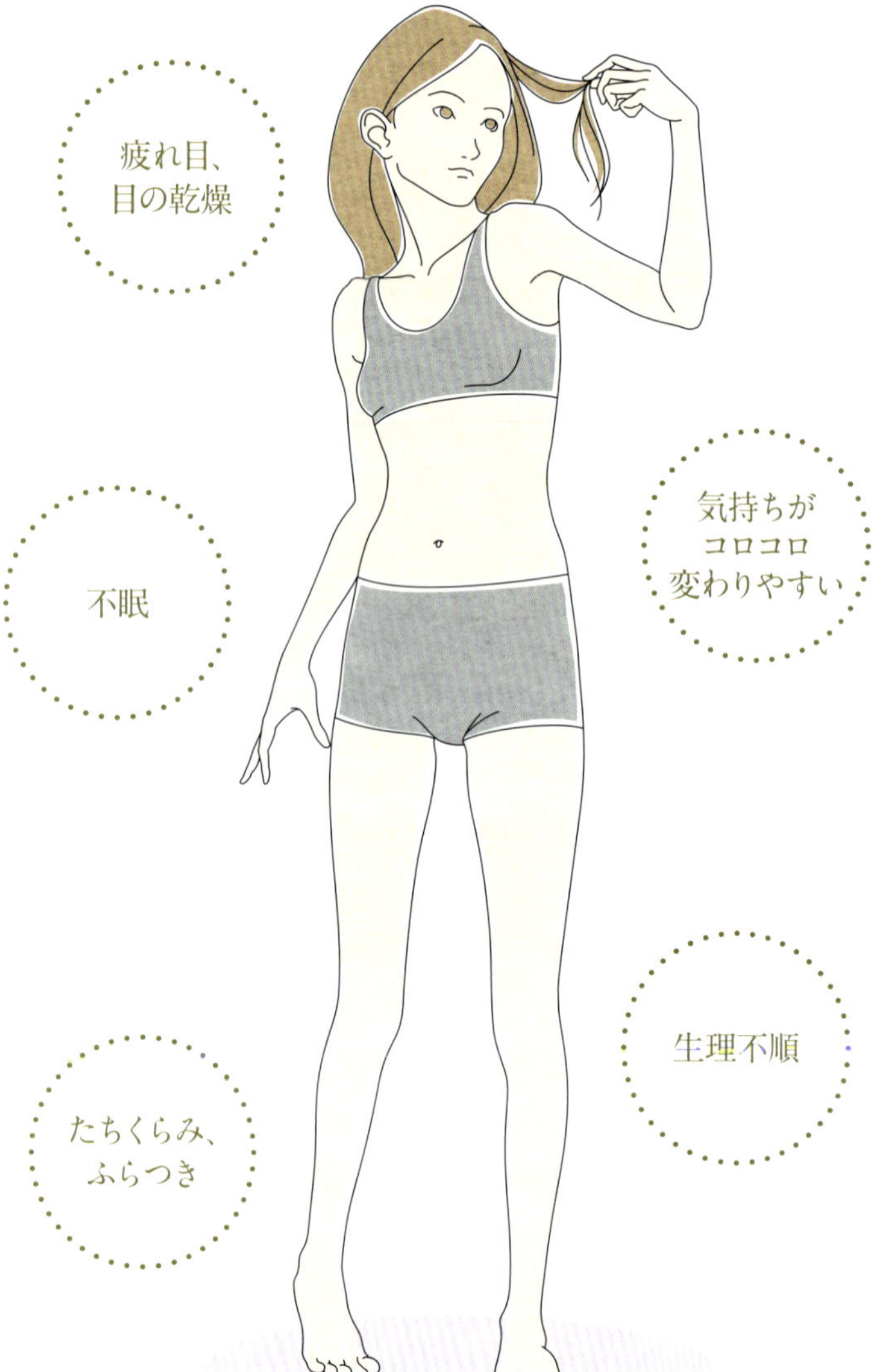

疲れ目、目の乾燥
気持ちがコロコロ変わりやすい
不眠
生理不順
たちくらみ、ふらつき

血をつくる働きや運ぶ力が弱まり、全身の栄養が不足しています。

食べ物から血をつくり出す「脾」と、体の隅々へと送る「心」の力が弱まっているため、血を蓄える「肝」だけでなく全身の血が不足しています。そのため肌や髪に栄養が行き届かずカサカサし、顔や唇の色は白く、肌につやがなく、爪がもろく割れることも。血行も悪いため老廃物がたまりやすくなっています。体格はどちらかというと痩せ形で線が細い人が多く、気虚タイプを併せもつことが多いのも特徴です。

行動面での改善術

夜の12時前には就寝を

血や津液は、陰陽では陰に属しています。陰の物質を増やすには、陰の時間帯である夜にゆっくり休むことが重要。夜更かしをせず、早めに寝ましょう。

適度な運動を習慣に

補った血を巡らせるためには運動が欠かせません。ただし体力があまりないので、激しい運動よりも、ウォーキングなどで体の巡りを活発にする運動が適しています。

こんな行動はやめよう

少ない血を無駄にしない

少ない血を消耗させる行動は控えましょう。鼻血やケガによる出血はもちろん、睡眠不足、偏った食事、ストレス、疲労も避けましょう。

体質改善の食べ方

栄養不足を補う料理を

血が不足している血虚体質の改善には、不足している血を補う食材が適しています。また、エネルギー源となる気を補う食材も合わせて取りましょう。血の材料となる食材を食べることで、体内環境が変化し、症状が徐々に緩和されます。血を巡らせる食材の多食は、少ない血を散らしてしまうので、ほどほどに。

サポート食材&生薬

血を補う

•ニンジン •ヨモギ •ホウレンソウ •ヒジキ •牡蠣 •ライチ •肝臓肉 •鶏肉 •牛肉 •豚肉 •タマゴ •黒ゴマ •オイスターソース •当帰 •龍眼肉

気を補う

•ジャガイモ •カボチャ •サツマイモ •シイタケ •ヤマノイモ •ウナギ •カツオ •真イワシ •カレイ •タラ •アボカド •ブドウ •大棗 •人参

こんな食べ方は避けて

「脾」の働きが弱っているため、かたいものや脂っこいものなど消化の悪い料理は避けて。冷たい飲み物や寒性・涼性の食材も「脾」の働きを弱めるので、取り過ぎに注意しましょう。また無理して食べるよりも、お腹が空いたら食べるようにしましょう。

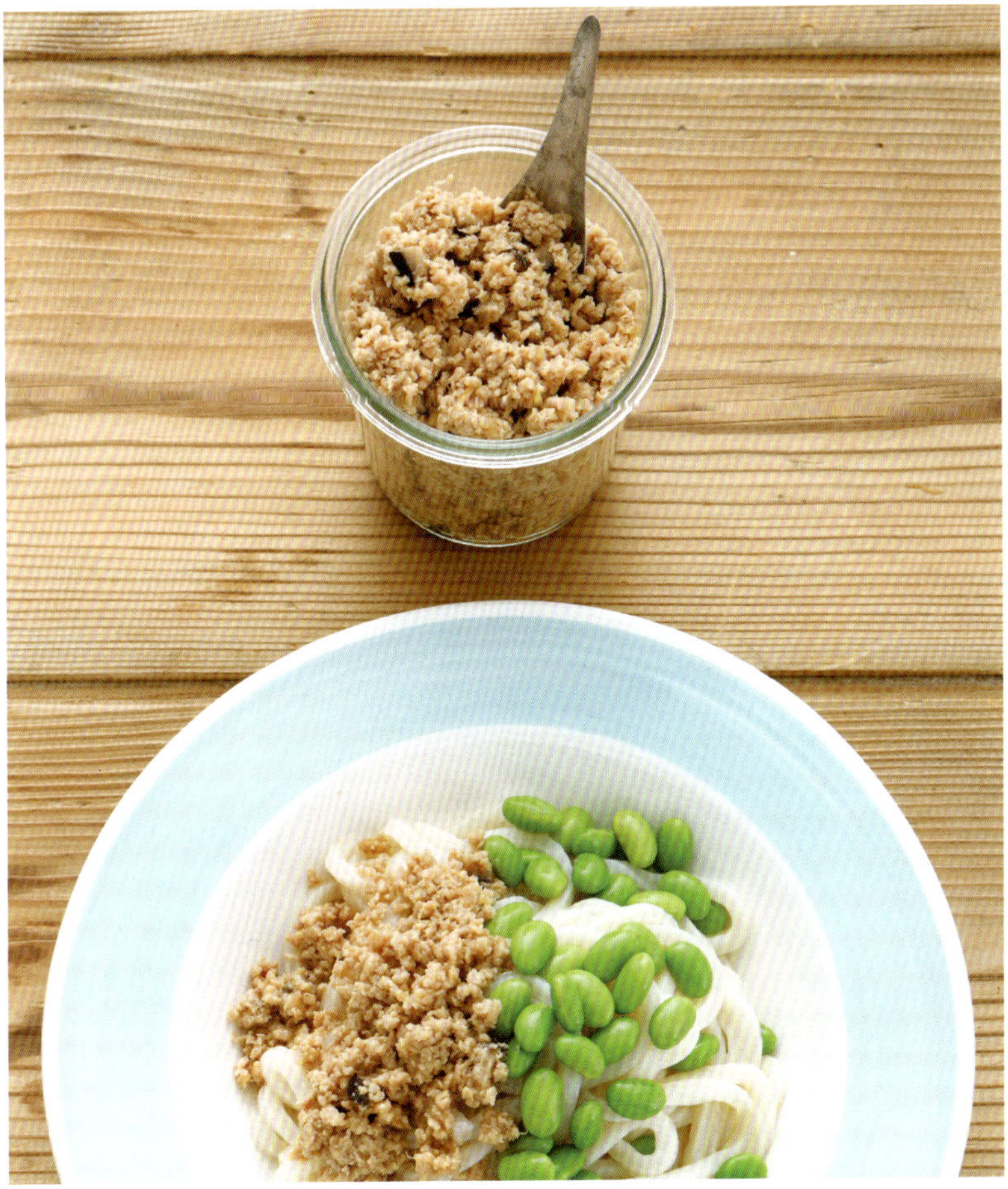

鶏肉とシイタケのそぼろ

材料(作りやすい分量)

●鶏ひき肉…300g　●干しシイタケ…2枚　●ショウガのみじん切り…1かけ分
●サラダ油…小さじ2　●オイスターソース…大さじ1　●砂糖…大さじ1 ½
●しょうゆ…大さじ2強　●酒…大さじ1　●干しシイタケの戻し汁…¼カップ

作り方

❶干しシイタケは水で戻し、みじん切りにする。戻し汁の¼カップを取っておく。
❷鍋にすべての材料と戻し汁を入れて、よく混ぜ合わせる。
❸弱めの中火にかけ、はしで混ぜながら煮る。ポロポロになったら火を強め、水気がなくなるまで炒り煮にする。

◎食べ方

ゆでたうどんに、同じくサッとゆでてサヤから出した枝豆をのせ、鶏肉とシイタケのそぼろをかけてジャージャー麺風に。

ほかに、こんな食べ方も

炒りタマゴと一緒にごはんにのせてそぼろ丼に。

陰虚の体質改善

陰虚

［いんきょ］

慢性的な潤い不足で熱がこもり、全身が乾燥しています。

体を潤す作用をもつ津液が不足した状態です。夜型生活の人に多く、血虚体質が発展して陰虚体質になる場合もあります。乾燥の症状が目立ち、皮膚や髪がパサつきます。声がかすれていて、から咳が多く、慢性的な便秘に悩まされやすいのも特徴です。水分が足りず体内に熱がこもり、顔色はくすんだように赤く、とくに頬骨の辺りがうっすらと赤くなっています。寝汗をかき、手足が熱く感じることもあります。

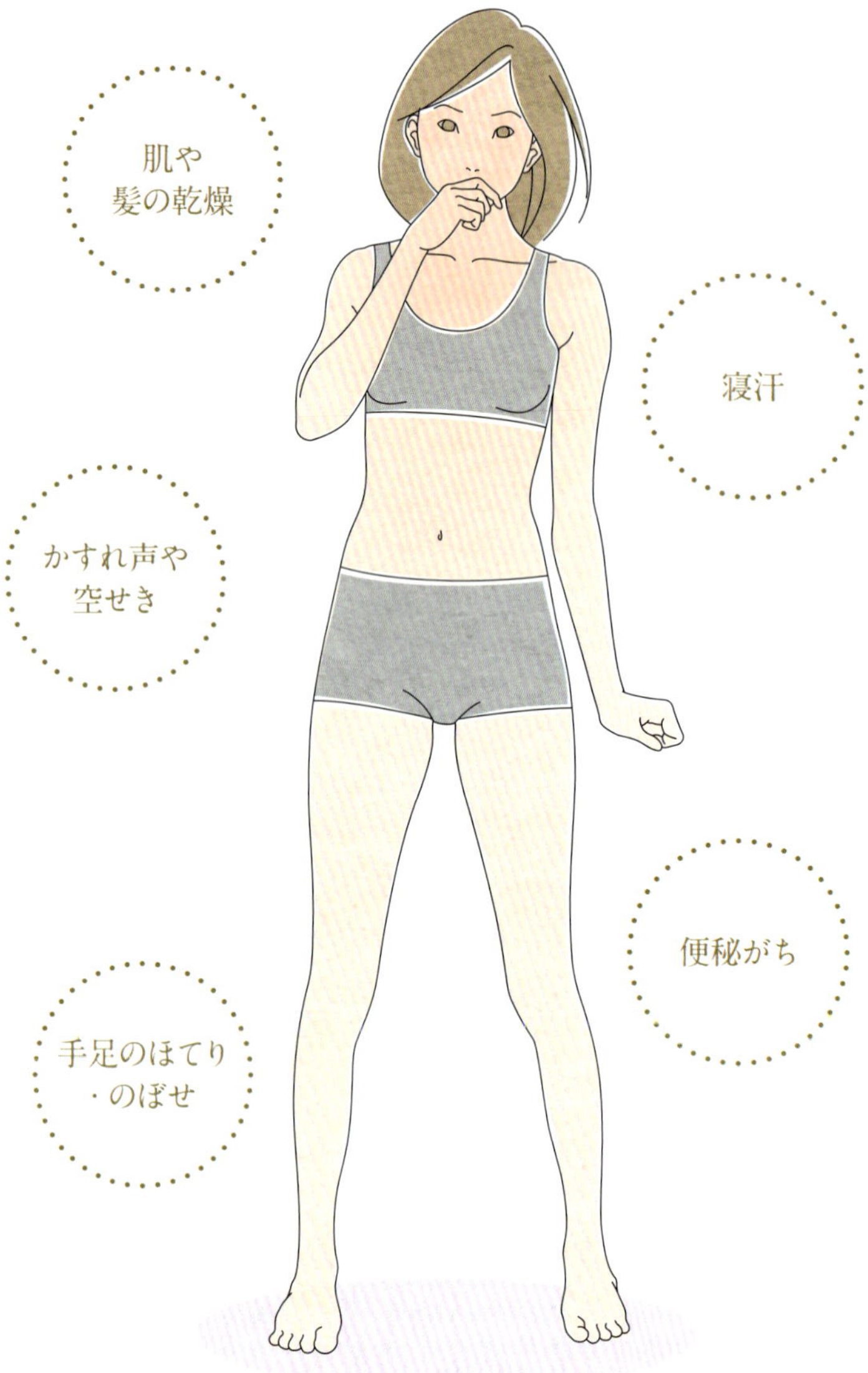
肌や髪の乾燥
寝汗
かすれ声や空せき
便秘がち
手足のほてり・のぼせ

行動面での改善術

早めに寝る生活を

陰に属する津液を増やすには、陰の物質をつくり出す夜に、体を休めることが必要です。眠れなくても布団に入って横になり、体を休める習慣を身につけましょう。

メリハリのある生活を

仕事や人間関係の疲れは、必要以上に津液を消費させます。集中して問題に取り組み、休む時はゆっくり休む。生活リズムにメリハリをつけましょう。

こんな行動はやめよう

余分な熱をつくる行動は避けて

過度な疲労やストレスは、体を興奮させて余分な熱をつくり出し、体の水分を奪います。徹夜や夜更かしはやめましょう。

体質改善の食べ方

熱を取り、潤いを与える

余分な熱がこもっているので、寒性や涼性の食材を使ってクールダウンさせましょう。潤いを与えるのは、津液を補う作用をもつ食材。はちみつレモンなど甘味と酸味の食材を組み合わせてもよいでしょう。調理法は焼き物や煮物など素材を生かした料理がむいています。夜はあっさりした食事にし、腹八分目を心がけて。

サポート食材&生薬

余分な熱を取る

●ゴボウ●セロリ●キュウリ●ズッキーニ●ミント●ハクサイ●ワカメ●ヒジキ●アサリ●スイカ●柿●菊花●塩●緑茶

津液を増やす

●アスパラガス●オクラ●冬瓜●トマト●梅●レンコン●イチゴ●ビワ●梨●リンゴ●レモン●ミカン●豚肉●牛乳●豆乳●銀耳●枸杞子

こんな食べ方は避けて

アルコール、揚げ物、コッテリした味つけ、唐辛子やニンニクを使ったスパイシーな料理は、体に余分な熱をこもらせる代表的な食事です。食材の性質では、熱を生み出す温性・熱性のものが、津液を消耗させる原因となります。食べる量に気をつけましょう。

陰虚のレシピ

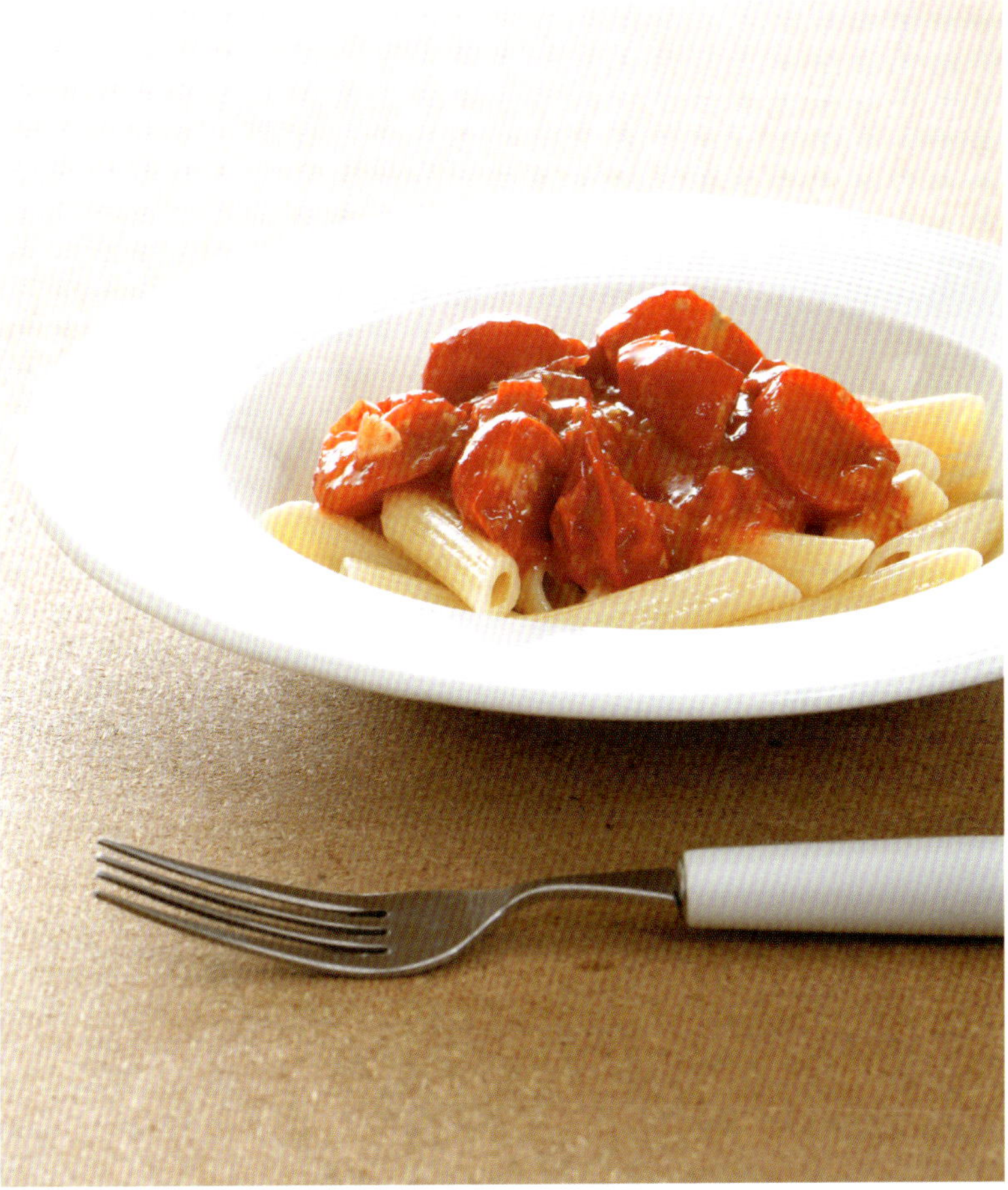

ミニトマトソース

材料(作りやすい分量)

●ミニトマト…400g
●ニンニク…1かけ
●オリーブオイル…大さじ2
●塩…小さじ1

作り方

❶ミニトマトはヘタを取って半分に切り、ニンニクは包丁の背でたたいてつぶす。
❷鍋にオリーブオイルとニンニクを入れて弱火にかけ、香りが立ったらミニトマトを加えて煮詰める。
❸トマトがやわらかくトロリとなったら、塩を加え混ぜる。

◎食べ方

ペンネをパッケージの表示に従ってゆでて、くっつき防止にオリーブオイルをまぶして皿に盛り、ミニトマトソースをかける。

ほかに、こんな食べ方も

魚や野菜を煮込んでトマト煮に。洋風だしでのばしてトマトスープに。

気滞 [きたい]

体質改善ごはん

ストレスで肝の働きが弱く、体内で気が流れずに渋滞しています。

気の巡りを悪くしている原因は、主にストレス。無理をして仕事や家事をがんばってしまう、責任感が強い人に多い体質です。気が停滞しているため、お腹や体のあちこちに張るような痛みがあります。また気が発散するため、ため息、ゲップ、おならが多く出ます。目の充血、顔のほてり、頭痛は、気の滞りで生じた熱のため。女性は生理前になると胸に張るような痛みを感じたり、怒りやすくなります。

気滞の体質改善

- 頭痛
- 目の充血
- イライラしやすい
- お腹が張る
- ため息、ゲップ、おならが出る

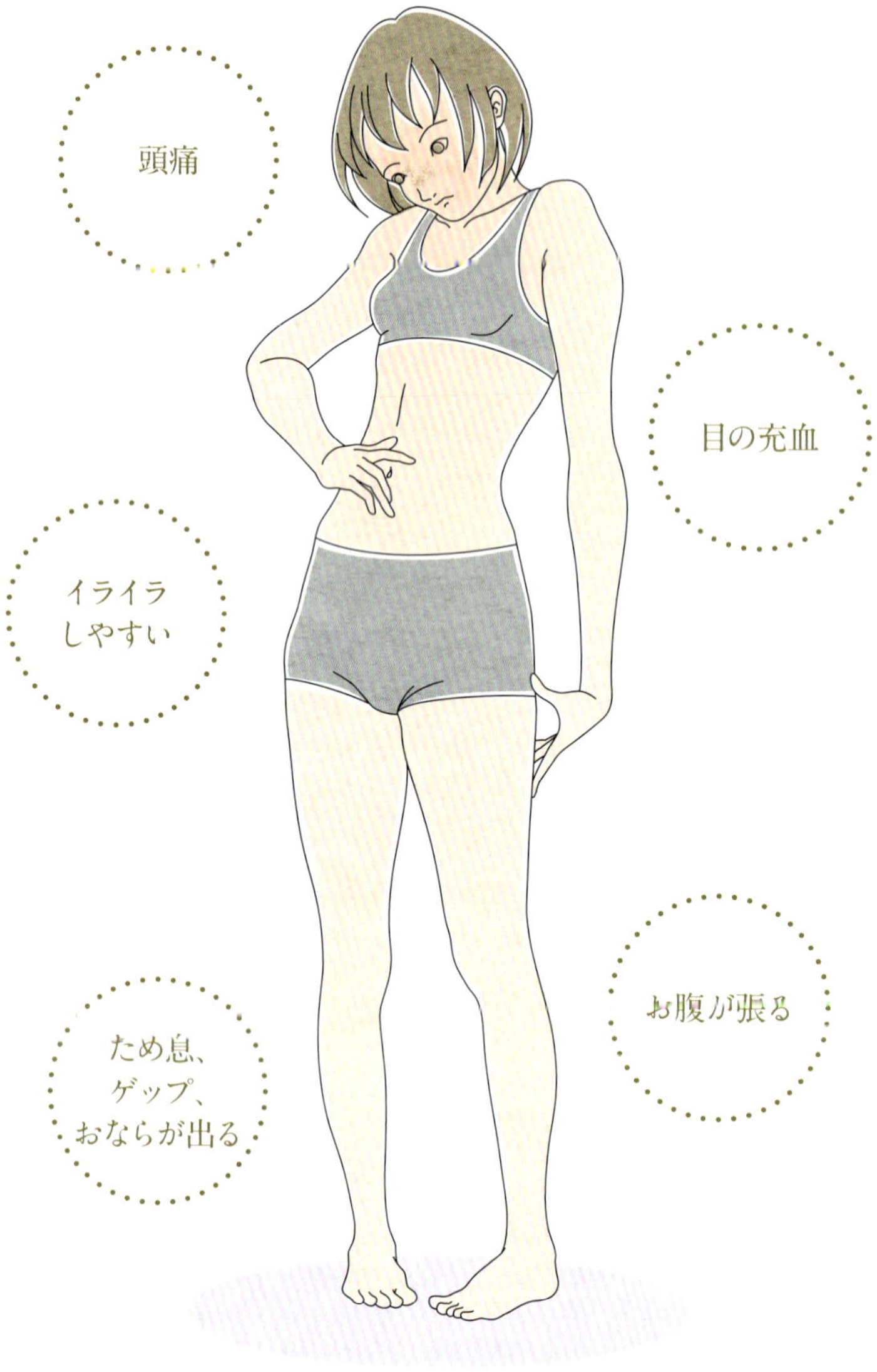

行動面での改善術

ストレスと上手につきあう
体の力を抜き、いつまでもクヨクヨしない。イライラを感じたらすぐに発散させましょう。気の巡りを高める柑橘系の香りを身にまとうと、リラックスできるのでおすすめです。

楽しいことを考えよう
プラス思考に切り替えて、単調な日々に楽しみをつくる工夫をしましょう。旅行、おしゃれ、おいしいものなどできるだけ楽しいことを考えるクセをつけて。

こんな行動はやめよう

ストレスを溜め込まない
緊張や怒りなど過度のストレスを感じると、「肝」の働きが弱まるため、気の流れが悪くなります。リラックスを心がけて。

体質改善の食べ方

気を発散させる料理を

滞った気の流れを分散させる食材を積極的に取りましょう。怒りっぽい人は、体内に強い熱がこもっているため、体を冷やし乾燥を改善する作用をもつ食材でクールダウンを。ただし、冷やし過ぎると気の巡りが悪くなるので、量には注意。巡りを活性化する、ユズなど香りのよい食材を常備すると便利です。

サポート食材&生薬

気を巡らせる

●セロリ ●タマネギ ●ピーマン ●らっきょう ●シュンギク ●キンカン ●ミカン ●ユズ ●陳皮

余分な熱を取る

●トマト ●ニガウリ ●キュウリ ●冬瓜 ●ナス ●ミント ●チンゲンサイ ●ヒジキ ●ワカメ ●豆豉 ●菊花

潤いを与える

●アスパラガス ●オクラ ●トマト ●梅 ●イチゴ ●ビワ ●メロン ●梨 ●リンゴ ●レモン ●豆乳

こんな食べ方は避けて

熱を生み出す原因となる、温性や熱性の食材、アルコール、スパイシーな料理はほどほどに。ストレスをためこみやすいタイプなので、友人と一緒に食事をするなど、楽しく食べる工夫をしましょう。

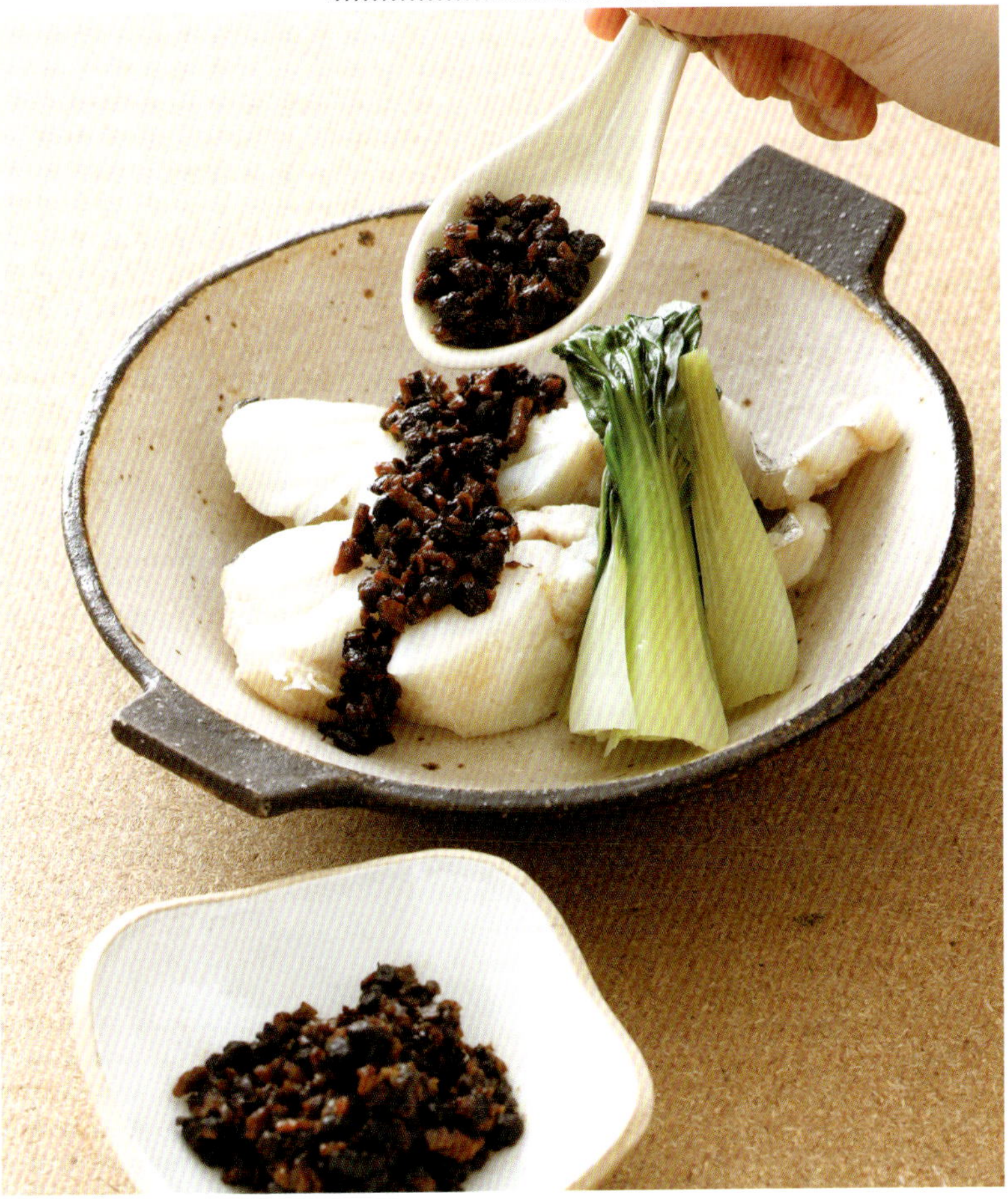

豆豉《とうち》ミックススパイス

材料(作りやすい分量)

●豆豉…50g
●陳皮…5g
●セロリのみじん切り…60g
●サラダ油…大さじ1強
●しょうゆ…小さじ½　●砂糖…小さじ1

作り方

1. 陳皮は水で戻す。豆豉と戻した陳皮は、粗めのみじん切りにする。
2. フライパンにサラダ油を熱し、セロリを入れて弱火で炒める。火が通ったら豆豉と陳皮を加えて炒める。
3. しょうゆと砂糖を加えて混ぜ合わせる。

◎食べ方

タラの切り身と食べやすく切ったチンゲンサイを蒸し、豆豉ミックススパイスをかける。

ほかに、こんな食べ方も

炒め物やチャーハン、焼きそばの味つけに。お粥の薬味にも。

湿熱の体質改善

湿熱

［しつねつ］

体内の巡りが悪く、余分な水分と熱でドロドロとした不要な物質が増えます。

津液が過剰に増えると体の中で停滞し、湿と呼ばれる体に悪影響を及ぼす物質に変化します。湿と過剰な熱が結びついたのが湿熱です。ドロドロとした不要なものが体内にとどまり、目やに、黄色い鼻水、女性ならおりものが多く出ます。ドロリとした泥状の便が出て、吐き気や胸苦しさを感じ、傷がジュクジュクして治りにくいことも。暑がりで常に汗をかき、がっちりとした体つきのぽっちゃり体型の人が多いです。

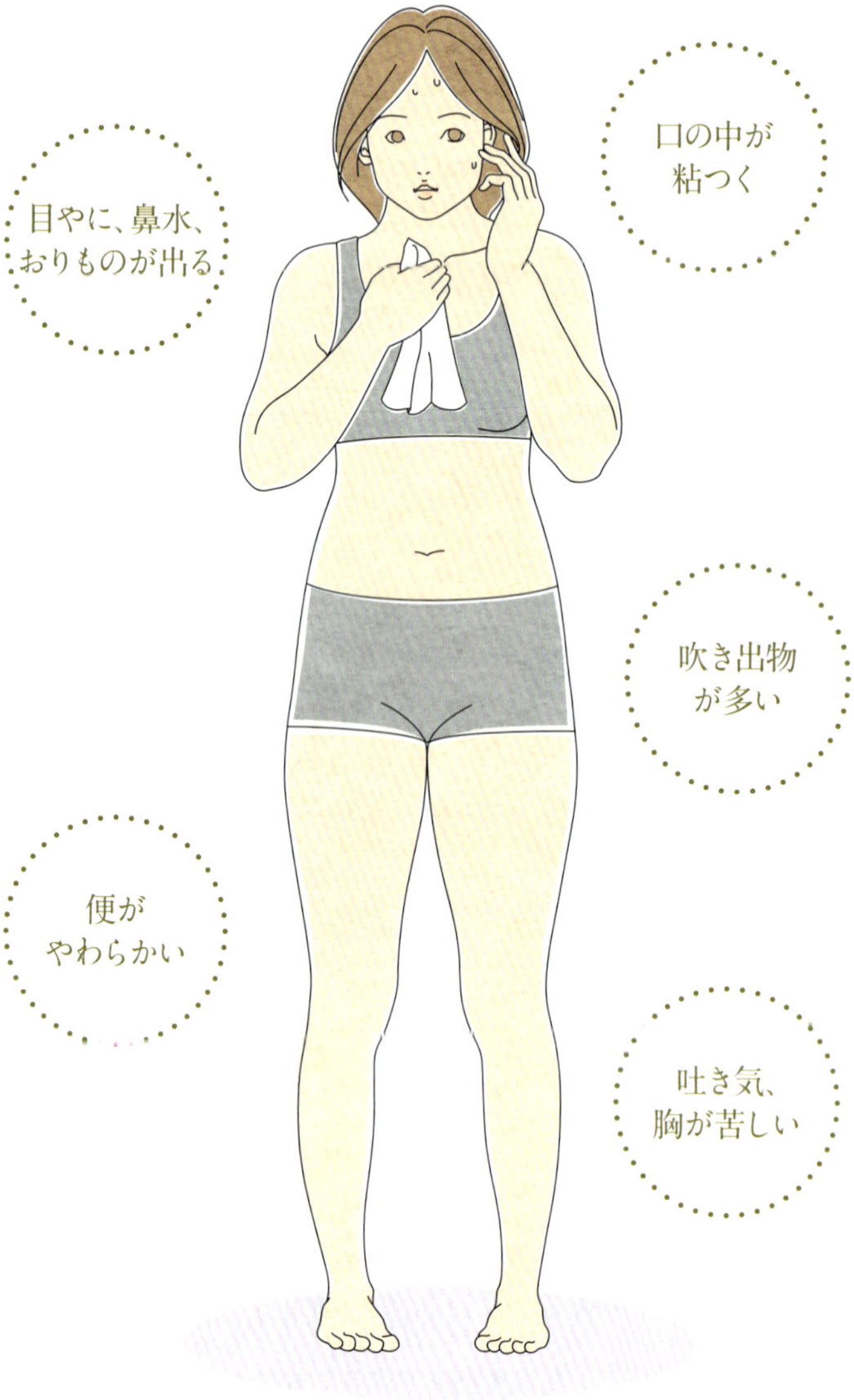
口の中が
粘つく
目やに、鼻水、
おりものが出る
吹き出物
が多い
便が
やわらかい
吐き気、
胸が苦しい

行動面での改善術

運動で汗をかこう

運動で体の巡りをアップさせ、余分な湿と熱を発散しましょう。基本的に陽気な人が多いので、仲間と楽しみながら汗を流せるサッカーなどのスポーツがおすすめです。

おつきあいはほどほどに

お酒の席は、揚げ物やアルコールなど湿熱を生み出す食事ばかり。断れないという人は、お酒をお茶に変え、食事はあっさりとしたもの中心にしましょう。

こんな行動はやめよう

イライラ、ムカムカはダメ

湿痰体質の人に熱がこもると、湿熱体質へと変化します。ストレスによる気の滞りは湿熱の原因になるので、イライラしたら気分転換を。

体質改善の食べ方

体内の巡りを活発に

体内の余分な湿を取る食材と、熱を鎮める食材を中心に取りましょう。時間はかかりますが、続けることで水と熱が排出されてすっきりします。体内の巡りを活発にする食材もよいですが、ショウガやこしょうなどのスパイス類は食べ過ぎると熱を生む作用があるので注意。味のアクセント程度に使って。

サポート食材&生薬

湿を取り除く

•キュウリ •トウモロコシ •レタス •冬瓜 •アサリ •タイ •スイカ •メロン •コンブ •のり •薏苡仁

熱を鎮める

•クレソン •竹の子 •ズッキーニ •苦瓜 •ナス •セロリ •ヒジキ •シジミ •ハマグリ •緑豆

巡りを高める

•ダイコン •ピーマン •シュンギク •グレープフルーツ •ユズ •ソバ

こんな食べ方は避けて

湿熱を引き起こす大きな原因は、主に食生活の乱れ。とくに過剰な熱を生み出す、濃い味、辛い味、こってりしたもの、揚げ物、アルコール類は控えて。食べ過ぎや飲み過ぎも熱をつくり出す要因になるので、注意しましょう。

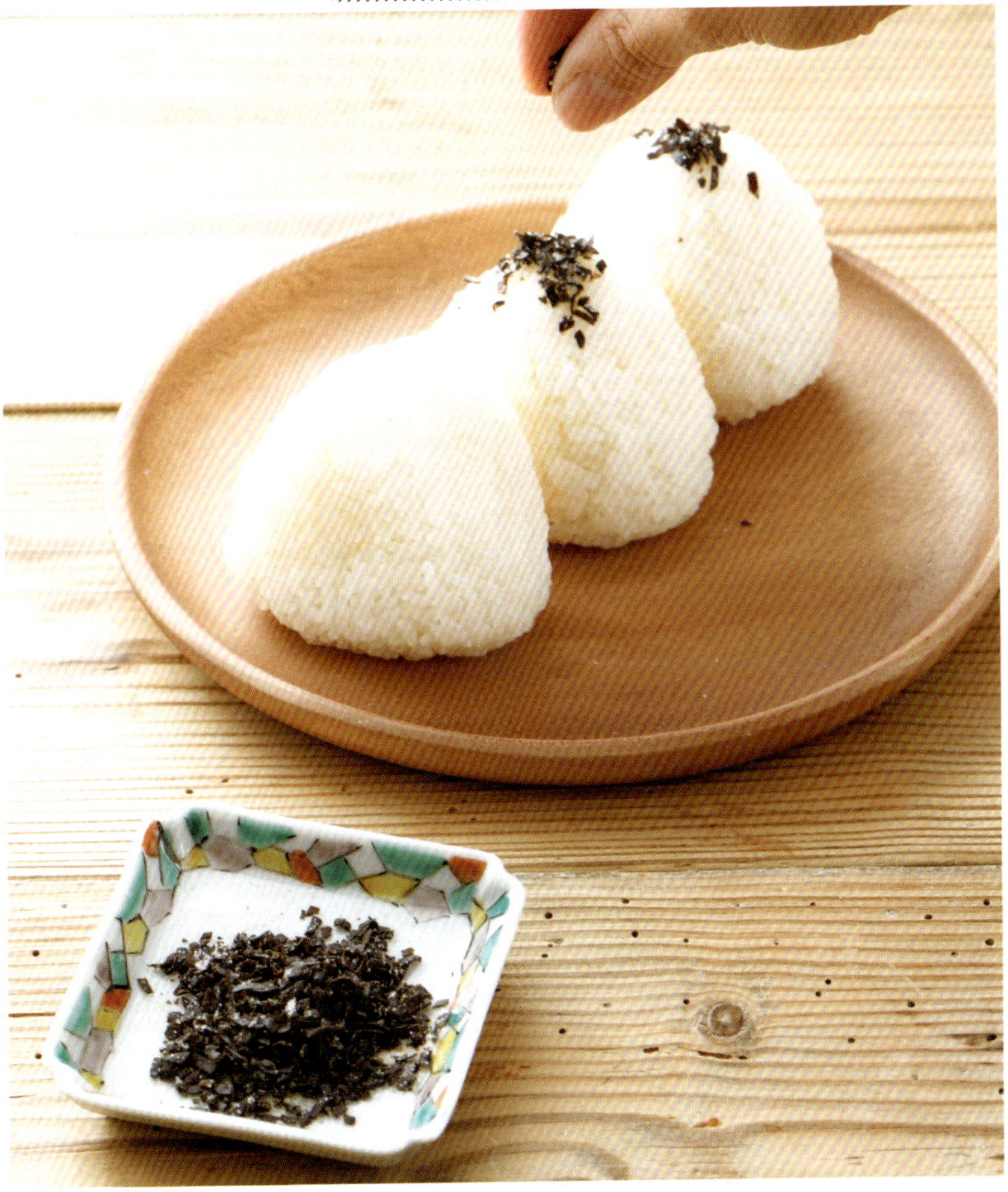

コンブ塩

材料(作りやすい分量)

●塩コンブ…15g
●塩…30g

作り方

塩コンブと塩をフードプロセッサーに入れ、細かくする。

◎食べ方

白いごはんでおにぎりをつくり、コンブ塩を添える。

ほかに、こんな食べ方も

キャベツなどの野菜にまぶして即席漬けに。煮物のだし代わりに。

瘀血の体質改善

瘀血

［おけつ］

体に停滞したドロドロの血が、肩こり、頭痛を引き起こします。

血の流れが悪くなったために、血中に老廃物がたまってドロドロしている状態です。そのため栄養が全身に行きわたらず、皮膚の色は浅黒く、くすんでいるのが特徴です。新陳代謝が悪いため、しみやそばかすが多く、傷跡や日焼け跡がなかなか消えません。また、血の停滞は、肩こり、頭痛、手足のしびれなど、刺すような痛みを引き起こします。女性の場合は生理痛が重く、血のかたまりが混じることがあります。

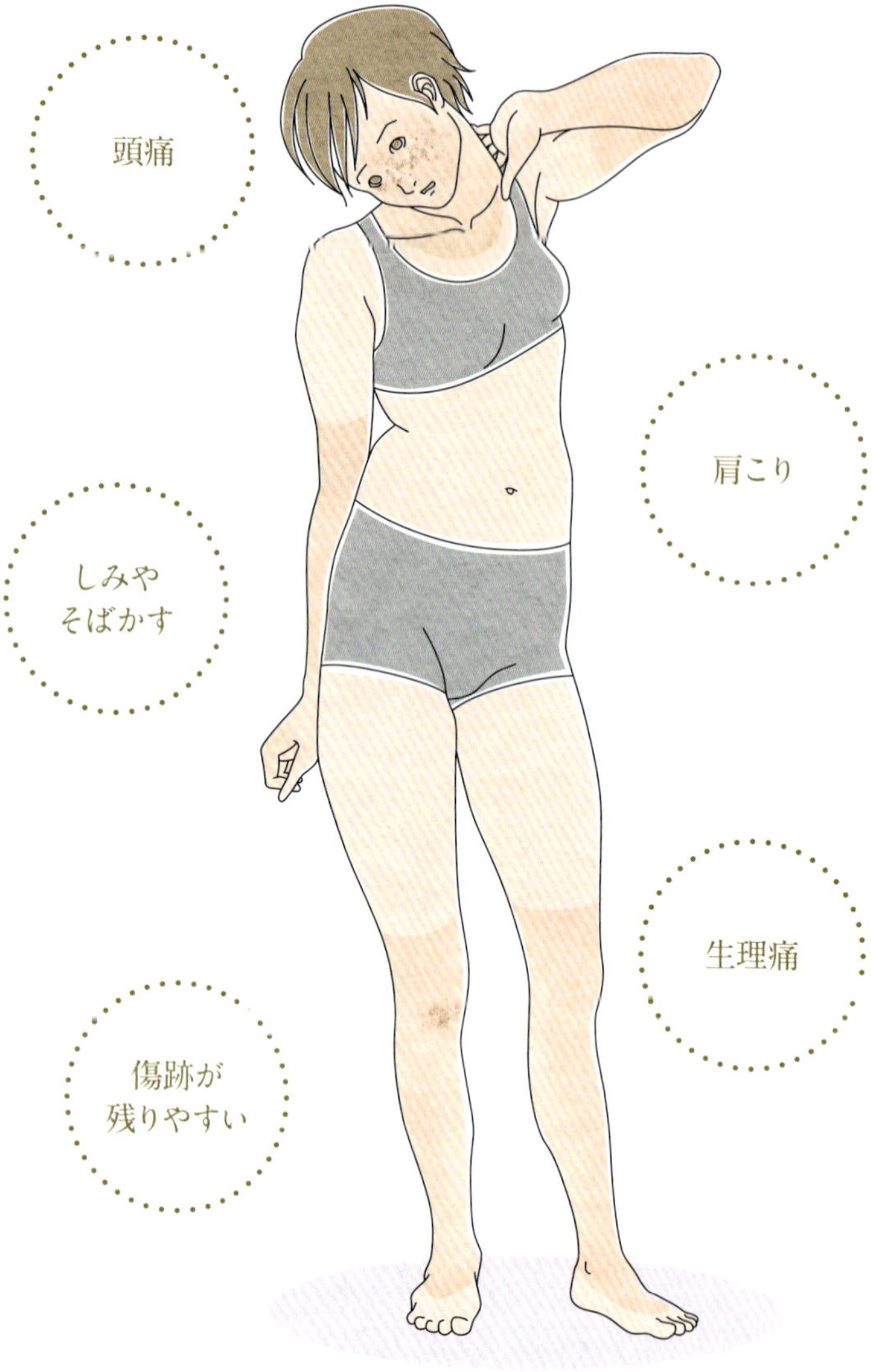
頭痛
肩こり
しみやそばかす
生理痛
傷跡が残りやすい

行動面での改善術

ストレスはすぐに発散を

瘀血体質を改善するには、気の流れを活発にすることが大切です。気滞体質の改善方法を参考にしながら、自分に合ったストレス発散法をみつけましょう。

冷えを改善しましょう

体内を巡る気・血・水は、温かいと活発に動きますが、冷えると動きが悪くなります。血の巡りをアップするためにも、体を冷やさない工夫が必要です。

こんな行動はやめよう

同じ姿勢を長時間続ける

机の前に座りっぱなし、立ちっぱなし。同じ姿勢を長時間キープすると、血の流れが悪くなります。ストレッチで予防しましょう。

体質改善の食べ方

温めて巡りをアップしよう

血の巡りを改善するには、血と気の巡りをアップする食材、体を温める食材を取ることがポイントです。夏野菜などの寒性や涼性の食材を使う時は、香辛料や薬味を組み合わせてバランスを取り、冷やし過ぎを防ぎましょう。調理法もサラダなら温野菜にし、スープ、蒸し物、炒め物など、加熱調理を中心にしましょう。

サポート食材&生薬

血を巡らせる

●ヨモギ●フキ●クリ●チンゲンサイ●クワイ●鮭●黒豆●香菜●唐辛子●酢●紅花●当帰●山楂子

気を巡らせる

●タマネギ●セロリ●ピーマン●らっきょう●マッシュルーム●ユズ●シソ●ニンニクの芽●陳皮

熱を生み出す

●ニラ●ネギ●エビ●羊肉●こしょう●ショウガ●ニンニク●黒砂糖●紅茶●桂皮●キンモクセイ

こんな食べ方は避けて

寒性や涼性の食材、生野菜や刺身、アイスクリームなどの冷たいものは、血の流れを滞らせます。アルコールは体を温めますが、飲み過ぎると水分バランスが乱れるので、適量を心がけて。

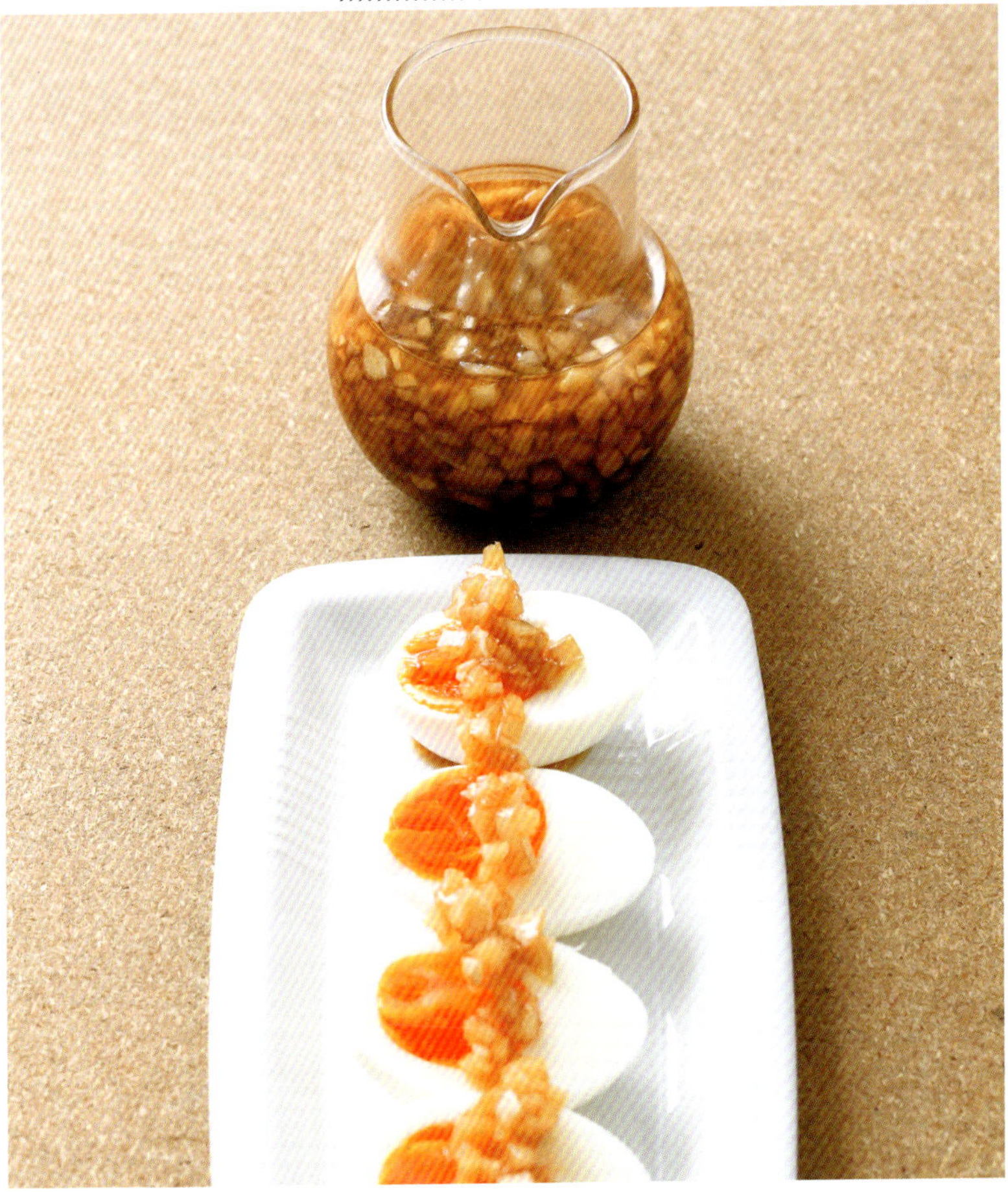

タマネギのドレッシング漬け

材料(作りやすい分量)

●タマネギのみじん切り…1個分
●米酢…½カップ
●黒粉砂糖…大さじ1
●しょうゆ…¼カップ
●みりん…¼カップ
●ゴマ油…¼カップ

作り方

❶タマネギ以外の材料をボウルに入れて混ぜる。
❷煮沸消毒した保存瓶にタマネギと①を入れ、フタをして冷蔵庫で1週間寝かせる。

◎食べ方

ゆでたタマゴをむいて半分に切り、皿に並べてタマネギのドレッシング漬けをかける。

ほかに、こんな食べ方も

ゆで野菜などのサラダにかける。蒸し物のソース、鍋のつけダレにも。

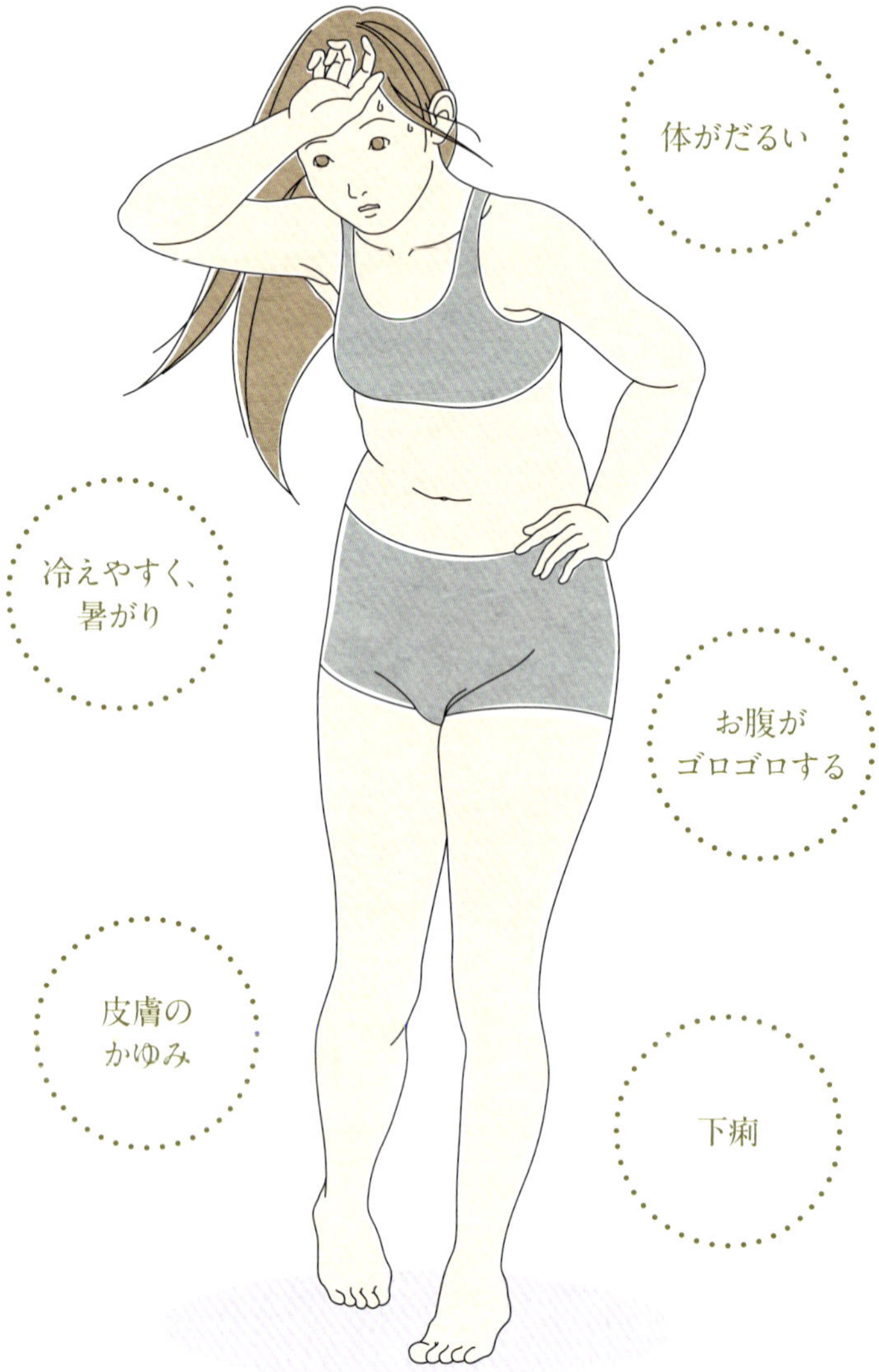

湿痰
[しったん]

体質改善ごはん

津液の流れが悪いため、余分な湿と痰が体に停滞しています。

津液の流れが滞ると、余分な津液が湿へと変化し、さらに冷えが進むと体に悪影響を及ぼす痰へと変化します。余分な物質である湿と痰が体に停滞しているため、このタイプの人はぽっちゃり型でむくみやすいのが特徴です。常にだるさを感じていて、少し動いただけですぐ汗をかき、お腹がゴロゴロして下痢をしやすく、胸が苦しくなることがあります。また皮膚のかゆみや水虫など、皮膚トラブルも多くみられます。

266

湿痰の体質改善

- 体がだるい
- 冷えやすく、暑がり
- お腹がゴロゴロする
- 皮膚のかゆみ
- 下痢

行動面での改善術

体を温める服装を

体の冷えは、水分代謝を悪くします。夏でも生足、ノースリーブなどの薄着は避け、カーディガンを携帯するなど、体を冷やさない工夫を心がけましょう。

運動で湿痰を発散させよう

余分な水分を排出するには、汗を出しましょう。ただし、サウナは表面的な水分だけ消耗してしまうので、運動で体内から汗をかきましょう。

こんな行動はやめよう

ついクセで…をやめよう

ペットボトルを携帯し、飲みたいわけじゃないのに、ついクセで飲んでしまう。これも湿と痰をつくり出す原因のひとつ。のどが渇いた時だけ飲むようにしましょう。

体質改善の食べ方

余分な水分を排出しよう

余分な水分を排出する食材がむいています。また、体内の巡りを改善するため、気の流れを活発にする食材、温める食材も積極的に取りましょう。とにかく冷たいものが苦手なので、飲み物は温かいお茶にし、刺身などの生ものよりも焼き物などの温かい料理をつくりましょう。

サポート食材&生薬

水を排出する

•エンドウ •ソラマメ •キュウリ •ズッキーニ •冬瓜 •ハクサイ •コンブ •タイ •アズキ •緑豆 •薏苡仁

気を巡らせる

•タマネギ •セロリ •ピーマン •らっきょう •ミカン •ユズ •シソ •ニンニクの芽 •陳皮

熱を生み出す

•ニラ •ネギ •羊肉 •ショウガ •ニンニク •花椒 •こしょう •紅茶 •丁字

こんな食べ方は避けて

アイスクリーム、冷たい飲み物、刺身、生野菜サラダ、冷やし中華などの冷たい物は、体に余分な水分をためこむ原因に。温かい料理を選びましょう。また、冷たい物を大量に食べると「脾」の働きを弱めてしまい、気虚体質を併発する原因にもなります。

湿痰のレシピ

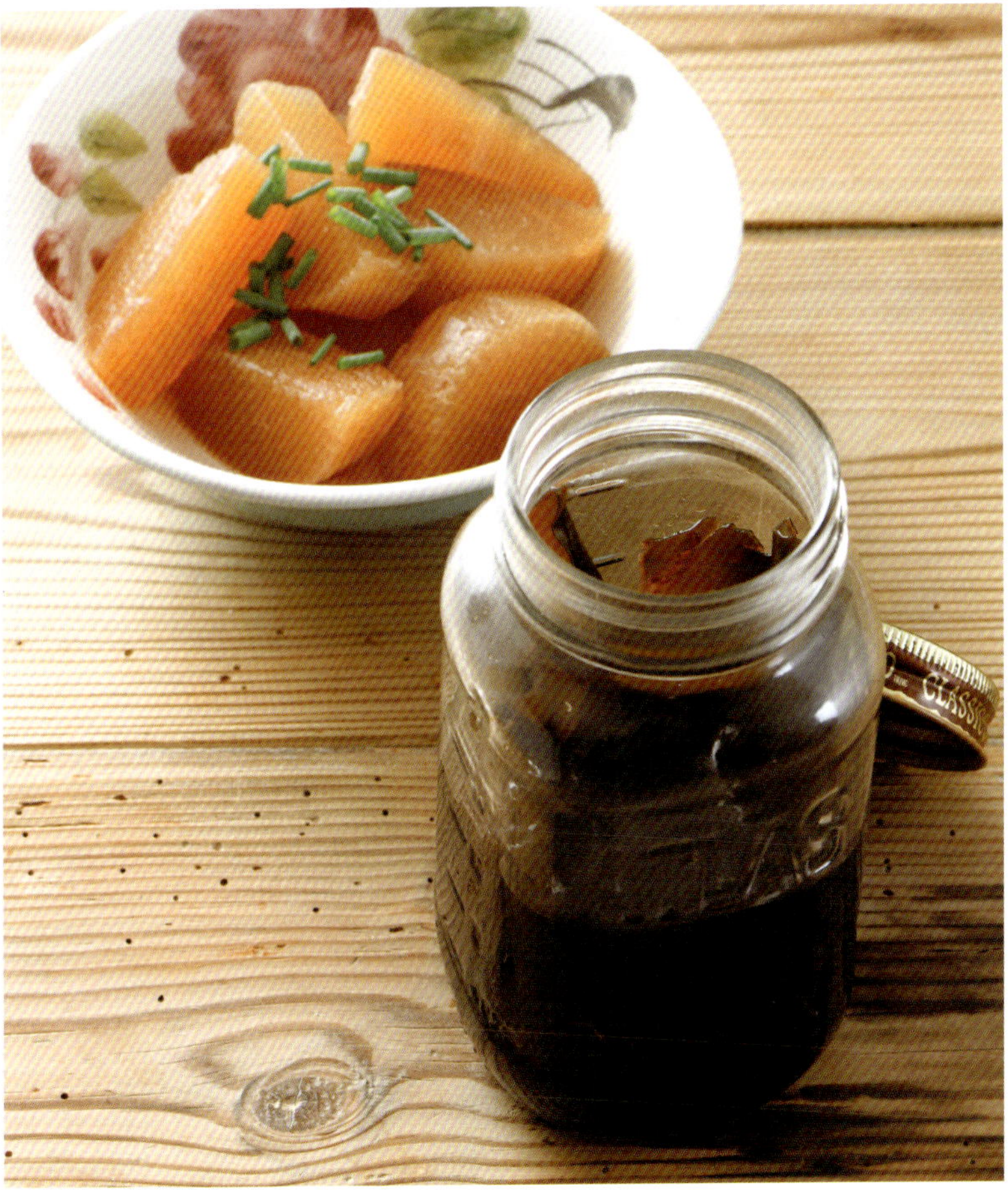

コンブだしじょうゆ

材料(作りやすい分量)

●コンブ(15㎝角)…2枚
●しょうゆ…120cc
●みりん…40cc　●酒…40cc

作り方

❶ボウルにみりん、酒、コンブを入れ、冷蔵庫でひと晩おく。
❷①を鍋に入れて中火にかけ、沸騰直前にしょうゆを加える。
❸再び煮立ったら5分ほど煮て火を止め、粗熱が取れたら煮沸消毒した密閉容器で保存する。

◎食べ方

食べやすい大きさに切った大根をやわらかくなるまで水から煮て、コンブだしじょうゆで味つけする(量は味をみて好みの濃さに)。大根に味が染みる程度まで煮たら器に盛り、仕上げに万能ネギのざく切りを散らす。

ほかに、こんな食べ方も

水で薄めてうどんのつゆ、丼もの、炒め物、鍋の味つけなどに。

あ行

あかワイン（赤ワイン）　冷え　落ち込み　250
あさり　咳や痰　むくみ　52
あじ　胃腸の不調　89
あずき　むくみ　肌トラブル　223
アスパラガス　口やのどの渇き　むくみ　39
アボカド　便秘　肌の乾燥　226
あわ　胃腸の不調　220
あんず　咳や痰　96
いか　貧血　生理不順　120
いちご　口やのどの渇き　イライラ　56
いちじく　咳や痰　便秘　127
うこっけい（烏骨鶏）　疲労や体力不足　212
うさぎにく（兎肉）　疲労や体力不足　肌トラブル　212

うしのちょう（牛の腸）　疲労や体力不足　211
うずらのタマゴ（鶉の卵）　疲労や体力不足　206
うど　むくみ　冷え　40
うなぎ　夏バテ　疲れ目　90
うめ　咳や痰　下痢　97
ウーロンちゃ（ウーロン茶）　胃腸の不調　むくみ　イライラ　248
えだまめ　むくみ　胃腸の不調　68
えのきだけ　胃腸の不調　118
えび　老化　冷え　166
えんどう　むくみ　胃腸の不調　28
おおむぎ　むくみ　胃腸の不調　221
オクラ　胃腸の不調　便秘　69
オレンジ　胃腸の不調　口やのどの渇き　227

か行

かいしょうし（海松子）　便秘　咳や痰　182
かき（牡蠣）　落ち込み　122
かき（柿）　咳や痰　二日酔い　128
かきあぶら　貧血　老化　241
かしょう　冷え　肩こり　236
かつお　疲労や体力不足　貧血　92
かに　口やのどの渇き　肌トラブル　168
かぶ　冷え　疲労や体力不足　156
かぼちゃ　疲労や体力不足　72
かもにく（鴨肉）　貧血　212
からしな　咳や痰　冷え　カゼ　31
かりん　咳や痰　便秘　二日酔い　129
かれい　疲労や体力不足　169

キウイフルーツ　イライラ　口の渇き　228
きくか（菊花）　カゼ　疲れ目　183
きび　胃腸の不調　220
キャベツ　胃腸の不調　老化　32
ぎゅうすじ（牛筋）　疲労や体力不足　211
ぎゅうにく（牛肉）　疲労や体力不足　貧血　210
ぎゅうにゅう　口やのどの渇き　疲労や体力不足　214
きゅうり　口やのどの渇き　むくみ　74
ぎゅうレバー（牛の肝臓）　疲れ目　貧血　210
きょうにん（杏仁）　咳や痰　便秘　184
きんかん　咳や痰　落ち込み　二日酔い　130
ぎんじ（銀耳）　肌の乾燥　咳や痰　185
きんしんさい（金針菜）　貧血　むくみ　186
ぎんなん　咳や痰　111
キンモクセイ　冷え　肩こり　249

春の食材　夏の食材　秋の食材　冬の食材　漢方・薬膳素材
肉・タマゴ　通年食材　香辛料　調味料　飲み物

くこし（枸杞子） 疲れ目 老化 187
くずこ カゼ 242
くらげ むくみ 咳や痰 216
くり 下痢 老化 110
くるみ 便秘 老化 112
クレソン イライラ 咳や痰 むくみ 34
グレープフルーツ 胃腸の不調 イライラ 227
くろきくらげ（黒木耳） 肌トラブル 肌の乾燥 188
くろごま 老化 疲労や体力不足 222
くろざとう 冷え 肩こり 238
くろまい 疲れ目 胃腸の不調 219
くろまめ むくみ 老化 223
くわい 咳や痰 158
けいひ（桂皮） 冷え 生理痛 189
けいらん（鶏卵） 貧血 口やのどの渇き 206
こうか（紅花） 生理痛 肩こり 190
こうさい 冷え カゼ 233
こうちゃ（紅茶） 落ち込み むくみ 246
こおりざとう 咳や痰 238
ココア 疲労 むくみ 落ち込み 247
こしょう 冷え 235
ごぼう カゼ 便秘 44
ごまあぶら 便秘 243
こまつな イライラ 胃腸の不調 144
こむぎこ 落ち込み 疲労や体力不足 225
こめ 疲労や体力不足 胃腸の不調 219
こんにゃく 便秘 肌トラブル 216
こんぶ むくみ 疲れ目 224
コーヒー 落ち込み イライラ 247

さ行

さくらんぼ 肌トラブル 57
ざくろ 下痢 咳や痰 冷え 131
さけ 胃腸の不調 疲労や体力不足 123
さつまいも 疲労や体力不足 便秘 116
さといも 便秘 咳や痰 115
さば 疲労や体力不足 貧血 124
さんざし（山楂子） 胃腸の不調 肩こり 191
さんしょう 冷え 胃腸の不調 236
さんま 疲労や体力不足 125
しいたけ 疲労や体力不足 118
しお 肌トラブル 239
しかにく（鹿肉） 疲労や体力不足 冷え 212
しじみ むくみ 二日酔い 94
しそ 冷え カゼ 231
しめじ 便秘 118
じゃがいも 胃腸の不調 疲労や体力不足 46
ジャスミンちゃ（ジャスミン茶） 落ち込み イライラ 248
しゅんぎく イライラ 146
しょうが 冷え カゼ 230
しょうこうしゅ（紹興酒） 冷え 貧血 250
しょうちゅう（焼酎） 冷え 肩こり 250
しょうゆ イライラ 胃腸の不調 240
しらす（かたくちいわし） 疲労や体力不足 51
しろごま 便秘 口やのどの渇き 222
しろワイン（白ワイン） 落ち込み 冷え 250
す 冷え 肩こり 肌トラブル 241
すいか 夏バテ むくみ 98
ズッキーニ 夏バテ むくみ 70

春の食材
肉・タマゴ
夏の食材
通年食材
秋の食材
香辛料
冬の食材
調味料
漢方・薬膳素材
飲み物

せり　むくみ　イライラ　145
セロリ　イライラ　頭痛　41
そば　イライラ　頭痛　225
そらまめ　胃腸の不調　むくみ　30

た行

たい　胃腸の不調　むくみ　54
だいういきょう（大茴香）　冷え　胃腸の不調　192
だいこん　イライラ　胃腸の不調　160
だいず　疲労や体力不足　むくみ　218
たいそう（大棗）　疲労や体力不足　落ち込み　193
たけのこ　咳や痰　便秘　42
たこ　疲労や体力不足　95
たまねぎ　頭痛　肩こり　36
たら　疲労や体力不足　170
ちょうじ（丁字）　冷え　194
チンゲンサイ　肌トラブル　114
ちんぴ（陳皮）　イライラ　落ち込み　胃腸の不調　195
チーズ　口やのどの渇き　215
てばさき（手羽先）　疲労や体力不足　205
とうがらし　冷え　むくみ　234
とうがん　夏バテ　むくみ　76
とうき（当帰）　貧血　生理不順　肩こり　196
とうち　カゼ　イライラ　242
とうにゅう　疲労や体力不足　咳や痰　217
とうふ　口やのどの渇き　肌トラブル　217
とうもろこし　むくみ　78
トマト　口やのどの渇き　イライラ　80
とりすなぎも（鶏砂肝）　胃腸の不調　205
とりにく（鶏肉）　冷え　疲労や体力不足　204
とりレバー（鶏肝）　疲れ目　204

な行

なし　咳や痰　132
なす　胃腸の不調　むくみ　82
なたねあぶら　便秘　244
なのはな　冷え　肌トラブル　35
にがうり　夏バテ　肌トラブル　71
にほんしゅ（日本酒）　口やのどの渇き　冷え　250
にら　冷え　肩こり　148
にんじん　疲れ目　159
にんじん（人参）　疲労や体力不足　落ち込み　197
にんにく　冷え　疲労や体力不足　232
にんにくのめ　疲労や体力不足　むくみ　232
ねぎ　カゼ　冷え　150
のり　むくみ　咳や痰　224

は行

パイナップル　口の渇き　胃腸の不調　228
はくさい　胃腸の不調　152
パセリ　胃腸の不調　貧血　233
バター　疲労や体力不足　貧血　244
はちみつ　咳や痰　肌の乾燥　239
バナナ　口やのどの渇き　便秘　226
ばにく（馬肉）　疲労や体力不足　イライラ　212
はまぐり　むくみ　口やのどの渇き　171
ひえ　疲労や体力不足　肌トラブル　221

春の食材　肉・タマゴ　夏の食材　通年食材　秋の食材　香辛料　冬の食材　調味料　漢方・薬膳素材　飲み物

ひじき　貧血　むくみ　48
ひつじにく（羊肉）　冷え　207
びゃくごう（百合）　咳や痰　不眠　198
びわ　咳や痰　58
ピーマン　イライラ　胃腸の不調　84
ピーナッツあぶら　胃腸の不調　便秘　243
ビール　むくみ　口やのどの渇き　250
フェンネル　冷え　胃腸の不調　235
ふき　咳や痰　肩こり　43
ぶたハツ（豚の心臓）　落ち込み　不眠　209
ぶたにく（豚肉）　疲労や体力不足　口やのどの渇き　208
ぶたレバー（豚の肝臓）　疲れ目　落ち込み　208
ぶどう　疲労や体力不足　貧血　133
ブルーベリー　疲れ目　老化　99
ブロッコリー　疲労や体力不足　老化　155
プーアルちゃ（プーアル茶）　胃腸の不調　口やのどの渇き　249
ほうれんそう　疲れ目　貧血　154
ほたて　口やのどの渇き　胃腸の不調　172

ま行

まいたけ　疲労や体力不足　118
まいわし　疲労や体力不足　肩こり　126
マッシュルーム　肩こり　118
みかん　口やのどの渇き　咳や痰　174
みそ　イライラ　肌トラブル　240
みつば　肌トラブル　イライラ　230
みょうが　冷え　生理痛　231
ミント　イライラ　疲れ目　86
メロン　むくみ　口やのどの渇き　100
もちごめ　冷え　疲労や体力不足　218
もも　肌の乾燥　便秘　101

や行

やまのいも　老化　胃腸の不調　162
ゆず　胃腸の不調　イライラ　175
よくいにん（薏苡仁）　むくみ　肌トラブル　199
よもぎ　冷え　生理痛　38
ヨーグルト　便秘　口やのどの渇き　215

ら行

ライチ　不眠　肌の乾燥　59
らっかせい　咳や痰　胃腸の不調　113
らっきょう　落ち込み　胃腸の不調　87
ラード　疲労や体力不足　肌の乾燥　便秘　209
りゅうがんにく（龍眼肉）　疲労や体力不足　落ち込み　200
りょくちゃ（緑茶）　口やのどの渇き　イライラ　246
りょくとう（緑豆）　夏バテ　むくみ　201
りんご　胃腸の不調　口やのどの渇き　134
レタス　むくみ　88
レモン　口やのどの渇き　咳や痰　135
れんこん　咳や痰　下痢　164
れんにく（蓮肉）　下痢　落ち込み　202

わ行

わかめ　むくみ　50
わさび　冷え　胃腸の不調　234

春の食材　肉・タマゴ　夏の食材　通年食材　秋の食材　香辛料　冬の食材　調味料　漢方・薬膳素材　飲み物

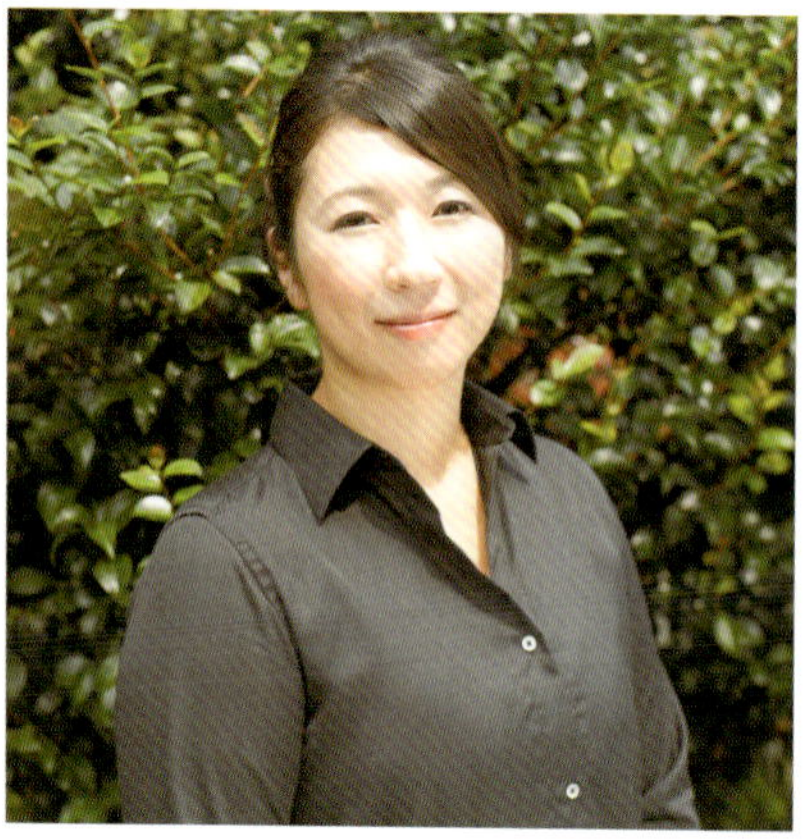

著者

早乙女孝子（そうとめ・たかこ）

国際中医薬膳師、薬膳料理研究家、フードコーディネーター。国立北京中医薬大学日本校にて薬膳を学ぶ。卒業後、中国にて薬膳料理、中医マッサージ等を習得。現在では、広告、雑誌、書籍などで、中医学や中国養生の知識を活かした薬膳アドバイザーとして活躍。無理なく続けられる、身近な材料を使った薬膳レシピが得意。著書に『プチ不調解消！ 食材選びの便利帳』（ぶんか社）、『冷え知らずのしょうがレシピ』（PHP 研究所）。

野菜監修（野菜・果物の選び方／保存法／下ごしらえ）◎ KAORU（野菜ソムリエ）
魚介類監修（魚介類・海藻の選び方／保存法／下ごしらえ）◎ 小川貢一（魚河岸三代目 千秋店主）
肉・卵監修（肉・卵の選び方）◎ 江上佳奈美（江上料理学院・副院長）

撮影協力◎ 株式会社 栃本天海堂 大阪市北区末広町 3-21
TEL 06-6312-8425 http://www.tochimoto.co.jp/support.html
株式会社 ウチダ和漢薬 東京都荒川区東日暮里 4-4-10
TEL 03-3806-1251 http://www.uchidawakanyaku.co.jp/

取材協力◎ 一般社団法人 日本野菜ソムリエ協会

撮影◎ 宮本 進
小川堅輔、向井規博（宮本進写真事務所）
調理アシスタント◎ 早乙女成子
デザイン◎ 尾崎文彦（トンプウ）
スタイリング◎ 菅野美香
編集・構成◎ 鈴木久子、佐々木智恵美、石田絵美（ケイ・ライターズクラブ）
取材◎ 福島奈美子（野菜・魚介類・肉・卵）

漢方の知恵を毎日の食卓に

いつもの食材 効能&レシピ帖

著　者…早乙女孝子

発行者…田仲豊徳

発行所…株式会社 滋慶出版 ／ 土屋書店
〒150-0001 東京都渋谷区神宮前 3-42-11
TEL 03-5775-4471 FAX 03-3479-2737
MAIL shop@tuchiyago.co.jp

印刷・製本…日経印刷株式会社

●落丁、乱丁本は当社にてお取替えいたします。●許可なく転載、複製することを禁じます。
この本に関するお問い合わせは、上記のFAXかメールまで（書名・氏名・連絡先をご記入の上）お送りください。電話によるご質問はご遠慮ください。また、内容については本書の正誤に関するお問い合わせのみとさせていただきますので、ご了承ください。

http://tuchiyago.co.jp

©Takako SOTOME

Printed in Japan